WERNER J. MEINHOLD

DAS GROSSE HANDBUCH DER HYPNOSE

Theorie und Praxis
der Fremd- und Selbsthypnose

Das Hypnose-Standardwerk
für Fachleute und Laien
in vollständig überarbeiteter und
erweiterter Auflage

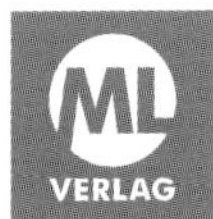

11. Auflage 2015

Druck: Generál Nyomda Kft., H-6727 Szeged

www.ml-buchverlag.de

ISBN: 978-3-945695-38-8

Inhalt

Unserer Mutter
zugeeignet

Das Innen gleichet dem Außen,
und Außen spiegelt das Innen.
Gleich heilig gilt mir der Geist
und das Leben von Seele und Sinnen.

Aus *Merlin's Lied*
von Frederic Mellinger

Vorbemerkung zur 8., aktualisierten Neuausgabe

Das ***neue*** große Handbuch der Hypnose erhellt die verborgensten Tiefen der menschlichen Seele, die seit Urzeiten das Schicksal des Einzelnen und ganzer Völker bestimmen und doch in ihrer wahren Natur der großen Masse der Menschen zeitlebens unbekannt bleiben.

Noch immer ist das Thema Hypnose, oft sogar in Fachkreisen, mit falschen, ja geradezu absurden Vorstellungen belastet, die sich zum Schaden vieler Menschen auswirken können. Sei es, dass aus Ignoranz die außerordentlichen Hilfsmöglichkeiten der Hypnose bei schweren Erkrankungen und zur Erschließung der eigenen inneren Kräfte nicht genutzt werden, sei es, dass das gesamte Leben unbemerkt unter dem Einfluss einer behindernden Erziehungshypnose und abträglichen Fremdbeeinflussungen verstreicht und die Betroffenen nie wirklich zu sich selbst finden. Paradoxerweise bestehen die Klischeeängste vor der Hypnose gerade bei denjenigen am intensivsten, die ihr Dasein in einer Art unbewusster Dauerhypnose fristen, aus der sie sich nur über die bewusste Einsicht in das wahre Wesen der Hypnose befreien könnten. Erst sehr wenige Menschen erkennen, wie weitgehend *jedes normale Leben*, auch ihr eigenes, hypnotisch durchwoben ist.

Indes trägt das vorliegende Buch durch seinen großen Erfolg seit über 25 Jahren zu einem wachsenden Interesse und Umdenken bei. Mit seinen konkreten, fundierten und praktisch umsetzbaren Informationen über die Phänomene der hypnotischen Bewusstseinszustände und ihre wirklich weit reichenden Möglichkeiten in allen Lebensbereichen – vor allem auch im Alltag und bei der Therapie der verschiedensten Erkrankungen – hat es nicht nur Fachleute vieler Disziplinen, sondern inzwischen auch eine mehr und mehr aufhorchende Öffentlichkeit erreicht. Zunehmend entsprechen auch verschiedene Medien dem Bedürfnis nach qualifizierter Information über die Hypnose.

Einige populäre Strömungen haben jedoch auch eine geradezu suggestive Verflachung der Publikationen über Hypnose ausgelöst, mit der Tendenz, ihre Anwendung auf biotechnische Kunstgriffe zu reduzieren. So wurde in verschiedenen Publikationen versucht, die Vorurteile gegen die Hypnose zu umgehen, indem einige ihrer Phänomene isoliert und als »emotionale Intelligenz«, »neurolinguistisches Programmieren« usw. neu etikettiert wurden. Damit ist aber nichts gewonnen. Denn zum einen ist unter solchen Einfach-Etiketten nur ein sehr reduzierter Teil der komplexen Materie darstellbar, und zum anderen gehören viele vermeintlich »echte« Emotionen und »gute« Programme in Wirklichkeit keineswegs zum ursprünglichen Ich, sondern sind lediglich durch die frühkindliche Erziehung als begehrenswert einsuggeriert worden. Sie können durchaus äußerst problematisch sein. Das gilt für alle bloß funktionsorientierten und suggestiven Therapieformen – mit und ohne Hypnose –, deren Zielsetzungen oft am eigentlichen Wesen des betroffenen Menschen vorbeigehen und unter anderem Deckmantel, aber mit ähnlichen Methoden, nichts anderes tun, als neue Erziehungssuggestionen einzupflanzen.

Dies nahm ich zum Anlass, in der vorliegenden Neuausgabe gerade die tiefsten Grundlagen der verschiedenen Bewusstseinsebenen, die wir Hypnose nennen, noch deutlicher herauszuarbeiten. Erst die Tiefenpsychologie in Hypnose macht die hier wichtigen, spannenden und gesundheitlich wie auch spirituell fundamentalen Unterscheidungen möglich. Denn wenn an Stelle eines bisherigen konflikt- oder krankheitsfördernden Verhaltens eine therapeutisch suggerierte Umprogrammierung lebensbestimmend wird, verdrängt man sein ursprüngliches eigenes Wesen wiederum in den Keller des Unbewussten und wird abermals durch die Vorgaben anderer dominiert.

Da derartige Umprogrammierungen zudem unter der Maske einer vermeintlichen Hilfe geschehen, sind sie umso schwerer zu durchschauen und es droht die Gefahr der Symptomverschiebung. Das bedeutet, dass sich die unbewussten, weiterhin unterdrückten Ich-Anteile nach gewisser Zeit einen anderen, meist noch gravierenderen Ausdruck suchen: Aus einer Angst kann z. B. eine Sucht werden oder auch ein Herzinfarkt. Vor allem aber findet der Mensch auf diese Weise nicht zu sich selbst und zu einer ihm entsprechenden Lebensgestaltung. Der Einsatz der Tiefenpsychologie in der Hypnose vermeidet diese Gefahr und bekam daher in der vorliegenden Auflage noch mehr Raum.

Außerdem wurden die relevanten Grundlagen der Hirn- und Hypnoseforschung um neue Ergebnisse ergänzt. Diese untermauern meine schon in der 6. Auflage vorgestellte These, dass es sich bei den als »Hypnose« bezeichneten besonderen Bewusstseinszuständen nicht um einheitliche Phänomene, sondern um verschiedene Bewusstseinsebenen handelt, die den entsprechenden archaischen Strukturen des menschlichen Gehirns zugehören.

Einige aktuelle Störungsbilder, wie das Aufmerksamkeitsdefizitsyndrom, das hyperkinetische Syndrom, das Mobbing, Ängste und Panikattacken, sexuelle Störungen und Beziehungskonflikte sowie die erhöhte Gewaltbereitschaft wurden wesentlich ergänzt bzw. neu aufgenommen und als drängende zeitspezifische Probleme mit ihrem seelischen und hypnogenen Hintergrund sowie mit den praktischen Therapie- und Vorbeugungsmöglichkeiten ausführlich dargestellt. Dazu gehören auch die wieder epidemisch zunehmenden Kriegs-Wahnsyndrome.

Schließlich sind viele Grafiken und Tabellen neu dazugekommen, um die komplexe Materie anschaulicher und leichter verständlich zu machen.

Damit wird in der Neuausgabe dreierlei noch deutlicher:

- Hypnotische Prozesse sind tatsächlich bei jedem Menschen immer und überall aktiv, ja sie müssen es sein, da sie lebensnotwendig zur natürlichen und alltäglichen Gehirnfunktion gehören, wenn sie auch weitgehend unbewusst ablaufen. Allerdings: ausschließlich die tiefe Einsicht in ihre Wirkungsweisen kann sie mit ihren großen positiven Möglichkeiten beherrschbar machen und kann verhindern, dass sie den Menschen zum blinden Werkzeug anderer werden lassen.
- Die von mir vorgeschlagene Form der integrativen, tiefenpsychologischen Therapie in Hypnose ist der therapeutische Königsweg. Dies nicht nur aus einer die menschliche Individualität betonenden, humanistischen Sicht, sondern einfach schon deshalb, weil sie auf den konkreten, evolutionsgeschichtlich bedingten, physiologischen und psychologischen Gegebenheiten der Gehirnfunktionen aufbaut. Für die Einsicht in diese Zusammenhänge ist die Zusammenschau von Hypnologie und Tiefenpsychologie eine unverzichtbare Grundbedingung.
- Darüber hinaus weist dieser Weg über die seelisch-leibliche Gestalt auch auf das Geistige des Menschen. Der menschliche Organismus trägt die gesamte Evolutionsgeschichte in sich und mit ihr alle Naturreiche. Nirgends spiegelt sich dies deutlicher als in der Entwicklung des Gehirns und der Seele und in der anhaltenden Bedeutung der frühen Bewusstseinsstufen für die gegenwärtige Situation des Menschen, für seine Verantwortung für sich selbst und für seine Welt.

Die zentrale und allgemeine Tragweite dieser aktuellen Erkenntnisse ist kaum zu überschätzen.

Werner J. Meinhold, im Januar 2006

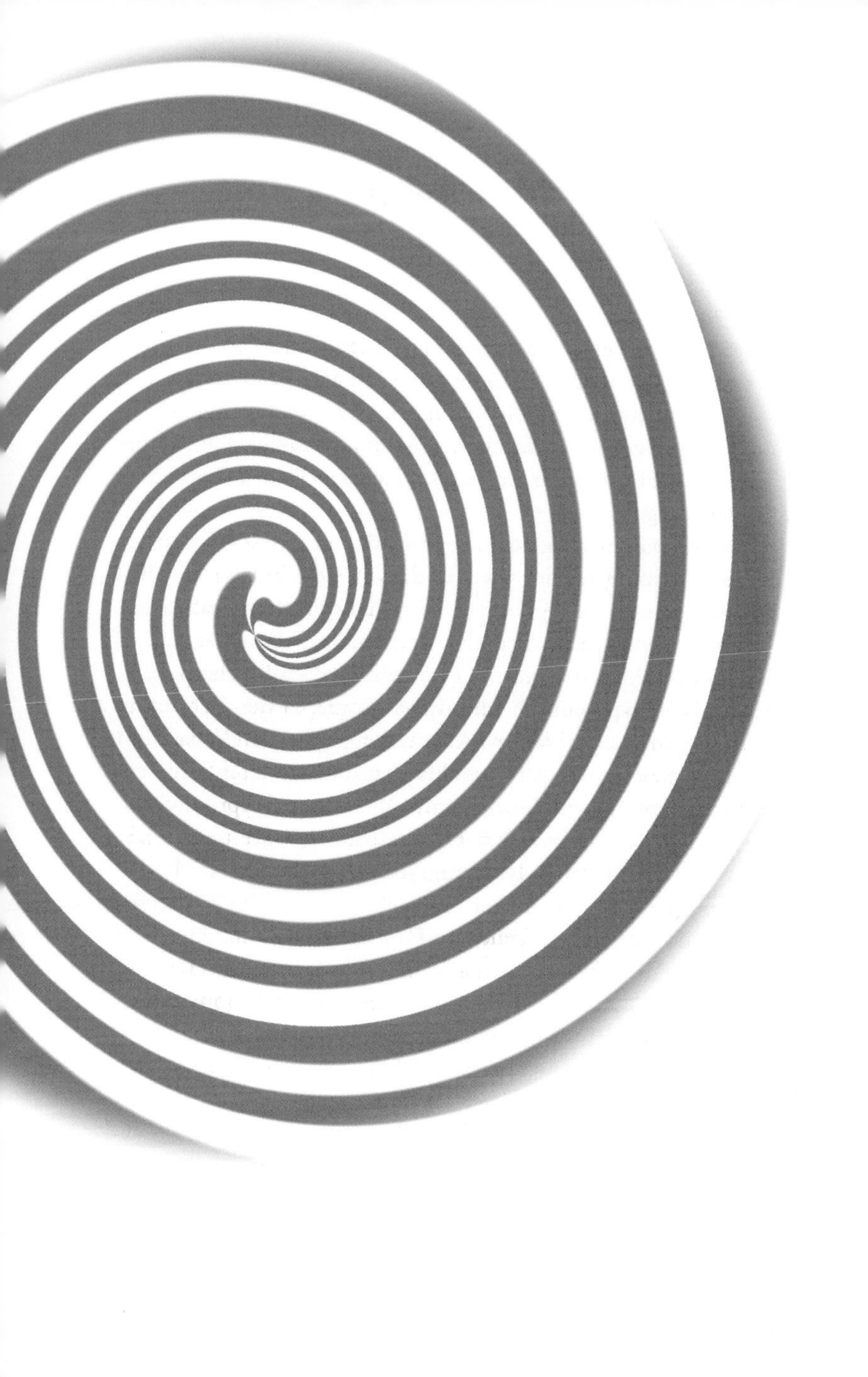

Vorbemerkung zur 6., revidierten und erweiterten Auflage

Die 17 Jahre seit dem ersten Erscheinen dieses Buches haben es zum Hypnose-Klassiker avancieren lassen. Dankbar und mit Freude konnte ich in dieser Zeit viele Zuschriften entgegennehmen, die mir bestätigt haben, dass die Botschaft des Buches hilfreich und wichtig ist und oft besser verstanden wurde, als ich es erhoffen durfte. Dankbar bin ich auch für erhaltene konstruktive Anregungen.

Die Hypnose ist so alt wie die Menschheit, sodass ihre wesentlichen Eigenschaften und Phänomene sich zwar in ihren Verkleidungen und Benennungen den Stürmen der Neuentwicklung und der Informationsflut anpassen, sie ansonsten jedoch unberührt überdauern. Wohl aber gibt es aktuelle Erkenntnisse – vor allem in der vorgeburtlichen Psychologie, in der Verbindung von Hypnose und Tiefenpsychologie, in der Gehirnforschung sowie in den neuen Naturwissenschaften –, die den Verlag und mich motivierten, diese 6. Auflage in revidierter und erweiterter Form herauszubringen, um dem hohen Anspruch, den das Buch als Hypnose-Standardwerk für therapeutische Praktiker, Pädagogen, beratende und soziale Berufe und geisteswissenschaftlich interessierte Laien bisher erfüllt hat, auch weiterhin zu genügen.

Zudem hat sich in den vergangenen Jahren gezeigt, dass im Zuge der zunehmenden wissenschaftlichen Auseinandersetzung mit der Hypnose oft versucht wird, sie mit einem zu einseitigen bio- oder psychomechanischen Konzept zu erfassen und zu beschreiben. Dies geht am eigentlichen Wesen der Hypnose vorbei. Hier sah ich die Aufgabe, ein noch deutlicheres Gegengewicht zu setzen. Stärker betont wurde auch die heute im therapeutischen Bereich übliche Anwendung der bewussten Hypnose, da immer noch Vorurteile gegen die Hypnosetherapie in Form von Ängsten vor unkontrollierbaren seelischen Einflussnahmen bestehen.

Eine neue Gliederung in fünf Hauptteile

- Phänomene und Geschichte,
- Theorien,
- praktische Anwendung,
- außermedizinische Nutzung und
- Anwendung in der Heilkunde

erleichtert den Überblick in dieser umfangreichen und vielfältigen Materie.

Mein Dank gilt den Verlegern – ehemals Aurelia Bundschuh und Dr. Heinz Bundschuh, heute Dr. Monika Roell – für die bisherige gute Betreuung des Werkes und die großzügige Ausstattung der Neuauflage. Für diese Neuauflage erhoffe ich, dass ihre Botschaft so gut verstanden und angenommen wird wie die ihrer erfolgreichen Vorgänger.

Werner J. Meinhold, im April 1997

Vorwort

Die Verwendung von Suggestion und Hypnose und das Interesse an diesen Phänomenen lassen sich bis in die Vorgeschichte der Menschheit nachweisen. Von dem jungsteinzeitlichen Magier als Vorläufer des Schamanen, der archaischen Ekstase in den ethnischen Gruppen bis zu den Yogins in Indien, den buddhistischen Mönchen Chinas, den Zen-Mönchen Japans, den theistischen Mystikern verschiedener Schattierungen, überall finden sich Suggestionsmethoden, die mit psychischen Veränderungen verbunden sind. Weniger bekannt ist aber, dass, abgesehen von solchen offensichtlich hypnoseähnlichen Praktiken, in allen Bereichen des täglichen Lebens, auch und besonders in unserem »aufgeklärten Zeitalter«, Einwirkungen unterschoben werden (subgerere), deren Suggestionscharakter dem Empfänger unbewusst bleibt.

Deshalb geht das vorliegende Buch jeden an, zumal es dem Autor gelungen ist, diese Zusammenhänge verständlich und deutlich darzulegen und anschaulich das weite Feld hypnoseähnlicher Einflüsse aufzuzeigen.

Anknüpfend an diese Erkenntnis, dass nämlich Suggestionen, die entweder aus dem sozialen Umfeld (heterogen) oder aus der eigenen Persönlichkeit (autogen) herrühren, oft Auslöser krank machender Störungen sind, weist der Autor nach, dass derartige Störungen auch nur durch Suggestionen wieder aufgehoben werden können. Die richtig angewandte Suggestionstherapie wird deshalb von ihm nicht zu Unrecht als »Desuggestionstherapie« bezeichnet, dies nicht zuletzt auch, weil sich jede Fremdsuggestion ohnehin nur über eine Eigensuggestion verwirklicht.

Dabei wird sehr deutlich, dass diese Therapie in der gesamten Heilkunde ein bedauerlicherweise viel zu wenig eingesetztes Verfahren darstellt. Stattdessen ergeht man sich in wissenschaftlichen Kreisen in einer fruchtlosen Auseinandersetzung über die unglücklichen, wenn nicht sogar falschen Gegensatzpaare »zudeckend-aufdeckend« bzw. »pragmatisch-analytisch« und beachtet zu wenig, dass die Zweigleisigkeit zwingende Voraussetzung einer effektiven Behandlung sein muss.

Sehr schön hebt der Autor auch hervor, dass der Heilung Suchende aus seiner passiven Rolle als »Patient« heraustreten soll, indem ihm als erster Schritt ein Einblick in die seelischen Ursachen und Zusammenhänge seiner Erkrankung ermöglicht wird. So kann er aktiv an seiner Gesundung mitarbeiten, da er in die Lage versetzt wird, negative Einflüsse, ob heterogenen oder autogenen Ursprungs, und falsche Grundhaltungen zu erkennen, und indem ihm geholfen wird, Wege zu finden, diese zu überwinden. Auf diese Weise wird auch verständlich, dass die einer Hypnosetherapie oft im Wege stehende Angst vor einer »Ich-Veränderung« nicht nur unbegründet ist, sondern geradezu absurd, weil im Gegenteil sogar eine »Ich-Stärkung« erfolgt.

Um die Phänomene von Hypnose und Suggestion in allen Einsatzgebieten möglichst vollständig darzustellen, was in dieser Form und Ausführlichkeit unseres Erachtens erstmals geschieht, beschreibt der Autor auch Gebiete, die uns in ihrer Existenz, ihrem Wesen, ihrer Entstehung und ihrem Ausmaß in vielen Teilen auch heute noch nicht erklärbar sind.

Eindeutig liegt jedoch die Betonung des Buches auf der – überzeugt und überzeugend vertretenen – Darstellung der Wichtigkeit suggestiver Einflüsse für die Entwicklung jeder Persönlichkeit, sodass naturgemäß Theorie und Praxis der Hypnoseanwendung in der Heilkunde den ihr gebührenden breiten Raum einnehmen.

Es ist dem Autor zweifellos geglückt, dieses faszinierende *Spektrum der Hypnose* verständlich und umfassend zu veranschaulichen und damit dessen viel zu wenig erkannte und nur unzureichend anerkannte Bedeutung für jeden Menschen hoffentlich vielen Lesern zur Erkenntnis werden zu lassen.

Mainz, im Mai 1980

Peter Kemmer

für Professor Dr. med. Dietrich Langen †,
Direktor der Klinik und Poliklinik für Psychotherapie
der Johannes-Gutenberg-Universität in Mainz

Professor Dr. med. Dietrich Langen, der nach Lektüre des Manuskriptes das Vorwort zu diesem Buch geplant und begonnen hatte, verstarb unerwartet im März 1980. Sein langjähriger Schüler und ärztlicher Mitarbeiter Peter Kemmer, mit dem er dieses Vorhaben besprochen hatte, führte freundlicherweise die Redaktion dieses Vorwortes im Sinne der mit Professor Dietrich Langen geführten Gespräche zu Ende.

Dem Menschen Dietrich Langen und dem großen Wegbereiter der Hypnose- und Suggestionstherapie gedenkt der Autor in dankbarer Erinnerung.

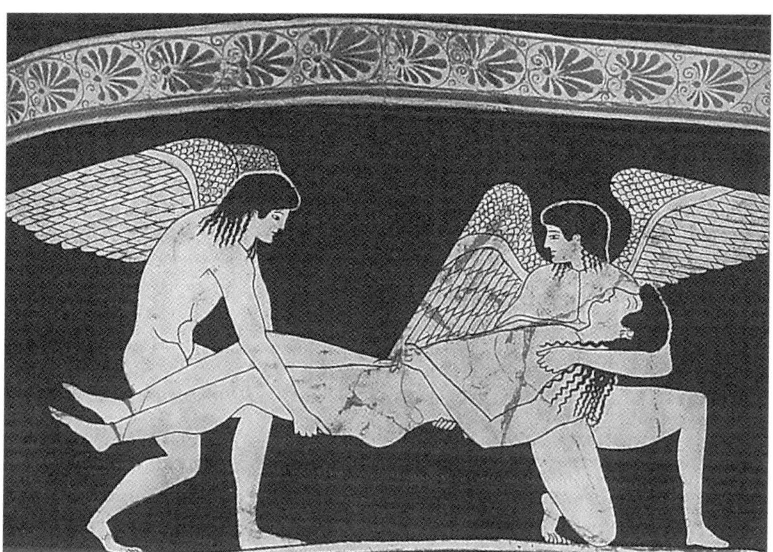

Abb. 1: Die griechischen Götterzwillinge HYPNOS (Schlaf) und THANATOS (Tod), Söhne der Urgöttin NYX (Nacht), die auch Mutter des Lichtes und des Tages ist. Hier nehmen sie die Leiche des gefallenen MEMNON in ihre Obhut.
HYPNOS ist nicht nur der Gott des Schlafes, sondern beherrscht auch den Fluss Lethe, den Strom des Vergessens, den die Seelen auf dem Wege in die Unterwelt (symb. auch das Unbewusste) überschreiten. Seine Macht des Einschläferns übt er sogar an ZEUS aus. Die vier Traumgötter sind seine Kinder. Er ist meist als geflügelter Jüngling mit einem Mohnstängel (Schlafmohn) in der Hand dargestellt.

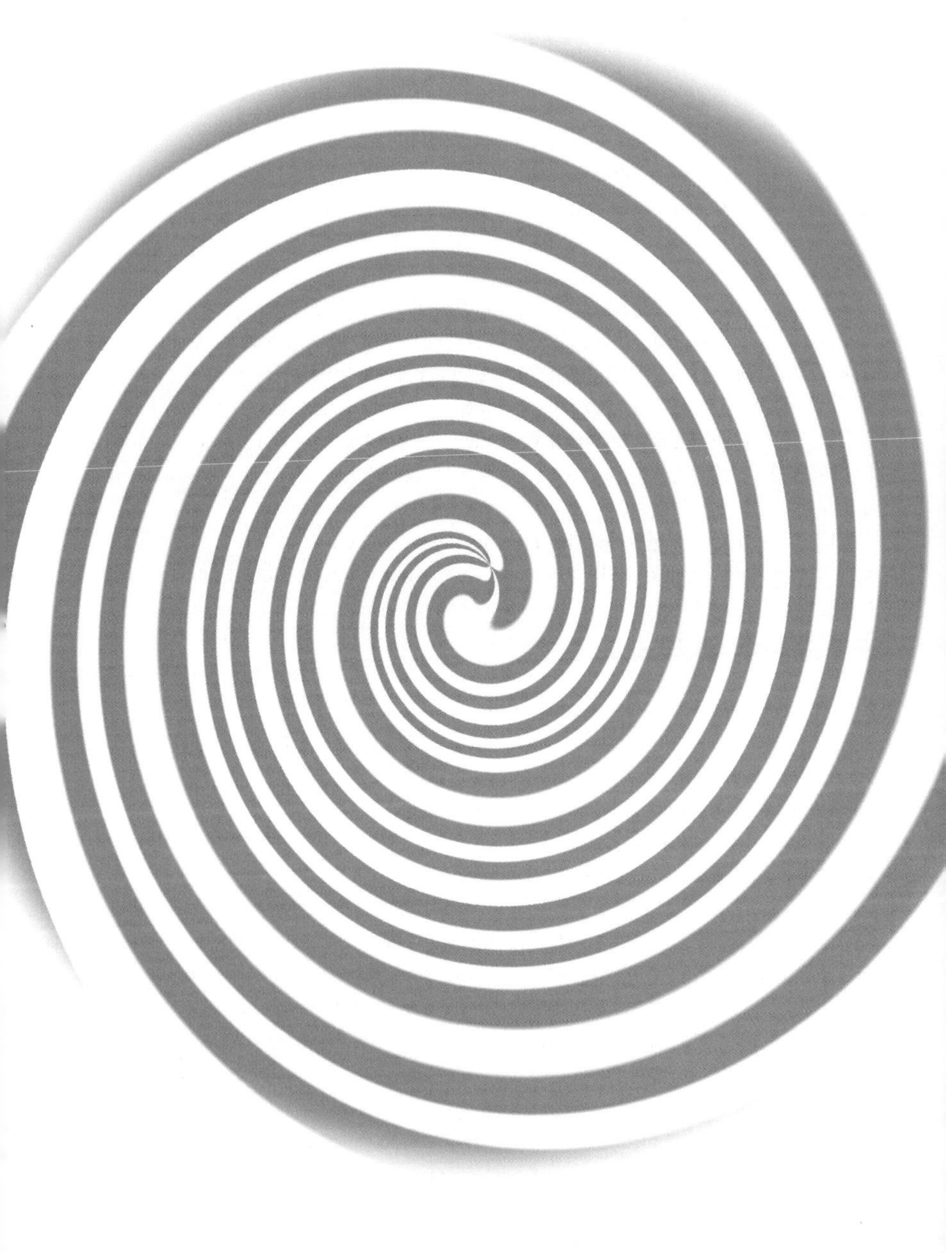

Einführung: Hypnose, der erste Bewusstseinszustand

> Das Geheure ist im Grunde nicht geheuer;
> es ist un-geheuer.
> *Martin Heidegger*

»Im Anfang war das Wort«, so beginnt die biblische Schöpfungsgeschichte im Johannesevangelium. Wort, Sinn, Gedanke, Vernunft und Weltgesetz zugleich bedeutet der im griechischen Urtext verwendete Begriff »Logos«. Damit beschreibt dieser Satz in einzigartiger Weise das Sinngesetz und die Macht des Gedankens, der zum Wort wird. Das Wort ist Brücke zwischen Denken und Tun und als Ausdruck des Gedankens vorweggenommene Tat.

Hypnose und Suggestion, die Themen dieses Buches, haben viel mit der Macht des Geistes, des Gedankens und deren Umsetzung zu tun. Doch sind sie damit nicht erklärt und bleiben als vielleicht merkwürdigste Eigenheiten der menschlichen Seele in ihrem letzten Wesen unzugänglich. Was für jede Forschung gilt, dass nämlich hinter jeder gefundenen »Ursache« eine weitere verborgen ist, trifft hier offenbar in besonderem Maße zu.

Daher soll im ersten Teil des Buches eine Annäherung an die in ihrer allgemeinen und allgegenwärtigen Bedeutung immer noch so wenig erkannten Phänomene der Hypnose versucht werden, indem wir an einigen Beispielen ihre Spur durch die Jahrtausende verfolgen. Ihre Wirkungen sind allenthalben in der Geschichte zu entdecken. Von besonderem Interesse sind dabei zwei Zeitbereiche: zum einen die Frühgeschichte der Menschheit, in der die Hypnose der durchgängige und erste Bewusstseinszustand gewesen zu sein scheint, und zum anderen das Ende des 18. Jahrhunderts, als sie aus dem Dunkel der Geheimwissenschaft herausgerissen wurde in das zunächst noch dunklere »Licht« einer Naturwissenschaft, die die Welt auf den winzigen Ausschnitt beschränkt sehen wollte, den sie zu vermessen vermochte.

Franz Anton Mesmer, der rätselhafte Theologe und Arzt vom Bodensee, als einer der letzten großen Geister seiner Zeit noch in einem ganzheitlichen Weltverständnis, versuchte das Unmögliche: die Hypnose in die damalige, auf anatomische Zerstückelung ausgerichtete Wissenschaft einzuführen. Von paracelsischen Gedankengängen beeinflusst, postulierte er im Jahre 1775: »Der natürliche Magnetismus[1] ist also jenes allumfassende Gesetz, wonach alles, was da ist, sich im Verhältnis gegenseitigen und allgemeinen Einflusses befindet.« Und Arthur SCHOPENHAUER fügte hinzu: »Der animalische Magnetismus ist [...] vom philosophischen Standpunkt aus betrachtet, die inhaltsschwerste aller jemals gemachten Entdeckungen; wenn er auch einstweilen mehr Rätsel aufgibt als löst. Er ist wirklich die praktische Metaphysik, wie schon Bako von VERULAM die Magie definiert: er ist gewissermaßen eine Experimentalmetaphysik, denn die ersten und allgemeinsten Gesetze der Natur werden von ihm beseitigt; daher er das sogar a priori für unmöglich Erachtete möglich macht.«

In diesen Aussagen MESMERS und SCHOPENHAUERS wird der in einem höchsten Sinne ganzheitliche, ja heilende und heilige Raum, in den die Hypnose hineinreicht, deutlich angesprochen und die Ehrfurcht vor dem Unerforschlichen klingt noch an.

MESMERS Vorstoß wurde damals zurückgewiesen, und auch unsere Zeit hat die fast vierhundert Jahre alte Spaltung in eine mechanistische »Naturwissenschaft« und eine über weite Strecken ebenso mechanistische »Geisteswissenschaft« erst im Ansatz einer Elite überwunden.

Der zweite Teil des Buches, der Theorieteil, stellt daher wichtige Aussagen der alten Forschung dar, um sich von dort zu einem neuen, ganzheitlichen Verständnis der Hypnose vorzuarbeiten. Fünf Bereiche sind hierfür belangvoll, vier davon aus der Natur- und Geisteswissenschaft, einer aus der profanen Anwendung:

1. *Die mechanistische Naturwissenschaft*: Sie hat die von ihren Labormaßstäben nicht erfassbaren Phänomene der Hypnose von vornherein in den Bereich des »Aberglaubens«, des »Placeboeffektes« und ähnlicher Abseitspositionen gerückt, ohne dass damit irgendeine Erklärung gegeben worden wäre. Die Angst, das eigene Gebäude zu gefährden, führte lange zu einer fast psychotischen Vermeidung jeder Auseinandersetzung. Mittlerweile gibt es einige spezialisierte Forschungen zur Hypnose auch an Universitäten. Die Ergebnisse sind aber nicht Ausbildungsgegenstand des durchschnittlichen Arztes und schon gar nicht in das Bewusstsein einer breiteren Öffentlichkeit gelangt.

1 Als »natürlichen« oder »animalischen Magnetismus« (Lebensmagnetismus) bezeichnete Mesmer die von ihm beschriebenen allgegenwärtigen Beziehungen und Wirkungen zwischen beseelten Wesen, im Gegensatz zum mineralischen Magnetismus. Erst 68 Jahre später wurde die eigentlich falsche Bezeichnung »Hypnose« eingeführt, die sich dem atomistischen Denken der Zeit entsprechend lediglich auf einen Ausschnitt des Phänomens richtet und die ganzheitliche Sicht MESMERS bereits verloren hat.

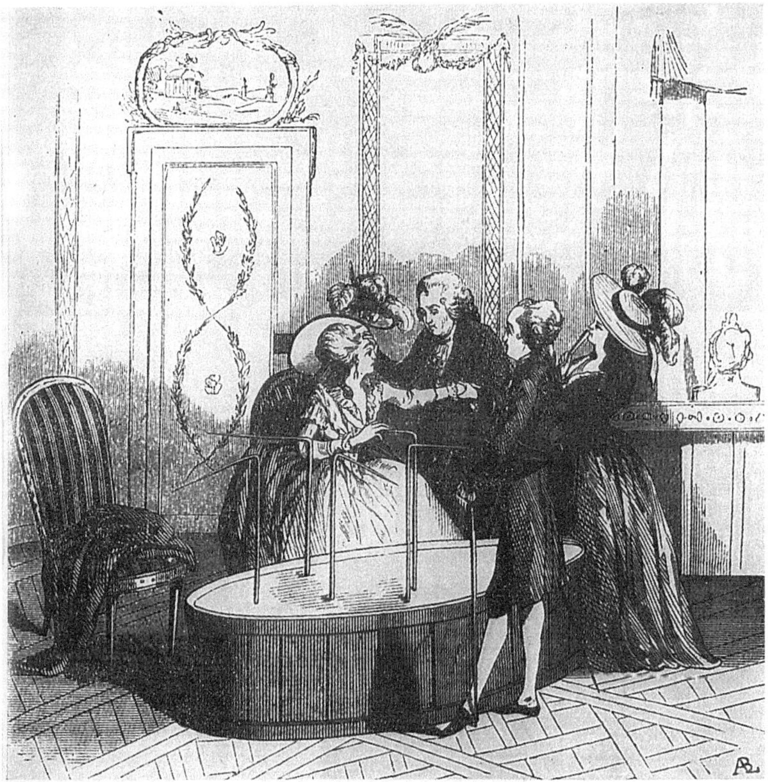

Abb. 2: Der deutsche Universalgelehrte Franz Anton Mesmer, Philosoph, Theologe und Arzt, gilt als »wissenschaftlicher Wiederentdecker« der Hypnose und Begründer der neuzeitlichen Psychotherapie. Über 100 Jahre vor Freud beschrieb er ein dynamisches Unbewusstes. Der zeitgenössische Stich zeigt ihn in seinem Pariser Salon. Aus dem »Baquet«, einem mit von Mesmer magnetisiertem Wasser angefülltem Bottich, ragen Eisenstäbe, die von den Patienten an die kranken Körperbereiche gehalten werden. Mesmer ist in der Bildmitte zu sehen, wie er eine Patientin persönlich mit seinen Händen »magnetisiert«. (Bibliothèque Nationale, Paris)

2. *Die Psychologie* hat nach dem ursprünglichen Urteil FREUDs, dass seine Psychoanalyse mit der Hypnose unvereinbar sei, ebenfalls lange Zeit die Augen vor diesen schwer fassbaren Phänomenen geschlossen, obwohl FREUD selbst in späteren Jahren die Unvermeidbarkeit der Hypnose noch erkannte. Die heute wieder verstärkt aufgenommene psychologische Hypnoseforschung erfolgt meist mit reduktionistischen Kriterien, die von vornherein dem umfassenden Phänomen der Hypnose nicht gerecht werden können. Ein mehr praktischer Aspekt der Anwendung findet sich vor allem in der Parapsychologie.

3. *Die Theologie* – wo sie wie die Naturwissenschaft um mechanistische Erklärungsmodelle und um das Monopol für allgemeinverbindliche Ansichten bemüht war – verwies die Hypnose in ähnliche Abseitspositionen wie die Medizin, nicht ohne zusätzlich alttestamentarische Stammesängste vor teuflischen Praktiken auszugraben. Ihr dogmatisches Gebäude war durch die in Hypnose zugängliche erweiterte geistige Erfahrungswelt ebenfalls gefährdet. Offenere Haltungen, die von einigen Theologen eingenommen werden, sind bisher kaum in das Bewusstsein der Allgemeinheit gelangt.
4. *Die Geisteswissenschaft* im engeren Sinne blieb wie die Psychologie an der Auseinandersetzung mit der Hypnose gehindert, indem sie eine Fixierung auf das überholte Hypnoseverständnis zur Zeit von Rudolf STEINER und Sigmund FREUD vornahm. Die sachlich falsche Vorstellung der Hypnose als suggestives Verfahren mit einer Art Auslieferung an den Hypnotiseur ließ jede Anwendung als geistig unheilvoll erscheinen. Die neuere Philosophie, vor allem der radikale Konstruktivismus, trägt hingegen interessante Betrachtungsweisen bei.
5. *Das Profane*, außerhalb der akademischen Tempel von Natur- und Geisteswissenschaften, hat sich hingegen längst der Hypnose und der Suggestion bemächtigt. Denn hier geht es nicht um den Anspruch auf ein allgemeinverbindliches Wissensmonopol, sondern um die praktische Umsetzung der jeweiligen Absichten. Und für diese praktische Umsetzung, sei es im Dienste von Machtstrukturen oder auch nur der Förderung von Konsumwünschen, leisten Hypnose und Suggestion hervorragende Dienste, die besten sogar, wenn die Adressaten nicht bemerken, was da mit ihnen geschieht. Dieses Nicht-Bemerken wiederum wird durch die erwähnten Vermeidungshaltungen gefördert, was den Gedanken nahe legt, dass die entsprechenden Bereiche sich nicht zufällig gegenseitig stützen.

Von dieser Spannung zwischen offenbarer individueller Vermeidungshaltung und verdeckter institutioneller Anwendung sind denn sowohl die Theorien als auch ihre Umsetzungen geprägt.

Der dritte Teil beschreibt die konkreten praktischen Anwendungsschritte auf der Grundlage einer ganzheitlichen Hypnosetheorie, sodass sich das Buch vor allem auch als Ausbildungsgrundlage eignet.

Der vierte Teil zeigt auf, wie die Hypnose im außermedizinischen Bereich genutzt werden kann. Hier wurden schon längst alle Erkenntnisse der modernen Tiefenpsychologie, der Massensuggestion und der Hypnoseforschung aufgegriffen, um sie in der geeigneten Mischung für kommerzielle, politische und andere Ziele zu ge- und missbrauchen. Dies ist einfacher, als es scheint, denn die Beeinflussbarkeit und damit die Suggestibilität ist eine der grundlegenden Voraussetzungen des Zusammenlebens innerhalb der menschlichen Gesellschaft. Einer der bahnbrechenden Hypnoseforscher, der Russe I. P. PAWLOW, formulierte deutlich und treffend: »Im Laufe des Lebens gibt es weder einen absoluten Wach- noch einen absoluten Schlafzustand. Unser Leben besteht bloß aus den Variationen partiell, bzw. stufenweise wogender Schlaf- und hypnotischer Zustände.«

Das Wissen um diese Allgegenwart von Hypnose und Suggestion ist der beste Anlass, sich gründlich damit auseinander zu setzen. Nur wer diese Zusammenhänge kennt, kann sie im positiven Sinne bewusst für sich nutzen und sich vor Missbrauch schützen. Wer die Auseinandersetzung vermeiden will, unterliegt umso mehr und andauernd entsprechenden Einflüssen, ohne sich je darüber bewusst zu werden, denn diese werden überwiegend unbewusst aufgenommen und umgesetzt.

Die Weltgeschichte ist eine Geschichte von Beeinflussungen und Massensuggestionen. Im Schicksal von Völkern brachten sie viele Ergebnisse hervor, die ein Wort von Friedrich HÖLDERLIN bestätigen: »Nichts lässt die Erde mit größerer Sicherheit zur Hölle werden, als der Versuch des Menschen, sie zu seinem Himmel zu machen«. Im Schicksal des Einzelnen wirken negative Beeinflussungen oft ein ganzes Leben lang hemmend und krank machend nach.

Ebenso können aber auch fördernde Wirkungen der Hypnose einem Menschen dazu verhelfen, sich sein ganzes, oft verborgenes Potenzial zu erschließen. Auch dieser Bereich, die positive Entwicklung der eigenen Persönlichkeit, ist im vierten Teil klar und ausführlich beschrieben.

Die Heilkunde, im fünften und umfangreichsten Teil des Buches dargelegt, ist in Gestalt der landläufig üblichen Medizin Teil des Profanen. Wo diese die Hypnose bewusst einsetzt, geschieht es meist mit der Absicht, durch suggestive Maßnahmen die unerwünschten Symptome von seelischen oder psychosomatischen Störungen oder Erkrankungen »weg zu hypnotisieren« bzw. den Zustand vor der Erkrankung wiederherzustellen. Da aber eben dieser Zustand zur Erkrankung geführt hat, ist es sinnvoller, zunächst die Hintergründe der Krankheitsentstehung zu erforschen. Denn in seelischen und körperlichen Erkrankungen äußern sich oft negative und behindernde Einflüsse aus der frühen Kindheit. Und es kann kein Zweifel daran bestehen, dass die Hypnose der Weg schlechthin ist, um die verborgenen Räume des Unbewussten, in denen sowohl die Behinderungen als auch die ursprünglichen Möglichkeiten jedes Menschen auf ihre Erlösung warten, zu erschließen.

Die Darstellung der weit reichenden und erstaunlichen Zugänge der *bewussten* Hypnose zur aktiven Selbsterkenntnis, mittels der krankhafte Ausdrucksformen von unterdrückten Selbstkräften in eine kreative und gesunde Selbstverwirklichung überführt werden können, ist daher eines der wichtigsten Anliegen des Buches. Die gesunde Entwicklung des Einzelnen ist wahrscheinlich auch der beste oder sogar einzige Weg zu der so dringend notwendigen Besinnung der Menschheit auf ganzheitliches Denken und Fühlen.

Über den Bereich der Selbstentwicklung hinaus kann eine Therapie in bewusster Hypnose selbst bei schweren Erkrankungen Erstaunliches leisten und manchmal noch wirksam sein, wenn andere Mittel nicht mehr greifen. Wird sie ganzheitlich und tiefenpsychologisch geführt, könnte man sogar von »Enthypnotisieren« und »Desuggerieren« des Kranken sprechen.

Im vorliegenden Buch wurde (schon in der Erstauflage) zum ersten Mal versucht, eine objektive, ganzheitliche Gesamtdarstellung der Phänomene von Suggestion und Hypnose, ihrer Geschichte, Theorien, Techniken und ihrer konkreten Anwendungen und Wirkungen in allen Lebensbereichen zu geben. So kann sich der Leser über alle für seine Klienten oder für sein eigenes Leben wichtigen Querverbindungen selbst ein Bild machen. Auch diejenigen Bereiche, die in anderen wissenschaftlichen Darstellungen oft ausgeklammert werden, weil sie außerhalb der gängigen Postulate liegen, sind hier einbezogen, vor allem aber auch die geistige Ebene, die unverzichtbar zur menschlichen Ganzheit gehört und in der Hypnose auf besondere Weise berührt wird.

Wie eingangs erwähnt, war die Hypnose früher eine Geheimwissenschaft und wird heute in allen Anwendungsbereichen in den profanen Bereich einbezogen. Ihre Techniken sind untersucht, statistisch gesichert oder widerlegt, und scheinbar sind alle ihre so lange gehüteten Geheimnisse längst von der elektronischen Informationsflut erfasst und im Schnellkurs billig zu erwerben – allerdings nur scheinbar!

In Wirklichkeit aber passt auf eine nur funktions- und zweckgerichtete Hypnoseanwendung das Goethe'sche Gedicht vom Zauberlehrling. Die Benutzung der auswendig gelernten (wenn auch unverstandenen) Regeln hat oft eindrucksvolle Wirkungen – was jedoch als Konsequenz daraus folgen kann, wie z. B. die Symptomverschiebung, ist mit mechanisch Erlerntem nicht mehr beherrschbar. Die Phänomene und Wirkungen von Hypnose und Suggestion reichen in die ganzheitlichen Zusammenhänge höherer Ebenen, als sie mit den Mitteln einer zergliedernden Wissenschaft erfassbar und lehrbar sind. Daran ist erkennbar, dass die Hypnose nicht nur im entwicklungsgeschichtlichen Sinne der erste Bewusstseinszustand des Menschen ist, sondern auch in ihrer geistigen Relevanz.

So begnügt sich dieses Buch gerade wegen seiner Praxisbezogenheit nicht mit der Beschreibung von »objektivierbaren« Theorien und Techniken; vielmehr will es als ein Lehrbuch dienen, das die Ehrfurcht vor dem Verborgenen und vor den höheren Kräften, denen wir angehören, als vielleicht wichtigste Grundlage einer verantwortlichen Arbeit mit der Hypnose bewusst mit einbezieht. In diesem Sinne will es daran erinnern, dass die Hypnose in ihrem tiefsten Wesen eine Art Geheimwissenschaft *ist* und bleiben wird.

Warum erscheint das Buch dann öffentlich? Ich halte die freie Zugänglichkeit meines Buches für zweifach gut begründet.

1. Die Hypnose geht jeden an. Ihre Phänomene reichen weiter, als Zunftinteressen greifen dürfen. Sie berühren und beeinflussen das tägliche Leben jedes Menschen in mannigfacher Weise, oft verunstaltend oder gar zerstörend, vor allem da, wo sie dem Adressaten unbewusst bleiben. Deshalb hat *jeder Mensch für sich* das Recht, die Eigenschaften und Möglichkeiten dieses natürlichen Bewusstseinszustandes frei zu erfahren und zu nutzen, also auch alle Patienten und die es nicht werden wollen. Auch trägt eine gute Kenntnis der Grundlagen von Psychologie, Psychotherapie und Hypnose wesentlich zur Gesundung bei und verbessert in einer erforderlichen Therapie die Mitarbeit (was mir viele Leser bestätigt haben).

   Die selbstständige Anwendung der Hypnose in der Therapie von Menschen unterliegt den gesetzlichen Bestimmungen der jeweiligen Länder und ist z. B. in Deutschland Ärzten, Heilpraktikern und psychologischen Psychotherapeuten vorbehalten. Hier besteht also kein Bedarf für berufsständische Regelungen. Die Anwendung in nicht heilkundlichen Bereichen, wie z. B. mit pädagogischen oder sportlichen Zielsetzungen, sollte als Dienst an anderen Menschen ebenfalls auf der Grundlage entsprechenden Berufswissens erfolgen.
2. Die weite Verbreitung falscher Vorurteile gegen die Hypnose beruht vor allem darauf, dass sie von angeblichen »Fachleuten«, entweder in völliger sachlicher Unkenntnis und ohne jede Prüfung, immer wieder neu abgeschrieben oder aus institutionellen Absichten heraus aufgegriffen und weiterverbreitet wurden. Immer noch erscheinen ausführliche medizinische Werke, in denen Hypnose als Therapiemöglichkeit entweder nicht oder in eher abwertender Weise am Rande erwähnt wird. Vor- und Fehlurteile solcher »Fachleute« verunstalten, wie P. FEYERABEND treffend sagt, aus einem angemaßten Autoritäts- und Machtanspruch unser Leben. Man denke nur daran, wie viel Unsinn bereits mit suggestiven Etiketten wie »wissenschaftlich bestätigt« verbreitet wurde. Solche Etiketten werden weder von der in der üblichen Autoritätssuggestion befangenen Masse hinterfragt, noch von den meisten auf enge Fachbeschränkung trainierten Spezialisten. Die Fehlurteile und das Verschweigen in der Fachliteratur von mittlerweile gut zwei Jahrhunderten wiegen deshalb historisch sehr viel schwerer als unsinnige Darstellungen in

der Laienpresse. Und niemand darf die immer noch erschreckende allgemeine Unkenntnis über das Wesen und die Möglichkeiten der Hypnose beklagen, der nicht bereit ist, seriöse Information für jedermann zugänglich anzubieten.

Wer immer mit der Hypnose umgeht, handelt in eigener Verantwortung. Vor allem die therapeutische Anwendung sollte nur erfolgen, wenn eine therapeutische Vorbildung vorhanden ist und eine fundierte Weiterbildung in tiefenpsychologischer Psychotherapie *und* Hypnose durchlaufen wurde. Generell sollte mit Hypnose nur arbeiten, wer auch ihre Gefahren abzuschätzen weiß. Ein Buch kann hierfür nur als Einführung, technisches Lehrmittel und Nachschlagewerk dienen, es ersetzt nie die persönliche Lehr- und Lernbeziehung, der gerade bei der Hypnose ein besonderer Stellenwert zukommt.

Abschließend noch ein Wort zum Sprachgebrauch. Alle Hauptwörter, die in weiblicher und männlicher Form existieren, wurden der flüssigeren Lesbarkeit halber nur in der Grundform verwendet, die ich als nicht geschlechtsspezifisch betrachte, also z. B. »der Therapeut« im Sinne von »der Mensch«. Auf geschlechtsspezifische Bedeutungen ist besonders hingewiesen.

TEIL I:
Die Phänomene

In einem so überaus wunderbaren Universum
sollten wir nicht auch noch auf Wunder warten.
Ernst Jünger

Der Schein, was ist er, dem das Wesen fehlt?
Das Wesen, wär' es, wenn es nicht erschiene?
Johann Wolfgang von Goethe

1. Begriffsbestimmung

»... ach, wie gut ist, dass niemand weiß,
dass ich Rumpelstilzchen heiß'!«
(...)
»Heißt du etwa Rumpelstilzchen?«
»Das hat dir der Teufel gesagt, das hat dir der Teufel gesagt!«
schrie das Männlein und stieß mit dem rechten Fuß vor
Zorn so tief in die Erde, dass es bis an den Leib hineinfuhr,
dann packte es in seiner Wut den linken Fuß mit beiden Händen
und riss sich selbst mitten entzwei.
Rumpelstilzchen, GRIMMS Märchen

Die Namensgebung, ja sogar schon die Namensnennung ist ein uralter magischer Bemächtigungsakt, wie im Märchen vom Rumpelstilzchen eindrücklich dargestellt wird, »denn mit des bösen geistes namen vernichtet man seine macht.«[2] Freilich ging in alter Zeit, aus der dies überliefert ist, der Namengebung oder Namensnennung ein Erkenntnisprozess voraus, der selbst zuweilen schon magischer Natur war, indem auf einer ursprünglichen, an die Hypnose anklingenden Bewusstseinsstufe das Wesen des zu Benennenden eingesehen wurde. Schon im obigen Märchen steht diese Möglichkeit nicht mehr zur Verfügung – der Name muss dem Männlein durch einen Boten abgelauscht werden.

Heute ist das Wissen um jene Zusammenhänge vollends verloren, und so sind denn unsere Namen und Begriffe nur noch in glücklichen Einzelfällen wesenseins mit dem, was sie bezeichnen. Dass dennoch der alte magische Wunsch in uns weiter wirkt, zeigt sich gerade in der modernen Medizin z. B. daran, dass oft invasive, nebenwirkungsreiche Eingriffe aus diagnostischen Zwecken erfolgen, selbst wenn bei der erwarteten Diagnose keine therapeutischen Konsequenzen möglich sind. Wie wir später sehen werden, trägt auch dieses Verhalten hypnotische Züge und es verdient den Namen »Rumpelstilzchen-Phänomen«.

2 Jakob GRIMM, Deutsche Mythologie, S. 454.

Hier geht es aber zunächst nur um die Klarstellung, dass die in der Folge und auch sonst im Buch verwendeten Begriffe Bezeichnungen sind, die lediglich für den vereinbarten Inhalt stehen und nicht den Anspruch auf eine Erkenntnis des damit Bezeichneten erheben. Besonders deutlich wird dies am zentralen Begriff dieses Buches: Hypnose.

Was ist Hypnose?

Zustand

Der Ausdruck Hypnose leitet sich aus dem griechischen hypnos (υπνοσ) Schlaf ab und wurde von dem Schotten James BRAID eingeführt. Dieser Begriff hat schon zu vielen Missverständnissen geführt, da die Hypnose kein Schlaf oder schlafähnlicher Zustand ist. Nach Dietrich LANGEN ist »Hypnose ein durch Suggestion herbeigeführter Zustand, mit einer auf die Stimme des Hypnotisators eingeengten und unterschiedlich gesenkten Bewusstseinslage und trophotropen vegetativen Umschaltungen«. O. VOGT hingegen bezeichnet die Hypnose als »partiellen Schlaf«.

Betrachten wir die Phänomene: Im Zustand der tiefen Heterohypnose (Fremdhypnose) ist der Hypnotisierte in seiner Wahrnehmung weitgehend auf den Hypnotisator (Hypnotiseur) ausgerichtet. In der tiefen Hypnose besteht sogar eine Art telepathischer Verbindung. Ansonsten sind die allgemein auf die Außenwahrnehmung gerichteten Funktionen der Sinnesorgane deutlich herabgesetzt. Es besteht jedoch eine um ein Mehrfaches erhöhte Aufmerksamkeit und Wahrnehmungsfähigkeit in Richtung einer bestimmten Konzentration. Außerdem wird das Bewusstsein des Hypnotisierten um ihm sonst unbewusste Bereiche seiner eigenen Seele erweitert. In besonderen Situationen wird sogar ein Zugang zum »höheren Selbst«, also zu einer geistigen Ebene möglich. Körperlich fällt unter anderem auf, dass die Versorgung der Muskeln, die sonst dem willkürlichen Nervensystem unterstehen, über den Sympathikus erfolgt. Dadurch sind ermüdungsfreie Muskelhaltungen möglich. Es kommt hierbei zu einer Hypotonie der Muskulatur und Verdoppelung der Reaktionszeit. Außerdem stellt sich eine periphere Gefäßerweiterung und, damit verbunden, eine Erhöhung der Hauttemperatur und ein Abfall der Körperkerntemperatur ein.

Hieraus ergeben sich grundlegende körperliche und psychische Unterschiede zum Schlaf: Gegenüber einem nur reflektorischen Wechsel von Ruhehaltungen im Schlaf können in Hypnose auch schwierige Bewegungen durchgeführt und Körperhaltungen beibehalten werden. Gegenüber der Reaktionsarmut im Schlaf besteht in der Hypnose eine Art besonderer Wachheit, mit einem nach außen in der Breite eingeengten, aber in erwünschte Richtungen vertieften bzw. erhöhten und nach innen erweiterten Bewusstsein.

Man kann die Heterohypnose also als Bewusstseinsebene bezeichnen, auf der der Hypnotisierte mit dem Hypnotisator in einer besonderen Bewusstseinsverbindung steht, die eine auch unbewusste direkte Kommunikation zulässt und zu körperlich-seelisch-geistigen Sonderleistungen befähigt. Vom Hypnotisator ausgehende oder vorgegebene Reize werden derart intensiv aufgenommen, dass andere Reize ihre Einwirkung in unterschiedlichem Grade verlieren, wodurch der hypnosebezogene Reiz in demselben Grade zusätzlich an Wirksamkeit gewinnt. Die veränderte Reizaufnahmesituation geht beim Hypnotisierten mit einer Bewusstseinsumschaltung einher. Die Annahme des Reizes hängt dabei sowohl von eingeprägten oder ererbten Verhaltensmustern als auch vom Ansprechen vorhandener individueller Erinnerungskomplexe ab.

Die Hypnose wird in der heute gängigen Fachsprache deshalb gern als »dritter Bewusstseinszustand« neben dem Wachsein und dem Schlaf bezeichnet. Es wäre nach meiner Ansicht noch treffender, die Hypnose als ersten Bewusstseinszustand zu bezeichnen. Die wissenschaftliche Begründung dafür ist im Teil II, Kapitel 1 ausgeführt. Als phänomenologische Definition der Hypnose kann zusammengefasst werden:

> Die Hypnose ist ein natürlicher *Bewusstseins*zustand (kein *Schlaf*zustand) mit konzentrierter bzw. eingeschränkter Vigilanzbreite und der Möglichkeit der erhöhten Bewusstseinsaufmerksamkeit bzw. Wahrnehmung in Richtung der Konzentration sowie Erweiterung des Bewusstseins auf sonst unbewusste innerseelische, geistige und körperliche Bereiche. Die Hypnose ermöglicht körperliche, seelische und geistige Leistungen, die willkürlich nicht zu erbringen sind.

Beachten Sie bitte: Unter Hypnose ist ausschließlich der beschriebene Bewusstseinszustand zu verstehen und nicht, was im Einzelfall darin stattfinden kann. Vor allem ist der Begriff Hypnose deutlich vom Begriff Suggestion abzugrenzen (s. u.). Hypnose kann auch anders als über Suggestionen eingeleitet werden und Suggestionen können auch ohne Hypnose erteilt werden.

Ablauf

Man unterscheidet die Stadien der Hypnoseeinleitung, des Hypnosezustandes und der Rückführung aus der Hypnose.

Die Stadien gehen ineinander über und sollen gemäß den therapeutischen oder anderen Zielen gestaltet sein. Bei unbewussten und spontanen Hypnosen ist eine formale Unterscheidung der Stadien oft nicht möglich.

Ziele

Der hypnotische Bewusstseinszustand bildet die Basis für besondere Wahrnehmungen, Erfahrungen und meditative Erkenntnisse sowie Veränderungen und andere Leistungen seelisch-geistiger oder körperlicher Art. Alle Lebensgebiete und Möglichkeiten des Erlebens und der Lebensäußerung können in den Mittelpunkt gestellt werden. Ein Schwerpunkt in der Anwendung liegt der ganzheitlichen, Geist, Seele und Leib umgreifenden Natur der Hypnose gemäß in der ganzheitlichen Entwicklung des Menschen, z. B. durch Meditation oder therapeutische Arbeit in Hypnose. Weitere wichtige Zielsetzungen liegen in der Heilkunde, im kreativen Bereich, in der Beziehung, in der Pädagogik, im Beruf und im Sport.

Autohypnose und Heterohypnose

Autohypnose bedeutet Selbsthypnose (autós = griech.: selbst), Heterohypnose bedeutet Fremdhypnose bzw. eine durch einen anderen (héteros = griech.: anders) eingeleitete und geführte Hypnose.

Die Autohypnose ist ein selbstinduzierter (selbst herbeigeführter) hypnoider Zustand, in dem die Aufmerksamkeit bei eingeengter und gleichzeitig gesenkter Bewusstseinslage auf eine bestimmte Vorstellung fixiert werden soll (D. LANGEN). Die Möglichkeiten und Leistungen der Autohypnose sind ähnlich denen der Heterohypnose, setzen jedoch langes und ständiges autohypnotisches Training voraus, um deren Intensität zu erreichen. Für den tiefenpsychologischen Bereich ergeben sich weitere Einschränkungen (siehe unter: Autogenes Training Oberstufe, Teil V, Kapitel 3).

Jede Heterohypnose, also die Herstellung eines hypnotischen Rapports zwischen Hypnotisator und Hypnotisiertem, ist zugleich eine Autohypnose, da jede Hypnoseeinleitung und alle Wechselbeziehungen während der Hypnose autohypnotisch verarbeitet werden müssen. Dennoch ist die Mitwirkung einer anderen Person als Hypnotisator bei der Einleitung und Durchführung einer Hypnose von wesentlicher Bedeutung für die Zugänglichkeit und Intensität der hypnotischen Phänomene.

Was ist Suggestion?

Suggestion (von lat. subgerere = unterschieben) ist ein ichfremder Einfluss, der bei positiver emotioneller Wechselbeziehung angenommen und autosuggestiv verarbeitet wird (D. LANGEN). Diese treffende Definition LANGENS bedarf einiger Hinweise, um sie nicht misszuverstehen. Mit »ichfremd« ist ein nicht direkt aus dem Ich herrührender Einfluss gemeint. Ichfremd ist ein erfolgreicher suggestiver Einfluss insofern aber nicht, dass er keinerlei Bezug zum Ich des Suggerendus hätte. Es kann im Prinzip nur suggeriert werden, was im Ich bereits als Anlage vorhanden ist. Allerdings umfasst die dafür zugängliche Anlage auch alle Bereiche des ererbten und persönlich erworbenen Unbewussten und damit praktisch auch alle Verhaltensweisen jenseits der gängigen Moralvorstellungen. Als »positive emotionelle Wechselbeziehung« ist nicht nur Sympathie oder Vertrauen, sondern im wörtlichen Sinne (positum = lat.: gegeben, vorhanden) jede vorhandene Gefühlsbeziehung zu verstehen, also auch Antipathie, Angst, Wut, Abscheu usw. Diese Zusammenhänge werden erst in der tiefenpsychologischen Betrachtung einsichtig (s. Teil V, Kapitel 1). Jede Kommunikation, auch außerhalb der Hypnose, enthält suggestive Anteile. Die Suggestibilität ist Voraussetzung für die Lernfähigkeit.

Andere Fachbegriffe

In der Fachsprache werden außerdem noch folgende Ausdrücke häufig verwendet:

Ablationshypnose: Hypnose ohne Anwesenheit des Hypnotisators, durch einen suggestiv geprägten Schlüsselreiz ausgelöst, mit einem feststehenden, meist wiederkehrenden Inhalt (Teil V, Kapitel 3).

Autosuggestion: Suggestion, die man sich selbst gibt.

Ephypnose: gleichbedeutend mit »Posthypnose«. Eine Hypnose, die zeitlich nach der ihr zu Grunde liegenden Hypnose, in der ihre Einleitung (über Schlüsselreiz) und Ablauf genau suggeriert wurden, stattfindet. Im Unterschied zur Ablationshypnose ohne Wiederholungssuggestion (Teil III, Kapitel 2).

Geist, Geist-Ich: hier meist im Sinne des Wortes »Seele« in seiner kirchlichen Verwendung benutzt: der unsterbliche, individuelle »Gottesfunke« im Menschen.

Gegenübertragung: siehe Übertragung.

hypnogen: Hypnose bewirkend.

Hypnoid: Bewusstseinslage mit erheblichen hypnotischen Anteilen.

hypnoid: hypnoseähnlich.

hypnoseinduzierend: eine Hypnose einleitend.

Hypnotisand: die Person, welche hypnotisiert werden soll.

Hypnotisator: die Person, welche zu medizinischen Zwecken hypnotisiert. (Von D. LANGEN eingeführte Bezeichnung; zur Vereinfachung wird im Folgenden, wenn sowohl medizinischer Hypnotisator als auch nichtmedizinischer Hypnotiseur gemeint sind, nur von »Hypnotisator« gesprochen.)

Hypnotiseur: die Person, welche zu nichtmedizinischen Zwecken hypnotisiert.

Hypnotisierte/r: die Person, welche in Hypnose ist.

Induktion: Einleitung der Hypnose.

Posthypnose: siehe Ephypnose.

Rapport oder *hypnotischer Rapport:* die besondere Beziehung zwischen Hypnotisator und Hypnotisiertem (Teil II, Kapitel 2).

Regression: üblicherweise im Sinne von Altersrückführung unter Hypnose verwendet; der Hypnotisierte wird in eine frühere, meist frühkindliche Lebenssituation zurückgeführt und erinnert diese nicht nur rational, sondern auch emotional mit dem Eindruck erneuter innerer Beteiligung. »Regressionen« finden auch unbewusst in »Übertragungssituationen« statt (siehe »Übertragung«); außerdem wird der Begriff für Rückführungen in »vorherige Leben« (Vorinkarnationen) verwendet.

Seele: hier meist im Sinne von »Psyche« gebraucht (im Gegensatz zu »Geist«, s. d.), d. h. als Träger des Seelenlebens, das sich auch im Leiblichen gestaltet und alle bewussten und unbewussten Inhalte und Funktionen umfasst.

Subliminals: Reize, die unter der bewussten Wahrnehmungsschwelle der Sinne liegen, die also zu kurz, zu leise oder zu schwach sind, um bewusst bemerkt zu werden.

Suggerendus: die Person, welche eine Suggestion empfängt.

suggestibel; Suggestibilität: beeinflussbar; Beeinflussbarkeit.

suggestiv; Suggestivität: stark beeinflussend; Beeinflussungsfähigkeit.

Suggestor: allgemein die Person, welche eine Suggestion gibt.

Übertragung (in der Tiefenpsychologie): die unbewusste Übertragung von Gefühlen und Verhaltensweisen, die aus unverarbeiteten frühkindlichen Erlebnissen (meist mit defizitären Gefühlserfahrungen) weiterwirken, auf aktuelle Lebenssituationen, die entsprechende Schlüsselreize enthalten. Übertragungen führen unbewusst zur partiellen Regression und damit zur partiellen Hypnose. Reaktionen auf eine Übertragung, die auf dazu passenden eigenen Übertragungsgefühlen basieren, werden als Gegenübertragung bezeichnet. Die Partner einer Übertragung/Gegenübertragung ergänzen sich meist, sodass ihnen die regressive Herkunft ihrer Gefühle und Handlungen nicht auffällt. Beide befinden sich in Bezug auf ihre Übertragung in einer partiellen Hypnose.

Vigilanz: Wachheit, Aufmerksamkeit. Der Ausdruck »Vigilanz« bezeichnet die zur Hypnose gegensätzliche Bewusstseinslage. Er eignet sich besser als »Wachheit«, da er nicht den (falschen) Gegensatz »Schlaf« nahe legt. Es ist darunter eine offene, breite Aufmerksamkeitslage zu verstehen, im Gegensatz zur eingeschränkten, konzentrierten Aufmerksamkeitslage in Hypnose.

2. Hypnose und Suggestion als natürliche Phänomene im täglichen Leben – geschichtliche Entwicklung

> Der Sinn, den man ersinnen kann,
> ist nicht der ewige Sinn;
> der Name, den man nennen kann,
> ist nicht der ewige Name.
> *Laotse*

> »Richtig« ist ein Traum; »Falsch« ist auch ein Traum.
> *Meister Takuan*

> Was die durch die Setzung einer bestimmten Ideologie erfundene Wirklichkeit betrifft, ist ihr Inhalt gleichgültig und mag jenem einer anderen Ideologie total widersprechen; die Auswirkungen dagegen sind von einer erschreckenden Stereotypie.
> *Paul Watzlawick*

Archaische Formen, geschichtliche Entwicklung

Hier sollen nur die hypnotischen und suggestiven Phänomene angeführt werden, die deutlich und isoliert und mehr oder weniger bewusst als solche in Erscheinung treten. Hypnose und Suggestion wirken darüber hinaus unter anderem überall da mit, wo Machtstrukturen eine wichtige Rolle spielen, so in der Politik und in den meisten Kirchen (Teil IV, Kapitel 2), oder wo häufig wiederkehrende Erlebnis- und Tätigkeitsabläufe auftreten, beispielsweise bei der Fließbandarbeit, bei allen Alltagsritualen, in Ausbildungen usw.

Da die Hypnose so alt ist wie die Menschheit, ja ihr erster Bewusstseinszustand war, fällt sie dort gar nicht auf, wo die durch sie ermöglichten Phänomene zum Selbstverständlichen gehören, wo also die Menschen gleichsam noch in einem hypnotisch erweiterten Bewusstsein leben und den für unsere Zivilisation normalen logisch-wachen, abgrenzenden Verstand noch weniger entwickelt haben.

So hatte ich im Hochland von Guatemala ein Erlebnis, das mir demonstrierte, wie selbstverständlich die Indios dort mit Telepathie bzw.

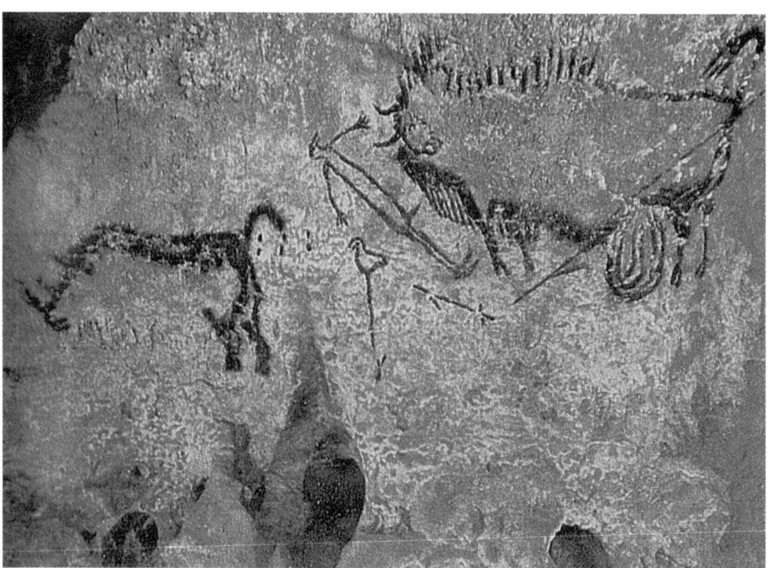

Abb. 3: Über 15.000 Jahre alte Wandmalerei in der Höhle von Lascaux/Frankreich. Vermutlich handelt es sich um einen Jagdzauber, eine Darstellung, die den Erfolg der Jagd suggestiv vorwegnehmen sollte. Vor dem mit einem Speer getroffenen Bison, dem die Eingeweide herausquellen, liegt ein vogelköpfiger Mann mit erigiertem (oder in einem Schaft steckenden) Penis. Daneben ein Pfeil und ein Stab mit einem Vogelsymbol, wahrscheinlich ein Zauberstab. Dem Jagdzauber liegen magische Vorstellungen zu Grunde, wie sie noch heute in der afroamerikanischen Voodoo-Magie gängig sind.

einem archaischen, die Grenzen des Individuums überschreitenden, allgemeinen Bewusstsein umgehen, wie es der Mensch unseres Kulturbereiches nur als Kleinkind oder in seelischen Ausnahmesituationen oder in Hypnose erlebt. Ich war zu Fuß zu einer Pyramide unterwegs und wollte von einem Indio, der mir entgegenkam, die noch verbleibende Wegzeit erfragen. Da er wahrscheinlich keinen linearen Zeitbegriff hatte (ebenfalls ein Merkmal der Hypnose), erhielt ich die erwünschte Antwort nicht. Auf mein Drängen schätzte er zwar eine halbe Stunde, die jedoch sechs Stunden lang war. Er gab mir aber freundlich lächelnd den Auftrag mit, seine Schwester zu grüßen, der ich weiter vorn begegnen würde (natürlich ohne sie zu beschreiben). Die nächsten zwei Stunden – so lange ging ich, bis ich in ein kleines Dorf kam – machte ich mir verwundert Gedanken darüber, wie ich wohl wissen sollte, wer seine Schwester ist. Dort im Dorf aber fiel mir unter den anderen Menschen eine junge Frau auf, die vor einer Hütte stand, und in diesem Augenblick *wusste* ich, dass sie es ist. Ihrem Gesichtsausdruck nach zu urteilen, erwartete sie mich schon. Sie nahm die Grüße freundlich und selbstverständlich entgegen, bewirtete mich mit einem Tee und beantwortete meine Frage nach der verbleibenden Wegstrecke zur Pyramide mit der Antwort: »Dort nach der nächsten Wegbiegung«, nach unserem Maß waren es noch vier Stunden. Die beiden hatten mich offenbar einfach in ihre archaische, hypnotische Kommunikation einbezogen.

Später erlebten mein Bruder und ich Ähnliches, in Indien, in der Südsee, in Afrika, auf den Philippinen und in anderen ursprünglichen Kulturbereichen, und wunderten uns nicht mehr, wenn wir auf vielen »Umwegen« scheinbar zufällig ein Ziel erreichten, an dem wir bereits erwartet wurden. Auf Samoa trafen wir ein 9-jähriges Mädchen, das intuitiv die Heilpflanzen für die Kranken erspürte, die sie aufsuchten, auf Madagaskar einen Mann, der angeben konnte, aus welcher Himmelsrichtung eine Krankheit kam und

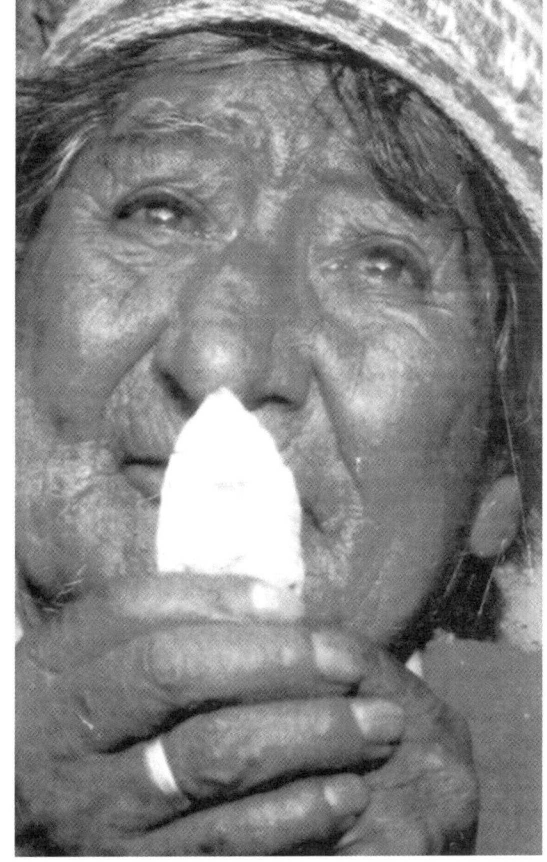

Abb. 4: Die »heilige Pflanze Koka«. Das rituell zubereitete Pulver des Kokablattes wurde im Amazonas-Urwald ursprünglich nur im Rahmen von Ritualen eingenommen. Es erzeugt hypnoseähnliche, körperlich-seelische Ausnahmezustände mit euphorischen Stimmungen und erheblich gesteigerter Leistungsfähigkeit. Der Gebrauch ist seit Jahrtausenden überliefert und war vor allem Kulthandlungen und Kriegszügen vorbehalten. Auch FREUD hat bis etwa 1895 mit Kokain experimentiert, es sowohl selbst eingenommen als auch verordnet, bis er die Suchtgefahr erkannte.

damit einen Nachbarschaftszwist, eine Verwünschung und Ähnliches als Auslöser erkannte. In Java sahen wir Reisbauern, die sich aus Mitgefühl mit dem zu erntenden Reis den Pflanzen mit der Sichel hinter dem Rücken verborgen näherten. Im Amazonas-Urwald erläuterte der Häuptling eines auf wenige Menschen reduzierten Stammes die Herkunft seiner Ahnen aus der Erde (Symbol für den »großen Uterus«, die paradiesische Symbiose) und wie er mit ihnen in Verbindung trat, nämlich mittels Koka-Blättern, die eine hypnoseähnliche Bewusstseinslage erzeugen, und ekstatischen Tänzen, die vestibuläre (Schwindelgefühl) und andere hypnogene Reize beinhalten. Er war zugleich auch noch der Priester und Heiler seines Volkes und konnte in seinen Ekstasen Heilmittel erkennen und anwenden.

Es ist anzunehmen, dass diese übergreifenden, hypnotischen Bewusstseinsfähigkeiten als selbstverständliches Allgemeingut mit der Weiterentwicklung der Völker in die Ebenen des abgrenzenden Wachbewusstseins allmählich verloren gingen. Sie wurden dann nur noch durch die Priester und Heiler weiter kultiviert und durch entsprechende Vermittlung und persönliche Übungen durch die Generationen fortgeführt.

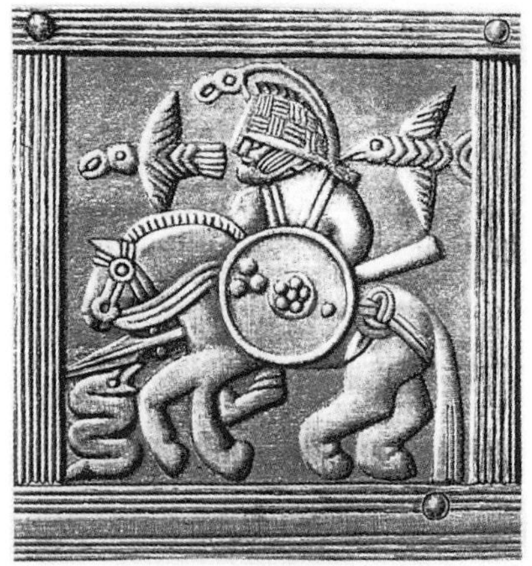

Abb. 5: Der germanische Gott Odin, nicht nur der Schlachtengott, sondern sowohl für die Dichtung als auch für die Magie und die Heilkunde »zuständig«. Auf dieser Darstellung erscheint er mit seinen beiden Raben Hugin und Munin (Geist und Gedächtnis; links und auf dem Helm) und seinem heiligen Adler (Macht; rechts) auf seinem Hengst Sleipnir (Springer), dem schnellsten aller Pferde. Unten links die Schlange, in die er sich des Öfteren verwandelt (ebenso wie in den Adler). In der Hand führt er den unfehlbaren und unaufhaltbaren Speer Gungnir, sein Schild repräsentiert neben der ganzheitlichen Sonnensymbolik (Kreis) die Vatersymbolik (Allvater) in der Eins, die Männlichkeitssymbolik in der Drei und die geschlechtliche Symbolik in der Sechs. Die Köpfe der Raben, die in der Schlacht als Todesvögel auftreten, sind als liegende Acht ausgearbeitet (Unendlichkeitssymbol). Somit zeigt Odin alle Attribute magischer Macht und der Heilkunde, einschließlich der hypnotischen Fähigkeiten. Er ist omnipotent, ist Herr über Zeit und Tod, über die Weisheit, das Denken, das Gedächtnis und über die Sprache (auch Zauberspüche/Suggestionen) und hat ein Auge für die Erkenntnis der höheren Welt hingegeben. Er verwirrt seine Feinde und schlägt sie mit Blindheit. (Darstellung aus: Derolez)

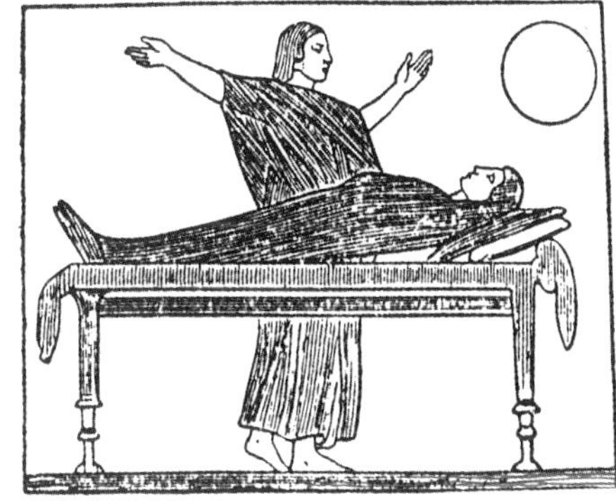

Abb. 6: Magnetisch-hypnotische Heilzeremonie auf einer Amphore der Skythen (ca. 500 v. Chr.). Das Reitervolk der Skythen hatte eine hoch entwickelte Kultur und bildende Kunst. (Eremitage, St. Petersburg)

In den ersten Schriftzeugnissen und Überlieferungen sind sie denn auch entweder im mythologischen Sagenraum, in davon abgeleiteten Märchen und als besondere Fähigkeiten von Magiern, weisen Frauen, Priestern, Heilern und Sehern, die anfangs oft dieselbe Person waren, beschrieben. Allerdings werden dann meist schon Medien benötigt, wie Runen, Kristallkugeln, das Blut des Opfertieres usw. oder auch bewusstseinstrübende Substanzen und Zeremonien, um wieder eintauchen zu können in den tiefen Grund des allgemeinen Bewusstseins und der Verbundenheit mit dem Kosmos.

So heißt es in der Edda: »Ast-Runen lerne, / wenn ein Arzt du sein / und Krankheit erkennen willst / Man ritzt sie auf die Borke / und des Baumes Gezweig, / der ostwärts die Äste streckt.« Der Allvater Odin opfert dem Riesen Mimir sogar ein Auge, um von ihm die Runenweisheit gelehrt zu bekommen: »Runen sollst du lernen / und rätliche Stäbe, / Stäbe gar stark, / Zeichen zauberkräftig, / wie sie zog der Zauberherr, / wie sie wirkten Weihgötter, / wie sie ritzte der Raterfürst.« Die Opferung des Auges ist vermutlich das Gleichnis dafür, dass, wer in die innere Welt des hypnotischen Allbewusstseins wieder Einblick gewinnen will, einen Teil der äußeren Wachheit hingeben muss.

Diese wenigen Beispiele mögen einen Eindruck der erstaunlichen, bei archaischen Völkern noch vorhandenen Grundfähigkeiten des symbiotischen Bewusstseins vermitteln und aufzeigen, wie über die auch in der Hypnose erreichbare Ebene des kollektiven Unbewussten (C. G. JUNG) das Gefühl für und das Wissen um die Ganzheit menschlichen Seins und seines Eingebundenseins in die kosmischen Zusammenhänge wieder erreichbar ist. Vielleicht muss der moderne Mensch sich wieder um dieses übergreifende Bewusstsein bemühen, um nicht mehr in der Illusion, seine »Umwelt« wäre unbegrenzt belastbar, sich selbst zu vergiften.

Verschiedene herausragende Phänomene und historisch bedeutsame Ereignisse von Hypnose und Suggestion, sowohl heilsame als auch krankhafte, sind in der folgenden tabellarischen Übersicht zusammengefasst:

Zeittafel

Hypnotische Phänomene, Begriffe	*Vorkommen, Ort, Hauptvertreter*	*Zeit*
Archaisches Bewusstsein und archaische Ekstase	Alte ethnische Gruppen (Höhlenmalereien), z.T. bei zurückgezogenen Naturvölkern noch heute vorhanden (Südamerika, Afrika, Südsee, Sibirien usw.)	Vermutlich seit 200.000 Jahren bis heute
Magisch-suggestive Praktiken	In den frühesten Kulturzeugnissen aller Völker überliefert, z. B. im Jagdzauber, heute wieder verstärkt praktiziert (Manson-Sekte)	Seit Urzeiten bis heute
Heilsuggestionen durch Priester	Indische Veden (heilige Schriften), Akkader (semitisches Volk am Euphrat), Griechen (Tempelschlaf in Epidauros)	Seit ca. 3.000 bzw. 2.350 bzw. 2.000 v. Chr. belegt
Teufelsaustreibung	Ägyptische Hochkultur und andere Religionen	3.000 v. Chr bis heute (z.B. Würzburg 1976)
Asiatische Versenkungsmethoden (Yoga)	Orient, insbesondere Indien, heute weltweit	Seit ca. 1500 v. Chr.
Kreuzzüge	Europa, Kleinasien; von den Päpsten und weltlichen Herrschern ausgehend	11. – 13. Jh.; 1212: Kinderkreuzzug
Hexenverfolgungen und andere Wahnepidemien (Veitstanz u. a.)	Vor allem in den christlichen Ländern	14. – 19. Jh, z.T. bis heute
Indianerausrottung aus »Glaubensgründen«	Mittel- und Südamerika	15. Jh.
Magnetische Beziehung des gesamten Universums und »magnetisch sympathetische Kuren«	Deutschland; Theophrastus Bombastus VON HOHENHEIM, genannt PARACELSUS	1493 – 1541
Lykanthropie (Werwolf-Epidemie)	Europa	16. – 17. Jh., z.T. bis heute
»Experimentum mirabile« (Schreckhypnose eines Huhnes u. a. hypnotische Kunststücke)	Daniel SCHWENTER (Mathematikprofessor), Athanasius KIRCHER (Mönch)	1636, 1646
Pestheilungen	Der irische Earl of GREATRAKES heilt in London 20.000 Pestkranke durch Handauflegen	1666
Vampirismus	Transsylvanien, Europa	18. – 19. Jh.

Hypnotische Phänomene, Begriffe	*Vorkommen, Ort, Hauptvertreter*	*Zeit*
Mesmerismus, animalischer Magnetismus zu Heilzwecken (Wellentheorie, gegenseitiger Einfluss alles Seienden), Begründung der wissenschaftlichen Hypnose	Franz Anton MESMER, * 1734 Iznang (Deutschland) → Wien (Österreich) → Paris (Frankreich) → † 1815 Meersburg (Deutschland)	1766 Aufstellung der Thesen, 1784 Ablehnung der Thesen in Paris
Somnambulismus (»Schlafwandeln« als Bezeichnung für tiefe Hypnose)	Frankreich, Marquis de PUYSÉGUR, Schüler MESMERS	1784
Einleitung durch Suggestion und Faszination	Europa, J.D. BRANDIS, Abbé de FARÍA	Ab 1814
Erste bekannte Zahnextraktion in Hypnose	Paris, durch den katalanischen Arzt MARTORELL	1819
Posthume Anerkennung von Mesmers Thesen	Pariser Akademie der Wissenschaften	1835
Erstmals als »Hypnotismus« bezeichnet	Schottland, James BRAID; er setzt die H. zur Anästhesie in der Chirurgie ein	Ab 1841
Beinamputation mit Hypnoanästhesie	London, Dr. WARD	1841
Suggestionstheorie	Frankreich; Schule von Nancy: A. A. LIÉBEAULT, H. BERNHEIM	Ab 1866
Hypnose als Mittel parapsychologischer und okkulter Forschung	Europa; Frhr. v. SCHRENCK-NOTZING, Justinus KERNER, C. LOMBROSO, L.L. WASSILIEW, heute weltweit (M. RÝZL)	Ab 19. Jh.
Hypnose als »künstliche Hysterie«, Behandlung von Geisteskranken mit Hypnose	Frankreich; J. M. CHARCOT (Lehrer FREUDS)	Um 1885
Hypnose als Mittel tiefenpsychologischer bzw. psychoanalytischer Forschung und Therapie	Österreich; Sigmund FREUD u. Josef BREUER behandelten zunächst in Hypnose, später lehnte FREUD sie als hemmend ab (Teil II, Kapitel 4)	Ab 1885 – ca. 1900
Autosuggestion zu Heilzwecken	Frankreich; E. COUÉ, CH. BAUDOUIN	Ab 1889
Erste Erkenntnisse der Massensuggestion	Europa; LOMBROSCO, STOLL, LE BON, BECHTEREW, FRIEDMANN	1890 – 1900
Erste große Ausbreitungswelle der therapeutischen Hypnose	Europa: FERENCZI, FOREL, HIRSCH, KRAFFT-EBING, LOEWENFELD, LOMBROSO, MOLL, DU PREL, SCHRENCK-NOTZING, VOGT, WETTERSTRAND u. a.	Ab 1890
Erforschung der bedingten Reflexe	Russland: Ivan Petrowitsch PAWLOW	Ab 1903

Hypnotische Phänomene, Begriffe	*Vorkommen, Ort, Hauptvertreter*	*Zeit*
Erneute Verbindung von Hypnose und Psychanalyse (!), neben der Freud'schen Schule	BERTHOLET, BEZZOLA, BRAUNS, FRANK, GRAETER, LOY, DE MONTET, V. STAUFFENBERG, STEIN u. a.	Um 1910
Erforschung des Somnambulismus und der Parapsychologie	Frankreich: Carles RICHET	Nobelpreis für Medizin 1913
Progressive Relaxation	Europa, Amerika; E. JACOBSON	Ab 1925
Autogenes Training (= Autogenes Training der Selbsthypnose)	Deutschland, heute weltweit. Begründet durch J.H. SCHULTZ	Ab 1925
Starke Ausbreitung der H. in den USA	USA, Milton H. Erickson	Ab 1935
Gestufte Aktivhypnose (zw. Autogenem Training u. Fremdhypnose)	Deutschland, E. KRETSCHMER, D. LANGEN	Ab 1946
Zweite große Ausbreitungswelle der therapeutischen Hypnose; teilweise neuerliche Verbindung mit der Psychoanalyse; Betonung der bewussten Hypnose	Weltweit: AKSTEIN, ARAOZ, BARBER, BAROLIN, BICK, BIDDLE, BOWERS, BRAUCHLE, BRENMAN, CHERTOK, DERBOLOWSKY, DOGS, Milton ERICKSON, FENICHEL, GHEORGHIU, GILL, HILGARD, KLEINSORGE, KLUMBIES, KRETSCHMER, KROGER, LANGEN, MAYER, ORNE, SARBIN, SCHAFER, SCHARL, STOKVIS, VÖLGYESIE, WASSILIEW, WEITZENHOFFER, WOLBERG u. a.	Ab Mitte 20. Jh.
Verbot der Showhypnose in England	England	1954
Wissensch. Anerkennung des Wertes der therapeutischen Hypnose in den USA	USA: American Medical Association	1958
Lernen mit Hypnose (Suggestopädie)	Bulgarien: LOZANOV	1960
Sophrologie (integrative Hypnose)	Spanien und Südamerika; A. CAICEDO	Ab 1960
Erste bekannte Hirnoperation mit Hypnoanästhesie	Indianapolis, USA: Chirurgie N. NAYAR, HYPNOSE P. BRADY	1962
Weiterentwickung der Hypnoanästhesie: große chirurgische Eingriffe bei vollem Bewusstsein (bewusste H.)	Valencia, Spanien: Antonio ESCUDERO	1973
Neuzeitliche Wahnepidemien, vertreten durch neototalitäre Staats-, Gesellschafts- und Religionssysteme mit Alleinseligmachungsansprüchen: »Unverzichtbarkeit« der Atomenergie, Massenvernichtungssysteme mit mehrfachem Overkillpotenzial, hemmungslose Gentechnik, industrieller Wachstumswahn	Weltweit: Terrororganisationen und Terrorstaaten, militaristische Industriestaaten, jeweils mit paranoiden Polarisierungen von fundamentalistischen »Gut/Böse«-Unterteilungen	Ab Beginn der Hochtechnisierung (Atomspaltung) seit der Mitte des 20. Jh. zunehmend bis heute

Hypnotische Phänomene, Begriffe	*Vorkommen, Ort, Hauptvertreter*	*Zeit*
Weiterentwicklung der tiefenpsychologischen Forschung und Therapie in Hypnose, unter Einbeziehung der vorgeburtlichen Entwicklung; Verwendung der bewussten Hypnose	Deutschland: HALAMA, KINZEL, R. & W. MEINHOLD, VAS; USA: Erika FROMM, HALL, ROSSI, F. SCHMIDT u. a.	Etwa ab 1975 zunehmend
Biologische Erforschung und Beschreibung der Hypnose; Neurolinguistisches Programmieren (NLP), Neo-Ericksonianische Techniken	USA: ARAOZ, BANDLER, GRINDER, SIMONTON, SPIEGEL, ZEIG; Europa: BONGARTZ, JOVANOVIC, KRAUSE, KRUSE, REVENSTORF u. a.	Etwa ab 1975 zunehmend
Katathym imaginative Psychotherapie (KIP) (»Tagtraumtechnik«)	Deutschland; Hanscarl LEUNER	Ab 1980

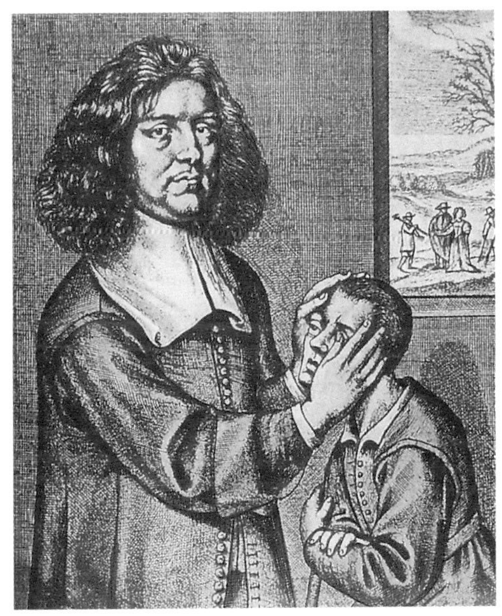

Abb. 7: Der irische Earl Valentin of GREATRAKES (1628-1693) behandelte mit Erfolg auch schwerste Erkrankungen durch Handauflegen (»magnetisch«-hypnotisch). Bei der Londoner Pestepidemie von 1664 soll er gut beglaubigten Berichten zufolge über Tausende von Pestkranken auf diese Weise geheilt haben.

Hypnose und Suggestion im täglichen Leben

Die Hypnose als ursprünglicher, entwicklungsgeschichtlich ältester Bewusstseinszustand (Teil II, Kapitel 1) durchwebt heute wie in der Urzeit immer noch alle Ebenen des so genannten Wachbewusstseins, so wie die Suggestion unumgängliche Beigabe jedweder Kommunikation ist. Hypnose und Suggestion bestimmen – meist unerkannt – weite Bereiche unseres alltäglichen Lebens. Wodurch Hypnose und Suggestion gezielt begünstigt bzw. herbeigeführt werden, ist im Teil III, Kapitel 1 beschrieben. Bei der folgenden Darstellung der Phänomene sind deshalb zunächst nur die am häufigsten auftretenden hypnogenen (Hypnose bewirkenden) und suggestiven Einflüsse des Alltags berücksichtigt.

Der hypnotische Zustand stellt nur einen graduellen Unterschied zum Wachbewusstsein dar, und in dem Maße, wie er vorherrscht, begünstigt er die Umsetzung von vielen Suggestionen aller Art, denen wir ständig ausgesetzt sind. Die Urheber dieser Suggestionen und auch die Suggestionen selbst können uns bewusst sein oder unbewusst bleiben. Bezeichnet man als Suggestion jeden wirksamen Fremdeinfluss, wie es richtigerweise getan werden muss, so kommen als Urheber von Suggestionen alle außer uns und in uns liegenden Gedanken, Wesen oder Dinge in Betracht.

Die Suggestibilität ist eine unabdingbare Voraussetzung menschlichen Lebens und Zusammenlebens und daher jedem geistig Gesunden eigen. Kleinkinder sind, da die Vorstellungswelt noch nicht voll ausgebildet und die Hypnose ihre natürliche Bewusstseinslage ist, erhöht suggestibel. Sie verhalten sich nahezu ständig wie ein Erwachsener *in* Hypnose, indem sie z. B. Märchen, Fernsehfilme usw. als Realität auffassen. Diese Tatsache wird bei der Kindererziehung aus Unkenntnis oft nicht berücksichtigt oder in Kenntnis der Sachlage zur Anerziehung von gewollten, oft einseitigen und krank machenden Verhaltensmustern missbräuchlich ausgenutzt. Auch jeder Erwachsene ist auf Gebieten, die außerhalb seiner erlernten Vorstellungswelt liegen, äußerst suggestibel. So glaubt man z. B. nur auf Grund der Autorität der jeweiligen Berichterstatter (Fernsehen, Lehrbücher usw.) Dinge, die man selbst nie gesehen hat.

Autohypnose (Selbsthypnose) und Autosuggestion (Eigensuggestion) im täglichen Leben

Unter Autohypnose verstehen wir hier vor allem einen selbstinduzierten hypnoiden Zustand, in dem die Aufmerksamkeit bei eingeengter und gleichzeitig gesenkter Bewusstseinslage auf eine bestimmte Vorstellung fixiert werden soll (LANGEN). Autosuggestionen sind Ziele, die man sich selbst vorgibt und die man aus dem Willensbereich in den Wirkungsbereich der unbewussten Vorstellung überführen will oder die bereits im Vorstellungsbereich integriert sind. Allerdings sind die meisten autosuggestiven Ziele schwer von indirekten Heterosuggestionen (Fremdsuggestionen) zu unterscheiden, da sie sich überwiegend auf Grund vorangegangener Beeinflussungen aus dem sozialen Umfeld ausbilden.

In unserem Kulturkreis tragen viele autosuggestive Ziele autoaggressive Züge, ohne dass sich die Betroffenen hierüber klar sind. Integrierte Inhalte aus der üblichen Zivilisationserziehung führen oft dazu, dass sich Menschen zeitlebens selbst autosuggestiv bei der vollen Entfaltung ihrer Persönlichkeit und ihrer seelischen und körperlichen Kräfte behindern. Aussprüche wie »Niemand mag mich!«, »Man muss doch ...!«, »Ich bin doch kein Künstler!«, »Das schaffe ich nie!« usw. zeugen von tief eingeprägten existenziellen Ängsten, die nach der äußerlichen Ablösung vom Elternhaus innerlich unbewusst autosuggestiv wirksam bleiben (s. Teil V, Kapitel 1). Leider greifen negative Autosuggestionen meist schneller, dauerhafter und tiefer als positive. Insofern hat das so genannte »positive Denken«, mit dem versucht wird, negative Selbst- und Schicksalseinschätzungen positiv umzustimmen, seine Berechtigung. Meist aber erreicht es nur die Symptomebene und es erfolgt keine ursächliche Aufarbeitung von eingeprägten Grundkonflikten.

Positiv wirksame Autosuggestionen sind vor allem aus Notsituationen bekannt. Wenn eine hohe Motivation besteht, ein gestecktes Ziel zu erreichen, kann sich die Zielvorstellung wie eine Dauersuggestion im Unbewussten einpflanzen und scheinbar Unmögliches möglich machen. So hat z. B. der Gedanke an die zu Hause wartenden Angehörigen bei manchem Kriegsgefangenen unter schwersten Bedingungen zum Überleben beigetragen. Ähnliche Einflüsse sind wahrscheinlich bei den so genannten Spontanheilungen von Krankheiten wie Krebs beteiligt; allein die sichere Vorstellung bzw. der Glaube, wieder gesund zu werden, kann den entscheidenden Heilungsanstoß geben.

Einige alltägliche Autosuggestionen werden uns als solche erst bewusst, wenn sie von der Realität widerlegt werden. Beispiele dafür hat jeder schon erlebt. Wer erinnert sich nicht daran, lange vergeblich nach einem Gegenstand gesucht zu haben, der sich dann doch dort fand, wo man ihn zuerst gesucht hatte? Die Vorstellung, dass er nicht da wäre, erzeugte zunächst eine »negative Halluzination«, die es unmöglich machte, ihn zu sehen. Umgekehrt bringt allein der Wunsch, etwas zu sehen, wenn er stark genug ist, eine »positive Halluzination« hervor. Als klassisches Beispiel dafür kann Don Quichotte de la Mancha gelten, der in den Windmühlen seine innerlich vorgestellten Riesen erkannte. Aber auch der Pilzsammler, der sehnsüchtig nach dem ersten Steinpilz Ausschau hält und ihn in jedem Blatt zu sehen glaubt, erliegt einer positiven Halluzination. Ebenso ist ein Rechenfehler, der bei jedem Nachrechnen wiederholt wird, ein Produkt der Autosuggestion. Erst wenn man die Rechnung von einer anderen Seite her neu beginnt, wird der eingeprägte Fehler nicht mehr durch den üblichen Ablauf automatisch ausgelöst, und die Rechnung geht auf.

Starke Reize, die das Zwischenhirn oder Stammhirn ansprechen, wie z. B. Angst, Hunger oder Sexualtrieb, bringen angeborene oder erworbene Verhaltensprogramme zur Auslösung und haben ein autosuggestiv selektives

Handeln zur Folge, bei dem im Hinblick auf die Reizbefriedigung andere Reize mehr oder weniger ausgeschaltet werden. Die Tatsache, dass die Reduzierung oder Ausschaltung bestimmter Reize eine intensivere Konzentration auf die verbleibenden Einwirkungen und Erlebnisse ermöglicht, führt z. B. bei Blinden oft dazu, dass sie ein geschärftes Hör- und Tastvermögen entwickeln und wird unbewusst angewendet, wenn man etwa die Augen schließt, um sich ganz dem Genuss eines Musikstückes oder eines Kusses hinzugeben. Sicher ist auch die bekannte rosarote Brille der Verliebten größtenteils das Produkt eines autosuggestiven Selektionsvorganges. Versprechen, Verschreiben und Vergessen sind ebenfalls häufig die Folge von unterbewussten Denkeinflüssen (so genannte Fehlleistungen nach S. FREUD).

Meditative Urformen der Selbsthypnose

Es kann davon ausgegangen werden, dass seit Beginn der Menschheitsgeschichte Ekstase- und Meditationszustände zum Eintauchen in besondere Erfahrungsebenen genutzt wurden. Ursprüngliche Meditationsformen kommen einerseits als archaische, mehr oder weniger religiös beeinflusste Versenkungsformen, andererseits als auch heute noch und sogar wieder in verstärktem Maße geübte magisch-rituelle Trancezustände vor. Ihr Bezug zur Hypnose liegt im Bewusstseinszustand – denn auch die Meditation beruht auf einem hypnoiden Bewusstsein – und in der Anwendung von Schlüsselreizen zum Erreichen der Versenkung (der hypnotischen Umschaltung). Dazu gehören:

Akustische: monotone Musik, Singen, Zaubersprüche.
Toxische: Abbrennen von Räucherwerk, Einatmen von Dämpfen (Orakel von Delphi, Weihrauch), Atemübungen mit Hyper- und Hypoventilation.
Fixation: Anstarren von Symbolen oder Ähnlichem.
Vestibuläre: Kulttänze.
Einseitige Haltung: Vorgeschriebene, während der Übung beizubehaltende Sitz- und Liegestellungen.

Meditativ-hypnotische Zustände treten auch im Alltag häufig auf, wenn einer oder mehrere der erwähnten Schlüsselreize intensiv einwirken. So treffen z. B. beim Fernsehen auf dem Sofa vier Schlüsselreize zusammen (Fixation auf den Bildschirm, einseitige Haltung, akustischer Dauerreiz und toxische Einflüsse durch die radioaktive Bildschirmabstrahlung). In meditativ-hypnotischen Zuständen können spontane »telepathische« Kommunikationen (»Gedankenübertragungen«) erleichtert werden, vor allem wenn der telepathische »Sender« außergewöhnlich intensive Erlebnisse hat, wie z. B. einen Unfall, der dann von einem nahe stehenden Menschen über die Entfernung hinweg gespürt oder auch mit dem inneren Auge gesehen wird.

Eine frühe Form der gezielten Meditation ist das Yoga, ein Übungsweg mit der Absicht, durch körperliche und geistige Methoden der Konzentration zu höheren Bewusstseinszuständen zu gelangen.

Die Ziele der archaischen Versenkungsformen richten sich wie bei den anderen, neueren Meditationsverfahren auf das Erlangen besonderer Einsichten, Erkenntnisse und Kräfte und die Teilhabe an der Transzendenz (s. a. Teil IV, Kapitel 1).

Fremdhypnose und Suggestion im täglichen Leben

Fremdhypnose und (Fremd-) Suggestion treten im täglichen Leben bei nahezu jeder intensiven Kommunikation auf. Die Hypnose ist ja ein natürlicher *Bewusstseinszustand* (kein *Schlaf*zustand) mit konzentrierter bzw. eingeschränkter Bewusstseinsbreite und der Möglichkeit der erhöhten, bewussten Aufmerksamkeit bzw. Wahrnehmung in Richtung der Konzentration. Das bedeutet umgekehrt, dass sich zu jedem eingeschränkten und/oder konzentrierten Bewusstsein und zu jeder erhöhten, gerichteten Aufmerksamkeitsspannung der hypnotische Zustand sozusagen automatisch dazugesellt. In jedem normalen Tagesablauf gibt es daher eine Vielzahl von Situationen mit spontanen hypnotischen und suggestiven Anteilen. Selbstverständlich wird von vielen Seiten auch versucht, diese Tatsache für ihre Zecke zu nutzen bzw. zu missbrauchen und mittels verdeckter hypnotischer und suggestiver Einflussnahme auf die Massen oder Einzelpersonen einzuwirken. Man kann vier Formen der suggestiven Beeinflussung unterscheiden:

Unabsichtliche, unbewusst angenommene Suggestionen

Das sind Suggestionen, deren suggestiver Charakter weder dem Sender noch dem Empfänger bekannt ist. Hierzu gehören in einem weiten Verständnis auch alle rhythmischen Einflüsse aus der Natur, wie Tageszeit, Jahreszeit, Gestirnstände usw. Nacht und Tag bestimmen Müdigkeit und Wachheit, eine bestimmte Uhrzeit löst bei vielen den Hungerreflex aus, die Jahreszeiten bringen verschiedene Stimmungen hervor, der Mond kann sogar eine Art Süchtigkeit bewirken usf. Auch die Thesen der Astrologie stützen sich auf die Annahme solcher Einflüsse. Die suggestive Beeinflussbarkeit von Pflanzen scheint bewiesen und wäre bei weiter Auslegung ebenso in diese Kategorie einzureihen. Zwar kann die Pflanze, die mit guten Worten bedacht wird, wohl kaum den Wortinhalt verstehen, aber vielleicht doch die Symbolik des ihr Zugedachten empfinden, vielleicht mittels einer Art telepathischer Übertragung des archetypischen Grundinhaltes, gleichzeitig mit dem gesprochenen Wort. Ebenfalls um die »Beeinflussung Schlafender« handelt es sich, wenn eine Mutter ihrem Kind während des Schlafs gut zuspricht. Hier wird man annehmen können, dass über die Stimme der Mutter

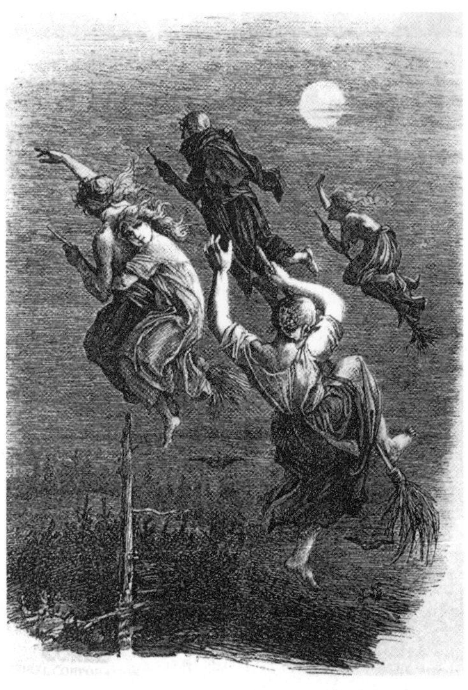

Abb. 8: Dieses und die beiden folgenden »Hexenmotive« zeigen auf einzigartige Weise die ganze Paradoxie eines tödlichen Massenwahns, der zu seiner Zeit eine »Normose«, also eine Normal-Psychose war. Es kann nach neueren Untersuchungen angenommen werden, dass sich in der Hexenverfolgung nicht nur eine der üblichen pathologischen Gewaltepidemien ausdrückte, sondern dass damit auch eine gezielte Vernichtung der von der damaligen Kirche unerwünschten »weisen Frauen« beabsichtigt war. Über 100.000 Frauen wurden verbrannt, darunter 7-jährige Mädchen, bis zum Ausgang des 18. Jahrhunderts. Noch 1678 ließ der Erzbischof von Salzburg siebenundneunzig Frauen auf einmal verbrennen. (Alle Zeichnungen aus »Germania« von J. SCHERR.)
Das erste Motiv, der »Hexenritt«, erfüllt alle Kriterien einer paranoischen Wahnvorstellung. Vermutlich gab es einige kräuterkundige Frauen, die sich mit den Rauschdrogen ihrer Zeit, z. B. einer Salbe aus dem schwarzen Bilsenkraut, entsprechende halluzinative Erlebnisse verschafften. Diese Besenritte für Wirklichkeit zu nehmen, muss aber in einem Zeitalter, das wissenschaftlich bereits der mechanistischen Weltbetrachtung huldigte, als Rückschritt und auch dem damaligen Menschen prinzipiell erkennbare Wahnkrankheit betrachtet werden. Hatte doch bereits 800 Jahre zuvor KARL DER GROSSE ein Verdikt gegen die Hexen*jäger* erlassen.

eine Art hypnotischer Rapport zum Kind besteht, der die Grenzen des Schlafes zu überschreiten vermag. Auch die so genannte Autobahnhypnose bildet sich durch eine unabsichtliche, unbewusste Suggestion aus. Durch den monotonen Dauerreiz des konzentrierten In-die-Ferne-Sehens kommt es zu einer hypnoiden Umschaltung, die bis zur teilweisen Amnesie (Erinnerungsverlust) führen kann. Der Fahrer wird sich erst nach einiger Zeit infolge eines starken anderen Reizes wieder bewusst, wo er ist, und hat oft die Erinnerung an die eben gefahrene Strecke verloren.

Wie bereits angedeutet, spielt die Suggestion auch in der Erziehung sowohl des Individuums als auch ganzer Völker die führende Rolle. Unter die oben besprochene Kategorie fallen hierbei in der Individualerziehung alle vorgelebten Verhaltensweisen, auch wenn sie nicht im Sinne einer Suggestion gedacht sind. So »erben« auf dem Wege der Erziehungs-Suggestion die Kinder von ihren Eltern nicht nur Teile von deren Charakterinhalten und Eigenschaften der Körpergestalt, sondern auch die Disposition zu deren Erkrankungen. In der Generationenfolge wiederholt auftretende Erkrankungen sind also nicht unbedingt auf körperliche Vererbung der entsprechenden Dispositionen, sondern zum Teil auch auf deren unbewusst autosuggestives

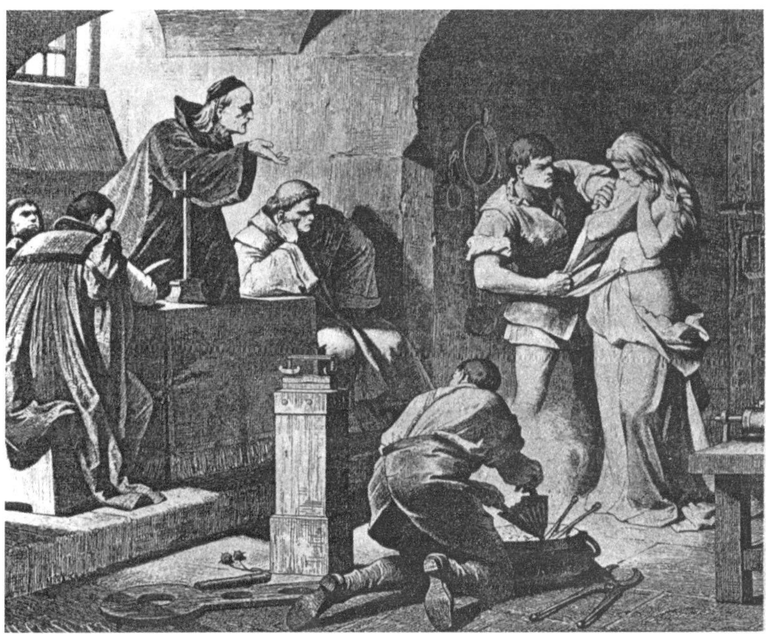

Abb. 9: Die »Hexen«-Folterung wurde vom Henkersknecht mit den Worten »Du sollst so dünn gefoltert werden, dass die Sonne durch dich scheint!« eingeleitet. 23 Folterstufen erpressten aus den geschundenen Frauen jedes erwünschte Geständnis, nur um der Qual ein Ende zu bereiten. Ob der Teufel mit Spielleuten und in der Ordnung herumtanzt, wie oft sie mit ihm Unzucht getrieben, wie oft sie schlechtes Wetter gemacht habe usw., lauteten die tödlichen Wahnfragen von damals. Der Zeichner, F. Piloty, hat das Inquisitionsgericht treffend dargestellt. Geleitet von einem weltverachtenden Asketen befriedigen zu kurz Gekommene ihre sadistischen Gelüste an einem unschuldigen Opfer. Im Zuge der Ausrottung der »weisen Frauen« dürfte die große Mehrheit der ermordeten »Hexen« in den Sog der aus der Sexualverdrängung jener Zeit erwachsenen sadistischen Gewaltorgien hineingeraten sein. Jeder konnte sich als Denunziant betätigen und seines »Erfolges« sicher sein. Aus tiefenpsychologischer Sicht verfolgen die Hexenjäger in ihren Opfern die eigenen verdrängten Persönlichkeitsanteile.

Erlernen zurückzuführen, indem sich das Kind die krankheitsspezifischen Verhaltensmuster seiner Identitätsfigur einprägt.

In der Moralgeschichte lassen sich die meisten aufgestellten Regeln und Tabus als suggestiv »weitervererbte« Hemmungen nachweisen, deren so genannte Begründungen ganzen Zeitaltern anhängen. Ein krasses Beispiel hierfür sind die Hexenverfolgungen.

Modeströmungen und Kunststilrichtungen unterliegen deutlich suggestiven Einflüssen. Hier erteilen – manchmal ganz bewusst – die Modeschöpfer bzw. Kritiker die Suggestionen, was ihrem Publikum zu gefallen hat. Der suggestiv wirkende ständige Kontakt mit den entsprechenden Schöpfungen und Stilrichtungen sowie die daraus erwachsenden Autosuggestionen bewirken dann bald den gewünschten Erfolg.

Auch die Medizin kennt außer den bereits erwähnten »anerzogenen« krankhaften Störungen noch viele andere Wirkungen unabsichtlicher und unbewusst angenommener Suggestionen. Hierher gehört der Hypochonder, der nach der Lektüre des Buches »Sei dein eigener Hausarzt« entsetzt feststellt, dass er nahezu an allen aufgeführten Krankheiten leidet, ebenso wie derjenige, der sich über sein Befinden Gedanken macht, nachdem ihm ein Bekannter die nicht als Suggestion gemeinte Negativsuggestion gab, dass er schlecht aussähe. Leider werden diese unbewussten Negativsuggestionen nicht nur von medizinischen Laien gegeben, sondern auch von Therapeuten, die – die Hypnose als Therapieform meist ablehnend – vom Wesen der Suggestion keine Ahnung haben. So kann z.B. die Negativsuggestion eines Therapeuten, der seinem Patienten sagt, dass er ein Symptom nicht mehr verliere, solange er lebe, nicht nur als Suggestion des Fortbestehens des Symptoms eingeprägt werden, sondern sogar dazu führen, dass sich der Patient an das Symptom klammert, weil er ja laut Suggestionsinhalt sterben würde, wenn das Symptom nicht mehr vorhanden wäre.

Bekannt dürfte sein, dass viele Patienten mit ihrer Krankheit lediglich der Diagnose entsprechen und nicht umgekehrt. Schmerzen und Beschwerden werden manchmal erst durch entsprechende Befragungen bei der Untersuchung suggestiv ausgelöst. Sehr zweifelhaft erscheint in diesem Licht daher auch der Wert einer dem Patienten mitgeteilten ungünstigen Prognose. Sie kann zur selbsterfüllenden Prophezeiung werden und die Selbstheilungskräfte suggestiv binden.

In den medizinischen Bereich gehört auch das oft als Volksaberglauben abgetane »Versehen« der Schwangeren. Es wird z. B. in der Literatur von einem einwandfrei beglaubigten Fall berichtet, bei dem eine schwangere Frau mit ansehen musste, wie zwei ihrer Kinder verbrannten. Darauf ergrauten ihr die Haare der einen Kopfhälfte. Dieses Zeichen vererbte sich auf den dann geborenen Sohn und wurde auch an dessen Sohn wieder beobachtet.

Nur am Rande sei erwähnt, dass auch die Wahl des Therapeuten das Glied einer Suggestionskette bildet. Die suggestive Empfehlung durch Bekannte, die Wirkung einer die Erwartungshaltung steigernden, wallfahrtähnlich weiten Anreise, die suggestiven Gespräche anderer Patienten (bzw. anderer Wallfahrender) im Wartezimmer oder solcher, die gebessert das Behandlungszimmer verlassen, die akademischen Titel, aber auch die suggestive Wirkung der Berufsbezeichnung »Heilpraktiker« und nicht zuletzt natürlich die persönliche Ausstrahlung und Einwirkung des Therapeuten, das alles sind in ihrer Bedeutung nicht zu unterschätzende Faktoren.

Auch Medikamentenwirkungen gehen zum Teil auf unabsichtliche und unbewusst angenommene Suggestionen zurück. Oft wirken Medikamente nur deshalb, weil der Verordner sie entsprechend suggestiv unterstützt – am besten, wenn er selbst daran glaubt – oder weil sie den Autosuggestionen des Patienten entsprechen. Besonders deutlich wird dies an der Placebowirkung im Doppeltblindversuch, wobei zwei Patientengruppen jeweils entweder das wirkliche Medikament (Verum) oder ein in Aufmachung und Geschmack gleiches, aber wirkstofffreies Scheinpräparat (Placebo) erhalten. Weder der verordnende Arzt noch die Patienten sind dabei informiert, wer ein Verum und wer ein Placebo erhält.

Regelmäßig findet sich dabei auch in der Placebogruppe eine große Zahl von Besserungen oder Heilungen, welche die einer unbehandelten Vergleichsgruppe weit übersteigt und meist sehr nahe an der mit dem wirklichen Medikament (Verum) behandelten Gruppe liegt. Bei beiden Gruppen wirken suggestive Einflüsse mit, die sowohl dem Glauben an das Medikament, an die Therapieform, an den Therapeuten, an die Selbstheilungskräfte, an die Hilfe »von oben« oder auch dem therapeutischen Ritual zuzuschreiben sind.

Auch schädliche Medikamentenwirkungen beruhen oft auf suggestiven Einflüssen. Ein typisches Beispiel sind allergische Reaktionen vom Soforttyp, wie die Anaphylaxie, die nicht zuletzt auf Grund autosuggestiv sich blitzschnell ausbreitender Angst- und Schreckreaktionen zum Tode führen kann (ähnlich dem Schocktod nach einem Verkehrsunfall). Hier ist also nicht nur die Giftwirkung der entsprechenden Substanz, sondern auch deren psychogene Verstärkung entscheidend.

Einige Forscher (u. a. G. SCHENK) vertreten sogar die Theorie, dass Gifte nur über suggestive Kräfte wirksam werden können, weil sie nur auf diesem Wege die Schutzmechanismen des Körpers zu umgehen im Stande seien. Es kann nach dieser Theorie auch die unbewusste Einnahme eines dem Individuum unbekannten Giftes auf diese Weise wirksam werden, da der betroffene Organismus über sein kollektives Unbewusstes Zugang zum Wirkungsschlüssel aller Substanzen hat.

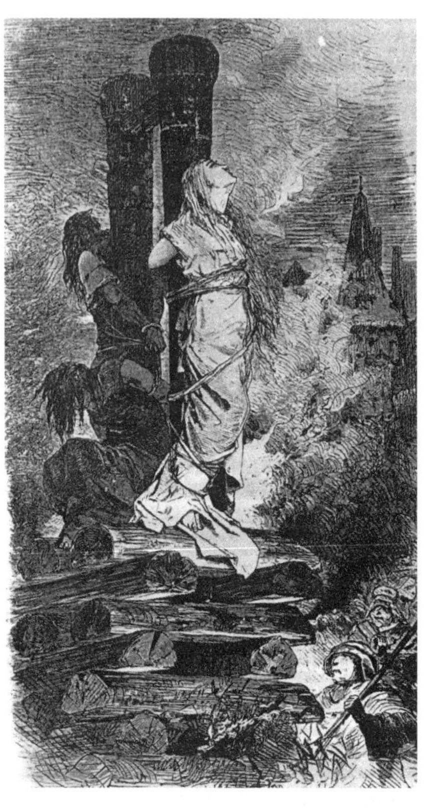

Abb. 10: Die »Hexen«-Verbrennung war die regelmäßige Endstation der Prozesse, wenn die Frau nicht schon bei den vorhergehenden »Hexen«-Proben und Folterungen starb. Die Verbrennung sollte eine »Läuterung« bewirken, was sie natürlich für die verdrängten Sexualfantasien der wahnkranken Mörder nicht dauerhaft leisten konnte, sodass diese suchtartig nach neuen Opfern Ausschau hielten. Erst um die Wende zum 18. Jahrhundert konnten sich Stimmen gegen diese Massenpsychose vernehmbar machen, z. B. Balthasar BECKER mit seinem Buch »Die bezauberte Welt«. Statt »bezauberte Welt« hätte er auch schreiben können »in hypnotisch-suggestiv erzeugten Wahnvorstellungen befangene Welt«.

Ein altbekanntes Beispiel für unabsichtliche, unbewusst angenommene Suggestionen ist die Auslösung der Speichelsekretion infolge des bloßen Anblicks einer Zitrone. Der Teilreiz des bloßen Anblicks löst mit dem gesamten Vorstellungskomplex des Zitronengenusses suggestiv reale Reaktionen aus.

In jüngerer Zeit ist sogar die von einzelnen Eingeweihten geäußerte Ansicht, dass auch die Phänomene des Alterns der Suggestion unterlägen bzw. durch diese weitgehend hervorgerufen und im Prinzip durch die Kraft des Geistes überwindbar seien, in die öffentliche Diskussion gerückt. Die Tatsache, dass mit dem Altern erfahrungsgemäß ein physiologischer Prozess der Stoffwechselverschlechterung, Pigmenteinlagerung sowie Herabsetzung der Teilungsgeschwindigkeit und Regenerationsqualität der Zellen verbunden ist, stellt keinen Gegenbeweis für diese Annahme dar, da natürlich auch die Verwirklichung einer hypnotischen Suggestion über die entsprechenden physiologischen Prozesse abläuft. Sicher ist es, dass viele alterskonforme Verhaltensweisen nur erlernt sind und ältere Menschen in vielem nur der suggestiven Erwartungshaltung ihrer Umwelt und ihrer selbst entsprechen! Wie sonst als durch die suggestive Übertragung ihrer Jugend und der damit verbundenen Verhaltensweisen könnte eine junge Frau oder ein junger Mann bei einem älteren Lebensgefährten bewirken, dass sich dieser in allen seinen Lebensäußerungen um eine Generation verjüngt? Man kann davon ausgehen, dass nicht nur viele »ererbte« Erkrankungen, sondern auch viele Altersgebrechen durch suggestives Erlernen eingeprägte und durch den Teilreiz des entsprechenden Lebensalters hervorgerufene Verhaltensmuster sind. Oft habe ich sogar erlebt, dass Patienten, deren gleichgeschlechtlicher Elternteil früh verstorben war, befürchteten im selben Alter sterben zu müssen und dann ähnliche Krankheitssymptome aufwiesen. Meist reichen wenige Hypnosesitzungen aus, um solche Zusammenhänge, die tatsächlich zum autosuggestiven Tode führen können, zu neutralisieren.

Absichtliche, unbewusst angenommene Suggestionen
Auch diese Form der Beeinflussung finden wir bei genauerer Untersuchung geläufiger Erlebnisse aus dem Alltag wieder. Im Gegensatz zur ersten Kategorie ist hier dem Suggestor, nicht aber dem Adressaten bekannt, dass es sich um eine Suggestion handelt. Sie wird sich also rein äußerlich von der ersten Form schon dadurch unterscheiden, dass versucht wird, den Suggestionserfolg durch Anwendung entsprechender Techniken sicherzustellen. Die Ziele solcher Beeinflussung sind natürlich mannigfaltig und reichen von der Absicht, einen kleinen persönlichen Vorteil gegenüber einem anderen zu erlangen, bis zur suggestiven Beeinflussung und Beherrschung ganzer Volksmassen, die im auto- oder heterosuggestiv erzeugten Glauben erfolgt, einen persönlichen oder kollektiven Vorteil daraus zu ziehen.

Wenn wir uns vier wichtige, einflussreiche institutionelle Bereiche unserer Gesellschaft, den Staat, die Wirtschaft (vor allem die Großkonzerne), die Wissenschaft und die großen Kirchen daraufhin ansehen, finden wir nahezu alle geläufigen Einleitungsmethoden zur hypnotischen Umschaltung und Suggestionsverfahren wieder, meist zweckentsprechend systematisch ausgebaut und oft weltanschaulich verbrämt. Zum Vergleich der entsprechenden verdeckten Techniken mit den offen als Hypnoseverfahren bezeichneten verweise ich auch auf die Kapitel 1 im Teil III und 2 im Teil IV. In der folgenden Tabelle gebe ich eine Übersicht. Die Reihenfolge ist historisch gewählt. Die Kirche war in der westlichen Tradition zunächst in allen Bereichen tonangebend, bis sich im 17. Jahrhundert die Wissenschaft von ihr abkoppelte und, auf Gegenseitigkeit, die Autorität des Staates unterstützte. Die praktische Anwendung im wirtschaftlichen Bereich ist Begleiterscheinung der Konsumgesellschaft und lehnt sich eng an die staatliche und staatswissenschaftliche Unterstützung an.

Übersichtstabelle zur Verwendung von Hypnose und Suggestion in wichtigen öffentlichen Bereichen

Technik der Hypnose / Suggestion, Einleitungsverfahren	*Kirchliche Verwendung*	*Staatliche Verwendung*
Schaffung des Autoritätsgefälles; *An diesen Schlüsselreiz klingen viele der anderen Einleitungstechniken an, da damit symbolisch die frühkindliche Mutterabhängigkeit, die symbiotische Verbindung und das hypnotische Bewusstsein reaktiviert werden. Jedes Autoritätsgefälle beinhaltet daher eine hypnotische Bewusstseinslage vor allem beim Unterlegenen (z. B. jede therapeutische Situation). (Seite 172)*	Unfehlbarkeits- und Alleinseligmachungsanspruch mit Verpflichtung auf Postulate wie »*die* christliche Moral«; Anspruch auf Richteramt (Beichte); Androhung jenseitiger Strafen (Fegefeuer, Hölle, ewige Verdammnis); diesseitige Strafen (z. B. Exkommunizierung, Inquisition, Kriege gegen Andersgläubige); Verwendung eindrucksvoller Elemente in der Hierarchie, den Bauten, den Zeremonien usw.; Bindung sozialer und wirtschaftlicher Gunst an die Kirchenzugehörigkeit; Hoheitsanspruch über wichtige Lebensbereiche und Zeremonien (z. B. Sexualität / »die Moral«, Geburt / Taufe, Erziehung / Religionsunterricht, Mündigkeit / Firmung-Konfirmation, Hochzeit / kirchl. Trauung, Tod / Krankensalb. u. Beisetzung); unterwürfige Haltungen (Knien) der Gläubigen, erhöhte Position der Priester.	Machtmonopol, das sich bis in die angestrebte Gewaltenteilung fortsetzt; Verpflichtung auf die »Staatsräson«; Überwachung; Strafen von Geldbußen, Freiheitsentzug bis zur Todesstrafe; Verfügung über das Leben (Militär) und Eigentum (Steuerwesen); Verwendung eindrucksvoller Elemente in der Hierarchie, den Bauten, den Zeremonien usw.; Bindung sozialer und wirtschaftlicher Gunst an das entsprechende Parteibuch; Hoheitsanspruch über wichtige Lebensbereiche und Zeremonien (z. B. Gesundheitswesen / Reglementierung, Sexualität / Moral, Geburt / Standesamt, Erziehung / Schulen, Mündigkeit / Wahlen u.U. Entzug, Hochzeit / Standesamt, Tod / Standesamt u. Beisetzung); unterwürfige Haltung der Bürger, Soldaten usw. z.B. bei Ehrungen, erhöhte Position der »Autoritätspersonen«.
Schaffung der »Wir-Beziehung«. *Jede Wir-Bildung erleichtert die emotionale und die irrationale Kommunikation (Seite 190)*	Bindung an den Gemeindegeistlichen bzw. Guru und an die Gemeinde mit gegenseitiger Überwachung	Bindung an staatl. und polit. Organisationen, Parteivorsteher, militärische Vorgesetzte usw.
Abrufen von archaischen Schlüsselreizen. *Archaische Schlüsselreize sind zuverlässig abrufbar, weil sie bei jedem Menschen geprägt sind. Sie sind hypnogen. (Seiten 148 und 410)*	Koppelung von Angst und Sexualität; Transzendierung des Selbsterhaltungstriebs und der Todesangst; Förderung des Herdenverhaltens; Messung des Selbstwertes und des Sozialstatus an der Normerfüllung.	Koppelung von Angst, Sexualität und Selbstwert (lustfeindliche Leistungserziehung); Förderung des Herdenverhaltens; Messung des Selbstwertes und des Sozialstatus an der Normerfüllung.
Verbalsuggestion. *Alle Verbalsuggestionen lösen symbolische Wirkungen aus, wenn sie in der Sprache des Unbewussten erfolgen. (Seite 201)*	Erziehungssuggestionen von den kirchenkonform erzogenen Eltern; Religionsunterricht; Predigten; Gebete; Gesänge; persönliche Gespräche; Literatur; Verbreitung über Medien.	Erziehungssuggestionen von den staatskonform erzogenen Eltern; suggestive Schulausbildung, beruflicher und vor allem militärischer Drill; Befehle; Reden; Wahlpropaganda; Literatur; Massenmedien.

Verwendung in der staatlich geförderten Wissenschaft	*Verwendung in Wirtschaft und Werbung*
Unfehlbarkeitsanspruch und Monopolanspruch mit Verpflichtung auf Postulate wie »*der* wissenschaftliche Erkenntnisstand«; interne Strafen (Totschweigen, Kündigung; Ausschluss aus der »wissenschaftl. Gemeinde«); externe Strafen (z. B. staatl. Ahndung »wissenschaftl. nicht anerkannter« Arzneimittel) Verwendung eindrucksvoller Elemente in der Hierarchie, den Bauten, den Zeremonien usw.; Bindung sozialer und wirtschaftlicher Gunst an das konforme Verhalten; Hoheitsanspruch über wichtige Lebensbereiche und Zeremonien (z. B. Gesundheitswesen / Reglementierung; Sexualität / Moral; Geburt / Vorsorge u. Durchführung; Ausbildung / Hochschulen; Hochzeit / genetische Beratung; Tod / Intensivstation u. Bestätigung); unterwürfige Haltung der Alumnen usw. z.B. bei Ehrungen; erhöhte Position der »Autoritätspersonen«; autoritatives Verhalten z.B. in der Arzt-Patient-Beziehung.	Anstreben von Monopolen durch internationale Konzernverflechtung; Machtverflechtung mit Staat und Wissenschaft; psychischer Druck auf ichschwache Menschen durch Verknüpfung von Marken-Image und persönlichem Statussymbol; Machtausübung durch Beeinflussung des Arbeitsmarktes und finanzielle Zuwendungen; Verwendung eindrucksvoller Elemente in der Hierarchie, den Bauten, den Zeremonien usw.; direkte (Medien) und indirekte Steuerung wichtiger Lebensbereiche (z. B. Ausbildung / Vergabe wissensch. Projekte an Universitäten, Energiewesen / Atompolitik, Militär / Rüstungsindustrie, Gesundheitswesen / Förderung chem. Arzneimittel, apparativer und gentechnischer Verfahren, Verkehr usw.).
Bindung an wissenschaftl. Vereinigungen und Interessenvertretungen; Burschenschaften usw.	Identifizierung mit Idolfiguren und von der Werbung geschaffenen Gruppen-Images.
Koppelung von Selbstwert und Leistung (lustfeindliche Leistungsausbildung); Förderung des Herdenverhaltens.	Nutzung der oralen und analen Triebebenen zur Förderung des Konsum- und Wegwerfverhaltens; Anbindung des Selbstwertes an den Konsumstatus; Nutzung sexueller und anderer ursprünglicher Schlüsselreize in der Werbung.
Erziehungssuggestionen von den wissenschaftskonform erzogenen Eltern; suggestive Hochschulausbildung; wissenschaftliche Veranstaltungen; Literatur; Massenmedien.	Erziehungssuggestionen von den konsumkonform erzogenen Eltern; suggestive Werbesprüche; Schriften; Erkennungsmelodien; Massenmedien.

Technik der Hypnose / Suggestion, Einleitungsverfahren	*Kirchliche Verwendung*	*Staatliche Verwendung*
Andere akustische Methoden. *Durch Aufmerksamkeitsbindung, besondere Stimmungen oder Monotonie wirksam; Schlüsselreizbildung, bedingte Reflexe. (Seite 204)*	Orgelmusik (das hypnotischste Instrument); Litaneien; Choräle; Kirchenglocken.	Nationalhymne; Musik bei Partei- und sonstigen Politveranstaltungen, Marschmusik, Gefechtslärm.
Fixation. *Führt zur physiologischen Umschaltung und bindet an den entsprechenden Schlüsselreiz. (Seite 204)*	Andauerndes Fixieren von Glaubenssymbolen oder magischen Figuren (Kreuz, Hostie, Heiligenbilder usw.).	Fixieren von Partei- und anderen Symbolen (Fahnen, Standarten, Ehrenzeichen usw.).
Faszination. *Festes In-die-Augen-Sehen durch den Hypnotisator führt zur physiologischen Umschaltung und suggeriert »Willensstärke« (Seite 204)*	In-die-Augen-Sehen bei der persönlichen Begrüßung und Verabschiedung vor und nach der Messe und in der Präsentation in Medien usw.	In-die-Augen-Sehen bei Meldungen an den Vorgesetzten, in der Präsentation in Medien usw.
Andere optische Verfahren. *Durch Aufmerksamkeitsbindung, besondere Stimmungen oder Monotonie wirksam. (Seite 207)*	Kerzen; Buntglasfenster; Lichtspiele in der dunklen Kirche und bei Umzügen; Fernsehen.	Lichtspiele bei Partei- und anderen Politveranstaltungen und Umzügen; Fackelzüge; Fernsehen.
Haptische Verfahren. *Berührungsreize knüpfen an frühe Emotionen an. (Seite 211)*	Begrüßung und Verabschiedung beim Kirchenbesuch mit Händedruck; Segnungen.	Händeschütteln auf Goodwill-Touren und Wahlveranstaltungen; Händedruck bei Ehrungen
Vestibuläre Verfahren *Monotone Haltungen, Schaukeln und Schwindelgefühle knüpfen an intrauterine Erfahrungen an. (Seite 214)*	Monotones Einhalten bestimmter Stellungen mit plötzlichem Wechsel (Sitzen-Knien-Stehen).	Monotone Stellungen (Warten in der Schlange, Paraden usw.) und plötzliche Stellungswechsel (Stehen-Sitzen-Stehen) z. B. beim Betreten des Gerichtssaales durch den Richter.
Hetero- und autotoxische Verfahren. *Bewusstseinsverändernde Substanzen (Seite 214)*	Weihrauch und andere Duftstoffe; Messwein; Gebetsanleitungen mit Atemvorschriften, Yoga-Atmung; Fasten; Askese.	Indirekte Förderung von Alkohol, Nikotin und Psychopharmaka; »Wahrheitsdrogen«.
Apparative Verfahren. *Wirken durch ihr ständiges »Feed-back« wie ein zwischengeschalteter Regelkreisverstärker. (Seite 215)*	Früher Folter (Inquisition) und Selbstgeißelung (z. T. bis heute).	Lügendetektoren; Folter; politische und Nachrichtensendungen; Computer als direkte und indirekte Suggestionsunterstützung.

Verwendung in der staatlich geförderten Wissenschaft	*Verwendung in Wirtschaft und Werbung*
Akustische und andere Dokumentierung von Forschung, z. B. zur Ausbildungsunterstützung.	Erkennungsmelodien; suggestive Musik in Werbefilmen; Soft-Musik in Kaufhäusern.
»Fixationsübungen« z. B. beim Mikroskopieren und anderen die Augen besonders strapazierenden Tätigkeiten.	Auffällige Verpackung z. T. mit yantraähnlichen Symbolen, Leuchtreklame, Filme, Werbeplakate.
In-die-Augen-Sehen beim Umgang mit Vorgesetzten, Ausbildern usw. und in der Präsentation in den Medien.	In-die-Augen-Sehen durch Vertreter und Verkäufer oder Werbefiguren in Filmen usw.
»Das Licht der Wissenschaft« als symbolische »Befreiung aus dem Dunkel der Unwissenheit; Fernsehen.«	Lichteffekte bei Werbeveranstaltungen, in Werbefilmen, auf Plakaten usw.; Fernsehen.
Händedruck bei Promotionen und Ehrungen.	Präsentation der Ware zum Anfassen.
Monotones Einhalten bestimmter Stellungen z. B. bei Vorlesungen, Vorträgen usw. mit plötzl. Stellungswechsel.	Jugendtänze; »Disco-Fieber«; entsprechende Kameraführung bei Werbefilmen.
Überproportionale Forschung über bewusstseinsverändernde Medikamente und deren Förderung (im Verhältnis zur Psychotherapie).	Propagierung bewusstseinsverändernder Psychopharmaka anstatt Psychotherapie; Alkohol; Nikotin; Methadon.
Apparate haben hier als Garanten scheinbar unbestechlicher Messungen einen höheren Stellenwert als Menschen, ihre Ergebnisse wirken direkt suggestiv; elektronische Ausbildungsmedien.	Förderung der Technikwelt (Verkehrsmittel, PC, elektronische Medien usw.).

Technik der Hypnose / Suggestion, Einleitungsverfahren	*Kirchliche Verwendung*	*Staatliche Verwendung*
Tiefenpsychologische Einleitungsverfahren (TPEV): Fremdreizabschirmung durch Eigenreizüberflutung oder Fremdreizverarmung. *Knüpft an intrauterine Dualsituation an. (Seite 215)*	Bauliche Abschirmung (dicke Kirchenmauern, dunkles Inneres, stilles Betkämmerchen); Eigenreizüberflutung (Wallfahrtsorte); psychische Abschirmung (Diffamierung andersmeinender Literatur usw.).	Schulen; Ämter; Kaserne; Schlachtfeld usw.; Diffamierung des politischen Gegners.
TPEV: Abrufung von Autoritätsschlüsselreizen. *(s. a. unter »Autoritätsgefälle«) (Seite 338)*	Anrufung von Gottvater und Mutter Gottes und Koppelung mit eigener »Stellvertreterfunktion«.	Berufung auf gottgegebene Autorität (von Gottes Gnaden) als Landesvater oder -mutter, »vom Volk erteilte« oder Amtsautorität.
TPEV: Förderung der symbiotischen Übertragung. *(s. a. unter »Wir-Beziehung«). (Seite 159)*	Auserwähltes Gottesvolk mit Hirten und folgsamen Schafen; Weinstock und Reben; Mutter Kirche.	Auserwählte Volksgemeinschaft mit Führer und Folgenden; Vater Staat (s. a. unter »Wir-Beziehung«).
TPEV: Abrufung regressionsfördernder Schlüsselreize. *(s. a. unter »Autoritätsgefälle«) (Seite 172)*	Gläubige sind Kinder Gottes, gehen ein in den beschützenden Schoß der Mutter Kirche; Berufung auf Tradition; Beichtpraxis erinnert an Elternansprüche usw.	Söhne und Töchter des Volkes erinnern sich an die ehrenvolle Tradition der Ahnen; öffentliche Einrichtungen wie Kliniken, Anstalten usw. fördern durch uterusartige Abgeschlossenheit die Regression.
TPEV: Kathartische Verfahren. *»Reinigung« oder Lossprechung von Schuld oder Sünde suggeriert Autorität. (s. d.) (Seite 434)*	Beichte und Buße; wie bei allen kathartischen Verfahren wird hier zugleich der Autoritätsanspruch deutlich.	Hoheitsanspruch auf Gesetzgebung, Rechtsprechung und Bestrafung bzw. Begnadigung.
TPEV: Telepathische Verfahren. *Nutzen die frühsymbiotische Kommunikationsebene. (s. a. oben: »symbiotische Übertragung« u. unten: »Gruppenhypnose«) (Seite 324)*	Durch Gruppensuggestionen erleichtert, kommt es über parasensitive (»telepathische«) Kommunikationskanäle zum unbewussten Einschwingen auf gemeinsame Inhalte und damit zur Hypnosevertiefung und suggestiven Verstärkung. Das Gebet für Abwesende kann telepathisch wirksam werden.	Durch Gruppensuggestionen erleichtert, kommt es über parasensitive Kommunikationskanäle zum unbewussten Einschwingen auf gemeinsame Inhalte und damit zur Hypnosevertiefung und suggestiven Verstärkung. Versuche zur geheimdienstlichen Nachrichtenübermittlung sind bekannt.
Gruppenhypnose. *Gruppen erleichtern telepathische Beziehungen und gegenseitige Verstärkerwirkungen. (s. a. oben: »Wir-Beziehung«, »symbiotische Übertragung« u. »telepathische Verfahren«) (Seite 409)*	Im Religionsunterricht, in der Kirche, an Wallfahrtsorten, bei Umzügen; auch unbewusste telepathische Verbindung »aller Gläubigen« ist denkbar.	Alle Gruppen- und Großveranstaltungen wie Schulunterricht, Politveranstaltungen, Ämter, Kasernen, Kriegshandlungen; evtl. telepath. Wechselwirkungen zwischen den Empfängern von Mediensendungen.

Verwendung in der staatlich geförderten Wissenschaft	*Verwendung in Wirtschaft und Werbung*
Hochschulen; wissenschaftliche Vereinigungen; Diffamierung Andersmeinender.	Kaufhäuser ohne Fenster; Warenüberfluss; indirekte, in einigen Ländern auch direkte Abwertung der Wettbewerber.
Berufung auf wissenschaftliche Autorität (ex Cathedra).	Autorität der nach Umsatz, Gewinn, Marktanteil und Renommee gemessenen Wirtschaftsmacht.
Wissenschaftliche Gemeinde mit Lehrenden und Lernenden und bewundernden Nutznießern; Alma Mater (Mutter der Weisheit).	Konsumartikel-Markenfamilien mit Trendsettern und Abhängigen.
Autoritatives Verhalten soll den Gesprächspartner in die Rolle des Unwissenden und Unmündigen rücken; Berufung auf Tradition.	Die Werbung bindet unbefriedigte Kindheitsphasen an ihre Ziele (Kauflust = orale Regression) und stellt sich zugleich als Autorität für die Bedürfnisse ihrer Konsumenten dar.
Indirekte und direkte zunftinterne Strafmaßnahmen und Rehabilitierungen.	Nutzt unbewusste Schuld- und Insuffizienzgefühle, um ihre Überwindung (Akzeptiertsein, Dazugehören) durch das Werbezielverhalten zu suggerieren.
Durch Gruppensuggestionen erleichtert, kommt es über parasensitive Kommunikationskanäle zum unbewussten Einschwingen auf gemeinsame Inhalte und damit zur Hypnosevertiefung und suggestiven Verstärkung. Versuche zur Erforschung der Natur telepathischer Übertragung sind noch im Gange.	Vermutlich stehen auch die Werbezielverhaltensgruppen untereinander im unbewussten telepathischen Kontakt. Z. B. hegen Konsumenten des gleichen Waschmittels oder der gleichen Zigarette oft irrationale Sympathien füreinander.
Alle Gruppen- und Großveranstaltungen wie Hochschulausbildung, wissenschaftl. Veranstaltungen, Medien.	Werbeveranstaltungen, Kaufhäuser, Geschäfte; »Wir-Gefühl«-Bildung durch Werbung; Medien.

Technik der Hypnose / Suggestion, Einleitungsverfahren	*Kirchliche Verwendung*	*Staatliche Verwendung*
Ablationshypnose u. ephypnotische Suggestionen. *Hypnose ohne Anwesenheit des Hypnotisators, wird durch konditionierte Schlüsselreize ausgelöst. (Seiten 408 und 582)*	Konditionierung an Schlüsselreize wie Symbole (Heiligenbilder, geweihte Talismane, Kreuze usw.), Orte (Beichtstuhl), Zeiten (Kirchenglocken vier Mal stündlich; Feiertage, bei denen die gesamte Bevölkerung erfasst wird), Tätigkeiten (Händefalten zum Gebet).	Konditionierung an Schlüsselreize wie Symbole (Grüßen der Nationalflagge, Nationalhymne, der Geßlersche Hut auf der Stange, Standarten, Rangzeichen, Ehrenzeichen, Orden, Amtsbezeichnungen usw.), Orte (Ämter, Anstalten), Feiertage und Tätigkeiten (militärischer Gruß, Befehle).
Hypnose in Kombination mit anderen Therapieverfahren. *Wirkungsverstärkung für alle Einflüsse durch Anwendung in Hypnose. (Seite 453)*	Rituelle (hypnotische) Darreichung der Hostie und anderer Sakramente mit der Absicht auf Gesundung bzw. Heilung (»Gott, Christus ist Herr der Krankheit ... und lässt uns in der heiligen Kommunion seine heilende Kraft erfahren.« in: SCHOTT-Messbuch)	Zeremonielle (hypnotische) Abgabe von Talismanen wie Orden, Parteizeichen usw. als Hilfen zur Bewahrung des politischen bzw. parteipolitischen »Heils«.

Diese Tabelle (gegenüber den Vorauflagen wesentlich erweitert) wurde teilweise als pauschale Kirchen- und Staatskritik missverstanden. Eine prinzipielle Wertung oder gar Abwertung kirchlichen und staatlichen Bemühens um die Schaffung und Aufrechterhaltung von ethischen und sozialen Grundvereinbarungen ist jedoch von mir nicht beabsichtigt und kann auch nicht Aufgabe dieses Buches sein. Im Interesse der Förderung individueller und kollektiver Entwicklung sowie eines ertragbaren Zusammenlebens innerhalb der menschlichen Gesellschaft und den anderen Daseinsformen überhaupt sind ohne Zweifel einige allgemein verbindliche Regeln und die dazugehörigen Institutionen vonnöten. Inwieweit diese allerdings ihren meist humanistisch formulierten Zielen treu bleiben und tatsächlich entsprechend hilfreich wirken, ist stets aufmerksam zu kontrollieren. Es hängt überwiegend davon ab, inwieweit sie dem Machtsog widerstehen, dem jede größere Institution ausgesetzt ist, und sich aus den freien, persönlichen Entscheidungsräumen des Einzelnen heraushalten.

Die Geschichte lehrt, dass dies selten ausreichend geschieht. Persönlichkeitsstrukturen, die bei institutionellen Statthaltern Machtbedürfnisse schüren und bei der Mehrzahl der von ihnen Verwalteten das Gehorchen zum Bedürfnis machen, tragen viele hypnotische und suggestive Spuren und sind einer entsprechenden tiefenpsychologischen Untersuchung zugänglich, ebenso wie die Mechanismen der Machtumsetzung. Solche Zusammenhänge durchschaubar zu machen ist daher sehr wohl eine der wichtigen thema-

Verwendung in der staatlich geförderten Wissenschaft	*Verwendung in Wirtschaft und Werbung*
Konditionierung an Schlüsselreize wie allgemein anerkannte Autoritäten, Lehrstühle mit besonderer Tradition, besondere akademische Lorbeeren usw.; akademische Titel; suggestive Schlagworte wie »wissenschaftlich anerkannt«, »w. bewiesen«, »w. widerlegt« usw., Medikamente etc.	Konditionierung an Firmenzeichen, Kennmelodien, feststehende Werbesprüche; Etablierung von »In«-Symbolen und Konditionierung daran; Comicfiguren als Idole.
Zeremonielle (hypnotische) Verleihung besonderer Anerkennungen und Würden als Hilfen zur Bewahrung des wissenschaftlichen »Heils«; Verwendung hypnogener Rituale im medizinischen Bereich.	Suggestion der Vollständigkeit (des Heilseins) erst bei Integration des Werbezieles in Besitz oder Verhalten.

tischen Aufgaben dieses Buches, und zwar auch im Interesse der heilkundlichen Anwendung, die dort fruchtlos bleiben muss, wo die Abhängigkeit von übergeordneten krank machenden Strukturen weiter besteht.

Es ist deshalb aufzuzeigen, wie und wo Hypnose und Suggestion als strategische Mittel eingesetzt werden. Dies mag in einigen Bereichen auch im eigentlichen Interesse der entsprechenden Institutionen liegen, z. B. sind religiöse Erfahrungen in meditativen Zuständen, die ja immer eine hypnotische Bewusstseinsgrundlage bedingen, sehr viel intensiver, als wenn ein nur logischer Zugang versucht wird. Jedoch sollten die Adressaten wissen, dass sie dabei in Bewusstseinszustände jenseits des rationalen Funktionierens eintreten.

Auch wird durch entsprechende Suggestionen und durch uniformierende Erziehung mit Beschränkung des Allgemeinbildungsgrades auf einem niedrigen Niveau bzw. durch enge Spezialisierung die Möglichkeit zur eigenen Urteilsbildung erschwert oder verhindert.

Die Folgen von Versuchen, irgendwelche meist krankhafte Ideologien und Idealvorstellungen hypnotisch-suggestiv zu verbreiten und gewaltsam durchzusetzen, haben wir in den Berichten aus der Vergangenheit und im täglich aktuellen Geschehen vor Augen. Ich erinnere an den eingangs zitierten Satz HÖLDERLINS: »Nichts lässt die Erde mit größerer Sicherheit zur Hölle werden, als der Versuch des Menschen, sie zu seinem Himmel zu machen.«

Von der Zerstörung einzelner Schicksale durch Staats- oder Kirchenbüttel bis zur Vernichtung ganzer Völker zeugt die Geschichte. Außer der heute in unvorstellbare Dimensionen reichenden Zerstörungskraft der Massenvernichtungswerkzeuge hat sich in den letzten Jahrtausenden wenig geändert. Und so stehen heute die Auslöschung des menschlichen Lebens und die Bewohnbarkeit der Erde im wahrsten Wortsinne auf dem Spiel. Denn wie in einem Gesellschaftsspiel mit Papiermenschen können z. B. militärische Machthaber in ihren Plänen öffentlich ungestraft von Megatoten (1 Megatoter = 1 Million Tote) sprechen und ihre krankhaften Ideen unter finanzieller Zwangsbeteiligung der auf diese Weise Verplanten vorbereiten, statt dass sie umgehend einer psychiatrischen Behandlung zugeführt werden. Es gehört zu den erstaunlichsten Verdrängungen des logischen Denkens, die mit Hypnose und Suggestion möglich sind, dass derart pathologische Auswüchse von einer großen Mehrheit der Betroffenen mitgetragen werden und als »Selbstverständliches« im Alltagsgefühl untergehen.

Sehen wir noch einige Beispiele absichtlicher, unbewusst angenommener Suggestion an: Auch die Werbung arbeitet mit den Mitteln von Hypnose und Suggestion. Dazu gehören leicht einprägsame Werbesprüche, -melodien und -filme (in ihrer Scheinlogik und Einfachheit wiederum abgestimmt auf den hypnoiden Zustand), die Musikuntermalung im Warenhaus, Beleuchtungseffekte, reizvolle Verpackung, überfüllte Regale und Koppelung des angepriesenen Produkts an archaische Symbolprägungen, insbesondere an die Sexualität. Die Koppelung an die Sexualität hat den doppelten Effekt, dass sie erstens einen bei jedem vorhandenen Schlüsselreiz anspricht und zweitens bei den meisten auf ein Defizit trifft.

In die Kategorie der absichtlichen, unbewusst angenommenen Suggestion gehören intensive Einwirkungen, wie sie im Trösten, Beruhigen, Bagatellisieren, Ermutigen, Überreden oder autoritärem Überrumpeln ihren Ausdruck finden.

Auch ein großer Teil der Erziehung ist, wie aus den angeführten Beispielen von Kirche und Staat schon hervorging, hier einzuordnen. In der Liebe gilt dies für die Bemühungen, den Partner durch Suggerierung reizvoller Eigenschaften usw. an sich zu fesseln.

Im medizinischen Bereich gehören hierher Maßnahmen, die getroffen werden, um die Erwartungen des Patienten zu befriedigen, ohne dass ihnen in sich ein therapeutischer Wert zukommt, wie z. B. die bewusste Verordnung eines Placebos sowie jede andere bewusste Suggestion, die vom Patienten nicht als solche erkannt wird, so das Erwecken der Hoffnung auf baldige Heilung.

Unabsichtliche, bewusst angenommene Suggestionen

In diesem Fall deutet der Suggestionsempfänger einen Reiz als Suggestion, der vom »Suggestor« gar nicht als solche gemeint war. Bekannt ist das Beispiel eines Chefarztes, der bei der Visite am Bett eines »unheilbar Kranken« vorbeiging, um nicht unnütz Zeit zu verlieren. Dabei zeigte er auf den armen Menschen und informierte die begleitenden Ärzte mit der Bemerkung »Moribundus« (todgeweiht). In Unkenntnis des Lateins deutete der Patient dieses Wort als günstig und die ihm nicht mehr zugewendete Aufmerksamkeit als Zeichen, dass er sie wegen seiner bevorstehenden Gesundung nicht mehr benötige – und wurde gesund! An dieser Begebenheit, die sich tatsächlich zugetragen hat, ersehen wir gleichzeitig die Macht der indirekten Suggestion. Für die suggestive Auslegung von nicht als Suggestion gemeinten Einflüssen scheinen mir insbesondere hysterisch strukturierte Persönlichkeiten prädestiniert zu sein. Relativ oft geschieht es auch, dass diese glauben, sie würden von jemandem gegen ihren Willen (meist insgeheim) hypnotisiert, ohne dass dies zutrifft.

Absichtliche, bewusst angenommene Suggestionen

Sowohl Suggestor als auch Suggestionsempfänger sind sich in diesem Fall über den Charakter des Einflusses im Klaren. Dies geschieht immer dann, wenn Suggestor und Suggestionsempfänger dieselbe Person sind, also bei allen autosuggestiven Methoden. Des Weiteren im heterosuggestiven Bereich bei Schauhypnosen, bei parapsychologischen, spiritistischen und kriminalistischen Sitzungen und vor allem bei therapeutischen Suggestionen, wenn auch der Suggerendus über das Wesen von Hypnose und Suggestion ausreichend informiert ist.

3. Grundsätzliches zu den Möglichkeiten und Einsatzbereichen

Die Welt, die wir erleben, ist so und *muss* so sein, wie sie ist, weil *wir* sie so gemacht haben.
Ernst von GLASERSFELD

Die Genesis der Welt ist ein psychischer Akt, und aus dieser Selbsterkenntnis kommt die Evolution der physischen Welt.
Mircea ELIADE, Alte Yogaweisheit

Allgemeine Möglichkeiten der Hypnose

Passive hypnotische Ruhe – allgemeine psychophysiologische Veränderungen

Die passive hypnotische Ruhe wird auch als Leerhypnose oder stumme Hypnose bezeichnet. Einige Autoren (z. B. D. LANGEN) vertreten die Auffassung, dass die in der Leerhypnose erreichten Umschaltungen allein schon von größter therapeutischer Bedeutung sind. Tatsächlich ist ersichtlich, dass allein die regelmäßige Versenkung in einen hypnoiden Zustand, wahrscheinlich im Sinne einer Beseitigung der seelischen und körperlichen Überspannung und Hervorrufung einer Eutonie (gesunder, ausgeglichener Tonus), Auslöser und Grundlage für hervorragende therapeutische Erfolge sein kann. Ein Grund hierfür ist auch aus der Hirnphysiologie ersichtlich. Da nämlich auch in der Leerhypnose die jüngeren Hirnabschnitte, welche ja die Träger seelischer Konflikte sind, in ihrer Funktion deutlich reduziert werden, verlieren die Konflikte für die Dauer der Leerhypnose ihre Störwirkung auf das Vegetativum. Über das parasympathische Nervensystem kommt es zur Umschaltung auf das vegetative Ruhepotenzial im gesamten Organismus. Auf diese Weise kann es zu einem tief greifenden natürlichen Heilreiz kommen, der keiner weiteren suggestiven oder psychotherapeutischen Unterstützung bedarf.

Auch ohne spezifische Suggestionen erbringt also der hypnotische Zustand eine intensive Beruhigung des gesamten Nervensystems. Nachweisbar kommt dies u. a. durch eine messbare periphere Gefäßerweiterung mit einer gleichzeitigen Absenkung der Körperkerntemperatur um ca. 0,3 Grad Celsius und Anhebung der Hauttemperatur um etwa 1,5 Grad Celsius, in einer Pulsverlangsamung, Absenkung des Blutdrucks, Hypotonie der Muskulatur, Reflexverminderung und Verminderung des Sauerstoffverbrauchs um ca. 5 Prozent und des Atemvolumens um ca. 8 Prozent (gegenüber dem Tiefschlaf) zum Ausdruck. Der Urogenitaltrakt und der Magen-Darm-Trakt gehen ebenfalls in die Spareinstellung über. Die endokrine Drüsentätigkeit (Schilddrüse: Thyroxin; Nebennierenrinde: Cortisol) wird reduziert und durch den Erholungseffekt der Nebenniere die allergische Reaktionslage abgesenkt. Auch die Hautreizbarkeit nimmt ab und das Gehirn zeigt im EEG Zeichen der Erholung. Diese trofotropen Umschaltungen führen zu einer Stresslosigkeit durch nahezu absolute seelisch-körperliche Entspannung.

Der Hypnotisierte erlebt dieses Stadium mit einem Gefühl der Erhabenheit über den Dingen. Da in diesem Stadium der Hypnotisierte auch mit den gesunden Grundlagen seiner tiefen Seelenschichten verbunden ist, kann dies über einen unbewussten autosuggestiven Effekt einen erheblichen Teil der mit Leerhypnose und hypnotischen Schlafkuren erzielten Erfolge bewirken.

In der parapsychologischen und in der okkultistischen Hypnose ist dieses Stadium als erleichternde Voraussetzung für Leistungen der außersinnlichen Wahrnehmung (ASW), der Psychokinese (PK) und für das Auftreten der anderen Phänomene bekannt und wird häufig zu Versuchen genutzt.

Gezielte Leistungen in Hypnose

Welche Macht der aktiven hypnotischen Suggestion innewohnt, geht aus einer Aussage von J. H. SCHULTZ hervor, nach der grundsätzlich alles funktionelle Geschehen des lebendigen menschlichen Organismus hypnotisch abstimmbar ist. SCHULTZ hielt die Aufstellung einer als absolut zu wertenden Indikationstabelle für die Hypnosebehandlung für sinnlos, da theoretisch alles Geschehen im Organismus des Menschen beeinflusst werden kann. Noch wesentlich weiter geht Mircea ELIADE in seiner im obigen Motto zitierten Wiedergabe der yogischen Weltsicht. Nicht nur die Lebensprozesse unseres eigenen Organismus (Körper-Seele-Geist) sind demnach von uns selbst bestimmbar, sondern es bildet die Selbsterkenntnis die Grundlage auch für die Entwicklung der materiellen Erscheinungswelt. Und ganz ähnlich klingt die ebenfalls als Motto wieder gegebene Aussage des radikalen Konstruktivisten Ernst von GLASERSFELD.

Wir wollen uns aber nicht mit dieser allgemeinen Aussage begnügen, sondern uns zunächst den einzelnen konkreten Möglichkeiten zuwenden:

Beeinflussung der Drüsentätigkeit (sekretorische und exsudatorische Drüsen) und anderer Körperflüssigkeiten
Kaum ein Lebensvorgang läuft ohne entsprechende hormonelle Steuerung ab. Es genügt durchaus, das Eintreten eines erwünschten Ergebnisses zu suggerieren, um den Organismus zu veranlassen, die entsprechenden Drüsentätigkeiten im Sinne der Suggestion zu beeinflussen. Experimentell nachgewiesen ist beispielsweise die Beeinflussung des Blutzuckerspiegels, des Magensaftes, des Thyroxinspiegels, der Menstruation (Hervorrufung und Beendigung), der Laktation, des Schwitzens und des Blutbildes. So kann die Phagozytenzahl innerhalb einer Minute durch hypnotische Suggestion verdoppelt werden. Bekannt ist auch, dass in hypnotischer Analgesie erzeugte Verletzungen meist auch ohne entsprechende Suggestion nicht bluten. Andererseits wurden sogar Blutungen durch die Haut suggestiv erzeugt.

Neue Forschungen mit verfeinerten Analysemethoden, besonders bei Patienten nach Verbrennungen und schweren Verletzungen, haben noch komplexere Zusammenhänge aufgedeckt: in einer Art spontanen selbsthypnotischen Reaktion kommt es zu einer endogenen Morphin-Biosynthese, die vor allem zur Schmerzreduktion führt. Auch der Ascorbinsäure- und der Kupferstoffwechsel werden auf diese Weise modifiziert, ebenso wie die hypophysäre Wachstumshormonproduktion, sodass die Heilung unterstützt wird (BIELENBERG, 2000, 27f.). Seit einigen Jahren ist zudem bekannt, dass die Psyche die Funktion des gesamten Immunsystems messbar belasten oder fördern kann, je nach der inneren Grundstimmung des Menschen, die allerdings unbewusst (auf der hypnotischen Bewusstseinsebene) gegensätzlich zu seiner bewussten sein kann. Eine depressive Grundstimmung z. B. beeinflusst offenbar die von der Thymusdrüse abhängigen T-Lymphozyten (Abwehrzellen, die u. a. zwischen körpereigenem und fremdem Gewebe unterscheiden. Sie gliedern sich in »Helfer-Zellen« und »Suppressor-Zellen«), sodass diese ihr Gleichgewicht und ihre Abwehrfunktion nicht zuverlässig aufrechterhalten können, was die Entstehung schwerer Erkrankungen bis hin zum Krebs begünstigen kann. Die Psychoneuroimmunologie erforscht diese Zusammenhänge und kann die bedeutende Rolle der Seele und der Hypnose für Erkrankung und Gesundung immer deutlicher belegen.

Auch das Körpergewicht kann unabhängig von der Nahrungsaufnahme über längere Zeiträume suggestiv beeinflusst werden.

Beeinflussung der willkürlichen und unwillkürlichen Muskeltätigkeit
Hierzu gehören: Erzeugung von Bewegungsabläufen unter suggestivem Einfluss; Katalepsie (nahezu ohne Ermüdung werden Haltungen in den extremsten Stellungen ermöglicht, da die Muskelversorgung vom vegeta-

tiven Nervensystem übernommen wird); automatische gleichförmige Bewegungen (ohne Ermüdung); Beeinflussung der Herztätigkeit (bis zum Stillstand), Peristaltik (Darmbewegung/Stuhlgang), Funktion der Harnblase; Hervorrufen von »Gänsehaut«; Veränderung des Gefäßtonus, des Blutdrucks und der Organdurchblutung usw.

Beeinflussung von Reflexen
Niesen, Husten, Wasserlassen, Stuhlgang, Schmerzreflexe etc. können mittels Suggestion in Hypnose gesteuert werden.

Beeinflussung von Sinneseindrücken
Steigerung der im Wachbewusstsein vorhandenen Sinnesempfindlichkeit um mindestens das Zwei- bis Dreifache, manchmal bis zum Mehrfachen; Schmerzbeeinflussung (Hervorrufen und Ausschalten); Wärmeregulation, Erzeugen von Wärme- und Kältegefühlen; Beeinflussung des Geruchs, Geschmacks, Gehörs, Tastsinns und Gesichtssinns (bis zur subjektiv erlebten Blindheit) usw.

Beeinflussung des Denkens und des Willens, des Bewusstseins, des Erinnerungsvermögens und der Stimmung
Beispielsweise reichen die Möglichkeiten der Beeinflussung des Erinnerungsvermögens von der Erzeugung einer kompletten Amnesie (Erinnerungslosigkeit) bis zur Erinnerung an die kleinsten Einzelheiten lang zurückliegender Ereignisse. Das Denken und das Bewusstsein können begrenzt, aber auch vertieft und erweitert werden. Die Stimmung kann von depressiv bis zum freudigen Wohlbefinden verändert werden. Dieser Bereich löst wohl die meisten Vorurteile gegen die Hypnose aus und eröffnet ja auch tatsächlich einige Möglichkeiten zum Missbrauch. Allerdings gilt es zu bedenken, was in diesem Buch an verschiedenen Stellen immer wieder erläutert wird, aber weithin unbekannt ist: Hypnose und Suggestion sind ständige, meist unerkannte Begleiter unseres Alltagslebens, und die Gefahr, dass jemand sein Leben überwiegend in den Bahnen eines hypnotisch-suggestiven Massenalltags verbringt, besteht besonders dann, wenn er sich aus Angst davor mit diesen Zusammenhängen nicht auseinander setzt. Man kann sogar sagen, dass eine solche ängstliche Vermeidungshaltung bereits eine Art Hypnose beinhaltet.

Beeinflussung der Triebe
Da das Triebverhalten von den entwicklungsgeschichtlich älteren Gehirnbereichen, die auch in der Hypnose aktiviert werden, gesteuert wird, können diese einer üblichen psychotherapeutischen Intervention kaum zu-

gänglichen Bereiche ebenfalls beeinflusst werden. Selbsterhaltungstrieb, Essverhalten, Sexualtrieb usw. können verstärkt, konvertiert (auf andere Ziele verschoben) oder gehemmt werden (siehe Teil V, Kapitel 10).

Halluzinationen und Stigmatisierung
Die Kombinationen dieser Möglichkeiten der Suggestionswirkung ergeben nahezu unerschöpfliche Aspekte. So können z. B. hypnotisch Stigmatisierung, Wunden, Hautausschlag, Brandblasen sowie vollständige positive oder negative Halluzinationen hervorgerufen werden. Bei der Beeinflussung im Sinne einer Sinnesverfälschung macht sich die Dissoziierung des Denkens in Hypnose bemerkbar, denn es finden die tatsächlichen Sinneseindrücke trotzdem weiter statt, sie werden aber im Sinne der Suggestion umgedeutet bzw. nicht wahrgenommen. So hört der als taub Suggerierte durchaus die Suggestion, dass er nun wieder hören kann, und der als blind Suggerierte läuft um den Tisch, den er bewusst nicht sieht, meistens herum, da er ihn ja tasten kann. Die Versetzung in andere Rollen wird bei Schauhypnosen gerne durchgeführt. Auch hier wird der zum Tisch Hypnotisierte wohl aus der Rolle fallen, wenn man versucht, ihm ein »Tischbein« abzusägen. Allerdings können solche »Spiele« bei entsprechenden Voraussetzungen zu gefährlichen seelischen Krisen des Hypnotisierten führen.

Hypermnesie (Steigerung des Erinnerungsvermögens)
Die Hypermnesie kommt zumeist durch aktive Suggestion zu Stande. Da sie in Verbindung mit der Amnesie und der Erinnerungsfälschung sehr weit reichende Möglichkeiten bietet, soll sie hier kurz gesondert angesprochen werden. In den tieferen Hypnosestadien kann die Erinnerungsfähigkeit so stark gesteigert werden, dass sich der Hypnotisierte in den entsprechenden Zeitabschnitt zurückversetzt fühlt und alle Einzelheiten nochmals durchlebt – einschließlich der damaligen Gefühle. Ganze Seiten aus Schulbüchern können so wörtlich rekapituliert werden. Sämtliche Äußerungen des Betreffenden können dann mit denen des wiedererlebten Zeitabschnittes übereinstimmen. So kann er den Wortschatz und das Schriftbild dieser Phase genauso durchleben, wie seine Erinnerungen an das seither Erlebte zurücktreten werden. In der analytischen Psychotherapie in Hypnose, zum Lernen in Hypnose (auch im Autogenen Training) und bei kriminalistischen Hypnosen (Befragung von Zeugen) wird diese Tatsache benutzt.

Der oft gehörte Einwurf, dass die geschilderten Erinnerungen der tatsächlichen Vergangenheit nicht entsprächen, kann für die meisten Fälle nicht gelten. Genügend Beispiele bestätigen, dass es sich überwiegend um reale Erinnerungen handelt. Die Ergebnisse müssen aber tiefenpsychologisch verstanden werden, um sie in ihrer ganzen Bedeutung zu erfassen, da das Bewusstsein in der Hypnose die Wahrnehmungen in Symbole übersetzen kann und zu erweiterten Wahrnehmungen fähig ist, die vom so genannten Wachbewusstsein nicht erfolgen.

Überdies wird in der Therapie keine abstrakte »objektive Vergangenheit« behandelt, sondern ein kranker gegenwärtiger Mensch mit seinen subjektiven Gedächtnisprägungen. Werden solche Versuche mit Hypnose und Erinnerung im Psycholabor durchgeführt, sind die Ergebnisse oft wenig überzeugend, nicht zuletzt weil dann die Versuchsteilnehmer und Versuchsleiter wenig Motivation einbringen, was sich auf Grund der unbewussten gegenseitigen Beeinflussung über die erweiterte Wahrnehmung hemmend auf den Erfolg auswirkt.

Hypersophie, außersinnliche Wahrnehmung

Unter Hypersophie (übernormales Wissen) wollen wir vor allem die Teilnahme an Bewusstseinsinhalten verstehen, die außerhalb des hypnotisierten Individuums liegen. Gleichgültig, ob es sich dabei um animistische oder spiritistische, telepathische oder irgendwie anders geartete Übertragung handelt (»außersinnliche Wahrnehmung«; ASW). Auch das Hellsehen in Vergangenheit und Zukunft gehört hierher. Hier bildet der hypnotische Versenkungszustand die Voraussetzung, dass die entsprechenden Sinnesorgane in ihrer Empfänglichkeit so stark gesteigert werden, dass sie die nur schwachen Signale aufnehmen und deuten können. Unter Hypersophie wird oft auch die in Hypnose zugängliche Erfahrung von Inhalten des »höheren Selbst« bis hin zur mystischen Erfahrung verstanden, also alles, was sozusagen »über« dem normalen Seelenleben steht (s. Teil II, Kap. 3).

Posthypnotische (ephypnotische) Aufträge

Nun wäre all das Gesagte, das an sich schon nahezu unglaubliche Möglichkeiten in sich birgt, in seiner Bedeutung nicht so ungeheuer weit reichend für das menschliche Leben, wenn sich durch die Hypnose nicht noch eine andere Erscheinung verwirklichen ließe: die der posthypnotisch wirksamen Suggestion. Die posthypnotisch wirksame Suggestion (post = lat. nach) wird in der Hypnose gegeben, aber erst ausgeführt, wenn der Schlüsselreiz, an den sie gekoppelt ist (Zeit, Ort, Tätigkeit usw.), nach der Hypnose eintritt. Da die Durchführung des Suggestionsauftrages in einem hypnoiden Zustande erfolgt, der für die Dauer der Durchführung anhält, wäre es richtiger, von ephypnotischer Suggestion zu sprechen (epi = griech. bei, auf). Durch die ephypnotische Suggestion lassen sich die in der Hypnose realisierbaren Suggestionen ebenfalls verwirklichen! Ihre Technik ist im Teil III, Kapitel 2 dargestellt.

Einsatzbereiche der Hypnose – Überblick

Geht man der Frage nach, wo und wann Hypnose und Suggestion eine wesentliche oder sogar entscheidende Rolle spielen, zeigt sich schnell, dass kein wichtiger Lebensbereich davon ausgenommen werden kann. An dieser Stelle soll hierzu nur ein Überblick erfolgen, der die Phänomene in Bezug zu Anwendungsbeispielen setzt. Eine ausführliche Darstellung der Anwendungsbereiche und ihrer Hintergründe ist für die außermedizinischen Anwendungen im Teil IV und für die medizinischen Anwendungen im Teil V gegeben.

Viele hypnotisch-suggestive Beeinflussungen im Alltagsleben sind weder vom Suggestor als solche gemeint, noch ist sich der Empfänger über den Suggestionscharakter im Klaren, wie bereits im Teil I, Kapitel 2 beschrieben wurde.

Wo im Alltag bewusste Suggestionen im großen Stil erfolgen, handelt es sich meist um missbräuchliche Anwendungen durch Institutionen, wie Propaganda und andere suggestive Maßnahmen, die institutionellen Machtmissbrauch fördern. Die Verbreitung erfolgt dann überwiegend über die Medien. Die Vorgehensweise ist heute sehr viel subtiler als in den letzten Jahrzehnten, als häufig noch mit relativ plumpen, durchschaubaren Suggestionen gearbeitet wurde. Wegen der Konzentration der Mediengewalt auf staatliche und wenige private, aber systemkonforme Medienkonsortien können Suggestionen auch indirekt, z. B. durch vereinheitlichte Selektion der Nachrichten, durch tendenzielle Spielfilme und Serien und durch Verschweigen wichtiger »unerwünschter« Informationen, erfolgen.

Die neue »Subliminal«-Technik eröffnet zusätzliche Möglichkeiten. Damit werden unterschwellige, bewusst nicht wahrnehmbare, suggestive Reize in Filme, Nachrichten usw. eingeblendet, die dann – ungehemmt durch logische Kontrollen – ihre Wirkung entfalten können.

So besteht de facto auch in vielen einen demokratischen Anschein wahrenden Staaten in Wirklichkeit eine weit reichende Beeinträchtigung der persönlichen Entwicklung und Freiheit des Einzelnen, die alle Lebensbereiche betrifft, ohne dass die große Masse der Betroffenen davon etwas ahnt. Die Aufrechterhaltung des Unwissens wird dadurch unterstützt, dass, ebenfalls auf suggestivem Wege, die natürlichen Sehnsüchte und Triebziele des Menschen auf die vorgegebenen Ersatzziele und -verhaltensweisen verschoben werden. Die derart Infiltrierten glauben dann bereits frei zu sein, wenn sie mit dem Jet ein beliebiges Urlaubsziel anfliegen oder mit dem allradgetriebenen Jeep auf der Wiese herumfahren können, ohne dass sie jedoch jemals die Freiheit in sich selbst erreichen; sie sind kurzfristig befriedigt, wenn sie mit unnötigen Konsumgütern beladen vom Einkaufsbummel zurückkehren, ohne dass sie jemals eine wirkliche Erfüllung spüren; sie wenden ihre gestauten Persönlichkeitskräfte (Libido), zur Aggression umgewandelt, gegen rivalisierende Bundesligaclubs, gegen Menschen anderen Glaubens, anderer Rasse usw. oder auch in Form einer Erkrankung gegen sich selbst, ohne sich jemals zu getrauen, die kreative Gestaltung ihres eigenen Lebens eigenverantwortlich in die Hand zu nehmen.

Wenig bekannt ist auch die Tatsache, dass der frühkindliche Bewusstseinszustand weit gehend der Hypnose entspricht und dass deshalb die gesamte Erziehung im Vorschulalter als durchgängige suggestive Beeinflussung in Hypnose wirkt und sich in die tiefsten Seelenschichten einprägt. Dies betrifft alle »Erziehungssuggestionen«, ob sie direkt auf das Kind gerichtet waren oder über das Vorbild der Eltern und anderer naher Bezugspersonen erlernt wurden.

Leider erfolgen Prägungen mit günstigen Inhalten wie Sicherheit und Geliebtsein im Sinne von Akzeptiertsein sowie die Förderung von Kreativität, Muße und Selbstverantwortung meist weniger intensiv als diejenigen ungünstigen Inhalts. Vor allem werden Ängste, für deren Erlernen die kindliche Seele besonders offen ist, in unserem Erziehungssystem zur Unterstützung einer Art Kindesdressur missbraucht und auf diese Weise zur andauernd hemmenden Grundlage so manchen Lebens gemacht. Die schlimmste Angst ist für das Kleinkind die Androhung des Liebesentzugs durch die Mutter, z. B. mit dem immer noch häufig gehörten Satz: »Wenn du das noch einmal machst, habe ich dich nicht mehr lieb.«

Auf dem Boden einer solchen hypnotisch-suggestiv angstgeprägten Erziehung lassen sich institutionelle Machtansprüche und Interessen leicht durchsetzen. Die so dressierten Erwachsenen unterwerfen sich unhinterfragt jedem Autoritätsgebaren und geraten dadurch in einen hypnotischen Zustand, in dem sie auch für die absurdesten Suggestionen offen sind. Dann können Menschen, die seit Generationen friedlich neben- und miteinander gelebt haben, auf kirchlich-staatliche Suggestion hin plötzlich zu Feinden werden, die sich bestialisch umbringen, vermeintlich weil sie »Muslims« oder »Christen« sind oder dieser oder jener Volksgruppe angehören, in Wirklichkeit aber, weil der internationale Waffenhandel wieder ein Aktionsfeld braucht und zu diesem Zweck die andressierten Ängste, Aggressionen und Wahnideen entsprechender »Führer« entsprechend suggestiv nährt und, bis hin zur Wahlhilfe, sogar finanziell unterstützt. Ausführlicher sind diese Zusammenhänge im Teil IV, Kapitel 2 dargestellt.

Gegenüber diesem verbreiteten und folgenschweren institutionellen Missbrauch von Hypnose und Suggestion ist der Missbrauch durch Einzelne als absolut minimal einzustufen. Bezeichnenderweise werden dennoch gerade hiervor die Ängste ständig neu in Erinnerung gerufen, und zwar eben durch diejenigen Institutionen, die selbst die Hypnose missbrauchen. Das bewirkt, dass die große Masse ihre antrainierten Vorurteile konserviert und damit weiterhin den institutionellen Dauer- und Massenhypnosen der angeführten Art unbewusst erliegt.

In den letzten Jahren ist allerdings in einigen Medien die Tendenz zu einer sachlichen Berichterstattung vor allem über die medizinischen Anwendungsmöglichkeiten der Hypnose erkennbar. Doch besteht nach wie vor ein großer Mangel an seriöser Information und es überwiegen in der breiten Öffentlichkeit immer noch die durch Schaubudenhypnosen und Schundliteratur erworbenen Vorstellungen. In einer älteren Hypnosebroschüre liest sich eine Bemerkung zu diesem Thema wie folgt: »Der Hypnotisierte hat in diesem kataleptischen Zustande steife Glieder, jedoch sind sie nicht krampfhaft und starr zusammengezogen, sondern so biegsam, dass man sie in jede gewünschte Stellung bringen kann, in der sie dann stundenlang verbleiben können. Der Leser mag ermessen, wie bequem sich die Hervorrufung eines derartigen Zustandes zu verbrecherischen Zwecken ausnutzen lässt.« Die hier etwas verschämt angedeutete Möglichkeit des sexuellen Missbrauchs in Hypnose ist tatsächlich gegeben, allerdings anders, als die obige Beschreibung vermuten lässt. Z. B. gehört hierher die Ausnutzung der sexuellen Abhängigkeit anderer, da jede Abhängigkeit einen hypnotischen Bewusstseinszustand bedingt (siehe Seite 339), auch z. B. Abhängigkeiten finanzieller Art in der Ehe. Als sexuellen Missbrauch in Hypnose müssen auch die meisten Vergewaltigungen bei Kriegshandlungen angesehen werden, es befindet sich dabei auch der Vergewaltiger in Hypnose. Überhaupt entpuppen sich viele Gewaltanwendungen in der tiefenpsychologischen Untersuchung als sexuelle Ersatzhandlungen in Hypnose.

Es ist also durchaus möglich, Menschen durch ephypnotische Suggestionen zur Ausführung von Verbrechen zu veranlassen sowie Verbrechen an Hypnotisierten zu begehen. Wie weit dies gehen kann, wird deutlich, wenn man sich vor Augen hält, wozu »ganz normale Menschen« im Krieg fähig sind. Dennoch gilt der hypnotische Bewusstseinszustand in der Rechtsprechung der meisten Staaten nicht als Sonderzustand mit verminderter Zurechnungsfähigkeit. Ebenso werden Zeugenaussagen, die unter Hypnose erfolgen, juristisch nicht besonders gewertet und werden in der Regel nur dann herangezogen, wenn es um überprüfbare Daten geht. Nur einige Staaten, z. B. die USA, machen hiervon eine Ausnahme.

Die hypnotisch-suggestiven Beeinflussungen Einzelner können verschiedenste Ziele haben. In der Literatur wird sogar von einer durch Hypnose erfolgten Hinrichtung in den USA berichtet. Man suggerierte dem Verurteilten bei verbundenen Augen, er würde infolge geöffneter Pulsadern verbluten, und ließ an den Handgelenken warmes Wasser heruntertropfen. Die dabei ständig gegebenen Suggestionen des Schwächerwerdens und Verblutens führten bald tatsächlich zum Tode. Ähnliches können die so genannten selbsterfüllenden Prophezeiungen (self-fulfilling prophecies) bewirken. Nicht vereinzelt steht der Fall des Menschen da, der in Verzweiflung seinem von einer Wahrsagerin prophezeiten Todestag entgegensieht und dann tatsächlich zur suggerierten Stunde stirbt. Zwar wird in der Hypnose das Sehen in die Zukunft erleichtert, doch ist die kommerziell ausgeübte »Wahrsagerei« wohl zumeist unter Missbrauch einzureihen.

Auch Suggestionen, die dem Empfänger als solche bekannt sind, können missbräuchlich sein. Darunter fallen Schauhypnosen, bei denen die Opfer zu Darbietungen verwendet werden, zu denen sie sich bei vorheriger Kenntnis nicht hergegeben hätten, aber auch ganz allgemein jede suggestive Beeinflussung von Menschen gegen ihren Willen.

Überwiegend im positiven Sinne werden Hypnose und Suggestion im pädagogischen Bereich und im Sport eingesetzt (Teil IV, Kapitel 1). Lern- und Erinnerungsvermögen, Konzentration und körperliche Leistung können wesentlich gesteigert werden. Große Möglichkeiten bietet hier auch die Selbsthypnose, z. B. in Form des Autogenen Trainings (Teil V, Kapitel 3).

Auch im Bereich der Menschenführung bzw. -beeinflussung, z. B. in großen Betrieben, im Verkauf usw., werden Hypnose und Suggestion gezielt eingesetzt. Vor allem das so genannte Neurolinguistische Programmieren (NLP), eine Sammlung verhaltensorientierter hypnosuggestiver Techniken mit dem Ziel der Umprogrammierung der Adressaten, fehlt kaum noch im Training von Vorgesetzten und Verkäufern. Abgesehen von ethischen Bedenken, die man dabei hegen kann, wird das »NLP« selbst mit einem enormen hypnosuggestiven Aufwand erfolgreich vermarktet, womöglich der größte Erfolg dieses Verfahrens.

Ein weiteres Einsatzgebiet liegt in der Parapsychologie (Teil IV, Kapitel 3). Der hypnotische Bewusstseinszustand erleichtert offenbar die so genannte außersinnliche Wahrnehmung (ASW). Im Alltag treten solche Phänomene relativ häufig auf, wenn z. B. jemand, der gerade etwas schläfrig ist, über eine räumliche Entfernung hinweg bemerkt, dass es einem nahe stehenden Menschen nicht gut geht, oder wenn man an jemand denkt, der unerwartet im nächsten Moment anruft oder kommt, wenn zwei Menschen plötzlich zugleich denselben Satz aussprechen usw.

In der Kunst können Hypnose und Suggestion die kreativen Persönlichkeitsanteile stark fördern bzw. dabei helfen, die den meisten Menschen anerzogenen Hemmungen der Kreativität abzubauen. Auch in diesem Bereich sind selbsthypnotische Verfahren wie das Autogene Training besonders wirksam. Die Oberstufe des autogenen Trainings eröffnet darüber hinaus den Zugang zu erweiterten Bewusstseinsebenen und zu einer allgemeinen Persönlichkeitsentwicklung. Auch andere meditative Verfahren verfolgen ähnliche Zielsetzungen und lassen die »innere Stimme«, die in unserer überbeschallten Welt nur noch schwer hörbar ist, wieder zu Wort kommen. Für geistig Suchende bildet der hypnotische Bewusstseinszustand die Grundlage zur Erfahrung höherer Welten und zur Erlangung inspirativer Erkenntnisse.

Unter den gezielten Anwendungsbereichen von Hypnose und Suggestion ist die Heilkunde wohl der wichtigste, wenn auch der leider in seinen Möglichkeiten und in der Anwendungshäufigkeit immer noch am wenigsten ausgeschöpfte. Wie schon erwähnt mögen die alten, überholten Vorurteile gegen die Hypnose diese Zurückhaltung verursachen, sicher aber ebenso finanzielle und Zunftinteressen im Gesundheitswesen und bedauerlicherweise auch einige mit allzu einfachen Techniken arbeitende Hypnosetherapeuten.

Die Vorurteile, die sogar nicht wenige Ärzte, Psychologen und Heilpraktiker hegen, sind umso absurder, als jede Behandlungssituation unumgänglich sowohl hypnotische als auch suggestive Elemente enthält, wie im Teil V ausführlich begründet wird. Es besteht daher die nicht zu unterschätzende Gefahr, dass Therapeuten in Unkenntnis dieser Zusammenhänge gesundheitsschädliche Einflüsse ausüben. Dazu gehört schon das bedenkliche Gesicht bei der Untersuchung, die Diagnose, welche die entsprechende Krankheit festlegen kann, und die Prognose, welche den entsprechenden Krankheitsverlauf nach sich zieht. In diesem Lichte und angesichts der Tatsache, dass niemand unfehlbar ist, erscheint eine dem Patienten mitgeteilte bedenkliche Prognose von äußerst zweifelhaftem Wert. Gerade jene Patienten, die »die ganze Wahrheit wissen wollen«, sind für solche unheilvollen »Prophezeiungen« am stärksten zugänglich.

Wo die Hypnose in der Heilkunde eingesetzt wird, geschieht dies leider zu oft nur im üblichen Rahmen unseres auf die Symptombekämpfung ausgerichteten Gesundheitssystems. Die Krankheit gilt hier als etwas ausschließlich Unerwünschtes, das es schnell zu beseitigen gilt, um den Zustand davor wiederherzustellen. Dies wird gern mit oberflächlichen, gegen das Symptom gerichteten Suggestionen versucht oder mit verhaltenstherapeutischen, suggestiven Umprogrammierungen auf der Basis vordergründiger »psychosozialer« Analysen. In diesen Modellen glaubt der Therapeut zu wissen, was für den Patienten das Beste wäre, und wendet ausgefeilte, trickreiche Suggestionstechniken an, um den Patienten wieder zum Funktionieren zu bringen.

Jede Erkrankung betrifft aber den ganzen Menschen, seine geistige, seelische und leibliche Ganzheit sowie auch seine biologische, soziale, kulturelle und zivilisatorische Umwelt. Sie ist letztlich immer das Produkt seines bisherigen Lebens und der kaum überschaubaren Vielfalt der individuellen krank machenden Einflussebenen. Und gerade hier liegt die große Stärke der Therapie in Hypnose. Sie kann alle wesentlichen Faktoren aus diesen Einflussebenen im Unbewussten des Patienten erkennbar machen und damit sowohl diagnostisch als auch therapeutisch in Bereiche vordringen, die dem üblichen körpermedizinischen und psychologischen Zugriff entzogen sind. Vor allem aber kann sie dem Patienten helfen, zu seinem ursprünglichen, individuellen Wesen hinzufinden und zu seinen eigenen Wegen, sein Leben so zu gestalten, dass die Symptome überflüssig werden.

Freilich erfordert diese Art der Therapie in Hypnose neben den entsprechend ausgebildeten Fachleuten auch Patienten, die zu einer intensiven und nicht immer einfachen Mitarbeit an ihrer Gesundung bereit sind. Dann aber sind manchmal auch noch solche Erkrankungen überwindbar, die als »unheilbar« bezeichnet werden, ob körperlicher oder seelischer Art.

Die Anwendungsbereiche der tiefenpsychologischen Therapie in Hypnose unterliegen deshalb kaum einer Einschränkung. Vor allem bei schwereren Erkrankungen sollte sie von Anfang an mit zur Anwendung gelangen, um keine wesentliche Hilfsmöglichkeit zu vergeben.

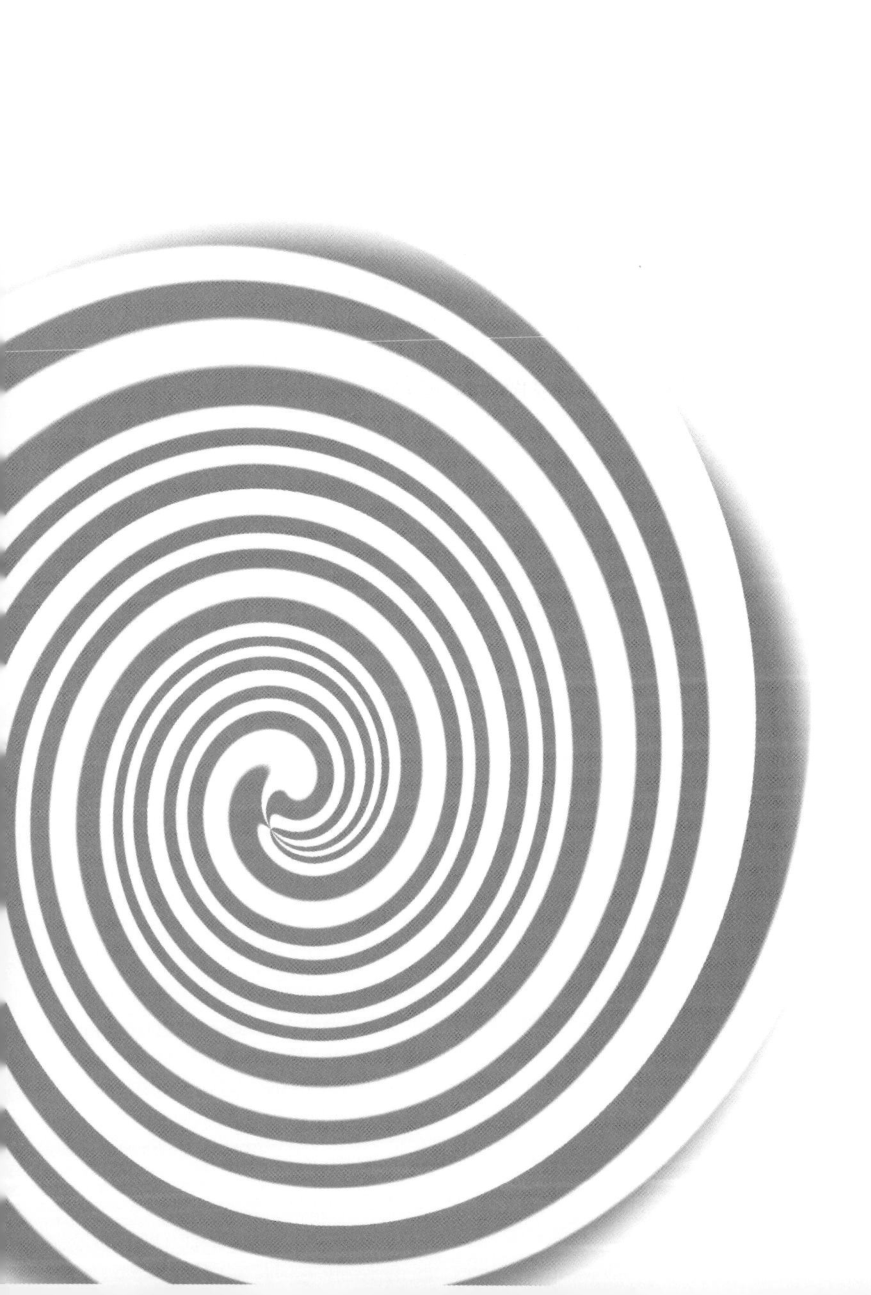

TEIL II: Die Theorien

Geheimnisvoll am lichten Tag
Lässt sich Natur des Schleiers nicht berauben,
Und was sie Deinem Geist nicht offenbaren mag,
Das zwingst Du ihr nicht ab mit Hebeln
und mit Schrauben.
Johann Wolfgang von Goethe, Faust I

1. Seelische und körperliche Grundlagen der Hypnose – biologische, psychologische, neue naturwissenschaftliche und geisteswissenschaftliche Erklärungsmodelle

Obwohl in den letzten Jahren sowohl von Seiten der Gehirnforschung als auch der Tiefenpsychologie und neuer übergreifender Denkansätze aus Natur- und Geisteswissenschaft einige beachtenswerte Beiträge zur Erklärung des Phänomens Hypnose erfolgten, bleibt vieles offen. Wie für alle Wissensgebiete gilt hier im besonderen Maße, dass die Landkarte (das Erklärungsmodell) nicht mit dem Land verwechselt werden darf. Jedes Modell kann nichts anderes sein als die Beschreibung einander stützender Beobachtungen im Zusammenhang mit dem zu erforschenden Grundphänomen. Dabei zeigt es sich gerade bei der Hypnose unübersehbar, dass der Beobachter und seine Voraussetzungen von seinen Beobachtungsergebnissen nicht abgetrennt werden dürfen, sondern diese sehr wohl beeinflussen, sei es im Aufbau der Versuchsanordnung oder in einer unbewussten und unbeabsichtigten, meist über unmittelbare Wechselwirkung ablaufenden bzw. außersinnlichen Steuerung des Versuchsablaufes. Diese erfolgt durch die »direkte Übertragung« der (auch unbewussten) Ergebniserwartung des Versuchsleiters auf seine Versuchspersonen oder -tiere[1] (siehe S. 176: Die vierte Kommunikationsebene).

---

1 So wurde in einem Experiment die Intelligenz von Ratten gemessen, die derselben Züchtung entstammten und nach dem Zufallsprinzip in zwei Kollektive aufgeteilt worden waren. Dem Versuchsleiter wurde jedoch mitgeteilt, dass es sich um Tiere aus zwei verschiedenen Züchtungen handele, von denen sich eine in vorangegangenen Tests als die erheblich intelligentere erwiesen habe. Die Versuchsanordnung zielte auf das Erlernen einer Hebelbedienung und war so angelegt, dass der Versuchsleiter weder auf den Lernprozess noch auf die Interpretation der erhaltenen Ergebnisse auf manuelle oder technische Art Einfluss nehmen konnte. Das Ergebnis zeigte überraschenderweise eine hoch signifikante Überlegenheit des vorgeblich intelligenteren Kollektivs. Man kann sich vorstellen, welche schwer wiegenden Folgerungen sich aus diesem Experiment mit Ratten für die weitaus komplexeren und andersartigen Bewusstseinsstrukturen und Kommunikationswege des Menschen ergeben, insbesondere für unsere teilweise sehr fragwürdigen Modelle der häuslichen Erziehung und schulischen Bildung, und welche Dramen – vor allem von Kindern mit »Lernproblemen« – sich vor diesem Hintergrund erahnen lassen. Aus der Sicht der Hypnoseforschung hat der Versuchsleiter (oder Lehrer usw.) eine Art Leittierfunktion, die als Schlüsselreiz ein Programm des »Säugetierhirns« – und

Demnach muss eine absolut objektive Naturwissenschaft auf Grund des Aufbaus dieser Welt für immer eine Illusion bleiben. Es wird deshalb in diesem Kapitel auf Versuche, die allzu eng im Trend einer pseudo-objektiven Psycho-Laborforschung liegen und dem genannten Erfordernis nicht genügen, nicht weiter eingegangen. Jedoch sind Erklärungsmodelle aus allen wesentlichen Bereichen angeführt, um eine »einkreisende« Annäherung zu ermöglichen. So kann sich jeder Leser selbst eine Verständnisstruktur ausbilden, die eine Grundlage für seinen verantwortungsvollen und erfolgreichen Umgang mit der Hypnose ist.

Geschichtliche Hypothesen

Die geschichtlichen Hypothesen zur Hypnose sind insoweit auch heute von besonderem Interesse, als in ihnen noch nicht die mechanistischen Ausgrenzungen wirksam sind, wie sie auch an der Wende zum 3. Jahrtausend unserer Zeitrechnung immer noch oft vorgenommen werden. Übersetzt man die alten Aussagen in die moderne Sprache, zeigen sie oft eine erstaunliche Aktualität und Übereinstimmung mit den neuesten naturwissenschaftlichen Ergebnissen.

Magische Theorien

Die magischen Erklärungsversuche gehen von einem Weltmodell aus, in dem alles in untrennbarer Verbindung miteinander steht und damit auch den einfachsten Existenzformen eine Art Beseelung innewohnt. Diese Verbindung wird nicht nur über die bekannten Kommunikationskanäle (z. B. die sinnliche Wahrnehmung) angenommen, sondern auf einer höheren Stufe, die unter Umgehung der Sinnesorgane auch eine unmittelbare Wechselwirkung zulässt und meist als »feinstofflich« bezeichnet wird. In der neueren Physik würde diese Stufe beispielsweise Schwingungsfeldern entsprechen, die interferieren (sich überlagern und wechselwirken) oder mehr noch der räumlich und zeitlich unabhängigen Koppelung des Verhaltens zwischen einem Teilchen und seinem Antiteilchen in einem Quantensystem.

So wurden im Mittelalter häufig Behandlungen an einem Blutstropfen, an Haaren, Exkrementen usw. des Patienten in dessen Abwesenheit vorgenommen bzw. übersandte der Therapeut eine von ihm entsprechend magisch im-

---

damit einer tiefen hypnotischen Bewusstseinsebene – aktiviert. Er weist somit über unbewusste direkte Kommunikationskanäle den »Herdenangehörigen« ihren Rang, ihre Fähigkeiten und auch ihre Grenzen zu (s. z. B. Waal 1997, 117ff.).

ALTERIVS NONSIT QVI SVVS ESSE POTEST
EFIGIES AVREOLI THEOPHRASTI AB HOHEN-
HEIM SVE AETATIS 47
OMNE DONVM PERFECTVM A DEO
INPERFECTVM A DIABOLO

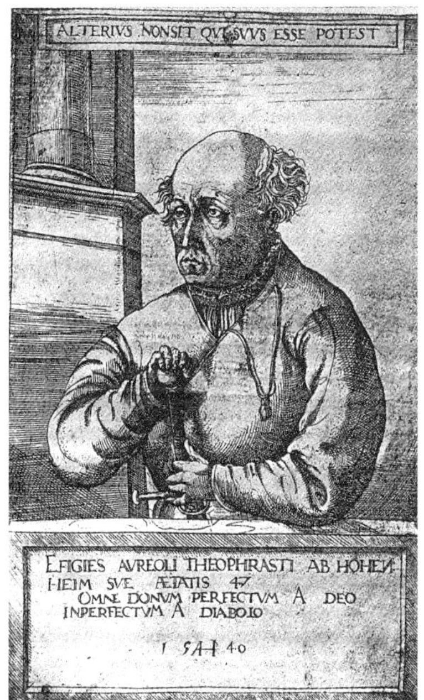

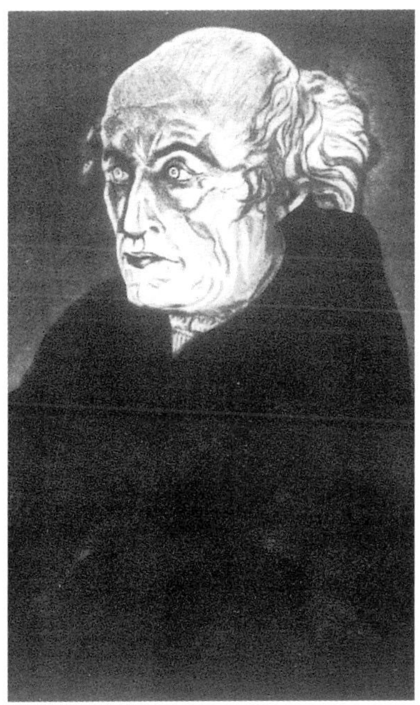

Abb. 11: Philippus Aureolus Theophrastus Bombastus von HOHENHEIM, genannt PARACELSUS (1493-1541) war Zeit seines relativ kurzen, aber bewegten und bewegenden Lebens seinem Wahlspruch treu: »Alterius non sit qui suus esse potest « (»Niemand soll Knecht eines andren sein, der selbst sich Herr sein kann, allein.«) Fußend auf den alten alchemistischen Lehren, die den Menschen als Sinnbild des Kosmos und seine Aufgabe in der Entwicklung zur Vollendung hin sahen, postulierte er eine ganzheitliche Medizin, die Körper, Seele und Geist einbeziehen will. »Ihr sollt den Geist behandeln, der da krank liegt!«, forderte er seine Zeitgenossen auf und tat dies selbst durch das »Medium des Schlafes«, kannte also auch schon die Hypnose. C.G. JUNG betrachtete ihn als »Symbol einer wichtigen Veränderung unserer Anschauung vom Wesen der Krankheit sowohl wie vom Wesen des Lebendigen überhaupt.« Sigmund FREUD war sogar der Meinung, dass PARACELSUS bereits im 16. Jahrhundert eine Theorie der Neurosentherapie aufgestellt habe, von der er sagte »Was er selbst genau darunter verstand, weiß ich nicht, aber daran, dass er recht hatte, besteht kein Zweifel!« Auf der linken Abbildung ist er ein Jahr vor seinem Tode dargestellt, mit seinem Wahlspruch und mit seinem Schwert, in dessen Knauf er stets sein Arkanum (alchemistisches »Allheilmittel«) mit sich führte. Die rechte Abbildung zeigt PARACELSUS, den Magus, als den er sich auch selbst verstand. Zwar sagt er: »Der höchste Grund der Arznei ist die Liebe«, doch gehören ihm Philosophie, Magie und Mystik zum Rüstzeug.

prägnierte Substanz. Der schottische Arzt William MAXWELL postuliert im 17. Jahrhundert: »Die Seele ist nicht allein in dem eigenen sichtbaren Körper, sondern auch außerhalb des Körpers, und wird von keinem organischen

Körper begränzt.« Und: »Von jedem Körper strömen körperliche Strahlen aus, in welchen die Seele durch ihre Gegenwart wirkt und denselben Kraft und Wirkungsfähigkeit verleiht. Es sind aber diese Strahlen nicht blos körperlich, sondern auch von verschiedenen Theilen.« In der aktuellen biophysikalischen Forschung (F. A. POPP) sind solche Strahlen nachgewiesen und werden als Biophotonen bezeichnet. Ähnliche Aussagen sind bereits von PARACELSUS und noch früheren Autoren bekannt. Die Hypnose und ihre Wirkungen sind aus der Sicht dieses Weltbildes in erster Linie derartigen seelischen Kräften zuzuschreiben, die sich über den »allgemeinen Geist« ausbreiten. Das Wissen um diese Zusammenhänge bezeichnet MAXWELL als »ein großes Geheimnis der Magie«. In der hypnotischen Kommunikation (Teil II, Kapitel 2) scheinen Vorgänge, die früher als magisch bezeichnet wurden, beteiligt zu sein.

Fluidum- und Wellentheorie

Im Jahre 1776 stellte der deutsche Arzt Franz Anton MESMER seine 27 Thesen über den Magnetismus animalis auf. Um dem, was für unseren Zusammenhang wichtig ist, besser folgen zu können, seien hier einige Passagen wiedergegeben.

»Der natürliche Magnetismus ist also jenes allumfassende Gesetz, wonach alles, was da ist, sich im Verhältnis gegenseitigem und allgemeinen Einflusses befindet. Dieser Einfluss bewirkt sich mittels eingehender und ausgehender Ströme einer feinen Flut [Strahlung/Wellen] ... Dieser Ton der Bewegung kann allen organisierten Substanzen mitgeteilt werden, den Tieren, den Bäumen, den Pflanzen, den Steinen, dem Sand, dem Wasser... auf alle Entfernungen und auf alle Größen hin, selbst der Sonne und dem Monde usw. ... Die wirkliche Mitteilung bewirkt sich durch die unmittelbare oder mittelbare Berührung mit einem magnetisierten Körper, sodass durch die bloße Richtung der Hand ... und Mittelkörper jedweder Art, selbst durch Blicke, der bloße Wille dazu hinreichen kann.«

A. SCHOPENHAUER sagte dazu: »Frägt man, welches der Weg der magischen Wirkung, dergleichen uns in der sympathetischen Kur wie auch in dem Einfluss des entfernten Magnetiseurs gegeben ist, sei, so sage ich: ›Es ist der Weg, den das Insekt zurücklegt, das hier stirbt und aus jedem Ei, welches überwintert hat, wieder in voller Lebendigkeit hervorgeht [...] Es ist der Weg durch das Ding an sich. Wir nun aber wissen aus meiner Philosophie, dass dieses Ding an sich, also auch das innere Wesen des Menschen, sein Wille ist und dass der ganze Organismus eines jeden, wie er sich empirisch darstellt, bloß die Objektivation desselben, näher, das im Gehirn entstehende Bild dieses seines Willens ist. Der Wille als Ding an sich liegt aber außerhalb des Principii individuationis (Zeit und Raum), durch welches die Individuen gesondert sind: die durch dasselbe entstehenden Schranken sind also für ihn nicht da.« Wir werden im Absatz über die neuen naturwissenschaftlichen Modelle sehen, dass der von SCHOPENHAUER beschriebene »Wille an sich« einige Parallelen zu den von R. SHELDRAKE in jüngster Zeit postulierten »morphogenetischen Feldern« aufweist.

Doch weiter F. A. MESMER: »Magnetisieren endlich ist nichts anderes als mittelbar oder unmittelbar die tonische Bewegung der feinen Flut, mit der die Nervensubstanz geschwängert ist, mitteilen.« Der Somnambulismus, wie damals der tiefe Hypnosezustand benannt wurde, zeigt sich nach ihm verstärkt »bei magnetisierten Personen, weil der Magnetismus bei diesen eine tonische Bewegung bestimmt, von welcher alle Teile des Körpers durchdrungen, seine Nerven belebt werden... und in stets neu erfrischte Bewegung gesetzt werden [...] Die Ursache aller Krankheiten [ist] eine Stockung der Zirkulation [...] in einem Teile, welcher sich gemeiniglich durch eine leichte, im Innern der Hand wahrgenommene Wärme bemerkbar macht.« Er betrachtet den Magnetismus »als das Einzige und allgemeine Mittel, Krankheiten vorzubeugen und sie zu heilen, wenn anders der Heilung keine absolute Unmöglichkeit entgegensteht«. Um seine Heilkräfte möglichst rationell einzusetzen, vielleicht auch mit der mehr oder weniger bewussten Absicht, die »psychische Ansteckung« beim Gruppenerlebnis zu nutzen, behandelte er kaum noch den einzelnen Patienten, sondern magnetisierte das so genannte »Baquet« (Kübel), das ein Becken, ein See, ein Baum usw. sein konnte, der dann mittels einem Seil, Eisenstab oder anderen Gegenständen mit den Patienten verbunden wurde. Er gibt hierzu folgende Anleitung: »Man magnetisiert einen Baum, indem man in einer geringen Entfernung mit den ausgebreiteten Armen und Fingern eine Richtung nimmt, wie wenn man nach und nach dieses Feuer darauf ausgießen wollte, und zwar von dem Gipfel anfangend, den Zweigen herunter folgend; dieses Verfahren wiederholt man mehrere Male von oben nach unten in der Absicht, den Baum durchaus mit dem Magnetismus zu entzünden. Sodann befestigt man ein Seil daran, um sich seiner wie eines Behältnisses für die um diesen gemeinschaftlichen Herd herumsitzenden und das Gesicht ihm zukehrenden Kranken zu bedienen.« Ähnlich wie bei der Magnetisierung des Baumes verfuhr er auch bei der Magnetisierung von Kranken.

MESMER setzte bei seinen Krankenbehandlungen auch schon die Musiktherapie ein. Wie zeitgenössischen Berichten zu entnehmen ist, u. a. einem Brief von MOZARTs Vater, spielte er virtuos auf der Glasharmonika. Die seltsamen Klänge dieses Instruments, die Christian SCHUBART als melancholische, hohle, zur tiefsten Schwermut einladende Töne beschreibt, vermengten sich mit dem Schreien und Stöhnen der um das Baquet herumsitzenden Kranken. Sicher ist die Musik der Glasharmonika als akustische Einleitung für die somnambule Umschaltung zu bewerten. Allerdings zeigen neuere Erfahrungen mit der Musiktherapie, dass bestimmte musikalische Tonfolgen und auch einzelne Töne im Sinne einer kosmischen Entsprechungslehre eine weit reichende Wirkung haben können. Hier ist der Ton eine Art feinstofflicher Vermittler der heilsamen Schwingung, die im Heilmagnetismus und in der Hypnose noch unmittelbarer übertragen wird.

Einer der bekanntesten magnetischen Behandler war der schwäbische Arzt und Dichter Justinus KERNER (1786-1862), der durch die Buchveröffentlichung der Behandlungsgeschichte seiner Patientin Friederike HAUFFE, der »Seherin von Prevorst«, gewaltiges Aufsehen erregte.

Auch der zunächst gegen F. A. MESMERS Fluidumtheorie eingestellte Hypnosepionier A. A. LIEBEAULT bekehrte sich nach langer Praxis zu der Annahme, dass bei der hypnotischen Behandlung auch eine »direkte nervliche Wirkung von Mensch zu Mensch« beteiligt sein müsse.

In jüngerer Zeit setzte sich u. a. Heinrich BICK wieder für die Theorien MESMERS ein. Er sah die Hypnose als Kombination von elektromagnetischer Kraftausstrahlung (Wellentheorie) und Suggestion durch den Hypnotherapeuten. BICK ging von der Tatsache aus, dass die menschlichen Zellen eine Spannung von 70 bis 90 Millivolt aufweisen. Dadurch bildet der menschliche Körper ein entsprechendes elektromagnetisches Kraftfeld und sendet ständig Wellen aus (siehe auch die Odlehre des Freiherrn von REICHENBACH und die Forschungen von P. L. GULIAJEW). Nach BICK findet die hypnotische Suggestion unter anderem über diese Wellen statt und wird erleichtert, wenn der Hypnotisator als Sender in der Lage ist, seine Frequenz intuitiv auf die des Hypnotisanden als Empfänger abzustimmen. Anknüpfend an die mesmersche und reichenbachsche Lehre erklärt er mit der vorhandenen oder fehlenden Übereinstimmung dieser Wellen bei zwei Menschen die Empfindungen von Sympathie und Antipathie. Als Beispiel, wie sich diese Wellenwirkung im täglichen Leben bemerkbar machen kann, weist er darauf hin, dass man spürt, wenn man längere Zeit (auch von hinten) angesehen wird. Es findet dabei eine Frequenzabstimmung des Beobachters auf den Beobachteten statt, sodass dieser als Empfänger schließlich die Impulse wahrnimmt. BICK macht in diesem Zusammenhang auch auf das »Radarsystem« der Fledermaus aufmerksam. Wie wir heute aus der Entwicklungsgeschichte des menschlichen Gehirns wissen, sind letztlich alle Sinnesfähigkeiten und Anlagen aus gemeinsamen, den Bedürfnissen (Suggestionen) der Umwelt verschieden angepassten Ursprüngen entstanden. Daher sind sich die verschiedenen Entwicklungsstufen und -formen nicht grundsätzlich so fremd, dass sie einander nicht in ihren Urstufen enthalten würden. Deutlich kommt diese Tatsache in der Metamorphose des Embryos zum Vorschein, der die evolutionären Stufen seiner Artentwicklung als ein und dasselbe Wesen im Geschwindschritt nochmals zu durchlaufen scheint (haeckelsches biogenetisches Grundgesetz).

Eine Spur des hypnotischen »Fluidums« wurde auch bei Versuchen des Schweden ALRUTZ gefunden, der bewies, dass die menschliche Hand, abgesehen von der normalen Körperwärme, eine Ausstrahlung hat, die in der Lage ist, durch wärmeisolierende Abschirmungen hindurch (Glas, Metall), eine Einwirkung auf Nerven lebender Organismen auszuüben. Es wurden dabei an einer hypnotisierten Versuchsperson, deren Kopf durch einen schwarzen Sack und deren Arme durch Glas- oder Metallzylinder abgeschirmt waren, durch Annäherung bzw. Richtung der Hand des Hypnotisators auf bestimmte Nervenpunkte an den Armen der Versuchsperson die entsprechenden anatomisch-physiologischen Reflexe an der Hand derselben ausgelöst. Die Art dieser Reflexe war in diesen Versuchen weder der Versuchsperson noch dem Hypnotisator bekannt.

Ebenfalls der Wellentheorie zuzuordnen sind die neuesten Forschungen von F.A. POPP, der mit den »Biophotonen« eine Strahlung gefunden hat,

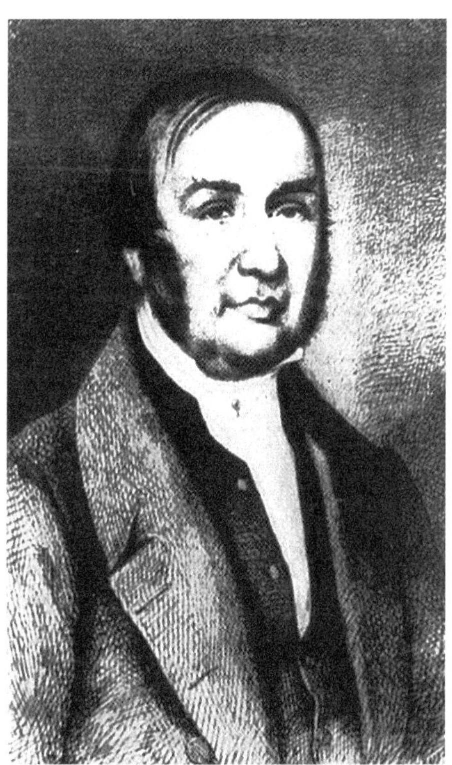

Abb. 12: James BRAID (1795–1860), englischer Chirurg und Schöpfer der Bezeichnung Hynose. Er »erfand« die Augenfixation neu (zuerst mittels einer Kerze) und verwendete die Hypnose hauptsächlich zur Anästhesie. (Britisches Museum, London)

die von fast allen lebenden Organismen ausgeht und aus den Händen einiger Heiler verstärkt nachgewiesen werden konnte (siehe unten: Neue naturwissenschaftliche Modelle). Magnetismus und Hypnose sind auch über entwicklungsgeschichtliche und seelische Prozesse verwandt und ihr gemeinsamer Einsatz in der Therapie kann sehr viel mehr bewirken als ein Verfahren jeweils für sich (siehe Teil V, Kapitel 3).

Suggestionstheorie

Die Suggestionstheorie geht davon aus, dass der Hypnosezustand und seine Resultate durch suggestive Einflussnahme eines Menschen auf einen anderen (bzw. mehrere andere) zu Stande kämen. Damit ist allerdings noch wenig über die Art und Wirkungsweise dieser Einflussnahme gesagt, und wir werden sehen, dass sich eine reine Suggestionstheorie heute nicht mehr halten lässt. Sie wurde von J. Brandis und Abbé de Faria (er selbst nannte sich Brahmine Faria) um 1814 begründet und von James Braid durch die Entdeckung von Elementen der Autosuggestion um 1843 weiter ausgebaut. Braid ist auch Schöpfer der Bezeichnung »Hypnose«. Als Chirurg setzte er die Hypnose hauptsächlich zur Narkotisierung ein, für die damals noch keine Chemonarkotika zur Verfügung standen. Bis dahin waren die zu operierenden Patienten, wenn überhaupt, meist mit Alkohol und daraufhin Schlagen des Kopfes auf den Fußboden »narkotisiert« worden.

Dieses medizinische Einsatzgebiet der wieder entdeckten Hypnose fiel aber mit der Anwendung des Chloroforms zur Narkose (seit 1848) bald wieder weg, wodurch die Hypnose für fast zwanzig Jahre wiederum in der Versenkung verschwand.

Der Freud-Lehrer J.M. Charcot aus Paris war einer der wichtigsten Wegbereiter dafür, dass die heilkundliche Anwendung der Hypnose wieder im größeren Umfang aufgegriffen wurde. Er hatte zunächst das Dogma aufgestellt, dass die Hypnose eine an Hysterischen experimentell erzeugte Geisteskrankheit sei. Im Gegensatz dazu entwickelten A. A. Liebeault und H. Bernheim (die so genannte erste Schule von Nancy) um 1866 die in den wesentlichen Grundzügen noch immer akzeptierten Thesen der Suggestionstheorie. Bernheim stellte 1884 den auch heute noch gültigen Satz auf: »Jeder geistig Gesunde ist hypnotisierbar« und trat der Ansicht Charcots, dass Hypnose ein besonderer hysterischer Zustand wäre, scharf entgegen. Etwas später postulierte A. Forel: »Suggestion ist die Erzeugung einer dynamischen Veränderung am Nervensystem des Menschen durch einen anderen Menschen mittels Hervorrufung einer bewussten oder unbewussten Vorstellung, dass jene Veränderung stattfindet oder bereits stattgefunden hat oder stattfinden wird.« E. Kindborg ging noch weiter, indem er jede geistige Einwirkung eines Menschen auf einen anderen (auch nicht angenommene) als Suggestion bezeichnete. Auch Experimente mit tierischen Hypnosen fanden statt, sie wurden größtenteils als Totstellreflexe bewertet und werden heute meistens weder als Suggestion noch als Hypnose angesehen. Ob man diese Ansicht teilen will, hängt wohl in erster Linie davon ab, wie weit man den Suggestionsbegriff fasst. Jedenfalls haben wir in der so genannten Schreckhypnose eine menschliche Parallele zum Totstellreflex, und es scheint hier wie da die Hervorrufung eines eingeprägten Kleinhirnverhaltensmusters am Zustandekommen der Erscheinung beteiligt zu sein.

Der Apotheker E. Coue führte gegen Ende des 19. Jahrhunderts erstmals die Autosuggestion planmäßig und im großen Stil zur Behandlung von Kranken ein, nachdem er erkannt hatte, dass bei einem Widerstreit zwischen Wille und Vorstellung immer der Wille unterliegt. Sein Leitsatz »Mir geht es von Tag zu Tag immer besser« hat seine Gültigkeit bis heute behalten.

Spätere Forscher, unter ihnen A. Möbius, O. Vogt, I. P. Pawlow, M. Nonne und viele andere mehr, haben dann die Theorien und die Anwendung der Hypnose, vorwiegend auf der Basis der Suggestionstheorie, weiter ausgebaut. Die Grenzen der Suggestionstheorie überschritt allerdings bereits Freiherr von Schrenck-Notzing, der zu Anfang des 20. Jahrhunderts mit hypnotisierten Medien experimentierte und Materialisationsphänomene erzielte. Ebenso erbrachte L. Wassiliew bereits um 1930 unbestreitbar positive Resultate bei seinen telepathischen Hypnosen.

Wiederum auf dem Boden der Suggestionstheorie stellte J. H. Schultz 1932 die inzwischen weltweit erfolgreich geübte Selbsthypnosemethode des »Autogenen Trainings« vor. E. Kretschmer entwickelte um 1946 in der »Gestuften Aktivhypnose« die erste konsequente Verbindung von auto- und heterohypnotischen Verfahren zu Heilzwecken; diese Methode wurde von D. Langen weiterentwickelt.

Die meisten der heute gängigen, überwiegend verhaltenstherapeutisch orientierten Hypnoseverfahren, wie z. B. das »Neurolinguistische Programmieren« (NLP), sind immer noch an der Suggestionstheorie ausgerichtet.

Eine integrative Hypnoseforschung kann die Suggestionstheorie nur insoweit bestätigen, als ihre Beschreibungen in der Regel korrekte Beobachtungen wiedergeben. Allerdings gibt es einige Phänomene, und zwar die für die Hypnose wesentlichsten, die mit diesen Beschreibungen nicht erfasst und schon gar nicht erklärt werden können, selbst wenn der Begriff »Suggestion« sehr weit ausgelegt wird. Auch können Hypnosen sehr wohl ohne Suggestion eingeleitet werden und ist die Anwendung von Suggestionen nicht an das Vorhandensein einer Hypnose gebunden. Die Suggestionstheorie ist deshalb als Erklärungsmodell für das Zustandekommen und den Ablauf einer Hypnose wenig hilfreich.

Stand der heutigen Hypnoseforschung

In den folgenden Abschnitten sollen zunächst die wichtigsten bekannten hypnoserelevanten physiologischen Vorgänge im Nervensystem und die hier belangvollen Ergebnisse der Gehirnentwicklungsforschung vorgestellt werden. Sie werden dann mit den in Hypnose beobachtbaren seelischen und körperlichen Phänomenen und den tiefenpsychologischen Erklärungshypothesen in Bezug gesetzt. Die relevanten Beiträge der neuen naturwissenschaftlichen Richtungen, die Besonderheiten der hypnotischen Kommunikation (Teil II, Kapitel 2) und die Aussagen der Geisteswissenschaft (Kapitel 6) führen zusätzliche Gesichtspunkte ein, um schließlich einen ganzheitlichen Erklärungsansatz der Hypnose (Teil II, Kapitel 4) zu begründen.

Biologische Grundlagen

Aufbau und Funktion des Zentralnervensystems

Die folgenden kurzen Hinweise zum Aufbau und den Funktionen des Nervensystems sollen vor allem dem Nichtfachmann das Verstehen der bisher erforschten biologischen Wirkungsebenen hypnotischer Prozesse erleichtern. Für detaillierte Darstellungen wird aus Platzgründen auf die spezielle Fachliteratur verwiesen.

Das Nervensystem erfüllt zusammen mit den Sinnesorganen die Aufgabe des Empfangs (bzw. der Wahrnehmung) von Reizen, ihrer Weiterleitung, Verarbeitung sowie die Steuerung ihrer Beantwortung. Die Sinnesorgane mit Rezeptoren an der Körperoberfläche (Tast-, Wärme-, Gehör-, Gesicht-, Geruch- und Geschmacksinn) empfangen Reize aus der Umwelt und leiten sie weiter. Die Empfindungsapparate im Körperinneren (z. B. Gleichgewicht, Bewegung, Rezeptoren für Spannung, Tiefensensibilität usw.) vermitteln die für die Körperorientierung erforderlichen Reize.

Die »Schaltzentrale« für die Wahrnehmung und Verarbeitung bzw. Beantwortung aller Reize ist das Zentralnervensystem (Gehirn und Rückenmark). Die von den Reizrezeptoren zu ihm hinführenden Nerven (zentripetale N.) werden sensibel (empfindend) genannt, die von ihm wegführenden Nerven (zentrifugale N.) steuern die antwortende Muskulatur und werden deshalb motorisch genannt.

Die Lebensfunktionen der Organsysteme unterstehen einem eigenen, dem autonomen Nervensystem, das dem Bewusstsein und dem Einfluss des Willens überwiegend entzogen ist. Das autonome Nervensystem gliedert sich in zwei polare Teilsysteme, die in rhythmischer Abfolge einwirken, dem mehr aktivierenden »sympathischen« Teil (Tätigkeit, Stoffwechselabbau) und dem mehr hemmenden »parasympathischen« Teil (Erholung, Stoffwechselaufbau). In Hypnose sind die Funktionen des autonomen Nervensystems weit gehend beeinflussbar.

Die Nerven leiten die Reizimpulse ähnlich wie Elektrokabel weiter. Von Nervenzelle (Neuron) zu Nervenzelle springen die Impulse an den Kontaktstellen (Synapsen) über. Die Überleitung wird durch Überträgersubstanzen (Neurotransmitter), die in den Nervenzellen erzeugt werden und gespeichert sind, gesteuert. Unter den Neurotransmittern gibt es die Überleitung hemmende und fördernde Substanzen, z. B. Acetylcholin, Adrenalin, Noradrenalin, Serotonin und Dopamin. Die körpereigene Herstellung und Bereitstellung der Neurotransmitter ist ebenfalls in Hypnose beeinflussbar.

Die an den Wahrnehmungsfunktionen, an der Gedächtnisbildung, an den Denkfunktionen usw. beteiligten Nervenzellen sind durch viele Ausläufer (Dendriten) derart untereinander »verschaltet«, dass fast alle wesentlichen Informationen eines Individuums miteinander kommunizieren.

Auch auf dieser Ebene greift die Hypnose. Wie HALAMA und BIELER (2004) mittels SPECT (Single Foton Emission Computerized Tomography) nachwiesen, kann sogar die Neuronenneubildung (Neuroneogenese) über die Hypnose angeregt werden, was z. B. bei der Behandlung von Angststörungen sehr bedeutsam ist. In ihrer Studie wurde auch gezeigt, dass über die Hypnose endogene Transmitter stimuliert werden und die Synapsenplastizität (Ansprechbarkeit der neuronalen Schaltstellen) erhöht werden kann, indem z. B. die Bindungskapazität der Benzodiazepinrezeptoren zunimmt. Die Angstengramme werden demnach über die Hypnose sogar auf der molekularen Ebene verändert. HALAMA konnte noch bei über 80-Jährigen diesbezügliche Erfolge erzielen.

Bei anderen neuen Forschungen wurden mittels der PET (Positronen-Emissions-Tomographie) und der fMRT (funktionellen Magnetresonanztomographie) Lernprozesse unter Hypnose – gelernt wurden Bild-Wort-Paare – in Korrelation zu plastischen Veränderungen im menschlichen Gehirn gebracht. Unter Hypnose zeigten sich gegenüber dem »Wachzustand« zusätzliche occipitale und verstärkte präfrontale Aktivierungen (HALSBAND 2005).

Im Occipitalhirn sitzt das Sehzentrum, der präfrontale Hirnbereich ist mit dem limbischen System verbunden und hat ebenfalls ein Augenfeld, das – wie das gesamte limbische System – philogenetisch älter ist als die Hirnrinde, sodass meine im folgenden Abschnitt entwickelte Theorie über die Hypnose als Bewusstseinsebene der evolutionär älteren Gehirnbereiche gestützt wird. Ebenso zeigt sich in dieser Forschung eine interessante Verbindung älterer mit neueren Strukturen der Sehbereiche, was ein Beispiel ist für die Möglichkeit der integrativen Zusammenschau verschiedener Wahrnehmungs- und Prägungsinhalte in der therapeutischen Hypnose.

Die in Bezug auf die Hypnose besonders wichtigen Teilbereiche des Zentralnervenystems sind im nächsten Abschnitt angeführt.

Biologische Evolution des Gehirns und Bedeutung für die Bewusstseinsentwicklung und die hypnotischen Bewusstseinszustände

Der entwicklungsgeschichtliche Aufbau der einzelnen Teilbereiche des Zentralnervensystems lässt sowohl für die gesamte Bewusstseinsentwicklung – insbesondere für das Verständnis der hypnotischen Phänomene und Prozesse – als auch für die Psychologie allgemein wichtige Schlüsse zu. Die so genannte Rekapitulationstheorie von E. HAECKEL besagt nämlich, dass sich in der Entwicklung jedes einzelnen Wesens (Ontogenese) die Stufen wiederholen, die seine stammesgeschichtliche Entwicklung (Phylogenese) durchlaufen hat. Im körperlichen Bereich zeigt die Gehirnentwicklung beim menschlichen Embryo tatsächlich ähnliche Phasen, wie sie als evolutionäre Entwicklung des Gehirns unten geschildert sind. Wie ich noch darlegen werde, spricht einiges dafür, dass die Rekapitulationstheorie von HAECKEL auch für den seelischen Bereich gilt.

Die frühesten Formen von Nervensystemen waren faden- oder schlauchförmige Gebilde, wie z. B. beim Wurm. Beim Menschen entspricht diesem ältesten Teil des Nervensystems das *Rückenmark*. Das Rückenmark kann auf Grund der von ihm empfangenen sensiblen Impulse direkt motorische Reaktionen der entsprechenden Muskelgruppen veranlassen.

Im zweiten Entwicklungsschritt bildete sich, vermutlich vor etwa 500 Millionen Jahren, am oberen Ende des Rückenmarks der *Hirnstamm* aus, mit ihm der Hypothalamus und das Kleinhirn. Dieser Gehirnbereich ist zuständig für die meisten nicht direkt vom Rückenmark gesteuerten Reflexe sowie vor allem für das Instinktverhalten und für die Regelung vieler körperlicher Grundfunktionen wie Atmung, Hunger und Durst sowie Ess- bzw. Fressverhalten und Verdauung (und damit auch Aggressionsverhalten bei der Futtersuche) als auch die einfachen Formen sexuellen Verhaltens. Gehirnforscher wie P. VROON nennen diesen frühesten Gehirnbereich mit Verweis auf seine entwicklungsgeschichtliche Herkunft und seine Funktionen das »Reptilhirn«.

Um den Hirnstamm herum entstand dann vor ungefähr 200 Millionen Jahren das *limbische System*, das überwiegend ein körperlicher Träger für die Gefühle (vor allem auch Ängste) zu sein scheint und sich damit in die Steuerung einiger Organfunktionen und Verhaltensbereiche, wie z. B. der Sexualität, modifizierend einklinkt. Außerdem hat es bereits kompliziertere Programme für die Verarbeitung von Wahrnehmungen gespeichert. Das limbische System wird in der entwicklungsgeschichtlichen Terminologie als »Säugetierhirn« bezeichnet.

Das *Großhirn* (Gehirnrinde), als jüngster Entwicklungsschritt, begann sich bald darauf auszubilden. Mit dem Auftreten des Frühmenschen vor etwa 2 Millionen Jahren beschleunigte sich seine Entwicklung. Die rasanteste Wachstumsphase durchlief es nach den derzeitigen Annahmen der Biologie allerdings erst sehr viel später, nämlich mit einer geradezu sprunghaften Ausformung des *Neocortex* (neue Hirnrinde inkl. Stirnlappen) vor etwa 100.000 Jahren und dem Beginn der Entwicklung zur Linkshirndominanz vor etwa 30.000 Jahren. Das Großhirn ist unter anderem körperlicher Träger der bewussten Sinneswahrnehmungen und der entsprechenden Motorik, des Bewusstseins überhaupt, der Sprache, des Denkens, des Gedächtnisses, der Intelligenz, der Fantasie und der Kreativität. Die beiden Hälften (Hemisphären) des Großhirns sind nur über Faserbündel (Corpus callosum) miteinander verbunden und steuern die jeweils gegenüberliegende Hälfte des Körpers (rechte Hirnhälfte linke Körperseite, linke Hirnhälfte rechte Körperseite). Erst in jüngerer Zeit wurde erkannt, dass die bei Rechtshändern meist dominante linke Hirnhälfte Träger des Ich- bzw. des reflektierenden Selbstbewusstseins und des bewussten Ausdrucks der wichtigsten rationalen Kommunikationsleistungen wie überlegtes Sprechen, Schreiben und Lesen ist. Der emotionale Sprachgebrauch, wie z. B. beim Singen, wird hingegen über die rechte Hemisphäre gesteuert. Interessant ist in diesem Zusammenhang die Tatsache, dass das Stottern meist nur beim überlegten Sprechen auftritt, selten beim Singen und auch nicht unter Hypnose, was erstens darauf hinweist, dass bereits das Singen ein Hypnoid bedingt und zweitens, dass dem Stottern eine erworbene Linkshemisphärenhemmung zu Grunde liegt. Auch wird hierdurch eine neue Annahme der Sprachforschung gestützt, dass die Sprache sehr viel älter ist als bisher vermutet, nämlich über 200.000 Jahre. Dies bedeutet wiederum, dass in der therapeutischen Hypnose eine ursprüngliche Sprache verwendet werden muss.

Insgesamt kann vereinfachend gesagt werden, dass die linke Großhirnhälfte mehr für den logisch-analytischen Bereich, wahrscheinlich auch für die bewusste Zeitwahrnehmung (serielle Verarbeitung) zuständig ist, während die rechte mehr den räumlich-ganzheitlichen (parallele Verarbeitung) und den emotionalen und kreativen Bereich steuert und wohl auch der körperliche Ort der Träume ist. Das Großhirn ist bei allen Primaten (angenommene »Vorläufer« des Menschen) und höher entwickelten Säugetieren mehr oder weniger ausgeprägt vorhanden und wird auch »Primatenhirn« genannt. Sein ausgeprägter Stirnhirn-Anbau und die erhebliche Volumenzunahme des Neocortex sind also die einzigen Errungenschaften, die der »moderne Mensch«, der so genannte Homo sapiens, für sich hat.

Tabelle zu den Einflussbereichen und Fähigkeiten der Großhirnhälften

LINKE GROSSHIRNHÄLFTE	RECHTE GROSSHIRNHÄLFTE
»vigilant«, bewusst ⟵ fließend	**⟶ »hypnoid«, unbewusst**
Ich- bzw. Selbst-Bewusstsein	Selbst-Gefühl
Zeitempfindung und -vorstellung	Raumempfindung und -vorstellung
Analytisches Denken, Logik	Ganzheitliches Erfassen, Fantasie
Erkennen logischer Zusammenhänge (auch unbewusst)	Erkennen von Metaphern und Symbolen
Abstraktes Denken und Verstehen	Konkretes Begreifen
Rationales Verstehen und Beurteilen	Emotionales Erfassen und Beurteilen
Logische Kommunikation und Beurteilung von Menschen	Emotionale Kommunikation (auch direkte K.) und Beurteilung von Menschen
Überlegtes Sprechen	Singen, teilweise auch Vorlesen, bestimmt den Stimmklang
Freudige Gefühle	Traurige Stimmungen
Rechtes Ohr	Linkes Ohr
Verstehen der gesprochenen Botschaft	Musikalität, Gefühl für den Stimmklang
Rechtes Auge	Linkes Auge
Erkennen abstrakter Figuren und zweidimensional dargestellter dreidimensionaler Körper	Erkennen von Gesichtern, Gestalten, Bewegungsbedeutungen
Rechter Arm und Hand	Linker Arm und Hand
Rechtes Bein und Fuß	Linkes Bein und Fuß
Feinmotorik	Grobmotorik, Gestik
Erlernte Bewegungen	Ererbte Bewegungsprogramme

Die beiden Großhirnhälften mit ihren seitenspezifischen Funktionen sind durch etwa 200 Millionen Nervenfasern miteinander verbunden. Sie »wissen« also voneinander und arbeiten in vielen Bereichen zusammen. Die Unterschiede sind daher individuell verschieden stark ausgeprägt und können sich teilweise verwischen. Ein gutes Beispiel für das Ineinandergreifen der Hirnhälften ist die Sprache. Diesbezüglichen Untersuchungen zufolge hängt die Wirkung einer Rede nur zu 20 – 30% von ihrem logischen Inhalt ab (links), überwiegend jedoch von ihrer nonverbalen Übermittlung durch Gestik und Stimmklang (rechts); außerdem spielt dabei vermutlich auch die »direkte Übertragung« der inneren Überzeugung des Redners eine Rolle, die noch tiefere Gehirnbereiche anspricht (s. Teil II, Kapitel 2, Die Kommunikation im hypnotischen Bewusstseinszustand).

Die rechte Hemisphäre entwickelt sich im Mutterleib schneller als die linke, was ein wichtiger Hinweis auf ihre frühere Funktionsfähigkeit ist. Das heißt auch, dass die während dieser Zeit empfangenen prägenden Reize verstärkt das rechte Hirn, also eine hypnotische Bewusstseinsebene, betreffen. Um diese und die tieferen Ebenen therapeutisch zu erreichen, ist daher logischerweise die Hypnose unumgänglich.

Zu beachten ist, dass vieles, was als bewusste »vigilante« und rational-logische Wahrnehmung, Entscheidung oder Handlung der linken Hemisphäre erscheint und erlebt

wird, tatsächlich seine unbewussten Quellen in den verborgenen emotionalen Bedürfnissen und Urteilsprozessen der rechten Hemisphäre hat. Die Zusammenarbeit der Hemisphären wird demnach überwiegend von der unbewussten (und hypnoiden) rechten dominiert; das gilt in der Regel insbesondere auch für Menschen, die sich selbst als ausnehmend »rational« einschätzen.
Sehr wichtig ist für das Verständnis der Gehirnlateralität und ihrer Bedeutung für die Hypnose und das menschliche Bewusstsein überhaupt, dass die noch älteren, tieferen Gehirnebenen nicht vergessen werden. Auch sie sind Träger hypnotischer Gehirnfunktionen, die mit ihren elementaren Bedürfnissen und Prägungen einen starken Einfluss bis hin zur scheinbar rationalen linken Hemisphäre ausüben können (siehe dazu die Tabelle zur Evolution und den Funktionen der verschiedenen Ebenen des Zentralnervensystems auf Seite 104). Diesen tieferen Quellen entstammen beispielsweise starke Ängste (z. B. Todesängste) und zugehörige Emotionen (limbisches System) sowie grundlegende Bereiche des Triebverhaltens (Hirnstamm).
Die in der neueren Literatur oft vorgenommene Bezeichnung der Hirnhälften als »rationales« (links) und »emotionales« (rechts) Gehirn ist insofern nicht ganz korrekt. Zum einen weil die Emotionen großteils eine noch tiefere Grundlage haben, zum anderen, weil erst durch die Kenntnis der Gesetzmäßigkeiten der Hypnose die Wirkungsbedingungen des Gehirns und ihre beobachtbaren Ergebnisse als ineinander verwobene Ganzheit verständlich werden.

Die Fähigkeiten der menschlichen Hirnrinde heben sich hervor durch eine besonders hohe Lernfähigkeit, die ein ganzes Leben lang anhält, während die Lernmöglichkeiten der meisten Tiere dagegen um einiges begrenzter sind. Das Tier bringt die meisten seiner Verhaltensprogramme schon im Erbmaterial mit, ohne im Laufe seines Lebens viel daran verändern zu können. Dieser Unterschied zeigt sich auch in dem bei Mensch und Tier sehr verschiedenen Verhältnis der Zeitspanne von der Zeugung bzw. Geburt bis zur Geschlechtsreife. Während der Mensch für diese Zeit des intensivsten Lernens etwa ein Sechstel seines Lebens aufwendet, ist es beim Tier nur etwa ein Zehntel bis ein Zwanzigstel.

Wir werden sehen, dass jeder wichtige Reiz, den das menschliche Nervensystem empfängt und als besonders bedeutungsvoll verarbeitet (erlernt), sich in dem riesigen Großhirn-Speicher für alles Erlernte mit anderen Inhalten verbinden kann und damit zum »konditionierten Reiz« wird, der eine gewisse Verselbstständigung erlangt, die wiederum ein Kennzeichen der Hypnose ist.

An dieser Stelle erscheint mit der Hinweis angebracht, dass alle Forschungsergebnisse zur Entwicklungsgeschichte des Gehirns und die Beschreibungen der damit zusammenhängenden leiblich-seelischen Funktionen natürlich nichts über den Urheber und den Sinn dieser Entwicklung aussagen. Die auch heute noch oft vertretene Ansicht, dass es einfache Ausleseprozesse (unter den jeweils »tüchtigsten« oder »passendsten«, durch

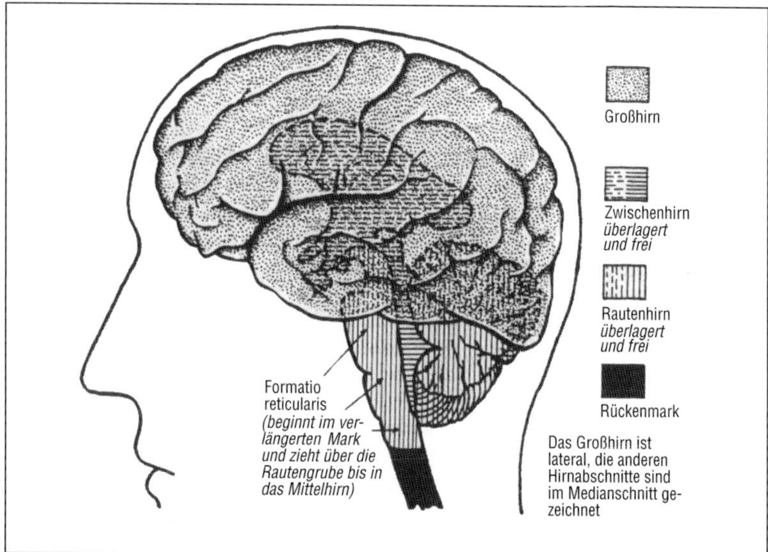

Abb. 13: Im Gehirn lagern die entwicklungsgeschichtlich jüngeren Abschnitte jeweils über den älteren. Das Stammhirn beginnt mit der Medulla oblongata (verlängertes Rückenmark) und verbindet das Rückenmark mit dem übrigen Gehirn. Es ist Teil des Rautenhirns, zu dem auch das Kleinhirn gehört. Inklusive dem Hypothalamus (Teil des limbischen Systems), der an der Steuerung von Hunger und Durst, des Endokrinums, der Sexualität, Aggressivität, Atemfrequenz und Körpertemperatur beteiligt ist, entspricht das Rautenhirn in etwa dem »Reptilhirn«; inklusive dem aufgelagerten Zwischenhirn und dem übrigen limbischen System (Thalamus, Hippokampus, Amigdalae) in etwa dem frühen »Säugetierhirn« und mit dem entwickelten Großhirn dem Primaten- bzw. Menschenhirn.

»Zufall« entstandenen Mutationen bzw. Artvariationen) seien, die die Evolution voranbringen, ist zu schlicht und eindimensional mechanistisch. Sie kann komplexe Entwicklungsstufensprünge ebenso wenig erklären wie viele offenbar vorhandene Beziehungen zwischen den Lebewesen und ist auch im Sinne der obigen Fragestellung nicht hilfreich. Geisteswissenschaftliche bzw. religiöse Denkmodelle sind deshalb nach wie vor aktuell.

Auch ist mit dem Gebundensein leiblich-seelischer Funktionen an körperliche Strukturen nichts darüber ausgesagt, ob ihnen nicht eine immaterielle raumzeitlose (ewige) »Idee« (Seele bzw. Geist-Ich) zu Grunde liegt, die sie als Gestaltung bzw. Ausdruck in der Raumzeitwelt repräsentieren.

Betrachten wir einige Konsequenzen dieser Entwicklungsgeschichte:

Wie die Gehirnforscher R.E. Ornstein und D. Sobel treffend anmerken, gleicht das Gehirn in seinem Aufbau einem Haus, das ursprünglich für eine kleine Familie gebaut und dann laufend erweitert wurde. Unter diesen Anbauten besteht aber keine so weit gehende Kommunikation, wie man das zunächst erwarten könnte. Und so kommt es, dass einige der Erweiterungen sich gegenseitig zu stören oder zu behindern scheinen.

So kann der Mensch z. B. mit seinem bewussten Willen lediglich die den oberen Schichten des Neocortex unterstehenden Funktionen beeinflussen, und auch das nur, wenn keine zu großen Widerstände aus den entwicklungsgeschichtlich älteren Gehirnbereichen entgegenstehen. Z. B. wird bei einer starken Prüfungsangst das limbische System aktiviert und dominiert dann mit seinen Programmen die Gesamtfunktion des Gehirns, d. h., die sonst im normalen wachen Tageslauf übliche Dominanz des Großhirns wird zurückgefahren. Jede Willensanstrengung zur Erinnerung an den Lernstoff ist in diesem Falle vergeblich, ja sogar kontraproduktiv, denn die Rindenbereiche des Gehirns und damit auch das dort angesiedelte Lerngedächtnis sind auf diese Weise weit gehend dem Zugriff entzogen und oft erst wieder verfügbar, wenn die Prüfungssituation und damit die Angst vorüber sind. Ähnlich beim Raucher oder Alkoholabhängigen: beide wissen genau, dass ihr Suchtverhalten ihnen schadet, aber dieses Wissen und alle diesbezüglichen Ermahnungen und Vorsätze nützen ihnen wenig, sie erstrecken sich nämlich nur auf den Regierungsbereich der linken Großhirnhälfte. Geraucht wird jedoch mit den mächtigeren Kräften der »Unterwelt«, mit den angstbesetzten Emotionen der frühen Kindheit z. B., die im limbischen System gespeichert sein können und die die Zigarette als Schnullerersatz zum »Stillen« benötigen.

In der Hypnose hingegen sind, über die Möglichkeiten des Willens hinaus, auch die Inhalte und Funktionen der älteren Gehirnbereiche zugängig und zum großen Teil steuerbar. Damit lassen sich Prüfungsängste und Süchte, wie in den obigen Beispielen, aber auch nahezu jede andere Erkrankung, die aus diesen Bereichen stammt, effektiv therapieren.

Die eingeschränkte Kommunikation der Gehirnbereiche untereinander hat jedoch auch Vorteile. Relativ unabhängig voneinander arbeitende Programme erfüllen ihre Aufgabe wesentlich schneller und sind als Ganzes weniger anfällig gegen Beschädigungen oder Störungen, wie es auch aus der Informatik bekannt ist.

Für das Verständnis der Hypnose liegt die Bedeutung der verschieden alten und hierarchisch gegliederten Hirnabschnitte nicht nur darin, dass auch die dem Willen nicht unterstehenden Entwicklungsstufen in ihr zugängig sind. Sondern es ergibt sich aus diesem wichtigen Phänomen natürlich die Frage, warum dies so ist. Die Saite eines Musikinstrumentes kann nur den Ton hervorbringen, auf den sie gestimmt ist, und auch der Ton selbst kann nur eine Saite zum Schwingen bringen, die seiner Tonhöhe entspricht.

Neue Definition der Hypnose nach Meinhold

Ich schlage deshalb als neue, erstmals auch anatomisch-physiologisch begründete Definition der Hypnose die folgenden sieben Sätze vor:

1. *Unter der Bezeichnung »Hypnose« bzw. »hypnotische Phänomene« werden die verschiedenen Bewusstseinsebenen bzw. psychischen Zustände und Prozesse der frühen (archaischen) Gehirnentwicklungsstufen des Menschen, mit ihren spezifischen – auch somatisch wirksamen – Programmen, Fähigkeiten und Hemmungen zusammengefasst; also alle Bewusstseins- bzw. Gehirnebenen und ihre Funktionen unterhalb der Linkshemisphärendominanz der Großhirnrinde.*
2. *Dies gilt, gemäß der Rekapitulationstheorie von HAECKEL, sowohl phylo- als auch ontogenetisch (menschheitsgeschichtlich als auch in der aktuellen Entwicklung des einzelnen Embryonen/Föten), und zwar sowohl für die biologische als auch für die kulturelle Entwicklung (in: ECCLES 2000, 283).*
3. *Demnach führt jeder Reiz zur Hypnose bzw. zu hypnotischen Bewusstseinsanteilen, der einen völligen oder partiellen Rückgriff auf phylo- und/oder ontogenetisch frühe Bewusstseinsebenen auslöst. Dies gilt, wenn der Vorgang unbewusst bleibt, »automatisch« für alle diejenigen Reize, die wesentliche Bestandteile von Reiz/Reflex-Programmen archaischer Bewusstseinsebenen und deren Funktionen sind.*
4. *Bewusste Welt- und Selbstwahrnehmung und -reflexion bestehen im normalen Tagesgeschehen nur für die Programme und Funktionen der entwicklungsgeschichtlich jüngsten Gehirnbereiche, überwiegend der linken Großhirnrindenhemisphäre. Entwicklungsgeschichtlich ältere Gehirnbereiche und ihre hypnotischen Bewusstseinsebenen und Funktionen bleiben für das normale Tagesbewusstsein üblicherweise unterschwellig, laufen unbemerkt, automatisiert und daher unbeeinflussbar ab und werden nur bei besonderer Aktivierung durch entsprechende Schlüsselreize bewusst.*
5. *Es kann jedoch angenommen werden, dass jede archaische Gehirnebene das normale – ihren Funktionsmöglichkeiten entsprechende – Tagesbewusstsein in demjenigen phylo- oder ontogenetischen Entwicklungszeitraum stellt bzw. stellte, in dem sie die jeweils »oberste« Entwicklungsstufe bildet(e).*[2]
6. *Alle Bewusstseinsebenen und Gehirnbereiche arbeiten in ständiger Wechselwirkung, wenn auch die aus den archaischen Bereichen stammenden Wechselwirkungen in der Regel unbewusst bleiben.*
7. *Die Hypnose ist »der erste Bewusstseinszustand«, zum einen weil sie die chronologisch ältesten Bewusstseinsebenen umfasst, zum anderen weil ältere Gehirnbereiche bzw. Bewusstseinsebenen, wenn sie aktiviert sind, die jüngeren dominieren.*

---

2 Diese These wird durch verschiedene Phänomene gestützt: Beobachtungen des Bewusstseins bei Angehörigen heute lebender archaischer Völker; kultur- und

»Die Hypnose« ist demnach nicht ein einheitlicher, sondern ein chamäleonartiger Bewusstseinszustand, der in Wirklichkeit mehrere verschiedene Bewusstseinsebenen umfasst, die in ihren jeweils andersartigen Phänomenen den oben beschriebenen Funktionen der entsprechenden archaischen Gehirnbereiche zugeordnet werden können.

Dies zeigt sich auch darin, dass die entwicklungsgeschichtlich jüngsten Errungenschaften des Gehirns, der Neocortex und mit ihm vor allem seine analytische Bewusstseins- und Verstandesebene (Ebene der seriellen Verarbeitung), die der dominanten linken Sphäre zugehören, überwiegend ohne Beteiligung hypnotischen Bewusstseins funktionieren.

Auch thermografische Messungen (Wärmeaufzeichnung) des Gehirns während der Hypnose stützen diese Annahme. Sie zeigen nämlich gegenüber dem nichthypnotischen Bewusstsein eine verstärkte Durchblutung der Formatio reticularis (im Hirnstamm), des limbischen Systems und der rechten Gehirnhälfte. Zusätzliche Stützung kommt von Seiten der hypnotischen Phänomene. Beispielsweise ist bekannt, dass die meisten Stotterer ohne Problem fließend singen können. In Hypnose gelingt ihnen sogar das fließende Sprechen. Die Sprache ist vom linken Hirn dominiert, das Singen vom rechten, sodass in Hypnose offenbar die Sprache nach rechts verlagert wird. Dieses Phänomen ist auch von Stotterern bekannt, deren linke Gehirnhälfte entfernt wurde: sie sind dann oft in der Lage, fließend zu sprechen.

---

sprachgeschichtliche Untersuchungen; Beobachtungen an Säuglingen und Kleinkindern; Beobachtungen an Gehirnkranken; Beobachtungen von Tieren und Primaten; vor allem aber hypnotisch induzierte Regressionen mit Erwachsenen in infantile und pränatale Lebensstufen (dies erweist auch die unerlässliche Funktion der Hypnose bei der tiefenpsychologischen Therapie aller psychischen und psychosomatischen Störungen und Erkrankungen mit einer frühen psychischen Ursache; z.T. auch Regressionen in so genannte Vorinkarnationen in frühmenschlichen und tierischen Entwicklungsstadien. Vom Autor liegen die weltweit umfangreichsten Untersuchungen zu diesem Bereich vor, sowohl an einer Einzelperson über alle seine »Erinnerungen an Vorleben«, inklusive frühester Entwicklungsstadien (MEINHOLD 1989), als auch mit über vierhundert Personen über sehr frühe Entwicklungsstadien (30.000 – 150.000 Jahre vor unserer Zeit; laufendes »Reinkarnationsforschungsprojekt Zürich«, bisher nicht veröffentlicht). Es ist für die vorliegende These gleichgültig, ob es sich bei den unter Hypnose produzierten »Erinnerungen« der Bewusstseinsqualitäten und -funktionen um genetische Übertragungen und Erinnerungen der einzelnen Zellen, um Informationen aus »morphischen Feldern« oder um von einem geistigen Ich bewahrte Erinnerungen an »Vorinkarnationen« handelt.

Ebenso sprechen die Möglichkeiten der Hypnose im Umgang mit den Verhaltensprogrammen und Steuerungsfunktionen der alten Gehirnbereiche für die angeführte These. Wie ich im Teil I ausgeführt habe, sind alle Organfunktionen, die sonst dem »Reptilhirn« oder dem »Säugetierhirn« unterstehen, in Hypnose weit gehend beeinflussbar. Auch die Muskeltätigkeit kann unbewusst und damit quasi in Hypnose gesteuert werden, und zwar über die extrapyramidal-motorischen Bahnen des Nervensystems. In Hypnose können extreme Muskelhaltungen über lange Zeit aufrechterhalten werden, ohne dass der Proband dabei Anstrengung oder Müdigkeit empfindet.

Die Möglichkeiten der Beeinflussung in Hypnose betreffen aber nicht nur die Funktionen der Organsysteme, die von den älteren Gehirnbereichen gesteuert werden, sondern auch deren Verhaltensprogramme. Alle Kriege mit ihren sinnlosen, für die direkt Beteiligten nutzlosen und der Ethik des Großhirns unvorstellbaren Gräueln können nur in einer Art Massenhypnose geführt werden, in der sich die alten Aggressionsprogramme des »Reptilhirns« dominant verselbstständigen. Viele solche Uraltverhaltensprogramme lassen sich, modern maskiert, bei genauerem Hinsehen in der heutigen Zeit wieder finden und entpuppen sich oft schon durch ihr unhinterfragtes und oft zweckloses »Abspulen«, manchmal sogar wider Einsicht und Willen, als archaische Muster mit hypnotischer Beteiligung. Dazu gehören z. B. unkontrolliertes Essverhalten, Herden- und Rudelverhalten (Orientierung der Masse am »Rudelführer« mit entsprechender Unterordnung und Kopierbedürfnis [Idole], dem Bedürfnis, in der akzeptierten Mitte zu sein, soziale Rivalitätskämpfe zu führen und die Hackordnung zu bestimmen usw.), Stammesidentifikation mit Aggressionsverhalten gegen andere (Lokalpatriotismus, Schlägertrupps bei Sportveranstaltungen usw.). In den Teilen IV und V werden entsprechende Beispiele noch näher dargelegt.

Seine gegenüber dem Tier gesteigerte neuronale Plastizität (Lern- oder Dressurfähigkeit) gibt dem Menschen ganz offenbar in sehr viel höherem Ausmaß die Möglichkeit, auch solche ursprünglichen, auf natürliche Zwecke gerichteten Verhaltensprogramme der archaischen Gehirnebenen zu unterdrücken oder zu pervertieren, je nach den Inhalten der empfangenen hypno-suggestiven sozialen Dressur bzw. Erziehung. So kann er Gräueltaten begehen, zu denen ein Tier nie fähig wäre, und dies in einer nur durch seine Werkzeuge begrenzten Exzessivität. Das Großhirn dient dann nur noch als Konstrukteur pseudologischer »Erklärungen« für rational eigentlich völlig unsinnige, ja wahnsinnige Verhaltensweisen, wie z. B. die Herstellung und Anwendung von Massenmordwaffen mit einem ungeheuren Overkill-Potenzial. Die zur »Rechtfertigung« herangezogenen hypnotisch-suggestiv antrainierten Feindbilder verhindern zugleich den Blick auf die wirklichen ermordeten Mitmenschen und reduzieren sie zu Projektions-Objekten, auf die unbewusste eigene abgelehnte (»böse«) Ich-Anteile übertragen werden (siehe auch den Abschnitt über das Unbewusste ab Seite 356). Das fehlgesteuerte Gehirn unterliegt auf diese Weise der unbewussten Illusion, dass mit der Ermordung unschuldiger Feindbild-Objekte die angstbesetzten eigenen »bösen« Ich-Anteile oder sogar »Das Böse« schlechthin aus der Welt geschafft wären – eine Illusion, die große Abschnitte der Menschheitsgeschichte bestimmt hat und heute noch bestimmt.

Man könnte sagen, dass in diesem Falle eine hypnotisch-suggestiv gesteuerte, wahnhafte Vermischung von archaischen und rezenten Gehirnfunktionsebenen und -programmen stattfindet. Und so dichtet SCHILLER zu Recht: »Jedoch der schrecklichste der Schrecken, das ist der Mensch in seinem Wahn.« (Die Glocke)

Aber auch viele positive Möglichkeiten, die mit der Übergabe der Herrschaft über das so genannte logische Wachbewusstsein an die linke Großhirnhälfte ebendiesem Wachbewusstsein verloren gingen oder vielleicht sogar der Preis des Wachbewusstseins waren (siehe die im Teil I, Kapitel 2 angeführte Opferung eines Auges durch ODIN an MIMIR zur Erlangung der Hellsicht), können in Hypnose wieder aktiviert werden. Das Auge ODINs mag als Repräsentant für die in Hypnose wieder aufgewertete rechte Gehirnhälfte mit ihren großen Möglichkeiten des ganzheitlichen und kreativen Bewusstseins (der parallelen Verarbeitungsebene) stehen. In der ganzheitlichen Betrachtung aller Seelenbereiche und damit auch aller Gehirnbereiche liegen deshalb, wie im Teil V näher ausgeführt ist, auch die großen Möglichkeiten der Hypnosetherapie. Auch die Innenschau (Kontemplation und Meditation), die Einsicht und die Kreativität können gefördert werden und sogar ein archaisches Bewusstsein, das anscheinend alle Lebewesen, vor allem die sich nahe stehenden, miteinander verbindet, kann in Hypnose aktiviert werden (siehe das Beispiel von dem Indio in Guatemala im Teil I, Kapitel 2 und im Teil II das Kapitel 2 zur Kommunikation in Hypnose).

Generell kann gesagt werden, dass die üblichen hohen ethischen Forderungen an den Menschen bestenfalls seine linke Großhirnhälfte – und die nur sehr beschränkt – erreichen. Wie wir immer wieder bei autoaggressivem Verhalten, Morden, Kriegen usw. sehen, sind die Kräfte der »Unterwelt«, d. h. hier der älteren, unteren Gehirnabschnitte stärker.

Ihre Beherrschung ist weder mit asketischer Verleugnung noch mit mönchischem Gehorsam noch mit »esoterischem« Harmoniestreben möglich, sondern nur, indem man sie in sich selbst kennen lernt und ge-

EVOLUTION UND FUNKTIONEN DER VERSCHIEDE-				
Entwicklungszeit	~ 3,8 Milliarden Jahre	~ 3,5 Milliarden Jahre	~ 1,8 Milliarden Jahre	~ 600 Millionen Jahre
Physiologische Struktur des Bewusstseins (erworbene Strukturen bleiben erhalten)	Zelluläres »Bewusstsein« der einzelnen Zelle	Zelluläres »Bewusstsein« der Zellkolonie	Zelluläres »Bewusstsein« des mehrzelligen Organismus	Erstes differenziertes Nervensystem: fadenförmiges NS (WS)
Phylogenetische Bezeichnung des ZNS	–	–	–	Filiformes (»Wurm«-) Nervensystem
Funktionen der verschiedenen Strukturen (zuvor erworbene Funktionen und Fähigkeiten bleiben jeweils erhalten und »unterlegen« die später erworbenen. Sie können durch entsprechende Stimulation Dominanz erlangen)	Empfang und Verarbeitung von Reizen gemäß der selbstorganisierenden Funktion des Systems Zelle / Welt	Empfang und Verarbeitung von Reizen gemäß der selbstorganisierenden Funktion des Systems Zell-Kolonie / Welt; Beginn der Fotosynthese	Empfang und Verarbeitung von Reizen gemäß der selbstorganisierenden Funktion des Systems Mehrzeller-Organismus / Welt; Auftreten des Zellkerns	Unmittelbare Reflexe (direkter Empfang und Beantwortung); Beginn der Sauerstoffatmung
Ebenen bzw. Zustände des Bewusstseins	**HYPNOTISCHE**			
	Erst in dieser Entwicklungsstufe tritt der Schlaf als 2. Bewusstseinsebene nach der tiefen Hypnose hinzu. Lebewesen ohne ZNS brauchen keinen Schlaf.			
	Das »emotionale BW« des limbischen Systems gehört zu den weit gehend unbewusst gesteuerten tiefen Hypnosezuständen.			
	Das »ganzheitlich-magische BW« des sich entwickelnden Großhirns ist eine Ebene eines tieferen Hypnosebewusstseins; es beinhaltet die direkte			
	Das »zirkulär-räumliche« Bewusstsein der rechten GH-Hemisphäre entspricht und rational-analytischen Bewusstsein der linken Hemisphäre unterliegen			
	Das »rationale« Vigilanzbewusstsein begann mit der verstärkten Entwicklung »Isolierung« des Vigilanz-BW mit der verstärkten Entwicklung der Temporal-			

Anmerkung: Die Entwicklungsschritte sind stark vereinfacht dargestellt. Die Zeitangaben entsprechen dem derzeit üblicherweise vertretenen Forschungsstand. Doch gibt es

NEN EBENEN DES ZENTRALNERVENSYSTEMS				
~ 500 Millionen Jahre	~ 200 Millionen Jahre	~ 100 Millionen Jahre	~ 2 Millionen – 100.000 – 30.000 Jahre	~ 30.000 J. – Neuzeit
Zentralnervensystem: Hirnstamm, Hypothalamus u. Kleinhirn	Limbisches System	Großhirn, Großhirnrinde	Ab ~ 100.000: Starkes Wachstum der GH-Rinde	Linke GH-Hemisphäre, Stirnlappen, Mandelkerne
»Reptilhirn«	»Säugetierhirn«	»Primatenhirn«	»Frühmenschliches Gehirn«	»Neumenschliches Gehirn«
Indirekte, nicht über das Rückenmark gesteuerte Reflexe; Instinkte, vegetative Grundfunktionen	Gefühle, Ängste *Herdenverhalten* (?) usw. beeinflussen die Organfunktionen entsprechend, z. B. die Herztätigkeit, die Sexualität. u. a.; Programme für die Verarbeitung der sinnlichen Wahrnehmungen	*Bewusste* Steuerung der Motorik, *bewusste* Wahrnehmung und Beantwortung d. Sinnesreize; Fantasie, Kreativität, Raumsinn,	GH-Hemisphären vermutlich noch nicht spezialisiert; Weiterentwicklung des ganzheitlichen BW und der bewussten Steuerung von Wahrnehmung und Motorik	Spezialisierung der linken Hemisphäre; logisch-analyt. Denken; linearer Zeitsinn; Sprache, Schrift, Rechnen
Schlaf und Traum	*»emotionales« Bewusstsein*	*»ganzheitlich-magisches« Bewusstsein*	*»ganzheitlich-zirkuläres« Bewusstsein*	*»lineares, vigilantes« Bewusstsein, Selbst- und Ichbewusstsein*
Atmung, Hunger, Durst, Verdauung und andere		mit paralleler Funktion		

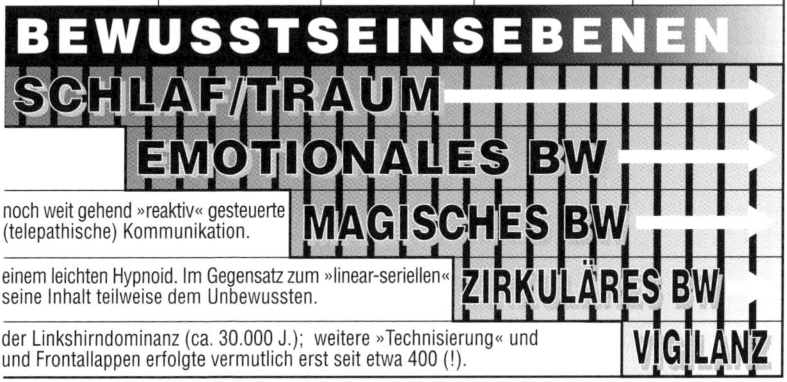

BEWUSSTSEINSEBENEN

SCHLAF/TRAUM

EMOTIONALES BW

noch weit gehend »reaktiv« gesteuerte (telepathische) Kommunikation.

MAGISCHES BW

einem leichten Hypnoid. Im Gegensatz zum »linear-seriellen« seine Inhalt teilweise dem Unbewussten.

ZIRKULÄRES BW

der Linkshirndominanz (ca. 30.000 J.); weitere »Technisierung« und und Frontallappen erfolgte vermutlich erst seit etwa 400 (!).

VIGILANZ

Daten und Interpretationen, die teilweise erheblich von den angeführten abweichen; diese ändern jedoch nichts Wesentliches für die Aussage zur Bewusstseinsentwicklung.

sunde, kreative Wege für sie findet. Und das ist ebenfalls in tiefenpsychologischer Arbeit in Hypnose erreichbar.

Völlig unbewusst und wohl auch mit (unbewusster Selbst-)Hypnosebeteiligung finden Einflussnahmen auf die frühen Gehirnbereiche und ihre Organsteuerung bei psychosomatischen Erkrankungen statt, wenn also seelische Ursachen oder Auslöser körperliches Krankheitsgeschehen nach sich ziehen. Vielleicht sind die psychosomatischen Wirkungen z. T. sogar unter Umgehung des Nervensystems direkt auf die einzelnen Zellen möglich, wie es insbesondere bei der Krebserkrankung zu sein scheint. Im Bewusstmachen und womöglich Verändern dieser direkten Einflüsse zum Gesunden hin liegt eine weitere noch viel zu wenig genutzte Chance der Hypnosetherapie.

Zu wenig genutzt wird die Hypnosetherapie leider auf Grund des mangelnden Wissens der Fachleute. So schreibt der Hirnforscher P. VROON in seinem sehr lesenswerten Buch über die archaische Gliederung des Gehirns sehr treffend: »*Grundlegende Prozesse sind von höheren Zentren des Körpers kaum zu verändern. Im Allgemeinen kann man sagen, dass wir umso weniger Einfluss auf einen Prozess ausüben können, je tiefer in unserem Gehirn dieser sich abspielt und je phylogenetisch älter er ist.*« Ich füge hinzu: *Falls man nicht die Hypnose einsetzt!*

In der vorstehenden und den folgenden Tabellen und Grafiken zur Entwicklung des Zentralnervensystems und zu verschiedenen Hypnosemodellen wird die Bedeutung der archaischen Hirnstrukturen als Träger der hypnotischen Bewusstseinsebenen und damit als Grundlage und Verbindungsebene aller Bewusstseinsschichten dargestellt.

Im alten Hypnosemodell wurde die Hypnose als abnormer Bewusstseinszustand zwischen »Wachsein« und Schlaf verstanden, ähnlich dem letzteren und auf eine gewisse Weise »dahinter verborgen«. Es wurde angenommen, dass sie wenig Verbindung zum normalen Tagesbewusstsein hätte.

Dies beruhte darauf, dass die Hypnose früher meist nur als »unbewusster« Zustand (mit anschließendem Spontanvergessen) angewandt und bemerkt wurde. Das bedeutet nicht, dass der Hypnosezustand immer sehr tief sein musste; denn ob die Hypnose bewusst oder unbewusst erlebt wird, beruht weit gehend auf suggestiven bzw. autosuggestiven Aspekten.

Vigilantes Bewusstsein (das heutige »Linkshirnbewusstsein«) wurde für die einzige wirklich bewusste Ebene gehalten und diente damit auch zur Beurteilungsgrundlage aller anderen Bewusstseinsphänomene. Hingegen zeigt die Erweiterung des Bewusstseinsverständnisses um die hypnotischen Bewusstseinsebenen, dass die evolutionär sehr junge Errungenschaft des

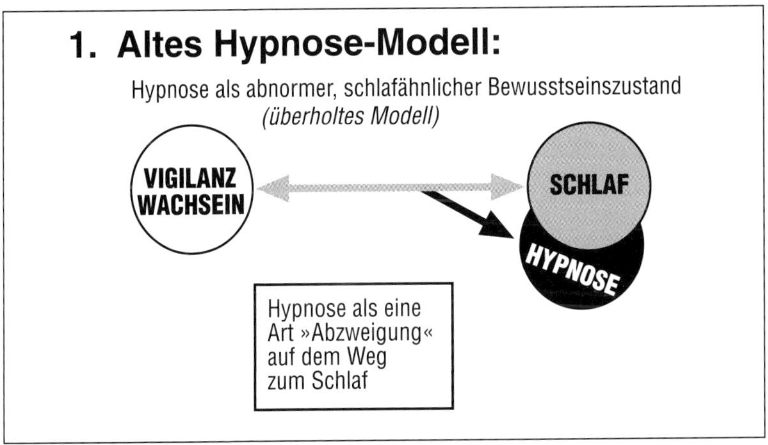

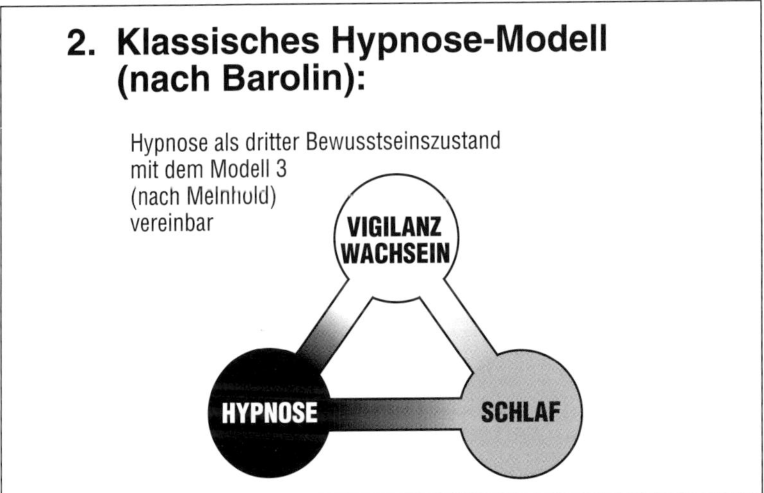

Linkshirnbewusstseins als etwas gerade erst hinter der Hypnose und dem Schlaf Auftauchendes bezeichnet werden könnte und dass ihre vermeintliche Dominanz lediglich auf einer »Bewusstseinskonzentration« auf sie beruht. Tatsächlich nämlich werden die Stimmungslagen und die Entscheidungssteuerungen auch während des Tagesbewusstseins weit gehend unbewusst von den älteren (hypnotischen) Gehirnbereichen aus motiviert.

Im Modell von Barolin wird klar, dass die Hypnose ein dritter natürlicher Bewusstseinszustand ist. Die drei Zustände: Vigilanz (Wachsein), Hypnose und Schlaf stehen untereinander in einer fluktuierenden Verbindung. Vor allem zwischen Vigilanz und Hypnose besteht keine scharfe Grenze,

100%	90%	80%	70%	60%	50%	40%	30%	20%	10%	100%
H	10%	20%	30%	40%	50%	60%	70%	80%	90%	V

sondern gibt es fließende Übergänge. Daher kommt es, wie bereits PAWLOW erkannte, nie zu einem 100%igen Hypnose- oder Wachzustand. Die Hypnose ähnelt stärker dem Wach- als dem Schlafzustand. In vielen alltäglichen Situationen überwiegt die Hypnose den Wachzustand, obwohl der Betroffene der Meinung ist, er sei die gesamte Zeit »wach« und hätte die absolute freie Kontrolle über sich.

Das Pyramidenmodell nach Meinhold zeigt die Hypnose als ersten und allgemein grundlegenden Bewusstseinszustand des archaischen Nervensystems. An ihrer Basis stellt sie die Brücke zum kollektiven Unbewussten her, an ihrer Spitze erreicht sie auch die jüngste Bewusstseinsebene, das »vigilante Wachbewusstsein« der linken Großhirnhemisphäre, da auch dieses ständig hypnotisch »unterlegt« und durchwoben ist.

Die senkrechten schwarzen Balken symbolisieren in der Grafik die ständig aktiven hypnotischen Kommunikationskanäle innerhalb und zwischen

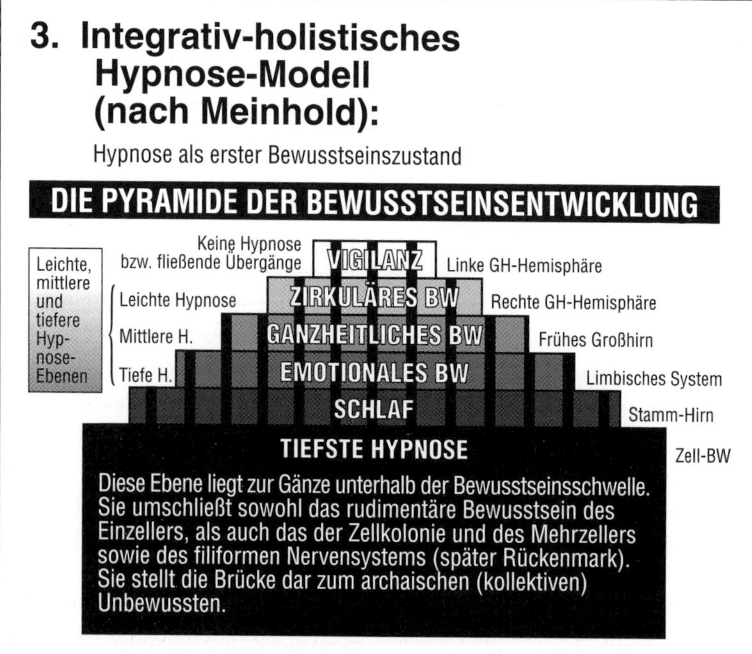

den verschiedenen Bewusstseinsebenen; schwarz, weil sie in ihrer Funktion und in ihren Inhalten in der Regel weit gehend unbewusst verbleiben. Sie sind für das normale Tagesbewusstsein des heutigen Menschen »Blackboxes«, aus denen er jedoch viele irrationale und unerkannte Impulse für sein Fühlen, Denken und Handeln empfängt, die ältesten Quellen entstammen können, bis hin z. B. zum Herdeninstinkt des Säugetierhirns oder zum Feindverhalten des Reptils.

Da in der therapeutischen oder investigativen Hypnose alle diese Ebenen – zumindest teilweise – bewusst erlebt werden können, kann vermutet werden, dass sie von den entsprechenden archaischen Lebensformen ebenfalls bewusst erlebt wurden bzw. heute noch werden (z. B. in der embryonalen Rekapitulation der Phylogenese). Dass sie später dem Vigilanzbewusstsein nicht mehr zugänglich sind und von diesem deshalb als »unbewusst« bezeichnet werden, beruht offenbar auf einer Art evolutiv-sukzessiver Unterdrückung des Bewusstseins aller weitgehend reflexgesteuerten Prozesse des Zentralnervensystems, gleichgültig, ob es sich um angeborene oder erworbene – meist in der Erziehung antrainierte – (bedingte) Reflexe handelt (siehe den Satz 5 meiner neuen Hypnosedefinition). Fatalerweise betrifft dies auch die erworbenen ich-destruktiven Hemmungen und Ängste und andere Übertragungsfehlverhalten, sodass diese für die Betroffenen weder in ihrem Ursprung noch in ihrem Ablauf erkennbar oder beeinflussbar sind.

Die Verlagerung bzw. Verdrängung reflexgesteuerter Prozesse in das Unbewusste ist eines der wesentlichsten Charakteristika hypnotischer Bewusstseinslagen. Hierin liegt demnach auch eine der schlüssigsten Begründungen, warum der Einsatz der tiefenpsychologischen Therapie in Hypnose fast bei allen Störungen und Erkrankungen angezeigt ist.

Auf dem archaisch ältesten, tiefsten Hypnosezustand baut als »zweiter« Bewusstseinszustand der Schlaf auf, womit deutlich wird, dass ab dann dem Zentralnervensystem als eine seiner wesentlichsten Aufgaben eine prospektive Verarbeitung der erlebten Wahrnehmungs- und Bewusstseinsprozesse, also eine Reifung, obliegt, nämlich als Voraussetzung für eine weitere Bewusstseinsentwicklung auf einer höheren Stufe.

Die dann folgenden Bewusstseinszustände, das emotionale Bewusstsein, das magisch-ganzheitliche Bewusstsein und das zirkuläre Bewusstsein, können nach der oben gegebenen Definition ebenfalls als hypnotische Zustände zusammengefasst werden: Ihre Funktionen unterliegen mehr oder weniger weit gehend automatisierten reaktiven (reflexartigen) Mustern und sind entsprechend tief in das Unbewusste abgedrängt.

Erst als »dritter« und wesentlich andersartiger Bewusstseinszustand baut sich auf diese die »nicht-hypnotische« Vigilanz, das rationale und reflektive Selbst-, Ich- und Weltbewusstsein, auf.

Doch vermischen sich – was besonders von Therapeuten und Pädagogen und für den Selbsterfahrungsweg immer wieder konsequent erinnert werden sollte – die verschiedenen hypnotischen Bewusstseinsprozesse und die dazugehörigen Gehirnbereichsfunktionen ständig auf natürliche und unbewusste Weise mit den anderen Bewusstseinszuständen (siehe das Modell 2 von BAROLIN). Im qualifizierten therapeutischen oder selbsthypnotisch-meditativen Einsatz der Hypnose werden gezielt und bewusst alle Bewusstseinsebenen miteinander verbunden. Auf diese Weise können auch die Extreme des Bewusstseins miteinander kommunizieren: Das einfache Bewusstsein jeder einzelnen individuellen Zelle bis hin zum komplexen Bewusstsein der linken Großhirnhemisphäre.

Wie auf Seite 357 im Eisberg-Modell der Seele dargestellt ist, entsprechen auch im Pyramidenmodell den Stufen der physischen Bewusstseinsevolution in ihrer nach oben gespiegelten Fortsetzung die Stufen der seelisch-geistigen Bewusstseinsentwicklung (sowie beim Eisberg-Modell die materiellen Ebenen des Eisbergs den Ebenen seiner immateriellen Spiegelung nach oben entsprechen). Die von der obersten Pyramidenstufe gespiegelte Stufe der Bewusstseinsentwicklung, die Instanz des Über-Ich, unterscheidet sich von der vigilanten Stufe des selbstbewussten Ich durch eine weit gehende Abstrahierung und Idealisierung, also bereits durch eine Tendenz zur Ablösung vom Leiblichen.

Im Weitergehen nach oben kann über die Ebene der Meditation schließlich bis zur höchsten Stufe der mystischen Erfahrung – zu einem spirituellen Einheitsbewusstsein – durchgedrungen werden. Diese entspräche im untersten körperlichen Bereich der Ebene des Zugangs zu kollektiven Unbewussten.

Weitere hypnosespezifische psychobiologische Zusammenhänge und Erklärungsmodelle

Reiz und Gedächtnis

In Theorie und Anwendung der Hypnose wird unter anderem von der Hypothese R. SEMONs ausgegangen, dass das Gedächtnis entweder als Artgedächtnis (E. HERING) oder als individuelles Gedächtnis von allem Erlebten imprägniert (geformt) wird. Die in Form von Reizen auf das Gedächtnis ausgeübte »energetische Einwirkung« verändert dessen Zustand. Der Organismus befindet sich vor der Einwirkung des Reizes im Sinne der SEMONschen Terminologie im »primären Indifferenzzustand«, während dessen Einwirkung im »Erregungszustand« und danach im »sekundären Indifferenzzustand«. Der Reiz übt dabei im Sinne einer Veränderung eine so genannte »engrafische Wirkung« aus. Die Veränderung selbst ist das »Engramm«. Die physiologischen Abläufe bei der Entstehung eines Engrammes sind noch nicht voll geklärt. Üblicherweise geht man (D. TRINCKER) von der Hypothese aus, dass es zu einer »engrammspezifischen« Umstrukturierung der Aminosäuren-Sequenzen in den Proteinen der Nervenzellen kommt und dass diese biochemischen Veränderungen an den Synapsen für jeden gespeicherten Gedächtnisinhalt in sehr ausgedehnten Bereichen oder in fast der gesamten Hirnrinde gleichzeitig multipel vollzogen werden und determiniert bleiben. Die auf Grund der Versuche UNGARS und anderer vorübergehend als bewiesen angesehene Annahme der jeweiligen Neubildung spezifischer Gedächtnismoleküle ist wieder ins Wanken geraten. (UNGAR hatte Ratten durch elektrische Reizung gezwungen, sich von der normalerweise bevorzugten dunklen Seite eines Käfigs ständig auf die helle Seite zu begeben, und ihnen so als bedingte Reaktion eine Dunkelangst anerzogen. Die Versuchstiere wurden getötet, und ihr Hirnhomogenat wurde anderen Tieren intrazerebral injiziert, worauf diese ebenfalls die bedingte Reaktion »Dunkelangst« zeigten.) UNGAR machte für die Übertragung des »Gedächtnisinhaltes« seiner Versuche per Injektion ein Oligopeptid verantwortlich, das er »Scotophobin« nannte. Dieses aus 14 Aminosäuren bestehende Scotophobin ähnelt den Neurohormonen des Hypothalamus, die gleichfalls Oligopeptide sind. Daher kann die Übertragung eines entsprechend wirksamen Hormonkomplexes für möglich erachtet werden. Aber auch andere Modelle, die von einer Veränderung an den Gehirnzellen selbst ausgehen, werden erörtert. Eine zusätzliche Schwierigkeit in der Erforschung der Biochemie des Gedächtnisses ergibt sich aus der Annahme, dass Lang-, Mittel- und Kurzzeitgedächtnis verschieden strukturiert sind, auch in ihrer Biochemie oder zumindest im Grad ihrer Manifestation. (Die retrograde Amnesie nach einem Schädeltrauma umfasst je nach dem Grad der Schädigung kürzere oder längere Erinnerungslücken bezüglich der Zeit direkt vor dem Trauma. Bei alten Menschen mit Involution der thalamo-kortikalen Systeme findet sich eine Merkschwäche für vor kurzer Zeit Erlebtes, während oft Jugenderinnerungen wieder umso lebendiger gegenwärtig sind. Neben der Annahme des Nachlassens der Merkfähigkeit durch die Involution thalamo-kortikaler Zellen könnte dies auch ein Hinweis darauf sein, dass ein solcher Organismus die Fähigkeit zur Bildung eines »Gedächtnishormons« nicht mehr in ausreichendem Maße besitzt und daher entsprechende biochemische Veränderungen an den Synapsen nicht mehr in determinierender Weise durchgeführt werden können.) Diese Hinweise mögen zur Physiologie der Engrammbildung genügen.

Die Summe der ererbten und erworbenen Engramme ist die »Mneme«, das Gedächtnis.

Reiz und konditionierte (bedingte) Reflexe
Durch einen Teilreiz, der in seiner Struktur einem Teil eines Engrammkomplexes, d. h. eines früher engrafierten Reizkomplexes entspricht, kann die Gesamtheit des mit dem damaligen Reizkomplex synchronen Erregungszustandes des Organismus wieder hervorgerufen werden. Diese Wiederhervorrufung nennt R. SEMON »Ekphorie«. Es werden also Engrammkomplexe ekphoriert. Die Engramme dehnen sich über ihren direkten Eintrittsbezirk hinaus auf den Gesamtorganismus aus.

Die Tatsache der Wiederhervorrufungsmöglichkeit eines gesamten Engrammkomplexes allein durch einen mit einem Teil dieses Komplexes synchronen Teilreiz hat I. P. PAWLOW mit seinen Erforschungen der konditionierten (antrainierten bedingten) Reflexe am deutlichsten belegt. Er stellte fest, dass die Gewöhnung von Versuchstieren an bestimmte wiederholte Gesamtabläufe dazu führte, dass die Auslösung eines Teiles eines solchen Ablaufes beim Tier die sonst üblichen Reaktionen in ihrer Gesamtheit reflexartig nach sich zog, obwohl die entsprechenden Reizvoraussetzungen nicht zur Gänze gegeben waren. So wurde zum Beispiel einem Hund sein Fressen stets mit einem bestimmten Klingelzeichen gegeben. Durch Kontrolle der Magensaftsekretion mit einer Sonde erbrachte der Versuch im weiteren Verlauf, dass allein das Klingelzeichen genügte, um die dem Fressvorgang entsprechende Magensaftsekretion auszulösen. Ähnliche Vorgänge sind uns auch aus dem Alltagsleben genügend bekannt, wenn wir uns z. B. erst auf ein »Stichwort« (= Teilreiz) hin an den Gesamtkomplex eines Gedächtnisinhaltes erinnern, ein Gedicht erst nach Nennung des Anfanges hersagen können usf. Solche an einen vorausgegangenen Teilreiz gekoppelte Reaktionen, die als Folge erlernter Abläufe über die isolierte Reizbeantwortung hinausgehen, nannte PAWLOW bedingte (konditionierte) Reflexe oder bedingte Reaktionen.

Wird einem Hypnotisanden die Hypnoseeinleitung bzw. der gewünschte Hypnoseablauf als Engrammkomplex vermittelt oder ist als solcher bereits vorhanden, genügt zur Auslösung (Ekphorie) ein entsprechender Teilreiz (Schlüsselreiz). Die Erzeugung der hypnotischen Erscheinungen erfolgt demnach durch Ekphorie entsprechender Vorstellungen, Gefühle sowie psychologischer und physiologischer Abläufe. Zur Bildung eines Engrammkomplexes für den Hypnoseablauf reicht es in der Regel aus, diesen verbal zu erklären. Ein gute Möglichkeit ist auch die Vorführung einer entsprechenden Videoaufnahme, die am besten den betreffenden Therapeuten selbst zeigt.

Soll in der Hypnose suggestiv gearbeitet werden, ist es ratsam, die Suggestionen ebenfalls an bereits vorhandene Engrammkomplexe zu koppeln und damit neue, erweiterte Engrammkomplexe zu engrafieren, die dann ihrerseits wieder ekphoriert und bei Bedarf verändert werden können. Die Technik, die dabei verfolgt wird, entspricht der auch im Alltag bekannten Tatsache, dass etwas für gewöhnlich als wahr geglaubt wird, wenn es auf einer dem Adressaten bekannten wahren Grundlage aufbaut. Diese Scheinlogik kann im Hypnosezustand für die Verwirklichung von Suggestionen unterstützend herangezogen werden. Erfahrungsgemäß wird sie vom Unterbewusstsein akzeptiert und bildet eine manchmal erforderliche Grundlage für die Akzeptanz suggestiver Engrammkomplexe, vor allem in der Notfallindikation.

Reiz und Hypnoseeinleitung

Blenden wir nochmals auf meine kurze Definition der Hypnose in Teil I, Kapitel 1 zurück:

Die Hypnose ist ein natürlicher Bewusstseinszustand (kein Schlafzustand) mit konzentrierter bzw. eingeschränkter Bewusstseinsbreite und der Möglichkeit der erhöhten bewussten Aufmerksamkeit bzw. Wahrnehmung in Richtung der Konzentration sowie Erweiterung des Bewusstseins auf sonst unbewusste innerseelische, geistige und körperliche Bereiche. Die Hypnose ermöglicht auch körperliche, seelische und geistige Leistungen, die willkürlich nicht zu erbringen sind.

Die veränderte Reizaufnahme- und Verarbeitungssituation geht beim Hypnotisierten mit einer Bewusstseinsumschaltung einher. Die Annahme des Reizes und die Art des durch diesen ausgelösten (ekphorierten) Engrammkomplexes hängen dabei sowohl von eingeprägten oder ererbten (engrafierten) stammesgeschichtlichen Verhaltensmustern im limbischen System oder im Hirnstamm ab als auch vom Ansprechen der im Großhirn gespeicherten Erinnerungskomplexe. Dabei ist die Art des auslösenden Reizes nicht von Bedeutung, solange er nur Schlüsselreizcharakter für einen hypnosespezifischen Engrammkomplex besitzt. Nach dem PAWLOW'SCHEN Punktreflexgesetz führt sogar jeder länger andauernde oder systematisch sich wiederholende Reiz, der über entsprechende Nervenbahnen einen bestimmten Punkt der Hirnrinde erreicht (vollkommen unabhängig davon, ob er vom Gesichtspunkt des Lebens eine besondere Bedeutung hat und auch unabhängig von seiner Stärke), vorausgesetzt, dass seine Wirkung nicht durch einen anderen dazwischenkommenden weckenden Reiz gestört wird, früher oder später zur zwangsartigen Schläfrigkeit, dann zu Schlaf bzw. – nach systematischen Einübungen – zur im Moment eintretenden Hypnose.

Noch bleibt jedoch die Frage zu klären, warum hypnoseinduzierende und innerhypnotische Reize in der Lage sind, die sonst vorhandenen Reize (und Sinneswahrnehmungen) bewusst zu übertönen. Man kann sich hierfür vorstellen, dass der Mensch mit seinem Gehirn- und Nervensystem über ein bestimmtes begrenztes Aufmerksamkeitspotenzial verfügt. Das bedeutet also, dass eine bestimmte Aufmerksamkeitsmenge auf verschiedene Konzentrationsrichtungen verteilt werden kann. Je mehr Aufmerksamkeit dabei in eine Richtung gelenkt wird, desto weniger bleibt für die anderen Richtungen übrig, da das zur Verfügung stehende Gesamtpotenzial ja begrenzt ist. Hieraus ergeben sich die Grundsätze:

1. Jedes Lenken der Aufmerksamkeit in eine bestimmte Richtung bedingt ein dem Grad dieser Teilaufmerksamkeitsstärke (-menge) proportionales Absinken der Gesamtaufmerksamkeitsebene.

2. Je enger die Richtung der Aufmerksamkeit eingeschränkt wird, desto höher kann sie in diese Richtung steigen.

Auch diese Erscheinungen sind aus dem täglichen Leben bestens bekannt, wenn z. B. bei der Lektüre eines spannenden Buches »die Welt um uns versinkt« und wir nicht einmal mehr hören, wenn wir aus nächster Nähe beim Namen gerufen werden. Durch ein so bedingtes Absinken der allgemeinen Aufmerksamkeitsebene werden also andere Reize immer schwächer wahrgenommen, wodurch sie folglich immer weniger stören und somit dem Schlüsselreiz umso mehr Aufmerksamkeit zugeführt werden kann. Hieraus ist zu ersehen, dass dieser Vorgang der Aufmerksamkeitshinlenkung in eine bestimmte Richtung, d. h. auf einen Schlüsselreiz, sobald er einmal in Gang gekommen ist, nahezu zwangsläufig sich selbst potenziert, bis er von einem starken Weckreiz unterbrochen wird.

Dieses Modell illustriert gleichzeitig den Unterschied zwischen Auto- und Heterosuggestion. Vergleicht man die Autosuggestion mit einem Druck der Aufmerksamkeit in die gewünschte Richtung, entspricht die Heterosuggestion einem Sog in die gewünschte Richtung.

Hiermit ist allerdings noch nicht erklärt, warum auf diese Weise eine Hypnose eingeleitet werden kann. Die Antwort auf diese Frage ergibt sich aus dem oben erwähnten PAWLOW'SCHEN Punktreflexgesetz. Der die Hypnose (Ersthypnose) einleitende Schlüsselreiz muss andauernd bzw. sich wiederholend und gleichartig sein. Indem dieser Schlüsselreiz ständig dieselben Reizrezeptoren anspricht, sind diese auf Grund ihrer chemischen »Ermüdung« bald nicht mehr in der Lage, ihre Arbeit zu verrichten; der Reiz wird dann nicht mehr weitergeleitet bzw. nicht mehr wahrgenommen. Die Ermüdung breitet sich reflektorisch über die Reizeintrittspforte aus und führt zur »Entspannung« des entsprechenden Gehirnfunktionsbereiches und damit in aller Regel zur hypnotischen Umschaltung oder zum Schlaf.

Auch dieses Phänomen kennen wir aus dem täglichen Leben. So bemerkt man z. B. manchmal nicht, wenn etwas im Küchenherd anbrennt, falls die Geruchsrezeptoren Gelegenheit hatten, sich langsam an den noch unterschwelligen Geruch nach Verbranntem zu gewöhnen. Ein frisch in die Küche Eintretender hingegen kann den Brandgeruch kaum ertragen und ist verwundert, dass er dem in der Küche Hantierenden selbst nicht schon längst aufgefallen war.

Dieses Phänomen der Gewöhnung führt in Verbindung mit dem Einleitungsreiz aus zwei Gründen zur (Erst-) Hypnose:

1. Die Ermüdung der angesprochenen Rezeptoren breitet sich reflektorisch auf den Gesamtorganismus aus.

2. Bedingt durch die Gewöhnung wird der Einleitungsreiz, der im Vordergrund der bewussten Aufmerksamkeit steht, allmählich immer schwächer wahrgenommen, und es entsteht dadurch zusätzlich eine Situation der Reizarmut, aus welcher der Organismus aus ökonomischen Gründen von selbst in einen Ruhezustand umschaltet. Die Verbindung des Einleitungsreizes mit der Person des Hypnotisators (z. B. seine Stimme, sein Finger bei der Fixation) bahnt den während der Hypnose aufrechterhaltenen Rapport (siehe Teil II, Kapitel 2).

Die Kunst der Einleitung einer Ersthypnose mittels monotonen Dauerreizes liegt also darin, den Hypnotisanden dazu zu bewegen, dass er einem monotonen Dauerreiz, der in Verbindung mit dem Hypnotisator steht, genügend Aufmerksamkeit widmet.

Nach der Konditionierung an den Einleitungsablauf können dann die folgenden Hypnosen durch Ekphorie des Engrammkomplexes »Hypnoseeinleitung« mittels eines entsprechenden Teilreizes sehr viel einfacher und schneller ausgelöst werden.

Die meisten Verfahren zur Einleitung der Hypnose, nutzen jedoch konditionierte bzw. bedingte Reize, die ein Teil vorhandener, mit Hypnose einhergehender Engrammkomplexe sind. Es werden dabei vorzugsweise, z. B. von der Werbung, allgemein vorhandene, ererbte Komplexe verwendet (wie Sexualverhalten). Dadurch, dass der Aufmerksamkeitseffekt dieser seelisch-körperlichen »Basisprogramme« naturgemäß äußerst hoch ist, ist der erste Schritt bereits getan. Der zweite Schritt, die hypnotische Umschaltung, erfolgt dann, weil diese Verhaltenskomplexe im Stammhirn und limbischen System dominant geprägt sind und damit die Hypnose als natürlicher Seelenzustand dieser Gehirnbereiche automatisch dazutritt.

Hypnose und Hirnhierarchie –
die Reizleitungsfrequenz-Dezerebrations-Theorie

Schließlich ist noch die Frage zu klären, warum die hypnotischen Suggestionen und die in Hypnose ekphorierten Engrammkomplexe physiologisch in der Lage sind, vorhandene Sinnesreize zu unterdrücken oder zu verfälschen und sich dominant zu realisieren.

Schon F. VÖLGYESIE hat in diesem Zusammenhang die Bedeutung der »Hirnhierarchie« erkannt. Aus der obigen Darstellung zur Entwicklungsgeschichte des Gehirns wurde bereits deutlich, dass die einzelnen Hirnabschnitte des Menschen je nach ihrem entwicklungsgeschichtlichen Alter bei Aufrufung eines in ihnen gespeicherten Programmes (Engrammkomplexes) dominant über die anderen wirken können. Es erscheint logisch, dass in dieser Hierarchie die ältesten Abschnitte des Gehirns, deren ererbte Verhaltensmuster (Artgedächtnis) schon seit Jahrhundertmillionen gespeichert sind und welche die für die Erhaltung des Individuums und der Art wichtigsten Grundverhaltensweisen enthalten, dominant über dem viel jüngeren »Großhirnbewusstsein« stehen. So wissen wir, dass z. B. Angst, Sexualtrieb, Essverhalten (Futtertrieb) und andere im Hirnstamm oder limbischen System angesiedelte Verhaltensmuster beim Menschen zu Handlungen führen können, die keinerlei Beteiligung einer »vernünftigen Großhirnüberlegung« mehr aufweisen.

VÖLGYESIE hat daher bereits 1938 folgerichtig von einer bei der Hypnose stattfindenden Dezerebration gesprochen, womit er eine stufenweise Zurückschaltung der jüngeren Hirnabschnitte meinte. Seine Theorie wurde insoweit bestätigt, als durch neurophysiologische Forschungen festgestellt werden konnte, dass die Einleitung einer Hypnose eine Umschaltung der Bewusstseinslage herbeiführt, deren Zentrum auf Grund einer deutlichen Mehrdurchblutung in der Formatio reticularis im Hirnstamm, dem entwicklungsgeschichtlich ältesten Hirnteil, angenommen wird. So beeinflusst z. B. bereits eine Entspannung der Muskeln die Aktionen der Formatio reticularis und führt dadurch zu einer Senkung der Wachheit. Wie oben schon angeführt, sind auch das limbische System und die rechte Großhirnhälfte in Hypnose stärker aktiviert, was ebenfalls die Dezerebrationstheorie stützt. Können Engrammkomplexe dieser Hirnbereiche ekphoriert werden – und man darf annehmen, dass dies in der Hypnose geschieht –, sind die hervorgebrachten Reize über das Wachbewusstsein dominant und schaffen gleichzeitig durch die Veränderung der Bewusstseinslage die Dominanz der durch Suggestion ekphorierten Engramme.

Denkbar ist aber auch, dass die Dominanzfrage durch andere Kommunikationsebenen, wie z. B. den Biophotonen (siehe Abschnitt »Neue naturwissenschaftliche Modelle«), geregelt wird.

Die Macht der hypnotischen Prozesse ist bereits im ersten Teil anhand einiger Beispiele geschildert worden. E. COUÉ drückte diese Tatsache mit seinem Satz aus: »Wenn Wille (hier: linkshemisphärisches Großhirnbewusstsein) und Fantasie (hier: unbewusste Hirndominanzverschiebung zu älteren Gehirnbereichen) im Widerstreit liegen, wird immer die Fantasie gewinnen.« Ein Beispiel für die Wahrheit dieses Satzes ist wohl den meisten von uns aus ihrer Kindheit bekannt. Beim Erlernen des Fahrradfahrens steuert man für gewöhnlich mit unfehlbarer Sicherheit genau auf den Punkt zu, dem man unbedingt ausweichen will. Ebenso gewinnt bei Schlafstörungen die Erwartung, heute wieder nicht einschlafen zu können, gegen den Willen zum Einschlafen die Oberhand.

Führen nun einige der hypnotischen Einleitungstechniken über aktive Anregung neurophysiologischer Vorgänge (Ekphorierung eines Engrammes bei der Verbalsuggestion, bewusste Verwendung neurophysiologischer Verbindungen bei der Fixation und der bewussten Muskelentspannung usw.) zur hypnotischen Umschaltung, gehen andere Einleitungsverfahren den passiven Weg.

Hierher gehören die FREUD'SCHE Couch und alle anderen Verfahren, die über einen Reizmangel (Reizmangelschlaf) die Umschaltung herbeiführen. Wohl im Interesse weitestgehender Ökonomie schaltet der Gesamtorganismus über das parasympathische Nervensystem alle Vorgänge auf das vegetative Ruhepotenzial zurück, solange dies im Interesse des betreffenden Organismus und seiner jeweiligen Tätigkeit möglich ist. Es wird also das »Reptilhirn« (Hirnstamm) aktiviert.

Rechts- und Linkshirnbeteiligung

Wie schon angeführt wurde, scheint die meist dominante linke Großhirnhälfte (Rechtshänder) Träger des Selbst- und Ichbewusstseins und des bewussten Ausdrucks der wichtigsten rationalen Kommunikationsleistungen wie Sprechen, Schreiben und Rechnen zu sein. Damit ist sie vermutlich auch die einzige für das so genannte Wachbewusstsein spezialisierte Gehirnregion. Sie steuert den logisch-analytischen Bereich und damit auch die bewusste Zeitwahrnehmung (serielle Verarbeitung), ist also vermutlich das körperliche Trägerorgan für die Lebensgeschichte, die bewusste Verknüpfung von Einzelerlebnissen anhand ihrer zeitlichen Abfolge zu einer bewussten individuellen Einheit, die Voraussetzung also für Aufbau und Erhalt eines *Selbstbewusstseins* im Strom der Zeit. Die rechte Hälfte, die mehr den räumlich-ganzheitlichen (parallele Verarbeitung) und den emotionalen und kreativen Bereich steuert, ist vermutlich insbesondere bei den tiefenpsychologischen Hypnoseverfahren aktiviert, indem sie Zusammenhänge einsehen kann, die sonst im Unbewussten verborgen sind. Zugleich werden auf diese Weise auch im therapeutischen Veränderungsprozess dieselben Gehirnebenen erreicht, die bei der ursprünglichen intrauterinen oder frühkindlichen Prägung aktiviert waren. Wie ebenfalls schon angeführt wurde, deuten thermografische Messungen auf eine erhöhte Durchblutung der rechten Gehirnhälfte in Hypnose hin.

Bewusstseinszustände und ihre charakteristischen Hirnstromwellen (EEG-Wellen)
Mit dem Elektroenzephalogramm (EEG) können die elektrischen Potenzialschwankungen der Ganglienzellen des Gehirns aufgezeichnet werden. Das EEG wird mittels äußerlich angelegter Kopfhautelektroden abgeleitet. Es liefert unter anderem Aussagen über den jeweiligen Bewusstseinszustand. Beurteilt werden: Frequenz, Amplitude, Steilheit und Lokalisation der Potenzialschwankungen, vorherrschende Wellenform und Homogenität des Wellenverlaufs über sich entsprechenden Arealen der Großhirnhemisphären (nach Pschyrembel). Für die Hypnose sind diese Aussagen nur bedingt relevant, da sich hypnotische Phänomene in fast allen Bewusstseinslagen finden und entsprechend ihre EEG-Wellenmuster in Hypnose auftreten können. Da aber Art und Tiefe des Hypnosezustandes tendenziell bestimmte Muster bevorzugen, sollen sie hier kurz angeführt werden. Der Darstellung liegt eine Forschungsarbeit von Gerhard S. BAROLIN zu Grunde (zit. in BRUNNTHALER-TSCHERTEU: Grundlagen u. Aufbau des Nervensystems).

Folgende Wellenarten mit den entsprechenden Zuordnungen werden unterschieden:

δ-*Wellen (Delta-Rhythmus):* Wellen mit einer Frequenz von 1-3 Hz. Treten im Tiefschlaf auf.

θ-*Wellen (Theta-Rhythmus):* Wellen mit einer Frequenz von 4-7 Hz. Große, regelmäßige Wellen, die bei Kindern im normalen Bewusstseinszustand und generell auch im Traumschlaf auftreten.

α-*Wellen (Alpha-Rhythmus):* Wellen mit einer Frequenz von 8-12 Hz. Treten bei normal wachen und auch bei mit geschlossenen Augen ruhenden Erwachsenen und häufig auch in leichter Hypnose auf. Bei Kindern stabilisiert sich dieser »wache« Grundrhythmus, zunächst als okzipitaler (Hinterhaupt-) Alpharhythmus, erst etwa ab dem 7. Lebensjahr. Ungefähr ab dem 20. Lebensjahr wird er zum allgemeinen regelmäßigen Grundrhythmus.

β-*Wellen (Beta-Rhythmus):* Wellen mit einer Frequenz von 13-30 Hz. Treten bei erhöhter Aufmerksamkeit, Konzentration, Angst und Stress auf. Ebenso zeigen sich in der somnambulen Hypnose und in Ekstase β-Wellen.

α-*Block (Alpha-Block):* Schnelle, unregelmäßige Wellen mit niederer Amplitude ohne dominierende Frequenz. Der α-Block unterbricht den α-Rhythmus im Sinne eines »abwehrbereiten Wachzustands«. Er kann durch jeden Sinnesreiz, aber auch durch geistige Konzentration ausgelöst werden. In Hypnose kann die Möglichkeit, durch Reize einen α-Block auszulösen, vermindert oder ganz aufgehoben werden. Erhöhte

Wachheit und Konzentration in Verbindung mit Angst haben meist hypnotische Bewusstseinsanteile und zeigen dann β-Wellen.

Nach neueren Erkenntnissen (raum&zeit 135/2005) gibt es noch ein zusätzliches Gehirnwellenband, die γ-*Wellen* (Gamma-Wellen). Sie liegen im Bereich zwischen 40 und 80 Hz und sind dafür zuständig, aus verschiedenen Sinnesquellen (z. B. visuell und taktil) Gesamteindrücke zusammenzufügen. Außerdem sollen sie eine hohe Bedeutung für das menschliche Orientierungsvermögen und die subjektive Erfahrung von Raum und Zeit haben. Nach ihren »Synthese-Funktionen« zu schließen, repräsentieren sie ebenfalls einen hypnotischen Bewusstseinszustand.

Überdies scheint das menschliche Gehirn mit der Schumann-Frequenz (*Erdresonanzfrequenz* von 7,83 Hz), die beim Menschen zwischen dem Bereich der *Theta*- und der *Alpha-Wellen* liegt, in Verbindung zu stehen und auf diesem Weg übergeordnete Informationen zu erhalten. Die Resultate der diesbezüglichen Forschung bedürfen noch weiterer Bestätigung, deuten aber darauf hin, dass das bereits in einer mittleren Hypnosetiefe erreichbare Bewusstsein mit allen seinen zeit-, raum- und individualitätsübergreifenden Möglichkeiten von dieser zusätzlichen Informationsquelle gespeist wird.

Folgende Bewusstseinszustände werden üblicherweise unterschieden und entsprechenden EEG-Verläufen zugeordnet:

- *Das frühkindliche Bewusstsein* (Neugeborenenalter) zeigt im EEG extrem langsame, unregelmäßige Wellen. Die gesamte frühe Kindheit ist ein physiologischer Hypnosezustand (s. u.).
- *Die erhöhte Vigilanz (Wachheit)* bzw. starker Stress führt zu einem wenig kontrollierten, affektbetonten Handeln mit manchmal unzureichendem Realitätsbezug. Im EEG zeigen sich mittlere bis niedrige Amplituden mit schnellen Frequenzen durchmischt, kaum synchron (ähnlich α-Block). Die erhöhte Vigilanz stellt oft eine Art Angstreaktion dar und geht dann mit einem hypnotischen Bewusstseinszustand einher, der wahrscheinlich auf eine Aktivierung des limbischen System zurückzuführen ist. Das EEG zeigt dann auch β-Wellen.
- *Die »normale Wachheit«* mit der üblichen bewussten Konzentration auf die gewählten Aufmerksamkeitsinhalte und mit zielgerichtetem Handeln bzw. Verhalten, angepasst an die Realität, zeigt ein EEG mit vorwiegend schnellen Wellen niedriger Amplitude (α- oder, seltener, β-Wellen), mit teilweise synchronisierten Abläufen. Von besonderem Interesse für die Theorie der Hypnose ist, dass sich das charakteristische Wach-EEG erst mit dem Beginn des Schulalters, also um das 7. Lebensjahr, ausformt und erst mit etwa 20 Jahren festigt. Andererseits treten bei

Kindern im normalen Wachbewusstsein die für Einschlafphase und Schlaf typischen Theta-Wellen auf. Rudolf STEINER spricht davon, dass mit dem Schließen der Fontanelle im 7. Lebensjahr dem Kind dieses »dritte Auge«, das er als Empfangsorgan der Zirbeldrüse bezeichnete, verloren ginge. Der Übergang in die rationale Dominanz der linken Gehirnhemisphäre wird vollzogen und die natürliche Bewusstseinsverbindung zur geistigen Welt geht verloren.

Die angeführten EEG-Besonderheiten und der Hinweis STEINERS lassen darauf schließen, dass die gesamte Kindheit in einer Art Dauerhypnose stattfindet (je früher, desto tiefer) und deshalb alle Erziehungsmaßnahmen Suggestionen in Hypnose gleichzusetzen sind und sich in tiefe Seelenschichten einprägen. Es ist einsichtig und bestätigt sich oft in der Praxis, dass derartige Prägungen auch nur in Hypnose wieder therapeutisch verändert werden können.

- *Die abgesenkte Aufmerksamkeit* (abgesenkte Vigilanz; frei flottierende A.) lenkt das Bewusstsein von der Außenwelt mehr nach innen. Sie tritt beim Schläfrigsein auf, aber auch in der Meditation, bei kreativem Denken und Handeln und in der leichten Hypnose. Auch automatische Handlungen (z. B. Fließbandarbeit, Disco-Tänze) finden in diesem Bewusstseinszustand statt. Das EEG zeigt einen synchronisierten α-Rhythmus (generell ist dieser Hypnosezustand durch verstärkte Synchronisationstendenz gekennzeichnet). Die als Schweregefühl erlebte generalisierte Muskelerschlaffung lässt sich im EEG aus den sog. zentralen Arkaden, das sind α-Wellen über den kortikalen Repräsentationsfeldern der Muskulatur, ersehen. Oft wird deshalb die Hypnose auch als »Alpha-Zustand« bezeichnet, was aber nicht korrekt ist, da hypnotische Anteile auch in den anderen Bewusstseinszuständen bzw. Wellenverläufen auftreten. Werden in der Hypnose Bewegungs- oder Denkaufgaben gestellt, kommt es zu Desynchronisationstendenzen, ähnlich dem Wachzustand.
- *Die Hypnose* ähnelt hinsichtlich der EEG-Messung weit gehend dem Zustand der abgesenkten Aufmerksamkeit, mischt sich aber auch anteilmäßig mehr oder weniger stark in die anderen Bewusstseinszustände. Bei suggerierten Reizen kommt es in der Hypnose zu entsprechenden hirnelektrisch messbaren Reizantworten (»evoked potentials«), die zeigen, dass suggerierte Reize vom Gehirn ähnlich wahrgenommen und beantwortet werden wie tatsächlich einwirkende.
- *Die Einschlafphase*, wie sie ähnlich auch beim Tagträumen auftaucht, hat die Außenwelt bereits weit gehend ausgeblendet, oft treten innere Bilder auf. Die α-Wellen werden zu Gunsten langsamer Wellen niedriger Amplitude reduziert, Theta-Wellen dominieren. Der Zustand hat Ähnlichkeit mit einer mittleren Hypnose.

- *Der leichte Schlaf* lässt die Außenreize kaum noch zu. Auch der Tiefschlaf wird etwa alle 90 min durch Leichtschlafphasen von 20-30 min Dauer (REM-Phasen = Rapid-Eye-Movement) unterbrochen, in denen die Träume stattfinden. Die α-Wellen verschwinden ganz; schnelle Abläufe mit niederer Spannung treten auf. Der Zustand ähnelt einer mittleren bis tiefen Hypnose.
- *Der Tiefschlaf* findet ohne jedes Bewusstsein statt, auch kann die Zeit des Tiefschlafes nicht erinnert werden. Nur die Erinnerung an das Geschehen davor und die aktuellen Anknüpfungen daran, die nach dem Aufwachen hergestellt werden können, ermöglichen dem Selbstbewusstsein, sich auch über den Tiefschlaf hinaus als individuelle Kontinuität zu erleben. Auf Reize hin können noch motorische Reaktionen stattfinden. Das EEG zeigt langsame Delta-Wellen von großer Amplitude. Sehr tiefe Hypnosen ohne Bewusstseinsaktivität ähneln diesem Stadium.
- *Die Ekstase*, das Außer-sich-Sein, meist im Zusammenhang mit rituellen (schamanischen) Versenkungstechniken, aber auch ähnlich dem tiefsten somnambulen Hypnosezustand, geht oft mit einem spontanen Vergessen einher. Das EEG zeigt vorzugsweise β-Wellen.
- *Das Koma* entspricht vom Bewusstseinsniveau dem Tiefschlaf und hat kaum noch Reaktionen auf Reize. Das EEG zeigt unregelmäßige langsame Wellen mit Tendenz zu isoelektrischen (gleichförmig flachen) Abläufen.

Biofeedback

Die Biofeedbacktheorie der Hypnose geht von der Annahme aus, dass jede eingetretene Voraussage die Realisierung der nächsten begünstigt oder sogar zwangsläufig nach sich zieht. Mit apparativen Methoden (meist Fingerelektroden) werden während der Hypnose die biologischen Veränderungen am Körper des Hypnotisierten gemessen und als Feedback deren Realisierung angesagt. Auch der Hypnotisierte selbst kann das Eintreten dieser Veränderungen anhand von Zeigerausschlägen oder vom Messapparat erzeugten verschiedenen Tonhöhen als Erfolg der Suggestion kontrollieren. Damit wird der Boden bereitet für die sichere Annahme der nächsten »Vorhersagen« (Erfolg führt zum Erfolg). Diese Technik ist ohne apparativen Aufwand – die Realisierung der Suggestionen lässt sich auch so gut beobachten – in der im Teil III beschriebenen Hypnosemethodik enthalten. Ein Vorteil für die Anwendung eines Biofeedbackgerätes ergibt sich vor allem bei »technikgläubigen« Menschen mit einem Hang zur Überrationalisierung und wenig Gefühls- und Körpersensibilität. Ihnen ist der Zeigerausschlag glaubhafter als eigene Gefühle, und sie können mit diesem Einstieg lernen, ihre Gefühls- und Körperwelt wieder besser wahrzunehmen.

Hypnose und Schlaf
»Schlafen Sie!«, befahlen im 19. und oft auch noch im 20. Jahrhundert viele Hypnotiseure ihren Kandidaten. Noch aus dieser Zeit rührt die Gleichsetzung der Hypnose mit dem Schlaf bzw. ihre Sicht als »Teilschlaf«. Die Bezeichnung »Heilschlaf« meint allerdings schon deutlich die Hypnose als Sonderzustand. Vertreter der Schlaftheorie waren z. B. der Hypnosepionier A.A. LIÉBEAULT und in jüngerer Zeit O. KAUDERS und P. SCHILDER. In den zu Grunde liegenden neurophysiologischen Hypothesen wird die Hypnose mit einem Zustand nach einer Gehirnentzündung (Encephalitis) verglichen oder auf die in Hypnose bestehende Aktivierung der Formatio retikularis, die auch das Schlafzentrum beherbergt, hingewiesen. Doch spricht m. E. gegen diese Theorie, dass die Hypnose ein bewusster Seelenzustand ist, der auch wieder erinnert werden kann und in dem durchaus aktive, gezielte Bewusstseins- und Muskelleistungen erfolgen können. Nur in sehr tiefen, passiv erlebten Hypnosen, die heute nur noch bei wenigen Indikationen angewandt werden, wird gegebenenfalls durch entsprechende Suggestionen die Erinnerung »gelöscht«. Wie Experimente zeigen, ist dies aber keine absolute »Löschung« des Bewusstseins wie im Tiefschlaf, sondern kann die Erinnerung in einer nachfolgenden Hypnose suggestiv wieder aktiviert werden. E. HILGARD spricht vom »hidden observer« (verborgenen Beobachter) als Bewusstseins-Teilinstanz, die über alle Vorgänge und Suggestionen in der Hypnose wache. Selbst wenn, wie oben ausgeführt, in der Hypnose auch das »Reptilhirn«, das das Schlafzentrum beherbergt, aktiviert ist – dieses Reptilhirn hat ja auch sein Wachzentrum, sonst hätten die Reptilien schwerlich überlebt. Schlüssiger erscheint deshalb die Annahme, dass es sich bei der Hypnose um das archaische Wachbewusstsein handelt (siehe meine neue Hypnosedefinition auf Seite 100 und Teil II, Kapitel 4).

Verwandtschaft zum Schlaf besteht insofern, dass die Hypnose leicht in den Schlaf übergeführt werden kann und manchmal auch spontan in Schlaf übergeht und dass der Hypnotisator diesen Weg auch wieder umkehren kann.

Neue naturwissenschaftliche Modelle

In den neuen Naturwissenschaften werden in allen Bereichen die ganzheitlich denkenden Forscher unüberhörbarer. Einige ihrer Ergebnisse und Postulate sind auch für das Thema des vorliegenden Buches von großer Bedeutung – umgekehrt könnte desgleichen das Verständnis vom Wesen und den Möglichkeiten der Hypnose für die naturwissenschaftlichen Forschungen wichtige ganzheitliche Hinweise beitragen.

Es darf natürlich auch von den neuen wissenschaftlichen Ansätzen keine Erklärung der Welt erwartet werden. Vielmehr sind es – wie auch die bisherigen Postulate – Beschreibungen und Schlussfolgerungen aus angestellten Beobachtungen. Sie gehen aber insofern wesentliche Schritte weiter, als sie konsequent das mechanistische Weltbild in Frage stellen und überdies der Kommunikation zwischen den einzelnen Fakultäten und Forschungsrichtungen wieder erhöhte Aufmerksamkeit widmen. Das betrifft vor allem auch die längst überfällige Wiederannäherung von Natur- und Geisteswissenschaften.

So soll in der Folge eine kleine Auslese zu einigen neuen Denkansätzen und Forschungsergebnissen vorgestellt werden, die für das Verständnis der Hypnose bedeutungsvoll sind oder werden können. Für ausführliche Darstellungen dieser Forschungsrichtungen ist auf die Fachliteratur verwiesen.

Systemtheorie, Biophotonen, seltsame Attraktoren und andere »Puzzlesteine« zu einem neuen Weltbild

Zunächst einige übergeordnete Postulate aus zwei Bereichen, der Systemtheorie und der Biologie, die einen gewissen Rahmen abstecken für die mehr detailbezogenen Aussagen:

Fritjof Capra führt in seinem Buch »Lebensnetz« Grundsätze der Systemtheorie an, die schon lange bekannt sind, aber noch immer auf ihre konsequente Umsetzung z. B. in der Medizin und in der Ökologie warten:

»Lebende Systeme sind integrierte Ganze, deren Eigenschaften sich nicht auf die Eigenschaften kleinerer Teile reduzieren lassen. [...] Systemische Eigenschaften werden vernichtet, wenn ein System in isolierte Elemente zerlegt wird.« Schon Albert Einstein drückte dasselbe aus, als er sagte: »Wenn man eine Uhr zerlegt, um sie zu untersuchen, ist es keine Uhr mehr.«

Genau dies geschieht aber immer noch in weiten Bereichen der Wissenschaft, leider auch der Medizin und der Psychologie und der Hypnoseforschung, wenn Versuche z. B. so aufgebaut sind, dass sie jeweils nur reduzierte Teile der zu untersuchenden Wirklichkeit zu Grunde legen. Die auf vermeintlich, aber eben nur vermeintlich wiederholbaren Laborbedingungen aufgebauten Untersuchungen schließen regelmäßig das Nicht-Messbare, um das es eigentlich gehen sollte, nämlich das Leben selbst, aus. Dies gilt insbesondere auch für eine überwiegend zu mechanistische Hypnoseforschung, da die Hypnose, wie schon dargelegt wurde, im buchstäblichen Sinne an die Wurzeln des Seelenlebens und des Geistigen rührt.

Lebende Systeme, die als unsere Welt, die Erde, der Mensch, sein Zentralnervensystem usw. im Mittelpunkt unserer Betrachtung stehen, werden in der ganzheitlichen, systemtheorieorientierten Biologie folgendermaßen definiert: »Das [lebende] System muss selbstbegrenzt, selbsterzeugend und selbsterhaltend sein.« (Gail Fleischaker zit. in Capra.) Diese neue Definition hat die »Laborbedingungen« für ein ganzheitlicheres Weltverständnis wesentlich erweitert und führt zu Aussagen, die lebensnaher sind als die der mechanistischen Wissenschaftsbemühungen. Sie schließen damit schon fast wieder an altbekannte und von der Naturwissenschaft lange geächtete Weisheiten aus der Mythologie und den Geisteswissenschaften an. So griff beispielsweise der Atmosphärechemiker James LOVELOCK (zit. in CAPRA) nach ausgedehnten Forschungen in seiner inzwischen viel beachteten »Gaia-Theorie« den uralten Gedanken auf, dass die Mutter Erde nicht einfach »ein vom Leben nur bewohnter, ansonsten aber lebloser Planet aus Gestein, Wasser und Luft ist«, sondern selbst ein lebendiges System.

In einer derart »wissenschaftlich wiederbelebten« Welt dürfen nun auch weitere sinnvolle Fragen wieder ungestraft gestellt werden, z. B. nach dem Wesen dieser Welt und des Menschen, nach dem Wesen des Geistigen, der Krankheit usw. Und es ergeben sich überraschende neue Antworten, die ebenfalls Weisheiten der Alten in aktuelles Licht tauchen.

Der Mensch ist nun nicht mehr ein isoliertes Lebewesen, das als »Subjekt« scheinbar »objektiv« seine »Umwelt« wahrnehmen und beschreiben kann oder selbst – von ihr losgelöst – objektiv wahrnehmbar und beschreibbar ist, sondern er ist Teil des übergeordneten Lebenssystems, dem er angehört und das auch nur wieder ganzheitlich zu verstehen ist. Besondere Bedeutung kommt dabei dem Nervensystem als biologischem Träger der Wahrnehmung zu. Es wird von dem Biologen Humberto MATURANA (zit. in CAPRA) als »selbstreferenziell«, d. h. sich in seinen Aktivitäten ständig auf sich selbst beziehend gekennzeichnet. Er belegte mit Experimenten, »dass die Aktivitäten der Nervenzellen [die Wahrnehmungen] keine vom Lebewesen unabhängige Umwelt spiegeln.« Eine absolut existierende Außenwelt darf daher auf Grund der Wahrnehmung nicht angenommen werden, vielmehr wird die äußere Wirklichkeit durch die Wahrnehmung nicht *dargestellt*, sondern *bestimmt*.

In der Folge bezeichnet MATURANA *das Wesen des Lebens selbst als Kognitionsprozess* (sinnvolles Wahrnehmen und Erkennen), der noch nicht einmal vom Vorhandensein eines Nervensystems abhinge, sondern auch bei Organismen ohne Nervensystem, z. B. Bakterien, stattfände. Wir werden sehen, wie weit reichend diese Postulate MATURANAS auch die Hypnose und ihre Möglichkeiten betreffen.

Aus der Kognitionsprozess-Definition des Lebens leitet sich dann der nächste wichtige Schritt her: Der Geist ist in der Sicht dieser Wissenschaft kein »Ding« mehr, sondern ein Prozess, nämlich ebender Prozess des Lebens, also der Prozess des Erkennens. Demnach ist der Geist als Prozess in allen materiellen Lebensebenen gegenwärtig. MATURANAS Forschungen werden von Gregory BATESON (zit. in CAPRA), der als Kybernetiker von einem anderen Ausgangspunkt über dieselbe Fragestellung arbeitete, gestützt. Er formulierte: »Geist ist das Wesentliche des Lebendigseins.«

Das Gehirn ist aus dieser Sicht nichts anderes als eine spezifische Struktur, durch die der geistige Lebensprozess wirkt, derer es aber bei einfachen Organismen nicht bedarf. Denn auch diese »erkennen« die für sie relevanten Veränderungen ihrer Umgebung und beantworten sie sinnvoll. Der Kognitionsprozess, also der Lebensprozess, bedeutet hier demnach Wahrnehmen, Fühlen und Handeln in einem.

Zu den »einfachen Organismen« gehören auch die menschlichen Körperzellen. Jede einzelne Körperzelle kann fühlen, wie inzwischen auch neurobiologisch belegt werden konnte. Die Neurobiologin Candace PERT (zit. in CAPRA) entdeckte eine Gruppe von Molekülen, die so genannten Peptide, die offenbar als Botenstoffe zwischen Nervensystem, Immunsystem und endokrinem System fungieren. Die drei Systeme werden auf Grund ihrer vielfältigen Verflechtungen als »psychosomatisches Netzwerk« (seelisch-körperliches N.) bezeichnet. PERT sagt: »Ich kann keinen eindeutigen Unterschied zwischen dem Gehirn und dem Körper mehr ausmachen.« Und: »Weiße Blutkörperchen sind Stückchen des Gehirns, die im Körper herumschwimmen.«

Diese übergeordneten Aussagen haben geradezu revolutionäre Folgen für das Verständnis von Krankheitsprozessen und den Möglichkeiten der Hypnose, denn sie gelten für alle lebenden Systeme, also eben auch für jede einzelne Körperzelle. Die oben schon angeführte Rekapitulationstheorie von HAECKEL, die nach langem wissenschaftlichen Streit in den ganzheitlichen Denkansätzen wieder zu Ehren gelangt ist, erinnert an die Herkunft der Körperzelle aus einzelligen Organismen. So schreibt CAPRA: »Die lebende Struktur ist stets eine Aufzeichnung der bisherigen Entwicklung.« Und die Mikrobiologin Lynn MARGULIS formuliert treffend: »Statt die Mikroorganismen auf einer evolutionären ›Stufenleiter‹ hinter uns gelassen zu haben, sind wir von ihnen ebenso umgeben wie aus ihnen zusammengesetzt [...] Wir müssen uns selbst und unsere Umwelt als ein evolutionäres Mosaik von mikroskopischem Leben vorstellen.« Sie kommt damit der Aussage des Geisteswissenschaftlers Rudolf STEINER sehr nahe, der das Bewusstsein, dass unser Organismus aus etwa 100 Billionen Einzellebewesen gebildet ist, für eine gesunde Einstellung zum eigenen Leib als sehr wesentlich erachtete.

Jede einzelne Körperzelle trägt also ihre gesamte Evolution, phylogenetisch und ontogenetisch, als geschichtliche Struktur in sich. Wie wenig aber die Körperzellen auf ihre jeweils aktuellen Entwicklungs- und Differenzierungsstadien fixiert sind, zeigt sich auch wieder in neuen Forschungen. Noch immer ist z. B. nicht wirklich geklärt, wie sich aus der ersten befruchteten Zelle und ihren frühen Teilungsstadien in zwei, vier, acht usw. Zellen, die theoretisch alle die gleiche Erbinformation enthalten sollten, nach und nach spezialisierte Gehirnzellen, Bindegewebszellen, Herzzellen usw. entwickeln. Stuart KAUFFMAN (zit. in CAPRA) fand heraus, dass das Genom (alle Gene = Erbinformationsträger eines Organismus) nicht nur eine Aneinanderreihung von Genen ist, sondern ein Netzwerk mit verschiedenen Verhaltensmöglichkeiten. Die Differenzierung der einzelnen Zelltypen ergäbe sich demnach aus der Aktivierung jeweils verschiedener Gene.

Ähnlich diesen Forschungsergebnissen wurden inzwischen weit gehende Verwandlungsmöglichkeiten anderer Einzeller, nämlich der Bakterien gefunden. Bakterien sind offenbar zu einem raschen und weit gehenden Gen-Austausch mit anderen Bakteriensträngen in der Lage. So haben laut Lynn MARGULIS und Dorion SAGAN »alle Bakterien der Welt im Prinzip Zugang zu einem einzigen Genpool und damit zu den Anpassungsmechanismen des gesamten Bakterienreichs.« Sogar die Umbildung zu Viren ist ihnen möglich!

Ähnlich aufsehenerregende Ergebnisse kommen von Seiten der Biophotonenforschung um F.A. POPP. Biophotonen sind ultraschwache Lichtemissionen aus lebenden Zellen, die offenbar Informationsaufgaben innerhalb des Organismus und zwischen den Organismen haben. Wie erst seit kurzem bekannt ist, hat das Körpergewebe auch bei Körpertemperatur Supraleiter-Eigenschaft, kann also Biophotonensignale mit annähernder Lichtgeschwindigkeit auch innerhalb des Organismus transportieren. Versuche mit Zellkulturen, deren eine mit Bakterien infiziert war, zeigten, dass eine andere mit Quarzglas abgeschlossene, nicht infizierte Kultur, die neben die infizierte gebracht wurde, nach kurzer Zeit das Photonen-Emissionsmuster der infizierten übernahm. Selbstverständlich können die Bakterien das Quarzglas nicht passieren, wohl aber die Biophotonen (Marco BISCHOF, Biophotonen. Das Licht in unseren Zellen).

Die alte Theorie von den »Krankheitskeimen«, von Louis PASTEUR seinerzeit als einzige Ursache von Infektionserkrankungen postuliert, war offenbar zu einfach, trotzdem baut auch heute noch der größte Teil des Medizinsystems auf diesem mechanistischen Modell auf.

Tatsächlich hingegen scheinen es überwiegend geistige Prozesse zu sein, die sich in den Infektionskrankheiten ausdrücken und die offenbar sogar in der Lage sind, aus irgendwelchen immer und überall vorhandenen Bakterien die passenden Krankheitskeime zu jeder beliebigen unbewusst angestrebten Erkrankung mit Hilfe spontaner Genveränderungen herzustellen.

Wo keine Krankheitskeime mitwirken, sondern Autoimmunprozesse oder andere Erkrankungen auf der zellulären Ebene vorliegen, wie z. B. Krebs, scheint die Kör-

perzelle auf Grund geistiger Prozesse selbst die entsprechenden Mutationen durchführen zu können (siehe Werner J. Meinhold, Krebs – eine mystifizierte Krankheit).

Wenn nun, wie nach Pert oben zitiert wurde, praktisch jede Körperzelle auch eine rudimentäre Gehirnzelle ist, nimmt sie auch jeweils selbst und eigenständig am Kognitionsprozess und damit am bewussten Lebensprozess teil.

Ich stelle daher die Hypothese auf, dass die hypnotischen Bewusstseinszustände als Bewusstseinszustände der frühen Gehirnentwicklungsstufen auch den archaischen Bewusstseinszustand der einzelnen Zelle einschließen. Daraus geht hervor, dass in der Hypnose nicht nur die sensorischen, emotionalen, vegetativen und motorischen Steuerungszentren des Zentralnervensystems erreichbar sind, sondern auch die »Gehirn«-Ebene und die Kognitionsprozesse der Körperzellen.

Krankheitsprozesse sind demnach in Hypnose sowohl diagnostisch als auch therapeutisch auf der unmittelbarsten Ebene erreichbar!

Als körpereigene »psychosomatische Botenstoffe«, die sowohl bei der psychosomatischen Krankheitsentstehung als auch bei der Psychotherapie (also auch in Hypnose) eine wichtige Rolle spielen, wurden oben schon die Peptide erwähnt. Daneben sind noch einige andere bekannt, wie die Interferone, die Interleukine und der Tumornekrosefaktor. Die bisherigen Forschungen in dieser Richtung belegen die Möglichkeit der Beeinflussung dieser Substanzen durch Hypnose. Aber auch z. B. die Leukozyten (weiße Blutkörperchen) und Granulozyten (zu den Leukozyten gehörende Abwehrzellen, »Fresszellen«) können in Hypnose beeinflusst werden, wie W. Bongartz nachwies.

Wie aber erfahren Granulozyten usw. von der hypnotischen Suggestion, dass sie z. B. an Zahl zunehmen sollen? Um diese Frage zu beantworten, sei der Vergleich des Kommunikationssystems im menschlichen Organismus mit einem Kommunikationsunternehmen wie Post/Telekom gebraucht. Es gibt hier wie dort drei »klassische« Arten der Kommunikation:

Die erste Art, die Beförderung von Briefen, Päckchen, Paketen usw. transportiert die Botschaft selbst als Sache über die verschiedenen Verbindungswege zum Empfänger. Auf der Körperebene entspricht dem der Transport chemischer Botensubstanzen, wie z. B. die oben angeführten, auf dem Blutweg, Lymphweg oder im interstitiellen bzw. interzellulären Stoffwechselaustausch. Diesen Kommunikationsweg nutzt z. B. eine medikamentöse Behandlung, die Psychotherapie nutzt ihn indirekt, über die

Aktivierung körpereigener Botensubstanzen z. B. via Zentralnervensystem.

Die zweite Kommunikationsart sind Telefonate, Faxe, Telegramme usw., die als elektromagnetische Signale über das Kabelsystem geleitet werden. Sie entspricht auf der Körperebene dem Nervensystem und seinen »Kabelbotschaften«. Dies ist zwar ein psychotherapeutischer Weg, da z. B. verbale Botschaften über das Nervensystem aufgenommen und weiterverarbeitet werden, jedoch kann auch auf diese Weise noch nicht erklärt werden, wie z. B. Granulozyten eine hypnotisch-suggestive Botschaft erhalten, da sie ja nicht »verkabelt« sind und ihre eigenen »Gehirne« keine verbale Sprache verstehen können. Dass sie auf dem Blutwege über weitere Botenstoffe, z. B. Neurohormone, von ihrem Auftrag erfahren, ist unwahrscheinlich, da dies relativ lang dauern würde, das Phänomen der Vermehrung aber bereits kurz nach der Suggestion beginnt.

Die dritte Kommunikationsart, die drahtlose Übermittlung von Informationen, hat ebenfalls eine Parallele auf der Körperebene, die bisher in der Medizin weit gehend unbeachtet blieb bzw. totgeschwiegen wird, weil ihre Konsequenzen revolutionäre Veränderungen mit sich brächten: die oben bereits erwähnte Biophotonenemission und -kommunikation der Zellen. Die Biophotonen werden im Zellkern selbst erzeugt. Ihre Informationsübermittlung erfolgt mit Lichtgeschwindigkeit, und einige komplexe Vorgänge im Körper werden erst durch diese Kommunikationsmöglichkeit erklärbar.

Nun können die Granulozyten zwar Biophotonensignale aussenden und empfangen, wie müsste aber der Hypnotisator seine Signale im obigen Beispiel aussenden und wie kann die Zelle die sprachlich gegebene Suggestion zur Vermehrung verstehen? Im Absatz über die Fluidum- und Wellentheorie wurde auf die große Bedeutung dieser Kommunikationsebene in Hypnose hingewiesen und bereits deutlich, dass hier, wie MESMER sagt, »zur wirklichen Mitteilung [...] der bloße Wille dazu hinreichen kann.« Die Sprache (z. B. die Suggestion zur Vermehrung) ist dabei nur eine Art abstrakte Übersetzung der damit gemeinten tatsächlichen Prozesse, auf die sich Hypnotisator und Patient während der Suggestion möglichst auch bildlich konzentrieren sollen. Die Biophotonensignale übermitteln dann die Botschaften in ihrer eigenen Sprache.

Biophotonen sind es möglicherweise auch, die für die immer noch nicht geklärte Funktion des menschlichen Gedächtnisses den wesentlichsten Beitrag leisten. Der Hirnforscher Karl PRIBAM (zit. in Günther S. HANZL, Das neue medizinische Paradigma) vermutet, dass das Gedächtnis nach einem holografischen Prinzip arbeitet. Ein Hologramm wird durch die Interferenzmuster von Wellen gebildet und speichert seine gesamte Information in jedem seiner Teile (auch das Gedächtnis ist im Gehirn multipel gespeichert). Das Gedächtnis-Hologramm könnte durch Interferenzen von Biophotonen, die von den Gehirnzellen erzeugt werden, entstehen.

Wie im nächsten Kapitel (Teil II, 2) näher dargelegt ist, kann neben den angeführten drei Kommunikationsebenen noch eine vierte angenommen werden, nämlich die »Telepathie«. Darunter wird eine »außersinnliche«, *unmittelbare*, also auch ohne Signalübermittlung und ohne Zeitbedarf vorhandene Informationsbeziehung zwischen lebenden Organismen verstanden. Sender und Empfänger erleben in dieser Beziehung unmittelbar und zeitgleich Sendung und Empfang einer Botschaft bzw. erleben den Kommunikationsinhalt jeweils zugleich, wodurch die Zuordnung der Sender/Empfänger-Rolle schwierig oder sogar unmöglich wird; man kann dabei nur von einer unmittelbaren Wechselbeziehung sprechen. Diese vierte Kommunikationsebene scheint die in der Hypnose wichtigste zu sein.

Der Verlauf von Experimenten zur außersinnlichen Wahrnehmung (ASW), die heute ebenfalls Teil der neuen Wissenschaften sind, wird durch Hypnose deutlich verbessert. Eine Parallele zur Telepathie gibt es zwar nicht bei Post/Telekom, aber in der Atomphysik. Wie die Quantentheorie besagt, müssen in einem aus zwei Teilchen bestehenden Quantensystem beide Teilchen immer die gleichen Eigenschaften aufweisen. Das gilt auch, wenn diese voneinander entfernt werden und an einem davon eine Veränderung vorgenommen wird. Diese findet dann *zeitgleich* an seinem Zwillingsteilchen statt, also gegen das Postulat EINSTEINS, dass die Lichtgeschwindigkeit nicht übertroffen werden könne. Über raumübergreifende Felder im subatomaren Bereich besteht offenbar eine »nichtlokale« Vernetzung und, ungeachtet beliebig großer Entfernungen, *augenblickliche* Wechselwirkung (*E*instein-*P*odolsky-*R*osen = EPR-Paradoxon, siehe z. B. Paul DAVIES, Die Urkraft).

Es zeigt sich, dass die Hypnose sowohl in ihren bisher bekannten biopsychologischen Zusammenhängen als auch in ihren Phänomenen vielfältige Verbindungen zu diesen Forschungsergebnissen der neuen Naturwissenschaft aufweist.

Weitere wichtige Konzepte für die Psychotherapie und die Hypnose sind die von Rupert SHELDRAKE postulierten »morphogenetischen Felder« und die so genannten Grenzzykelattraktoren aus der Chaosforschung.

Die Theorie von den »morphogenetischen« (gestalterzeugenden) oder »morphischen« Feldern besagt, dass alle Gestaltungsprozesse in unserer Welt nicht nur als Ergebnis der inneren Voraussetzungen des sich Gestaltenden und den bekannten biologischen, chemischen und/oder physikalischen Wechselwirkungen mit seinem Umfeld zu Stande kommen, sondern dass »die Natur« selbst ein Gedächtnis habe, das alle Gestaltungsprozesse als nichtphysikalisches Feld speichere. Welcher Art dieses Gedächtnis ist, ob es auch holografisch arbeitet usw., wird m.W. nicht näher definiert.

Nach SHELDRAKES Ansicht (Das Gedächtnis der Natur; Das schöpferische Universum) werden die Gene als »allesbestimmende« Grundfaktoren biologischer Gestaltung und Entwicklung stark überschätzt. Die Speicherung einmal abgelaufener Gestaltungsprozesse im Gedächtnis der Natur bewirke nämlich, dass dessen Feldwirkung die folgenden derartigen Gestaltungsprozesse (sozusagen von außerhalb des sich Gestaltenden) mitbestimme. Bisher durchgeführte Experimente scheinen SHELDRAKES Thesen zu bestätigen. Beispielsweise kristallisieren neue synthetisch hergestellte Mineralien beim zweiten Kristallisationsversuch deutlich schneller als beim ersten, selbst wenn die Versuche in verschiedenen Labors an verschiedenen Orten stattfinden, so als ob ein Lernprozess stattfinden und gleichsam holografisch übergeordnet gespeichert und übermittelt werden würde.

Das Konzept des morphischen Feldes ist im Prinzip eine Übertragung der im Abschnitt »Reiz und Gedächtnis« dieses Kapitels beschriebenen Engrammkomplex-Theorie des Gedächtnisses von SEMON auf eine höhere Ebene. Auch SHELDRAKES Postulate knüpfen an die Geheimwissenschaft an, wo schon seit Jahrtausenden von einem Weltgedächtnis, der »Akasha-Chronik«, gesprochen wird (siehe z. B. Rudolf STEINER). Was in der Geheimwissenschaft als Karma (jedem Individuum anhaftende lebensgeschichtliche Verantwortung bzw. Wirkung) bezeichnet wird, wirkt ebenfalls aus diesem Weltgedächtnis. SHELDRAKE greift diesen Zusammenhang selbst auf (Das Gedächtnis der Natur), indem er sowohl die telepathische Kommunikation (s. o.) und Sympathien zwischen Menschen als auch die Erinnerungen an frühere Erdenleben auf eine »morphische Resonanz«, eine Kommunikation mit dem morphischen Feld, zurückführt. Er nimmt an, dass die Erinnerungen an Vorleben tatsächliche frühere Leben eines Menschen wieder geben könnten, dass diese aber nicht die eigenen sein müssten. Dieses Argument gegen die Reinkarnationslehre habe ich allerdings in einer eingehenden Forschungsarbeit widerlegt (MEINHOLD, Der Wiederverkörperungsweg eines Menschen durch die Jahrtausende).

Für Psychologie und Hypnose wäre die Frage zu stellen, ob individuelle und soziale Lebensgeschehnisse und Abläufe, die eine Tendenz zur Wiederholung und Verallgemeinerung in sich tragen, nicht nur den Gehirnen der Beteiligten entspringen, sondern im Guten wie im Schlechten durch solche übergeordneten Gedächtnisfelder mitbestimmt werden. So könnte bei individuellen Zwangshandlungen (z. B. Kauf- oder Waschzwang in unserer Konsum- und Waschmittel-Gesellschaft), aber auch bei Massenpsychosen

(z. B. Atomenergie-Wahn) an derartige Einflüsse gedacht werden, und der soziale Druck, den Betroffene oft als Begründung für ihre Symptome nennen, wäre möglicherweise z.T. auch auf eine Beeinflussung durch das morphische Gedächtnis zurückführbar. Auch die epidemieartige Ausbreitung mancher psychopathologischer Haltungen und anderer Erkrankungswellen (z. B. AIDS) fände auf diese Weise einen Erklärungsansatz, der über das banale nur krankheitskeimbezogene Denken hinausgeht (siehe hierzu allerdings auch die tiefenpsychologischen Einflüsse, Teil V, Kapitel 1). Denn umgekehrt lässt sich statistisch aufzeigen, dass Infektionskrankheiten, gegen die eine Impfung entwickelt wurde, oft bereits *vor* dem Einsatz der Impfung ihren Häufigkeitsgipfel überschritten haben, so als hätte das Weltgedächtnis (Weltgehirn) diese Erkrankung überwunden und wäre das Auffinden der Impfmethode nur der konkrete Nachvollzug dieser Entwicklung.

Überhaupt stellt sich die Frage, ob das Gehirn als materielle Struktur des erkennenden Geistes seine eigentliche wesenhafte Quelle nicht in einer solchen übergeordneten Ebene hat.

In Bezug auf die Hypnose wurde schon gesagt, dass sie in der Regel für den Hypnotisierten von Sitzung zu Sitzung leichter gelingt. Ebenso wird der Hypnotisator mit zunehmender Praxis feststellen, dass auch für ihn die Hypnoseeinleitung und -durchführung immer einfacher vonstatten geht. Auch hier könnte neben den bekannten Effekten der individuellen Engrammbildung und der besseren Beherrschung durch Erfahrungszuwachs an einen Miteinfluss aus einem morphogenetischen Feld gedacht werden.

Wie es schon kurz für die Telepathie erwähnt wurde, ist die Hypnose ein Bewusstseinszustand, in dem übergeordnete Kommunikationsebenen gezielt und leichter erreicht werden können als im Zustand der breiten Vigilanz. Dies gilt auch für den Zugang zum Allbewussten, zum kollektiven Unbewussten, zur Akasha-Chronik, zum morphischen Feld oder wie immer diese übergeordnete Geistebene genannt wird.

Abschließend soll noch ein Blick auf ein wichtiges Ergebnis der Chaos-Forschung geworfen werden, die so genannten Grenzzykelattraktoren bzw. den »seltsamen Attraktor«. In der systemtheoretischen Betrachtung werden Lebensverläufe als solche Grenzzykelattraktoren gesehen (womit sie natürlich nur in einem unvollständigen Modell beschrieben sind). Darunter werden Systeme verstanden, die sich selbstorganisierend (autopoetisch) auf einer kreisähnlichen Bahn an der Grenze (deshalb: Grenzzykel) zwischen Ordnung und Chaos bewegen. Als Attraktor (Anziehungspunkt bzw. -bahn) wird in diesem System die Bahn bezeichnet, von der es nach seinem Start angezogen wird und die es dann um einen bestimmten Punkt herum relativ stabil beschreibt.

Die Startbedingungen sind äußerst wesentlich für den späteren Bahnverlauf, wobei kleine Ursachen zu großen Wirkungen führen können. Hier zeigt sich eine wichtige Parallele zum Theoriemodell der tiefenpsychologischen Therapie in Hypnose, das ebenfalls postuliert, dass die Startbedingungen (intrauterines Dasein und frühe Kindheit) das Leben weit gehend hypnotisch-suggestiv vorprägen und dass spätere Störungen entsprechend dieser Vorprägungen besser oder schlechter verarbeitet werden. Auch der Grenzzykelattraktor kehrt nach Störungen mittels seiner Selbststeuerung wieder auf seine durch den Anstoß mitbedingte Attraktorbahn zurück.

Ist die Bahn genau kreisförmig, kehrt der Attraktor immer wieder an seinen Ausgangspunkt zurück und gehen damit dieselbe Ursache und Wirkung immer wieder aufs Neue auseinander hervor, analog dem NIETZSCHE-Postulat von der ewigen Wiederkehr des Gleichen. Hier ließe sich bei einer weiten Auslegung auch der Karma-Begriff aus der Reinkarnationslehre wieder finden. Karma heißt auf Sanskrit Wirkung und bezeichnet ein geistiges Gesetz, nach dem alles, was ein Mensch bewirkt, zur Ursache seiner weiteren Lebensgeschichte und späteren Reinkarnationen wird.

Oft fallen auch bei der Betrachtung der Lebensgeschichte eines Patienten immer wieder geradezu zwanghafte Wiederholungen des Gleichen auf. Ein sogar danach benanntes Krankheitsbild ist die Zyklothymie, die zyklisch ablaufende manisch-depressive Erkrankung, in der die Betroffenen nicht den Schritt aus ihrem Circulus vitiosus tun können. Auch die in der Hypnoseliteratur wohl bekannte selbsterfüllende Prophezeiung ist, systemtheoretisch gesehen, ein solcher selbstorganisierender Grenzzykelattraktor, bei dem der Betroffene aus Angst vor der Prophezeiung so handelt, dass er deren Verwirklichung hypnotisch-suggestiv herbeiführt. Denn die Angst entspricht tiefenpsychisch meist einem unbewussten destruktiven Wunsch.

Entgegen der früheren Idealvorstellung des Lebens als stabilem, homöostatischen (im steten Gleichgewicht verbleibenden) Regelprozess, ermöglicht gerade die Nichtlinearität und Unvorhersehbarkeit des autopoetischen Systems seine Dauerhaftigkeit. Bei einem linearen System könnte sich nämlich jede kleine Störung auf lange Sicht aufschaukeln und katastrophal auswirken.

Die Attraktorbahn ist bei lebenden Systemen nicht exakt periodisch, und deshalb nicht genau zyklisch, sondern »quasiperiodisch«. Der Attraktor erreicht also in seinem Dasein nie mehr genau die gleiche Bahn und den gleichen Punkt. Das Verhalten eines solchen Systems ist unvorhersehbar, weil es immer wieder zu instabilen Gabelungspunkten (Bifurkationen) gelangt, an denen z. B. neue Strukturen von höherer Ordnung auftreten können.

Auch bestehen selbstverständlich Wechselwirkungen zwischen allen Attraktoren (Systemen) und Vernetzungen in den jeweiligen Obersystemen, sodass die Komplexität ebenso unübersehbar wie unvorhersagbar wird. Denn der Raum zwischen den Körpern (auch Himmelskörpern) ist nicht »leer«, sondern besteht aus elektromagnetischen Feldern, die ständig alle Wechselwirkungen übermitteln. Über die Felder im subatomaren Bereich besteht sogar eine »nichtlokale«, ungeachtet beliebig großer Entfernungen *augenblickliche* Wechselwirkung (s. o.).

Geht ein System von Ordnung in Chaos über, werden die Attraktorbahnen, obwohl sie in sich eine erstaunliche Regelhaftigkeit haben, völlig undeterminiert und unvorhersehbar. Die Bahnen berühren oder überschneiden sich dennoch nie und kehren niemals in denselben Punkt zurück. Diese Gebilde wurden von ihrem Entdecker, dem Meteorologen Eduard LORENZ, nach ihrem Aussehen als »seltsame Attraktoren« bezeichnet. Sie sind Beispiele für Ordnung im Chaos bzw. Chaos in der Ordnung. Weltbekannt ist inzwischen die Aussage von LORENZ, dass der Flügelschlag eines Schmetterlings einen Wirbelsturm verursachen könne. Das bisher als gültig angenommene Postulat des Kausalgesetzes: »ungefähr gleiche Ursachen haben ungefähr die gleiche Wirkung« hat ausgedient.

Die große Bedeutung der Attraktoren-Forschung für die Medizin überhaupt (siehe z. B.: G.S. HANZL), aber auch für die Psychotherapie und die Hypnose ist im Ansatz bereits erkannt. So schreibt Ernest Lawrence ROSSI: »Die neue Sicht des Lebens als sich ständig selbstorganisierender Grenzzykel hat wichtige Bedeutungen für die Hypnose. Es geht daraus hervor, dass unsere 200-jährige Faszination über die Hypnose und die veränderten Bewusstseinszustände – in welchen Konzepten wir sie auch immer beschreiben – kein perverser Hang nach dem Seltsamen und Bizarren der menschlichen Natur ist. Unser Interesse ist so normal wie Apfelkuchen. Aber die herrschende Wissenschaftsströmung beginnt jetzt erst, mit uns aufzuschließen. Die neue Wissenschaft der Selbstorganisation erklärt nun mit Zahlen, Karten, Grafiken und Computermodellen, wie richtig wir die ganze Zeit gedacht haben: *Die menschliche Natur ist eine ständig wechselnde Dynamik halbstabiler Stadien auf einer selbst organisierten Grenzlinie am Rande der schöpferischen Anpassung.«* (The Symptom Path to Enlightenment; Hervorhebung im Original; Zit. vom Autor übers.)

Das Leben eines Menschen, vergleicht ROSSI, kann als »Fixpunktattraktor« verlaufen, wie bei der Depression oder anderen Zwangserkrankungen, es kann wie beim »periodischen Attraktor« zum ständigen Wechsel zwischen polaren Gefühlen kommen, oder jemand begrenzt sich als »Attraktor mit limitierten Kreisläufen«. Das interessanteste Leben sei das eines »seltsamen Attraktors«, weil es ständige Veränderungen mit sich bringt.

Besonders weist ROSSI auch auf die große Bedeutung der Nichtlinearität für das Leben hin. Der menschlichen Natur kann nur mit diesem Konzept entsprochen werden. Zum Beispiel wird ein ständiges Mehr an Motivation nicht zu einem ständigen Mehr von Leistung führen, sondern an einem kritischen Punkt in Dysstress und Leistungsverlust münden, als selbst organisierte Antwort auf die Überforderung.

Abgesehen von der Möglichkeit der Beschreibung des Lebens als selbstorganisierender, nichtlinearer Grenzzykel bzw. seltsamer Attraktor und den angeführten Bedeutungsbeispielen für Psychotherapie und Hypnose ist meines Erachtens auch der Begriff des »Attraktors« selbst einer genaueren Betrachtung wert. Wie erwähnt wird er in der Systemtheorie im Sinne von »Anziehungspunkt« bzw. »Anziehungsbahn« verwendet. Bekanntlich geht aber die klassische Psychologie nicht von einem Anziehungs-, sondern von einem Antriebs-Konzept aus (Trieb-Theorie).

Man könnte die Triebtheorie der Psychologie mit der Genom-Theorie der Biologie gleichsetzen. Beide repräsentieren die Sicht, dass vererbte Entwicklungsanlagen und Bedingungen das Leben des Individuums bestimmen, beide können aber für sich allein wesentliche Kriterien des Lebens nicht erfassen. Die Theorie der nichtlinearen Verläufe auf Grund von selbst organisierten Antworten auf gegenseitige Einwirkungen aus der Vernetzung alles Lebendigen untereinander macht bereits vieles verständlicher. Das Konzept des Attraktors schließlich ergänzt das Modell um etwas Wesentliches, nämlich um das Ziel. Nicht umsonst waren in der mechanistischen Wissenschaft alle teleologischen (ziel- und sinnorientierten) Weltbilder geächtet. Ging es doch um eine Beschreibung des Lebens als zufälliger Prozess einer bio-chemo-physikalischen Mutation und Selektion von isolierten Daseinseinheiten in einer eigentlich sinnlosen, maschinenartigen Welt.

Die Wiederkehr der Wissenschaft in den Schoß des ganzheitlichen Denkens rückte zwangsläufig auch die Vorstellung der Zielgerichtetheit erneut in das Blickfeld. Ich sehe in dieser Hinsicht eine Verwandtschaft zwischen dem Begriff des morphischen Feldes und dem des Attraktors. Es sei mir die freie Übersetzung des Begriffes Attraktor mit Sehnsucht gestattet. Dann passt das Wort von NOVALIS: »Wo gehen wir denn hin? – Immer nach Hause.«

Wir alle sind im mechanistischen Denken so gut geschult, dass das konsequente Umsetzen der neuen wissenschaftlichen Erkenntnisse in der Praxis oft schwer fällt. Das mechanistische Weltmodell ist unser hypnotisch-suggestiv geprägtes »Belief system«, das nicht nur unser scheinbar rationales Denken, sondern auch dessen Grundlage, unsere Welt- und Selbstwahrnehmung, ja sogar unsere Welt- und Selbstgestaltung, maßgeblich beeinflusst. Neue Forschungsergebnisse zeigen, dass das jeweilige Beliefsystem durch zahlreiche spezifische Neuronenvernetzungen bereits bei der Geburt bis in die somatische Ebene hinein nachweisbar ist. Ob psycho- oder somatotherapeutische Maßnahmen greifen, hängt daher auch von deren Passen zum Belief system ab. Deshalb will ich hier den vielleicht häufigsten mechanistischen Einwand gegen die Psychotherapie und Hypnose besonders aufgreifen, wiewohl er eigentlich unsinnig ist: Gegen die Therapie körperlicher Erkrankungen mittels Psychotherapie in Hypnose wird oft vorgebracht, dass doch »etwas Psychisches« bei einer »richtigen« körperlichen Erkrankung nicht wirken könne. Das substanzorientierte Denken der Medizin ist auf chemische (medikamentöse) Vorgänge und mechanische Eingriffe oder physikalische Maßnahmen ausgerichtet. Da aber letztlich jedes Leben, jede Chemie und jede Physik elektromagnetische Strahlung bzw. Schwingungsgestalt ist, sind diese Eingriffe lediglich Überdeckungen entweder/sowohl der gesunden Grundinformation oder/als auch der Störungen. Wie insbesondere anhand der Quanten- und Biophotonenforschung deutlich wird, greift die Psychotherapie in Hypnose am gezieltesten und direktesten an der Grundlage sowohl des gesunden Lebensgeschehens als auch der krankhaften Entwicklungen an: an der energetischen Information. Dies gilt, wie ich in diesem Abschnitt und im Abschnitt über die Gehirnentwicklung aufgezeigt habe, sowohl für die Diagnose als auch für die Therapie und selbstverständlich gleichermaßen für Leib und Seele.

Die energetisch-informatorische Wirkung, die besonders über die Psychotherapie in Hypnose erzielt werden kann, ist allen anderen biologischen, chemischen, physikalischen oder mechanischen Eingriffen als Steuerungsprozess übergeordnet. Das bedeutet nicht, dass andere therapeutische Maßnahmen damit verzichtbar würden, da insbesondere im Akutfall oft die Möglichkeiten der übergeordneten Steuerung auf Grund von Blockaden seelisch-geistiger oder anderer Natur nur schwer oder zu langsam greifen (MEINHOLD, Therapiehindernisse aus dem seelisch-geistigen Bereich). Wohl aber sollte diese übergeordnete Therapieform die Grundlage aller anderen Maßnahmen sein, und nicht umgekehrt.

Gerade das systemtheoretische Konzept der Attraktoren weist in diesem Zusammenhang auf ein wichtiges Prinzip hin: Die Stabilität der Attraktoren, die ihren Lebensbereich erfüllen, beruht auf ihrer Fähigkeit zur Selbstorganisation.

> Für die Heilkunde stellt sich daher die ausschlaggebende Grundfrage vor jeder therapeutischen Maßnahme: Was trägt zur Verbesserung oder Anregung der Selbstorganisation des Patienten bei?

Im Notfall, wo es in erster Linie um den »Erhalt des Systems« geht, mag zunächst jede hierfür tauglich scheinende Maßnahme angezeigt sein. Bei einer Therapie mit grundlegendem Anspruch meinen aber viele um ganzheitliches Denken bemühte Mediziner und andere Therapeuten, das Erfordernis zur Selbstorganisation des Patienten sei bereits ausreichend berücksichtigt, wenn sie z. B. homöopathische Arzneimittel oder andere Maßnahmen verordnen, die die *Selbst*-Steuerung anregen.

Was aber, wenn dem Grenzzykelattraktor (hier: dem Patienten) dieses Selbst gar nicht wirklich bekannt ist? Wenn es mit Fremdinformationen überlagert ist und dadurch die Selbstorganisation zur Fremdsteuerung verbogen wurde, die nie und nimmer den wesenhaften Erfordernissen ihres Systems gerecht werden kann? Oder wenn das System auf Grund eines falschen Anstoßes sogar einen fremden Attraktor in sein Steuerungssystem einprogrammiert bekam? Partiell ist das bei jedermann der Fall, denn wir alle haben den »Anstoß unseres Attraktors«, nämlich unsere früheste Kindheit, mit den gesellschaftlich gängigen mechanistischen, individualitätsfeindlichen Fehlinformationen und mehr oder weniger großen Defiziten an essenzieller Akzeptanz erlebt.

Genau hier greift das Konzept der erweiterten tiefenpsychologischen Therapie in Hypnose ein. Sie vermag die Fremdeinflüsse zu orten und dabei helfen, sie aufzuarbeiten und das eigentliche (wahre) Selbst des Patienten zu entdecken und zu stärken, sodass es im Dienste seines »Systems« erstmals oder wieder zur gesunden Wahrnehmung und Beantwortung seiner Welt fähig ist, unterwegs in der Erfüllung seiner wesenseigenen »Attraktorbahn« oder Lebensgeschichte.

Tiefenpsychologische Grundlagen der Hypnose

Neben den Forschungen zur Physiologie der Hypnose, die beobachtbare körperliche Umsetzungen seelisch-geistiger Prozesse beschreiben, ist natürlich auch versucht worden, der Hypnose im Rahmen psychoanalytischer bzw. tiefenpsychologischer Modelle ihren Platz zuzuweisen. Aus diesen Zuordnungen ergeben sich einige für das Arbeiten mit der Hypnose äußerst wertvolle Hinweise. Zum besseren Verständnis tiefenpsychologischer Hypnosemodelle sind zunächst anhand häufig gestellter Fragen einige Grundlagen des tiefenpsychologischen Denkens angeführt, die im allgemeinpsychologischen Bereich wenig bekannt sind. Weitere Grundlagen einer erweiterten Tiefenpsychologie sind im Teil V, Kapitel 1 beschrieben. Es sind aus der Vielzahl tiefenpsychologischer Erklärungsansätze hier diejenigen ausgewählt, die über das in den vorigen Abschnitten bereits Angesprochene hinaus noch wichtige Gesichtspunkte hervorheben.

Fragen zu Grundlagen des tiefenpsychologischen Denkens

Sollte man die Vergangenheit nicht lieber ruhen lassen?
Bekanntlicherweise befasst sich die Tiefenpsychologie mit Kindheitseinflüssen, die meistens weit gehend in die unbewussten Seelenschichten verdrängt und für die bewusste Seele unzugänglich sind. Wäre die menschliche Seele nichts als eine Art Computer-Programm (wie einige nichttiefenpsychologische Therapieansätze voraussetzen), das den jeweils aktuellen Bedürfnissen gemäß ohne weitere Folgen umgeschrieben werden kann, ergäbe es in der Tat wenig Sinn, Vergangenes zu reaktivieren. Die Psychoanalyse geht jedoch mit gutem Grund davon aus, *»dass das Unbewusste nicht nicht ist«,* wie FREUD es formulierte. Denn die analytische Arbeit, vor allem in Hypnose, zeigt immer wieder auf, dass weit zurückliegende, längst vergessene Ereignisse die aktuelle Lebensführung entscheidend beeinflussen und schwerste Erkrankungen hervorrufen können.

Werden krankhafte Symptome einfach wegprogrammiert oder anders überdeckt, z. B. mit entsprechenden Medikamenten, ohne die zu Grunde liegende seelische Dynamik zu verarbeiten, besteht die Gefahr der Symptomverschiebung. Die Psychoanalyse in Hypnose reaktiviert also nicht eine irrelevante Vergangenheit, sondern macht lebensgeschichtliche Altlasten bewusst, die ganz aktuell wirksam sind, und eröffnet damit die Möglichkeit, diese zu verarbeiten, sich davon abzulösen und von Grund auf zu gesunden.

Wer trägt die Schuld an einer Erkrankung?
Die Tatsache, dass tiefenpsychologische Therapieverfahren danach streben, ursächliche, lebensgeschichtliche Zusammenhänge aufzudecken und zu verarbeiten, führt immer wieder zu der irrigen Annahme, dass mit dem Auffinden einer Ursache auch ein »Verursacher« und damit ein »Schuldiger« gefunden wäre. »Bin ich selbst schuld an meiner Erkrankung oder sind es meine Eltern?«, hat sich schon mancher Patient gefragt und viele Angehörige, vor allem Eltern, haben entsprechende Vorwürfe bekommen und diese manchmal in Selbstvorwürfen noch ausgeweitet.

In aller Regel werden jedoch Eltern, auch wenn sie ihren Kindern eine aus tiefenpsychologischer Sicht ungünstige Erziehung angedeihen lassen, in Unkenntnis besserer Einsichten handeln, ja sogar die Überzeugung hegen, das Beste für ihre Kinder zu tun. Dabei orientieren sie sich mehr oder weniger bewusst an den von ihren eigenen Eltern übernommenen bzw. an den gesellschaftlich vorgegebenen Richtlinien. Die Urschuld müsste also über die Großeltern und Urahnen bis hin zu Adam und Eva zurückverfolgt werden.

Ähnlich unsinnig wäre die Schuldsuche und -zuweisung in Bezug auf das eigene Verhalten. Auch hier besteht zum entsprechenden Zeitpunkt (meist in der frühen Kindheit) in aller Regel weder die Einsicht in die durch spätere Entwicklungen sich erst ergebenden Zusammenhänge noch die Möglichkeit eines grundlegend anderen Verhaltens.

Dem Psychoanalytiker kommt weder die urteilende Funktion eines Richters zu noch die eines Priesters, weltanschauliche Gebote zu hüten oder gar den Patienten mit seinen eigenen Wertvorstellungen zu missionieren. Vielmehr hat er den Patienten bedingungslos und wertfrei zu akzeptieren. Dabei wird durch die therapeutische Arbeit auch die Etablierung einer eigenen und eigenverantwortlichen, ethischen Weltsicht gefördert, da ohne eine geistige Sinn-Dimension vieles schwer akzeptabel bliebe. Die Psychoanalyse/Tiefenpsychologie will also weder beschuldigen noch entschuldigen. Sie hat das Ziel, die Einsicht in wesentliche Zusammenhänge zu eröffnen und bisher Abgewehrtes versöhnlich in die Lebensgeschichte zu integrieren.

Was heißt oral, anal, ödipal usw.? Wie läuft die seelische Entwicklung ab?

Die tiefenpsychologische Forschung hat nachgewiesen, dass die frühkindliche, seelische Entwicklung des Menschen in Abschnitten (Phasen) mit verschiedenen Schwerpunktinhalten stattfindet, deren Verlauf das weitere Leben prägend beeinflusst. Die Phasen gehen zeitlich ineinander über. Alle Entwicklungsinhalte sind in ihrer Tendenz von Anfang an vorhanden und auch über ihren Schwerpunkt hinaus von Bedeutung.

Folgende seelische Entwicklungsabschnitte werden in einer gesunden Entwicklung unterschieden (stark vereinfachtes Entwicklungsmodell der lebensgeschichtlichen Analyse in Hypnose):

- Symbiotische Phase (Symbiose = Lebenseinheit), beginnt bereits innerhalb des Mutterleibes und dauert bis einige Monate nach der Geburt an, mit der Erfahrung des Akzeptiert-Seins. Schwere Störungen in dieser Phase können sich im späteren Leben z. B. durch Grundängste (starke Selbstwert-, Lebens- und Todesängste) und autoaggressive Erkrankungen (z. B. Krebs) auswirken. Der Bewusstseinszustand in der symbiotischen Phase entspricht einer tiefen Hypnose.
- Orale Phase (oral = auf den Mund bezogen), von der fortgeschrittenen Schwangerschaft bis zur Mitte des 2. Lj., mit der Erfahrung von Lustgewinn über den Mund und das Einverleiben (und über die anderen »aufnehmenden« Organe bzw. Sinne). Störungen können sich im späteren Leben z. B. durch orale Süchte, Kleptomanie, Erkrankungen der Sinnesorgane usw. auswirken. Der Bewusstseinszustand in der oralen Phase entspricht einer tiefen Hypnose.

- Erste Reifungsphase, Ende 1. bis Mitte 3. Lj., das Kind vollzieht erste aktive äußere und innere Ablösungsschritte (z. B. Aufrichtung, Gehen, Selbst-Essen), Erfahrung des eigenen Körpers, sagt zum ersten Mal »ich«. Störungen beeinträchtigen vor allem die Ich-Bildung und die Ablösung. Der Bewusstseinszustand in der ersten Reifungsphase entspricht einer tiefen bis mittleren Hypnose.
- Anale Phase (anal = auf den Anus (After) bezogen), Ende 2. bis Ende 4. Lj., mit der Erfahrung von Lustgewinn über das Abgeben und Zurückhalten der analen Ausscheidungen und anderer »Äußerungen« (auch die kreative Entfaltung und die Fortsetzung der Ich-Bildung). Störungen können sich im späteren Leben z. B. durch Hingabeschwierigkeiten, Geiz, Stottern, Zwanghaftigkeit, Darmerkrankungen u. a. auswirken. Der Bewusstseinszustand in der analen Phase entspricht einer mittleren Hypnose.
- Genital-ödipale Phase (genital = auf das Geschlechtliche bezogen; ödipal = auf die Ödipus-Beziehung bezogen), etwa 4. – 6. Lj., mit der bewussten Erfahrung des eigenen Geschlechts, der Erotik, der sexuellen und der sozialen Geschlechtsrolle. Störungen können sich im späteren Leben z. B. durch Kontaktschwierigkeiten, Übertragung der Mutter- oder Vaterrolle auf den Partner usw. auswirken. Der Bewusstseinszustand in der genital-ödipalen Phase entspricht einer mittleren bis leichten Hypnose.
- Individuationsphase (Selbstwerdungsphase), etwa ab dem 7. Lj., mit der Erfahrung des ersten Vorbild-Ablösungsschrittes (beginnende Elternablösung) zu Gunsten alternativer Teilvorbilder (Lehrer, Freunde usw.). Der Bewusstseinszustand in der Individuationsphase entspricht einer leichten Hypnose mit Stabilisierung von Wachphasen.
- Ablösungsphase, etwa ab dem 12. – 14. bis etwa zum 21. Lj., mit der Entwicklung einer eigenverantwortlichen Weltsicht. Der Bewusstseinszustand in der Ablösungsphase und danach ist vorwiegend wach, mit spontanen und partiellen hypnoiden Anteilen.

Schwere Defizite (unvollständig erlebte Entwicklungsinhalte) oder Fehlentwicklungen in einer oder mehreren dieser Phasen werden in die nachfolgenden Phasen übernommen und dort nachzuerfüllen versucht. Dies kann zu seelischen oder körperlichen Störungen und Erkrankungen führen, deren Ursache im Unbewussten verborgen und kaum noch erkennbar ist.

Je früher ein Defizit oder eine Fehlprägung gesetzt wurde, desto durchgängiger ist die Wirkung.

Jede seelische oder körperliche Erkrankung kann Folge (Konversionssyndrom) einer solchen unbewussten Fehlprägung sein.

Der Patient drückt dann mit seiner Erkrankung die bisher beste von ihm gefundene Lösung seiner Gesamtproblematik aus. Dies gilt auch, wenn die Erkrankung leidvoll ist oder gar autoaggressive Züge trägt.

Die frühesten Schritte stellen die »ersten Knopflöcher« der seelischen Entwicklung dar. Deren Verfehlen wirkt sich im »falschen Knöpfen« aller folgenden aus und wird oft erst durch eine »Falte« in einer der folgenden Schritte oder eine Unstimmigkeit am Ende der Entwicklung erkennbar. Oft erweist sich deshalb bei genauerer Analyse z. B. eine Störung mit »analen« oder »oralen« Symptomen als eine in der »symbiotischen« Phase verursachte. Es ist deshalb ratsam, wann immer dies möglich ist, eine vollständige Therapie durchzuführen.

Für die Therapie in Hypnose haben vor allem die frühesten Phasen eine große Bedeutung. Da die Kindheit bis etwa zum 6. Lj. im hypnotischen Bewusstseinszustand verläuft (je früher, desto tiefer), können vor allem die symbiotische und frühorale Phase und ihre Inhalte nur in der Hypnose entsprechend wieder erfahrbar gemacht und in den tieferen seelischen Schichten verarbeitet werden. Denn der Verstand, mit dem die meisten psychotherapeutischen Verfahren arbeiten, beginnt sich erst im Laufe der analen Phase zu etablieren. Zudem sind, wie dargestellt wurde, die frühesten Phasen in der Regel auch die wichtigsten hinsichtlich späterer Störungen und Erkrankungen.

Was ist Übertragung?

In den meisten intensiven Beziehungen, also auch bei jeder therapeutischen Beziehung, kommt es zu »Übertragungsgeschehen«. Damit werden Situationen bezeichnet, in denen ein Mensch Gefühle bzw. daraus hervorgehende Handlungen auf sein Gegenüber richtet (überträgt), für die dieses Gegenüber nur der Auslöser ist, während die eigentliche Ursache dafür in Erlebnissen mit frühkindlichen Bezugspersonen liegt bzw. unbewussten Selbstanteilen entstammt.

Die Übertragung bleibt dem Übertragenden als Ursache seiner Emotionen unbewusst. Er ist der Meinung, sich der aktuellen Situation angemessen zu verhalten und empfindet seine entsprechenden Gefühle als echt. Dennoch läuft eine Art erlernter Reflex ab, der mit dem tatsächlichen Gegenüber, das nur den passenden Schlüsselreiz liefert, wenig zu tun hat. Jede Übertragung findet deshalb in einem unbewussten Hypnoid statt!

Anhand einiger Beispiele stelle ich einige typische Übertragungssituationen vereinfacht dar. In der Regel finden sich jedoch bei jedem Menschen verschiedenartige und verschieden starke Übertragungsgefühle ineinander vermischt, sodass sie nicht immer so klar erkennbar sind, wie es in der Folge aufgezeigt wird.

So kann z. B. der Wunsch, mit dem Beziehungspartner vereint zu sein, so übersteigert werden, dass jede Abwesenheit oder Nichtverfügbarkeit des anderen als Kränkung empfunden wird (Klammerbeziehung). Hier würde es sich wahrscheinlich um eine Übertragung von Wünschen und Gefühlen handeln, die in der frühesten Kindheit von einer zu wenig verfügbaren Mutter nicht ausreichend erfüllt werden konnten und deshalb in der Gegenwart nachzuholen versucht werden. Ein derartiges (unbewusstes) Nachholbedürfnis ist aber auf diese Weise nie zu befriedigen, da es sich bei jedem passenden Schlüsselreiz reflektorisch aufs Neue einstellt.

Oft ergänzen sich Beziehungspartner in ihren neurotischen Strukturen und projizieren aufeinander die sich entsprechenden Übertragungsgefühle. Im obigen Beispiel würde sich dann der Partner als »Ersatzmutter« verhalten und die Befriedigung der auf ihn übertragenen Verfügbarkeitswünsche des anderen entspräche zugleich seinem eigenen Übertragungsbedürfnis.

Eine weitere häufige Version sich ergänzender Übertragungsneurosen wird in Streitbeziehungen gepflegt. Hier stellen die um irgendwelche Nebensächlichkeiten immer wieder geführten Streitereien den Übertragungsversuch dar, die in der frühen Kindheit unterdrückten Selbstbehauptungs-Bestrebungen zu erneuern. Aber auch hier ist letztlich nicht das erfolgreiche Nachholen des ungenügend vollzogenen Entwicklungsschrittes das Verhaltensziel, sondern es handelt sich ebenfalls um reflektorisch eingeprägte Abläufe (erlernte Reflexe), die lediglich zur vorübergehenden Abfuhr eines Gefühls-Staus verhelfen. Die Partner der Streitbeziehung führen den bewusst beklagten Streit unbewusst immer wieder herbei, um diesen Zweck zu erfüllen.

Allen Übertragungshandlungen ist gemeinsam, dass sie äußerst selten zu einer dauerhaften Befriedigung oder gar zur Gesundung des Betroffenen führen (indem sie z. B. einen Selbstheilungsvorgang auslösen), sondern in aller Regel einem kaum entweichbaren Wiederholungszwang unterliegen und sich dadurch als erlernter Reflex immer weiter verfestigen. Übertragungsbeziehungen können daher sehr lange funktionieren, sei es als reibungslose oder als sich ständig reibende. Partner mit gut passenden Ergänzungsneurosen verbleiben oft lebenslang innerhalb der üblichen Verhaltensklischees und erscheinen unauffällig und gesund. Erst durch ungünstige Lebensumstände, wie Verlust eines Partners oder gravierende Nichterfüllung seiner Übertragungsrolle, kann dann ein deutlicher Bruch erfolgen.

In einem solchen Falle werden in der Regel die bisherigen Partner völlig abgelehnt (wenn sie ihre Übertragungsrolle nicht mehr erfüllt oder sich getrennt haben), dann aber ähnliche Partner wieder gesucht. Misslingt dies, können schwerste (auch körperliche) Erkrankungen die Folge sein.

Übertragungen werden, wie schon betont, als echte, aktuelle Gefühle empfunden und bleiben in ihrer Ursache unbewusst. Noch schwerer erkennbar sind sie, wenn sie »körperlich« ausgelebt werden und die seelischen Anteile dadurch nur noch indirekt, z. B. als moralische Zwänge, zum Tragen kommen. Im obigen Beispiel könnte das bedeuten, dass die (Übertragungs-) Forderung nach ständiger Verfügbarkeit des Partners beiden Beteiligten unbewusst bleibt, dass sich aber bei dem einen eine körperliche Erkrankung einstellt, welche die Verfügbarkeit des anderen (z. B. als Pflegeperson) nahe legt. Auch hier können beim pflegenden Partner ergänzende Übertragungshaltungen vorliegen, z. B. das so genannte Helfersyndrom (krankhaftes Verlangen, anderen Hilfe aufzudrängen, meist unter Vernachlässigung der eigenen Entwicklung). Umgekehrt kann auch ein neurotisch übersteigertes Helferverhalten beim passenden Übertragungspartner die Pflegebedürftigkeit auslösen.

Neben unzeitgemäßen Wünschen an frühkindliche Bezugspersonen sind auch unterdrückte bzw. unterentwickelte eigene Persönlichkeitsanteile die Quelle von Übertragungsgefühlen. In diesem Falle werden die Übertragungspartner je nach ihrer Eignung (d. h. nach der Art der passenden Schlüsselreize) entweder idealisiert oder verteufelt, in dem der Übertragende die entsprechenden unbewussten Selbstanteile auf sie projiziert.

Die Idealisierung wird meist bei näherer Bekanntschaft durch die Realität zu sehr gestört und dann aufgegeben. Entsteht aus einer Ideal-Übertragung gar eine Liebesbeziehung, scheitert diese nicht erst an der sich nach und nach störend bemerkbaren Realität, sondern schon mit dem Eingehen der Beziehung. Denn in der Vereinigung mit dem bisher idealisierten Partner wird dieser in das eigene defizitär erlebte Selbst integriert und damit entthront (»Wer mich nimmt, kann nicht viel wert sein.«). Dies ist nebenbei bemerkt der Grund, warum Geschichten und Filme, die solche idealisierenden Beziehungen zum Gegenstand haben, entweder mit dem Tod der Beteiligten enden oder die eigentliche Beziehung nach dem »Happyend« nicht zeigen und der fortführenden Idealisierung durch das Publikum überlassen (z. B. Romeo und Julia).

Eine Beziehung zwischen gesunden Erwachsenen sollte weit gehend ohne Übertragungsgefühle auskommen und von der aktuellen inneren und äußeren Situation der gegenwärtig beteiligten Personen bestimmt werden. Ein von neurotischen Prägungen völlig freier Mensch (den es selten gibt), auf den Übertragungsgefühle und -reaktionen gerichtet werden, erlebt diese als unangemessen, ohne dabei in seinen eigenen Gefühlen von der Übertragung betroffen zu sein.

In der tiefenpsychologisch orientierten Behandlung in Hypnose spielen Übertragungsphänomene eine gegenüber anderen Verfahren noch weitaus bedeutendere Rolle, da durch den hypnotischen Bewusstseinszustand die frühesten Kindheitsphasen und die zugehörigen umfassenden Übertragungsgefühle mit einbezogen werden.

Die Gefühle, welche auf Grund der Übertragungen des Patienten auf den Therapeuten von diesem auf den Patienten »zurückprojiziert« werden, bezeichnet man als Gegenübertragung. Um zu vermeiden, dass der Therapeut auf die Übertragungen des Patienten unbewusst mit eigenen neurotischen Reaktionen antwortet, verlangen die tiefenpsychologischen Schulen als Bestandteil der Weiterbildung, dass jeder Therapeut selbst eine Analyse (»Lehranalyse«) durchläuft.

Jede Übertragungssituation geht mit einer partiellen Hypnose einher, und der Übertragende befindet sich in einer teilweisen Regression, also nicht völlig im Hier und Jetzt.

Psychologische Hypnosemodelle

Sexuelle und masochistische Einstufung der Hypnose

Sigmund FREUD sah in der hypnotischen Beziehung eine »uneingeschränkte sexuelle Hingabe bei Ausschluss sexueller Befriedigung«. Andere Autoren waren und sind der Meinung, die Beziehung zwischen Hypnotisiertem und Hypnotisator sei masochistischer Natur oder eine Reaktivierung des Ödipuskomplexes, was in eine ähnliche Richtung geht.

Da die Hypnose aber der natürliche Bewusstseinszustand der frühesten (vorödipalen) Kindheit ist, trifft diese Einstufung nur insofern zu, als die frühkindlichen, symbiotischen Akzeptanzdefizite vom Erwachsenen oft in sexuell-ödipalen Beziehungen »nachzuholen« versucht werden. Sehr viele Intimbeziehungen, aber auch emotional intensive Arbeitsbeziehungen, Beziehungen zu Tieren, zu Hobbys usw. tragen solche Anteile in sich. Diese Bedürfnisse werden meist auch unbewusst auf die Therapie übertragen. Solange aber die sexuell-ödipale Übertragungshaltung in einer Hypnosetherapie noch nicht überwunden ist, wurden die vorödipalen Entwicklungsstufen, um die es eigentlich geht, noch nicht erreicht. Hierin besteht eine der größten Hürden jeder tiefenpsychologischen Therapie, insbesondere in Hypnose.

Dass FREUD, der Begründer der Psychoanalyse, die von ihm ursprünglich verwendete Hypnose später als unvereinbar mit der Psychoanalyse ansah, liegt wohl vor allem daran, dass er die frühesten Entwicklungsphasen (im Mutterleib und im 1. Lj.) aus dem damals üblichen biologistischen Menschenverständnis heraus in ihrem Inhalt nicht kannte und als bedeutungslos für die seelische Entwicklung erachtete. Mit den zu seiner Zeit üblichen sehr tiefen Hypnosen wurden aber im Patienten symbiotische Be-

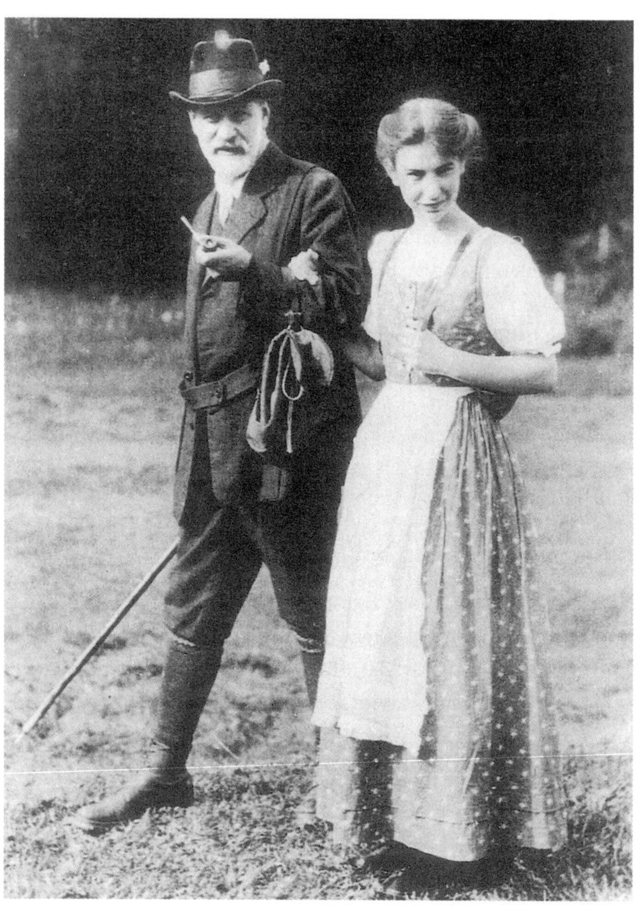

Abb. 14: Sigmund FREUD (1856-1939) und seine Tochter Anna (1895-1982) im Jahre 1913. Der Begründer der Tiefenpsychologie (Psychoanalyse) und Entdecker verschiedener frühkindlicher Entwicklungsphasen und ihrer prägenden Bedeutung für das weitere Leben erarbeitete seine Erkenntnisse zunächst im Zuge der Hypnosetherapie, lehnte die Hypnose aber später ab. Am Ende seiner Laufbahn erkannte er schließlich, dass die Hypnose in der Psychotherapie generell nicht vermieden werden kann – was allerdings von vielen seiner Schüler bis heute nicht wahrgenommen wurde.
Anna FREUD durchlief die Psychoanalyse bei ihrem Vater und wurde seine Schülerin. Auf seinen Rat hin studierte sie nicht Medizin und wurde Laien-Analytikerin. Als eine von drei Frauen, neben Maria BONAPARTE und Lou ANDREAS-SALOMÉ, erhielt sie von ihrem Vater den Komitee-Ring als Zeichen der Zugehörigkeit zum innersten Kreis der psychoanalytischen Vereinigung. Sie blieb ihm eng verbunden und setzte sein Werk fort.
FREUD musste als Jude mit seiner Familie Wien verlassen, und seine Schriften wurden politisch geächtet. Auch heute ist die politische Akzeptanz oder Ablehnung der Psychoanalyse ein sensibler Gradmesser für die Freiheitlichkeit politischer Systeme.

dürfnisse aus den frühesten Phasen geweckt, die dann nicht verarbeitet werden konnten und die Therapie blockierten. Heute wissen wir u. a. durch die Erforschung in Hypnose viel über diese Phasen und können daher auch ihre Inhalte in die Therapie einbeziehen. Wie angeführt, machen gerade die Besonderheiten dieser wichtigen frühen Phasen die Hypnose als therapeutisches Instrument unentbehrlich. Die Unvermeidbarkeit der Hypnose erkannte auch FREUD selbst noch in seinen letzten Lebensjahren. »Wir müssen gewahr werden, dass wir in unserer Technik die Hypnose nur aufgegeben haben, um die Suggestion in der Gestalt der Übertragung wieder zu entdecken.« (FREUD: Studienausgabe. Frankfurt 1975, Bd. I, S. 429.)

Es kann daher mit FREUD gesagt werden: *Jede Übertragung eines symbiotischen oder frühkindlichen Bedürfnisses, auch im Alltag, geht mit einer partiellen Hypnose einher.*

Einstufung als Regression

Im Hinblick auf die physiologischen Gegebenheiten, vor allem aber auch auf die tiefenpsychologischen Vorstellungen, ist die These, dass es sich bei der Hypnose um eine »Regression« handele, plausibel. Durch die Einschränkung der Vorstellungswelt sowie der Aktivitäten des Hypnotisierten, überwiegend jedoch durch die besondere Übertragungssituation zum Therapeuten, wird beim Patienten ein Regressionsprozess ausgelöst, in dessen Verlauf er sich zunächst unbewusst in eine dem Regressionsbedürfnis entsprechende Kindheitssituation zurückversetzt und eine archaische Beziehung zum Hypnotisator als Elternersatz (Mutterersatz) annimmt.

Jede Regression geht mit einem entsprechenden Bewusstseinszustand, also einer mehr oder weniger tiefen Hypnose einher. Umgekehrt führt jede Hypnose zu einer entsprechenden Regressionstiefe.

> Im tiefen Hypnosestadium wird also eine der symbiotischen Entwicklungsphase entsprechende Regression erreicht. Da das symbiotische Ungeborene bzw. das Kleinkind die Welt praktisch ausschließlich über die Mutter wahrnimmt, kann der Hypnotiseur, auf den der Hypnotisierte unbewusst seine Mutterbeziehung überträgt, dessen Wahrnehmung fast beliebig verändern, was in Bühnen- und Discohypnosen, aber auch bei Kriegen usw. missbraucht wird. Die Zwiebel kann zum »wohlschmeckenden Apfel« werden, der Besen zum »begehrten Tanzpartner«, der Nachbar zum »bösen Feind« usw.

Als Auslöser einer Regression kann jeder Schlüsselreiz ausreichen, der wesentlich an eine insuffizient erlebte frühkindliche Mutterbeziehung anklingt. Jede Situation, in der es um Akzeptanz geht (z. B. Liebesbeziehung,

Arbeitsplatz), jede Situation mit einem Autoritätsgefälle oder mit Macht/Angst-Polarität (z. B. Kirche, Gericht, therapeutische Situation), jede Situation der allgemeinen Reizverarmung oder des Eingeschlossenseins bzw. starker spezifischer Reize (Kaufhäuser, Discos, Militär, Fernsehen usw.) führt zu regressiv hypnotischen Bewusstseinsanteilen.

Die Autohypnose hat als autosuggestiver Wunsch nach der kindlichen Geborgenheit ebenfalls regressive Anteile.

Einstufung als Rollenspiel bzw. Rollengestaltung

Insbesondere T. R. SARBIN hat in der Heterohypnose eine »folie a deux«, ein Rollenspiel zu zweit, gesehen. Hypnotisierter und Hypnotisator spielen bzw. gestalten demnach die von ihren vorhandenen Vorstellungskomplexen vorgegebenen Rollen, indem sie sich entsprechend verhalten und gegenseitig beeinflussen, also auch der Hypnotisator den Vorstellungen des Hypnotisierten entspricht. Damit ist allerdings noch wenig über das Wesen der Hypnose ausgesagt. Insofern, dass in der hypnotischen Beziehung meist Übertragungsanteile mitwirken und der Therapeut auch die Aufgabe hat, diese zuzulassen und damit zu arbeiten, kann allerdings von einem Rollenverhalten in der Übertragungssituation gesprochen werden. Und wie wir wissen, geht jede Übertragungssituation mit einer regressiven (meist unbewussten) Spontanhypnose einher.

Die Theorie der kognitiven Selbstorganisation

Die konstruktivistische Philosophie betrachtet die individuelle Wahrnehmung eines Menschen nicht als Ergebnis einer »objektiven« Reizverarbeitung, mittels der das Nervensystem die korrekte Nachbildung einer »an sich« so vorhandenen Außenwelt liefert. Vielmehr sieht sie jede Wahrnehmung vor allem als »kognitive Konstruktion«, als subjektiven, erkennenden Lebensprozess, den jeder individuelle Mensch in der Vernetzung seiner inneren Selbstorganisation mit seiner Welt ständig neu erschafft (konstruiert). So schreibt Thure v. UEXKÜLL bereits 1979: »[Jeder einzelne erlebt als] individuelle Wirklichkeit [...] seine Umgebung in den Deutungen der Programme seiner Fantasie (der inneren Bühne) [...], die immer wieder von Situation zu Situation neu auf- oder umgebaut wird.« Und: »Die Konsequenzen [...] besagen, dass Wirklichkeit (jedenfalls so weit unsere Sinne ihrer habhaft werden können) Nachahmung unserer eigenen sensomotorischen Akte ist [...] Das Problem, ob unsere sensomotorischen Akte selbst wieder etwas nachahmen, das einer Außenwelt angehört – und wie diese Außenwelt – das »Ding an sich« KANTS, dann unabhängig von uns und unseren sinnlichen Wahrnehmungen beschaffen ist – entsteht nur für eine objektivistische Vorstellung.« Die Biologen MATURANA und VARELA

(Der Baum der Erkenntnis) formulieren noch bestimmter: »*Erkennen hat es nicht mit Objekten zu tun*, denn Erkennen ist effektives Handeln; und indem wir erkennen, wie wir erkennen, bringen wir uns selbst hervor.« Wieder ergeben sich Anknüpfungspunkte zur Geisteswissenschaft. So schreibt Mircea ELIADE (Yoga) über die Bedeutung von Individuation und Selbstbewusstsein im indischen Sâmkhya-Yoga: »Die Genesis der Welt ist ein psychischer Akt, und aus dieser Selbsterkenntnis [...] kommt die Evolution der physischen Welt.«

Auf die Hypnose wurde diese Sicht, die entgegen dem alten mechanistischen Wissenschaftsbild die aktiv mitwirkende Teilnahme des »Beobachters« hervorhebt, u. a. von P. KRUSE und V. A. GHEORGHIU übertragen. Der Erkenntnisprozess ist hier zugleich ein tatsächlicher Gestaltungsprozess, also etwas grundsätzlich anderes als das bloße innere Abbilden und Verstehen einer »unabhängigen Außenwelt«. Als entscheidende Konsequenz dieser Sichtweise kommt der Hypnose nicht nur die Bedeutung einer besonderen Bewusstseinsebene als »Innenzustand« zu. Vielmehr wird klar, dass sie eine der grundlegenden Voraussetzung des menschlichen Lebens- und Erkenntnisprozesses ist. Zum einen macht sie nämlich alle Entwicklungsstadien des Nervensystems in ihren phylogenetischen und ontogenetischen Aspekten erreichbar und zum anderen erschließt sie alle mittelbaren und unmittelbaren Kommunikationsebenen des erkennenden Lebensprozesses der aktiven Gestaltbarkeit durch den Menschen.

Die Gibt-es-die-Hypnose-oder-nicht-Diskussion

Einige in jüngerer Zeit durchgeführte Untersuchungen bezüglich postulierter hypnotischer Sonderleistungen, z. B. im Bereich suggestiv unterstützter Lern- und Merkfähigkeit, hatten zum Ergebnis, dass zwischen den Kontrollgruppen »hypnotisierter Probanden« und »anders motivierter nicht hypnotisierter Probanden« keine signifikanten Unterschiede bestanden. Beide schnitten aber jeweils signifikant besser ab als eine weder hypnotisierte noch anders motivierte Vergleichsgruppe. T. X. BARBER, der als Hypnoseforscher vielleicht am intensivsten um die Integration der Hypnose in die Schulmedizin und -psychologie bemüht war, untersuchte daraufhin, ob es sich bei der Hypnose überhaupt um einen besonderen Bewusstseinszustand handele (»state«-Theorie) oder ob sie einfach als eines unter anderen sozialpsychologischen Phänomenen des normalen Wachzustands anzusehen sei (»non-state«-Theorie).

Beide Lager, state und non-state, führen ihre Argumentation wie einen Glaubenskrieg. Dies macht natürlich ihre jeweiligen Untersuchungsergebnisse gleichermaßen verdächtig, Resultate selbsterfüllender Prophezeiungen zu sein. Allerdings ist eben die Tatsache, dass auf Grund einer selbsterfüllenden Prophezeiung tatsächlich besondere Ergebnisse zu Stande kommen, seien sie nun positiv oder negativ, bereits wieder ein Hinweis auf die besondere Wirksamkeit der Hypnose.

Bei der Betrachtung der non-state-Ergebnisse fällt überdies auf, dass diese deutlich schlechter ausfallen, als die bekannten empirischen Ergebnisse geübter Hypnotiseure erwarten ließen. Es muss auf Grund der Hypnosetheorien davon ausgegangen werden, dass die vom Versuchsleiter jeweils erwarteten Resultate als unbewusste Übertragung die Probanden beeinflussen. Dieses Faktum blieb in allen mir bekannten diesbezüglichen Untersuchungen unberücksichtigt; es wäre auch methodologisch schwer zu erfassen, weil es das *Unbewusste* des jeweiligen Versuchsleiters betrifft. Schon deshalb sind allzu schematisierende Untersuchungen über die Hypnose als fragwürdig bis wertlos anzusehen.

Zudem wird von beiden Lagern zu wenig bedacht, dass Hypnosen nicht nur als Folge ritueller Einleitungen stattfinden, sondern dass der hypnotische Bewusstseinszustand graduell im Wachbewusstsein immer mit enthalten ist und sich auf entsprechende (meist unbewusst bleibende) Schlüsselreize hin auch im normalen Alltag vertiefen und wieder auflösen kann. Ein solcher hypnogener Schlüsselreiz ist natürlich auch eine Versuchssituation mit motivierenden Instruktionen. Der Versuchsleiter zieht die (unbewusste) Eltern- bzw. Mutterübertragung auf sich, und die Probanden stehen untereinander im »geschwisterlichen Wettstreit«, um den »Eltern« zu gefallen. Damit sind alle Kriterien einer hypnotischen Regression erfüllt.

An der »state«-Theorie wird ohnehin kaum jemand zweifeln, der einmal entsprechende Phänomene der Hypnose, fern von Psycholaborversuchen, an bzw. mit sich selbst erlebt hat.

Hypnose als archaische, symbiotische Bewusstseinslage (archaic involvement)

Bei der Beschreibung der Gehirnentwicklung wurde darauf hingewiesen, dass die Hypnose der Bewusstseinszustand (bzw. die Bewusstseinszustände) der älteren Entwicklungsstadien des Nervensystems ist. Diese Stadien sind jedoch nicht alt oder »überholt« in dem Sinne, dass sich ihre Bedeutung auf diejenigen Organismen beschränkt, die auf den jeweiligen frühen Entwicklungsstufen »verblieben« sind, also auf Einzeller, Pflanzen, Reptilien, einfache Säugetiere, Primaten usw. Es ist vielmehr so, dass im Laufe der körperlichen Entwicklung komplexer Lebewesen die einmal ausgebildeten bewährten Strukturen kaum wieder verschwinden, sondern sie verbleiben als unverzichtbare Bausteine Teil der komplexeren Entwicklungsstufen und werden, entsprechend angepasst, innerhalb deren Bedürfnisse verwendet.

Dass und in welcher Weise dies für die leiblichen Aufgaben des kognitiven Systems in Bezug auf die einzelnen Zellen, die Organsysteme und den Gesamtorganismus gilt, wurde bereits angeführt und ist auch biologisch und medizinisch zumindest insofern allgemein bekannt, dass niemand auf die Idee käme, z. B. den Hirnstamm zu entfernen, um den Menschen von den »überholten Einflüssen aus der Zeit der Reptilienentwicklung« zu befreien. Auf der psychischen Ebene besteht jedoch ein solches Verdrängungsverhalten, das wahrscheinlich aus der leibfeindlichen philosophischen und religiösen Tradition unserer Kultur hervorgeht. Diese geisteswissenschaftlichen Aspekte sind im Teil II, Kapitel 3 besonders dargestellt. Hier soll es zunächst nur um die praktischen Konsequenzen für das seelische Empfinden und Verhalten gehen.

Aus der Erfahrung wissen wir, wenn wir etwas Neues lernen, dass wir die besondere Aufmerksamkeit für dieses Neue ganz allgemein auf unsere Sicht der Welt übertragen. Wer z. B. eine fotografische Ausbildung durchläuft, wird die Tendenz bemerken, dass er seine Umgebung mit den Augen des Motivsuchers betrachtet, wer Klavierspielen lernt, richtet seine Aufmerksamkeit verstärkt auf entsprechende musikalische Erlebnisse usw. Es wird also in jeder Lernphase dasjenige selektiv betont, was im Mittelpunkt der aktuell zu bewältigenden Aufgabe steht, zugleich rücken die bisher durchlaufenen Inhalte in den Hintergrund und damit aus dem Aktualbewusstsein. Diese Konzentration ist bereits selbst ein hypnoider Prozess, der im Interesse der gesteigerten Lernfähigkeit auch sinnvoll ist. Er darf aber nicht auf dauernd seine Gültigkeit behalten, will man nicht auf der Lernstufe stehen bleiben und die selektive und damit einseitig verschobene Weltsicht als Maß aller Dinge beibehalten.

In einer derart selektiv verschobenen Weltsicht befindet sich unsere Zivilisation derzeitig. Im tiefenpsychologischen Entwicklungsmodell entspricht die westliche, materialistische Technikkultur der analen Entwicklungsstufe des Kleinkindes. Im analen Bereich geht es um Produktion, um Behalten (Besitzen) oder Abgeben (Wegwerfen), um die Trennung von Subjekt und Objekt und um die Logik des Entweder-Oder. Die früher durchlaufenen Entwicklungsstufen, vor allem die der symbiotischen Einheit von Ich und Welt, sind aus dem Gesichtsfeld gerückt und mit der analen Logik nicht mehr erfahrbar.

Erst der nächste Entwicklungsschritt, der genitale, kann die Verbindung wieder herstellen, indem er die bisherigen Entwicklungsschritte integrierend zusammenfasst. Die beschriebenen neuen naturwissenschaftlichen Ansätze gehen diesen integrierenden Weg.

Aus dieser Sicht ist dann die Hypnose, in der die Erfahrung der Einheit von Zelle, Organsystem und Organismus, von Ich, Du und Welt wieder zugänglich wird, nicht nur ein entwicklungsgeschichtlich alter, »archaischer« Bewusstseinszustand. Vielmehr deutet das von MESMER vor über 200 Jahren wieder allgemein entfachte und immer mehr ansteigende Interesse an der Hypnose darauf hin, dass sie im Zuge der Entwicklung, die auch das wissenschaftliche Denken wieder zur Ganzheit lenkt, bald als Grundlage des jüngsten Bewusstseinszustandes erkannt werden wird.

So wie die Hypnose heute in der tiefenpsychologischen Therapie oder auch in der Meditation eingesetzt werden kann, nämlich als vollbewusster Erfahrungszustand, der die leiblich-seelischen Vernetzungen und die Verbindung von »Innen-« und »Außenwelt« auf allen Ebenen des Fühlens, Vorstellens und Denkens erlebbar macht, ist sie auf dem besten Wege dahin.

Aus dem »archaic involvement«, dem archaischen Eingebundensein, wie die hypnotische Kommunikationsebene in der neueren angloamerikanischen Literatur treffend bezeichnet wird, würde dann die Hypnose zur Grundlage eines »postmodernen«, ganzheitlichen Bewusstseins.

2. Die Kommunikation in Hypnose

> Die Sinne müssen immer nur blinde Briefträger
> sein und nicht wissen, was Fantasie und
> Natur miteinander abzukarten haben.
> *Friedrich von SCHILLER,*
> *Die Verschwörung des Fiesko zu Genua*

Der hypnotische Rapport

Die hypnotische Beziehung, seit über 100 Jahren »Rapport« genannt, ist nicht nur eine der auffallendsten, sondern auch eine der wesentlichsten Besonderheiten der Hypnose gegenüber dem »Wachzustand«. Oft werden jedoch die spezifische Natur und große Bedeutung der hypnotischen Kommunikation zu wenig beachtet. Ich habe deshalb diesem Thema ein eigenes Kapitel gewidmet und stelle darin die auch für die Praxis relevanten Merkmale, Unterschiede und Konsequenzen zusammenfassend dar. Es wird dabei deutlich, dass die verschiedenartigsten Kommunikationsebenen in der Hypnose wirksam werden, ja z.T. sogar hypnosespezifisch sind, d. h. vorwiegend mit der Hypnose einhergehen. So verschiedenartig wie ihre Kommunikationsebenen ist auch die Hypnose selbst. Nach dem vorliegenden Erfahrungs- und Untersuchungsmaterial kann eine Zuordnung der verschiedenen Kommunikationsebenen zu bestimmten Hypnosearten oder Stadien nicht vorgenommen werden. Vieles spricht eher dafür, dass die Kommunikationsebenen meist ineinander fließen.

Der Begriff »Rapport« stammt aus der Militärsprache und bedeutet auf Französisch (rapporter) »wieder Herantragen«, also Melden/Meldung bzw. Rückmeldung. Früher verstand man darunter auch Verbindung und Wechselbeziehung. Die neuere Hypnoseliteratur verwendet den Begriff wieder verstärkt und er soll hier ebenfalls, im Sinne von »Wechselbeziehung«, als gängige, zusammenfassende Bezeichnung für die hypnotische Kommunikation auf allen Ebenen stehen. Der Anklang an die Dienstsprache, der bei der ehemals überwiegend suggestiven Hypnoseanwendung mitschwang, ist ausdrücklich nicht gemeint.

Bei den folgenden Beschreibungen der verschiedenen Kommunikationsebenen zwischen Hypnotisiertem und Hypnotiseur/Hypnotisator sollte bedacht werden, dass der hypnotische Rapport ständig auf allen beschriebenen Ebenen stattfindet. Es unterliegt also nicht etwa der Steuerung durch den Hypnotisator oder Hypnotisierten, auf welcher der Mitteilungsebenen er bewusst kommunizieren will, vielmehr sind es überwiegend unbewusste Persönlichkeitsanteile, die, wenn Botschaften aus verschiedenen Kommunikationsebenen widersprüchlich sind, diese Wahl treffen. Im therapeutischen Bereich besteht dann die Gefahr, dass z. B. depressiv kranke Menschen eine ungünstige Botschaft der Körpersprache aufgreifen, auch wenn die verbale Botschaft richtig formuliert war.

Um der Gefahr von mixed messages (Mischbotschaften) zu entgehen, sollte jeder Therapeut auf innere Stimmigkeit und Wahrhaftigkeit achten. Die beste Voraussetzung hierfür ist eine Lehranalyse in Hypnose.

Es sei mir an dieser Stelle auch der Hinweis darauf gestattet, wie unsinnig »standardisierte« Versuchsanordnungen für Hypnoseexperimente sind, wenn z. B. geglaubt wird, bereits das Verlesen eines vorgegebenen Suggestionstextes wäre eine Standardisierung, und all die anderen (wichtigeren) Kommunikationsebenen bleiben, weil kaum messbar, unberücksichtigt.

Verbale Kommunikation

Die Beziehung über die Sprache ist auf den ersten Blick am weitesten von den hypnotischen Kommunikationsebenen entfernt, da diese ja vorwiegend über die entwicklungsgeschichtlich älteren Bereiche des Zentralnervensystems laufen, während das bewusste Sprechen überwiegend der linken Großhirnhemisphäre zugehört, deren Ausprägung als Bewusstseinsträger die jüngste Entwicklungsstufe des Gehirns darstellt. Es ist aber unzweifelhaft, dass verbale Botschaften in Hypnose gut verstanden und auch umgesetzt werden.

Für das Verständnis und die Anwendung der Sprache in Hypnose ist es erforderlich, sie nicht als eine plötzliche »Erfindung der Logik«, sondern in ihrer Natur als allmählicher Entwicklungsprozess zu betrachten. Schon wenn wir daran denken, dass beim Singen die Hemisphärenbetonung nach rechts wechselt, weil hier nicht der logische, sondern der stimmliche Ausdruck im Vordergrund steht, wird deutlich, dass auch Wortbildung und Sprache in den älteren Gehirnbereichen wurzeln.

Die Spracharchäologie (A. Wadler; G. Meier) weist nach, dass sich die Grundwörter aller Sprachen aus gemeinsamen Urlaut-Kombinationen entwickelt haben, die für Dinge mit gemeinsamen Grundeigenschaften stehen und das Gemeinte in der Regel »lautmalend« bezeichnen. Zu Recht weist Behrendt (zit. in Meier) darauf hin, »dass die Hörwelt älter und konservativer ist als die Sehwelt und eine Million von Jahren und mehr in uns bewahrt, was in der sichtbaren Welt schon längst verwest und vermodert ist. Die Hörwelt besitzt genauso ihre Fossilien wie die sichtbare.« Beim Studium der Wortursprünge zeigen sich überraschende Verwandtschaften. Z. B. entwickeln sich aus der Ursilbe »**kall« so verschiedene Begriffe wie Quell (**kall → kuall → kuell); Welle (dto. → uell); Wasser (**kall → kuall → uel → uedor [= Flusswasser; arabisch: wa-di; lat.: kual → qua → aqua]); Flussnamen wie Loire, Aare, Eyre, Ache, Ager; hören (*kall → choll → hohl → hor); Klang (**kall → kl↔lag → klag); riechen (**kall → lak → rok → reuk); Hahn (**kall → kan → han [hanan: germ. = Singen; lat.: canis = Hund]).

Die uralte Entwicklungsgeschichte des Wortes und ihre Aufbewahrung in unserer ererbten »fossilen Hörwelt« hat zur Folge, dass die Urverwandtschaft der Worte mit dem, was sie bezeichnen, auch von unseren heutigen Ohren und Gehirnen noch erfasst wird, wenn auch unbewusst. Jedoch wirkt der unbewusst wahrgenommene Inhalt in aller Regel stärker als das bewusst Verstandene. Die logische Bedeutung, die ein Wort in der jüngeren Sprachentwicklung erhalten hat, muss nicht mit seinem ursprünglichen Sinn übereinstimmen, ja sie kann sich sogar in das Gegenteil verkehren. Das Gegenteil wird vor allem dann ausgedrückt, wenn Wörter durch verneinende Vorsilben »technisch« umgepolt werden. Da Wörter zunächst nur für sinnlich Erfahrbares stehen, können die älteren Verständnisebenen der Sprache, die in Hypnose besonders aktiviert werden, mit technisch-abstrakten Verneinungen, die begrifflich nicht vorstellbar sind, nicht umgehen.

Daraus leiten sich folgende Regeln für den Sprachgebrauch und die Wortwahl in Hypnose her:

- Alles Gesprochene sollte nicht nur als logische Wortbotschaft übermittelt, sondern auch mit dem inneren Sinn vorgestellt werden, um sich auf die ursprünglichen Schwingungsebenen der Mitteilung einzustellen. Auf diese Weise wird nicht nur die Hörebene angesprochen, sondern ist das Wort eine Art Einstimmungsmittel, um seine Botschaft auch über die anderen Kommunikationsebenen zu übertragen.
- Die Wortwahl soll sorgfältig erfolgen und den gemeinten Inhalt möglichst einfach, begrifflich vorstellbar und positiv ausdrücken. Positive Ausdrucksweise bedeutet auch, dass der angestrebte Zustand benannt wird und nicht etwa das, was »beseitigt« werden soll.
- Negationen (nicht, kein usw.) sollen nicht verwendet werden, da sie nicht begrifflich vorstellbar sind und deshalb meist zur Umkehrung des gemeinten Satzinhaltes führen. Z. B. sind von dem Vorsatz »Ich will nicht mehr rauchen« nur die Wörter »Ich ... rauchen« begrifflich vorstellbar, was meist zum entsprechenden »Erfolg« führt. Richtig wäre z. B. »Ich atme gern«.

- Auch negierende Vorsilben wie »un-« und »ent-« sollen nicht verwendet werden, da sie ebenfalls den ursprünglichen Wortsinn umkehren. Z. B. hat das oft gebrauchte Kunstwort »entspannt« in der Hypnose nichts zu suchen, da seine lautmalende Bedeutung »Spannung« durch das begrifflich nicht vorstellbare »ent-« für die tiefen Bewusstseinsschichten nicht aufgehoben wird. Richtig muss es heißen: »gelöst«.
- Die kulturelle Bedeutungsverschiebung vieler Begriffe sollte vor allem bei der analytischen Hypnose beachtet werden, um keine mixed messages (Mischbotschaften) zu geben. So drückt sich die Körperfeindlichkeit unserer Kultur in vielen Wörtern unterschwellig aus. Z. B. wird die Anregung zum Geschlechtsverkehr oft mit dem der Deliktsprache zugehörenden Begriff »*ver*führen« bezeichnet. Auch die Verwendung von »schmutzig« im Zusammenhang mit Körperausscheidungen ist unpassend.

Der Sprachgebrauch soll also mit den anderen hypnotischen Kommunikationsebenen stimmig sein. Exakte Wortwahl, angemessene Stimmführung und innere sinnliche Übereinstimmung mit dem Gesprochenen sind dafür die besten Voraussetzungen. Die im Sinne dieser Regeln richtige Sprachverwendung sollte nicht nur während der Hypnose, sondern überhaupt im therapeutischen Bereich beachtet werden, möglichst auch von den Praxismitarbeitern.

Nonverbale Kommunikation

Die nonverbale Kommunikation, also die Verständigung ohne Worte bzw. die so genannte Körpersprache, hat in der Hypnose eine noch stärkere Bedeutung als im Vigilanzzustand. Ihre Signale liegen großteils sogar unter der bewussten Wahrnehmungsschwelle (wie bei den »Subliminals«). Sie entgehen deshalb der Kontrollinstanz des Bewusstseins, werden aber, wie viele Versuche zeigen, meist dennoch empfangen und entfalten daher ihre Wirkung über das Unbewusste umso ungehinderter.

Nonverbale Kommunikation findet über alle Sinne statt. Streng genommen sind auch viele Sprachelemente Teil der nonverbalen Kommunikation, wie z. B. die Stimmlage, das Sprechtempo, die Lautstärke, Sprachpausen und Fülltöne. Auch andere personenbezogene Gehörreize, wie der Klang der Schritte usw., gehören dazu. Weitere wichtige und sogar hypnoseinduzierende Klänge sind Trommeltöne und andere Rhythmen, die an den Herzschlag erinnern, außerdem tiefe Klänge, Quinten und generell intensive Instrumente, wie insbesondere die Orgel (MEINHOLD 1994). Erst seit wenigen Jahren ist bekannt, dass die Ohren nicht nur Schallwellen empfangen, sondern auch selbst im geringen Maße aussenden! Ob dies die Kommunikation über das Gehör mitbestimmt, ist noch unklar, wäre aber denkbar.

Körperhaltung und -bewegungen, Augensprache, Händedruck, Nähe und Distanz sind aussagekräftiger Teil der visuellen Kommunikation, mit Sicherheit wirken aber viele dieser Reize unbewusst auch über die »Aura«, die Körperausstrahlung (siehe nächster Abschnitt). Auch andere visuelle Reize, entweder sehr starke (z. B. Lichtorgel) oder gleichförmige (z. B. Kerze), können hypnoseinduzierend wirken.

Eine äußerst wichtige Rolle kommt den Körperdüften zu, vor allem den natürlichen, auch wenn sie von Deodorants überdeckt sind. Gerade die Düfte entscheiden oft über Sympathie und Antipathie. Die Empfindsamkeit des Geruchssinnes auch für unterschwellige Reize ist sehr hoch und in der Hypnose in Richtung des Hypnotisators um ein Mehrfaches gesteigert.

Der Tastsinn ist in Hypnose ebenso besonders sensibilisiert. Funktionsfähige Nervenzellen für die Tastempfindung sind in der Haut des Embryos bereits nach 28 Tagen entwickelt. Der Tastsinn ist daher wahrscheinlich der entwicklungsgeschichtlich älteste Sinn. Die »haptische« Hypnoseeinleitung, die Einleitung mittels der Mesmerschen »Passes« (Striche mit den Händen), führt erfahrungsgemäß schnell in eine tiefe Hypnose. Allerdings kann die Kommunikation über den Tastsinn schwer von der im nächsten Abschnitt besprochenen Biofotonen-Kommunikation unterschieden werden. Wahrscheinlich wirken immer beide Einflüsse miteinander.

Geringere Bedeutung für die hypnotische Kommunikation hat naturgemäß der Geschmackssinn, während die »inneren Sinne« wiederum eine wichtige Rolle spielen. Das betrifft vor allem die Wahrnehmung der eigenen Körperhaltung, die sich als Teil eines Engrammkomplexes mit spezifischen Erfahrungen verbindet. So ist das Liegen mit der Ruhehaltung verbunden, Schaukeln und Schwindelzustände mit dem Wiegen im Mutterleib. Die brasilianische »Terpsychore Trance Therapie« wird beispielsweise über schnelles Drehen des Patienten eingeleitet. Auch die zum Patienten unterschiedliche Haltung des Therapeuten (z. B. Sitzen hinter dem liegenden Patienten) löst entsprechende Engrammkomplexe sowohl über die direkte Körpersprache als auch über die inneren Lagekontrollsinne aus.

Alle nonverbale Kommunikation läuft über entwicklungsgeschichtlich ältere Bewusstseinsebenen, also Ebenen des hypnotischen Bewusstseins.

Ultraschwache Fotonenemission als hypnotisches Kommunikationsmedium?

Wie im Abschnitt über die neuen Naturwissenschaften schon angeführt wurde, hat der deutsche Physiker F. A. Popp erstmals eine schon um 1930 postulierte ultraschwache Fotonenluminiszenz (UPL) aus lebenden Zellverbänden nachgewiesen. Bei diesen »Biofotonen« handelt es sich um Lichtquanten, die offenbar von den Zellkernen mehrzelliger Organismen produziert werden und denen sowohl innerhalb des Organismus als auch zwischen den Organismen Informationsaufgaben zukommen.

Eine besondere Ausstrahlung insbesondere des menschlichen Körpers wurde in vielen mythologischen und okkulten Schriften und Bildern (z. B. »Heiligenschein«) seit alters her dargestellt und von dafür begabten Menschen auch gesehen. Meist wurde diese Strahlung als »Aura« bezeichnet. Ihre Farbe, wie sie von Sensitiven wahrgenommen wird, kann Aufschluss über den Gemüts- und Gesundheitszustand geben.

Erste wissenschaftliche Erklärungsversuche kamen von MESMER, der sie als »animalischen Magnetismus« beschrieb, REICHENBACH, der sie »Od« nannte, KIRLIAN, der erste Versuche unternahm, sie zu fotografieren, und REICH, der sie als »Orgon-Energie« (Orgasmus-Energie) bezeichnete und ebenfalls ihre Bedeutung als Kommunikationsmedium erkannte. Wahrscheinlich fallen alle erwähnten Phänomene unter dem, was heute als Biophotonenemission bekannt ist, zusammen.

Diese »drahtlose« und »außersinnliche« Kommunikationsebene ist hier von besonderer Bedeutung, weil sowohl die Aussendung als auch der Empfang der UPL offenbar in Hypnose intensiviert werden. Es ist nicht verwunderlich, dass MESMER die Hypnose über den Umweg des Magnetismus wieder fand, wiewohl das von ihm Gemeinte wohl auch in Bereiche hineinragt, die einer noch ursprünglicheren Kommunikationsebene zugehören, nämlich der telepathischen.

Die körperliche Nähe zwischen dem Hypnotisierten und dem Hypnotisator insbesondere in der Behandlungssituation bedingt eine Kommunikation zwischen den »Auren« der Beteiligten. Werden in der Hypnose haptische Reize (Berührungen) eingesetzt, zum Beispiel die Unterstützung der Hypnosevertiefung, indem die Hände über Stirn, Schultern und Sonnengeflecht einwirken, werden diese meist unverhältnismäßig stark und angenehm empfunden. Vor allem aber für den therapeutischen Bereich stehen hier sehr große Möglichkeiten zur Verfügung (siehe Teil III, Kapitel 2 und Teil V, Kapitel 3).

Telepathie im Mutterleib?

Der tiefenpsychologische Begriff der »Übertragung« ist fast ebenso geheimnisvoll und komplex wie der Begriff des hypnotischen Rapports. Unter Übertragung wird die Projektion von Gefühlen, die ursprünglich eine wichtige Bezugsperson der frühen Kindheit meinen, auf ein aktuelles Gegenüber verstanden. Konnte sich beispielsweise ein Kind nicht gegen eine überfürsorgliche Mutter behaupten, kann es sein, dass es als Erwachsener entweder einen ebenso überfürsorglichen Beziehungspartner sucht, um auf ihn die Vorteile (z. B. Bequemlichkeit) der unverarbeiteten Mutterbeziehung weiter zu übertragen, oder aber er wehrt sich gegen jeden tatsächlichen oder vermeintlichen Übergriff in seine Selbstbestimmung mit unangemessen starker Gefühlsbeteiligung, womit dann die Nachteile (z. B. die nicht gelungene Durchsetzung) übertragen würden. Hat sein Gegenüber einen ähnlichen Konflikt, wird es mit einer »Gegenübertragung« reagieren, in diesem Beispiel also die entsprechende Situation wie die damalige Mutter beantworten und damit für beide Beteiligten emotional noch stärker aufladen.

In einer Übertragungssituation ist man daher eigentlich nie ganz im Hier und Jetzt, sondern nimmt das Gegenüber und die Situation mit dem Filter der unverarbeiteten Kindheitsereignisse wahr. Man erwartet vom Gegenüber Verhaltensweisen oder Gefühle, die es weder verstehen noch erbringen kann (es sei denn in der ebenfalls problematischen Gegenübertragung), weil die eigentlich gemeinte Situation und Person ja schon längst der Vergangenheit angehören.

Die meisten tiefenpsychologischen Schulen gehen davon aus, dass Probleme der frühkindlichen seelischen Entwicklung, die später zum Übertragungsverhalten führen, aus dem ersten Jahrfünft des nachgeburtlichen Lebens stammen. Insbesondere in der tiefenpsychologischen Therapie in Hypnose wird allerdings deutlich, dass die Grundlage für die meisten Übertragungskonflikte noch früher, nämlich bereits intrauterin (während der Schwangerschaft) entsteht. In diesem Zeitraum ist es für die Entwicklung des Kindes am günstigsten, wenn es ohne Bedingungen weit gehend liebevoll angenommen wird. Jede nicht vollständige Akzeptanz führt zu Angstgefühlen, die oft eine existenzielle Grundangst verursachen und den späteren Lebenslauf insbesondere in schwierigen Phasen mitbestimmen. Solche pränatalen (vorgeburtlichen) Prägungen wurden lange mit dem Hinweis angezweifelt, dass Ungeborene ja Worte oder andere Botschaften mangels entsprechender Gehirnfunktionen nicht verstehen könnten. Wie ich bereits ausgeführt habe, ist aber die Gehirnfunktion lediglich der leibliche Prozess höherer psychischer Funktionen und ist im Prinzip jede einzelne Zelle zugleich ihr eigenes elementares Gehirn. Für die Kommunikation auf dieser Ebene sind vermutlich teilweise Biophotonen verantwortlich, wahrscheinlich aber vor allem eine natürliche telepathische Wechselbeziehung. Die entsprechende Wahrnehmung des Ungeborenen benötigt also weder funktionierende Sinnesorgane noch die Übermittlung von hormonellen oder anderen substanzgebundenen Botschaften über die Nabelschnur.

Natürlich geht es auch nicht um das Verstehen von Sprache, sondern um emotionale Inhalte. Werden diese Phasen in Hypnose nacherlebt, können sie zwar in Sprache gefasst werden, es handelt sich dann aber um »Übersetzungen« der ursprünglich rein emotionalen Erfahrung.

Dass die intrauterine Kommunikation telepathisch stattfindet, also auf dem Wege, der in der Quantenphysik als »nichtlokale Feldwirkung« (*augenblickliche* Wechselwirkung, ungeachtet beliebig großer Entfernungen) bekannt ist, kann aus hypnotischen Rückführungen in den intrauterinen Daseinsbereich geschlossen werden, vor allem aber auch aus vielen Ereignissen, die zeigen, dass es zwischen Mutter und Kind intrauterin und oft auch noch lange nach der Geburt eine telepathische Beziehung gibt. Einige Mütter nehmen sogar schon bei der leiblichen Empfängnis den »Einzug« der Seele des Kindes wahr (H. VERBRUGH).

Schon oft habe ich von Müttern geschildert bekommen, dass sie über viele Kilometer hinweg spüren, wenn es ihren Kindern nicht gut geht, wie umgekehrt ebenso die Kinder die seelische Situation der Mutter spüren. Auch ich selbst habe Ähnliches erlebt. Viele solche Ereignisse sind aus Kriegen und von Unfällen bekannt, wenn nahe Angehörige den Tod eines geliebten Menschen spürten oder sogar vor ihrem inneren Auge miterlebten. Auch unter entfernt wohnenden Zwillingen kommt es unverhältnismäßig oft zu spontaner Telepathie oder sogar zu parallelen Lebensereignissen.

Die intrauterine Kind-Mutter-Beziehung ist wohl die Urerfahrung für diese unmittelbare seelische Wechselbeziehung, die in der Regel nach der frühen Kindheit langsam aus dem Bewusstsein verblasst und nur noch bei intensiven Geschehnissen auflebt. Vor allem in der angloamerikanischen Hypnoseliteratur wird dieses Phänomen häufig beschrieben und als »archaic involvement« (ursprüngliches Eingebundensein) bezeichnet, was sowohl die symbiotische Kind-Mutter-Beziehung gut benennt als auch die Weltbeziehung archaischer Völker, wie ich sie in Teil I, Kapitel 2 anhand des Erlebnisses in Guatemala dargestellt habe.

Nun ist seit vielen Jahren aus der parapsychologischen Forschung bekannt, dass die Hypnose die Trefferquote telepathischer Experimente beträchtlich erhöht (M. RÝZL), dass sie also offenbar der Schlüssel zum bewussten Eintritt bzw. Wiedereintritt in diese unmittelbare seelische Kommunikationsebene ist. Wie oben dargelegt wurde, ist die Hypnose auch der Bewusstseinszustand der frühen Kindheit. Es kann daher davon ausgegangen werden, dass alle frühkindlichen Erinnerungen und Regressionserlebnisse, also auch die Phänomene von Übertragung und Gegenübertragung, als wichtige frühkindlich geprägte Schlüsselreize (Engramme) auch den dazugehörigen hypnotischen Bewusstseinszustand wieder aktualisieren. Sie finden also zumindest in partieller Hypnose statt und laufen über alle auch in der Hypnose gängigen Kommunikationsebenen, wahrscheinlich auch zu einem erheblichen Anteil über die (unbewusste) telepathische Kommunikation, die ebenfalls Teil des frühkindlichen Engrammkomplexes ist.

Da jede therapeutische Situation (nicht nur Psycho- und Hypnosetherapie) in der Übertragung und Gegenübertragung symbolische Anteile einer Mutter-Kind-Beziehung enthält, kann davon ausgegangen werden, dass regelmäßig auch die telepathische Kommunikationsebene beteiligt ist, auch wenn dies den Beteiligten überwiegend unbewusst bleibt. Besonders deutlich wird dies oft bei geübten Diagnostikern, wenn Aussagen zu Stande kommen, die allein auf Grund der Befunde und der nonverbalen Kommunikation nicht getroffen werden könnten. Dies ist auch ein Zeichen dafür, dass die telepathische Kommunikation geschult werden kann. (Siehe zur Kommunikation in Hypnose auch den tabellarischen Überblick auf Seite 174.)

3. Geisteswissenschaftliche Sicht der Hypnose

> Was du ererbt von deinen Vätern hast,
> Erwirb es, um es zu besitzen!
> *Johann Wolfgang von GOETHE, Faust I*

> Er [der Eingeweihte] muss die Schleier der Erinnerung zerstören können, die sich in jedem Augenblick des Lebens um den Menschen ausbreiten.
> *Rudolf STEINER,*
> *Wie erlangt man Erkenntnisse der höheren Welten?*

Beide Motti, die sich auf den ersten Blick zu widersprechen scheinen – regt doch das eine zum Erwerben der Vergangenheit an, das andere aber zum Vergessen –, umreißen sehr treffend, um was es in diesem Kapitel geht. Nämlich um die wirkliche und vollständige Gegenwart des Menschen. Sie und die Wege zu ihr sind, in besonderer Weise, eine gemeinsame Zielsetzung in beiden Motti und in der Geisteswissenschaft. Ich werde zeigen, warum nach meiner Ansicht sich beide Wege bedingen und dass sie sehr viel mit der Hypnose zu tun haben.

Unter Geisteswissenschaft sollen hier die Weltbilder und Denkrichtungen verstanden werden, die sich mit der diesseitigen Schöpfung (Raumzeitwelt) unter der Annahme ihrer Verbindung zu einer höheren Geisteswelt auseinander setzen. Neben einigen philosophischen Schulen und theologischen Richtungen innerhalb der meisten Religionen sind dies z. B. die Anthroposophie, die Gnostik, die Theosophie, das Rosenkreuzertum und die Alchimie. Die Esoterik ist, so weit sie der gegebenen Definition entspricht, hier ebenfalls gemeint.

Ein separates Kapitel habe ich diesem Thema gewidmet, weil die Hypnose in den geisteswissenschaftlichen Zielsetzungen eine unerkannte, aber große Rolle spielt und weil sie zugleich aus dieser Richtung die beharrlichsten Vorurteile entgegengebracht bekommt. Da ich auch meine eigene Arbeit als Geisteswissenschaft betrachte, ist es umso mehr mein Anliegen, zum Abbau der Fronten beizutragen. STEINERS Mahnung, man solle nicht beurteilen, was man nicht verstehe, wird leider von einigen dogmatischen Vertretern der Geisteswissenschaft missachtet.

Auch bin ich überzeugt, dass keine tiefergreifende Therapie, gleich welcher Form, ohne geisteswissenschaftliche Grundlagen gelingen kann. Ebenso kann die Therapie unserer Erde nur gelingen, wenn die Menschen sich wieder auf ihre geistigen Gaben und Aufgaben besinnen.

Für die Erörterung der Vorurteile gegen die Hypnose und ihrer Möglichkeiten unter geisteswissenschaftlichen Gesichtspunkten beziehe ich mich auf das Werk von Rudolf STEINER, »Wie erlangt man Erkenntnisse der höheren Welten?«, da es offen, verständlich und ohne Dogma allgemeine geisteswissenschaftliche Grundlagen und entsprechende Schulungswege exemplarisch darstellt. Die hier herangezogenen Passagen wurden im Hinblick auf die im Zusammenhang mit der Hypnose wichtigen Inhalte ausgewählt. Für geisteswissenschaftlich Interessierte empfiehlt sich die Lektüre des gesamten Werkes.

Hypnose – ein gefährlicher psychischer Sonderzustand?

Vor allem wohl die Schaubudenhypnose zu Rudolf STEINERS Zeit, im ersten Viertel des 20. Jahrhunderts, aber auch einige damalige medizinische Anwendungen, haben das öffentliche Bild von der Hypnose nachhaltig geprägt. Im Donald Duck und ähnlichen auflagenstarken Veröffentlichungen lebt dieses Bild fort, leider aber auch, wie eingangs erwähnt, in einigen als Fachliteratur deklarierten Schriften. Was Wunder, dass sich diese einseitige Sicht nicht nur in der Öffentlichkeit, sondern auch in Fachkreisen erhalten hat und ebenso bei vielen geisteswissenschaftlich Interessierten.

Nun sind jedoch bekanntlicherweise die Bühnenhypnosen Realität: Scheinbar willenlos gemachte Geschöpfe geben sich auf Geheiß eines Hypnotiseurs der Lächerlichkeit preis – Realität sind aber ebenso die Kriege, und auch diese können nicht ohne Hypnose stattfinden, was weniger bekannt ist. Die Hypnose hat also viele Gesichter, vom grauenvollsten Missbrauch bis zur segensreichsten Anwendung in der Heilkunde, ja sogar bis zur Erweiterung und Erhöhung des Bewusstseins. An ihrer oft einseitigen Darstellung beweist sich die alte Erkenntnis, dass Halbwahrheiten (und Halbwissen) die schlimmsten Lügen sind, da sie am leichtesten geglaubt werden und die auf sie bezogenen Vorurteile von einer tiefer gehenden Auseinandersetzung abhalten. Und wie auch die Halbwahrheiten für den am gefährlichsten sind, der bei ihnen stehen bleibt, unterliegt der Gefahr des Missbrauchs mittels Hypnose am ehesten derjenige, der nichts davon versteht.

Setzen Sie sich in Positur!
Entspannen Sie sich!
SSSUMMM!
Kommt 'rein! Er ist wieder hypnotisiert. Jetzt könnt ihr ihn wieder ausquetschen wie eine Zitrone!

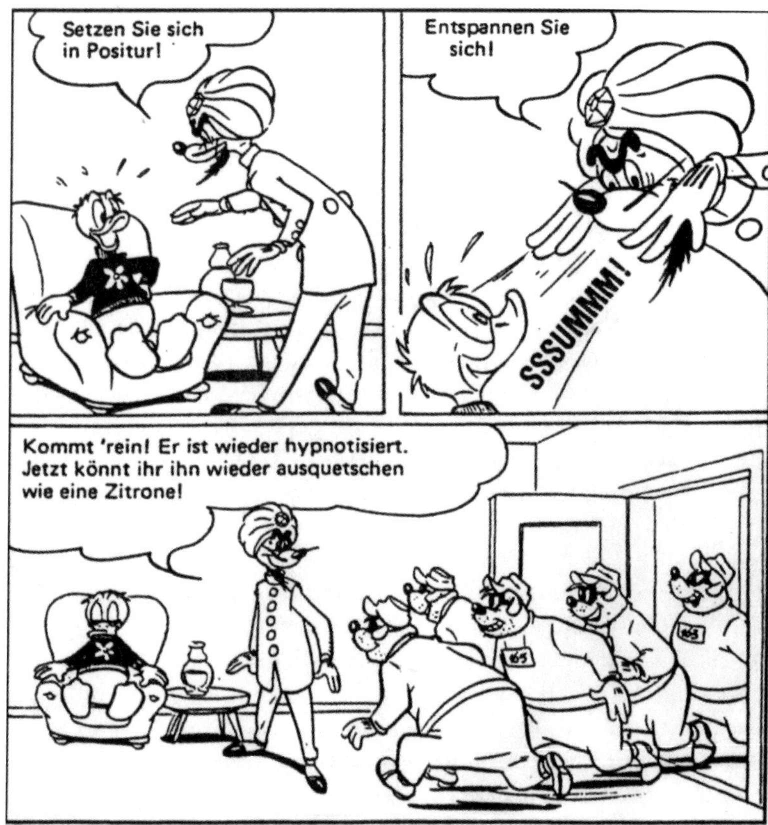

Abb. 15: Donald Duck wird hypnotisiert, um der Panzerknackerbande Rede und Antwort zu stehen. Ein bisschen Ernst steckt auch in dieser Szene und zeigt in die Richtung des gängigen Vorurteils.

In den bisherigen Kapiteln wurde bereits ausführlich dargelegt, dass die Hypnose ein natürlicher Bewusstseinszustand ist, den jeder gesunde Mensch auch im Alltag oft vermischt mit dem »Wachsein« (Vigilanz) erlebt, in der Liebesbeziehung, in der Schule, am Arbeitsplatz usw., und im Kindesalter sogar als Dauerzustand. Die Hypnose ist für sich nicht gefährlicher als der Vigilanzzustand oder der Schlaf, sie ist sogar in der Regel von einer tiefen seelisch-körperlichen Erholung begleitet. Sie kann allerdings, bewusst eingesetzt, zum machtvollen Instrument werden, für oder gegen den Betreffenden. Sich aber deshalb nicht damit zu beschäftigen, ist wie wenn man am Straßenverkehr teilnimmt, aber die Verkehrsregeln nicht lernen wollte, weil das Ganze unzweifelhaft auch gefährlich sein kann.

Was führt also dazu, dass eine Auseinandersetzung mit der Hypnose, das Erlernen ihrer jeden Menschen ständig betreffenden Regeln, nicht nur kaum stattfindet, sondern von vielen geradezu mit panischer Angst abgewehrt wird? Und warum sind diese Widerstände in den sich als geisteswissenschaftlich verstehenden Kreisen besonders häufig anzutreffen? Zwei Gründe scheinen mir dafür die wesentlichsten zu sein:

Erstens zeigen die erwähnten Schaubudenhypnosen deutlich, wie tatsächlich mittels suggestiver Beeinflussung in Hypnose Verhaltensweisen hervorgerufen werden können, die erschreckend wenig von dem enthalten, was man unter Menschenwürde, freiem Willen und Ethik versteht. Wie ich angedeutet habe, geschieht Ähnliches aber auch durch unerkannte hypnotisch-suggestive Einflüsse im Alltag oder institutioneller Art ständig, wie z. B. bei Kriegen (siehe auch Teil IV, Kapitel 2). Selbst STEINER, der ohne Zweifel einer der bedeutendsten Denker des 20. Jahrhunderts war, hat leider diesen Zusammenhang nicht erkannt, was deutlich macht, dass sich seine Ansichten über die Hypnose auf die damaligen spektakulären Anwendungen beziehen. So hebt er sogar besonders hervor, dass auch der Soldat als »Geheimschüler« von nichts abgehalten würde (S. 81), obwohl er betont, dass man frei sein solle von der Sucht zu tun, was die Umgebung anerkennt (S. 108) und dass alles Zerstören und Vernichten zu unterlassen sei, es sei denn, dass dadurch die Hand geboten würde für die Förderung neuen Lebens (S. 111). Dass unsere von Waffen- und anderen Geschäften und/oder Psychosen motivierten Kriege lebensfördernd seien, darf bezweifelt werden, dass ihre Folgen schlimmer sind als die von Schauhypnosen wird niemand bezweifeln.

Diese destruktiven, archaischen Anteile des Menschen, die niemand gerne für sich in Anspruch nehmen möchte, die aber doch offenbar im wahrsten Wortsinn furchtbar leicht zu aktivieren sind, entsprechen einem geisteswissenschaftlichen Menschenbild auf den ersten Blick noch weniger als dem üblichen Moralverständnis. Doch weist STEINER in Übereinstimmung mit anderen Mysterienschulen darauf hin, dass gerade der »Geheimschüler« eine freie Seele im Gleichgewicht zwischen Sinnlichkeit und Geistigkeit entwickeln müsse (S. 136). Unter Sinnlichkeit versteht er an dieser Stelle den leiblichen Bezug des Menschen, zu dem unzweifelhaft auch alles gehört, was aktive Spuren der menschlichen Entwicklungsgeschichte sind. GOETHES Aufforderung im einführenden Motto meint genau dies: *Besitzen* im Sinne von Beherrschen kann man nur, was man bewusst erkannt und erworben hat, ansonsten besteht die Gefahr des *Besessenseins* von den vorhandenen, aber unbewussten Kräften und Anlagen, die wir von unseren Ahnen ererbt haben.

Nur in liebevoller Achtung für die Naturreiche, die er in seiner Entwicklung durchlaufen hat und als seinem Menschsein dienende Glieder weiterhin in sich trägt, kann der Mensch die Fähigkeit erwerben, menschlich mit ihnen umzugehen.

Es ist also für einige vermeintlich geisteswissenschaftliche Strömungen kritisch anzumerken, dass sie den Menschen gerne ohne seinen leiblichen und weltlichen Bezug sähen und in ihrem betreffenden Asketentum lediglich die tiefenpsychologisch wohl bekannte Vermeidungshaltung gegenüber den eigenen diesbezüglichen unbewussten Anteilen einnehmen. Das Erkennen dieser Anteile in Hypnose könnte den gegenüber der bewussten Auseinandersetzung wesentlich leichteren Weg der Vermeidungs- und Verleugnungstaktik gefährden. Auch STEINER bemerkt dies. Eine Tugend, zu der man sich erst zwingen muss, ist wertlos (»Wie erlangt man Erkenntnisse der höheren Welten?«, S. 136), und des Menschen Aufgabe ist durchaus auf dieser Erde zu suchen (S. 183). Also nicht etwa in einem leibfeindlichen »Geisterreich«, das einige religiöse Strebungen als Ideal annehmen, weil sie meinen, die von ihnen als göttliche gesehene Schöpfung korrigieren zu müssen.

Der zweite Grund, warum geisteswissenschaftlich Interessierte die Hypnose als gefährlich betrachten, liegt in der schon öfter angesprochenen falschen Gleichsetzung der Begriffe Hypnose und Suggestion. Da die geisteswissenschaftliche Zielsetzung eine freie Entwicklung des Menschen zum Erkennen seines »höheren Selbst« beinhaltet (S. 154), würde natürlich eine suggestive Fremdsteuerung, selbst im Dienste einer vordergründigen Wiedererlangung seelischer oder körperlicher Gesundheit, dem entgegenstehen. Diesem Einwand kann dort gefolgt werden, wo die Hypnose tatsächlich nur in Verbindung mit Suggestion eingesetzt wird, was vor allem in ihrer tiefenpsychologischen Anwendung nicht der Fall ist. Außerdem darf nicht vergessen werden, dass Suggestionen nicht an die Hypnose gebunden sind und in den meisten Formen alltäglicher Kommunikation ständig stattfinden. Auch z. B. die Gabe von Arzneimitteln ist eine Suggestion, und zwar eine unkontrollierbare.

Entwicklungschancen durch Hypnose

Auf der ersten Stufe der Einweihung, nach entsprechender Vorbereitung, erhält der »Geheimschüler« nach STEINER den »Vergessenheitstrunk«, »denn er muss stets das Vertrauen in die unmittelbare Gegenwart haben. Er muss die Schleier der Erinnerung zerstören können, die sich in jedem Augenblick des Lebens um den Menschen ausbreiten. Wenn ich etwas, was mir heute begegnet, nach dem beurteile, was ich gestern erfahren habe, so bin ich vielfachen Irrtümern unterworfen.« (S. 88; siehe auch Motto.) Unschwer ist in dieser Aussage wieder zu erkennen, was im vorigen Kapitel unter der mit Hypnose einhergehenden »Übertragung« beschrieben wurde.

Eines der wichtigsten Ziele der geisteswissenschaftlichen Schulung entspricht also einem der wichtigsten Ziele tiefenpsychologischer Therapie: den Patienten weitmöglichst von neurotischen Übertragungshaltungen zu befreien, die ihn daran hindern, das Hier und Jetzt gesund wahrzunehmen und sich in lebendiger Aktualität einzubringen.

Werfen wir einen kurzen Blick auf die Wege, die Geisteswissenschaft und Tiefenpsychologie zu diesem hin Ziel gehen, lassen sich ebenfalls deutliche Parallelen entdecken – und bei genauerem Hinsehen, meist unbewusst bzw. unerkannt, die Hypnose.

Wesentlichste Prinzipien der therapeutischen Haltung gegenüber dem Patienten sind die »3 W«: Wissen, Wärme und Wahrhaftigkeit. Dem in der Ausbildung erworbenen und in der Therapie den Patienten vermittelten Wissen entspricht in der Geisteswissenschaft der Schulungsweg. Hier wie da erfolgt die Weitergabe innerhalb ritualisierter Strukturen, hier wie da in einer Autoritätsbeziehung zwischen dem Lernenden und dem Lehrenden bzw. gegenüber dem durch diesen vertretenen Pfad zu Wahrheit und Erkenntnis (STEINER spricht von Ehrfurcht und Devotion; S. 20f.). Wie ich schon ausgeführt habe, führt jede Autoritätsbeziehung zur partiellen Regression in das frühkindliche Entwicklungsstadium und in demselben Maße auch zur Hypnose.

Das zweite »W«, die Wärme, soll dem Patienten als bedingungslose Akzeptanz entgegengebracht werden. STEINER fordert Bewunderung, Achtung und Verehrung gegenüber Welt und Leben (S. 23f.), zu dem auch das eigene Dasein als »ein Geschenk des ganzen Weltalls« gehört (S. 109), denn »etwas, das ich nicht liebe, kann sich mir nicht offenbaren.« (S. 110) Besondere Übungen sollen sogar dazu befähigen, dass man dem anderen selbstlos zuhört, um mit dessen Wesen vollständig zu verschmelzen (S. 51). Ganz deutlich wird hier die Symbolik der idealen Mutter-Kind-Beziehung in der frühesten Entwicklungsphase angesprochen, die ebenfalls gleichsam automatisch zu einer regressiven Hypnose führt.

Auf das dritte »W«, die Wahrhaftigkeit, weist STEINER im selben Zusammenhang hin. »Es genügt nicht, dass ich äußerlich in meinem Verhalten Achtung gegenüber einem Wesen zeige. Ich muss diese Achtung in meinen Gedanken haben.« (S. 23) Die mit diesem Verhalten verbundene Konzentration wurde auch bereits als hypnoseinduzierend vorgestellt. Die Konzentration als erforderliche Schulungsübung wird auch an anderer Stelle immer wieder betont, z. B. müsse man bei einer Wahrnehmungsübung »alles andere aus seiner Seele verbannen und sich kurze Zeit ganz allein *diesem einen* Eindrucke überlassen.« (S. 44) Wir sehen hier die vom hypnotischen Rapport her bekannte Beziehungseinengung und damit verbundene Konzentration.

Zur Vorbereitung solcher Übungen sollen Augenblicke innerer Ruhe geschaffen werden (S. 29), was in etwa der »Ruhetönung« vor der Hypnose entspricht.

Andere auch bei der tiefenpsychologischen Arbeit mit Hypnose wichtige Gesichtspunkte, die STEINER hervorhebt, sind die Realität der inneren Wirklichkeit und die Weltbedeutung des Inneren. »Ich muss zugeben, dass mein Gefühl ebenso eine Wirkung hat wie eine Verrichtung meiner Hand.« (S. 107f.) Auch die Eigenverantwortung ist ein großes Anliegen, so z. B. im Lehrer-Schüler-Verhältnis, wo der Lehrer sich fragen soll, ob das nicht Genügen des Schülers vielleicht Folge seiner eigenen Tat sei (S. 106). Im therapeutischen Bereich muss sich der Therapeut dieselbe Frage im Hinblick auf seinen Patienten stellen: Liegt vielleicht eine Gegenübertragung (und damit eine partielle Hypnose) vor?

Direkt von hypnoseähnlichen Zuständen spricht STEINER bei der Darstellung der Chakren. Das sechzehnblättrige Chakra sei mit seinen ersten acht Blättern ohne Beitrag des Menschen ausgebildet worden, als er noch »in einem Zustande traumhaften, dumpfen Bewusstseins war.« (S. 118f.) Damit ist deutlich die archaische, hypnotische Bewusstseinslage gemeint. Und er weist im Zusammenhang mit der Gesundheit des Kindes im Mutterschoß auch auf die erste Entwicklungsphase des einzelnen Menschen hin: »Niemand kann ein gesundes höheres Selbst gebären, der nicht in der physischen Welt gesund lebt und denkt.« Überhaupt betont er die Bedeutung der Gesundheit stark, denn »Nur aus einem gesunden Menschen kann gesunde Erkenntnis kommen« (S. 103f.), und: »Besonders wichtig für den Geheimschüler ist das Streben nach völliger geistiger Gesundheit.« (S. 105)

Im Zusammenhang mit der Ausbildung hellseherischer Fähigkeiten gibt er sogar an, man könne sich »mit vollem Bewusstsein den physischen Körper eines Menschen, der vor einem steht, absuggerieren.« (S. 139) Er spricht also von einer in bewusster Selbsthypnose erzeugten »negativen Halluzination« via entsprechender Autosuggestion. Fast wie eine Anmerkung aus einem Handbuch über die Oberstufe des autogenen Trainings (der Selbsthypnose, s. Teil V, Kapitel 3) oder über das Yoga liest sich der Hinweis: »Durch Konzentrieren und Meditieren arbeitet der Mensch an seiner Seele.« (S. 176)

Abschließend sei noch eine zunächst schwer verständliche Zielsetzung der Geisteswissenschaft angeführt, nämlich die Erlangung der Kontinuität des Bewusstseins (S. 170ff.). Hier geht es STEINER um nichts weniger, als die üblicherweise unbewussten Phasen des Traumes und des Tiefschlafes in das Bewusstsein zu integrieren, sodass der Mensch sich ununterbrochen erlebt und die sonst unwillkürlichen Zustände in ihrer Bedeutung erfasst. Auch hierin kann ein Anklang an die Hypnose gesehen werden, die ja ebenfalls sonst unbewusste und archaische Seelenzustände in ein umfassenderes Bewusstsein heben kann und, wie der geisteswissenschaftliche Schulungsweg, damit die Entwicklung des Menschen zur Erkenntnis seines höheren Selbst fördert.

Es besteht m. E. kein prinzipieller, sondern nur ein gradueller Unterschied zwischen dem geisteswissenschaftlichen Schulungsweg mit Hilfe eines Meisters (oder z. B. STEINERS Buch) und einem mit denselben oder ähnlichen Absichten in Hypnose durchgeführten Therapieweg. Beide finden nicht »allein« statt, in dem Sinne, dass, wer den Weg geht, alles aus sich selbst schöpfen würde und nur auf sich bezogen wäre. Beide geben Hilfestellungen, setzen aber die eigenverantwortliche Entscheidung und Mitarbeit des Schülers bzw. Patienten voraus. Eine derartige Therapie richtet sich nicht auf die Beseitigung von Krankheitssymptomen, sondern auf die Erkenntnis des gesunden, wesensgemäßen Weges des jeweils individuellen Menschen, womit die aus den nicht gelebten Anteilen entstandenen Konflikte und Krankheitszeichen ihre Grundlage verlieren.

Dass eine tiefenpsychologische Therapie in Hypnose üblicherweise nicht so weit und nicht in eine so genau umschriebene Richtung zielt wie z. B. der von STEINER dargestellte Schulungsweg, liegt in ihrem Auftrag. Wohl aber ist sie ein Weg, der den Sinn für ein mögliches Weitergehen öffnen kann und die seelischen Grundlagen zum Erkennen der eigenen zukünftigen Schritte fördert.

Und wie die tiefenpsychologische Arbeit in Hypnose in einem geistigen Schulungsweg eine mögliche Weiterführung findet, könnte die Geisteswissenschaft in Anerkennung des Umstandes, dass sie in ihrem Streben zu einem ganzheitlichen Bewusstsein vielfach die hypnotischen Möglichkeiten der Konzentration, Vertiefung und Erweiterung einsetzt, von Anfang an zu einer besseren Integration des aus dem Bewusstsein Verdrängten gelangen. Denn diese ist notwendig, um sich das Wissen um die Gaben und Aufgaben des menschlichen Wesens wirklich und vollständig zu erwerben und das Menschsein im Bewusstsein dieses Besitzes verantwortungsvoll zu leben.

Die »transpersonale Psychologie« strebt ähnliche Ziele an wie die Geisteswissenschaft und die integrative tiefenpsychologische Therapie in Hypnose. Hier wird von einem »transpersonalen Bewusstseinszustand« gesprochen, der sich in allen Kulturen findet. Es scheint den Repräsentanten dieser Richtung allerdings nicht bekannt zu sein, dass es sich dabei um die bewusste Hypnose handelt. So schreibt Pierre WEIL: »Unser bewusster Vigilanzzustand entspricht in keiner Weise einem wirklichen Wachsein, sondern ist der Ursprung der Illusion des Getrenntseins von der Welt, weil er von den fünf Sinnen und der Logik beherrscht wird und daher begrenzt ist.« Und: »Die wissenschaftliche Objektivität ist die Wurzel der Entmenschlichung der Wissenschaft, der Technik und der Erziehung sowie des Verschwindens der ethischen Werte.« (In: La Normosis; übersetzt vom Autor.) Die aus der »Normose«, der Sucht normal zu sein, hervorgehende »Automatose«, d. h. das automatische, an der Masse ausgerichtete Imitationsverhalten der meisten Menschen, sei nur durch das Erwerben von Bewusstsein aufzulösen. Darunter versteht WEIL ein »Überbewusstsein« bzw. den »transpersonalen Bewusstseinszustand«, der dem entspricht, was ich unter der bewussten Hypnose beschrieben habe. Mit Recht bezeichnet er die Normose (die durch unbewusste Massensuggestionen und unbewusste

Abb. 16: Der Autor führt mit YOGIRAJ (Herr der Yogis), einem seinerzeit international bekannten Hindu-Mönch in der Elephant-Cave bei Mount Abu, unter Hypnose eine Rückführung in eine Vorinkarnation durch. Yogiraj erlebte sich dabei in das 15. Jahrhundert zurückversetzt; er sah sich und den Autor als buddhistische Mönche, gemeinsam am selben Ort und in der gleichen Höhle, wie er sie nun wieder bewohnte. Der Yogi wusste nach seinen Angaben durch eigene Meditationserfahrungen zuvor über sieben seiner Vorleben Bescheid, aber jenes Dasein hatte er bis dahin nur geahnt gehabt, ohne es zu erinnern. Er versicherte danach auch, dass er den Hypnosezustand als denselben Versenkungszustand erlebt hatte, wie er ihn im Rāja-Yoga selbst erreichen konnte.

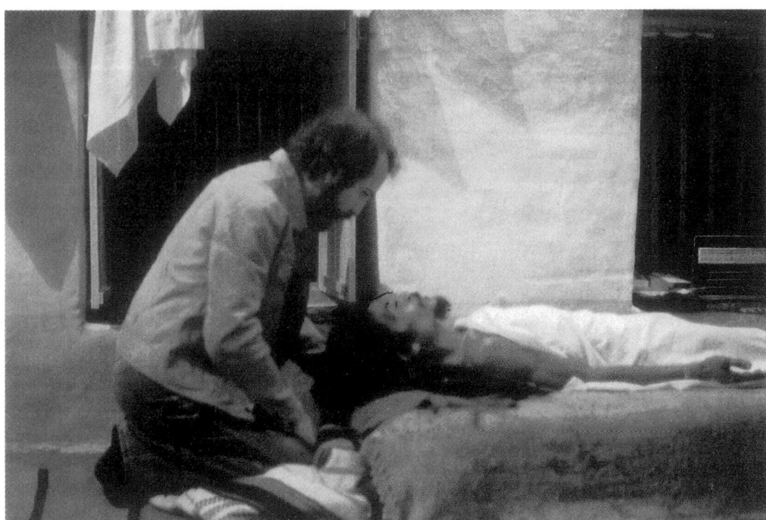

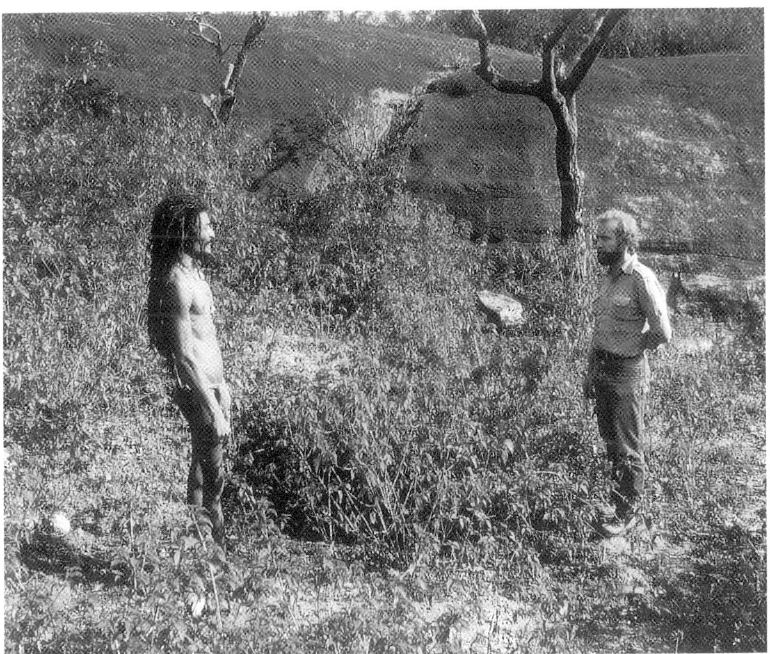

Abb. 17: YOGIRAJ zeigt Roland MEINHOLD, dem Bruder des Autors, eine Erdgrube, in der er sich für mehrere Wochen über einen Meter tief hatte vergraben lassen, um sich zu regenerieren. Der zu diesem Zeitpunkt 67-jährige Yogi war nach seinen Angaben lediglich in ein Baumwollbündel eingewickelt, ohne Nahrung und Luftzufuhr. Sein Zustand glich körperlich einem Winterschlaf; das Herz hatte lediglich eine Flimmer-Aktivität, geistig aber war er in einem überbewussten Zustand, in dem er sowohl mystische Erfahrungen machte als auch gezielt auf die Regeneration seines Körpers einwirken konnte. Er bestätigte die Ähnlichkeit des Bewusstseinszustandes, in dem er diese außergewöhnliche Leistung vollbrachte, mit einer tiefen Hypnose. Wir konnten einen ärztlichen Untersuchungsbefund zur Vorbereitung dieser Aktion einsehen, und eine Verwaltungsnotiz, aus der hervorging, dass Wärter zur Bewachung der Erdgrube abgestellt worden waren.

Massenhypnose genährt wird) als die Quelle der meisten Erkrankungen und Leiden des Menschen und ihre Therapie als einzige Hoffnung für das Weiterbestehen des Lebens auf unserem Planeten. Die Normose wird in den Teilen IV (Außermedizinische Hypnoseanwendungen) und V (Die Hypnose in der Heilkunde) noch näher beschrieben.

4. Ganzheitlich-integrative Sicht der Hypnose – Zusammenfassung und Überblick

> Die Erkenntnis der Erkenntnis verpflichtet.
> Sie verpflichtet uns zu einer Haltung ständiger
> Wachsamkeit gegenüber der Versuchung der Gewissheit.
> *Humberto Maturana, Francisco Varela:*
> *Der Baum der Erkenntnis*

Dieses Kapitel enthält eine zusammenfassende Übersicht zu einem ganzheitlichen Verständnis des Phänomens »Hypnose«. Die Natur, das Zustandekommen und die Möglichkeiten der Hypnose werden nochmals in ihren großen Zusammenhängen dargestellt, um der Lehrbuchaufgabe entsprechend eine Rekapitulation für Ausbildungskandidaten zu geben. Zugleich erschließen sich hieraus die Grundlagen und der Rahmen für die praktischen Anwendungen, denen sich die folgenden Teile des Buches widmen.

Die Natur des hypnotischen Bewusstseinszustandes

Die Hypnose ist ein besonderer Bewusstseinszustand, der verschiedene Ebenen mit spezifischen Fähigkeiten umfasst und mit den anderen Bewusstseinszuständen, Vigilanz (Wachsein) und Schlaf, verwoben ist und unter spezifischen Umständen dominiert. Es gibt keine völlig scharfen Abgrenzungen zwischen den Bewusstseinszuständen, sondern es treten der Lebenssituation entsprechend Vigilanz, Hypnose oder Schlaf tendenziell in den Vordergrund, wobei besonders Vigilanz und Hypnose ständig ineinander fließen.

Vom Schlaf unterscheidet sich die Hypnose vor allem durch die Ansprechbarkeit gegenüber allen hypnosespezifischen Reizen, durch die Möglichkeit des *bewussten* Erlebens und Erinnerns (die auch eingeschränkt werden kann) und des bewussten Vollbringens komplexer seelischer und körperlicher Leistungen.

Von der Vigilanz unterscheidet sie sich vor allem dadurch, dass die Aufmerksamkeitsbreite zu Gunsten einer Vertiefung auf die hypnosespezifischen Reize konzentriert ist, dass ihre Bewusstseinsqualität mehr ganzheitlich emotional ist, gegenüber der logisch-analytischen der Vigilanz, und dass sie seelische und körperliche Leistungen ermöglicht, die sonst nicht willkürlich gesteuert werden können, wie z. B. die Erfahrbarkeit von Inhalten des Unbewussten oder die Beeinflussung vegetativer und motorischer Funktionen. Darüber hinaus kann sie auch Erfahrungen geistiger (z. B. religiöser) Dimensionen fördern.

Die Hypnose enthält phylo- und ontogenetisch die ganzheitlichen Bewusstseinsebenen der frühen Entwicklungsstufen des Nervensystems. Sie eröffnet daher alle Möglichkeiten, die in deren Steuerungsbereich liegen und ansonsten (in der Vigilanz) von der logisch-zergliedernden Dominanz der linken Großhirnhemisphäre überdeckt und der willentlichen Wahrnehmung bzw. Beeinflussung entzogen sind. Auf Grund der Entwicklung des Zentralnervensystems und der Seelentätigkeit nehme ich an, dass die willentliche Wahrnehmbarkeit und Beeinflussbarkeit des menschlichen Organismus in den frühen Entwicklungsstufen kaum gegeben war.

> Die Hypnose ist daher sowohl der erste Bewusstseinszustand – im Hinblick auf seine Geschichte und seine Bedeutung für die derzeitige menschliche Entwicklung – als auch der jüngste Bewusstseinszustand. Sie eröffnet den bewussten Wiederzugang zu entwicklungsgeschichtlich vorübergehend verloren gegangenen Möglichkeiten und Leistungen und führt überdies durch die ganzheitliche Kommunikation zwischen den verschiedenen ursprünglichen Ebenen der Seelentätigkeit und der Zell- und Gehirnfunktion mit der jüngsten Entwicklungsstufe der »bewussten willkürlichen (freien) Dominanz der linken Großhirnhemisphäre« zu einer neuen integrativen, transpersonalen Bewusstseinsstufe. Diese ganzheitliche Verbindung wird durch die *bewusste Hypnose* erstmals in der menschlichen Entwicklungsgeschichte möglich.

Die obige Definition meint ausdrücklich die *bewusste Hypnose*, die erst in jüngerer Zeit (seit Mitte des 20. Jahrhunderts) verstärkt angewandt wird und in der Hypnosetherapie seit einigen Jahrzehnten auf dem Weg ist, zur allgemein üblichen Hypnoseanwendung zu avancieren. Für die »unbewusste Hypnose« gilt die obige Definition nur unter weit gehender Einschränkung bezüglich des Kommunikationsaspektes zwischen bewusster und unbewusster Seelentätigkeit und zwischen der linken Großhirnhemisphäre und den frühen Entwicklungsstufen des Nervensystems.

Meine Definition der Hypnose über die Entwicklungsgeschichte der Seelentätigkeit und des Nervensystems ist nicht als Ableger einer biologistischen Evolutionstheorie des Menschen zu verstehen. An der Entwicklungsgeschichte zeigen sich jedoch die verschiedenen Ebenen, die der

Mensch in seiner Seelentätigkeit integriert, auf besonders eindrucksvolle Weise. Dass diese Evolution nicht einfach auf dem »zufälligen« Zusammenwirken von Mutation und Selektion beruht, sondern dass ihr ein geistiger Ursprung und Sinn zu Grunde liegt, dass sie also der leiblich-seelische Ausdruck eines geistigen Prinzips ist, ist meine Überzeugung.

Das Zustandekommen des hypnotischen Bewusstseinszustandes

Ein hypnotischer oder hypnoider Bewusstseinszustand stellt sich ein, sobald psychische und/oder toxische Reize, die entweder die Linkshemisphärendominanz reduzieren oder die älteren Teile des Nervensystems aktivieren, auf den Menschen einwirken.

Toxische Reize können sowohl von außen zugeführt werden (»heterotoxisch«), z. B. in Form von bewusstseinstrübenden Substanzen wie Alkohol, Medikamenten und anderen Rauschdrogen, als auch von innen kommen (»autotoxisch«), wie bei der Hyper- oder Hypoventilation (Hechelatmung bzw. Atemhemmung), durch die Erzeugung von Endorphinen (körpereigene morphiumähnliche Substanzen) in emotional stark besetzten Lebenssituationen oder bei ungenügender Funktion der Nieren oder der Bauchspeicheldrüse usw.

Psychische Reize sind in aller Regel dann hypnoseinduzierend, wenn sie regressionsfördend wirken, also als Schlüsselreize an die frühe Kindheit oder an die archaischen Entwicklungsstufen anknüpfen, oder wenn sie spezifisch als »hypnogen« geprägt wurden. Es gibt kaum Reize, die hierfür nicht taugen. Am stärksten und sichersten wirken natürlich diejenigen, denen diese Bedeutung ontogenetisch und/oder phylogenetisch allgemein zukommt. Dazu gehören unter anderen:

- *Reize mit direkter früharchaischer oder intrauteriner Symbolik*, wie z. B. Monotonie und Ermüdung (auch nur einer Reizeintrittspforte); Reizarmut (auch Reizarmut ist in diesem Sinne ein Schlüsselreiz); Dunkelheit, v. a. in Verbindung mit Feuchtigkeit und Wärme; enge Räume; dem Herzrhythmus ähnliche Rhythmen; wichtige Berührungsreize; der Kind-Mutter-Beziehung ähnliche Situationen (Autoritätsgefälle, z. B. auch bei Herdenführerverhalten); Schwindelgefühle; Erleben der Welt über einen Dritten usw.
- *Reize mit indirekter früharchaischer oder intrauteriner Symbolik*, wie z. B. »künstlich« herbeigeführtes Autoritätsgefälle (therapeutische Situation, Militär, Wissenschaft usw.); existenzielle Ängste und Streben nach Akzeptanz durch Erfüllung von Bedingungen.

- *Reize mit direkter frühoraler Symbolik*, wie z. B. das (passive) Ernährtwerden und sonstige starke Sinneseindrücke mit intensiver emotionaler Beteiligung.
- *Andere direkte Reize mit früharchaischer Symbolik bzw. Symbolik der frühen Psychogenese,* wie z. B. Essverhalten; Gewaltanwendung und Feindverhalten; sehr starke Reize; sexuelle Reize usw.
- *Reize mit indirekter Symbolik der frühen Entwicklungsstufen*, wie z. B. Übertragungsgefühle; geprägte Schlüsselreize (Befehle, Schlüsselwörter, Erkennungsmelodien, Gegenstände usf.).

An dieser Stelle will ich nochmals hervorheben, was diese Aufstellung bereits verdeutlicht, dass nämlich auf Grund der Vielzahl der auch im Alltag vorkommenden hypnoseinduzierenden Reize der überwiegende Teil des so genannten Wachbewusstseins bei den meisten Menschen unbewussterweise in partieller, mehr oder weniger tiefer Hypnose verläuft. Nur das Erkennen dieser Einflüsse und ein entsprechendes Bewusstseinstraining, ggf. durch eine Therapie unterstützt, können die vermeintliche freie Selbstbestimmung auch tatsächlich zur Wirklichkeit werden lassen.

Die Kommunikation im hypnotischen Bewusstseinszustand

Der hypnotische Rapport ist eine intensive, symbioseähnliche Wechselbeziehung zwischen Hypnotisiertem und Hypnotiseur/Hypnotisator auf fünf verschiedenen bzw. ineinander wirkenden Kommunikationsebenen, die ständig zugleich aktiviert sind. Je tiefer die Ebene ist, desto weniger unterliegt sie der bewussten Kontrolle und desto breiter und undifferenzierter ist ihre Botschaft. Daher sollte jeder Therapeut auf innere Stimmigkeit achten, sodass die Botschaften der verschiedenen Ebenen sich nicht widersprechen.

- Die Kommunikation über die Sprache als oberste Ebene läuft überwiegend über die linke Großhirnhemisphäre, die jüngste Entwicklungsstufe des Gehirns, wirkt aber in der Hypnose auch auf die älteren Gehirnschichten ein. Für die Anwendung der Sprache in Hypnose ist es deshalb erforderlich zu beachten, dass hier nicht der logisch-abstrakte Gehalt des Wortes, sondern seine ursprüngliche Klangbedeutung und der stimmliche Ausdruck im Vordergrund stehen. Alles Gesprochene soll daher auch innerlich vorgestellt werden, um sich auf die ursprünglichen Schwingungsebenen der Mitteilung einzustellen. Auf diese Weise ist das Wort eine Art Einstimmungsmittel, um seine Botschaft auch über die anderen Kommunikationsebenen zu übertragen. Negationen (nicht, kein usw.) und negierende Vorsilben wie »un-« und »ent-« sollen nicht verwendet werden.

- Die nonverbale Kommunikation ist die zweite Ebene. Ihre Signale (Körpersprache usw.) entgehen meist der Kontrollinstanz des Bewusstseins und entfalten daher ihre Wirkung über das Unbewusste umso ungehinderter. Nonverbale Kommunikation findet über alle Sinne statt, auch Teile der Sprache (Stimmlage usw.) gehören dazu. Körperhaltung und -bewegungen, Augensprache, Händedruck, Körperdüfte, Nähe und Distanz sind wichtige Signale. Auch der Tastsinn als frühestentwickelter Sinn nimmt viel mehr wahr, als er bewusst übermittelt.

Sprache und nonverbale Kommunikation (in ihrem üblichen Verständnis als Körpersprache) werden über die Sinne vermittelt. Sie nutzen also als Kommunikationswege zwischen Sender und Empfänger die Schwingungen von Licht, Luft usw. und innerhalb des Organismus die elektromagnetischen Verbindungswege der Nervenbahnen und die Übermittlung durch Botenstoffe (Hormone usw.). Im oben schon gebrauchten Vergleich mit der Post entspricht die äußere Kommunikation dem drahtlosen Funk und die innere der Brief- und Paketpost bzw. dem Kabeltelefon. Die im Folgenden geschilderten tieferen Kommunikationsebenen benutzen sowohl für die äußere als auch für die innere Übermittlung »drahtlose« Signale bzw. sogar eine unmittelbare »nichtlokale« Wechselwirkung.

- Die dritte Kommunikationsebene bedient sich der Biophotonen, das sind Lichtquanten, die im Zellkern entstehen und offenbar vor allem Informationsaufgaben innerhalb des Organismus sowie zwischen den Organismen erfüllen. Für die hypnotische Kommunikation scheint dieser Ebene eine sehr große Bedeutung zuzukommen, da sie vermutlich bereits während der Schwangerschaft einer der wesentlichsten Träger der symbiotisch-hypnotischen Beziehung ist. Das intensive Ineinanderwirken von Hypnose und Biophotonenkommunikation zeigt sich auch historisch. Sie liegt wahrscheinlich den »magnetopathischen« Heilverfahren wie »Mesmerismus«, »Touch for health«, »Reiki« usw. zu Grunde und ist von den ältesten Schriftzeugnissen her über MESMER bis hin zur neuzeitlichen Anwendung mit der therapeutischen Trance verbunden. Die Informationsübertragung über die Biophotonen erfolgt in der Regel völlig unbewusst, kann aber in der Hypnose sowohl für den Therapeuten als auch für den Patienten erlebbar gemacht werden. Meist wird sie als heilsame Strahlung beschrieben, die vor allem von den Händen des Therapeuten ausgeht. Die Vermittlung einer bestimmten Information wird über die entsprechende innere Einstellung des Therapeuten erreicht.
- Die vierte Kommunikationsebene beruht auf telepathischer »Übertra-

gung«, die der von der Atomphysik her bekannten nichtlokalen Wechselwirkung entspricht. Auch sie ist vermutlich einer der wichtigsten Beziehungsträger sowohl im Mutterleib als auch in den ersten frühkindlichen Jahren nach der Geburt und damit ebenso in der Hypnose. Im Unterschied zur Biophotonenstrahlung wirkt sie auch über große und größte Entfernungen und benötigt keine Zeit. Wie diese findet sie weit gehend unbewusst statt. Meist sind ihre Botschaften nur in besonderen Bewusstseinsstadien wie der spontanen oder auch der gezielten Hypnose erfahrbar, wie z. B. beim Unfall eines nahen Angehörigen. Wahrscheinlich liegt sie einem großen Teil der Übertragungsgefühle zu Grunde. Auch bei ihr wird die Vermittlung einer Information über die entsprechende innere Einstellung des Therapeuten erreicht, förderlich ist vor allem auch der hypnotische Bewusstseinszustand (Selbsthypnose des Therapeuten).

- Als fünfte Kommunikationsebene will ich die Verbindung der vorgenannten vier Ebenen bezeichnen. Der bekannte Satz, dass das Ganze mehr ist als die Summe seiner Teile, gilt auch hier. Wie ich oben schon ausgeführt habe, ist die bewusste Hypnose nach meiner Ansicht ein neuer Bewusstseinszustand des Menschen, ein Bewusstseinszustand, der die letzte Entwicklungsstufe des Geistes, das »anale«, zergliedernde Subjekt-Objekt-Denken überwinden kann. In dieser Überwindung wird wieder direkt erlebbar (nicht nur logisch erkennbar), dass alles Existierende Teil einer größeren Ganzheit ist, die in ihren kleinsten Einheiten bis hin zu den größten Systemen in ständiger unlösbarer Wechselwirkung steht. Ohne das Bewusstsein für die Individualität in dieser höheren Entwicklungsstufe wieder zu verlieren, wird zugleich die vorübergehend unbewusste Einbindung aufs Neue erfahren. Die vermeintliche kartesische Scheidung von Subjekt und Objekt, die in einigen Strömungen des wissenschaftlichen Denkens (vor allem in Medizin und Psychologie) noch immer nicht überwunden ist, wird wieder zu dem, was sie wirklich darstellt: zu einer bloßen *Unter*scheidung.

DIE VERSCHIEDENEN KOMMUNIKATIONS-

Nr.	Haupt-eigenschaft	Verw. bei der Post	Verw. in d. Medizin	»Innere« Kommunika-tionswege und -mittel
1	Der Botschafter ist die Botschaft	Briefe und Pakete	Chirurgie, einige allopathische Arzneien, Diät, physik. und physiother. Maßnahmen	Hormone und andere Substanze auf dem Blutweg, über die Atmung, die Ernährung oder die Haut zugeführte Substanzen; direkt wirkende Energien; Transplantationen, Prothesen usw.; blockierte, entnommene oder transplantierte Organe usw.
2	Die Botschaft muss übersetzt werden (codiert und decodiert) und braucht ein Netz bestimmter Kommunikations-kanäle	Telefon und Telegrafie über Kabelleitungen	Indirekt wirkende Arzn., Akupunktur, Homöopathie, verbale Psychotherapie, Kunsttherapie u.a.	Nervenbahnen und Sinneszentre im Gehirn (»indirekte« Sinne), Blutkreislauf, Lymphe, Darm. Die von uns vermeintlich erlebt »Außenwelt« trägt tatsächlich we gehend den Charakter unserer eigenen »inneren Beschreibung« gefiltert durch und angepasst a unsere Wahrnehmungsorgane.
3	Die Botschaft wirkt unter Umgehung der Sinne mit annähernder Lichtgeschwindigkeit	Telefon, Telegrafie, Funk usw. ohne Kabel	In der Schulmedizin kaum; in der energetischen Medizin ja	Alle Körperzellen produzieren »Biophotonen«, die mit annähern der Lichtgeschwindigkeit die Kommunikation der Körperzelle untereinander und ihre Abstimmung auf die Bedürfnisse des Gesamtorganismus ermöglicher
4	Die Botschaft ist eine instantane, unmittelbare (direkte) Wechselwirkung und un-abhängig von Zeit und Raum		In der Medizin nicht bewusst; in der Psychotherapie in Hypnose bewusst	Die »telepathische« Kommunikation findet ursprünglich intrauterin, also in der Union der Mutter Kind-Beziehung statt. Sie persistiert bei mangelhafter Ablösung oder in Sondersituationen mit psychischer Regression, also auch in der Therapie.
5	Alle Kommunikationsebenen und -kanäle wechselwirken miteinander		Medizin: keine Verwendung; Psychotherapie in Hypnose: teilweise	Innerpsychische, meist unbewusste Kommunikation zwische allen Bewusstseinsebenen; wo das »Ich« ungenügend präsent ist, können andere, ich-fremde Gestaltungskräfte eingreifen.

Wie in der vorletzten Spalte »Beispiele« deutlich wird, können die Botschaften auf den verschiedenen Ebenen gemischt oder sogar widersprüchlich sein (»mixed messages«). Meistens setzt sich die unbewusst empfangene und daher unkontrollierbare Botschaft gegenüber der vigilant und rational bewusst verstandenen durch. Je »tiefer«

KANÄLE UND -EBENEN BEIM MENSCHEN

Kommunikationswege und -mittel mit dem Außen	Beispiele für »Mixed Messages« »Gute« Botschaft	»Schlechte« Botschaft	BW-Ebene
eruchssinn, Wärmesinn, Atmung (direkte Sinne, ei denen das Wahrgenommene das unmittelbar 'irkende ist), Nahrung, das Zuführen von direkten 'irksubstanzen über die Haut; mechanische und hysikalische Einflüsse	Angenehme Raum-temperatur	Ein unangenehmer Geruch (Gerüche unter der bewussten Wahr-nehmungsgrenze sind oft noch einflussreicher)	Vigilanz überwiegend bewusst
e »indirekten« Sinne sind die Kommunikations-ittel für diese Art von Botschaft. Das Gesehene, ehörte, Geschmeckte, Gefühlte wird vom Nerven-ystem binär codiert (Sprache muss sogar 2-mal bersetzt werden, nämlich zusätzlich vom abstrak-n Wort in den konkreten Begriff), dann im dafür pezialisierten Gehirnzentrum zu einer inneren Be-chreibung des Außenreizes rückübersetzt und chließlich nach außen projiziert.	Eine rational gut verständ-liche und klar ausgesproche-ne Rede mit angenehmen Aussagen	Unpassende nonverbale Reize wie Mimik, Gestik, Stimmfall; unsympathisches Äußeres	Hypnotisches BW
lesmers »animalischer Magnetismus«, die Aura, as Od usw. entsprechen vermutlich der Biophoto-enstrahlung. Eine angenehme oder unangenehme usstrahlung kann von sensiblen Menschen über rößere Entfernungen verspürt werden, selbst 'enn ihr Urheber nicht sinnlich bewusst wahrge-ommen wird.	Psychische Sympathie	Körperliche Antipathie	
ie Verbindung zur »Außenwelt« besteht vor allem »Übertragungssituationen«. Im Krieg haben ele Frauen über die Entfernung gespürt, wenn r Mann oder Sohn getötet wurde. In Spuren wird iese Kommunikation oft auch in der Therapie ewusst, sie kann zur Diagnose einer schwer be-timmbaren Erkrankung führen, sie kann Wege ır Heilung weisen usw.	Starkes Be-dürfnis nach »symbioti-scher« An-bindung	Ängste und Aggression wegen der empfundenen symbiotischen Enge werden auf den anderen projiziert	
n Kontakt mit der Außenwelt herrschen meist cheinbar rationale Kanäle und Ebenen vor, die ich jedoch bei analytischer Betrachtung oft als seudorational erweisen. Der Verstand baut sich as passende Modell zu dem vom Unbewussten eranlassten Verhalten.	Kommunikation als wechselwirkender Prozess zwischen Individuen und deren Fraktalen, mittels teilweise komplemen-tärer Eindrücke und Reaktionen in verschiedenen, inner- und transpsy-chisch verschachtelten BW-Ebenen, von denen die archaischen dominieren.		

die Kommunikationsebene ist, desto eindringlicher und nachhaltiger wirkt in der Regel die durch sie übertragene Botschaft.

Die Möglichkeiten des hypnotischen Bewusstseinszustandes

Die Möglichkeiten des hypnotischen Bewusstseinszustandes erstrecken sich auf die Unmöglichkeiten des logisch-zergliedernden, vigilanten »Wachzustandes«. Die Sonderleistungen der Hypnose sind keine »magische Hinzufügung« irgendwelcher »Wunder«, sie sind vielmehr ganz natürliche Möglichkeiten des menschlichen Organismus, die dem linkshemisphärendominierten Wollen und Erleben nicht zur Verfügung stehen, sei es, weil sie in tiefen, der bewussten Konzentration nicht zugänglichen Seelenschichten gründen oder weil sie entwicklungsgeschichtlich alte Systeme betreffen, die üblicherweise der unbewussten Selbststeuerung überlassen sind.

Die Hypnose ist deshalb ein Medium zum Abbau von Leistungshemmungen, die in der phylo- oder ontogenetischen Entwicklung begründet sind. Die Leistungen betreffen sowohl alle Möglichkeiten der vertieften seelisch-körperlichen Ruhe als auch aller denkbaren Aktivitäten, auch bestimmter Seelen-, Sinnes- oder Organbereiche. Die Introspektion (Innenschau) stellt eine weitere Sonderleistung der Hypnose dar, die vor allem im diagnostischen Bereich, seelisch und körperlich, genutzt werden kann.

Ohne hier alle einzelnen Möglichkeiten (s. Teil I, Kapitel 3) nochmals zu wiederholen, sei an die Aussage von J.H. SCHULTZ erinnert, dass grundsätzlich alles, was im lebendigen menschlichen Organismus überhaupt beeinflussbar ist, auch durch die Hypnose beeinflusst werden kann.

Außer den Leistungen auf der Ebene des leiblichen und seelischen Organismus kann in der Hypnose auch die Möglichkeit der geistigen Erfahrung vertieft werden. Hierfür ist die beschriebene Verbindung aller Bewusstseinsebenen in der Hypnose der wesentliche Schlüssel. Alle Möglichkeiten der Hypnose bestehen prinzipiell, wenn auch meist in abgeschwächter Form, auch in der Selbsthypnose.

TEIL III: Grundlagen der praktischen Anwendung

Grau, teurer Freund, ist alle Theorie,
Und grün des Lebens goldner Baum.
Johann Wolfgang von Goethe, Faust I

1. Die Voraussetzungen

Die Grundlagen für die praktische Umsetzung der Hypnosetheorien sind im Folgenden vor allem für den therapeutischen Bereich dargestellt, da ihre Beachtung dort den höchsten Stellenwert hat. Sie gelten sinnentsprechend auch für alle anderen Anwendungsbereiche und sind auch dort unbedingt zu berücksichtigen, wo die Gefahr von unerwünschten Einflüssen oder Schädigungen droht. Wie auch im therapeutischen Bereich sollte der oberste Grundsatz bei jeder Hypnoseanwendung lauten: »Niemals schaden!«

Wer kann hypnotisieren?

Persönliche Anlagen und Fähigkeiten

Wer mit anderen Menschen in der Hypnose arbeiten will, sollte in der Lage sein, mit sich selbst entsprechend bewusst und gesund umgehen zu können. Güte, Geduld, Ruhe, Einfühlungsvermögen, Mut, Selbstbeherrschung, Selbstsicherheit, Akzeptanz, Anpassungsfähigkeit und zwischenmenschliche Kontaktfähigkeit sind wünschenswerte Voraussetzungen. Eine wirkliche innere Sicherheit und die Überzeugung, dass die Hypnose positiv verlaufen wird, überträgt sich förderlich auf den Hypnotisanden, jede Unsicherheit wird hingegen intuitiv von ihm empfunden und ist vor allem in der therapeutischen Hypnose hinderlich.

Die Ansicht, dass die Hypnoseeinleitung durch die Übermittlung eines kosmischen Fluidums erfolge und sich deshalb nur Personen, die von ihrer Anlage her dieses Fluidum übermitteln könnten, zum Hypnotisieren eignen würden, dass also gleichsam eine »übernatürliche« Begabung zum Hypnotisieren gehöre, ist unhaltbar. Allerdings ist das Vorhandensein bzw. die Entwicklung besonderer seelischer Kräfte für das Gelingen einer gesunden hypnotischen Übertragung günstig.

Die beste Voraussetzung für die Entwicklung der eigenen Seelenkräfte stellt die so genannte Lehranalyse dar, das ist eine Hypnosebehandlung zu Lehrzwecken, die der zukünftige Hypnosetherapeut durch einen Lehrtherapeuten an sich selbst erfährt.

Es kann also grundsätzlich jeder geistig Gesunde hypnotisieren, wenn er ein entsprechendes Verfahren erlernt hat. Der »geborene Hypnotisator«

wird möglichst viele der vorerwähnten Eigenschaften in sich vereinigen. Meist sind es Persönlichkeiten mit eigenen tief greifenden Lebenserfahrungen, die sich besonders für diese Therapieform eignen.

Auf Grund der Möglichkeiten auch des Missbrauchs und der Schädigung gehört die Hypnosedurchführung in die Hände des verantwortungsbewussten und entsprechend ausgebildeten Angehörigen eines therapeutischen, sozialen oder Lehrberufes.

Ausbildung

Trotz der ausführlichen Erläuterungen in diesem Buch sollte sich jeder, der die Hypnose bei anderen Menschen therapeutisch einsetzen will, zusätzlich einer persönlichen Einweisung durch einen erfahrenen Praktiker unterziehen. Insbesondere für die therapeutische Anwendung der Hypnose sind die »3 W« von ROGERS, *W*issen, *W*ärme und *W*ahrhaftigkeit, die oberste Voraussetzung. Ich habe zwei weitere »W« hinzugefügt: die *W*ahrnehmung, nämlich das konzentrierte Gewahrsein im Hier und Jetzt seiner selbst und seines Gegenübers, und das »Sich-*w*undern-Können«, was den Patienten nicht auf etwas festschreibt, sondern ihn immer wieder offen begegnet, um seine Entwicklung auch indirekt zu fördern. Nur eine umfangreiche tiefenpsychologische Ausbildung kann die erforderliche theoretische Wissensgrundlage für die Therapie in Hypnose bilden und ihre tief greifenden Möglichkeiten nutzen sowie ihre Gefahren vermeiden helfen. Für die Entwicklung dieser fünf »Ws« ist die oben erwähnte Lehranalyse in Hypnose der beste Weg.

Verhalten und Auftreten

Der Hypnotisator muss sicher und bestimmt, aber nicht bestimmend auftreten. Wie bereits erwähnt, darf er nicht an seinen eigenen Fähigkeiten zweifeln. Sein Äußeres und seine Kleidung sollten seinem sonstigen Lebensstil entsprechen, auf keinen Fall aber »magisch« anmuten. Der Nimbus des Hypnotisierenkönnens, der sich positiv auf die Hypnotisierbarkeit und Suggestibilität auswirkt, kann durch indirekte Hinweise verstärkt werden. Hierzu gehören z. B. das Teilnehmenlassen von Patienten an anderen Hypnosen (wie Gruppenhypnosen oder Videos), Wartezimmergespräche, der Zusatz »Hypnosetherapie« auf dem Praxisschild und den Drucksachen usw.

Der Therapeut muss in der Lage sein, dem Hypnotisanden ein Gefühl der Geborgenheit und des Vertrauens zu vermitteln. Vergleichbar wäre ein ideales Verhalten des Therapeuten mit dem eines Lehrers, der mit seinem Schüler sachkundig und liebevoll eine Aufgabe durcharbeitet. Selbstverständlich bemerkt der Hypnotisand, zumindest über die unbewussten Kommunikationskanäle, ob sein Behandler aus innerer Überzeugung und aus dem Willen zur aktiven Hilfestellung heraus die Hypnosetherapie durchführt.

Die Sprache des Hypnotisators soll deutlich, nicht mundartlich, ruhig und überzeugend sein. Eine befehlshaberische oder »jenseitige« Sprechweise ist unangebracht.

Die Augen des Hypnotisators, denen in der Vorstellung der meisten Laien ein stechender Blick anhaftet, sollen ebenfalls Ruhe ausstrahlen. In älteren Lehrbüchern wird daher zum Training des Auges das minutenlange Fixieren eines bestimmten Punktes auf einer Fläche oder in der Landschaft bei unbewegter Kopfhaltung empfohlen.

Auch die Bewegungen des Hypnotisators sind ein wichtiges nonverbales Ausdrucksmittel im Rahmen der Vermittlung von Ruhe und Sicherheit. Eine körpertherapeutische Schulung ist sinnvoll, um sich dieser Ausdrucksebene bewusst zu werden und eventuelle Unstimmigkeiten zu korrigieren.

Wer kann hypnotisiert werden?

Wie schon dargelegt wurde, ist jeder geistig Gesunde hypnotisierbar. O. VOGT wollte es genau wissen und unterzog scheinbar Hypnoserefraktäre wieder und wieder der Hypnoseeinleitung, bis er letztendlich den Hypnosezustand doch herbeizuführen vermochte. F. VÖLGYESIE sagte: »Wer schlafen kann, ist auch hypnotisierbar!« Dass Menschen auch gegen ihren bewussten Willen hypnotisiert werden können, bewies bereits R. HEIDENHAIN, der Soldaten hypnotisierte, denen von ihren Vorgesetzten das »Einschlafen« verboten worden war. Auch ist es bekannt, dass gerade die Personen, die von sich behaupten, wegen ihres »starken Willens« der Hypnose widerstehen zu können, damit nur ihre Angst bekunden und durch schnelle und sichere Suggestionen leicht in Hypnose versetzt werden können. Eine untere Altersgrenze dürfte bei zwei bis drei Jahren liegen, weil kleinere Kinder ohnehin in natürlicher Dauerhypnose sind.

Schwierigkeiten bei der Hypnoseeinleitung sind entweder auf die Unsicherheit des Hypnotisators zurückzuführen oder beruhen auf Widerständen des Hypnotisanden gegen die Hypnose bzw. die vorgesehene Therapie, die meist unbewusst sind. Widerstände dürfen besonders in der tiefenpsychologischen Hypnosetherapie nicht beiseite geschoben, sondern müssen im Laufe der Therapie verarbeitet werden.

Die in der Literatur und in Fachkreisen immer wieder vertretene Ansicht, dass Verwandte und gute Bekannte schlechter hypnotisierbar wären, kann ich nicht bestätigen. Allerdings besteht bei ernsten Erkrankungen der Familienmitglieder oder des Therapeuten selbst die Gefahr einer autosuggestiven »negativen Halluzination«. In diesem Falle entspricht z. B. der Therapeut seinem starken Wunsch, dass eine Krankheit nicht da sein möge, indem er sie nicht sieht (unbewusste negative Halluzination). Unter diesem Gesichtspunkt erscheint es gerechtfertigt, bei der Behandlung nahe stehender Menschen einen Kollegen zumindest als Konsiliarius zuzuziehen. Auch tiefenpsychologische Behandlungen in Hypnose sollten nicht mit nahen Angehörigen durchgeführt werden, da die Gefahr der Interessenkollision und der Gleichartigkeit der »blinden Flecken« besteht.

Zur Durchführung seiner ersten Hypnosen sollte der Hypnotisator, um seine Sicherheit zu stärken, mit leicht hypnotisierbaren und suggestiblen Patienten in einem hypnose- und suggestibilitätsfördernden Rahmen beginnen, um sich dann erst nach und nach an die schwierigeren Aufgaben zu wagen.

Wer darf nicht hypnotisiert werden?

Grundsätzlich darf natürlich niemand gegen seinen Willen hypnotisiert werden. Im Rahmen der üblichen Sprechstunde ist es nicht immer möglich, eventuell vorhandene weltanschauliche Bedenken gegen die Hypnose auszuräumen, die dann selbstverständlich respektiert werden müssen. Dass diese Bedenken, genauso wie Fehlvorstellungen auf Grund falscher oder einseitiger Darstellungen in der Sensationsliteratur und ähnlichen Medien, in der Regel auf der Unkenntnis des Wesens und der Allgegenwart von Hypnose und Suggestion beruhen, wurde dargelegt.

Um dem viel beschäftigten Praktiker die Möglichkeit zu geben, seine Patienten mit der erforderlichen Gründlichkeit über das Wesen der Hypnose zu unterrichten, ohne immer wieder dieselben Vorurteile entkräften zu müssen, habe ich eine kleines, aber alle wesentlichen Fragen ansprechendes Taschenbuch verfasst mit dem Titel: »*Psychotherapie in Hypnose. Was jeder darüber wissen sollte.*« Das Buch kann der Patient in Ruhe zu Hause lesen und dort auch den oft skeptischen Angehörigen zur Information geben (siehe Literaturverzeichnis).

Patienten mit Psychosen und Psychosegefährdung sollten nur unter gewissen Voraussetzungen (tiefenpsychologisch ausgebildete Therapeuten, möglichst stationäre Behandlung) einer Hypnosebehandlung unterzogen werden (siehe Teil V, Kapitel 6, Kontraindikationen).

Wovon sind Hypnotisierbarkeit und Suggestibilität abhängig?

Da Suggestibilität und Hypnotisierbarkeit zu den wichtigsten Voraussetzungen für das menschliche Zusammenleben gehören, muss ihr Fehlen als hochgradig pathologisch angesehen werden und ist tatsächlich auch ein Leitsymptom bei exogenen und endogenen Psychosen.

Selbstverständlich sind aber auch diese Faktoren, wie alles Natürliche, unterschiedlich stark bei den einzelnen Individuen ausgeprägt. Außer von

Tabelle der Hypnotisierbarkeit und Suggestibilität

Eigenschaft	*Förderlich*	*Abträglich*
Persönlichkeitsstruktur	Intelligenz Konzentrationsfähigkeit Fantasie Introspektionsfähigkeit Kontaktfreudigkeit Anpassungsfähigkeit Bereitschaft zur Mitarbeit Vertrauen	Uneinsichtigkeit Unkonzentriertheit Fantasielosigkeit starke Extravertiertheit Verschlossenheit Unbeweglichkeit Fixierung, Starrheit Angst vor Kontrollverlust
Psyche	normale, neurotische und hysterische Struktur	zwanghafte, Borderline- und psychotische Struktur
Lebensalter	Schulalter bis vor die Pubertät; Erwachsenenalter bis vor dem Greisenalter	Säuglingsalter bis zur Begriffsbildung (3 – 5 Jahre; vorher in natürlicher Hypnose); Pubertät; Greisenalter (relativ)
Körperliche Verfassung	biologische Tiefphasen im Tagesrhythmus (12 – 16 und ab 20 Uhr); Einfluss von Beruhigungsmitteln und andere bewusstseinstrübende Einflüsse (Alkohol, Medikamente, Urämie, Diabetes, Colitis ulcerosa u. a.)	biologische Hochphasen im Tagesrhythmus 9 – 12 und 16 – 20 Uhr); Einfluss von Aufputschmitteln
Motivation	Leidensdruck, besonders akut (z. B. im Status asthmaticus)	Interesselosigkeit, z. B. bei Hypnoseexperimenten
Seelische Situation	innerliche Ruhe, aber auch Angst; bei Ausnahmesituationen wie z. B. vor und während der Entbindung, Operation oder zahnärztlichen Behandlung, bei Gericht, beim Sterben (Testamentserstellung)	extreme Gemütsstimmungen auf Grund starken Ärgers usw. (beruhen oft auf autohypnotisch wirksamen Übertragungen, die den heterohypnotischen Induktionen entgegenstehen)
Berufliche Stellung	Unselbstständige, Beamte	Weisungsgeber
Äußere Merkmale (Bedeutung fraglich)	schlecht durchblutete Haut, feuchte Hände	hohe, eckige Stirn, gut durchblutete Haut, trockene Hände

der Persönlichkeitsstruktur hängen sie u. a. von der Situation, der Motivation, der Bereitschaft, dem Lebensalter und der körperlichen Verfassung des Hypnotisanden ab. In der folgenden Zusammenstellung sind die wesentlichen hypnotisierbarkeits- bzw. suggestibilitätsfördernden und -abträglichen Umstände aufgeführt.

Ein Überwiegen von förderlichen Aspekten hat eine hohe Suggestibilität und ein leichteres Erreichen von tieferen Hypnosestadien zur Folge, ein Überwiegen von abträglichen Aspekten eine schwächere Suggestibilität und ein schwereres Erreichen der Hypnose. Trotzdem ist die Hypnose auch bei geringer Hypnotisierbarkeit und Suggestibilität zumeist durchführbar, und während der Arbeit werden sich hinderliche Faktoren zumeist beseitigen oder bessern lassen, sodass in weiteren Sitzungen auch bei anfangs weniger leicht hypnotisierbaren Menschen ebenfalls tiefere Stadien erreicht werden können und ggf. weit reichende Suggestionen greifen.

Insbesondere bei der tiefenpsychologischen Therapie in Hypnose muss beachtet werden, dass sich in einer niedrigen Suggestibilität bzw. geringgradiger Hypnotisierbarkeit in der Regel unbewusste Widerstände gegen die Therapie ausdrücken können, die keinesfalls mit »Gewalt« überwunden werden dürfen, sondern respektiert werden müssen. Tiefere Hypnosestadien stellen sich nach und nach von selbst ein, sobald die entsprechenden Widerstände therapeutisch genügend verarbeitet wurden.

Keinen Einfluss auf Suggestibilität und Hypnotisierbarkeit hat das Geschlecht des Hypnotisanden. Wenn er über das Wesen der Vorgänge bei der Hypnose informiert ist, unterstützt dies in der Regel die Mitarbeit und damit die Hypnotisierbarkeit.

Versuche zur Hypnotisierbarkeit und Suggestibilität

Diese Versuche sind dafür vorgesehen, den Hypnotisator über die Hypnotisierbarkeit und Suggestibilität des Hypnotisanden zu informieren, aber auch, um den Hypnotisanden von seiner eigenen Suggestibilität und Hypnotisierbarkeit suggestiv zu überzeugen, um die Durchführung der ersten Hypnose zu erleichtern.

Da der Hypnotisator als Therapeut zumeist Gelegenheit haben wird, seinen Patienten auf Grund der Anamnese und persönlichen Beobachtung nach den Kriterien der umseitigen Aufstellung zu beurteilen und sein weiteres Vorgehen darauf abzustellen, erscheinen jedoch Versuche zu diesem Zweck wenig sinnvoll. Im Gegenteil sind sie sogar hinderlich, wenn sie dem Hypnotisanden die Wahl lassen, ob er sich als hypnotisierbar und suggestibel darstellen will oder nicht. Dass dies bei einigen dieser Tests der Fall ist, werden wir im Anschluss sehen. Ein entsprechender Test muss daher die Möglichkeit ausschließen, dass der Hypnotisand den Eindruck hat, der Hypnotisator wäre sich seiner Sache nicht sicher, oder dass er den Test als misslungen bzw. als Zeichen seiner ohnehin vermuteten »schlechten Hypnotisierbarkeit« deuten kann. Es gibt verschiedene Testmöglichkeiten.

1. Fragebögen

   Zumeist sind es sehr durchsichtig gestaltete Fragen, die die Absicht deutlich erkennen lassen und die Möglichkeit geben, das Ergebnis vorstellungskonform zu beeinflussen und sich damit die Negativautosuggestion der schlechten Hypnotisierbarkeit zu geben bzw. zu verstärken.

Beispiele für solche durchsichtige Fragestellungen auf Testbögen sind: »Machen Sie bei einem spannenden Krimi oder Western manche Bewegungen Ihres Helden unwillkürlich mit?« – »Sind Sie durch forsches, zielstrebiges Auftreten zu beeindrucken?« Wer sich durch das Ergebnis eines solchen Tests beeindrucken lässt, hätte ihn nicht gebraucht, um sich von seiner Suggestibilität überzeugen zu lassen, der Zweifler dagegen wird sich in seiner Skepsis bestätigt finden. Von derartigen Testfragen ist daher abzuraten.

Allerdings lassen sich auch weniger transparente Fragestellungen in das Gespräch einflechten, sodass dann dem Patienten anhand der Antworten die Allgegenwart und das Wesen der Suggestion erklärt werden kann. Solche Fragen sind z. B.: »Haben Sie schon einmal eine Art Selbsterfüllung bei einer schöpferischen Tätigkeit erlebt, beim Basteln, Malen, Musizieren, Schreiben, bei wissenschaftlicher Arbeit oder ähnlichem?« – »Ist es Ihnen schon vorgekommen, dass Sie einen Gegenstand zunächst vergeblich dort suchten, wo Sie ihn dann später doch fanden?« – »Finden Sie Gefallen an wilden Partys?« – »Fänden Sie gerne eine große Aufgabe fürs Leben?« Da die Bejahung solcher Fragen im Gespräch keinen Prestigeverlust für den Patienten mit sich bringt, ist er auf diesem Weg eher bereit, sich von seiner Hypnotisierbarkeit und Suggestibilität überzeugen zu lassen.

2. Sensorische Tests

Auch diese Tests tragen die Gefahr in sich, durch ihr Misslingen eher zum Gegenteil ihrer Absicht beizutragen, da die Verwirklichung derartiger Testsuggestionen im Wachzustand eine relativ hohe Suggestibilität erfordert, deren Vorhandensein sich auch ohne Test zeigt. Allerdings gehört in diese Kategorie ein den meisten Menschen geläufiges Beispiel: der Anblick eines in eine Zitrone Hineinbeißenden löst beim Zusehenden üblicherweise Speichelfluss aus, genauso wie der Duft des Sonntagsbratens dem Hungrigen »das Wasser im Munde zusammenlaufen lässt«. An solche Erlebnisse und Empfindungen wird sich jeder Hypnotisand erinnern, und er kann anhand dieser Tatsache leicht von seiner Suggestibilität überzeugt werden.

Schwieriger sind Versuche wie der folgende durchzuführen: Der Versuchsperson wird ein über einen Drehschalter erwärmbarer Draht in die Hand gegeben, bei dem der Versuchsleiter die Stromzufuhr unbemerkt abschalten kann. Empfindet die Versuchsperson das Wärmeerlebnis bei abgeschalteter Stromzufuhr, kann sie als sehr suggestibel angesehen werden. Aus dem Kuriositätenkabinett eines alten Hypnoselehrbuchs stammt der Versuch »Die glühende Kette«: Eine Kette wird vom Hypnotiseur eine Zeit lang in großem Abstand über eine Kerze gehalten, sodass sie davon höchstens lauwarm wird. Der Hypnotiseur gibt nun die Suggestion, dass er selbst, ohne sich zu verbrennen, diese »äußerst heiße« Kette anfassen könne, während die Versuchsperson keinesfalls dazu in der Lage sei, und legt die Kette auf einen Tisch. Die Versuchsperson wird das Gefühl haben, die Kette sei glühend heiß, und die Hand nicht nähern können. Tut sie es trotzdem, können sogar Brandblasen die Folge sein.

3. Psychomotorische Tests

Die meisten dieser Tests erfordern ebenfalls eine relativ hohe Suggestibilität und sind daher von zweifelhaftem Wert. Bei allen Versuchen muss darauf geachtet werden, dass die Suggestionen in der Zukunftsform gegeben werden. Erst nach erkennbar erfolgter Realisierung kommt die beobachtende Unterstützung in der Gegenwartsform (Näheres unter »Verbalsuggestionen« auf Seite 201). Ebenso müssen alle Suggestionen zurückgenommen werden (siehe »Rückführung« Seiten 259ff). Bei der »Armlevitation« wird dem Hypnotisanden suggeriert, dass sich sein Arm, immer leichter und leichter werdend, von selbst erhebt und in die Höhe steigt, wie von Fäden gezogen, wie von einem Luftballon angehoben usw. Beim »Handschlussversuch« lässt man den Hypnotisanden die Hände falten und suggeriert ihm, dass sich seine Finger mehr und mehr ineinander verschränken und verkleben, sodass er seine Hände bald trotz aller Anstrengung nicht mehr auseinander bekäme. Etwas leichter realisierbar ist der Versuch der »Augenkatalepsie«. Er lässt sich besonders beim Zahnarzt oder bei anderen liegenden Behandlungen zwanglos in den Gesamtrahmen einbauen. Man lässt den Patienten die Augenlider schließen und legt die Hand auf seine Stirn. Dann sagt man ihm, er solle mit den Augen nach oben, wie von innen durch die Stirn, auf die Stelle sehen, wo man seine Finger liegen hat. Darauf gibt man ihm die Suggestion, dass sich seine Augenlider immer fester und fester schließen und sich miteinander verkleben werden, sodass er sie bald nicht mehr öffnen könne.

Es ist allerdings nicht einzusehen, warum man solche Umwege gehen sollte, die zu unbehaglichen Gefühlen des Kontrollverlusts führen können. Sinnvoller, angenehmer und einfacher ist es, den Patienten mit der leicht realisierbaren und kontrollierbaren Fixationsmethode (S. 204) in die Hypnose zu führen. Relativ leicht durchführbar, aber ebenso mit den oben angeführten Bedenken behaftet, ist auch der »Fallversuch«. Der Behandler steht hinter der Versuchsperson und sagt ihr, sie möge die Füße zusammenstellen, die Augenlider schließen, sich entspannen und sich auf seine Stimme konzentrieren. Indem er dann der Versuchsperson die Hände von hinten an die Schultern legt, gibt er die Suggestion: »Wenn Sie jetzt meine Hände an Ihren Schultern spüren, fühlen Sie einen immer stärker werdenden unwiderstehlichen Zug nach rückwärts. Sie können diesem Zug nachgeben, weil ich hinter Ihnen stehe und Sie auffangen werde. Der Zug wird immer stärker und stärker, und Sie folgen diesem Zug und lassen sich fallen, fallen, fallen ...« Hierbei unterstützt man die Suggestion, indem die Hände vorsichtig in der Fallrichtung nach hinten geführt werden. Der Behandler muss darauf gefasst sein, dass er einen schnell fallenden Patienten auffangen muss. Selbstverständlich wird später die Suggestion zurückgenommen mit: »Sie stehen wieder sicher und aufrecht.«

Eine nahezu hundertprozentige Erfolgsaussicht und damit eine der besten Möglichkeiten, im Bedarfsfall skeptische Patienten von ihrer Suggestibilität zu überzeugen, bietet der »Pendelversuch«. Man gibt der Versuchsperson einen Pendel in die Hand (auch ein an einem etwa 30 Zentimeter langen Faden befestigter Ring oder sonstiger Gegenstand erfüllt diesen Dienst), der bei aufgestütztem Ellbogen möglichst ruhig gehalten werden soll. Dann sagt man der Versuchsperson, sie solle sich darauf konzentrieren, dass der Pendel beginne, sich nach rechts und links oder hinten und vorn oder im Kreis zu bewegen. Diese Aufforderung unterstützt man mit der Suggestion, die der jeweiligen Situation angepasst wird: »Der Pendel beginnt sich zu bewegen, zuerst langsam, dann mehr und mehr, er beginnt zu schwingen, von rechts nach links ... usw.« Da dieser Versuch den Pendel als Mittler die Suggestion ausführen lässt, die die Versuchsperson scheinbar ihm selbst gibt, wird sie auch von ängstlichen Personen angenommen und kann dann sehr gut verwendet werden, um sie von ihrer hypnotisch-suggestiven Fähigkeit zu überzeugen.

Nochmals sei nachdrücklich darauf hingewiesen, dass die Versuchsperson bei der Durchführung solcher Tests nie den Eindruck haben darf, dass man an ihrer Hypnotisierbarkeit oder Suggestibilität zweifle und sich durch den Test darüber vergewissern wolle. Vielmehr müssen von Anfang an die Hypnotisierbarkeit und Suggestibilität als eine auch bei ihr, wie bei allen geistig Gesunden, natürlich vorhandene Gegebenheit dargestellt werden. Der Test erfüllt dann lediglich den Zweck, an sich selbst beispielhaft das Wesen der Suggestibilität und der Hypnose und seine eigenen entsprechenden Fähigkeiten zu erleben. Mit diesem Gedanken kann die Neugier und damit die Bereitschaft zum bewussten Erleben der Hypnose und zur Mitarbeit gesteigert werden.

Einstellung des Hypnotisanden zur Hypnose und zum Hypnotisator
Die Einstellung des Hypnotisanden zur Hypnose und zum Hypnotisator sollte von der Bereitschaft zur Mitarbeit und von Vertrauen geprägt sein. Dieser Vertrauensvorschuss beginnt mit der Wahl des Therapeuten, meist wohl auf Grund von Empfehlungen, und führt über sämtliche äußeren Attribute bis zur Schaffung der »Wir-Beziehung« zwischen Behandler und Patient. Die Wir-Beziehung beinhaltet besonders in der Hypnosetherapie eine auch emotionale Nähe von Behandler und Patient, die es ermöglicht, dass der Patient unbewusst seine wesentlichen Identifikationspersonen auf den Therapeuten übertragen kann. Diese Tatsache kann analytisch verwendet werden, indem man nach einer gewissen Behandlungsdauer dem Patienten etwa folgende Frage stellt: »Wir haben jetzt eine Zeit lang zusammengearbeitet; wie würden Sie unsere Beziehung einstufen?« (Oder: »An wen erinnere ich Sie?« – z. B. Lehrer, Mutter, Vater, Kind usw.) Die Zeit, in welche die durch die Antwort ersichtliche Übertragung hineinfällt, sollte dann genauer untersucht werden, da die Probleme des Patienten zumeist dieser Zeit entstammen. In einer eingehenden tiefenpsychologischen Therapie wird man allerdings nicht nur auf einen Fokus hin arbeiten, sondern die gesamte Lebensgeschichte in die Therapie einbeziehen.

Der Vertrauensvorschuss wird natürlich auch dadurch gefördert, dass sich der Patient in der ihm zuteil werdenden Aufklärung über die Hypnose ernst genommen sieht, was wiederum seine Bereitschaft zur Mitarbeit fördert. Verliert ein Behandler seine Autorität, z. B. durch zu barocke und nicht erfüllbare Suggestionen oder auch infolge eines anderen tatsächlichen oder auch vom Patienten bloß eingebildeten Fehlverhaltens, so kann dies zu Widerständen des Patienten gegenüber diesem Therapeuten führen, indem sich z. B. das Engramm ausbildet, dass sich die Suggestionen nicht verwirklichten.

Äußere Einflüsse und Voraussetzungen

Ort und Raum

Die Hypnosebehandlung sollte möglichst in der Praxis des Therapeuten durchgeführt werden, da hier der Praxisrahmen die Symbolik des frühkindlichen Heimes, das Mutter und/oder Vater (d. h. symbolisch: der Therapeut) bereithalten (auch Uterussymbolik), erfüllt. Allerdings kann in Notfällen und bei Zweitbehandlungen von dieser Regel abgegangen werden. Die Praxis stellt in ihrer Gesamtheit einen wesentlichen Teil des persönlichen Ausdrucks ihres Inhabers dar und sollte daher auch in den Einzelheiten dem und ihrer besonderen Symbolwirkung in der Hypnosebehandlung Rechnung tragen. Der Stadtteil, in dem die Praxis eingerichtet wird, sollte nicht mit übermäßigem Industrie- oder Verkehrslärm erfüllt sein und keinen schlechten Ruf haben. Ebenso wenig eignen sich unansehnliche Gebäude. Die Behandlung wird entweder im Sprechzimmer oder in einem besonders für die Hypnosetherapie eingerichteten Raum durchgeführt. Aber auch die anderen Räume, besonders das Wartezimmer, müssen durch die Ausstrahlung einer gediegenen Ruhe auf die Erfordernisse der Hypnosebehandlung zugeschnitten sein.

Einrichtung

Bereits das Wartezimmer kann der »Ruhetönung« dienen und durch seine Atmosphäre den Patienten, der oft mitten aus der geschäftigen Hektik des Alltagslebens kommt, vorbereitend auf die Hypnose einstimmen. Bequemes Mobiliar, ruhige Farbgebung, entsprechende Bildmotive an den Wänden, auch als Fototapete, sind für die Vorbereitung ebenso wertvoll wie das Auflegen guter Lektüre. Eine warme Beleuchtung und eine eigens abgestimmte Musikkulisse können eine passende Ergänzung bilden.

Für die Einrichtung des Sprechzimmers gelten die gleichen Grundsätze. Die Sitzgelegenheiten sollen bequem sein, der Sessel des Therapeuten repräsentativ, aber nicht sehr unterschiedlich von dem des Patienten. Die Hypnose findet am besten auf einer komfortablen Liegecouch statt, die den Patienten an ein Ruhebett und nicht an eine Massageliege erinnert. Allein das Niederlegen auf eine Ruhecouch bildet einen Teilreiz, der beim Patienten den Engrammkomplex des Meditierens oder des Schlafes auslöst (ekphoriert), wogegen z. B. die Massageliege nicht mit Schlaf und Ruhe in Verbindung gebracht wird. Selbstverständlich ist auf eine bequeme Kopflagerung des Patienten mittels eines Kissens oder einer Nackenrolle zu achten. Auch eine Decke (aus Naturfaser) ist empfehlenswert, da sich der Hypnotisand zugedeckt in der Regel geborgener und wohler fühlen wird. Couch, Decke und Kopfkissen müssen immer sauber und frisch sein.

Der Hypnotisator sitzt auf einem Stuhl oder Hocker am Kopfende des Patienten. Ein Deckenbild über der Hypnoseliege mit einem beruhigenden Motiv, z. B. einem Palmenstrand oder einer sommerlichen Bergwiese, gibt dem Hypnotisanden Gelegenheit, sich während der Ruheeinstimmung einen Punkt zum Fixieren zu suchen.

Beleuchtung

Die Beleuchtung während der Einleitung und der Hypnose soll gedämpft sein. Indirektes Licht, dessen Intensität der Therapeut von seinem Sitzplatz aus regeln kann, eignet sich am besten. Will man zur Einleitung eine der optischen Methoden heranziehen, bei denen der Hypnotisand vor Fixation des Fingers eine Farbtafel betrachtet, wird noch ein kleiner, entsprechend eingestellter Strahler benötigt, der ebenfalls vom Sitzplatz des Hypnotisators aus schaltbar sein sollte, damit Unterbrechungen durch Aufstehen usw. vermieden werden können. Wird die Hypnose am sitzenden Patienten durchgeführt und steht oder sitzt der Therapeut dem Patienten gegenüber, sollte das Licht vom Fenster oder einer Lampe im Rücken des Hypnotisators sein.

Temperatur

Eine angenehme Raumtemperatur um 21°C erleichtert dem Patienten die Ruheeinstimmung, da sie ihn eher an das heimische Schlafzimmer erinnert als ein unterkühlter oder überheizter Behandlungsraum.

Geräusche

Um einen möglichst weit gehenden Reizmangel zu schaffen, ist eine störende Geräuschkulisse möglichst zu vermeiden bzw. zu reduzieren. In lauten Praxen empfiehlt sich das Anbringen von Schallschutzfenstern, Türisolierung, Teppichböden und gegebenenfalls Schalldämmplatten an Decke und Wänden. Das Telefon sollte während der Hypnose nicht durchgestellt werden. Ganz allgemein kann jedoch gesagt werden, dass leise Geräusche, die der Hypnotisand auf sich bezieht, wie z. B. ein Flüstern, sehr viel störender wirken als laute neutrale Geräusche wie Straßenlärm. So kann ich mich an eine Hypnose erinnern, die erfolgreich eingeleitet wurde, während an der Außenwand meines Sprechzimmers ein Presslufthammer dröhnte. Wenn es die äußeren Umstände nicht zulassen, den Außenlärmpegel weit gehend zu senken, kann eine entsprechende Suggestion nützlich sein, um diesen Störfaktor zu neutralisieren und sogar verwertend einzubauen. Mir hat sich in diesen Fällen folgende Formel bewährt: »Ganz deutlich hören Sie meine Stimme – alle anderen Geräusche sind vollkommen gleichgültig und vertiefen Ihren Ruhezustand.«

Musikberieselung kann zur Ruhetönung eingesetzt werden. Im Sprechzimmer erscheint sie mir aber weniger angemessen und zur Unterstützung der Einleitung sogar nicht ungefährlich (siehe Seiten 204).

Tageszeit

Für die Ersthypnose eines Patienten durch einen noch nicht sehr sicheren Therapeuten empfehlen sich die physiologischen Müdigkeitsphasen von etwa 12.00 bis 16.00 Uhr und ab etwa 20.00 Uhr. Bei weiteren Hypnosen ist die Beachtung der Tageszeit nicht erforderlich.

Anwesenheit von Dritten als Beobachter

Die Anwesenheit Dritter (auch naher Verwandter des Patienten) wirkt, besonders bei Ersthypnosen, störend, da der Hypnotisand meist gehemmt sein wird und das intime Vertrauensverhältnis zwischen Patient und Therapeut nicht zum Tragen kommt oder sogar in Frage gestellt wird. Um ängstliche Familienangehörige zu beruhigen, kann man sie mit vorherigem Einverständnis des Patienten der Rückführung beiwohnen lassen und die Erklärungen, die man ihnen gibt, in Form einer indirekten Suggestion für den Patienten verwenden, indem man z. B. sagt: »Schauen Sie, wie ruhig der Patient (Ihre Gattin, Ihr Sohn etc.) ist, und bei jeder weiteren Hypnose wird er immer schneller und immer tiefer in diesen angenehmen Ruhezustand hineingelangen.«

Eine Ausnahme kann die Anwesenheit eines Elternteils bei der ersten Hypnose eines Kindes sein. Jedoch ist auch diese Ausnahme nur als solche zu bewilligen, da selbstverständlich auch ein Kind Gelegenheit haben muss, sich ohne Beisein von Dritten dem Therapeuten anzuvertrauen.

Die Zuziehung von Dritten während der Hypnose ohne Wissen und Einverständnis des Hypnotisierten ist selbstverständlich indiskutabel, schon weil sie das Berufsgeheimnis verletzen würde.

Alle äußeren Voraussetzungen haben ebenso wie das Vorhandensein suggestibilitäts- und hypnosefördernder oder -hinderlicher Eigenschaften beim Hypnotisanden nur bedingten Einfluss auf das Zustandekommen der Hypnose. Ein sicherer Hypnotisator wird in der Lage sein, die Hypnose gegen eine größere Anzahl von Widerständen zu erwirken (auch wenn dies beim tiefenpsychologischen Vorgehen nicht angestrebt werden darf), während der Anfänger zunächst darauf achten sollte, möglichst günstige Bedingungen zu schaffen, die seine Sicherheit nach und nach erhöhen werden. Soll ein möglichst tiefes Hypnosestadium erreicht werden, empfiehlt es sich auch für den geübten Hypnotisator, auf günstigste äußere Voraussetzungen zu achten.

2. Die Praxis der Hypnose

Die Vorbereitung der Hypnose

Das einführende Gespräch und der Umgang mit Widerständen

Ist sich der Behandler darüber im klaren, dass die Therapie in Hypnose für seinen Patienten angezeigt ist, weil sie erfolgversprechend ist oder vielleicht sogar die einzige Therapiemöglichkeit darstellt, muss der Patient in einem einführenden Gespräch hierüber informiert und auf die Hypnose vorbereitet werden. Denn wenn auch z. B. die Wirkungsweise eines chemischen Antidepressivums in der Regel dem Laien ebenso unbekannt ist wie die Wirkungsweise von Hypnose und Suggestion und oft sehr viel größere seelische Veränderungen als eine Heilhypnose erzwingt, die in der Regel nur das verstärkt, was der Patient ohnehin wünscht, unterliegen aus Unkenntnis die meisten Patienten und leider auch viele Therapeuten immer noch einer irrationalen Angst vor der Hypnose. Wenn demgegenüber die Werbung für chemische Arzneimittel suggestiv deren Verschreibung fördert und die Patienten dann der Suggestion gemäß diese Mittel einnehmen, wird dies nicht als Beeinflussung des freien Willens oder der Persönlichkeit erkannt.

Der beste Weg zum Ausräumen von Vorurteilen ist die sachliche Information. Der Patient sollte also sowohl einen kurzen, aber ausreichend informativen Einblick in die möglichen Zusammenhänge seiner Erkrankung als auch in das Wesen und die Vorgehensweise der Hypnose erhalten. Hierfür bietet sich als Basis mein schon erwähntes Taschenbuch *»Psychotherapie in Hypnose«* an. Alle Bedenken sowie die Grundzüge des tiefenpsychologischen Denkens und des Hypnoseverständnisses können damit Punkt für Punkt besprochen werden. Widerstände, an denen dennoch festgehalten wird, haben eine Schutzfunktion für den Patienten und sollten nicht weggezwungen werden, sondern in der Therapie zur Sprache kommen. Dass dies alles am besten auf der Basis eines guten Vertrauensverhältnisses zwischen Patient und Behandler gelingt, ist selbstverständlich.

Die Schaffung der Wir-Beziehung

Für den Behandler gilt es deshalb, eine vertrauensvolle »Wir-Beziehung«, wo nicht schon vorhanden, zu schaffen bzw. weiter auszubauen, um damit die therapeutische Einheit Patient-Behandler herzustellen. Besonders für die tiefenpsychologische Behandlung in Hypnose, die in die allerersten

Entwicklungsphasen der Seele hineinreicht und damit auch die Ursachen schwerster Erkrankungen zugänglich macht, ist diese Überwindung der scharfen »Subjekt/Objekt-Trennung« erforderlich, um eine liebevolle Akzeptanz zu vermitteln. Voraussetzung hierfür ist, dass der Patient sich nicht nur als »Fall« oder erkranktes Organ, sondern als Mensch verstanden und ernst genommen fühlt. Um dieses Ziel zu erreichen, muss der Behandler Zeit haben und zu-, aber auch heraushören können. Hat der Patient erst einmal Gelegenheit gehabt, oft zum ersten Mal in seinem Leben, einem anderen Menschen eine halbe oder drei viertel Stunde lang seine Leiden und Sorgen darzulegen, übernimmt dieser andere ganz natürlich die Rolle des Mitwissers, des Vertrauten, des Ratgebers. Der wichtigste Schritt ist damit bereits gegangen, und wenn der Behandler im Laufe dieses ersten Kontaktes durch die Art seines Zuhörens, seiner Zwischenfragen und der Behandlung seines Gegenübers (z. B. Anreden mit seinem Namen) zu erkennen gegeben hat, dass er ihn als Mensch mit allen seinen Symptomen und mit seinem Leidensdruck versteht und ernst nimmt, ist das gesunde Fundament für die Hypnosebehandlung gegossen.

Frühere Erfahrungen, Ängste und Einwände

Eventuelle frühere Erfahrungen mit der Hypnose sollten auf jeden Fall erfragt werden. Wurde früher schon erfolgreich mit dem Patienten in Hypnose gearbeitet, empfiehlt sich die Anwendung des gleichen Einleitungsverfahrens, um das bereits vorhandene Engramm zu nutzen. Abgehend von dieser Regel sollte man keine Einleitungsverfahren wieder anwenden, die zu den später als gefährlich beschriebenen gehören (siehe S. 204). Ängste werden oft indirekt ausgedrückt, indem der Patient z. B. nach der Schilderung einer miterlebten oder ihm berichteten Hypnose meint, so etwas ginge bei ihm nicht, da er zu willensstark und intelligent sei. In einem solchen Fall wird man ihm klarlegen, dass Willensstärke und Intelligenz als Voraussetzungen von Konzentrationsfähigkeit und Einsicht wichtige Charaktereigenschaften sind, die das Gelingen der medizinischen Hypnose begünstigen. Ausführlich sind die Ängste und Einwendungen im Teil V, Kapitel 6 und in dem o. a. Taschenbuch angesprochen.

Hypnotisierbarkeits- und Suggestibilitätsbeweis

Patienten, bei denen dies nach der vorangegangenen Aufklärung noch erforderlich scheint, sollten liebevoll von ihrer Fähigkeit der Hypnotisierbarkeit und Suggestibilität überzeugt werden. Oft sind dies Menschen, die sich rühmen, nur das zu glauben, was ihrer Vernunft klar und plausibel erscheint, die aber damit beweisen, dass ihnen die elementarste Selbstkritik abgeht. Im Bewusstsein dessen, dass Hypnose und Suggestion natürliche neurophysiologische und psychologische Phänomene sind und sie daher jeder nicht schwachsinnige Mensch auch im Alltag oft erlebt, können entsprechende Beispiele als Hypnotisierbarkeits- bzw. Suggestibilitätsbeweis herangezogen werden. Dafür eignet sich die oben beschriebene reflektorisch suggestive Auslösung des Speichelflusses beim Anblick eines in eine Zitrone Hineinbeißenden. Auch der Pendelversuch gelingt mit wenig Aufwand und kann die Neugier des Patienten in Bezug auf verborgene Kräfte in ihm anregen und dadurch seine Bereitschaft zur Mitarbeit fördern. Nochmals will ich aber betonen, dass Widerstände, die sich oft im Verlangen nach »Hypnosebeweisen« ausdrücken, eine Schutzfunktion für den Patienten haben und nicht mit suggestiver Gewalt beseitigt werden dürfen.

Schilderung des Hypnoseablaufs als Engrammbildung
Eine wesentliche Aufgabe besteht darin, dem Patienten den Ablauf der Hypnosetherapie zu erklären. Sowohl die Struktur der einzelnen Sitzung, insbesondere Einleitung und Rückführung, als auch der zu erwartende Gesamtrahmen sollten so dargelegt werden, dass im späteren Verlauf der Therapie einerseits die oft schnellen Besserungen und anderseits auch die zu erwartenden Widerstände und Hindernisse nicht überraschen und in das auf diese Weise vorgeprägte Therapieengramm eingefügt werden können. Selbstverständlich muss sich der Therapeut auch selbst an das von ihm angegebene Schema halten.

Bei sehr schwach suggestiblen und sehr ängstlichen Patienten kann es nützlich sein, den Hypnoseablauf durch das Miterlebenlassen einer Hypnose oder durch die Vorführung eines entsprechenden Videos, in dem möglichst der Therapeut die Rolle des Hypnotisators hat, zu demonstrieren. Der Patient wird darauf hingewiesen, dass man seine aktive Mitarbeit in Form seiner geistigen Konzentration erwartet, dass er aber nicht versuchen muss, es besonders gut zu machen.

Besonderes Gewicht muss von Anfang an darauf gelegt werden, den Patienten darüber zu informieren, dass es sich bei der Hypnose nicht um einen Schlafzustand, sondern um einen vertieften Ruhezustand handelt, da dieses Vorurteil sehr verbreitet ist. Sonst versteifen sich manche Patienten (besonders solche mit zwanghafter Charakterstruktur) mit der Bemerkung »Ich habe aber gar nicht geschlafen« in der Meinung, sie wären nicht in Hypnose gewesen. Wird diese Autosuggestion ständig wiederholt, kann sie die Therapie wesentlich erschweren. Selbstverständlich handelt es sich hier ebenfalls um einen Widerstand, der aber seltener auftritt, wenn diese Klarstellung im Voraus erfolgt war. Bei sehr ängstlichen Patienten kann es sich anbieten, von einer »vertieften Ruhebehandlung« anstatt von »Hypnose« zu sprechen.

Auch überall da, wo die Hypnose weniger als Psychotherapie als vielmehr zur Unterstützung anderer behandlerischer Maßnahmen – z. B. zur Erzeugung einer Analgesie beim Zahnarzt, einer Unterdrückung des Würgreflexes beim HNO-Arzt, einer Entspannung und Schmerzverminderung bei der Geburtshilfe usw. – zur Anwendung gelangt, empfiehlt es sich, zur Vermeidung einer Affektbetontheit von einem »vertieften Ruhezustand« und nicht von »Hypnose« zu sprechen. In den letzten Jahren hat in diesem Bereich allerdings auf Grund einer guten Aufklärungsarbeit in verschiedenen Zeitschriften und Fernsehsendungen bereits ein Umdenken eingesetzt.

Für das einleitende Gespräch gilt der Grundsatz, dass sich der Therapeut der Situation anpassen, aber ihr seinen Stempel aufprägen muss. Die Sicherheit des Therapeuten wird sich immer auf den Patienten übertragen und vieles Beiwerk überflüssig machen, das in den Anfängen noch dienlich sein kann. Genauso groß wie die Unterschiede in der Suggestibilität der einzelnen Patienten sind die Unterschiede in ihrer a priori vorhandenen Bereitschaft zur Hypnosetherapie. Sie reichen vom Patienten, der mit dem Wunsch und der positiven Erwartungshaltung gegenüber dieser Behandlung zu uns kommt (weil er sich nur von ihr noch Hilfe erhofft) und den wir – so meine ich im Gegensatz zu anderen Autoren, die diese so genannten Hypnosesüchtigen nicht gerne behandeln, weil ihre Erwartungen meist sehr hoch geschraubt sind – auch nicht enttäuschen dürfen, bis zum Patienten, der den Vorschlag einer Hypnosetherapie, aus welchen Gründen auch immer, zunächst strikt ablehnt. Während der erste Patient manchmal schon das autosuggestiv geprägte Engramm seiner Heilung durch die Hypnosebehandlung in sich trägt, das dann durch den Schlüsselreiz Hypnose ekphoriert werden kann, ist oft auch der Zweite nach einer guten Information zur Mitarbeit bereit. Dazwischen liegt eine weite Skala von Möglichkeiten, die vom Behandler die Entscheidung über die Wahl der einzusetzenden Mittel fordert, eine Entscheidung, die zum Wohle des Patienten eher großzügiger als zu knapp getroffen werden sollte.

Wie aus dem Geschilderten ersichtlich ist, ist die Vorbereitung der Ersthypnose am Anfang einer Behandlung so umfangreich und wichtig, dass schon aus diesem Grund kaum als Abschluss der ersten Konsultation die erste Hypnose folgen wird. Ob man sich, besonders bei Zauderern, die sonst leicht Gefahr laufen, durch Vorurteile Dritter wieder von ihrer Zustimmung abgebracht zu werden, in dem einen oder anderen Falle trotzdem dazu entschließt oder es dem Patienten überlässt, ob er am vereinbarten Termin zur Heilhypnose erscheint oder sich lieber wieder den Negativsuggestionen der Umwelt hingibt, ist Sache der Einstellung des einzelnen Behandlers.

Die Einleitung der Hypnose (Fremd- und Selbsthypnose)

Bekannte physiologische Vorgänge als Unterstützung der Einleitung

Schon vor der Durchführung der eigentlichen Hypnoseeinleitung wird der Patient, der ja meist mitten aus einem hektischen Alltagsleben kommt, in eine ruhegetönte Stimmungslage gebracht, die ihm hilft, den hypnotischen Bewusstseinszustand leichter zu erreichen. Abgesehen von den bereits beschriebenen Einzelheiten in der Ausstattung von Warte- und Sprechzimmer sowie im Verhalten des Behandlers, die diese Ruheeinstimmung begünstigen, kann man sich für die Ruhetönung bekannte physiologische Abläufe zu Nutze machen. Wie schon dargelegt, führt jede längere passive Liegehaltung zu einer Umschaltung in einen unterwachen Bewusstseinszustand, den der Organismus sozusagen aus Gründen der Energieersparnis herbeiführt. Darauf bauen nahezu alle östlichen und westlichen Meditationsverfahren auf, in denen eine bestimmte Versenkungshaltung vorgeschrieben wird. Der Patient kann sich deshalb schon während der Vorbereitung auf die Hypnosecouch legen.

Die Ruheeinstimmung

Die Ruheeinstimmung ist eine symbolisch als Überleitung aus dem Alltagsleben in die therapeutische Hypnose eingesetzte Vorbereitungsphase. Sie kann erleichtert werden, indem der Patient gebeten wird, sich auf seine Atmung zu konzentrieren, wodurch er von den Gedanken, die ihn sonst beschäftigen, etwas weggeführt wird.

Die zweite Aufgabe der Ruheeinstimmung ist die Prägung (Engrafierung) des Hypnoseablaufes. Da bei den üblichen Einleitungsverfahren ein spezifischer, monotoner Reiz eingesetzt wird, können alle natürlichen physiologischen Empfindungen, die dieser Reiz bekanntermaßen auslöst, in ihrem Auftreten vorausgesagt werden. Durch diese Voransage der bei der späteren eigentlichen Einleitung eintretenden Empfindungen bildet sich dann das Engramm aus, dass die Ansagen des Hypnotisators eintreffen, was die Verwirklichung aller weiteren Ansagen bzw. Suggestionen unterstützt.

Die meisten der für diese Zwecke verwendbaren physiologischen Abläufe stammen aus dem Gebiet der optischen und haptischen Empfindungen. Die Möglichkeiten der akustischen Einleitungsunterstützung sollen hier nicht weiter besprochen werden, da sie die Gefahr unerwünschter Spontanhypnosen in sich tragen.

Bereits die richtig durchgeführte Ruheeinstimmung mittels der Konzentration auf die Atmung bewirkt neben ihrem vom Tagesgeschehen weg lenkenden Effekt eine natürliche Senkung der Wachheit. Bei der leichten Hyperventilation, die durch das vertiefte Ein- und Ausatmen herbeigeführt wird, kommt es durch die vermehrte Kohlendioxid-Abatmung zu einer Verschiebung des Kalzium-Kalium-Spiegels und damit zu einer respiratorischen Alkalose (Verminderung der freien Kalziumionen im Blut). Umgekehrt kommt es bei der von vielen Yogatechniken vorgeschriebenen Atemhemmung durch den erhöhten Kohlendioxiddruck zu einer respiratorischen Acidose. Sowohl Acidose als auch Alkalose führen, wie wir von der Tetanie und dem hyperglykämischen Koma wissen, in ihrer ausgeprägten Form zu schweren Bewusstseinstrübungen, die in der durch die Atemtechniken erzeugten leichteren Form als unterwacher Zustand zum Tragen kommen und den Boden für die hypnotische »Umschaltung« vorbereiten helfen. Von den Atemhemmungstechniken, deren gekonnte Durchführung langjährige Übung erfordert, will ich in diesem Zusammenhang abraten, da sie auf Grund des Sauerstoffmangels zu Gehirnschädigungen führen können.

Elektrische Geräte

Über eine Elektrodenbrille kann eine niederfrequente Elektrosedierung des Gehirns durchgeführt werden. Zur hypnosevorbereitenden Ruheeinstimmung halte ich solche Geräte jedoch nicht für angebracht, da der Patient den von ihnen ausgehenden Einflüssen meist misstrauisch gegenübersteht und der Behandler mit dem Rückgriff auf Geräte eher Unsicherheit als »Modernität« zeigt. Zudem ist noch nicht genügend erforscht, ob nicht durch die elektrische Durchflutung des Gehirns Schäden gesetzt werden können, was z. B. bei Stärken über 13 Milliampere nachgewiesenermaßen der Fall ist.

Manchmal werden zur Ruhetönung auch optisch-akustische Rechts-links-Synchronisationsgeräte eingesetzt, die über Licht- und Tonsignale beide Augen und Ohren »über Kreuz« ansprechen und damit zur Stärkung der subdominanten Hirnhemisphäre und zur Förderung der Hemisphärenkommunikation sowie zur »Entspannung« beitragen sollen. Dieses an sich interessante Konzept ist allerdings m. E. für eine Verwendung im Rahmen der Ruhetönung zu effektvoll.

Physiologische Empfindungen und die ihnen entsprechenden Ansagen

Die durch die Methoden der Fixation oder Faszination ausgelöste *Konvergenz*, d. h. Schielstellung der Augen des Hypnotisanden nach innen, löst verschiedene physiologische Empfindungen aus, die im Sinne des zuvor Beschriebenen angesagt und so für die Einleitung verwendet werden können.

Für die Konvergenz der Augen sind die kleinzelligen unpaarigen Augenmuskelkerne verantwortlich, die in der Nähe des Schlafzentrums liegen, mit dem sie durch zahlreiche Neuronen verbunden sind. Es kann also angenommen werden, dass eine längere Konvergenz der Augen reflektorisch zur Umschaltung der Bewusstseinslage führt und die subjektiv empfundene Müdigkeit angesagt werden kann.

Durch das längere Konvergieren der Augen nach oben innen ermüden die Musculi recti inferiores, wodurch ein *Unscharf- und Doppeltsehen* ausgelöst wird. Äußerlich erkennbar wird das Eintreten des Unscharfsehens durch eine Erweiterung der Pupille und kann dann entsprechend angesagt werden.

Durch die aufforderungsgemäße Fixation, ohne zu blinzeln, kommt es zur *Austrocknung der Bindehäute*, die am veränderten Glanz der Augen beobachtet und als Brennen der Augen angesagt werden kann.

Nach längerer Fixation kommt es zu einem *Vibrieren der Lider*, was als Schwere der Augenlider angesagt werden kann.

Bei Verwendung von Farbkontrasttafeln kommt es nach längerer Fixation zu den so genannten *Nachbildeffekten*. Dabei ruft der Dauerreiz der Fixation einer Farbfläche die Ermüdung der für das Sehen dieser Farbe zuständigen Zäpfchen in der Macula lutea hervor. Wird nun anschließend eine farbige neutrale Fläche fixiert, macht sich diese Reizermüdung subjektiv bemerkbar, indem die vorher nicht oder nur wenig beanspruchten Zäpfchen auf den Farbreiz der neutralen Fläche, der sich ja aus gleichen Anteilen der drei additiven Grundfarben zusammensetzt (Weiß = je 100 Prozent Grün, Orange und Violett), stärker ansprechen als die zuvor ermüdeten Zäpfchen. Hieraus folgt die subjektive Empfindung eines prozentualen Überwiegens der Reizbilder dieser vorher nicht oder nur wenig beanspruchten Zäpfchen, die zum Sehen der tatsächlich nicht vorhandenen Komplementärfarbe als Abbild der vorher fixierten Fläche auf dem neutralen Hintergrund führt. Die Erscheinung dieses komplementärfarbigen Abbildes kann wiederum angesagt werden.

Wichtig ist auch die Nutzung von *Berührungs- oder Wärmereizen*. Die Hände des Hypnotisators, die z. B. in ein bis zwei Zentimetern Abstand über der Stirn des Hypnotisanden geführt oder auch direkt aufgelegt werden können, empfindet der Patient als Wärme bzw. Schwere, und diese Empfindungen können entsprechend angesagt werden.

Infolge der Entspannung kippen die *Fußspitzen* des Patienten nach außen. Hierdurch wird das Anheben der Beine erschwert (Musculus iliopsoas und Musculus pectineus), was als »Schwere der Beine, die kaum noch angehoben werden können«, angesagt wird.

Das Nutzen des *Schluckreflexes* – der, vom Patienten sonst unbeachtet, sobald er während der Einleitung einsetzt, von manchen Therapeuten ebenfalls angesagt und so im Engramm der Hypnoseeinleitung als Teilreiz mit engrafiert wird – halte ich für weniger angebracht, da dies bei hysterisch strukturierten Persönlichkeiten unter Umständen nach der Hypnose allein durch den Teilreiz des Schluckens zur Ekphorie des gesamten Engrammkomplexes der Hypnoseeinleitung und damit zu einer Spontanhypnose führen könnte.

Durch die verbalen Anweisungen im Zuge der vorbereitenden Übungen erfolgt bereits eine gewisse Konzentration und Einengung auf die Stimme des Hypnotisators im Sinne der erhöhten Spannung der Aufmerksamkeit auf die spätere verbale Einleitung. Die Annahme der Anweisungen zu den vorbereitenden Übungen durch den Patienten bedeutet dabei gleichzeitig die Anerkennung der Autorität des Hypnotisators (im Sinne einer Muttersymbolik) und eine Synchronisation zwischen ihm und dem Hypnotisanden.

Einleitung durch Verbalsuggestion

Dieser Einleitungsmethode kommt die überragende Bedeutung zu, da sie mit nahezu allen anderen Einleitungsverfahren kombiniert werden kann und unter den Einzelverfahren die besten und präzisesten Möglichkeiten zur Anwendung von Suggestionen bietet, weshalb sie bei entsprechender Sicherheit des Hypnotisators auch als Einzelverfahren mit nahezu hundertprozentiger Erfolgsaussicht eingesetzt werden kann.

Das Wort weckt darüber hinaus beim erwachsenen Menschen die Vorstellung aller mit ihm ausdrückbaren Erlebnisse, ist also nicht nur logisch-abstrakter Ausdruck dessen, was es benennt oder nur akustischer Reiz mit seinen ursprünglichen Bedeutungen, sondern wahlweise auch Repräsentant aller anderen Reize, indem entsprechende Engrammkomplexe durch verbale Schilderungen ekphoriert werden.

Bei hochgradig Sehgestörten wird man die Verbalsuggestion ausschließlich, eventuell in Verbindung mit haptischen Reizen, anwenden. Ebenso reicht bei leicht Hypnotisierbaren und suggestibilitätsförderndem Hintergrund eine reine knappe Verbaleinleitung aus (siehe die so genannten Wachhypnosen). Bei bereits mehrfach hypnotisierten Personen kann ebenfalls zu Gunsten einer reinen kurzen Verbalsuggestion auf anfangs noch angewandte unterstützende andere Verfahren verzichtet werden. Ein weiterer Umstand, der die Wichtigkeit dieses Verfahrens unterstreicht, liegt darin, dass nahezu alle Hypnosen, gleichgültig nach welcher Einleitung, als mehr oder weniger reine Verbalhypnosen fortgeführt werden. Selbstverständlich ist der hypnotische Rapport, der bei der Verbalhypnose vorwiegend an die Stimme des Hypnotisators gebunden ist, leichter aufrechtzuerhalten, wenn er bereits seit der Einleitung besteht. Auch lässt sich mittels der Verbalsuggestion der natürliche Schlaf in die Hypnose überführen, ebenso wie umgekehrt.

Die Sprache und Sprechweise des Hypnotisators muss den schon zuvor erläuterten Regeln folgen. Die Suggestionen werden klar und deutlich (nicht mundartlich) im Ton der gelassenen Sicherheit und Ruhe gegeben. Die Sprache ist dabei weder zu laut noch zu leise, der Tonfall eher monoton als zu akzentuiert, aber nicht »geisterhaft«. Die Sprechweise darf weder befehlshaberisch schrill noch weinerlich-mitleidsvoll klingen. Diesen Regeln ist auch die Wortwahl und der Satzaufbau anzupassen. Richtig sind bestimmte, nicht aber befehlshaberische Sätze, leicht einprägsame Formulierungen, deren Monotonie durch öftere Wiederholung gesteigert wird. Selbstverständlich dürfen keine unrealisierbaren Suggestionen gegeben werden. Suggestionen haben anfänglich in der Zukunfts-, nicht in der Gegenwartsform zu erfolgen, um Zeit zur Realisierung zu lassen. Erst wenn die Suggestionen umgesetzt wurden, unterstützt man sie in der Gegenwartsform.

Ein dauernder, ruhiger Redefluss verhindert das Abschweifen der Gedanken des Hypnotisanden. Eine reine Verbaleinleitung läuft also, nachdem der Patient sich hingelegt hat und die üblichen Vorbereitungen (einleitendes Gespräch und Ruhetönung) abgeschlossen sind, etwa folgendermaßen ab: Der Hypnotisator spricht bei genauer Beobachtung des Hypnotisanden und entsprechender Anpassung seiner Suggestionen: »Sie werden jetzt mit jedem Atemzug und mit jedem Wort von mir immer mehr Ruhe und angenehme Müdigkeit aufnehmen. Immer ruhiger und müder werden Sie jetzt mit jedem Atemzug und mit jedem Wort von mir werden. Die Müdigkeit konzentriert sich vor allem auf Ihre Augenlider. Die Augenlider werden immer müder und schwerer, sodass Sie sie bald kaum noch werden offen halten können. Immer müder, immer schwerer werden Ihre Augenlider, angenehm schwer. Ganz müde und schwer werden Ihre Augenlider, und der Wunsch, die Augenlider zu schließen, wird immer größer. Immer schwerer und schwerer fällt es Ihnen, die Augenlider offen zu halten, und Sie können sie jetzt einfach zufallen lassen ... Sie können dem Wunsch, die Augenlider zufallen zu lassen, jetzt nachgeben ... (... sobald Sie wollen usw.)«

Bei Patienten, die sich bereits nach den ersten Worten im hypnotischen Zustande befinden, die Augenlider aber noch offen halten, weil sie auf die direkte Suggestion des Schließens warten, kann z. B. wie folgt modifiziert werden: »... jetzt schließen sich Ihre Augenlider wie von selbst, und mit jedem Atemzug und mit jedem Wort von mir gleiten Sie immer tiefer und tiefer in diesen angenehmen Ruhezustand. Die wohltuende Müdigkeit breitet sich aus von den Augen auf den Kopf, auf Schultern, Arme, Oberkörper, Unterkörper und Beine. Alles wird wohltuend müde und schwer. Alle Muskeln werden müde und schwer, alle Spannungen lösen sich. In diesem vertieften Ruhezustand erholt sich das gesamte Nervensystem...« usw.

Wie bereits erwähnt, wird der Patient während der Einleitung sorgfältig beobachtet, und die Einleitungssuggestionen werden ruhig und leicht abgewandelt wiederholt, bis man annehmen kann, dass sie realisiert wurden und man zu den nächsten Schritten übergehen kann. Dieses Verfahren eignet sich besonders gut auch uberall da, wo die Hypnose als Unterstützung einer anderen Therapie, z. B. zur Schmerzfreistellung beim Zahnarzt, eingesetzt werden soll, da die reine Verbalsuggestion zwanglos aus einem beruhigenden Gespräch entwickelt werden kann.

Neben den angeführten Grundregeln, deren Beachtung allein schon eine intensive Konzentration des Hypnotisators erfordert, sollte sich auch der geübtere Therapeut davor hüten, mit seinen Gedanken abzuschweifen und die Suggestionen gleichsam automatisch abzusprechen. Wie ich weiter oben angeführt habe, kann in der Hypnose eine Kommunikationsebene sowohl über die Biophotonen als auch über die Telepathie als gesichert gelten, und es ist daher zur Verstärkung der suggestiven Wirkung erforderlich, die Suggestionen nicht nur zu sprechen, sondern auch zu denken, um sich mittels des gesprochenen Wortes auf dessen urspünglichen Inhalt ganzheitlich einzustimmen (»einzuschwingen«).

Bei Patienten, die sehr suggestibel sind oder die bereits öfters hypnotisiert wurden, muss nicht unbedingt die Suggestion der Müdigkeit am Anfang stehen. Auch mittels der so genannten Wachsuggestionen, die meist mit Soforthypnosen ohne besondere Einleitung einhergehen, ist die Realisierung von Katalepsie- und anderen Suggestionen möglich, wobei die Augen durchaus auch geöffnet bleiben können.

Die Lidschlusssuggestion wird nur deshalb zumeist an den Anfang der Hypnose gesetzt, weil ihre Realisierung leicht zu kontrollieren ist und weil durch den Lidschluss und die Müdigkeit ein dem Schlaf ähnlicher Reizmangelzustand geschaffen wird, der dazu beiträgt, die Aufmerksamkeitsspannung in Richtung der Stimme des Hypnotisators zu erhöhen.

Wie erwähnt, ist die Verbalsuggestion mit nahezu allen anderen Einleitungsverfahren kombinierbar und wird in Verbindung mit der Fixation (siehe Seiten 222f) etwas am häufigsten eingesetzt.

Die verbale Hypnoseeinleitung kann notfalls auch über Telefon erfolgen. Das Verfahren ist dabei das Gleiche, wobei unbedingt am Anfang und während der Hypnose wiederholt die Suggestion erteilt werden muss, dass der Hypnotisierte den Telefonhörer die ganze Zeit über fest am Ohr hält (um einem Rapportverlust vorzubeugen). Aus grundsätzlichen Erwägungen sollte eine Telefonhypnose nur bei bereits bekannten Personen, nur im Ausnahmefall und nicht als Ersthypnose durchgeführt werden.

Auch die Hypnose über Tonband, Schallplatte, Rundfunk- oder Fernsehgerät ist selbstverständlich eine Verbalhypnose (beim Fernsehgerät unter Beteiligung optischer Reize). Die Technik sowie die Vor- und Nachteile der Hypnose über Tonträger sind auf den Seiten 408 näher beschrieben.

Im weiteren Sinne ist auch die so genannte Briefhypnose eine verbale Methode, da ja das geschriebene Wort (Verbum) dieselben Vorstellungsinhalte wachrufen kann wie das gesprochene. Bei dieser Technik wird die Einleitung zuvor so konditioniert, dass die Hypnose ohne Lidschluss eintritt und durch ein geschriebenes Schlüsselwort oder einen Schlüsselvorgang ausgelöst und zurückgenommen wird.

Auch Suggestionen werden schriftlich gegeben. Im Zeitalter des Telefons und anderer Tonträger kommt dieser Methode nur noch als Kuriosum Bedeutung zu, da sie darüber hinaus, wie auch andere Verfahren ohne Anwesenheit des Hypnotisators (Ablationshypnosen), durch unvorhersehbare Zwischenfälle und die Möglichkeit des Auftretens eines feststehenden Schlüsselreizes im Alltag Gefahren in sich birgt. *Schlüsselwörter, auch ausgefallene, sind deshalb als Einleitungsreiz gefährlich und sollten keinesfalls verwendet werden!*

Andere akustische Einleitungsverfahren (Gehörsinn)

Die Anwendung anderer akustischer Verfahren als jenes der Verbalsuggestion zur Hypnoseeinleitung sollte der Geschichte angehören, da durch ähnliche Töne oder Klangfolgen, die im Alltagsleben vorkommen können, unter Umständen Spontanhypnosen ausgelöst werden. Monotone oder starke akustische Reize, wie das Ticken eines Metronoms, MESMERS Spielen der Glasharmonika, Orgelmusik, gleich bleibende Melodien oder Geräusche, Zauber- und Gebetssprüche, das Mantra, das Trommeln bei Kulttänzen oder vor einer Schlacht, das Rauschen eines Wasserfalls usw. wurden als alleinige Methode oder zur Unterstützung der Einleitung angewendet.

Zur Einleitung der medizinischen Hypnose sind diese Verfahren aus den angeführten Gründen ungeeignet, jedoch ist ein beruhigender Musikhintergrund im Wartezimmer zur Unterstützung der Ruheeinstimmung durchaus empfehlenswert.

Die Fixation und die Faszination

Die Einleitung über die Fixation ist, da mit ihr die meisten beobachtbaren zwangsläufigen neurophysiologischen Abläufe auftreten, mit unterstützender Verbalsuggestion das am häufigsten angewendete Verfahren. Auch wird durch die Konvergenzhaltung der Augen deren physiologische Ermüdung hervorgerufen, die sich reflektorisch und gesetzmäßig auf den Tonus der übrigen Muskulatur überträgt.

Die Fixation ist auch die Methode der asiatischen Meditationsformen und vieler magischer Praktiken. Während indische Yogins und Fakire meist einen Punkt in der Landschaft oder eine Symbolzeichnung, das Mandala, fixieren, benutzen persische und ägyptische Magier das so genannte Mandeb, die Zeichnung zweier ineinander verschlungener Dreiecke mit kabbalistischen Symbolen auf meist weißem Grund (z. B. Porzellanteller = Lekanomantie). Die längere Fixation dieses Symbols lässt nach wenigen Minuten in der Mitte einen schwarzen Punkt erscheinen. Die Mönche des Berges Athos fixieren ihren Nabel (Omphaloskopie). Von den westlichen Magiern werden vor allem die schon aus dem Altertum für diesen Zweck bekannten Edelsteine Beryll und Opal benutzt. Kristallsehen, Kaffeesatzlesen, das Lesen aus dem Blut des Opfertieres, Spiegelsehen (Katoptromantie) usw. bedienen sich ebenfalls der Fixationsmethode.

Die Fixation als alleinige Einleitungsmethode hat nur für autohypnoide Verfahren sowie auch für das später beschriebene Mischverfahren der gestuften Aktivhypnose Bedeutung. In der Heterohypnose wird die Fixation praktisch immer in Verbindung mit der Verbalsuggestion angewendet. Fixationsobjekt muss dabei immer ein im Alltagsleben nicht vorkommender Gegenstand sein, um Spontanhypnosen durch den Teilreiz eines wiederkehrenden Erscheinungsbildes auszuschließen. Auf keinen Fall sollen also Bleistifte, Pendel, Zahnarztspiegel oder andere glänzende Gegenstände (Spontanhypnose durch reflektierende Autostoßstangen) und ähnliche Dinge verwendet werden! Das geeignetste Fixationsobjekt ist deshalb ein Finger des Therapeuten, wobei der Therapeut in der verbalen Unterstützung deutlich darauf hinweist, dass die Fixation auf *seinen* Finger erfolgt.

Eine kombinierte Fixation-Verbal-Einleitung geht etwa folgendermaßen vor sich: Nach den üblichen Vorbereitungen hält der hinter dem liegenden Hypnotisanden sitzende Hypnotisator einen Finger in etwa 20 bis 30 Zentimetern Abstand vor und etwa 10 Zentimeter oberhalb dessen Nasenwurzel und fordert ihn auf: »Bitte sehen Sie jetzt ganz fest und ohne zu blinzeln auf meine Fingerspitze, und horchen Sie ganz genau auf das, was ich zu Ihnen spreche. Ganz fest und ohne zu blinzeln auf meine Fingerspitze sehen und auf meine Stimme konzentrieren ... « Hierbei ist darauf zu achten, dass der Patient nicht versucht, die ihm unbequeme, durch die Fingerhaltung bedingte Konvergenz der Augen zu umgehen, indem er den Kopf nach hinten legt und so die Nackenmuskulatur verspannt. Die Augen des Patienten werden nun genau beobachtet und die Suggestionen den eintretenden physiologischen Phänomenen angepasst und auf die erwünschten Ziele ausgeweitet.

Tritt die Erweiterung der Pupillen ein, folgt die Ansage: »Sie sehen jetzt meinen Finger immer verschwommener und verschwommener, mein

Finger beginnt, vor Ihren Augen zu verschwimmen, und es gelingt Ihnen immer weniger, meinen Finger klar zu sehen ...« Dann wird die Suggestion weiter ausgebaut: »Immer schwerer und schwerer fällt es Ihnen, meinen Finger anzusehen, und Ihre Augenlider werden langsam müde und schwer. Ganz deutlich hören Sie, wie ich zu Ihnen spreche, und alles, was ich sage, wird ganz genau eintreffen ...«

Wird dann das Austrocknen der Bindehäute beobachtet, folgt sofort die suggestive Unterstützung: »Ihre Augen beginnen leicht zu brennen, immer deutlicher und stärker, und es fällt Ihnen immer schwerer, die Augenlider offen zu halten. Sie müssen blinzeln [was der Patient dann erleichtert tut, aber als Folge der Ansage auffasst], und Ihre Augenlider werden immer müder und schwerer ... «

Kommt es dann zum Vibrieren der Augenlider, folgt die Unterstützung: »Ganz deutlich sehe ich [indirekte Suggestion], wie schwer Ihre Augenlider jetzt schon sind. Ganz müde, angenehm müde und schwer, und gleich werden sie zufallen, einfach zufallen...« Zur Unterstützung des Lidschlusses kann, falls es erforderlich erscheint, hier zwischen dem fixierten Finger und den Augen des Patienten die andere Hand langsam von oben nach unten geführt oder der Fixationsfinger langsam nasalwärts bewegt werden. Meist wird dies nicht nötig sein, da die Augenlider ohnehin schon zugefallen sind. Einige Patienten warten, wie schon erwähnt, auf die deutliche Anweisung zum Lidschluss, die in diesen Fällen so erfolgen kann: »Ihre Augenlider fallen jetzt zu, Sie lassen sie einfach zufallen, lassen Sie die Augenlider einfach zufallen...«

Der hypnotische Lidschluss erfolgt meist jalousieartig nach vorangegangenem Vibrieren der Lider. Die Vibration der Lider und Augäpfel kann auch nach dem Lidschluss anhalten und kann dann durch entsprechende Suggestion: »Ihre Augen werden jetzt ganz ruhig, ruhen sich aus« usw. beseitigt werden, stört aber meist nicht.

Bei günstigen Bedingungen kann der Patient einige der geschilderten Stadien überspringen oder nur ganz kurz erleben. In diesen Fällen muss selbstverständlich die verbale Begleitung ebenso der aktuellen Situation angepasst werden. Einem Patienten, der die Augenlider bereits geschlossen hat, z. B. ein Brennen der Augen suggerieren zu wollen, wäre natürlich widersinnig und würde als eine in diesem Stadium unrealisierbare Suggestion zu Widerständen führen. Nach erfolgtem Lidschluss wird die Hypnose verbal weiter vertieft.

Die *Faszinationsmethode* unterscheidet sich von der zuvor beschriebenen Fixationsmethode nur dadurch, dass als Fixationspunkt nicht ein Finger, sondern ein Auge des Hypnotisators gewählt wird. Da diese Methode, wenn auch nicht so verfeinert, als simples Anstarren auch von Schaubudenhypnotiseuren angewendet wird, ist sie, besonders in therapeutischen Kreisen, etwas in Verruf geraten. Tatsächlich haftet ihr der Nachteil an, dass sie eine angestrengte Fixation auch vom Hypnotisator verlangt, da sie als eine Art Wettstreit über die größere Ausdauer aufgefasst werden kann und der Patient sich leicht »als der Stärkere vorkommt«, wenn der Hypnotisator zu blinzeln beginnt. Sie ermöglicht kaum eine unbefangene Beobachtung der Augen des Patienten. Therapeuten, die dieses Verfahren einsetzen wollen, sollten sich also der »Standhaftigkeit« ihrer Augen sicher sein und diese gegebenenfalls vorher durch entsprechende Übungen festigen. Wegen der genannten Bedenken halte ich diese Einleitungsmethode nur dann für angezeigt, wenn der Patient sie von früheren Hypnosen oder Informationen her kennt und sich für ihn damit keine unangenehmen Erinnerungen verbinden, weil dann nur noch ein bereits vorhandenes Engramm durch den Teilreiz Faszination ekphoriert werden muss. Bei tiefenpsychologischen Hypnosen sollte sie jedoch nicht eingesetzt werden.

Man bringt für die Faszination sein Auge etwa 40 bis 50 Zentimeter über und 10 Zentimeter oberhalb der Nasenwurzel des (liegenden) Patienten, zeigt kurz mit dem Finger darauf, sodass der Patient weiß, wohin er sehen soll, und fordert ihn auf: »Bitte sehen Sie jetzt ganz fest und ohne zu blinzeln in mein rechtes Auge ... « usw., wie zuvor im Abschnitt Fixation beschrieben wurde.

Die Faszination als alleinige Methode hat praktisch keine Bedeutung, und die mit ihr erzielten Erfolge sind zum Teil wohl dadurch hervorgerufen, dass die mit dieser Methode Hypnotisierten bereits vor der Hypnose das autosuggestiv erzeugte oder erlebnisbedingte Engramm, dass durch das Anstarren die Hypnose ausgelöst würde, abrufbereit hatten. Eventuell ist auch eine unbewusste telepathische Übertragung dabei möglich, deren Richtungnahme durch die Faszination begünstigt werden könnte. Wird die Faszination nach den zuvor beschriebenen Regeln der Fixation durchgeführt, kommen natürlich die gleichen physiologischen Wirkungsmomente dazu.

Andere optische Verfahren (Gesichtssinn)

Lichtspiele wie z. B. bei Fackelzügen oder die Kerze James Braids (die mehr Fixationsobjekt als optisches Signal war) dürfen in der medizinischen Hypnose nicht eingesetzt werden. Auch bei optischen Reizen ist darauf zu achten, dass keine in der Alltagswelt vorkommenden Dinge angewendet werden. Schon aus diesem Grunde ist die Einleitung nur über optische Reize von zweifelhaftem Wert.

Allerdings bieten die bereits erwähnten Farbtafeln ein brauchbares Hilfsmittel, um vor der eigentlichen Einleitung durch Fixation in Verbindung mit Verbalsuggestion, physiologische Empfindungen zu erzeugen und durch deren Ansagen das Engramm vorzubereiten, dass alle Voraussagen des Hypnotisators eintreffen. Zur Anwendung dieser Technik gibt es verschieden aufgebaute Farbtafeln, die man sich leicht selbst herstellen kann.

Eine Tafel in der Größe DIN A 4 oder DIN A 5 trägt auf neutralem grauem Hintergrund zwei mit einem Zwischenraum von 5 Millimetern an den Längsseiten nebeneinander geklebte Farbpapierflächen von ca. 5 mal 10 Zentimetern. In der Mitte des Trennungsstreifens kann ein schwarzer Fixationspunkt angebracht werden, um ein Wandern der Augen auf der Tafel zu verhindern. Die zwei verwendeten Farben sollten dabei möglichst komplementär sein, also im Farbkreis genau gegenüberliegen. Folgende Paare können verwendet werden: Orange (= Zinnober)/Cyan (= Normalblau); Magenta (= Normalrot, Purpurrot)/ Normalgrün; Normalgelb/Normalviolett.

Fixiert der Hypnotisand diese Tafel, die man ihn selbst halten lässt, damit er seinen optimalen Sichtabstand wählen kann, erscheinen ihm bald die Grenzen der Farbrechtecke immer unschärfer, und es kommt in dem schmalen Trennungsstreifen in der Mitte zu einer optischen Vermischung beider Farben. Nach längerer Fixation (30 bis 60 Sekunden) wird die physiologische Ermüdung der Farbrezeptoren des Auges durch den intensiven andauernden Reiz so stark, dass es zu einer Überlagerung der tatsächlichen Farben durch die subjektive Empfindung der Komplementärfarbe kommt. An Stelle der z. B. rotorangen Farbfläche wird also Blau, an Stelle der blauen Fläche Rotorange gesehen. Diese Empfindungen werden entsprechend angesagt.

Etwas deutlicher und deshalb für die Praxis noch besser einsetzbar ist der Effekt, der bei der Verwendung nur einer Farbfläche auftritt. Auf dieser Tafel mit weißem Grund, in der Größe A 4, wird in der Mitte der oberen Hälfte eine Farbpapierfläche in der Größe von etwa 7 mal 10 Zentimetern horizontal aufgeklebt. Auf die Mitte dieser Fläche malt man einen schwarzen Punkt von 3 bis 5 Millimeter Durchmesser zur Fixation. Auf die Mitte der weißen unteren Hälfte der Tafel malt man einen ebensolchen schwarzen Punkt. Die obere Farbfläche, die durchaus auch kreisförmig sein kann (etwa 10 bis 12 Zentimeter im Durchmesser), wird am besten in einer reinen Grundfarbe oder Mischfarbe erster Ordnung angelegt, um eine möglichst selektive Ermüdung von Farbrezeptoren und damit ein klares Nachbild der Komplementärfarbe zu erzeugen. Es kommt also jede Farbe aus den weiter oben angeführten Farbpaaren (siehe erste Farbtafel) in Betracht, die dann jeweils die andere Farbe des Paares als komplementäres Nachbild hervorruft. Am oberen Rand der Tafel kann man als indirekte

HYPNOSETAFEL

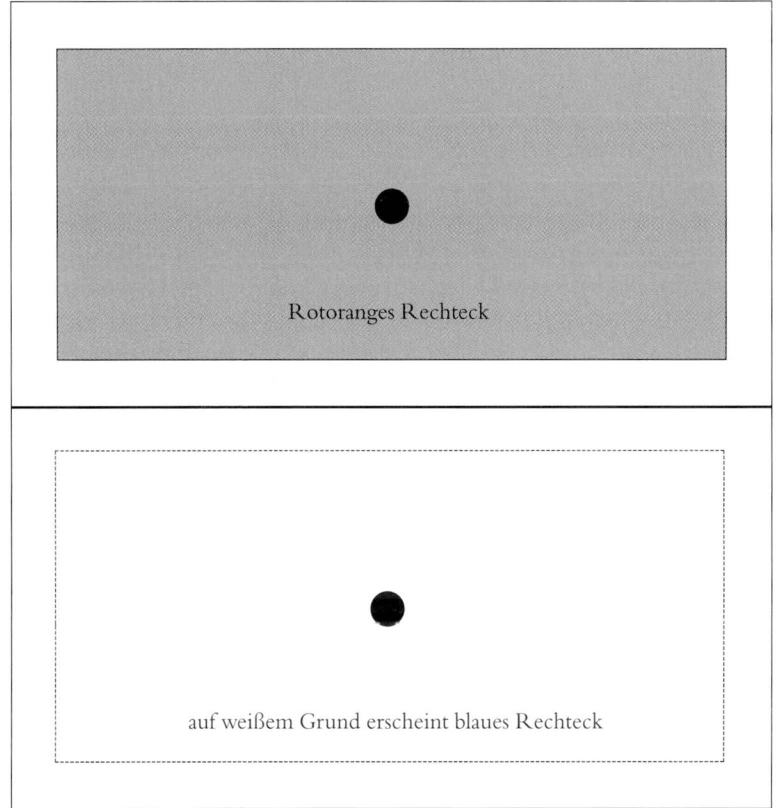

Suggestion die Bezeichnung »Hypnosetafel« anbringen. Auch dem Hypnotisanden gegenüber empfiehlt sich diese suggestive Bezeichnung und nicht etwa »Farbtafel«.

Die Unterstützung einer Hypnoseeinleitung mit einer Farbkontrasttafel (Hypnosetafel) nach obigem Schema geht dann in der Praxis folgendermaßen vor sich: Nach der üblichen Kurzerklärung und Ruhestellung in Lage und Atmung gibt man dem Patienten die Hypnosetafel in die Hand und fordert ihn auf, den schwarzen Punkt in der z. B. rotorangen Farbfläche fest und ohne zu blinzeln anzusehen, indem man kurz mit dem Finger auf diesen zeigt. Der Abstand, in dem der Patient dabei die Tafel zu seinen Augen hält, ist sein optimaler Sichtabstand; der Therapeut wird sich diesen für die spätere Fixation auf den Finger merken. Die Tafel ist während der Fixation von einem kleinen Punktstrahler beleuchtet, der dann abgeschaltet wird (vom Platz des Therapeuten aus). Die verbale Begleitung kann so erfolgen: »Nehmen Sie jetzt bitte diese Hypnosetafel in die Hand und sehen Sie fest und ohne zu blinzeln auf den schwarzen Punkt in der rotorangen Fläche«, dabei zeigt man kurz auf den Punkt und setzt nach etwa dreißig Sekunden fort: »Sehen Sie jetzt auf den unteren schwarzen Punkt«, zeigt wieder darauf, »und es wird Ihnen jetzt gleich auf der weißen Fläche ein leuchtend blaues Feld erscheinen ...« Der Eintritt dieser Empfindung dauert ein bis zwei Sekunden und wird vom Patienten meist mit einem Nicken oder einer entsprechenden Bemerkung bestätigt. Nun gibt man die scheinlogische Suggestion: »Sie sehen, dass alles, was ich Ihnen ankündige, genau eintrifft, und genauso werden Sie gleich spüren, wie Ihre Augenlider müde und schwer werden, wenn Sie dann auf meinen Finger sehen ...« Man nimmt dem Patienten die Tafel aus der Hand und fordert ihn, wie auf Seite 205 beschrieben wurde, zur Fixation des Fingers auf: »Sehen Sie bitte jetzt ganz fest und ohne zu blinzeln auf meinen Finger« usw.

Die Anwendung solcher Tafeln als auslösende Schlüsselreize im Rahmen der Ablationshypnose ist im Kapitel 12 geschildert.

Ist dem Patienten der durch die Anwendung solcher Tafeln hervorgerufene Nachbildeffekt geläufig, erklärt man ihm, dass man diesen physiologischen Effekt, da er zur Ermüdung des Auges führt, für die Einleitung der Hypnose ausnutze.

Eine ganz andere Tafel, die sich weniger zur Unterstützung der Hypnoseeinleitung als vielmehr zum Beweis dafür eignet, dass ein erlernter Engrammkomplex durch einen passenden Teilreiz in seiner Gesamtheit ekphoriert wird, stellt eine Verbindung zwischen Farben und Schraffurmustern dar. Diese weiße Tafel wird in z. B. sechzehn Quadrate eingeteilt, die schachbrettartig abwechselnd von links oben nach rechts unten und von rechts oben nach links unten schwarz schraffiert werden. Die Quadrate der oberen Tafelhälfte werden nun mit zwei beliebigen der oben angeführten Farben so unterlegt, dass die Schraffur von rechts oben nach links unten jeweils auf einem z. B. roten Feld, die Schraffur von links oben nach rechts unten jeweils auf einem z. B. grünen Feld zu stehen kommt. Die schraffierten Felder auf der unteren Hälfte der Tafel behalten ihren weißen Hintergrund. Deckt man nun die untere Hälfte dieser Tafel ab und betrachtet die obere Hälfte mehrere Minuten lang, wobei man die Augen nicht auf einen Punkt fixiert, sondern etwas hin und her wandern lässt, bildet sich im Gedächtnis ein Engrammkomplex, der die Teilreize der jeweiligen Farben und Schraffurrichtungen miteinander verbindet. Dieser Engrammkomplex Schraffurrichtung-Farbe wird durch den Teilreiz Schraffurrichtung in seiner Gesamtheit ekphoriert, sobald man den unteren nicht farbigen, nur schraffierten Teil der Tafel ansieht. Überall da, wo die Schraffur von rechts oben nach links unten läuft, erscheint der tatsächlich weiße Hintergrund rötlich, bei den anderen Feldern grünlich. Dass es sich hier nicht um ein Nachbild, sondern tatsächlich um einen Lerneffekt, um ein Engramm handelt, kann leicht bewiesen werden, wenn die Tafel umgedreht und damit die Schraffurrichtung in den Feldern geändert wird. Alle vorher grünlich erschienenen Felder erscheinen jetzt rötlich und umgekehrt. Dieser Effekt kann, im Gegensatz zum Nachbild, noch Tage später wirksam sein.

Kann der Therapeut von seinem Platz aus die Beleuchtungsstärke regeln, lässt sich auch dieser Umstand suggestiv unterstützen. Indem während der Einleitung die Lichtintensität langsam reduziert wird, erfolgt die Scheinsuggestion: »Es wird jetzt dunkler und dunkler, und es fällt Ihnen immer schwerer, meinen Finger zu sehen.« Der sichere Hypnotisator wird jedoch auf alle diese Möglichkeiten der optischen Unterstützung bald verzichten, da sie die Einleitung nur unnötig komplizieren und vor allem bei zwanghaften Patienten zu Widerständen und Ängsten führen können.

Haptische und magnetopathische Verfahren (Tastsinn)

Die haptischen Verfahren sind die Einleitungen unter Nutzung des Tastsinns. Ich verwende diesen Begriff hier im erweiterten Sinne auch für die Einleitung durch die mesmerischen Striche, die ja in einem nur geringen Abstand von der Haut ausgeführt werden. Als alleinige Einleitungsmethode hat dieses Verfahren praktisch nur noch geschichtliche Bedeutung, da die Verbalsuggestion ebenfalls sicher zum Erfolg führt und die Einleitungsgestik mit dem haptischen Verfahren bzw. den mesmerischen Strichen einen magischen Anschein erweckt. Die heute meist gängige Meinung, dass die Erfolge dieses Verfahrens allein auf der autosuggestiven Haltung der Erwartung des hypnotischen Zustandes beruhen würden, kann ich nicht teilen, da, wie ich beschrieben habe, eine von den Händen ausgehende Strahlung, magnetisches Fluidum, Od, Biophotonen oder wie man sie immer nennen will, als belegt angesehen werden kann. Nachdem bekannt ist, dass praktisch jeder monotone Dauerreiz zu einer hypnotischen Umschaltung führen kann, wäre es absurd, haptischen Reizen diese Fähigkeit abzustreiten, nur weil uns ihre Einwirkungsweise etwas okkulter vorkommt. Im Gegenteil handelt es sich bei den haptischen Reizen, vermutlich wegen der frühen Entwicklung des Tastsinnes im Mutterleib, um besonders stark regressionsfördernd und damit hypnogen wirksame Reize.

Abbé de Faría leitete seine Hypnosen ein, indem er die Hypnotisanden nacheinander am Scheitel, an beiden Stirnhöckern, an der Nasenwurzel, am Zwerchfell, über dem Herzen, an beiden Knien und an beiden Füßen leicht berührte. Diese Körperstellen wurden von ihm als hypnogene

Zonen angesehen, die auch zur Vertiefung der Hypnose beitragen konnten. Dass es solche Zonen wirklich gibt, hat auch F. VÖLGYESIE bei seinen Tierhypnosen nachgewiesen.

Die mesmerische Methode haben wir bereits kennen gelernt. Über dem Patienten werden im Abstand von ein bis zwei Zentimetern oder unter leichter Berührung bei zwei- bis dreimaliger Wiederholung die magnetischen Passes von oben nach unten durchgeführt. Die Passes über dem Gesicht werden meist im Abstand, die über dem Körper bei leichter Berührung gestrichen. Die Handinnenflächen sind dabei dem Patienten zugekehrt, die rechte Hand bestreicht die linke Körperseite, die linke Hand die rechte Körperseite des Patienten (nach Freiherr von REICHENBACH). Die großen Striche führen vom Scheitel bis zu den Knien und werden vor allem zur Beruhigung bei sehr nervösen Patienten eingesetzt. Die mittleren Striche führen vom Scheitel bis zum Brustkorb und dienen zur Vertiefung des Hypnosezustandes. Die kleinen Striche vom Scheitel bis zum Hals vervollständigen den hypnotischen Zustand. Zur Unterstützung der Herbeiführung des somnambulen tiefsten Hypnosezustandes wird der Scheitelwirbel des Patienten leicht berührt und gerieben. Die haptische Rückführung aus der Hypnose und Desuggestion erfolgt mit Strichen von unten nach oben und mit Querstrichen.

Abgesehen von ihrer nach wie vor lange Zeit umstrittenen, aber inzwischen nachgewiesenen Fluidumwirkung (MEINHOLD 1997a) »haben die haptischen Verfahren noch andere »auf der Hand liegende« Vorteile. »*Behandeln*« kommt von Hand anlegen, und es erfüllt daher der Behandler seine Aufgabe im strengen Wortsinn nur, wenn er auch seine Hände verwendet. Aus der Etymologie wissen wir, welch tiefer Sinn der Urbedeutung eines Wortes zukommt, deshalb ist diese Tatsache auch bei der Hypnosebehandlung nicht hoch genug einzuschätzen. In der Sprache der Psychotherapie können wir von einer Verstärkung der »Wir-Bildung«, der Übertragung und der therapeutischen Funktionseinheit Behandler-Patient, durch das »Handauflegen« ausgehen.

Noch einen weiteren wesentlichen Vorteil bietet uns das haptische Verfahren: Bei allen Organsuggestionen führt das Auflegen der Hand bzw. das Bestreichen der betreffenden Organgegend zu einer intensiven Hinlenkung der Aufmerksamkeit auf das angesprochene Organ. Die verbal-psychischen Suggestionen werden sozusagen somatisiert, körperlich übersetzt. Bei Katalepsiesuggestionen (Bestreichen von oben nach unten) und bei Levitationssuggestionen (Bestreichen von unten nach oben) sowie bei anderen, z. B. Durchblutungs- oder Heilsuggestionen, dienen die Hand und ihr Einfluss zur verbalen Erklärung und Unterstützung des angestrebten Suggestionsziels. Es kann wohl auch davon ausgegangen werden, dass die Einwirkung über die Biophotonen tatsächlich zur Anregung einer besonderen Heilwirkung im Stande ist. Die Hervorrufung von verbalsuggestiv angekündigten Wärme- und Schwereerlebnissen kann ebenfalls durch die Hand unterstützend und sogar auslösend begleitet werden. Selbstverständlich müssen die Hände des Therapeuten immer angenehm warm und ruhig sein.

Von einigen Therapeuten wird die durch die haptischen Reize ausgelöste »Erotisierung« als Nachteil dieser Methode empfunden. Mir scheint gerade in der Psychotherapie die Überwindung des unpersönlichen Abstandes und die Schaffung einer intensiven Wir-Beziehung zwischen Behandler und Patient, die durch die Befriedigung des in unserer Natur verankerten Bedürfnisses nach körperlichem Kontakt gefördert wird, von ausschlaggebendem Wert. J. H. SCHULTZ spricht sogar von einer Zärtlichkeitsbestechung des Hypnotisanden, indem die Passes (= mesmerischen Striche) zu lösenden Lustgefühlen führen. Wesentlicher erscheint mir noch der erwähnte regressionsfördernde Aspekt durch den Anklang an die Mutter-Kind-Symbolik, der gerade in der tiefenpsychologischen Therapie in Hypnose grundlegend wichtig sein kann.

In der Praxis wird das haptische Verfahren z. B. folgendermaßen eingebaut. *Katalepsiesuggestion*: »Ihr rechter Arm wird jetzt immer schwerer und schwerer«, und indem man Passes von der Schulter bis zur Hand ausführt, »ganz deutlich spüren Sie, wie mit jedem Strich meiner Hand diese Schwere immer mehr in Ihren Arm einzieht, jeder Strich meiner Hand lässt Ihren Arm immer schwerer werden, er ist jetzt ganz schwer, so angenehm schwer, dass Sie ihn kaum noch anheben könnten, selbst wenn Sie es versuchen würden.«

Durchblutungssuggestion: »Das Sonnengeflecht wird jetzt strömend warm durchblutet, und ich lege nun meine Hand über das Sonnengeflecht, um die Durchblutung noch weiter zu steigern. Ganz deutlich empfinden Sie eine intensive Wärme, die auf Grund der gesteigerten Durchblutung in das Sonnengeflecht einzieht. Durch diese strömende Wärme lösen sich alle Verspannungen« usw.

Sinngemäß wird bei den anderen Anwendungen verfahren. Werden haptische oder haptisch unterstützte Suggestionen gegeben, deren Wirkung nicht über die Hypnose hinaus anhalten soll, müssen sie selbstverständlich auf demselben Wege wieder zurückgenommen werden.

Im Beispiel der Armkatalepsiesuggestion würde die Desuggestion etwa so zu erfolgen haben: »Indem ich nun von unten nach oben über Ihren Arm streiche, nehme ich die Schwere wieder heraus. Mit jedem Strich weicht die Schwere mehr und mehr, und der Arm wird wieder leichter und leichter, bis er das Gefühl des normalen Körpergewichts wieder erreicht hat. Ihr Arm ist jetzt wieder ganz normal leicht und gut beweglich.«

Vestibuläre Verfahren (Gleichgewichtssinn)

Bei dieser Methode werden durch Schaukeln oder plötzlichen Lagewechsel Schwindelzustände erzeugt, die die Umschaltung fördern. Wir erinnern uns an die plötzlichen Stellungswechsel in der Kirche, beim Militär, vor Gericht usw. Auch die Kulttänze, bei denen, wie bei den vorgenannten Beispielen, ein gewisses Erschöpfungsmoment dazukommt, sind hier einzureihen.

Für die heilhypnotische Behandlung ist diese Methode nicht sehr bedeutsam, da sie sich nicht leicht in das übliche Behandlungsschema eingliedern lässt und die damit erzielten Effekte meist zu wenig ausgeprägt sind, als dass der entsprechende Aufwand gerechtfertigt wäre. Unsere Patienten wären verwundert oder belustigt, wollten wir nach den Anweisungen eines alten Hypnoselehrbuches verfahren: »Unter Fixierung des Patienten wird dessen Kopf in beide Hände genommen, um ihm kreisende Bewegungen zu geben.«

Es gibt allerdings eine Abwandlung dieser Methode, die recht einfach und wirksam ist und, in Kombination mit den dabei mitwirkenden haptischen Reizen, die Einleitung unterstützen kann. Dabei lässt man den Hypnotisanden sich mit vorgebeugtem Oberkörper auf eine Liege oder einen Lehnstuhl setzen. Seine Oberarme sollen dann nach vorn gestreckt und die Unterarme rechtwinklig nach oben gebeugt werden. Nun legt man eine Hand an den Nacken des Patienten und nimmt dessen beide Hände in seine andere Hand. Der Patient wird aufgefordert, die Augenlider zu schließen, sich vollkommen zu entspannen und den mit ihm durchgeführten Bewegungen nachzugeben. Dabei ist darauf zu achten, dass man das Gewicht seiner Arme hält und mit der Hand im Nacken das Gewicht seines Oberkörpers abstützt. Nun schiebt man ihn an seinen Händen langsam immer weiter nach hinten, bis er mit Rücken und Kopf an der Lehne bzw. auf der Liege ruht. Die Nackenhand hat dabei das Gewicht des Oberkörpers auszugleichen, sodass ein sanftes Nachhintengleiten ohne Anspannung gewährleistet ist.

Auch ohne zusätzliche Verbalsuggestion der Müdigkeit und Lidschwere ist meist bereits nach dem ersten oder zweiten Versuch durch ein deutliches Zittern der geschlossenen Lider und/oder eine Entspannung der Gesichtsmuskulatur zu erkennen, dass ein leichtes Hypnosestadium erreicht ist. Durch verbale Begleitung kann die Methode noch wirkungsvoller eingesetzt und die Hypnose weiter vertieft werden. Für die tiefenpsychologische Arbeit wäre diese Einleitung selbstverständlich zu direkt.

Hetero- und autotoxische Verfahren (bewusstseinsverändernde Substanzen)

Hier macht man sich bewusstseinstrübende chemische Einwirkungen zu Nutze, die hetero- oder autogen erzeugt werden. Die autotoxischen Einflüsse durch Hyper- und Hypoventilation bei Hechelatmung bzw. Atemhemmung wurden bereits beschrieben. Die Atemhemmung wird bei den meisten östlichen Meditationsformen und magischen Versenkungspraktiken angewandt und kann bei unkontrollierter exzessiver Durchführung infolge Sauerstoffmangels zu Dauerschäden führen. Eine gewisse Hyperventilation wird durch die in der Ruheeinstimmungsphase beschriebene Aufforderung zum Konzentrieren auf die Atmung erreicht, indem man tief ein- und ausatmen lässt.

Die meisten so genannten »nichthypnotischen« Trancetechniken sind in Wirklichkeit Hypnosen, z. B. mit autotoxischer Einleitung über forcierte Atmung, und werden von ihren Anwendern, aus Unkenntnis der Hypnose oder um ihr Klientel nicht zu verunsichern, als solche bezeichnet.

Nahezu alle aromatischen Düfte, das Abbrennen von Räucherwerk, der Weihrauch in der Kirche, die legendären Dämpfe aus der Erdspalte des Orakels von Delphi und alle Sedativa, Hypnotika und Narkotika gehören zu den heterotoxischen Verfahren.

Nimmt man für die Hypnoseeinleitung zur Sedierung ausgesprochen unruhiger Patienten entsprechende Medikamente zu Hilfe, spricht man von einer *Narkohypnose*. Es erfolgt also eine medikamentöse Ruhigstellung im Sinne einer Erhöhung der Schlafbereitschaft. Auf dem Höhepunkt der Medikamentenwirkung wird dann die Hypnose verbal oder in Verbindung mit der Fixation eingeleitet.

Apparative Verfahren, Biofeedback

Hier wird mit elektrischen Apparaten die Hypnoseeinleitung unterstützt, indem über eine Elektrodenbrille eine niederfrequente Elektrosedierung erfolgt. Aus den bereits erwähnten Gründen sollten solche Apparate, wenn überhaupt, nur dann zur Anwendung gelangen, wenn der Patient entsprechend technikgläubig und damit in dieser Richtung autosuggestiv vorbelastet ist.

Beim Biofeedback werden die Realisierungen von Suggestionen über Hautwiderstandsmessungen bzw. Organfunktionsmessungen (Herzfrequenz) kontrolliert und automatisch zurückgemeldet, z. B. über Leuchtanzeigen oder sich verändernde Anzeigetöne. Die durch die Anzeige bestätigte Realisierungstendenz bewirkt eine suggestive Verstärkung der weiteren Realisierung.

Tiefenpsychologische Einleitungsverfahren

Prinzipiell können alle Einleitungsverfahren auch unter dem tiefenpsychologischen Aspekt betrachtet und erklärt werden. Es sollen hier jedoch nur diejenigen Gesichtspunkte besonders angeführt werden, die für die

Verwendung im Rahmen einer tiefenpsychologischen Therapie in Hypnose besonderes Gewicht besitzen. Prinzipiell ist es vor allem wichtig, dass offen, frei, kooperativ und nichtdirektiv vorgegangen wird, um keine Widerstände beiseite zu schieben, was anderenfalls die Therapie stören könnte.

Alle Schlüsselreize, die symbolisch an eine »gute Mutterbeziehung« erinnern, eignen sich für die tiefenpsychologische Hypnoseeinleitung. Die wichtigste Grundlage ist dabei die bedingungslose Akzeptanzhaltung des Therapeuten gegenüber dem Patienten. Damit wird (unbewusst) die Regression in die intrauterine bzw. frühkindliche Phase, die ja in Hypnose abläuft, gefördert. Vor allem, wenn die Erkrankung eines Patienten aus dieser frühen Entwicklungszeit herrührt, was sehr häufig der Fall ist, kann eine entsprechende für die Heilung erforderliche Regression nur erfolgen, wenn der Patient spürt (unbewusst), dass auch sein Therapeut diese ohne Akzeptanzprobleme zulässt und bewältigt und die »gute Mutter« sein kann. Die symbiotische Akzeptanzhaltung erfordert außerdem eine völlige Zuwendung während der Therapie ohne Störreize wie Telefon usw. (Uterussymbolik). Die oben beschriebene Wir-Bildung im Sinne der Verbündung von Patient und Therapeut auf dem gemeinsam angestrebten Therapieweg erleichtert die Regression und fördert zugleich die Übertragungshaltung. Zu den regressionsfördernden Schlüsselreizen gehört auch alles, was eine positive Autoritätssituation etabliert, wie das Fachwissen und die Authentizität des Therapeuten.

Die »rituelle« Einleitung kann über eine offene Kombination der Fixation mit verbalen und haptischen Elementen erfolgen, wie sie später beschrieben ist. Gerade wegen der erforderlichen therapeutischen Offenheit sollte jedoch die Einleitung einem konstanten Ritual folgen, wie es in der Folge noch näher ausgeführt ist, und keine unbemerkte »Hypnose im Vorbeigehen« sein.

Telepathische Verfahren

Beim rein telepathischen Verfahren wird Einleitung, Hypnose und Desuggestion ausschließlich durch den nur gedachten Willen des Hypnotisators durchgeführt. Bei den Versuchen L. Wassiliews befand sich die zu hypnotisierende Person in einer Faraday'schen Kammer, der Induktor (Hypnotiseur) teilweise in einem geschlossenen Bleizylinder, immer jedoch räumlich getrennt vom Hypnotisanden. Durch mentale (gedachte) Übertragung setzte der Induktor die Versuchsperson zu einem ihr nicht bekannten Zeitpunkt in Hypnose und erweckte sie auf die gleiche Weise zu einem späteren Zeitpunkt. Dieses Experiment wurde viele Male wiederholt und von Beobachtern protokolliert. Die erzielten Ergebnisse müssen als unbezweifelbare Beweise für die Möglichkeit der telepathischen Hypnoseeinleitung angesehen werden.

Die Versuchsperson gab dabei meist an, zum Induktor eine fadenartige Verbindung zu spüren oder die Suggestionen »wie durch ein Telefon« zu erhalten. Einige Experimente führte WASSILIEW über Entfernungen bis zu 1.700 Kilometern durch, wobei der Induktor den Aufenthaltsort der Versuchsperson nicht kannte und zuvor auch nie gesehen hatte. Durch das Gelingen dieser Versuche wurde bewiesen, dass es für die telepathische Hypnoseinduktion unwesentlich ist, ob der Induktor den Aufenthaltsort oder die Richtung des Aufenthaltsortes der Versuchsperson kennt und wie weit dieser entfernt ist (andere gelungene Versuche wurden von England nach Australien sowie von Paris nach New York durchgeführt). Allerdings scheint es auf Grund der bisher vorliegenden Ergebnisse förderlich zu sein, dass der Induktor den Hypnotisanden persönlich kennt.

Der Ablauf einer telepathischen Hypnoseeinleitung geht also ähnlich wie eine verbale Einleitung vor sich, wobei der Hypnotisator – möglichst in Selbsthypnose – die hypnotischen Suggestionen konzentriert denkt und damit »mental übermittelt«.

Hilfreich scheint es zu sein, wenn sich der Hypnotisator dabei auf den Hypnotisanden konzentriert, indem er sich ihn äußerlich vorstellt. Der Hypnotisand sollte sich möglichst schon vorher in einer Ruhestimmung befinden, die die Reizschwelle für die zu empfangenden Suggestionen herabsetzt.

Ein Kuriosum, die so genannte schriftliche Suggestion, bei der der Hypnotisator seine Suggestionen lediglich schriftlich niederlegt, dürfte nach unserer bisherigen Kenntnis ebenfalls als telepathische Übertragung aufgefasst werden können, da der Hypnotisator selbstverständlich während der schriftlichen Niederlegung auch an die gegebenen Suggestionen denkt.

Gemischt autogen-heterogene Verfahren

Hierunter wollen wir die Einleitungsverfahren verstehen, bei denen der autogene Anteil, der ja katalysatorisch bei jeder Heterohypnose ohnehin vorhanden sein muss, bewusst im Vordergrund steht.

Dazu gehört vor allem die gestufte Aktivhypnose nach D. LANGEN, die zur Voraussetzung hat, dass der Patient die Unterstufe des autogenen Trainings beherrscht. Die Hypnoseeinleitung erfolgt heterogen durch Fixation des Fingers oder autogen durch Fixation nach oben innen (das »dritte Auge« von innen ansehen) nach vorangegangener Generalisierung der Schwere- und Wärmeempfindung. Eine ausführlichere Beschreibung dieses Verfahrens wird im Teil V, Kapitel 3 gegeben.

Eine andere Form ist die so genannte Einleitung durch den Patienten nach ERICKSON. Sie wird durch den Amerikaner W. BIDDLE zur Behandlung von Psychosen propagiert, die in Deutschland meist als Kontraindikationen für die Hypnosebehandlung angesehen werden, deren wirksamste psychotherapeutische Behandlungschance aber nach den überzeugenden Ausführungen BIDDLES in der Hypnosebehandlung besteht. Es sei jedoch betont, dass eine solche Behandlung in aller Regel in den stationär-klinischen Rahmen gehört! Dem zwanghaft strukturierten Patienten wird durch dieses Verfahren die Angst genommen, beherrscht zu werden, da die Entscheidung über Gelingen oder Misslingen der Hypnose beim Patienten liegt und die Einleitung scheinbar durch ihn selbst herbeigeführt wird.

Dem Patienten wird zuerst erklärt, welche Phänomene er durch Konzentration hervorbringen kann. Dadurch wird sein Selbstvertrauen gestärkt, und er wird ermutigt, sich selbst größere Versenkungstiefen zu erlauben.

Es wird dann die Suggestion des Kribbelns in den Fingern und der Armlevitation gegeben. Alle Suggestionen erfolgen in der Form von Beobachtungen und persönlicher Unterrichtung und nicht als Anweisung. Darauf suggeriert der Therapeut, dass der Patient schläfrig und müde wird, sobald sich seine erhobene Hand seinem Gesicht nähert. Auf diese Weise wird dem Patienten scheinbar die Einleitung und ihr Erfolg vollständig in die Hand gegeben. Alle Zwangssuggestionen müssen sorgfältig vermieden werden, und die gesamte Weiterleitung muss auf dieser Basis erfolgen.

Kombinationen von Einleitungsverfahren

Wie schon den vorangegangenen Ausführungen zu entnehmen ist, lassen sich nahezu alle Verfahren auch mehrfach untereinander kombinieren. Auch hier gilt jedoch der Grundsatz, dass der sichere Hypnotisator mit einer knappen verbalen Einleitung denselben Erfolg erreicht wie ein Therapeut, der (meist auf Grund eigener Unsicherheit) unter Zuhilfenahme der verschiedensten Verfahren eine ausführliche Einleitung durchführt. Natürlich ist auch die vermutete Suggestibilität des Hypnotisanden Wegweiser für die mehr oder weniger ausführlich anzuwendende Einleitung. Außerdem ist es ratsam, die Einleitungsverfahren nach den vorhandenen Erfahrungen (Engrammen) des Patienten auszuwählen und eventuell mit der sonst üblichen Standardeinleitung zu kombinieren, um dann, nach deren Konditionierung (Engrafierung), in weiteren Behandlungen ganz darauf überzugehen.

Die fraktionierte Einleitung

Die fraktionierte Hypnoseeinleitung wird im stufenweisen Vorgehen durchgeführt. Sozusagen nach dem Motto »Zwei Schritte vorwärts, einen zurück« überprüft man nach jeder Teilphase das Ergebnis, um es dann für die Weiterführung ausbauend zu verwerten und damit auch die Eigenleistung des Patienten bewusst zu unterstützen und zu intensivieren.

Diese Methode ist daher besonders angezeigt bei schwach suggestiblen, anankastisch strukturierten (zwanghaften) Patienten, um diesen über den Umweg ihrer eigenen, als Eigenleistung empfundenen Erlebniswelt den Einstieg in tiefere Hypnosegrade zu ermöglichen. Bei geringerer Erfahrung des Behandlers bietet die fraktionierte Einleitung den Vorteil, dass der Weg für das weitere Vorgehen gleichsam aufgezeigt wird und damit die Gewähr für sein Gelingen schon in sich trägt. Auf diese Weise wird sowohl für den Patienten als auch für den Behandler die Gefahr einer negativen Nichterfüllungserfahrung verringert.

Das praktische Vorgehen ist bis zum Lidschluss das gleiche wie schon beschrieben: einfahrendes Gespräch, kurze Mitteilung des Hypnoseablaufs (= erste Engrafierung), Ruheeinstimmung, Fixation mit Verbalsuggestion bis zum Lidschluss, der nötigenfalls auch über eine Aufforderung, wie »Schließen Sie jetzt bitte die Augenlider«, unterstützt werden kann. Nach einigen allgemeinen Ruhesuggestionen wird dann die Einleitung abgebrochen, indem man bewusst unvollständig desuggeriert: »Wir unterbrechen jetzt die Hypnose, und Sie können mir schildern, was Sie empfunden haben. Sie können jetzt die Augen öffnen.« Die vom Patienten geschilderten Empfindungen werden dann besprochen und im Sinne der Hypnose gedeutet, indem die ganz oder teilweise realisierten Suggestionen als gutes und wichtiges Teilergebnis und nicht realisierte Suggestionen oder negative Empfindungen abschwächend oder umdeutend als weniger maßgeblich dargestellt werden. Hierbei ist es besonders entscheidend, auf die genaue Wortwahl des Patienten zu achten und sich ggf. dessen Ausdrücke zu notieren, um sie in den nächsten Stufen wieder zu verwenden. Nun wird erneut über die Fixation und Verbalsuggestion eine Hypnose eingeleitet, die diesmal etwas tiefer geführt wird, indem die Schwere von den Augenlidern auf den Körper ausgedehnt und eine spezifische Armschweresuggestion gegeben wird. Darauf unterbricht man auch diese zweite Teilhypnose wie zuvor durch unvollständige Desuggestion und lässt den Patienten seine erlebten Empfindungen wiederum schildern. Auf diese Weise erreicht man in drei bis fünf Teilhypnosen auch unter schwierigeren Voraussetzungen meist schon bei der ersten Sitzung eine mittlere Hypnosetiefe. Die Desuggerierung nach der letzten Teilhypnose muss besonders sorgfältig durchgeführt werden.

Auf Grund ihres Aufbaus eignet sich die fraktionierte Technik auch bei normal suggestiblen Patienten und gutem Hintergrund, wenn schon in der ersten Hypnose ein möglichst tiefes Stadium erreicht werden soll.

Einen weiteren Vorteil bietet diese Methode für Hypnosen, bei denen in einer oder in wenigen Sitzungen ein sehr tiefes Stadium erreicht werden soll, indem durch die allmähliche stufenweise Vertiefung und die dabei vorhandene Möglichkeit für den Patienten, seine Empfindungen zu schildern und vom Behandler positiv bestätigt zu erhalten, keine Gefahr einer Angstreaktion durch das Gefühl eines »Zu-schnell-in-die-Hypnose-Sinkens« besteht.

Das beschriebene Vorgehen kommt insofern auch bei der nicht fraktionierten Durchführung zur Anwendung, als man sich nach jeder Hypnose die Empfindungen des Patienten schildern lässt, um diese bei der nächsten Hypnose verstärkend wieder zu verwenden, indem man dieselben Worte und Ausdrücke benutzt. Bei tiefenpsychologischen Therapien sollte die fraktionierte Einleitung, wenn überhaupt, nur zurückhaltend eingesetzt werden und nicht etwa, um einen tiefen Hypnosezustand zu forcieren.

Empfehlung eines breit anwendbaren Verfahrens

Für die Ersthypnose eines durchschnittlich suggestiblen Patienten bei durchschnittlichem Hintergrund hat sich das folgende Schema als Kombination aus den oben angeführten Elementen bewährt, die der besseren Übersichtlichkeit halber hier nochmals zusammen angeführt werden. Erfahrene Praktiker können die mit (-) angegebenen Schritte weglassen.

Das einleitende Gespräch

Nach der Anamnese, der Untersuchung, der Diagnosestellung und der Klärung der Indikationsfrage für eine Therapie in Hypnose erfolgt das einleitende Gespräch. Es ist sowohl zur Information über das Therapiemodell und mögliche Bezüge der Erkrankung des Patienten im Hinblick auf dieses Modell als auch zum Abbau eventueller Ängste und Vorurteile sowie zur Vereinbarung der Rahmenbedingungen der Therapie unerlässlich. Es ist auf Seite 197 ausführlich besprochen.

Kurze Erläuterung des Hypnoseablaufs

Dadurch wird eine erste Engrafierung des Hypnoseengramms bewirkt. Nachdem der Hypnotisand zu einer Tageszeit reduzierter Wachheit (-) zum ersten Termin erschienen ist und das einführende Gespräch stattgefunden hat, erklärt ihm der Therapeut: »Sie wissen jetzt, was eine Hypnose ist, und wir können nun mit der ersten Hypnose beginnen. Zuerst will ich Ihnen noch einmal kurz den Ablauf schildern. Sie liegen hier auf der Hypnosecouch und wir beginnen mit einer beruhigenden Atemübung, die Sie sich gut merken können, weil Sie auch zu Hause selbstständig immer wieder einmal diese Übung für sich durchführen können. Ich sitze während der Hypnose hier am Kopfende und erläutere Ihnen alles genau.

Anschließend gebe ich Ihnen diese Hypnosetafel in die Hand, und Sie konzentrieren sich auf den schwarzen Punkt in der orangeroten Fläche. Wenn ich Sie dann bitte, den unteren schwarzen Punkt anzusehen, wird Ihnen ein leuchtend blaues Feld erscheinen (Hypnosetafel kann meist weggelassen werden). Dann sehen Sie auf meinen Finger, und ich werde dabei zu Ihnen sprechen. Sie werden feststellen, dass alles, was ich Ihnen ankündige, genau eintrifft, und wie Ihre Augenlider langsam müde und schwer werden und zufallen. Sie brauchen sich dabei nicht besonders anzustrengen, sondern können dem Wunsch, die Augenlider zu schließen, gleich nachkommen, sobald es Ihnen angenehm ist.

Während der Hypnose hören Sie mich deutlich weiter zu Ihnen sprechen und werden sich auch später an alles erinnern. Auch Sie können ganz normal mit mir sprechen, wenn Sie das Bedürfnis haben. Ich werde nach der Einleitung die Hypnose schrittweise etwas weiter vertiefen, indem ich nacheinander mit meinen Händen über Ihrer Stirn, Ihren Schultern und Ihrem Sonnengeflecht einwirken werde, so wie wir es schon besprochen haben.

Wenn ich Ihnen in der Hypnose Fragen stelle, antworten Sie bitte mit dem, was dann spontan bei Ihnen auftaucht, auch wenn Sie keinen Zusammenhang mit meiner Frage sehen. Das können Gefühle sein oder innere Bilder, Erinnerungen oder einfach auch Gedanken. Alles gilt, was auftaucht und was Sie sagen. Wir können alles frei besprechen und die Zusammenhänge, die für Sie wichtig sind, erkennen.

Am Schluss der Hypnose werde ich bis zehn zählen, um Sie aus der Hypnose zurückzuführen. Bei zehn können Sie dann die Augenlider wieder öffnen und werden sich ganz frisch und wohl fühlen.«

Die Ruheeinstimmung

Der Patient legt sich in Rückenlage auf die Hypnosecouch, Schuhe und beengende Kleidungsstücke werden abgelegt bzw. gelockert (Gürtel, Kragenknöpfe usw.). Der Therapeut deckt den Patienten mit einer Decke zu, um ihm ein Gefühl der Geborgenheit zu vermitteln und, insbesondere bei gegengeschlechtlichen Patienten, eine Erotisierung zu vermeiden. Ebenso ist auf eine bequeme Lage des Kopfes bei entspannter Nackenmuskulatur zu achten (auf einem frischen, sauberen Kissen).

Nun wird der Patient aufgefordert, tief und regelmäßig ein- und auszuatmen und sich auf seine Atmung zu konzentrieren, indem er sich vorstellt, dass er Ruhe einatmet und alles ausatmet, was er abgeben bzw. loslassen will. Diese Vorstellung wird erleichtert, indem man ihm erklärt, dass er mit dem Einatmen Sauerstoff = Kraft und Ruhe aufnimmt und mit dem Ausatmen Kohlendioxid = verbrauchte Energie abgibt. Der Therapeut hat inzwischen am Kopfende Platz genommen und kommentiert unter Beobachtung des Patienten dessen Atmung mit »Ruhe einatmen« und »Alles ausatmen, was Sie loslassen wollen«. Auf diese Weise wirkt er einerseits einem Abschweifen der Gedanken des Patienten von der Ruheübung entgegen und konditioniert ihn andererseits schon an seine Stimme und gleichzeitig an die Akzeptierung seiner Autorität. Wie wir gesehen haben, erfolgt durch die Ruheübung auf Grund einer sanften Hyperventilation außerdem bereits eine geringgradige Senkung der Bewusstseinslage. Auch die Synchronisierung der Rhythmik zwischen Therapeut und Patient, die sich auf diese Weise einstellt, ist sehr wichtig.

Optische Unterstützung
Mit Hilfe der Farbtafel wird der Engrammkomplex engrafiert, dass die Voraussagen des Hypnotisators eintreffen. Nach der vorausgegangenen Atemübung von zwei bis drei Minuten Dauer gibt man dem Patienten die Tafel in die Hand und fordert ihn auf: »Nehmen Sie jetzt bitte diese Hypnosetafel in die Hand und schauen Sie fest und ohne zu blinzeln auf den schwarzen Punkt in der rotorangen Fläche«, indem man kurz mit dem Finger darauf zeigt. Der Abstand, in dem der Patient dabei die Tafel zu seinen Augen hält, ist sein optimaler Sichtabstand und sollte für die spätere Fixation auf den Finger gemerkt werden. Die Tafel ist während der Fixation von einem kleinen, vom Platz des Therapeuten aus schaltbaren Punktstrahler beleuchtet. Nach etwa dreißig Sekunden setzt man fort: »Schauen Sie jetzt auf den unteren schwarzen Punkt«, und weist wieder mit dem Finger darauf, »und es wird Ihnen jetzt gleich auf der weißen Fläche ein leuchtend blaues Feld erscheinen«. Der Eintritt dieser Empfindung dauert ein bis zwei Sekunden und wird meist mit einem Nicken oder einer entsprechenden Bemerkung bestätigt. Nun schaltet man den Strahler ab, nimmt dem Patienten die Tafel aus der Hand und gibt die scheinlogische Suggestion: »Sie sehen, dass alles, was ich Ihnen ankündige, genau eintrifft, und genauso werden Sie spüren, wie Ihre Augenlider müde und schwer werden, wenn Sie dann auf meinen Finger sehen ... « (-)

Eigentliche Einleitung
Diese wird in der Regel durch Fixation auf den Zeigefinger des Hypnotisators bei verbaler Begleitsuggestion bewirkt. Man hält (nach der Atemübung bzw. nach der Farbtafelfixation) einen Finger etwas näher als im zuvor beobachteten Abstand und etwa zehn Zentimeter oberhalb der Nasenwurzel des Patienten, um die Konvergenz seiner Augen nach oben innen zu erreichen, und fordert ihn auf: »Bitte schauen Sie jetzt ganz fest und ohne zu blinzeln auf meine Fingerspitze und horchen Sie bitte genau auf das, was ich zu Ihnen spreche. Bitte ganz fest und ohne zu blinzeln auf

meine Fingerspitze sehen und auf meine Stimme konzentrieren ... « Hierbei ist darauf zu achten, dass der Patient nicht versucht, die ihm unbequeme, durch die Fingerhaltung erforderliche Konvergenz der Augen zu umgehen, indem er den Kopf nach hinten legt und damit die Nackenmuskulatur verspannt.

Die Augen des Patienten werden nun genau beobachtet und die Suggestionen den eintretenden physiologischen Phänomenen angepasst und auf die erwünschten Ziele ausgeweitet. Tritt eine Pupillenerweiterung ein, folgt die Begleitung: »Sie sehen jetzt meinen Finger immer verschwommener und verschwommener, mein Finger beginnt vor Ihren Augen zu verschwimmen, und es gelingt Ihnen immer weniger, meinen Finger klar zu sehen.« Zwischendurch wird ständig auf die Stimme des Behandlers konditioniert und werden die Ansagen weiter ausgebaut: »Immer schwerer und schwerer fällt es Ihnen, meinen Finger anzusehen, und Ihre Augenlider werden langsam müde und schwer. Ganz deutlich hören Sie, wie ich zu Ihnen spreche, und alles, was ich sage, wird ganz genau eintreffen ... « Wird dann am veränderten Glanz des Auges das Austrocknen der Bindehäute beobachtet, folgt sofort die »Suggestion«: »Ihre Augen beginnen zu brennen, immer stärker und stärker, und es fällt Ihnen immer schwerer, die Augen offen zu halten. Sie müssen blinzeln ...«, was der Patient dann erleichtert tut und meist als Folge der Ansage auffasst. Kommt es zum Vibrieren der Augenlider, folgt die Unterstützung: »Ganz deutlich sehe ich [indirekte Suggestion], wie schwer Ihre Augen jetzt schon sind. Ganz müde, angenehm müde und schwer, und gleich werden sie zufallen, einfach zufallen ...«

Zur Unterstützung des Lidschlusses kann, falls es erforderlich erscheint, zwischen dem fixierten Finger und den Augen des Patienten die andere Hand langsam von oben nach unten geführt oder der Fixationsfinger langsam nasalwärts bewegt werden. Meist wird dies nicht nötig sein, da die Augenlider ohnehin schon zugefallen sind. Einige Patienten warten auf die deutliche Anweisung zum Lidschluss, die in diesen Fällen so erfolgen kann: »Ihre Augenlider fallen jetzt zu, Sie lassen sie einfach zufallen, lassen Sie die Augenlider jetzt zufallen (wenn Sie wollen).« Der hypnotische Lidschluss erfolgt meist jalousieartig nach vorangegangenem Vibrieren der Lider. Das Vibrieren der Lider und Augäpfel kann auch nach dem Lidschluss anhalten und kann durch eine entsprechende Suggestion: »Ihre Augen werden jetzt ganz ruhig und ruhen sich aus (usw.)« beseitigt werden, stört aber meist nicht. Dieses Vibrieren deutet meist auf das Sehen innerer Bilder hin, auch wenn dies dem Patienten nicht bewusst ist. Es entspricht dem »rapid eye movement«, der REM-Phase des Schlafes (Traumphase).

Bei günstigen Bedingungen kann der Patient einige der geschilderten Stadien überspringen oder nur ganz kurz erleben. Immer muss deshalb die verbale Begleitung der Sachlage angepasst werden. Einem Patienten, der den Lidschluss bereits vollzogen hat, diesen noch nachträglich suggerieren zu wollen, wäre natürlich widersinnig und würde als eine unrealisierbare Suggestion zu Widerständen führen. Nach erfolgtem Lidschluss wird die Hypnose verbal weiter vertieft.

Bei scheinbar refraktären Patienten, die den Lidschluss auch nach längerer Zeit (ein bis zwei Minuten) und entsprechenden Aufforderungen nicht vollziehen, kann man Zeige- und Mittelfinger einer Hand langsam den Augen des Patienten nähern und verbal etwa folgende Begleitung geben: »Schauen Sie jetzt auf meine beiden Finger, und indem sich meine Finger langsam nähern, werden Ihre Augenlider so müde, dass Sie sie zufallen lassen können.« Die sich langsam nähernden Finger veranlassen meist auch »starre« Patienten zum reflexartigen Lidschluss. Schließlich kann man sogar beide Finger ganz sanft auf den geschlossenen Lidern liegen lassen und dadurch die darauf folgenden vertiefenden Suggestionen unterstützen (haptische Unterstützung).

Scheint dieses Verfahren, insbesondere bei sehr zwanghaften Patienten, nicht angezeigt, empfiehlt es sich, nach der Aufforderung: »Machen Sie jetzt einfach die Augenlider zu – Sie können die Augenlider jetzt bitte zufallen lassen.«, in der üblichen Weise weiterzugehen, indem man z. B. voranstellt: »Es ist ganz gleichgültig, ob sich eine tiefere Hypnose (oder: ein vertiefter Ruhezustand) schon heute oder erst bei einer der nächsten Sitzungen nach und nach einstellt.«, und gegebenenfalls dazufügt: »Ich werde die Suggestionen jetzt durch Magnetisieren (oder: mit der Einwirkung meiner Hände) unterstützen.« Meist wird diesen Patienten, indem man sie auf diese Weise indirekt darauf hinweist, dass sie sich bereits in einem leichten hypnotischen Zustande befinden, die hinderliche Angst genommen und wird im Verlauf dieser oder einer der folgenden Sitzungen eine normale Hypnose erreicht.

Gefahren infolge fehlerhafter Einleitung

Bei der Hypnoseeinleitung stellt eine der größten Gefahren die Anwendung von Reizen dar, die gleich oder ähnlich im Alltagsleben vorkommen und dann im Sinne der Ekphorie eines Engrammkomplexes durch einen Teilreiz eine Spontanhypnose auslösen können. Unter allen Umständen sind daher, wie schon gesagt, glänzende Gegenstände, Bleistifte und dergleichen mehr sowie Ton- und Klangfolgen, Schlüsselwörter oder andere Reize, die im täglichen Leben auftreten können, als Bestandteile der Hypnoseeinleitung zu meiden. Die eigentliche Einleitung sollte möglichst ausschließlich an die Worte und, als Fixationsobjekt, Finger oder Auge des Hypnotisators gebunden sein.

Bei ängstlichen Patienten empfiehlt es sich, die Hypnose besonders langsam einzuleiten und anfangs kein tieferes Stadium anzustreben, um Schreck- und Angstreaktionen zu vermeiden, die sonst bei einem plötzlich empfundenen Verlust der Selbstkontrolle eintreten könnten. Auch bei tiefenpsychologischen Therapien in Hypnose muss die Einleitung in kleinen Schritten erfolgen. Erforderlichenfalls kann der Patient zuvor gezeigt bekommen, wie er die Hypnose selbst zurücknehmen kann (wie das Zurücknehmen beim autogenen Training; Teil V, Kapitel 6).

Patienten, die während der Einleitung lachen, haben noch Angst und sollten nochmals daraufhin befragt und aufgeklärt werden, ehe man die Einleitung neu beginnt. Es sollte jedoch dem Lachen bei der ersten Einleitung keine zu große Bedeutung beigemessen werden.

Die Durchführung der Hypnose

Wilhelm BUSCHS Vers: »Vater werden ist nicht schwer, Vater sein dagegen sehr.« trifft sinngemäß übertragen auch auf die Hypnose zu. Denn eine Hypnose einzuleiten ist nicht schwer, wohl aber, sie kunstgerecht zu führen. Während die für die Therapie in Hypnose wesentlichsten Grundlagen im Teil V beschrieben sind, sollen hier vor allem die allgemeinen »technischen« Prinzipien angeführt werden.

Das Ritual und seine Bedeutung in der Hypnose

Wie es schon aus den Empfehlungen für die Einleitung der Hypnose hervorgeht, sollte die Struktur der einzelnen Hypnosesitzungen einem sinnvollen Schema folgen, das im Verlauf der Therapie beibehalten wird und für den Patienten erkennbar ist. Dieses strukturelle Schema erfüllt die Aufgabe eines Rituals.

Im Gegensatz zu einigen weit verbreiteten verhaltenstherapeutischen Hypnoseverfahren, bei denen eher Wert darauf gelegt wird, diese Struktur und teilweise sogar die Hypnose und die therapeutische Intervention für den Patienten unbewusst zu halten und den gesamten Ablauf so »indirekt« wie möglich zu gestalten, ist das Ritual m. E. eine der wichtigsten Grundlagen jeder effektiven tiefenpsychologischen Therapie in Hypnose. Das Ritual stellt gewissermaßen das feste Skelett dieser Therapieform dar. So wie der menschliche Körper eines festen Skeletts bedarf, um seine Gliedmaßen effektiv bewegen zu können, benötigt auch der in seinem Krankheitsgeschehen fixierte Patient verlässliche Festpunkte, an denen er sich

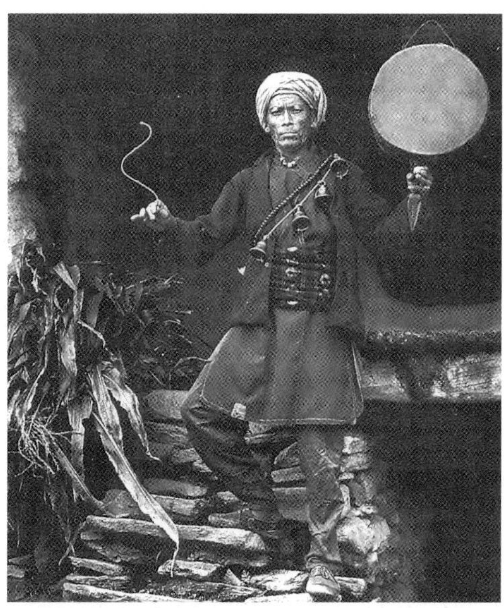

Abb. 18: Nepalesischer Schamane. Seine Utensilien sind sparsam, dennoch von ähnlicher Symbolbedeutung wie die seines westlichen »Kollegen« in der folgenden Abbildung. Kopfbedeckung und Tracht kennzeichnen ihn als Heiler, die Perlenkette über der Brust erfüllt die Schlangensymbolik, das Rhythmusinstrument Trommel die Zeitsymbolik. Der Griff der Trommel ist dolchartig geformt (Penis- und Machtsymbol). Die Glocken dienen zum Anrufen der höheren Geistwesen (Beziehung zum Jenseits), die getrockneten Pflanzen zeigen seine Arzneikunde. Die Treppe scheint zu einem Altar zu führen. In beiden Bildern sind die Hände hervorgehoben (Be*hand*eln). (Abb. aus K. Bubriski, Portrait of Nepal)

halten und orientieren kann, um Schritte und Wege in unvertraute Bereiche zu wagen. Wo der Patient die therapeutisch angeregten Schritte nur auf Grund der (oft unbewussten) Suggestion des Verhaltenstherapeuten geht, hat er seinen eigenen Weg noch nicht gefunden und lediglich die ungeliebte elterliche Autoritätsprägung gegen die für besser empfundene des Therapeuten ausgetauscht. Er ist dann vielleicht symptomfrei, weil wieder unauffällig in die Norm eingereiht, aber noch nicht gesund, d. h. im Besitz der eigenen Kräfte.

Nicht umsonst ist aus diesem Grunde das Ritual ein fester Bestandteil aller Zeremonien, die den Menschen in das Nicht-Alltägliche und Unvertraute hineingeleiten sollen. Alle Religionen genauso wie die staatlichen Hüter materialistischer Weltanschauungen erheben seit alters her den Anspruch, Übergangsschritte des Menschen in neue, noch unvertraute Entwicklungsstufen rituell zu begleiten, womit sie zugleich ihren entsprechenden Machtanspruch ausdrücken. Geburt (Wissenschaft: Klinik; Kirche: Taufe; Staat: Standesamt; Werbung: Einführungsgeschenke), Einschulung, Pubertät, Berufsausbildung, Hochzeit, Klimakterium, Krankheit und Tod stehen unter der rituellen Aufsicht und suggestiven oder erzwungenen Einflussnahme aller wesentlichen gesellschaftlichen Institutionen.

Im therapeutischen Bereich finden sich die Rituale nicht nur bei den Schamanen wieder, die sie offen und zeremoniell abhalten, sondern auch in der Schulmedizin, wo sie, gut getarnt hinter modernen Geräten und Verrichtungen, unhinterfragt und selbstverständlich angewendet werden und ebenso ihre Wirkung auf der Symbolebene entfalten (MEINHOLD 1986). Zwei Beispiele zeigen die unten stehenden Abbildungen.

Die Aufgabe der Rituale in der Therapie besteht aus tiefenpsychologischer Sicht darin, die »gute, verlässliche Mutter« zu repräsentieren. Sie sind feststehender, tragender Teil des therapeutischen Engrammkomplexes, auf den sich das Fortschreiten der therapeutischen Veränderung stützen kann.

Als Bestandteile des Rituals zählen alle in jeder Sitzung wiederkehrenden Elemente, also z. B. Wochentag und Uhrzeit der Sitzung, Behandlungsraum und Couch und andere Accessoires, besondere Wünsche des Patienten (z. B. bestimmte Einstellung des Kopfteils der Couch), Begrü-

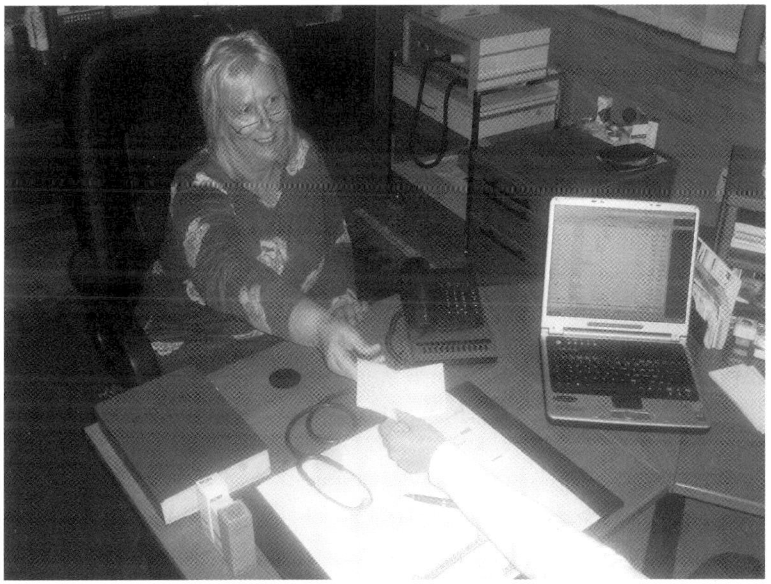

Abb. 19: Die Rezeptübergabe als »magischer Akt«.
Schreibtisch mit den klassischen Utensilien des westlichen Arztes, die symbolisch denen des Schamanen entsprechen und rituell ähnliche hypnotisch-suggestive Dienste tun: Der Schreibtisch symbolisiert den Altar; die Uhr (im PC) die Herrschaft über die Zeit (Leben und Tod); das »geheimwissenschaftliche« Buch (hier die »Rote Liste«), der Rezeptblock und der Schreiber zeigen die »Herrschaft über die Schrift« (Spruchzauber), die Potenz (Phallussymbol) und die Arzneikunde; das Stethoskop symbolisiert die Schlange als Erkenntnis- und Weisheitstier, das Telefon und der PC die Kommunikation mit der Welt der »höheren Wissenschaft« (Geisterwelt).

ßung, kurzes Vorgespräch, Ablauf der Hypnoseeinleitung, besondere wiederkehrende Schritte bei der Durchführung (Vertiefung usw.), Rückführung, kurzes Nachgespräch, Terminvereinbarung, Verabschiedung usw. Selbstverständlich sind leichte Modifikationen erlaubt und wünschenswert, doch muss die Grundstruktur erkennbar und verlässlich beibehalten werden. Jede erforderliche Veränderung (z. B. Absage eines Termins wegen Seminarverpflichtung) soll mit dem Patienten so besprochen werden, dass er bewusst und aktiv daran teilhat, sie also mitträgt und daher nicht (unbewusst) als gegen sich gerichtet betrachten kann. Meine Darstellung von Vorbereitung, Einleitung, Durchführung und Rücknahme der Hypnose folgt bewährten rituellen Schritten und ich empfehle, diese Schritte weitgehend zu übernehmen und nur in individuellen Sonderbedürfnissen anzupassen. Dies gilt vor allem für die tiefenpsychologische Therapie in Hypnose.

Die »Geheimsprache des Unbewussten« und die stimmige Verwendung von Sprache und Suggestion

Im Teil II, Kapitel 2 wurden bereits Grundregeln über die stimmige Verwendung der Sprache angeführt, sodass sie mit der tatsächlichen, durch die tiefwirkenden nichtsprachlichen Kommunikationskanäle vermittelten Botschaft eine Einheit bildet. Die Sprache soll als logische Abstrahierung (als Sinnzeichen) das Gemeinte so ausdrücken, dass es auch und besonders von den tiefen Bewusstseinsschichten verstanden wird. Dazu ist neben der inneren Übereinstimmung zwischen dem Boten (Therapeut) und seiner Botschaft wichtig, dass diese so formuliert wird, dass sie den Regeln der »Geheimsprache des Unbewussten des Patienten« genügt. Die Sprache ist dann nicht nur Kommunikationsmittel zwischen Hypnotisator und Hypnotisand, sondern fördert auch die innere Kommunikation der Beteiligten, indem sie sowohl die Eintrittspforte der logisch-analytischen linken Hirnhemisphäre passiert als auch die älteren Gehirnebenen erreicht. Auf diese Weise vermittelt sie zwischen allen Ebenen des Bewussten und Unbewussten.

Es ist daher erforderlich, bei der Wortwahl den ursprünglichen Wortsinn zu beachten, die Aussprache der Bedeutung entsprechend zu gestalten, wichtige Aussagen mit gewachsenen Grundworten und nicht mit technisch gebildeten Kunstbegriffen zu formulieren usw. Detaillierte Hinweise sind im nächsten Abschnitt angeführt.

Auch verbale Suggestionen müssen dem Verständnis der subkortikalen Hirnschichten angepasst sein, um ein Höchstmaß an Wirksamkeit zu erreichen. Die folgenden Regeln sollten dabei beachtet werden:

Verständlichkeit und Realisierbarkeit

Verständlichkeit, sowohl für das Bewusstsein als auch für das Unbewusste, ist der wohl wichtigste Grundsatz für die gezielte Verwendung von Sprache und Suggestion in der Hypnose (abgesehen von den Anwendungen, wo unverständliche Ritualformeln die Autorität des Hypnotiseurs stützen bzw. die Unverständlichkeit des Heiligen symbolisieren sollen).

Neben einer klaren und verständlichen Aussprache und den angeführten Empfehlungen zur inneren Einstimmung sind hierfür im einzelnen bei der Wortwahl folgende Kriterien zu beachten:

- Verwendung ursprünglicher Wörter in ihrer Grundbedeutung.
- Alle wichtigen Begriffe müssen vorstellbar sein, da das Unbewusste nicht abstrakt, sondern bildhaft versteht.
- Negationen (Verneinungen) sollen nicht verwendet werden, da sie nicht vorstellbar sind und sogar meist unerwünschte Inhalte in der Verneinung erwähnen und dadurch die Konzentration auf den Konflikt fördern. So ist der Vorsatz: »Ich will nicht mehr rauchen!« nur als »Ich ... rauchen« bildlich vorstellbar. »Nicht«, »kein« und die negierenden Vorsilben »un-« und »ent-« (*ent*spannt signalisiert Spannung) sind daher möglichst zu vermeiden. Stattdessen positive Formulierung, z. B. »Ich atme gern!«.
- Positive Formulierung auch in der inhaltlichen Wortbedeutung. Bei Suggestionen gegen Schmerz kann beispielsweise das Wort »Schmerz« entfallen, indem die betroffenen Bereiche als »angenehm warm und frei, beweglich usw.« suggeriert werden.
- Anpassung an den Sprachschatz und die Erlebniswelt des Hypnotisanden. Keine eigene Mundart, keine Fachfremdwörter, keine Kunstwörter und Modebegriffe.
- Um bereits vorhandene Engrammkomplexe ekphorieren zu können, sollen Suggestionen auch insofern innerhalb der Erlebniswelt des Patienten liegen, dass sie nicht gegen seine moralischen und ethischen Grundsätze oder eingefleischte Ansichten verstoßen.
- Die Realisierung von Suggestionen bzw. Vorstellungen muss aus der gegebenen Situation heraus möglich sein. Es wäre z. B. verfehlt, einem sehr erregten Patienten ohne vorherige Ruhetönung Müdigkeit suggerieren zu wollen. Genauso darf nicht als zukünftiger Vorgang suggeriert werden, was bereits geschehen ist, z. B. die Suggestion von Lidschwere und -schluss, nachdem diese bereits geschlossen sind.

Wunsch nach Realisierung

Inhalte therapeutischer Interventionen oder Suggestionen müssen den Vorstellungen des Patienten entsprechen. Therapeutisch angestrebte Veränderungen bzw. Suggestionsinhalte sollten deshalb die Realisierung der vom Patienten selbst erwünschten Schritte zum Ziele haben. An dieser Stelle ist es eine wichtige Aufgabe des Therapeuten zu überprüfen, ob die Wünsche des Patienten tatsächlich im Sinne seiner gesunden Entwicklung liegen oder ob sie eher noch autoaggressive Anteile enthalten, was z. B. bei einer Leistungsneurose der Fall ist. Der Patient will dann beispielsweise die Hypnose benutzen, um seinen ohnehin übersteigerten Perfektionismus oder Leistungszwang noch zu »verbessern« oder um seine ohnehin zu geringe Selbstbeachtung noch weiter hintan zu stellen. Zweckmäßigerweise wird also vor jeder Intervention die entsprechende Zielsetzung vom Patienten selbst gefunden, indem er vom Therapeuten in der Hypnose an die verdrängten Anteile seines Unbewussten herangeführt wird. Nur bei nicht therapeutisch motivierten Hypnosen, z. B. im Sport, kann die Idealvorstellung des Hypnotisanden direkt unterstützt werden.

Zeit und Raum zur Realisierung

Suggestionen, die nicht als Unterstützung bereits erfüllter Inhalte gegeben werden, erfolgen in der Zukunftsform, um dem Hypnotisierten Zeit zur Realisierung zu lassen. Eine noch nicht realisierte Suggestion in der Gegenwartsform würde die Gefahr in sich bergen, dass Widerstände aufkommen, indem sich das Engramm bildet, dass die Suggestionen nicht zutreffen. Als Zukunftsformen in diesem Sinne gelten auch die Gegenwartsformen von in die Zukunft weisenden Zeitwörtern, wie »werden« oder »beginnen«. Man suggeriert also: »Ihre Augenlider *werden* schwer« und gibt die Unterstützung »Ihre Augenlider *sind* schwer« erst, wenn sich durch die Vibration der Lider die Realisation ankündigt.

Eine Ausnahme von dieser Regel stellt das autogene Training (AT) dar, wo die Suggestionen grundsätzlich in der Gegenwartsform erfolgen, da hier das erwünschte Ziel als bereits vorhanden bzw. erreicht vorgestellt wird, um eine hinderliche Konzentration auf die Realisierung zu vermeiden. Die Aufgabe der einzelnen Übung des AT liegt also nicht im Anstreben der *Realisierung* einer Suggestion, sondern ausschließlich in der *Vorstellung des realisierten Übungszieles*.

Alle therapeutischen Interventionen und Suggestionen sollen so offen formuliert werden, dass sie genügend individuellen Raum zur Realisierung oder auch zur teilweisen Ablehnung (auf Grund von Widerständen) belassen. Auf diese Weise kann der Patient den Grad und die Art und Weise der Realisierung selbst bestimmen, entsprechend seinem aktuellen seelischen Vermögen, ohne sich unter Druck oder Zwang zu fühlen.

Den Spielraum drückt man z. B. aus, indem man keine Entweder-oder-Alternative gibt, sondern offen bleibende Formulierungen wählt, wie z. B.:

»Ihr Arm ist jetzt so angenehm schwer geworden, dass Sie ihn kaum noch anheben könnten«, und nicht: »Ihr Arm ist jetzt so schwer, dass Sie ihn nicht mehr anheben können.« Auf diese Weise wird der Patient nicht dem Konflikt ausgesetzt, die Suggestion entweder anzunehmen oder abzulehnen, und kann sich gleichsam selbst aussuchen, wie schwer er seinen Arm werden lässt.

Förderung der Vorstellbarkeit und Umsetzung

Dieses Ziel wird erreicht, indem Interventionen und Suggestionen bildhaft, mit logischer Erklärung oder emotional nachvollziehbar, und in positiver Form gegeben werden. Die Bildhaftigkeit ergibt sich durch entsprechende Vergleiche, die man natürlich in Absprache mit dem Hypnotisanden so wählt, dass keine negativen Assoziationen hervorgerufen werden. So wird man z. B. suggerieren: »Sie können jetzt immer tiefer und tiefer in diesen angenehmen Ruhezustand hineingleiten wie ein Vogel, der seine Kreise zieht, immer tiefer und tiefer«, und nicht etwa: »Sie fallen jetzt immer tiefer in Hypnose, als ob Sie ein Stein wären, der in einen tiefen Brunnen fällt.«

Die erste Art des Vergleiches bietet zudem den Vorteil, dass der Patient nicht selbst das erlebende Objekt ist, sondern gleichsam beobachtend miterlebt. Nimmt man bei diesem Beispiel das Element der logischen Erklärung hinzu, würde die Suggestion lauten: »Mit jedem Atemzug nehmen Sie Ruhe auf und gleiten dadurch immer tiefer und tiefer in diesen angenehmen Ruhezustand« usw. Bei einer Katalepsiesuggestion kann die Erklärung mit Hilfe der mesmerischen Striche auf folgende Art gegeben werden: »Ich werde jetzt mit meiner Hand Ihren rechten Arm bestreichen, und mit jedem Strich werden Sie deutlich empfinden, wie aus meiner Hand ein Gefühl der Schwere in Ihren Arm einzieht. Immer schwerer und schwerer wird Ihr Arm, mit jedem Strich, immer schwerer und schwerer, als ob ihn ein Gewicht auf die Unterlage drücken würde ... « usw. Die logische Erklärung einer Suggestionsumsetzung empfiehlt sich auch deshalb, weil das Unterbewusstsein auf Grund einer in diesem Zustande vorhandenen gewissen Dissoziierung des Denkens die logischen Schlüsse, die im Wachbewusstsein als selbstverständlich angesehen werden, nicht automatisch nachvollzieht und alle Suggestionen genau wörtlich, und zwar nur wörtlich nimmt.

Alle Interventionen und Suggestionen müssen in positiver Form erfolgen, da das Nichts nicht vorstellbar ist und darüber höchstens philosophiert werden kann. Positive Formulierungen fördern zudem direkt die erstrebten positiven Charaktereigenschaften und die erwünschte Selbstverwirklichung und bedeuten nicht lediglich eine Verdrängung unerwünschter Zustände, Anteile oder Verhaltensweisen. Eine negativ formulierte Suggestion wäre: »Sie werden jetzt keine Schmerzen mehr haben«, besser könnte es z. B. heißen: »Die Schmerzen wandeln sich in Wärme.« Oder, ohne Erwähnung des Wortes Schmerz: »Eine angenehme Wärme breitet sich (an der betreffenden Stelle) aus, die Durchblutung (die Nervenversorgung, die Berührung meiner Hand usw.) bringt heilsame Kräfte in diesen Bereich, alles wird angenehm frei und gut beweglich usw.«

Einprägsamkeit

Für therapeutische oder sonstige Interventionen und Suggestionen, die in Form wandspruchartiger Leitsätze im Unterbewusstsein des Patienten auch nach der Hypnose weiterwirken sollen, ist eine einprägsame Formulierung wichtig. Einprägsamkeit wird erreicht durch Kürze, durch eine Formvereinfachung bei Heraushebung des Wesentlichen, durch Rhythmisierung, Verwendung des Stab- oder Endsilbenreimes und durch Wiederholung.

Ein Beispiel für einen einprägsamen Leitsatz wäre: »Schmerzen wandeln sich in Wärme.« Obwohl darin das negativ besetzte Wort »Schmerzen« vorkommt, erfüllt dieser Leitsatz alle Anforderungen. Das Wort Schmerz hat hier insofern eine Aufgabe, als der Schmerz tiefenpsychologisch gesehen oft ein bestimmtes Erlebnis mit einem nahe stehenden Menschen repräsentiert. Indem das Wort an erster Stelle erwähnt wird, dann aber die Wandlung in Wärme angeregt wird, kann diese Repräsentanzfunktion ebenfalls auf die Wärme übertragen werden. Die Realisierbarkeit des Leitsatzes ergibt sich aus den physiologischen Grundlagen der Hypnose. Der Wunsch nach Realisierung wird vom Patienten ohnehin gehegt. Die Zeit zur Realisierung wird durch den dehnbaren Begriff »wandeln« vorgegeben. Die Förderung der Vorstellbarkeit wird erreicht, indem erklärt wird, was mit den Schmerzen geschieht, warum sie weichen. Die Erleichterung der Annahme ist durch die offene Formulierung ebenfalls gegeben. Die Elemente der Einprägsamkeit finden sich in der Kürze, der Rhythmisierung (Trochäus) und im Stabreim.

Neutralisierung der Affektbezogenheit

Affektbezogene Interventionen und Suggestionsinhalte, wie sie bei der Therapie von Süchten, beim Logospasmus (Stottern) usw. zur Anwendung gelangen, dürfen die positive Affektbezogenheit nicht in eine negative umzuwandeln versuchen, da dies erstens schlecht realisierbar wäre und zweitens dadurch die Affektbezogenheit, die es ja aufzulösen gilt, weiter gefördert würde. So wie Liebe und Hass nicht weit voneinander getrennt sind, kann auch die Suggestion einer negativen Affektbezogenheit leicht autosuggestiv wieder positiv umschlagen. Affekte können daher zunächst durch Gleichgültigkeitssuggestionen, die man eventuell an erwünschte Charakterinhalte koppelt, neutralisiert werden. Ein Beispiel für eine solche Suggestion wäre: »Rauchen gleichgültig bei innerer Ruhe und Sicherheit«, und nicht etwa: »Rauchen schmeckt ekelhaft!«

Bei der Therapie affektiver Hemmungen kann die Neutralisierung auch durch eine vorsichtige Anwendung der Technik der paradoxen Intention erfolgen. Dieses Vorgehen empfiehlt sich insbesondere bei autosuggestiven Methoden. Die Suggestion wird dann in Form eines eher ins Lächerliche gezogenen, vordergründig verstärkenden und dadurch Gleichgültigkeit erzeugenden, gegen die Hemmung gerichteten Leitsatzes gegeben. Ein Beispiel hierfür wäre die bei Erröten angewandte Formel: »Jetzt werde ich denen zeigen, was ich für einen schönen knallroten Kopf bekommen kann.«

Ein affektbeladener Vorgang wird für den Symptomträger deshalb so problematisch, da Vorgänge, die sonst in den subkortikalen Hirnschichten ablaufen, auf Grund dieser Aufmerksamkeit in die kortikalen, bewussten Bereiche rücken, von denen aus sie aber wegen ihrer Komplexität (wie z. B. das Sprechen) oder ihrer mangelnden Steuerbarkeit (Schlafen, Erröten usw.) nicht mehr richtig oder genügend beeinflusst werden können. Schon hieraus ist ersichtlich, dass sich therapeutische Bemühungen immer auf das Erzielen einer indifferenten Haltung gegenüber diesen Vorgängen und damit auf ihre Rückführung in die subkortikalen Schichten und nie auf ein bewusstes Trainieren und damit noch stärkeres Ins-Bewusstsein-Rücken richten müssen.

Ein schönes Beispiel hierfür ist die Geschichte des Mannes mit dem langen Bart, der gefragt wurde, ob er beim Schlafen seinen Bart über oder unter der Decke liegen habe. Der Mann, der darauf noch nie geachtet hatte, wusste keine Antwort zu geben und nahm sich vor, in der nächsten Nacht darauf aufzupassen. Doch wie er in dieser Nacht seinen Bart auch legte, über oder unter die Decke und wieder zurück, es erschien ihm nicht richtig, und er fand keine Ruhe über dieser Frage. Nachdem er so einige Nächte schlaflos zugebracht hatte, blieb ihm nichts anderes übrig, als seinen stolzen Bart abschneiden zu lassen, um seinen Schlaf wieder zu finden.

Mit der Komplexität und Problematik des Sprachvorgangs vergleichbar ist die Fabel vom Tausendfüßler, der gefragt wurde, in welcher Reihenfolge er denn seine Beine bewege. Obwohl er bis zu dieser Frage mühelos und fließend hatte laufen können, brachte ihn das Nachdenken über diesen komplizierten Vorgang, der bis dato unbewusst reibungslos gesteuert worden war, in solche Schwierigkeiten, dass er sich fortan nur noch stolpernd fortbewegen konnte.

Bei allen affektbetonten Störungen sollte jedoch nicht nur neutralisierend vorgegangen werden, sondern möglichst auch mittels tiefenpsychologischer Therapie in Hypnose die Grundlage gesucht und aufgearbeitet werden.

Anwendung, Häufigkeit und Platzierung

Um Interventionen und Suggestionen in ihrer Formulierung den zuvor beschriebenen Ansprüchen anzupassen, empfiehlt sich, den Patienten in und nach jeder Hypnose seine Empfindungen schildern zu lassen, wie es auch bei der fraktionierten Einleitung nach jeder Teilhypnose geschieht, und sowohl den Inhalt als auch die Wortwahl dieser Schilderungen unter Berücksichtigung der gegebenen Regeln für den Aufbau der künftigen Suggestionen oder auch für sofortige Modifikationen zu verwenden. Bei den meisten Suggestionen kann der Patient nach entsprechender Aufklärung die Formulierung selbst übernehmen, während der Behandler nur beratend redigiert. Auf diese Weise wird jeder Widerstand gegen die Suggestionen vermieden, da es sich ja dann ganz offensichtlich nicht um fremde Einflüsse handelt.

Während der Hypnose sollte durch einen nahezu ständigen Redefluss darauf geachtet werden, dass keine Fremdreize die Dominanz erlangen und dass der hypnotische Rapport über die Stimme des Hypnotisators nicht verloren geht. Nicht nur für Anfänger empfiehlt sich daher das Bereithalten einiger Standardwendungen, die nicht nur Lückenbüßer sind, sondern den erwünschten Verlauf der Hypnose unterstützen. Einige Beispiele für solche Standardsuggestionen sind: »Ganz deutlich hören Sie jedes Wort von mir, und alles, was ich Ihnen sage, schreibt sich wie auf einer Tafel in Ihrem Unterbewusstsein ein und wird deshalb genau eintreffen.« – »Alle Geräusche von außen sind gleichgültig und vertiefen Ihren Ruhezustand.« – »Mit jedem Ihrer Atemzüge und mit jedem Wort von mir nehmen Sie immer mehr Ruhe auf.«

Die Suggestionen werden öfters leicht abgewandelt wiederholt, um sie besser einzuprägen und ihre Realisierung durch Vorgabe von genügend Zeit zu sichern. Durch die ständige Wiederholung mit einer gewissen Monotonie werden die subkortikalen Schichten angesprochen, und es wird der Grundsatz genutzt, dass jede systematisch über längere Zeit aufrechterhaltene Vorstellung die Tendenz zur Verwirklichung in sich trägt. Je nach der Situation ist eine fünf- bis zwanzigmalige Wiederholung der wichtigen Suggestionen angezeigt. Therapeutische Suggestionen können bis zu ihrer Wirksamkeit und Festigung unverändert oder leicht abgewandelt unter Umständen über mehrere Monate beibehalten, müssen jedoch ständig am Fortschritt der Therapie orientiert werden. Aus diesem Grunde scheint die später noch näher beschriebene Ablationshypnose, bei der die Suggestionen über längere Zeiträume starr und unverändert über ein vom Hypnotisator besprochenes Tonband erfolgen, nur in besonderen Ausnahmefällen sinnvoll.

Der Grundsatz der Vereinfachung und Kürze bezieht sich auch auf die Anzahl der realisierbaren Suggestionen. In keiner Hypnose sollten mehr als zwei bis drei therapeutische Suggestionen, die nach der Hypnose weiter wirksam bleiben sollen, gegeben werden. In der ersten Hypnose kann es sogar angebracht sein, sich auf die Hypnosekonditionierung oder eine zusätzliche Suggestion zu beschränken, wie z. B. die, dass der Patient regelmäßig zur Behandlung kommt, bei einem Suchtkranken. Komplizierte Suggestionsgebilde müssen unter Umständen in ihre Einzelbestandteile zerlegt werden.

Die wichtigsten Suggestionen gehören an den Schluss der Hypnose oder sollten dann und eventuell auch während der Rückführung nochmals wiederholt werden, weil dann die Hypnose am tiefsten und die Aufmerksamkeitsspannung in Richtung auf die Stimme des Hypnotisators am stärksten ist sowie das Engramm, dass die hypnotischen Suggestionen eintreffen, bei richtiger Durchführung am stärksten engrafiert ist. Die Wiederholung der therapeutischen Suggestionen während der Rückführung aus der Hypnose stützt symbolisch deren Überleitung in den vigilanten Wachzustand.

Zwecksuggestionen und Zielsuggestionen

Als Zwecksuggestionen wollen wir alle Suggestionen bezeichnen, die lediglich einem bestimmten Zweck innerhalb der Hypnosestruktur dienen. Zielsuggestionen sind solche, die ein Ziel oder Teilziel der Hypnose (sportliche oder therapeutische Ziele usw.) verfolgen. Sämtliche Suggestionen zur Hypnoseeinleitung und -vertiefung sind also Zwecksuggestionen. Ebenso gehören hierher die bereits beschriebenen Standardsuggestionen, die Konditionierung an die Stimme des Hypnotisators und die Prägung des Engramms, dass sich die hypnotischen Suggestionen verwirklichen, und zwar entweder durch direkte Suggestionen oder durch die suggestive Hervorbringung von Katalepsie- oder Levitationsphänomenen, deren Eintreten dann als Begründung für das genauso zu erwartende Eintreten der Zielsuggestionen herangezogen werden kann. Hierzu eignen sich die in ihrer Realisierung schon während der Hypnose leicht zu überprüfenden Katalepsie- und Levitationssuggestionen besonders gut, da sie zudem auch für den Hypnotisierten sehr eindrucksvoll sind.

Ersthypnosen können weitgehend auf Zwecksuggestionen ausgerichtet sein. Auch die Suggestion bei Alkohol- und Drogenkranken, dass sie in

Zukunft regelmäßig zur Behandlung erscheinen werden (wenn diese nicht, was sicher Erfolg versprechender ist, stationär durchgeführt wird), ist eine Zwecksuggestion. Am Ende der ersten Hypnosen empfiehlt sich außerdem die Zwecksuggestion, dass der Patient in jeder weiteren Hypnose immer schneller und tiefer in den hypnotischen Ruhezustand gleiten werde.

Als Zwecksuggestionen sind darüber hinaus die Koppelung der ephypnotischen Suggestionen (siehe Seite 240) an den Schlüsselreiz und deren Festigung anzusehen, ebenso die manchmal empfehlenswerte Suggestion der Amnesie hinsichtlich des in der Hypnose Erlebten (bei analytisch-kathartischen Hypnosen) sowie die Hypermnesie- und Hypersophiesuggestionen.

Einige Beispiele, außer den bereits zuvor im Text genannten, für Zwecksuggestionen sind: »Sie hören ganz genau, wie ich zu Ihnen spreche, und alles, was ich sage, entspricht Ihren eigenen Wünschen.« Dadurch erfolgt eine Konditionierung an die Stimme des Hypnotisators und die Ausschaltung der Angst vor Fremdbeeinflussung. Oder die Katalepsiesuggestion: »Sie spüren jetzt, wie ich über Ihren rechten Arm streiche, und mit jedem Strich werden Sie deutlich empfinden, wie aus meiner Hand ein Gefühl der Schwere in Ihren Arm einzieht. Immer schwerer wird Ihr Arm, mit jedem Strich, immer schwerer und schwerer, als ob ihn ein Gewicht auf die Unterlage drücken würde, und jetzt ist er bald so schwer, dass es Sie Anstrengung kosten würde, ihn anzuheben. Er wird jetzt noch schwerer, immer schwerer, sodass es Ihnen jetzt kaum noch gelingen wird, ihn anzuheben, auch wenn Sie es versuchen.Versuchen Sie es!« Diese Aufforderung kann wichtig sein, falls z. B. die Wirksamkeit einer Suggestion demonstriert werden soll, um weitere Schritte darauf aufzubauen. Sie sollte aber nicht erfolgen, wenn eine tiefenpsychologische Therapie vorgesehen ist und bei ängstlichen oder zwanghaften Patienten (es genügt dann, sich das mehr oder weniger stark erlebte Schweregefühl bestätigen zu lassen). Kann der Arm, was in wenigen Fällen geschieht, noch angehoben werden, sagt man dem Hypnotisanden, dass es hin und wieder vorkäme, dass jemand diese Übung nicht gleich beim ersten Versuch vollständig erleben könne (damit wird deutlich, dass für das Gelingen auch die Konzentrationsleistung des Hypnotisanden erforderlich ist). Nun ist er meist gern bereit, auf entsprechende Befragung anzugeben, dass er ein gewisses Schweregefühl verspürt habe. Diese Antwort wird dann durch die Erklärung verstärkt, dass er sicher bei einem der nächsten Male Erfolg haben werde. Eine andere Möglichkeit besteht darin, den sich erhebenden Arm leicht festzuhalten. Durch den unerwarteten Widerstand wird dann die Suggestion oft realisiert.

Beim guten Empfinden der Armschweresuggestion kann man gleich die Levitation folgen lassen, indem man suggeriert: »Jetzt bestreiche ich Ihren Arm von unten nach oben und nehme die Schwere wieder aus den Muskeln heraus. Ihr Arm wird wieder leichter und leichter, mit jedem Strich, immer leichter und leichter und erreicht jetzt wieder sein normales Körpergewicht. Je mehr ich ihn bestreiche, von unten nach oben, desto leichter wird er nun. So angenehm leicht wie eine Feder, immer leichter, ganz schwebend leicht wird Ihr Arm. Er ist jetzt bald so leicht, dass er, wie von einem Luftballon gezogen, beginnt, sich nach oben zu bewegen. Gleich wird er sich von der Unterlage abheben und nach oben zu schweben beginnen. Er hebt sich schon und steigt immer höher, ganz angenehm leicht, wie eine Feder.« Nun kann die Koppelung dieses Suggestionserfolges an die erwünschte Realisierung der Zielsuggestion suggeriert werden: »Sie haben jetzt erlebt, wie alles, was ich Ihnen gesagt habe, genau eingetroffen ist. Ebenso wird auch alles andere, was ich Ihnen noch sagen werde, genau eintreffen. Jedes Wort wird wie auf einer Tafel in Ihr Unterbewusstsein eingeschrieben und wird sich verwirklichen.« Jetzt können die therapeutischen Schritte wie z. B. die Zielsuggestionen folgen.

Nach der hypnoanalytischen Erinnerung oder hypnokathartischen Verarbeitung sehr konfliktgeladener Erlebnisse kann in seltenen Fällen die Zwecksuggestion der Amnesie (des Vergessens) sinnvoll und angebracht sein. Allerdings ist damit besonders bei hysterisch strukturierten Patienten mit sexuellen Ängsten oder nymphomanischen Tendenzen Vorsicht angebracht, um nicht der Vorstellung Vorschub zu leisten, dass in der Hypnose Entsprechendes geschehen sein könne (u. U. die Hypnose mit Zeugen durchführen). Die Amnesiesuggestion wird etwa folgendermaßen gegeben: »Alles, was Sie in der Hypnose erlebt haben, werden Sie vergessen haben, sobald Sie die Augen wieder öffnen. Die Erinnerung wird vollkommen ausgelöscht sein, wie die Schrift auf einer Tafel mit einem Schwamm ausgelöscht wird, und Sie werden sich fühlen, als ob Sie einen tiefen traumlosen Schlaf gehabt hätten« usw.

Die Konditionierung der Hypnose erfolgt durch die Suggestion: »In jeder weiteren Hypnose, die wir durchführen, werden Sie ganz von selbst immer schneller und immer tiefer in den hypnotischen Ruhezustand hineingleiten« usw.

Zielsuggestionen sind naturgemäß in ihren Inhalten je nach Ziel und Absicht der Hypnose bzw. nach Art der krankhaften Störung naturgemäß äußerst verschiedenartig. Es kann deshalb an dieser Stelle nur auf die Beachtung der allgemeinen Regeln für Sprache und Verbalsuggestionen hingewiesen werden. Diese Regeln mit Leben zu erfüllen, ist Aufgabe von Hypnotisator und Hypnotisiertem in der jeweils einmaligen therapeutischen Situation und unterliegt individuellen Gegebenheiten, die in der Hypnosetherapie, wie bei jeder Psychotherapie, an erster Stelle stehen. Eine in vielen therapeutischen Hypnosen angebrachte Suggestion, die von B. STOKVIS formuliert wurde, soll dennoch angeführt werden: »In diesem vertieften Ruhezustand erholt sich das gesamte Nervensystem.« Ohne irgendetwas zu erzwingen oder eventuelle ichfremde Beeinflussungen zu setzen, ist diese Suggestion sowohl bei der tiefenpsychologischen Therapie als auch bei anderen therapeutischen Anwendungen ebenso hilfreich wie z. B auch im pädagogischen oder sportlichen Bereich.

Direkte und indirekte Suggestionen

Unter direkten Suggestionen verstehen wir hier die in direkter Form an den Adressaten gegebenen Suggestionen, die auch in ihrer Formulierung die mit ihnen angestrebte Absicht direkt ausdrücken.

Indirekte Suggestionen können auf drei verschiedene Arten indirekt sein, die unter sich und auch mit direkten Suggestionen kombiniert angewandt werden können.

1. In der ersten Art wird eine Botschaft so an einen Dritten gerichtet, dass der eigentliche Adressat sie hören kann. Da alle Menschen in der Regel sehr viel aufmerksamer auf das hören, was über sie gesprochen wird, als auf das, was zu ihnen gesprochen wird, sind diese indirekten Suggestionen oft stärker wirksam als die direkten.
2. In einem erweiterten Sinn wollen wir auch diejenigen Suggestionen als indirekt bezeichnen, welche nicht als direkte Suggestion, sondern in der indirekten Form einer Beobachtung oder Anmerkung so gegeben werden, dass sie voraussichtlich suggestiv wirken.
3. Die Suggestionen werden in Form von Metaphern oder Gleichnissen, symbolisch entsprechenden Märchen, Fabeln, Comics usw. indirekt gegeben. Hier ist es in der Regel ratsam, die symbolisch mit der therapeutischen Absicht verbundene Geschichte usw. nicht in bewusste Beziehung zu den Symptomen usw. zu bringen, sodass sie nicht von der »Zensur« des Unbewussten erkannt und abgewehrt werden.

Ein Beispiel für die erste Form einer indirekten Suggestion haben wir schon mit dem erwähnten Chefarzt kennen gelernt, der einen nach den Regeln ärztlicher Kunst als todgeweiht angesehenen Patienten unbeabsichtigterweise mit dem nicht als Suggestion gedachten, zu den begleitenden Ärzten gesprochenen Hinweis »Moribundus« heilte, weil der Patient sein Wort aufschnappte und als Hinweis für seine bevorstehende Gesundung deutete und verarbeitete. Selbstverständlich kann man die tiefgreifende Wirkung der indirekten Suggestionen auch hilfreich für seinen Patienten einsetzen, indem man z. B. in dessen Anwesenheit zur Sprechstundenhilfe sagt: »Bei Herrn X macht die Genesung gute Fortschritte. Er braucht deshalb den nächsten Termin erst in vier Wochen.«

Ein Beispiel für die zweite Form ist die während der Hypnose mitgeteilte suggestiv wirkende Beobachtung: »Ganz deutlich sehe ich, wie schwer Ihre Augenlider schon sind«, sobald die Vibration der Lider sich einstellt. Auch das bedenkliche Gesicht, das der Therapeut bei der Diagnose macht, ist eine indirekte Suggestion, und ihre Wirkungsgewalt ist daran zu ermessen, dass eine dieser entgegengesetzte direkte Suggestion mit dem Ziel, die auf Grund der unheilverheißenden Miene des Therapeuten vom Patienten abgeleiteten Schlüsse zu zerstreuen, sehr viel schwerer umgesetzt wird.

Ein Beispiel für die dritte Form indirekter Suggestionen: In einer Meditation in Hypnose sieht sich der Patient unter einem Baum, der keine Blätter mehr hat. Hier symbolisiert in der Regel der Baum den Patienten selbst, die abgefallenen Blätter sein Gefühl des Unvermögens zum Selbstausdruck und zur Kommunikation mit seinen Gedankenkräften und seinen entsprechenden Bezugsfeldern. Ohne dass der Therapeut dem Patienten diese Symbolzusammenhänge erklärt, kann er ihn fragen, wie er die Blätter wieder zum Wachsen bringen könnte. Vielleicht hat der Patient daraufhin die Idee, den Baum zu gießen oder liebevoll mit ihm zu sprechen. Der Therapeut bestätigt diese Idee als gut, und der Baum bekommt frische Blätter. In der Folge würde sich die mangelhafte Kommunikation des Patienten verbessern, ohne dass seine Symptomatik direkt erwähnt wurde.

Selbstverständlich setzt eine derartige Therapie eine sehr gute Symbolkenntnis voraus. Zu beachten ist dabei auch, dass die Problemlösung weit gehend dem Patienten überlassen wird, um eine Fremdbeeinflussung zu vermeiden.

Die Wichtigkeit des Phänomens der indirekten Suggestion geht so weit, dass alle Praxismitarbeiter darüber informiert sein müssen, damit nicht die Gefahr besteht, dass der Erfolg therapeutischer Bemühungen im Vorzimmer zunichte gemacht wird oder dort zumindest eine Gegensuggestion erfolgt. Ebenso wichtig ist daher auch eine entsprechende Einflussnahme auf die Wartezimmeratmosphäre über die entsprechende Einrichtung und eine eventuelle Musikuntermalung, um den üblichen Wartezimmergesprächen und -gefühlen, die sich auf Grund der suggestiblen Situation des Besuches beim Arzt, Heilpraktiker oder Psychologen ebenfalls als indirekte Suggestion auswirken können, eine positive Richtung zu geben. Leider sind viele Wartezimmer so beschaffen, dass allein ihr Anblick als Schlüsselreiz genügt, um die indirekte Suggestion des Krankfühlens zu vermitteln. Gerade im Zusammenhang mit dem engeren therapeutischen Umfeld muss bedacht werden, dass dies vom Unbewussten des Patienten mit dem Therapeuten identifiziert wird und seine Einflüsse deshalb in besonderer Weise indirekten Suggestionen gleichkommen.

Ephypnotische (posthypnotische) Suggestionen
Unter ephypnotischen Suggestionen verstehen wir in der Hypnose konditionierte Handlungs- oder Erlebnisabläufe, die durch einen bestimmten Schlüsselreiz nach der eigentlichen Hypnose (*post*hypnotisch) ausgelöst werden und stattfinden. Da nach heutigem Kenntnisstand anzunehmen ist, dass diese Handlungen und Erlebnisse in einem durch den konditionierten Teilreiz ausgelösten hypnoiden Zustand erfolgen, wollen wir mit FOREL von ephypnotischen (epi = griech. bei, auf) und nicht, wie es üblicherweise geschieht, von »posthypnotischen« Suggestionen (post = lat. nach) sprechen. Auch die erste Schule von NANCY spricht vom so genannten *second état,* einem »zweiten Hypnosestadium«. Den Ausdruck »posthypnotische Wirksamkeit« können wir uns daher für Suggestionswirkungen vorbehalten, die auf Grund von während der Hypnose stattgefundenen Veränderungen nach der Hypnose sich ausbilden oder anhalten. Eine posthypnotische Wirksamkeit wird von nahezu allen therapeutischen Suggestionen erhofft, während ephypnotische Aufträge nur unter bestimmten Voraussetzungen gegeben werden.

Wie wir bereits wissen, können prinzipiell alle in der Hypnose hervorzubringenden Phänomene auch durch die ephypnotische Konditionierung erzeugt werden. Allerdings unterliegt die Ausführung in den meisten Fällen einer gewissen Kritik, der zufolge oft zumindest eine dem Wachbewusstsein plausibel scheinende Erklärung für die ephypnotisch suggerierte Handlung gesucht wird. Die Realisierung ephypnotischer Suggestionen hat zur Voraussetzung, dass sie in einem tiefen Hypnosestadium gegeben werden. Je tiefer die Hypnose ist und je geschickter die Suggestion gegeben wird, desto geringer wird der Einfluss der Wachkritik, sodass unter günstigen Voraussetzungen und mit der Unterstützung durch eine post- und ephypnotisch wirksame Amnesiesuggestion ein völlig kritikloses Ausführen ephypnotischer Aufträge durchgesetzt werden kann.

Da sogar die Suggestion, dass der Betreffende nie hypnotisiert wurde, durchgesetzt werden kann, sind auch die Möglichkeiten zum Missbrauch nahezu unerschöpflich. Jede Art von additiver und subtraktiver Erinnerungsfälschung ist prinzipiell realisierbar, so z. B. auch die Suggestion, dass die Durchführung des ephypnotischen Auftrages auf einer eigenen Idee des Hypnotisierten beruhe. Genau wie in der Hypnose selbst, können auch ephypnotisch vollständige oder partielle positive und negative Halluzinationen erzielt werden. Bei der Suggestion solcher Halluzinationen muss besonders beachtet werden, dass das Unterbewusstsein alles nur wörtlich nimmt. Beispielsweise kann die Suggestion: »Sie sehen nach der Hypnose den Tisch nicht mehr!« dazu führen, dass der Tisch zwar nicht mehr gesehen, aber noch gefühlt wird. Erst die Suggestion: »Der Tisch ist nicht mehr da!« führt zur vollständigen negativen Halluzination.

Eine ephypnotisch suggerierte (also gar nicht vorhandene) Person wird dem Hypnotisierten genauso lebensecht erscheinen wie die anderen Anwesenden, er wird sie begrüßen, sich mit ihr unterhalten können usw. und jeden, der ihm dann klar machen will, dass es sich nur um eine hypnotisch erzeugte Erscheinung gehandelt habe, für geisteskrank halten. Auch Kleidungsstücke und andere Merkmale anwesender Personen lassen sich halluzinativ verändern, ebenso wie die Umgebung. So berichtet schon einer der ersten Hypnoseärzte, dass er einem Patienten suggerierte, er werde ihn (den Arzt) nach dem Aufwachen aus der Hypnose mit einem scharlachroten Talar bekleidet und zwei Hörnern auf der Stirn inmitten von dichten Rauchschwaden sitzen sehen, und das Zimmer habe keinen Ausgang mehr. Der aus der Hypnose Zurückgeführte fing beim Anblick des Arztes zu lachen an, da er, wie er dann angab, ihn zwar der Suggestion gemäß sah, das Ganze aber für eine Maskerade hielt. Er wurde erst stutzig, als er an der Stelle, wo die Tür war, vergeblich danach suchte und sie auch durch Betasten der Wand nicht finden konnte.

Die ephypnotisch wirksame Suggestion wird nach den beschriebenen Regeln der Suggestion im tiefen Hypnosestadium (Stadium III/Somnambulismus) als Engrammkomplex engrafiert. Ihre Auslösung (Ekphorie) wird an einen Schlüsselreiz gekoppelt, von dem man weiß, dass er auf jeden Fall eintritt. Es kann dies ein Datum, eine Uhrzeit oder eine bestimmte Tätigkeit sein. Die Koppelung an Schlüsselworte und Dinge oder Tätigkeiten, die zu unerwünschten Zeitpunkten oder Gelegenheiten die Auslösung veranlassen könnten, ist zu vermeiden. Der Zeitpunkt, an den die Auslösung gekoppelt wird, kann durchaus auch weiter entfernt liegen. A. A. Liébeault beobachtete Realisationen noch nach über einem Jahr. Auch muss die ephypnotische Suggestion nicht einmaliger Natur sein, sondern kann ohne weiteres an wiederkehrende Teilreize gekoppelt werden, so z. B. an den Fünften eines jeden Monats bei Periodenstörungen oder an das morgendliche Waschen bei Obstipation oder auch an das Einnehmen eines Medikamentes (das kann ein echtes Medikament sein oder ein Scheinmedikament [Placebo]; auch Schlafmittel wirken meist autosuggestiv); sie wird dann durch den immer wieder eintreffenden Reiz ständig aufs Neue ausgelöst. Bei den vorgenannten Anwendungen sollten aber eventuelle seelische Störungsgründe vorher abgeklärt und ggf. aufgearbeitet worden sein.

Andere medizinische Anwendungen sind z. B. ephypnotische Analgesie- und Amnesiesuggestionen, die u. a. ratsam sein können, um autosuggestive Widerstände gegen die hypnotischen Suggestionen zu vermeiden. Dem Patienten kann auch ephypnotisch Wachsuggestibilität durch den Hypnotisator suggeriert werden. In der Zeit zwischen Hypnose und Auslösung des ephypnotischen Suggestionsablaufes bleibt die Suggestion unbewusst und macht sich höchstens kurz vor Eintreten des auslösenden Reizes durch eine gewisse Unruhe bemerkbar. Wird die Auslösung der ephypnotischen Suggestionswirkung durch einen vom Patienten zu bestimmenden Reiz gewünscht, um ihm selbst die eigenständige Anwendung in problematischen Situationen zu ermöglichen, kann sie z. B. an eine bestimmte Stellung wie das bewusste Ineinanderlegen der Hände konditioniert werden.

Die Wirkung der ephypnotischen Suggestion klingt im Allgemeinen langsam ab, kann sich aber bei hysterisch strukturierten Persönlichkeiten auch autosuggestiv ausbreiten. In ihrer therapeutischen Verwendung empfiehlt sich deshalb eine Wirkungskontrolle und gegebenenfalls Anpassung oder Auffrischung.

Die Erteilung fest umrissener ephypnotischer Aufträge sollte erst erfolgen, wenn der Therapeut sicher sein kann, dass ein tiefes Hypnosestadium erreicht ist, da durch eine nicht realisierte ephypnotische Suggestion, die in einem leichten oder mittleren Stadium gegeben wurde, der Gesamtaufbau gefährdet werden kann. Andererseits ist die Realisierung bei Berücksichtigung der angeführten Regeln so gut wie sicher, und der Zwang zur Ausführung kann so stark werden, dass der Betroffene keine Ruhe findet, bis er dem erhaltenen Auftrag nachgekommen ist, selbst wenn dieser ihm unsinnig und unbegründet erscheinen sollte. So erteilte ein Arzt versuchsweise einem Patienten den ephypnotischen Auftrag, ihm nach der Rückführung aus der Hypnose auf die Schulter zu klopfen. Der Patient sah ihn nach der Hypnose sichtlich verlegen an, näherte sich, brachte es aber nicht über sich, dem Arzt tatsächlich auf die Schulter zu klopfen, und ging unruhig und nachdenklich nach Hause. Dort angekommen, war der Zwang inzwischen so stark geworden, dass er sich zur Umkehr entschloss und, obwohl er über eine Stunde Weges zurückzulegen hatte, den Arzt nochmals aufsuchte. Eine Entschuldigung murmelnd, ging er auf ihn zu, klopfte ihm auf die Schulter und trat erleichtert den Heimweg an.

Wurde in der Hypnose eine ephypnotische Suggestion erteilt, muss diese selbstverständlich bei der Desuggestion ausgeklammert werden. Es ist sogar ratsam, vor der Rückführung eine entsprechende Suggestion zu geben: »Wenn ich Sie dann aus der Hypnose zurückführe, wird in Ihrem Unterbewusstsein verankert bleiben, dass Sie..., und nach der Hypnose wird es wie von selbst und zwangsläufig eintreten, sobald ... «

Die von einigen Behandlern gegebene Suggestion, die posthypnotisch wirken soll, dass der Patient in Zukunft nur noch von diesem Behandler hypnotisiert werden könne (angeblich, um Missbrauch auszuschließen) stellt einen unverantwortlichen Eingriff in die persönliche Freiheit des Patienten dar. Man stelle sich vor, dass der Patient diesen Behandler aus irgendeinem Grund nicht mehr in Anspruch nehmen kann oder will, dann wäre ihm die Hilfsmöglichkeit der Hypnosetherapie entzogen! Glücklicherweise flacht die Wirkung einer solchen Suggestion sowieso bald ab, sodass ich bisher alle derart »vorbelasteten« Patienten ohne Schwierigkeiten hypnotisieren konnte. Vertretbarer ist die Suggestion, dass der Patient nicht gegen seinen Willen hypnotisiert werden kann. Da es sich aber bei der richtig durchgeführten Hypnose um einen zwangsläufigen physiologischen Vorgang handelt, ist die Wirksamkeit solcher Suggestionen ohnehin fraglich; es steht dann Engramm gegen Engramm und wahrscheinlich entscheidet die Übertragungssituation zu dem jeweiligen Hypnotiseur, welche Suggestion sich durchsetzt.

»Wachsuggestionen« außerhalb der Hypnose

Ein sicherer Hypnosetherapeut kann bei gutem Hintergrund an überdurchschnittlich suggestiblen Personen (etwa 30%) ohne vorangegangene Hypnoseinduktion mit der Wachsuggestion durch einfache Affirmation, d. h. die Versicherung, dass es so wäre, die gleichen Phänomene hervorrufen, wie sie in einem mittleren Hypnosestadium zu erzielen sind. Man kann wohl davon ausgehen, dass durch die affirmative Wachsuggestion ein hypnotischer Bewusstseinszustand hergestellt wird, der sich lediglich durch das fehlende Einleitungsritual von einer normalen Hypnose unterscheidet. Da bei sehr Suggestiblen das Engramm, dass die durch den Hypnotisator affirmativ erteilten Suggestionen eintreffen, ohnehin schon vorhanden ist, kann die übliche Einleitung, deren Ziel unter anderem die Engrafierung dieses Engrammes ist, leicht wegfallen.

Unter Umständen kann auch bei sonst schwerer Hypnotisierbaren eine Wachsuggestion schnell zum Erfolg führen, da ein plötzlicher, sicher gegebener »Befehl« unter Umgehung rationaler Prüfung oft reflexartig befolgt wird.

Bereits öfters Hypnotisierte können zu einem hohen Prozentsatz von ihrem Hypnotisator auch wachsuggestiv beeinflusst werden. Auf Grund der ephypnotischen Suggestion, dass die Wachsuggestionen realisiert werden, gelingen sie praktisch immer. Allerdings handelt es sich dann um keine reinen Wachsuggestionen mehr, sondern um ephypnotische, durch den Schlüsselreiz der Wachsuggestionen ausgelöste Zustände.

Die eindrucksvollsten Beispiele von Wachsuggestionen sind ohne Zweifel in der Bibel geschildert: »Ich sage dir, stehe auf, nimm dein Bett und gehe nach Hause.« So sprach JESUS zu einem Gelähmten, und dieser tat wie ihm geheißen! Erinnern wir uns hier auch nochmals an die falsch verstandene und deshalb so hilfreiche Wachsuggestion »Moribundus«, die der schon zitierte Chefarzt bei der Visite unbeabsichtigt seinem Patienten gab.

Aktive Mitarbeit des Hypnotisierten

Da die größten Möglichkeiten der Hypnose in der Erweiterung des vigilanten Wachbewusstseins um die sonst unbewussten Seelenanteile und in der Beseitigung von seelisch-geistigen und körperlichen Leistungshemmungen liegen, und nicht etwa im suggestiven Hervorrufen irgendwelcher Phänomene oder Prozesse, ist die aktive, bewusste Mitarbeit des Hypnotisierten eine unerlässliche Voraussetzung moderner Hypnoseverfahren.

Fragen an den Hypnotisierten

Bei diagnostischen, analytischen, kathartischen und mediumistischen Hypnosetechniken wird der Hypnotisierte bewusst und aktiv einbezogen, indem er nicht nur in eine Ruhehypnose geführt wird oder Suggestionsempfänger ist, sondern über seine durch die Hypnose hervorgerufenen besonderen Wissens- und Erlebenszustände direkt während der Hypnose befragt wird. Die Fragen werden mit wenigen Ausnahmen verbal gestellt. Die Beantwortung kann auf die verschiedenste Weise erfolgen. Für diese Hypnosetechniken eignet sich ein mindestens mittleres bis tiefes Stadium. In der Hypnose wird nach der üblichen Einleitung und Vertiefung jeweils die Abrufbarkeit des erfragten Wissens- oder Erlebensinhaltes suggestiv verstärkt und wird die gewählte Art der Beantwortung suggestiv konditioniert. Die Wissens- und Erlebensinhalte können Engramme sein, die auf dem genetischen oder dem individuellen lebensgeschichtlichen Wege erworben wurden. Sie können bewusst oder unbewusst und sinnlich oder außersinnlich erworben worden sein und aus dem derzeitigen oder einem früheren Dasein herstammen. Sie können aber auch erst im Augenblick der Übermittlung erfahren werden, z. B. bei der in Hypnose möglichen Innenschau, die Zusammenhänge zwischen der seelisch-geistigen Ebene und dem leiblichen Organismus direkt oder symbolisch offenbaren kann, oder bei der nichtlokalen Wechselwirkung in der Beziehung zu anderen Menschen.

Die einzelnen Techniken sind in den entsprechenden Kapiteln genauer beschrieben. Hier soll nur überblickmäßig auf die verschiedenen Möglichkeiten zur Beantwortung eingegangen werden.

Verbale Beantwortung
Sie ist die Methode der Wahl bei allen analytischen Verfahren, auch bei der Rückführungshypnose und bei den kathartischen Hypnosen, und kann auch bei allen anderen Techniken eingesetzt werden. Im Dienste der erwünschten bewussten Mitarbeit des Patienten hat die verbale Beantwortung die höchste Bewusstseinswirkung.

Der Hypnotisierte erhält die Zwecksuggestion: »Wenn ich Ihnen dann Fragen stellen werde, können Sie ganz frei und gelöst antworten. Ganz frei und offen können Sie alles aussprechen (mitteilen, schildern etc.), was Ihnen in den Sinn kommt (was Sie fühlen, denken, sehen, erleben, erinnern etc.). Alles, was auftaucht, ist richtig, alles gilt, ganz gleichgültig, was es ist.« Auf diese Weise wird das spontane Antworten gefördert, was sonst erschwert ist, wenn der Hypnotisierte meint, er müsste die Antworten auf ihre Logik überprüfen oder damit bestimmte Erwartungen erfüllen oder gar, er dürfte auf Grund moralischer Bedenken dies oder jenes nicht mitteilen.

Nur die spontanen, nicht die überlegten Antworten enthalten die wesentlichen Botschaften. Aufgabe des Hypnotisators ist es, ggf. in weiterer Zusammenarbeit mit dem Patienten, den Sinn und die Bedeutung von zunächst nur symbolisch verständlichen Mitteilungen zu ergründen.

Hierauf folgt die suggestive Hinführung an den zu erfragenden Engrammkomplex, wie sie in den entsprechenden Abschnitten geschildert wird, z. B.: »Sie gehen jetzt zurück in das Jahr .... und können die wichtigen Erlebnisse dieses Jahres wie in einem Fotoalbum vor sich sehen (erinnern usw.).« Dann kann nochmals verstärkend suggeriert werden: »Sie sehen jetzt alles ganz klar und deutlich vor sich und können mir nun frei und offen alles mitteilen. Bitte sprechen Sie jetzt einfach alles aus.«

Bei Patienten, die ihre inneren Botschaften nicht mit dem inneren Auge *sehen*, sondern einfach daran denken, sie erinnern, fühlen usw. ist zu beachten, dass alle diese Erlebnisformen gleichwertig sind. Dies muss auch dem Patienten mitgeteilt werden, damit er nicht glaubt, seine »Leistung« sei unzureichend. Das »Nicht-Sehen« weist meist auf eine starke Logik-Betonung des Betreffenden hin und ist oft auch Anzeichen von Widerständen, die aber nicht hinderlich sind, da sich die anderen Erlebnisformen auf die gleichen Ebenen des Unbewussten beziehen wie das Sehen. Meist stellt sich das innere Sehen im Laufe der Therapie von selbst ein, wenn es nicht forciert wird. Zweckmäßigerweise spricht man bei diesen Patienten dann eher von »Vorstellen« usw., bis sie selbst angeben, innere Bilder zu sehen.

Das Phänomen der »direkten Stimme« ist eine in spiritistischen Kreisen gerne geübte Technik der verbalen Beantwortung. Die Spiritisten gehen von der Annahme aus, der Hypnotisierte stelle als Medium dem befragten

Verstorbenen sein Sprechorgan zur Verfügung, sodass dieser seine Antworten direkt aus dem Munde des Mediums geben könne, wobei Sprachfarbe und Klang der Stimme zu Lebzeiten des Verstorbenen gleichkommen. Da in einigen spiritistischen Sitzungen die Antworten des Verstorbenen von »irgendwoher« und nicht aus dem Munde des Mediums zu kommen scheinen, wird auch angenommen, dass der Verstorbene mit Hilfe des Mediums lediglich eine Veränderung des Aggregatzustandes einer energetischen Substanz erziele, die es ihm ermöglicht, sich zu verbalisieren. Angesichts des hypothetischen Charakters dieser Überlegungen werden diese hier nur vollständigkeitshalber erwähnt.

Automatische Schrift

Sie kann prinzipiell ebenfalls bei nahezu allen Verfahren außer den kathartischen Hypnosen angewendet werden. Doch ist sie gegenüber der verbalen Methode relativ aufwändig und umständlich und hat deswegen vor allem dort ihren Einsatzbereich, wo sie auf Grund unüberwindbarer Hemmungen bei der Verbalisierung, bei Stummen oder in Fällen, in denen das Schriftbild aussageunterstützend sein kann, einen Lösungsweg bietet. Die entsprechende Suggestion erfolgt ähnlich wie oben. »Wenn ich (Ihnen) dann Fragen stellen werde, wird Ihre Hand ganz frei und gelöst, wie von selbst, die Antwort aufschreiben können« usw.

Aus der Art der Suggestion ist schon zu ersehen, dass bei stark gehemmten Patienten die Hand sozusagen als neutrales Zwischenglied affektive Erlebnisse unter Umständen leichter äußern kann als in diesem Fall die Sprache. Dies ist umso mehr der Fall, als das automatische Schreiben »am Bewusstsein vorbei« stattfindet.

Ein weiteres Einsatzgebiet der automatischen Schrift, in dem sie eine bevorzugte Methode darstellt, ist die Beantwortung von Fragestellungen, die man in autohypnoiden Zuständen an sich selbst richtet.

In den meisten Fällen kann der Hypnotisierte dabei die Augenlider geschlossen halten, was im Sinne einer Fremdreizverminderung angebracht ist. Wo dies nicht gelingt, können die Augenlider ohne weiteres geöffnet werden.

Die »direkte Schrift« ist hingegen eine Art der schriftlichen Beantwortung in spiritistischen Sitzungen, ähnlich dem Phänomen der direkten Stimme. Nach Ansicht der Spiritisten antwortet das befragte Geistwesen schriftlich, entweder indem es sich der entsprechenden körperlichen Organe eines Anwesenden bedient oder ohne dass einer der Anwesenden Papier oder Stift berührt, jedoch immer unter Einhaltung seiner zu Lebzeiten bestandenen grafologischen Besonderheiten.

Zeichnen

Zeichnen hat zur Beantwortung von in Hypnose gestellten Fragen vor allem Bedeutung für die Wiedergabe von telepathisch oder hellseherisch übermittelten Formen und Bildern. Die Versuche M. RÝZLS und E. KINDBORGS wurden so durchgeführt, dass die Versuchsperson die während der Hypnose paranormal empfangenen Bildeindrücke nach ihrer Rückführung zeichnerisch wieder gab. Vor der Rückführung muss die posthypnotisch wirksame Suggestion erteilt werden, dass der empfangene Bildeindruck auch nach der Hypnose gut erinnerbar und zeichnerisch darstellbar sein wird. Die Zeichnung kann aber auch schon während der Hypnose, ggf. auch mit geöffneten Augen, angefertigt werden.

Ein weiterer wichtiger Anwendungsbereich ist das Zeichnen von Traumbildern oder von während analytischer Hypnose gesehenen Bildern (auch bei der »katathym imaginativen Psychotherapie«). Die Bilder heben das innerlich Gesehene auf eine Ebene der äußeren Wirklichkeit, die sie dem Bewusstsein und der Deutung noch besser zugänglich werden lässt.

Auch die Möglichkeit der Übermittlung »direkter Bilder« durch Verstorbene wird im Spiritismus angenommen.

Zeichen

Die Beantwortung der Fragen kann auch über Zeichen erfolgen, die vorher vereinbart wurden. Im Prinzip ist dies die gleiche Technik, wie sie auch bei der Radiästhesie und der Fragenbeantwortung mit dem siderischen Pendel zur Anwendung gelangt, wo vorher festgelegte bestimmte Pendelschwingungen bestimmten Bedeutungen zugeordnet werden. So kann z. B. das Anheben der rechten Hand oder des rechten Zeigefingers als Bejahung, das der linken Hand oder des linken Zeigefingers als Verneinung konditioniert werden. Alle Fragen müssen dieser Beantwortungsform so angepasst werden, dass der Hypnotisierte alternativ mit den vereinbarten Zeichen antworten kann.

Diese Methode eignet sich grundsätzlich ebenso für alle außer den kathartischen Verfahren, ist aber wesentlich umständlicher als die anderen Beantwortungsformen, da die meist erforderliche Ja-nein-Befragung bedeutend mehr Zeit in Anspruch nimmt als die direkte Fragestellung und -beantwortung. Allerdings ergibt sich daraus wiederum der Vorteil, dass diese Form der Befragung und Beantwortung noch deutlicher »am Bewusstsein vorbei« geführt werden kann als z. B. die automatische Schrift. Dies kann bei starken Erinnerungshemmungen den Weg ebnen, sei es, weil es sich um zu affektbeladene Erlebnisse handelt, um sie bewusst wiederaufleben lassen zu können, oder weil die Erinnerungsspuren zu schwach sind, um noch bewusstseinsfähig zu sein, wie manchmal bei Reinkarnationshypnosen.

Auch scheint diese Methode in ihrer Einfachheit den hyponoischen, archaischen Schichten des Zentralnervensystems besonders zu entsprechen und erbringt vielleicht gerade deshalb auch dort noch überraschende Ergebnisse, wo kompliziertere Techniken versagen. Bei tiefenpsychologischen Hypnosen sollte darauf geachtet werden, dass man nicht der Versuchung erliegt, auf diese Weise zu schnell die vorhandenen Widerstände zu überspringen.

Freie Assoziationen
In den hypnotischen Tagtraumtechniken, z. B. der katathym imaginativen Psychotherapie, und bei den kathartischen Hypnoseverfahren werden dem Hypnotisierten nur Anregungen für Vorstellungsbilder oder Situationen vorgegeben, um ihn diese selbst im inneren Erleben gestalten zu lassen. Die meist symbolhaften Schilderungen können dann vom Patienten selbst gedeutet und mit Hilfe des Therapeuten weiter verarbeitet werden oder werden in ihrer symbolhaften Gestalt behandelt, wie es unter der Beschreibung dieser Techniken genauer ausgeführt ist.

Motorische Umsetzungen
Hierunter sollen die motorischen Abreaktionen verstanden sein, die zur Verarbeitung eingeklemmter Affekte bei der Hypnokatharsis und beim Psychodrama in Hypnose angestrebt werden. Der Patient erhält die suggestive Erlaubnis, alles zu sagen und zu tun, was er »damals« gerne gesagt oder getan hätte, aber auf Grund hemmender Einflüsse unterließ. Motorische Abreaktionen sollten nur von sehr erfahrenen Therapeuten angeregt werden, da es schwer einschätzbar ist, wie sie ausfallen und eventuell Maßnahmen zu ihrer Begrenzung erforderlich sind. Ausführlicher sind diese Techniken im Teil V, Kapitel 3 geschildert.

Die Vertiefung der Hypnose und die verschiedenen Tiefenstadien
Nach der Hypnoseeinleitung, die mit dem Lidschluss als erfolgt gilt (bei »Wachsuggestionen« ohne Einleitung), wird, außer bei der gestuften Aktivhypnose und bei der fraktionierten Einleitung, die Hypnose weiter vertieft. Dies geschieht in der Regel mittels einer der Suggestionsmethoden oder einer Kombination dieser Methoden, meist in Verbindung mit der verbalen Begleitung, die eventuell mit mesmerschen Strichen oder anderen haptischen Reizen unterstützt wird. Die Vertiefung hat den Sinn, die Außenreize zur Indifferenz zu bringen und den Zugang zu den inneren Bewusstseinswelten bzw. den anderen Leistungen der tieferen Hypnosestadien zu öffnen. Dies betrifft die Kommunikation in beide Richtungen: zum einen können die Inhalte des erweiterten und vertieften Bewusstseins

erfahrbar werden, zum anderen können therapeutische und andere Interventionen und Zielsuggestionen die tiefen Seelenschichten (und damit auch die psychosomatischen Bezugsebenen) erreichen, deren Prägungen oft für Störungen und Erkrankungen grundlegend sind.

Wie viele verschiedene Tiefenstadien der Hypnose unterschieden werden, hängt vom jeweiligen Einteilungssystem ab. Es gibt Systeme, die bis zu 36 Stadien unterscheiden, was aber wenig sinnvoll ist, da die für die einzelnen Stadien spezifischen Leistungen nicht unbedingt an die angegebenen Stadien gebunden sind. Für die praktische Arbeit hat sich die Einteilung in die in der Folge beschriebenen drei Stadien bewährt, die ebenfalls nicht als starr abgegrenzte Zustände, sondern als ineinander fließende Ebenen anzusehen sind.

Alle Vertiefungsschritte gehören zum Hypnoseritual und sollten besonders bei tiefenpsychologischen Hypnosen für den Patienten bewusst erkennbar und immer wieder in derselben Form (mit geringen Modifikationen) durchgeführt werden. Manchmal erscheint dem Therapeuten oder auch dem Patienten dieses Vorgehen als umständlich oder Zeit raubend, diese logische Beurteilung weist jedoch auf unbewusste Widerstände gegen eine stärkere Anbindung durch das Ritual hin. Gerade diese Anbindung wird jedoch auf der emotionalen Ebene benötigt, um eine verlässliche Struktur als Rückhalt für den unsicheren Weg in das Unbewusste zu spüren.

Stadium I, Somnolenz: Körperlich-seelische Erholungs- und Ruhephase

In diesem leichtesten hypnotischen Ruhezustand, der spätestens nach dem Lidschluss als erreicht angesehen werden kann, kommt es oft bereits zur Entspannung der Gesichtsmuskulatur, die eine Veränderung der Gesichtszüge (wie sie auch beim autogenen Training beobachtet werden kann) mit sich bringt. Der Gesichtsausdruck wird meist weicher. Die Lider sind schwer, jedoch kann bei Anstrengung ein Öffnen noch möglich sein. Oft ist eine charakteristische schnelle Bewegung der Augäpfel zu beobachten. Diese Bewegung, die meist nicht als unangenehm empfunden wird, könnte in Anlehnung an die Ergebnisse moderner Schlafforschung als Äquivalent des REM-Schlafes (REM = Rapid Eye Movement), der die Traumphase kennzeichnet, gesehen werden.

Die Atmung wird flacher und ruhiger. Es kann bereits zur Realisierung der Handschlusssuggestion kommen. Auch viele therapeutische, pädagogische und andere Leistungen sind schon im Stadium der Somnolenz (»Schläfrigkeit«) möglich.

Stadium II, Hypotaxie: Erweitert-vertieftes Bewusstsein und körperliche Sonderleistungen

Das 2. Tiefenstadium der Hypnose, die Hypotaxie (»Unterordnung«) ermöglicht bereits die meisten hypnotischen Phänomene und Leistungen und eignet sich hervorragend für die gängigen therapeutischen Interventionen und Suggestionen. Im Stadium der Hypotaxie können die Realisierung der Suggestionen von Katalepsie und Levitation, das nahezu ermüdungsfreie Verharren in jeder vorgegebenen Stellung, automatische Bewegungen (ermüdungsfreies Weiterführen vorgegebener Bewegungsabläufe nach entsprechender Suggestion), völlige Schmerzunempfindlichkeit der suggestiv entsprechend eingestellten Körperteile, die suggestive Beeinflussung von Sekretionsvorgängen und die partielle Regression zu früheren Altersstufen auf die entsprechende Suggestion hin erreicht werden. Bei der Regression in frühere Lebenssituationen kommt es meist auch zum Wiederaufleben der damaligen Gefühle und damit zu der Möglichkeit, therapeutische Veränderungen auf den entsprechenden tiefen Seelenebenen zu erreichen (im Gegensatz zum nur logischen Besprechen in den nichthypnotischen Therapieformen). Auch die Erweiterung des Bewusstseins für diagnostische, analytisch-therapeutische und andere Zwecke ist in diesem Zustand bereits gut möglich.

Die Hypotaxie stellt sich bei leicht Hypnotisierbaren ohne weitere Vertiefung nach dem Lidschluss ein. Bei weniger leicht Hypnotisierbaren und generell bei tiefenpsychologischen Hypnosen sollte das Folgende aus vier Schritten bestehende »Vertiefungsritual« angewandt werden:

1. Der erste Schritt ist eine bildhafte Vertiefung und erfolgt nach dem Lidschluss zunächst über Suggestionen wie: »Sie gleiten nun mit jedem Ihrer Atemzüge und mit jedem Wort von mir immer tiefer und tiefer hinein in diesen angenehmen Ruhezustand – wie ein Vogel, der seine Kreise zieht und sich immer tiefer und tiefer hinabgleiten lässt. Die wohltuende Müdigkeit breitet sich aus von Ihren Augen auf den ganzen Kopf, auf Nacken, Schultern und Arme, Oberkörper, Unterkörper und Beine. Alles wird wohltuend müde und gelöst« usw. Andere Bilder, die zur Vertiefung angewendet werden können, sind z. B. der Taucher, der Segelflieger, der Bergwanderer usw. Die zur bildhaften Vertiefung benutzten Vorstellungen sollten der Erlebniswelt des Patienten entstammen und zuvor mit ihm abgesprochen werden, um keine angstbesetzten Motive zu verwenden. So wird man das Bild des Tauchers bei einem Sporttaucher gut anwenden können, sollte es aber bei einem Nichtschwimmer tunlichst vermeiden. Die Vertiefungssymbolik muss bei entsprechenden Ängsten nicht »nach unten«, sondern kann auch horizontal »nach innen« erfolgen. Bewährt hat sich das neutrale Motiv eines Parkes

oder Gartens, zu dem die Hypnose die Pforte öffnet und in den der Patient hineingeht, so tief wie er selbst mag bzw. wie es dem jeweiligen Therapieschritt entspricht. Diese Symbolik kann erweitert werden, indem man vom Park oder Garten des Lebens, der Vergangenheit, des Unbewussten und der Hypnose spricht. Die bildhafte Vertiefungssuggestion wiederholt man zwei- bis dreimal und baut sie aus, sodass der Hypnotisierte Zeit hat zur Realisierung.

2. Im zweiten Schritt erfolgt eine symbolische Ruhesuggestion für das Denken (mentale Ebene der vigilanten, logischen Linkshirndominanz), die haptisch unterstützt wird, um sie auch emotional-körperlich besser erfahrbar zu machen. Wie auch die folgenden beiden Schritte (3 und 4) wird dieser dem Patienten schon in der Vorbesprechung und dann nochmals in der Hypnose direkt vor der Ausführung angekündigt. Die Ankündigung gehört ebenfalls zum Ritual und hat zwei Funktionen: zum einen bewirkt sie eine Engrammbildung, die die spätere Realisierung fördert, zum anderen schafft sie eine gute Atmosphäre der Sicherheit und Kooperation, die besonders für die körperliche (haptische) Unterstützung eine wichtige Voraussetzung ist. Ich gebe ein Beispiel für diese Ankündigung, das zugleich die Durchführung des zweiten Vertiefungsschrittes beschreibt:

   »Ich werde jetzt meine Hände über Ihre Stirn halten, wie ich es Ihnen vorhin (in der Vorbesprechung) angekündigt habe, und Sie werden dann spüren, wie von meinen Händen eine angenehme Wärme und Ruhe ausströmen und von Ihrer Stirn aufgenommen werden.«

   Man hält dann die Hände schalenförmig in einigen Zentimetern Abstand über die Stirn des Patienten (siehe Abbildung unten) und begleitet dies mit der Suggestion: »Jetzt halte ich meine Hände über Ihre Stirn, und Sie werden gleich wahrnehmen, wie sich ein angenehmes Wärmegefühl einstellt, und mit der Wärme wird eine wohltuende Ruhe einfließen.« Diese Suggestion kann erforderlichenfalls folgendermaßen erweitert werden: »Über das Nervensystem und die Blutbahnen werden diese angenehme Wärme und wohltuende Ruhe auf den ganzen Organismus ausgebreitet, erreichen jede einzelne Zelle und entfalten ihre heilsame Wirkung.« In den ersten Sitzungen kann es empfehlenswert sein, sich die entsprechenden Empfindungen des Patienten bestätigen zu lassen, z. B. mit der Aufforderung: »Sagen Sie es mir bitte, sobald Sie die Wärme spüren.« Die Mitteilungen des Patienten werden so beantwortet, dass er in den bereits gut empfundenen Bereichen positiv bestätigt wird und eventuell weniger deutlich empfundene Gefühle mehr in den Hintergrund gestellt werden.

   Oft schildert der Patient die haptischen Unterstützungen (auch der nächsten beiden Vertiefungsschritte) als zentrale, angenehme und hilfreiche Erlebnisse der Hypnose. Dies umso mehr, je besser der Therapeut die magnetopathischen Fähigkeiten seiner Hände (dritte hypnotische Kommunikationsebene) trainiert hat.

In den weiteren Sitzungen reicht eine gemeinsame Ankündigung für die haptischen Vertiefungsunterstützungen der Schritte 2 bis 4 aus, z. B. in der folgenden Form: »Ich werde jetzt die Hypnose in der gewohnten Form vertiefen, indem ich mit meinen Händen nacheinander über Stirn, Schultern und Sonnengeflecht einwirken werde.«

3. Der dritte Schritt des Vertiefungsrituals besteht aus der symbolischen Ruhesuggestion für das Bewegungssystem. Er wird folgendermaßen angekündigt und ausgeführt: »Ich werde jetzt mit meinen Händen Ihre Schultern berühren, wie ich es Ihnen vorhin (in der Vorbesprechung) angekündigt habe, und Sie werden dann spüren, wie ein angenehmes Gefühl der Wärme und Schwere in Ihren Schultern deutlich wird und sich allmählich nach unten auf das ganze Bewegungssystem ausbreitet.« Man berührt dann, u. U. mit leichtem Druck, die Schultern des Patienten (siehe Abbildung f. Seite) und begleitet dies mit der Suggestion: »Jetzt berühre ich Ihre Schultern, und Sie werden gleich wahrnehmen,

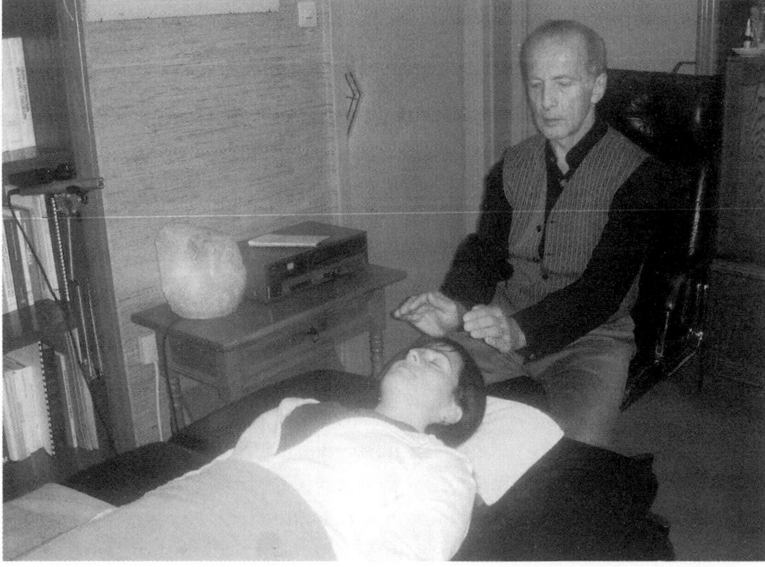

Abb. 20: Die erste haptische Vertiefungsunterstützung (Ruhesuggestion für die mentale Ebene) wird mit schalenförmig im Abstand von wenigen Zentimetern über der Stirn gehaltenen Händen durchgeführt (10 – 20 Sekunden).

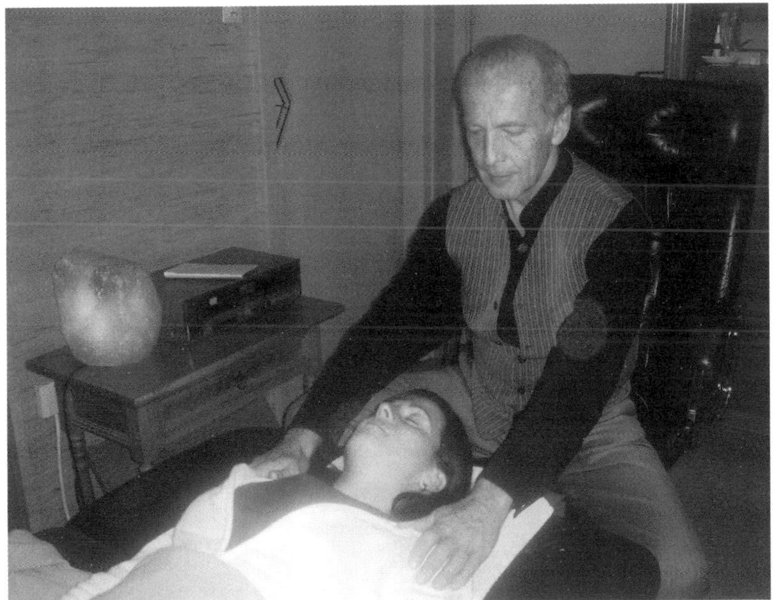

Abb. 21: Die zweite haptische Vertiefungsunterstützung (Ruhesuggestion für die Bewegungsebene) wird mit leicht auf die Schultern aufgelegten Händen bzw. Fingern durchgeführt (10 – 20 Sekunden). Der dritte Schritt (Ruhesuggestion für die emotionale Ebene) erfolgt am besten mit der »ich-nächsten« Hand (rechts beim Rechtshänder, links beim Linkshänder) unter leichter Berührung unterhalb des Sternums.

wie sich ein wohltuendes Wärmegefühl und mit ihm ein angenehmes Schweregefühl einstellt und sich von den Schultern aus über Arme, Hände, Rücken, Gesäß, Beine und Füße nach unten ausbreitet. Ganz angenehm und deutlich spüren Sie jetzt bald das Gewicht Ihrer Arme, Hände ... usw. Sie spüren den sanften Druck Ihres Körpers auf der Unterlage und können sich ganz auf dieses angenehme Schweregefühl konzentrieren. Nach und nach breitet sich auch das wohltuende Wärmegefühl auf den ganzen Körper aus.«

Diese Suggestion sollte nicht unnötig verstärkt werden, um das Schweregefühl nicht unangenehm werden zu lassen und damit Ängste zu provozieren. Insbesondere ist zu beachten, dass der Kopf *nicht* in die Schweresuggestion einbezogen wird. Lässt man den Patienten seine Empfindungen schildern, geht man vor wie unter Schritt 2 beschrieben.

4. Der vierte Vertiefungsschritt besteht in einer symbolischen Ruhesuggestion für den emotionalen Bereich. Er wird folgendermaßen ange-

kündigt und ausgeführt: »Ich werde jetzt mit meiner Hand leicht über dem Bereich des Sonnengeflechts einwirken, wie ich es Ihnen vorhin (in der Vorbesprechung) angekündigt habe, und Sie werden dann spüren, wie sich von da aus ein angenehmes Gefühl von Wärme und Gelöstheit ausbreitet.« Auf diese Suggestion aufbauend können dann andere Inhalte eingeführt werden, wie z. B.: »Sie können sich jetzt in dieser meditativen Ruhesituation vorstellen, wie Sie ganz gelassen den Raum betreten, in dem Ihre Prüfung stattfinden wird ...« usw., in diesem Beispiel gefolgt von einer positiven Engrammbildung für eine bevorstehende Prüfung. Bei analytischen, tiefenpsychologischen Hypnosetechniken sollte keine zu starke Harmonisierung angestrebt werden, um nicht den Zugang zu wichtigen Konflikterlebnissen zu überdecken. Der »Sommerwiesen-Schritt« entfällt daher für diese Verfahren und die Vertiefung wird ggf. mit den folgenden Schritten weitergeführt.

Stadium III, Somnambulismus: Sensorische Erinnerung, Zugang zum »höheren Selbst« und andere seelisch-geistige und körperliche Ausnahmeleistungen

Das dritte und tiefste Hypnosestadium, der Somnambulismus (Schlafwandeln), ermöglicht neben der Realisierung aller vorgenannten Abläufe und Leistungen die suggestive Steuerung sämtlicher Körperfunktionen, die Erzeugung von positiven und negativen Halluzinationen, welche subjektiv vom Hypnotisierten mit allen Sinnen empfunden werden, völlige Anästhesie, völlige Amnesie und die Möglichkeit der beliebigen Erinnerungsverfälschung sowie völlige oder weit gehende Altersregression nach entsprechender Suggestion, sodass der Hypnotisierte die entsprechende Altersstufe mit allen Sinnen wieder durchlebt. Im Stadium des Somnambulismus sind ein Öffnen der Augenlider und die tätige Erfüllung ausgedehnter Suggestionsaufträge unter Beibehaltung des hypnotischen Zustandes möglich, wie schon die Bezeichnung »Schlafwandeln« andeutet. Dieses tiefe Stadium ist außerdem Voraussetzung für die sichere Realisierung ephypnotischer Suggestionen. Auch im Hinblick auf die Bewusstseinserweiterung und den Zugang zu geistigen Bereichen, wie z. B. zum »höheren Selbst«, vermag die tiefe Hypnose wichtige Pforten zu öffnen.

In den früher angewandten Hypnosetechniken wurde dieses Stadium in der Regel nur unbewusst erlebt bzw. »automatisch vergessen« (Spontanamnesie). Jedoch bewirkt die bloße Versicherung (in Form einer Zwecksuggestion), man könne auch dieses Stadium bewusst erleben und erinnern, dass dies tatsächlich geschieht und damit auch der große Bereich der tiefsten Seelenschichten dem Bewusstsein und der tiefenpsychologischen therapeutischen Intervention erschlossen wird.

Der Somnambulismus kann meist erst nach mehreren vorangegangenen Hypnosen erreicht werden, bei sehr Suggestiblen und guten Bedingungen aber auch schon in der ersten Hypnose. Sein therapeutischer Wert liegt vor allem in der Möglichkeit der Regression in die frühesten Kindheitsphasen und in das intrauterine Dasein, wobei die seinerzeit aktiven emotionalen Ebenen und hypnotischen Bewusstseinsschichten reaktiviert werden. Es gibt verschiedene Wege, den tiefsten Hypnosezustand zu erreichen. Bei einer länger dauernden tiefenpsychologischen Therapie, wo er vor allem benötigt wird, empfiehlt es sich, ihn nach und nach anzustreben. Dies hat den Vorteil, dass Zeit dafür besteht, entsprechende Widerstände abzubauen und dass keine zu großen Schritte erfolgen, die zu Angstreaktionen führen könnten. Hierfür beschreibe ich in der Folge zwei Vertiefungsschritte, die in der tiefenpsychologischen Therapie ebenfalls Teil des Rituals sind.

- Der erste Schritt zur »somnambulen Vertiefung« sollte in der tiefenpsychologischen Therapie vollzogen werden, wenn man in der Rückführung die Kindheit erreicht, also etwa mit 13 bis 14 Jahren. Jede weitere Hypnosesitzung wird dann, nachdem die Vertiefungsschritte zum Stadium II erfolgt sind, mit dem folgenden Schritt weitergeführt. Es gilt auch hier wieder das Prinzip der Ankündigung vor der Ausführung (wobei die Ankündigung für diesen und den nächsten Schritt bei wiederholten Sitzungen in die oben angeführte allgemeine Ankündigung einbezogen wird):

  »Ich werde jetzt mit meinem Finger leicht deine Stirn berühren, wie ich es vorhin (in der Vorbesprechung) angekündigt habe, und ich werde dadurch die Pforte in die Vergangenheit hinein öffnen, sodass dein Gedächtnis über die Grenzen von Zeit und Raum hinaus in die Kindheit zurückfinden kann und alles wieder auftauchen darf, was in dem Zeitraum, in den wir hineingehen, für dich wesentlich ist.«

  Man berührt dann leicht und kurz mit einem Finger den als »Stirnchakra« bekannten Punkt über der Nasenwurzel und wiederholt die obige Suggestion sinngemäß in der Gegenwartsform. Die Du-Anrede ist ebenfalls zuvor mit dem Patienten abzusprechen, sobald eine Regression in die Kindheit erfolgen soll. Zugleich bittet man den Patienten, alle Schilderungen in der Gegenwartsform zu geben, so als würden die entsprechenden Erlebnisse gerade stattfinden. Der Gebrauch der Du-Anrede und der Gegenwartsform erleichtern als spezifische Schlüsselreize die Regression und das vertiefte Wiedererleben.
- Der zweite somnambule Vertiefungsschritt kann auf verschiedene Art erfolgen. Entweder erfolgt die Vertiefung über das Scheitelchakra oder über eine Armlevitation. Die einmal gewählte Vertiefungsart sollte als Ritual für die folgenden Sitzungen beibehalten werden. Dieser Vertie-

fungsschritt wird eingesetzt werden, sobald man in der Regression das präverbale Alter erreicht, also das Alter von etwa drei Jahren und früher. Er wird dann in jeder weiteren Sitzung allen vorgenannten Vertiefungsschritten angefügt. Natürlich gilt auch hier wieder das Prinzip der Ankündigung vor der Ausführung.

Vertiefung über Scheitelchakra: »Ich werde jetzt leicht den Bereich deines Scheitelwirbels (oder: deinen Hinterkopf) berühren, wie ich es vorhin (in der Vorbesprechung) angekündigt habe, und du kannst noch weiter in die Vergangenheit hineingehen, hinein bis in die früheste Zeit deines Lebens, hinein bis in das dritte (zweite usw.) Lebensjahr (bis in die allererste Zeit deines Daseins im Mutterleib usw.), und alles darf wieder auftauchen, was in diesem Zeitraum für dich wesentlich ist.«

Man berührt dann leicht und kurz mit zwei bis drei Fingern den als »Scheitelchakra« bekannten Bereich (Scheitelwirbel) am Hinterhaupt und wiederholt die obige Suggestion sinngemäß in der Gegenwartsform.

Vertiefung über Armlevitation: »Ich werde jetzt fünfmal über deinen linken Arm streichen, von der Hand hin zur Schulter, wie ich es vorhin (in der Vorbesprechung) angekündigt habe, und du wirst dann spüren, wie sich dein Arm immer leichter und leichter anfühlen wird. Mit jedem Strich meiner Hand wird dein Arm immer leichter, so leicht wie eine Daunenfeder, die sich beim feinsten Lufthauch in die Höhe erhebt. So leicht, als wäre das Handgelenk an einem großen Luftballon befestigt, der es nach oben zieht. Beim fünften Strich wird sich deine Hand wie von selbst abheben, wie von einem Luftballon nach oben gezogen, und wird sich langsam zu deiner Stirn hin bewegen, als würde sie von unsichtbaren Fäden angezogen. Sie wird dann deine Stirn berühren und dabei dieses angenehme Gefühl der Leichtigkeit auf die Stirn übertragen und damit auch deine Erinnerung ganz leicht und frei in die früheste Zeit deines Lebens (Zeitangabe) zurückfinden lassen. Sobald ich dann von oben nach unten über deine Hand streichen werde, kehrt das Gefühl der Armschwere zurück, während die Stirn und das Gedächtnis leicht und frei bleiben. Und indem dann dein Arm wieder langsam nach unten gleiten wird, gehst du immer tiefer in die Hypnose und in die Vergangenheit, je tiefer der Arm mit der Hand nach unten gleitet. Und wenn der Arm wieder auf der Unterlage angelangt sein wird, fühlst du dich wieder hineinversetzt in die Zeit kurz nach deiner Geburt (Zeitangabe), und alles darf wieder auftauchen, was dann für dich wesentlich ist.«

Man führt dann langsam die angegebenen Striche über den Arm durch und wiederholt unterstützend die obige Suggestion sinngemäß in der Gegenwartsform. Wie es deutlich wird, hat die Armlevitationssuggestion den Vorteil, dass sie symbolisch sehr gut mit der weiteren Vertiefung verbunden werden kann (Übertragung der Leichtigkeit von der Hand auf die Stirn und das Gedächtnis und Vertiefung über das Absenken des Armes). Zudem überlässt sie dem Hypnotisierten das Tempo seiner Vertiefung. Dennoch entwickeln insbesondere zwanghafte Patienten oft Widerstände gegen diese Art der Vertiefung. Es muss also die jeweils individuell angemessene Methode herausgefunden werden.

Ist ein genügend tiefer hypnotischer Zustand erreicht, können die Zielsuggestionen erteilt oder entsprechende therapeutische und andere Interventionen erfolgen. Bei therapeutischen Maßnahmen gilt die Grundregel, dass zur wirksamen Überwindung von Störungen und Erkrankungen und Krankheitsbeschwerden derjenige Tiefegrad von Hypnose erforderlich ist, dessen Zeichen oder Symptome den zu beseitigenden körperlichen oder seelischen Beschwerden entsprechen. Diese Regel kann allerdings nicht starr gehandhabt werden, und man wird im Allgemeinen davon ausgehen können, dass für die meisten Zielsetzungen ein leichter bis mittlerer hypnotischer Zustand ausreicht.

Die Kontrolle der Hypnose und ihrer Stadien

Da theoretisch nahezu alle äußerlich sichtbaren Phänomene vom Hypnotisierten dem Hypnotisator »zum Gefallen« produziert werden könnten, wird immer wieder der Wunsch nach einer objektiven Kontrollmöglichkeit geäußert. Zu diesem Zweck wird oft ein Psychogalvanometer eingesetzt (Lügendetektor). Der Einsatz eines solchen Gerätes macht aber vor allem die Unsicherheit des Hypnotisators offensichtlich und ist zudem von zweifelhaftem Wert, weil ein Zeigerausschlag lediglich anzeigt, dass eine seelische Erregung stattfindet, nicht aber, ob eine Suggestion tatsächlich verwirklicht wurde. Eine sorgfältige Beobachtung des Hypnotisierten scheint mir zuverlässiger und wertvoller. Die nachfolgend genannten Anzeichen können als objektive Beweise für die Echtheit der beobachteten hypnotischen Phänomene und das Vorliegen der verschiedenen Tiefen angesehen werden.

Die Art des Lidschlusses kann einen wesentlichen Aufschluss über seine Echtheit und über das in dieser Hypnose zu erzielende Stadium geben. Der normale hypnotische Lidschluss erfolgt »jalousieartig«, d. h., es geht zumeist ein »halbes Blinzeln« voran, das ein ruckartiges Senken der Lider bis etwa zur Mitte und Wiederöffnen beinhaltet. Der Hypnotisand strengt sich sichtlich an, die Augenlider offen zu halten, was ihm immer mehr Schwierigkeiten bereitet, bis sie in der beschriebenen Art ruckweise zufallen. Andererseits spricht ein glattes Schließen der Augenlider nicht gegen die Echtheit des hypnotischen Lidschlusses. Ein nach dem Lidschluss beibehaltenes feines Zittern der Augenlider und Augäpfel ist ebenso ein unverwechselbares Zeichen für das tatsächliche Vorhandensein des hypnotischen Zustandes, kann aber ebenfalls fehlen.

Die Schnelligkeit des Lidschlusses gibt Aufschluss über das in dieser Sitzung erreichbare Tiefenstadium. Erfolgt er in wenigen Sekunden, kann zumeist sofort ein tiefes Stadium erreicht werden, braucht es Minuten, wird ein tiefes Stadium meist erst in folgenden Hypnosen zu erzielen sein. Ist man in solchen Fällen auf ein Erreichen eines tiefen Hypnosestadiums schon bei der ersten Sitzung angewiesen, empfiehlt sich die Anwendung der fraktionierten Methode.

Nach dem Lidschluss ist immer zumindest das Stadium der Somnolenz erreicht.

Das mittlere Hypnosestadium kann anhand der Art der Realisierung von Katalepsie- und Levitationssuggestionen und automatischen Bewegungen erkannt werden. Während auch einem kräftigen und trainierten Menschen das unveränderte Einhalten einer unbequemen Stellung allerhöchstens für fünfzehn bis zwanzig Minuten gelingen wird, kann sogar ein körperlich zarter Mensch in Hypnose kataleptische Stellungen, die suggestiv erzeugt wurden, über Stunden ermüdungsfrei durchhalten. Dass dies ohne Anstrengung erfolgt, ist leicht an der Ruhe und Leichtigkeit zu beobachten, mit der diese Stellung eingehalten wird, während bei einer bewussten Imitation dieses Zustandes schon nach kurzer Zeit die Ermüdungserscheinungen durch Zittern usw. ersichtlich werden.

Levitationssuggestionen werden so typisch verwirklicht, dass jeder, der z. B. eine suggestiv erzeugte Armlevitation miterlebt, nicht an deren Echtheit zweifeln kann. Wie von Fäden gezogen steigt erst der Unterarm, der Suggestion und trotzdem den Gesetzen der Schwerkraft folgend, in die Höhe und zieht dann erst gleichsam den Oberarm nach. Die Hand ist meist völlig passiv im Gelenk abgewinkelt und fällt der Schwerkraft folgend nach vorn und hinten, wenn man den Unterarm in eine kreisende automatische Bewegung versetzt.

Beim Handschlussversuch ist nach der Aufforderung zum Versuch, die zuvor als unlösbar verbunden suggerierten Hände auseinander zu ziehen, an der Art und Weise, wie der Hypnotisierte dieser Aufforderung nachkommt, leicht zu beurteilen, dass er sich tatsächlich bemüht, dies zu tun, es aber auf Grund der Suggestion nicht kann. Die Skala reicht von einem matten, ergebenen Zucken bis zum angestrengten Zerren. Ähnlich ist das Verhalten nach der Aufforderung zum Versuch des Durchbrechens einer Katalepsiesuggestion.

Die Realisierung einer Analgesiesuggestion kann bewiesen werden, wenn man dem Hypnotisierten eine Injektionskanüle durch die Haut sticht. Erfolgt dies ohne Vorankündigung, würde bei nur gespielter Schmerzunempfindlichkeit eine Reflexreaktion kaum zu vermeiden sein. Außerdem ist die echte hypnotische Analgesie daran zu erkennen, dass die Einstichstelle auch ohne entsprechende Suggestion kaum blutet.

Das Erreichen des somnambulen Hypnosestadiums ist während der Hypnose an der Steigerung der Sinnesempfindlichkeit überprüfbar. So kann der Hypnotisierte die von den Händen des Hypnotisators ausgehende Strahlung bis zu einem halben Meter oder manchmal sogar mehreren Metern Entfernung noch wahrnehmen. Die Art der Erlebnisschilderung bei einer Altersregression oder bei anderen analytischen Methoden, der Reinkarnationshypnose usw., wo oft bis zum Schriftbild, zur Stimme und zum Wortschatz die Vergangenheit auflebt, ist ebenfalls sehr aufschlussreich. Das Öffnen der Augen und die Durchführung bzw. das Erleben kompletter Tätigkeits- und Empfindungsabläufe gelingen auf die entsprechende Suggestion hin, ohne dass die Hypnose durchbrochen wird. Nach einer tiefen Hypnose wird, falls keine andere Suggestion gegeben wurde, meist eine spontane Amnesie vorhanden sein. Ephypnotische Suggestionen werden zum Teil völlig kritiklos realisiert.

Die Rückführung aus der Hypnose

Die Rückführung aus der Hypnose ist in der tiefenpsychologischen Therapie, aber auch in anderen längerfristigen Hypnoseanwendungen, ein wichtiger, weil der abschließende Teil des Rituals. Sie verdient entsprechende Beachtung und soll für den Patienten bewusst erkennbar und mit einer verlässlich wiederkehrenden Struktur erfolgen. Neben dieser seelisch-geistigen symbolischen Aufgabe hat die Rückführung natürlich die praktische Zielsetzung, den Hypnotisierten in den vigilanten Bewusstseinszustand überzuführen und alle Zwecksuggestionen zur Einleitung und Vertiefung der Hypnose zurückzunehmen. Bedauerlicherweise erfolgt oft nach ausführlichen und guten Hypnosen eine knappe, stiefmütterliche Rücknahme und werden damit wichtige Chancen vergeben, die in den Aufgaben und Zielsetzungen der Rückführung liegen.

Grundsätze

Die große Bedeutung der Rückführung kann am besten gewürdigt werden, wenn sie nicht als Beendigung, sondern als letzter Schritt, sozusagen als Finale der Hypnose verstanden wird. Sie sollte wie die Einleitung aus zwei Gründen einer relativ festen Struktur folgen: erstens erfüllt sie damit die beschriebene Aufgabe als Ritualschritt und zweitens befreit der »automatisierte« Strukturanteil den Hypnotisator von der Aufmerksamkeit für das methodische Vorgehen, sodass er sich noch besser auf die aktuelle Situation des Hypnotisierten konzentrieren kann. Zudem hat die aufeinander abgestimmte Standardisierung von Einleitung und Rückführung den Vorteil, dass die Rücknahme der Einleitungsschritte nicht vergessen wird.

Für das praktische Vorgehen ist der oberste Grundsatz, dass alle Suggestionen, die nicht nach der Hypnose weiterwirken sollen, sorgfältig zurückgenommen werden müssen. Hierbei geht man quasi den Weg der Einleitungs- und anderen Zwecksuggestion rückwärts und nimmt diese auf dieselbe Art und Weise (verbal, haptisch usw.) wieder zurück, wie man sie gab. Auch die Reihenfolge wird rückwärts durchlaufen, sodass die zuletzt gegebenen Suggestionen zuerst aufgehoben werden.

Wie wir wissen, stellt sich im hypnotischen Zustande auch ohne besondere Suggestion meist ein Gefühl von Müdigkeit und Schwere ein, daher empfiehlt es sich grundsätzlich, die Desuggestion dieser Empfindungen in die Rückführung mit einzubauen. Auch bei der Rückführung muss dem Hypnotisierten zur Verwirklichung der Suggestionen Zeit gelassen werden. »Eins-zwei Augen auf!«, wie es bei Jahrmarkthypnosen manchmal verwendet wird, ist zu kurz und führt oft zu Missempfindungen.

Die Struktur einer ausführlichen Rückführung im Sinne eines Finales muss vor allem die Tatsachen einbeziehen, dass

- der Hypnosezustand gegen das Ende der Sitzung hin meist am tiefsten ist und dass
- die Rückführung praktisch und symbolisch die Überleitung nicht nur in den Vigilanzzustand, sondern auch in die »Therapie-Zwischenphasen« bzw. in die »nach-therapeutische Phase« repräsentiert.

Daraus ergeben sich entsprechende zusätzliche Aufgaben, und aus einer bloßen »Rückführung« wird zugleich der vielleicht wesentlichste Verankerungsschritt im Sinne der Hypnosezielsetzung und eine überleitende »Hinführung« zu den Therapie-Zwischenphasen bzw. der nach-therapeutischen Phase, auf die sie die therapeutischen Absichten symbolisch übertragen kann.

Praktisches Vorgehen

Um die verschiedenen Aufgaben der Rückführung miteinander zu verbinden, empfiehlt sich ein ausführliches Vorgehen, bei dem die Strukturschritte standardisiert sind und Raum für die individuelle Verankerung und Überleitung gegeben ist. Dies kann mit einer Zählmethode geschehen, wobei z. B. die ungeraden Zahlen für die Strukturschritte und die geraden Zahlen für die individuellen Aufgaben vorgesehen werden. In der Folge gebe ich ein Beispiel für ein entsprechendes praktisches Vorgehen:

Auch hier gilt wieder das Prinzip Ankündigung (Engrammbildung) vor Durchführung (Ekphorieren). Vor der Rückführung erhält der Hypnotisierte die (bereits im Vorgespräch besprochene) Suggestion:

»Ich werde Sie dann wieder aus der Hypnose zurückführen, indem ich von eins bis zehn zählen werde. Bei zehn können Sie dann die Augen wieder öffnen und fühlen sich ganz frisch und munter.« Dann beginnt die eigentliche Rückführung, in deren Verlauf die Stimme angehoben wird: »Eins – Ihre Beine werden wieder ganz frei und leicht, und die Müdigkeit weicht ... «

Diese Desuggestion muss mit mesmerischen Strichen von unten nach oben unterstützt werden, falls solche bei der Einleitung oder während der Hypnose zur Unterstützung der Schweresuggestion verwendet wurden; ebenso muss mit allen anderen Suggestionen verfahren werden, die unter haptischer Beteiligung gegeben wurden und zurückgenommen werden sollen. Grundsätzlich soll also die Art und Weise der Einleitungssuggestion bei der Rückführung »umgekehrt« werden.

» ... Zwei – Ob Sie daran denken oder nicht, ob Sie schlafen oder wachen, Ihr Leitsatz ist jetzt in allen Schichten des Bewusstseins und des Unbewussten verankert und wird Sie auch nach der Hypnose begleiten. Ihr Leitsatz heißt (z. B.) ›Ich atme gern‹. – Drei – Der Unterleib (Gesäß und Becken) wird ganz frei und leicht, und die Müdigkeit weicht. – Vier – Jede weitere Hypnose wird immer leichter und tiefer in diesen angenehmen Ruhezustand führen. – Fünf – Der Oberkörper wird ganz frei und leicht, und die Müdigkeit weicht. – Sechs – Die wohltuende innere Ruhe bleibt auch nach der Hypnose im Nervensystem erhalten. – Sieben – Die Hände, Arme und Schultern werden ganz frei und leicht, und die Müdigkeit weicht. – Acht – Sie kommen wieder ganz zurück in das Hier und Jetzt und nehmen alles bewusst mit, was Sie in der Hypnose erfahren haben. – Neun – Auch Nacken und Kopf sind [»sind« und nicht »werden«, da Nacken und Kopf nicht als schwer suggeriert wurden] angenehm leicht und frei, und die Müdigkeit weicht. – Zehn – Sie fühlen sich erfrischt und wohl, und auch die Augenlider werden wieder ganz leicht und frei und können gut geöffnet werden, und die Hypnose ist beendet.«

Der Patient streckt und räkelt sich oft nach der Rückführung. In der Regel wird bereits die erste Hypnose als sehr angenehm empfunden.

Bei ängstlichen Patienten mit starkem Kontrollbedürfnis kann es sinnvoll sein, vor der Hypnose das »Zurücknehmen« des autogenen Trainings (s. Teil V, Kapitel 3) zu konditionieren, verbunden mit der Instruktion, dass sie auf diese Weise die Hypnose jederzeit selbst beenden können, wenn sie es wünschen sollten. Dies lindert meist die Kontrollangst erheblich und fördert eine freiere Mitarbeit.

Komplikationen bei der Rückführung

In seltenen Fällen, besonders bei hysterisch Strukturierten, kann die übliche Rückführung ohne Erfolg bleiben, d. h., der Hypnotisierte öffnet bei »zehn« nicht die Augen. Dies kann darauf hindeuten, dass während der Hypnose, eventuell durch eine zu lange Sprechpause, ein Rapportverlust stattgefunden hat, und man wird dann zuerst den Rapport wieder herstellen müssen. In vielen Fällen reicht aber eine deutliche Wiederholung der Aufforderung »Die Augen können jetzt geöffnet werden!« aus.

Immer gilt der oberste Grundsatz, dass man keine Unruhe zeigen soll, da eine hysterisch-autosuggestiv herbeigeführte Hypnosevertiefung während der Rückführung ja eine Art unbewusst produzierter »Schaueffekt« ist, dessen Dramatik und damit Wirksamkeit natürlich umso mehr zunehmen würden, je mehr Aufregung sich der Therapeut anmerken ließe. Da es keine »ewigen Hypnosen« gibt, wie sie leider nicht nur von der Regenbogenpresse manchmal beschrieben werden, ist ohnehin keinerlei Grund zur Aufregung gegeben

Öffnet der Hypnotisierte nach wiederholter, deutlicher Aufforderung noch nicht die Augen, kann nach folgendem Schema verfahren werden:

Man schaltet das Licht an, nimmt die Decke weg, nimmt den Hypnotisierten an der Hand und fordert ihn auf: »Die Hypnose ist jetzt beendet, Sie können jetzt aufstehen!« Bleibt dies ohne Erfolg, muss zunächst der verloren gegangene Rapport wieder hergestellt werden.

Dem Rapportverlust wird selbstverständlich schon während der Hypnose entgegengearbeitet, indem man keine zu langen Sprechpausen einlegt und hin und wieder an seine Stimme konditioniert (»Sie hören ganz genau, wie ich zu Ihnen spreche; Sie sind durch meine Stimme mit der Umwelt verbunden« etc.) und indem man mit dem Hypnotisierten spricht. Sollte sich bei der Rückführung zeigen, dass es trotzdem zum Rapportverlust gekommen ist, stellt man den Rapport am besten durch eine nochmalige verbale Vertiefung der Hypnose wieder her. Anhand leicht kontrollierbarer motorischer Suggestionen (Bewegungssuggestionen) vergewissert man sich dann, dass der Rapport wieder aufgenommen ist, und erzeugt notfalls selbst am Hypnotisierten die den Suggestionen synchronen Bewegungen, bis er von selbst wieder reagiert. Darauf wird die Rückführung nochmals energisch wiederholt.

Bleibt der Hypnotisierte dann noch immer liegen, kann man ihm sagen, dass man ihm wegen der guten hypnotischen Wirkung und seiner starken Ermüdung noch etwas Zeit lasse, um aufzuwachen. Allerdings müsse man in wenigen Minuten gehen und ihn, falls er dann noch schlafe, allein lassen. Dies wird dann auch Resistente dazu bewegen, der Rückführung zu folgen. Wenn der Hypnotisator weiß, dass das »Schlimmste«, was in diesem

Falle geschehen kann, ist, dass sich der Patient ausschläft, überträgt er dies zudem als innere Ruhe auf den Patienten.

Eine ernstere Komplikation ist es, wenn ein Hypnotisierter während der Hypnose oder Rückführung einen hysterischen Anfall produziert und dadurch ein Rapportverlust eintritt. Hier kann der Rapport am besten wieder hergestellt werden, indem man die Anfallssymptomatik suggestiv schildert, als ob sie das Produkt der hypnotischen Suggestion wäre, und dann schnell und überrumpelnd die Rückführung durchführt. Hier kann ein plötzliches »Und jetzt öffnen Sie die Augen!« gerechtfertigt sein.

Folgen falscher oder unvollständiger Rückführung

Wird die Hypnose aus irgendwelchen Gründen nicht mit der normalen Rückführung beendet, weil z. B. der Hypnotisierte vergessen oder der Hypnotisator weggerufen wurde, geht sie in aller Regel nach einem längeren Rapportverlust (etwa nach 15 bis 45 Minuten) von selbst in den natürlichen Schlaf über, und der Hypnotisierte erwacht ebenso natürlich, sobald er ausgeschlafen hat. Allerdings können Schweregefühle und Benommenheit noch längere Zeit anhalten. Ungünstiger als das Ausschlafen statt Rückführung ist es, wenn die Rückführung falsch oder unvollständig durchgeführt wird. Bei Schaubudenhypnosen kommt die Rückführung fast immer zu kurz und können Nachwirkungen wie Kopfschmerzen, Spannungen und seelische Verstimmungen noch stunden- bis tagelang anhalten. Jede erteilte und nicht ausdrücklich zurückgenommene Suggestion kann zu suggestionsentsprechenden Nachwirkungen führen, die sich unter Umständen generalisieren können. So z. B. kann sich eine nicht zurückgenommene Armschweresuggestion auf den ganzen Körper ausbreiten oder auch zu anderen Missempfindungen wie Abgeschlagenheit oder Kopfschmerz führen.

Die Nachbesprechung

Auch die Nachbesprechung gehört noch zum Überleitungsritual von der Hypnose zur Vigilanz bzw. von der Therapie zur Zwischenphase oder nachtherapeutischen Phase. Nach der Beendigung der Hypnose gibt man dem Patienten einige Sekunden Zeit, damit er sich zurechtfindet. Dann kann man ihn nach seinen Erlebnissen in der Hypnose fragen, wobei auf eine offene Fragestellung zu achten ist, z. B.: »Nun haben wir die erste Hypnose durchgeführt. War es so, wie Sie es sich vorgestellt hatten? Wie haben Sie es empfunden?« Diese Frage hat unter anderem den Sinn, die für den Patienten angenehmsten und am besten realisierten Empfindungen sowie auch eventuelle weniger angenehme Gefühle und schlechter realisierbare Vorstellungen zu erfahren, soweit das nicht schon während der Hypnose besprochen wurde. Die erhaltenen Informationen verwendet man genauso, wie es bei der fraktionierten Einleitung beschrieben wurde. Positive Empfindungen werden als besonders wichtig betont und bestätigend besprochen, negative Empfindungen bzw. weniger gut realisierte Suggestionen werden eher in den Hintergrund gerückt oder umgedeutet. Wichtige Aussagen des Patienten werden notiert, um bei der nächsten Hypnose darauf aufzubauen.

Auch wenn vorher ausdrücklich darauf hingewiesen wurde, dass die Hypnose kein Schlafzustand ist, so ist diese falsche Vorstellung doch bei vielen Menschen so tief verankert, dass man nach der Rückführung öfter die halb enttäuscht, halb verwundert geäußerte Bemerkung hört: »Ich habe aber gar nicht geschlafen! Ich kann mich aber an alles erinnern« usw. Auch die Behauptung: »Ich habe die Augen nur geschlossen, weil ich dachte, dass Sie das wollen, und ich hätte sie jederzeit öffnen können, wenn ich gewollt hätte«, wird häufig vorgebracht und sollte kein Grund sein, um sich verunsichern zu lassen. Ähnlich wie bei einer ephypnotischen Suggestion, für deren Durchführung der Hypnotisierte für sich selbst eine plausible Erklärung sucht, macht er sich auch die ihm unbegreiflichen hypnotischen Phänomene erklärbar, indem er sich der Selbsttäuschung hingibt, er habe sie nur dem Hypnotisator zu Gefallen produziert.

Der erste Einwand kann leicht entkräftet werden, indem man daran erinnert, dass von Anfang an die Hypnose nie als Schlafzustand, sondern als vertiefter Ruhezustand bezeichnet wurde und dass das bewusste Erinnern und Miterleben der Hypnose für ihre Zielsetzung notwendig und erwünscht sei. Um dem zweiten Einwand von vornherein entgegenzuwirken, kann, sobald ein genügend tiefes Hypnosestadium erreicht ist, eine Katalepsiesuggestion oder die Handschlusssuggestion gegeben werden, mit der ausdrücklich folgenden Aufforderung zum Versuch, diese zu durchbrechen, wobei das Nichtgelingen des Versuchs zuvor suggeriert wurde. Dies sollte jedoch auf keinen Fall bei psychoanalytischen Hypnosen geschehen. Nach der Hypnose kann man dann an diese Suggestion erinnern: »Sie haben gesehen, wie Ihr Arm so schwer geworden war, dass Sie ihn nicht mehr anheben konnten, obwohl Sie es versucht haben; daran sehen Sie, wie tief Sie in Hypnose waren und wie alle hypnotischen Suggestionen eintreffen.«

Ist ein solcher »Hypnosebeweis« nicht sinnvoll, kann auf diese Zweifel z. B. geantwortet werden: »Sie haben heute erst einmal erfahren, wie eine Hypnose abläuft und dass sie ein angenehmer Ruhezustand ist, in den Sie sich in Zukunft ganz gelöst und ohne Furcht hineingleiten lassen können. Dass Sie in Hypnose waren und schon gut mitarbeiten konnten, habe ich an einigen sicheren Anzeichen erkannt. In den nächsten Sitzungen werden

Sie nach und nach ganz von selbst ein tieferes Hypnosestadium erreichen. Dann werden Sie auch bald das Gefühl für die Unterschiede zum Vigilanzzustand entwickeln und die Hypnose deutlicher erleben. Ich habe Ihnen ja auch erklärt, dass die Hypnose ein ganz natürlicher Ablauf ist, der bei jedem geistig Gesunden eintritt. Sie können also ganz beruhigt davon ausgehen, dass sie bei Ihnen selbstverständlich gelingt.«

Der Selbstschutz des Hypnotiseurs/Therapeuten

Nach dem biblischen Gebot: »Du sollst deinen Nächsten lieben wie dich selbst.« hat auch der Hypnotiseur/Therapeut die Aufgabe, die liebevolle Zuwendung und gesundheitsbewusste Haltung, wie er sie gegenüber seinen Klienten/Patienten vertritt, zuerst auf sich selbst anzuwenden. Würde er das nicht tun, könnte er es dem obigen Gebot zufolge auch nicht wirklich für seine Patienten. Er wäre dann lediglich in einem »Helfersyndrom« befangen und würde aus eigenen seelischen Konflikten heraus mit seinen Patienten das zu erreichen versuchen, was er an sich selbst nicht fertig bringt. In der Hypnosetherapie, die ja die unbewussten Kommunikationskanäle einbezieht, sind dann dem Erfolg entsprechende Grenzen gezogen.

Eine gute seelische und körperliche Hygiene ist also eine wichtige Pflicht für einen Hypnotiseur oder Therapeuten sich selbst und den Klienten bzw. Patienten gegenüber. Die beste Grundlage hierfür ist das eigene Durchlaufen einer lebensgeschichtlichen, tiefenpsychologischen Therapie in Hypnose.

Darüber hinaus ist aber auch der Umgang mit Menschen in Hypnose sehr viel intensiver als ein übliches Gespräch. Intensiver sind auch die Seelennöte und Konflikte und körperlichen Störungen, die sich ausdrücken können und die dann oft, wie es die Sprache einfühlsam formuliert »im Raum stehen«. Um das im Raum Stehende nicht zu übernehmen, sollte nach der Nachbesprechung der Hypnose und der Verabschiedung des Patienten ein wenig Zeit vorgesehen werden, um sich entsprechend zu schützen. Ich will hierzu einige Empfehlungen geben:

- Waschen Sie die Hände unter fließendem kalten Wasser.
- Führen Sie die Atemübung durch, wie sie bei der Ruhetönung beschrieben ist (etwa eine Minute).
- Führen Sie eine kurze Meditation oder die Grundübung des autogenen Trainings durch (etwa 2 Minuten).
- Falls Sie den Eindruck haben, dass Sie besonders stark beansprucht wurden, konzentrieren Sie sich zusätzlich während der Meditation oder des autogenen Trainings auf den Leitgedanken: »Ich bin in mir.«

Die Hypnosedauer

In der therapeutischen Anwendung

Eine therapeutische Hypnose dauert mit der Einleitung im Allgemeinen zwanzig bis dreißig Minuten, bei tiefenpsychologischen Therapieformen fünfzig bis sechzig Minuten. Liegt die Aufgabenstellung in der seelisch-körperlichen Erholung durch den hypnotischen Zustand, kann die Dauer bedenkenlos auf zwei Stunden und länger ausgedehnt werden. Dies kann besonders auch bei gemischt heterogen-autogenen Verfahren, wie der gestuften Aktivhypnose, möglich und angebracht sein, sollte dann aber in Rücksprache mit einem Therapeuten erfolgen.

Das Gleiche gilt für Hypnonarkosen und Narkoidhypnosen, deren Dauer sich nach der Dauer des Eingriffs richtet. Liegt das Gewicht mehr auf dem Suggestionsinhalt, scheint eine längere Dauer wenig sinnvoll, da pro Sitzung die Aufnahmefähigkeit für die Anzahl der wirksamen Suggestionen (zwei bis drei) begrenzt und eine Wiederholung der einzelnen Suggestionen über das übliche Maß hinaus (sieben- bis zwölfmal) in der einzelnen Sitzung kaum effektiver ist.

Bei analytischen und kathartischen Hypnosen sollte wegen der durch die aktive Beteiligung des Hypnotisierten entstehenden Beanspruchung eine Dauer von einer Stunde nur im Ausnahmefall überschritten werden.

Bei anderen Anwendungen

In allen nichttherapeutischen Anwendungen richtet sich die Dauer der einzelnen Hypnosen selbstverständlich nach dem verfolgten Zweck. Wo der Hypnotisierte eine aktive Leistung erbringen muss, sollte eine obere Grenze von ein bis zwei Stunden gezogen werden. In den meisten nichttherapeutischen Hypnosen werden zwanzig bis dreißig Minuten ausreichen.

Anzahl der Sitzungen und Intervalle

Die Anzahl der Hypnosesitzungen und die dazwischen liegenden Zeitintervalle hängen von den angestrebten Zielen ab. Für den therapeutischen Bereich ist dies im Teil V ausgeführt. Für die anderen Bereiche gilt der Grundsatz: Je höher das Ziel, desto öfter und häufiger die Sitzungen.

Wie es schon deutlich wurde, ist die gesamte Lebensgeschichte, insbesondere in der Kindheit, durch eine Vielzahl hypnotisch-suggestiver Einflüsse geprägt und bestimmt. Jede Hypnosesitzung, wenn sie z. B. eine in der Kindheit geprägte Lernhemmung beseitigen soll, steht also gegen ungezählte Stunden störungsverursachender Einflüsse. Es ist geradezu verwunderlich, dass in den meisten Fällen dennoch mit relativ wenigen Sitzungen große positive Veränderungen erreichbar sind.

Bei den üblichen nichttherapeutischen Anwendungen, bei denen der Hypnotisand nicht stark beansprucht wird, kann mehrmals wöchentlich, u. U. auch mehrmals täglich, eine Hypnose durchgeführt werden, z. B., um schnell ein tiefes Stadium und entsprechende Ergebnisse zu erreichen.

Die Gesamtanzahl der Sitzungen hängt ebenfalls von den Zielen und von der Persönlichkeitsstruktur des Hypnotisanden, natürlich auch von den Fähigkeiten des Hypnotiseurs ab. Zwischen einer einzigen bis zu mehreren hundert Sitzungen sind möglich. Vor allem, wo es um Leistungen geht, die nicht nur einmalig erbracht, sondern erhalten werden sollen, wie im Sport, im Lernbereich usw., empfiehlt sich nach den heterohypnotischen Sitzungen das Erlernen eines selbsthypnotischen Verfahrens (autogenes Training), das dann sinnvollerweise ständig weiter geübt wird.

Die selbsthypnotischen und meditativen Techniken zur Persönlichkeitsentwicklung sollten zeitlebens täglich oder mindestens zweimal wöchentlich angewandt werden.

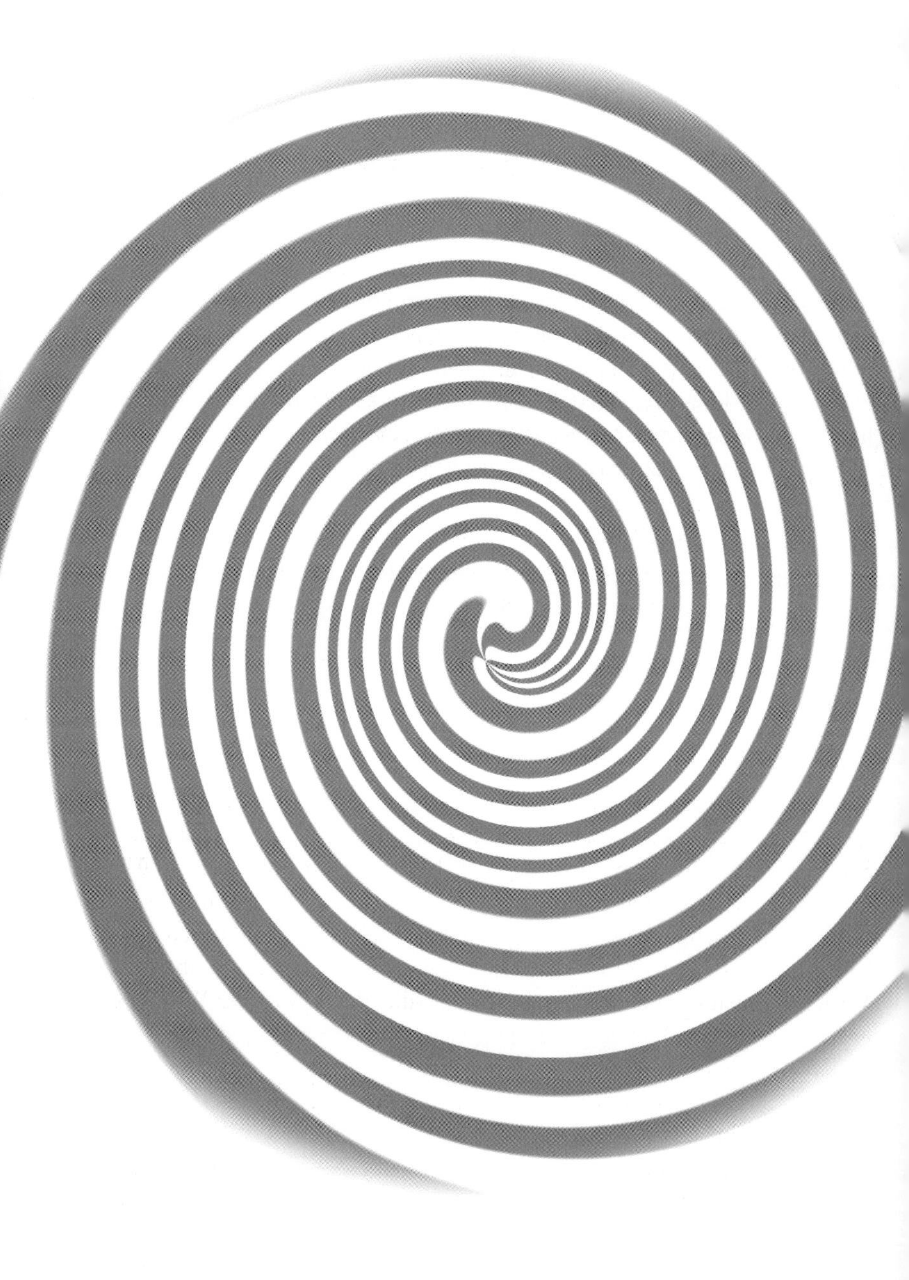

TEIL IV: Außermedizinische Hypnoseanwendungen

Darum geschieht die Bewegung der Welt
und eines jeden materialischen Tieres nicht
von den Dingen, die außerhalb der Welt sind,
sondern von denen, die inwendig sind und
in das Auswendige wirken, nämlich von der
Seele oder von dem Geist.
Und was da wächst, das wächst von der Einheit
und wird verzehrt von seiner eigenen Schwachheit,
wenn es nicht mehr mächtig ist, die Einheit
anzunehmen oder zu fassen.
Hermes Trismegistos, sechstes und siebentes Buch

Hermes Trismegistos (Hermes, der dreimal Größte) ist der griechische Name für Thot, den ägyptischen Gott der Schrift, der Heilkunst und der geheimen Weisheit (des *hermetischen* Wissens). Die auf ihn zurückgeführten Schriften stammen vermutlich aus dem 2. Jahrhundert vor Christus. Wie im obigen Motto deutlich wird, zeugen sie für die in der Geheimwissenschaft aller Zeiten und neuerdings wieder in der Physik vertretene Erkenntnis, dass alles aus einem entsteht, besteht und diesem einen über sein Vergehen hinaus zugehörig bleibt. Denn »die Bewegung der Welt und eines jeden materialischen Tieres [worunter H. auch die Menschen versteht] [... geschieht] von der Seele oder von dem Geist.« Und auch das Wachsen und Vergehen wird von Kraft oder Schwachheit der eigenen Seele bestimmt.

»Die Bewegung der Welt« – so könnte man die Schwingungen der Quanten bezeichnen, die alle Erscheinungen dieser Raumzeitwelt hervorbringen, oder das von dem Physiker David BOHM postulierte »Holomovement« (Allbewegung), eine »eingefaltete« Ordnung, die Raum und Zeit, aber auch das Bewusstsein (!) enthält und als nichtlokale Verknüpfung alles Seiende unmittelbar verbindet (in: CAPRA 1985), oder auch den kosmischen Tanz der Göttin LALITA oder des Gottes SHIVA, der alle Erscheinungen entstehen und durch sein Ruhen wieder vergehen lässt.

Die Hypnose ist wohl der Seelenzustand, in dem das Bewusstsein der bewegenden und bewegten Seele am unmittelbarsten erlebt werden kann, vielleicht auch der Zustand, in dem der Einzelne am ehesten über seine Kraft und Schwachheit, über sein Wachsen und Vergehen Kenntnis erlangen und bestimmen kann.

So gibt es kaum eine andere Grenze für das menschliche Bewusstsein, als die es sich selbst setzt, und es bezeichnet der Philosoph Graf Hermann KEYSERLING zu Recht die Autosuggestion als Möglichkeit der »Wirklichkeitsschöpfung im allerhöchsten Sinne«, die über das persönliche Kraftfeld unmittelbar auf die Welt übertragen wird.

Gewaltige Kräfte sind es also, die sich über die Anwendung der Hypnose eröffnen und eine ebenso große Verantwortung, die jeder für sich selbst trägt und für diejenigen mitträgt, die sich als Klienten oder Patienten ihm anvertrauen. Dass das Wort »Verantwortung« vor allem im Bereich der Massensuggestion zu allen Zeiten mehr missbraucht als verstanden wurde, wird in einigen der folgenden Abschnitte deutlich. Doch sollte uns dies nicht hindern, sondern vielmehr motivieren, die immensen Kräfte, die uns gegeben sind, nach unserem Erkennen und Vermögen einzusetzen.

1. Persönlichkeitsbildung und Lebenshilfe

Unsere scheinbar altruistische (auf das Wohl des Nächsten bedachte) Gesellschaftsstruktur ist nicht wirklich altruistisch, weil sie dem Menschen keinen oder zu wenig Raum für sich selbst und seine Entwicklung einräumt.

Der Beruf ist meist zum stressenden »Job« degradiert, der nur des Gelderwerbs oder der gesellschaftlichen Karriere wegen ausgeübt wird.

Die Freizeit ist oft mit Fernsehen und anderen Bildschirmen und Konsumgewohnheiten angefüllt, und sogar der Urlaub führt viele nur an einen fernen Hotelort mit geplanten Ausflügen, regelmäßigem, reichhaltigem Essen und mit Animateuren für die nicht anderweitig programmierten Stunden.

Die Familie ist häufig nur noch eine Zweckgemeinschaft mit einzelnen Mitgliedern, die jeweils für sich die gleichen Probleme und wenig tiefe Kommunikation untereinander haben.

Wo andere Freizeitaktivitäten angestrebt werden, wie Sport, Tanz, künstlerische Betätigung usw., besteht die Gefahr, dass die allgemeine Leistungsmentalität auf sie übertragen wird.

Die zweckfreie Mußestunde ist im Sprachgebrauch zum »Müßiggang, der aller Laster Anfang ist« verkommen, und die Besinnung, die Meditation und die Kontemplation (geistige bzw. religiöse Versenkung) sind an keiner öffentlichen Schule Unterrichtsfach.

Die sich für den geistigen Bereich zuständig erklärenden Kirchen wollen oft vor allem ihre internen Vorstellungen und zuweilen immer noch Alleinseligmachungsansprüche durchsetzen.

Kunst wird nur von den »anerkannten« Künstlern her- und in den Museen ausgestellt. Der Durchschnittsbürger geht dort selten hin und hat ansonsten ein Kaufhausgemälde oder einen Druck an der Wohnzimmerwand hängen, denn er selbst betrachtet sich ja, wie er es gelernt hat, nicht als Künstler.

In dieser leider nicht zu düster gezeichneten Welt, »in der die meisten Menschen Süchtige sind [...und] leere Gefäße, in die anonyme Mächte ihre Inhalte nach Belieben einfließen lassen«, wie es der Künstler Oswald MICHEL einmal formuliert hat (H. BRAEM), ist es wenigstens klar, dass es ausschließlich Aufgabe jedes einzelnen Menschen selbst sein kann, sein Leben eigenverantwortlich zu gestalten.

Die Wege zu einem sinnerfüllten Leben sind vielfältig, und in allen Kulturen gibt es entsprechende Traditionen und Schulungen, wenn diese auch meist nicht Allgemeingut sind. Ihre Ziele sind so verschieden wie die den Kulturen zu Grunde liegenden Weltanschauungen, und das ist sicher gut so.

Doch alle wirklichen Schulungswege treffen sich in ihren leitenden Grundgedanken: Sie akzeptieren die Schöpfung als ein sinnvolles, von einer höheren Macht geschaffenes Ganzes. Alle Geschöpfe gehören (wie man selbst) diesem Ganzen an und sollten mit entsprechender Ehrfurcht behandelt werden (auch man selbst durch sich selbst). Die Aufgabe des Menschen liegt in seiner Entwicklung.

Die Schulungs- und Übungswege streben über das Erlangen von geistigen und psychosomatischen Kräften zumeist eine höhere Einsicht und schließlich das Bewusstwerden des wahren Selbst und die Erfahrung des absoluten Seins und der Transzendenz (der übersinnlichen Welt) an. Das Bewusst-Sein im ursprünglichen Wortsinn, sowohl als Selbst-bewusst-Sein als auch als das wirklich bewusste Leben, wird als *Auf-Gabe* des Menschen gesehen, ist es doch auch die *Gabe*, die ihn besonders auszeichnet. So sagt Hugo ENOMIYA-LASSALLE treffend: »Der Mensch der Zukunft sollte Mystiker sein. Nur so kann er die Chance nutzen, die ihm gegeben ist.« Ich füge hinzu: Und nur so kann er in dieser nach LEIBNIZ »besten aller Welten« ein erfülltes Leben führen.

Selbsthypnose und Meditation

Jede Meditation findet in einem hypnotischen (meist selbsthypnotischen) Bewusstseinszustand statt, wenn auch die Repräsentanten verschiedener Meditationsrichtungen diesen Zustand oft anders benennen oder sich sogar ausdrücklich von der Hypnose distanzieren wollen. Dem liegt das übliche Missverständnis zu Grunde, dass die Hypnose ein »suggestives Verfahren« sei. Tatsächlich ist sie aber einfach der Bewusstseinszustand mit den im 1. Kapitel beschriebenen Möglichkeiten, die auch die Meditation einschließen. Nicht nur zeigt das EEG die entsprechenden Wellen, sondern bestätigte mir auch ein bekannter Yogi, den ich in Hypnose versetzte, dass seine Yogaversenkung zum gleichen Bewusstseinszustand führt.

Meditieren bedeutet ursprünglich »messen« und meint ein offenes, geistiges Besinnen, das in der Hypnose, auf Grund ihrer Möglichkeit zur ganzheitlichen Bewusstseinserweiterung und -intensivierung, besonders fruchtbar ist. Die Meditation kann einer inneren Reifungsphase gleichgesetzt werden, die eigentlich eine seelisch-geistige und biologische Notwendigkeit ist, aber im normalen Tageslauf unserer Kultur völlig fehlt. Natürlicherweise müssten wir von den vierundzwanzig Stunden des Tages etwa sechs der Muße, der zweckfreien Kreativität, der Beschaulichkeit und der Meditation widmen. Machen Sie einen Anfang, und wenn es nur eine halbe Stunde täglich ist!

Unter den Meditationsformen sind im westlichen Kulturkreis die Oberstufe des autogenen Trainings, christlich-mystische Übungen, die anthroposophische Meditation, die rosenkreuzerische und alchymistische Meditation, verschiedene Yogawege, Tantra, Zen, Tao, die germanische Runenmeditation sowie einige exotische und magische Versenkungsformen am bekanntesten.

Alle Meditationsformen können und sollen selbstständig geübt werden, doch empfiehlt sich die einführende Vermittlung durch einen persönlichen Lehrer. Da es auf dem entsprechenden Markt weit mehr Seichtes als tief Schürfendes gibt, ist eine ausführliche Erkundung vor der Wahl des Verfahrens und des Lehrers angezeigt. Einige Meditationsformen werden in der Folge kurz dargestellt:

Autogenes Training

Das autogene Training (AT) ist in der Unterstufe eine Selbsthypnosetechnik mit der Leistung der intensiven seelisch-körperlichen Erholung und Ruhigstellung und besonderer autosuggestiv erreichbarer Leistungen im seelischen, intellektuellen und psychosomatischen Bereich. In der Oberstufe ist es ein Meditationsverfahren mit ähnlichen Zielsetzungen, wie sie oben angeführt sind. Gegenüber den meisten anderen Versenkungs- und Meditationsverfahren bietet das AT den Vorteil, weltanschaulich neutral zu sein, zudem ist es sehr leicht und, bei richtiger Vermittlung, für jeden erlernbar.

Das AT wäre daher ein ideales Verfahren, um es in den Schulunterricht einzugliedern, ebenso im sozialpädagogischen, im sportlichen und im kreativen Bereich, sodass es zu einem Teil der Allgemeinbildung wird. Jeder pädagogisch, sozial oder heilberuflich Tätige sollte es nicht nur selbst beherrschen, sondern auch vermitteln können. Allerdings ist dafür eine gute Ausbildung erforderlich, da der Erfolg besonders bei Problemschülern, -klienten usw. weitgehend von der richtigen Vermittlung abhängt. Es ist im Kapitel 12 näher beschrieben.

Christlich-mystische Meditationsübungen

Die christliche Mystik zeigt einen Erfahrungs- und Erkenntnisweg auf, der nicht über den logischen Verstand geht und auch keine bestimmten Glaubensregeln zur Grundlage hat, sondern ein direktes, unmittelbares religiöses Erleben erschließt. Religion bedeutet »Rückverbindung«, nämlich Rückverbindung zu der geistigen Ebene des Menschen. Für Meister ECKEHART (~1260 – ~1328), dem vielleicht tiefgründigsten christlichen Mystiker, besteht das »mystische Zentralerlebnis« in der »Geburt Gottes in der Seele«, in der unmittelbaren, sicheren Erfahrung der ewigen Einheit mit Gott, im »Erschauen Gottes«. Die menschliche Seele vergleicht er mit einem Funken, der im mystischen Zentralerlebnis sozusagen in seiner Einheit mit dem göttlichen Feuer, das alle Funken umfasst, erfahren werden kann. Das Erkannte (Objekt), das Erkennende (Subjekt) und der Erkenntnisweg (Mittel) fallen dabei in Eines zusammen.

Im »Traktat vom edlen Menschen« zitiert er aus dem Evangelium (Luk. 19, 12): »Ein edler Mensch zog aus in ein fernes Land, um ein Reich zu gewinnen und heimzukehren.« Damit weist er auf die Daseinsaufgabe des Menschen hin, die er im Erlangen einer Liebe sieht, die keine Bedingungen mehr kennt und alle Furcht und Pein überwindet. »Wer sich selber erkennt, erkennt alle Geschöpfe.«

Der Weg dahin führt vor allem über die »Abgeschiedenheit«, aber nicht als Abkehr von der Welt. So sagt ECKEHART sogar: »Ein jedes Wesen findet sein Glück in der Erfüllung dessen, wofür es geschaffen ist.« Der Weg zur Liebe ist also ein glücklicher Weg, er ist die Liebe selbst, die Liebe, die eben auch die Welt einbeziehen darf und muss.

Obwohl die bedingungslose Sicherheit und die umfassende Liebe, die im »Erschauen Gottes« erfahrbar werden, als äußerst erstrebenswerte Ziele erscheinen, sollten mystische Meditationsübungen nicht auf irgendwelche Zwecke gerichtet sein. Sie sollen vielmehr »um ihrer selbst willen« erfolgen.

Die Oberstufe des autogenen Trainings kann eine gute Grundlage sein, auf der solche Übungen aufgebaut werden können. Neben dem großen Weg zur Gottesschau sind auch »kleinere« Ziele möglich, wie z. B. die Kommunikation mit dem »höheren Selbst« oder mit dem »Schutzengel«. Nicht zuletzt geht es ja auch in einer integrativen therapeutischen Sicht um die Harmonie des seelisch-geistigen Menschenwesens mit seinem körperlichen Dasein, die über diesen Weg unterstützt werden kann.

Praktische Übungswege (z. B. Exerzitien nach Ignatius von Loyola) werden über die christlichen Kirchen angeboten, auch über Online.

(Literatur z. B. HALAMA 1997.)

Anthroposophische Meditation

In seinem 1904 herausgegebenen Buch *Wie erlangt man Erkenntnisse der höheren Welten?* vergleicht Rudolf STEINER die Anlagen der menschlichen Sinnesorgane mit einer 24-blättrigen Lotosblüte, von der wir nur sechs

Blütenblätter bewusst entwickelt haben. Durch die anthroposophischen Versenkungstechniken, die im Wesentlichen nur durch geistige Konzentration stattfinden, soll die Entwicklung der übrigen Blätter angeregt werden. Die Erweckung dieser im Menschen schlummernden Fähigkeiten ermöglicht es dann, alle von den anderen Meditationsformen in ihrer Vollendung erreichten Stadien und Ziele ebenfalls zu erlangen. Besondere Bedeutung legt STEINER dem Verkehr mit den höheren Welten, d. h. auch mit den Welten der Toten, bei. Er schreibt dazu wörtlich: »Die Trennung von den geistigen Welten besteht nur durch Bewusstseinszustände, nicht durch Raumesverhältnisse [...] Wenn nun der Mensch hier in der physischen Welt seine Seele empfänglich gemacht hat, kann er auch bewusst eine Verbindung unterhalten in den Vorstellungen [...] mit den Toten [...] Wenn wir mit einem Toten in Verbindung treten, zeigt er uns, was er sagen will, in der objektiven Welt. Wir sehen in Imaginationen, was er erlebt und uns zu sagen hat. Andererseits braucht der Tote unsere Gedanken an ihn, um sein Dasein entsprechend zu bereichern.« Des Weiteren geht es aber auch in dieser Meditationsform vorwiegend um das Bewusstsein des höheren Selbst, um vertiefte Wahrnehmung und Erleuchtung (siehe Teil II, Kapitel 3).

Yoga

Yoga, zu Deutsch »Anspannung«, wurde wahrscheinlich von indogermanischen Gruppen im zweiten Jahrtausend vor Christus über Europa nach Indien gebracht. Eine Wortentsprechung findet sich im deutschen »Joch«. Yoga ist das Bestreben, durch körperliche und geistige Methoden der Konzentration zu höheren Bewusstseinszuständen zu gelangen. Die ersten literarischen Zeugnisse finden sich bereits im *Rigweda* (ca. 1500 v. Chr.). Vom Yoga beeinflusst sind der Lamaismus, Dschainismus, die buddhistische Versenkung, die taoistische Meditation und das Zen. Der seit dem elften Jh. nach Chr. geübte Tantrismus brachte eine Betonung der körperlichen Übungen. Die Yoga-Philosophie interessiert uns hier nur am Rande. Sie geht von der Tatsache des Leidens aus, die durch die auf einem Irrtum beruhende Verbindung der Seele (die Seele = Purusa) mit der Materie (Prakrti) und der feinstofflichen Denksubstanz (Citta) entsteht. Durch die in der Yoga-Praktik erfolgende Isolierung der Purusa von Prakrti und Citta tritt die Erlösung ein.

Durch diese Praktiken in Verbindung mit symbolträchtigen Techniken der Zurückhaltung des Spermas (oder der Menses) werden absoluter Widerstand gegen Krankheit, Gift und sonstige Gefahren und sogar die Unsterblichkeit verheißen. Das Empfinden von Glück und Leid soll ausgeschaltet und in absoluten Gleichmut umgewandelt werden. Dadurch wird die Polarität genommen, die allem Lebendigen innewohnt und auch zwischen Geburt und Tod besteht. In dieser Phase der absoluten Ruhe erscheint das ewige Sein (nicht Leben!) als logische Folgerung. Sinnbildlich für das Gesagte mag die Aufforderung aus der *Bhagawadgita* stehen: »Sei frei auf immer von Tod und Geburt und all ihrem Elend.« Im klassischen indischen Yoga werden acht Stufen zur Versenkung unterschieden, die auch in den anderen Arten grundsätzlich enthalten sind:

1. *Yamas, die fünf Entsagungen:* Training der Selbstzucht. Diese Stufe umfasst die fünf großen Verbote des Nichtverletzens (Ahimsa; sie übersteigt also noch das biblische Gebot des Nichttötens), Nichtlügens (Satya), Nichtstehlens (Asteya), Nichtverschwendens (Brahmacharya; d. i. auch das Sich-nicht-Verschwenden, also die Keuschheit) und des Nichtbegehrens (Aparigraha; die Besitzlosigkeit).
2. *Niyamas, die fünf Erfüllungen:* Diese Stufe umfasst die fünf Gebote Erlangung der Reinheit (Saucha), der Zufriedenheit (Santosha), der Selbstzucht (Tapas), der Weisheit (Svadhyaya) und der Erkenntnis der Allmacht (Isvara Pranidhana). Sie enthält auch die Rezitation von gebetsähnlichen Sprüchen.
3. *Asanas:* Die besonderen Körperstellungen oder Sitzarten.
4. *Pranayama:* Atemkontrolle. Durch Ein- und Ausatmen nach bestimmten Regeln wird eine Atemhemmung herbeigeführt. Es erfolgt eine Anreicherung mit der Urkraft Prana.
5. *Pratyabara:* Nervenkontrolle. Zurückziehen der Sinne von den Sinnesobjekten. Macht über die Gedanken.

Die ersten fünf Stufen (= Angas) werden auch Kriya-Yoga, Hatha-Yoga oder praktischer Yoga genannt. Die weiteren drei Stufen heißen Raja-Yoga (König des Yoga) oder Hauptyoga.

6. *Dharana:* Geisteskontrolle. Fixieren der Aufmerksamkeit auf einen bestimmten Punkt.
7. *Dbyana:* Meditation. Richten der Vorstellung ohne Unterbrechung auf den gewollten Punkt, auch auf abstrakte Begriffe.
8. *Samadhi:* Geistige Erleuchtung, Versenkung. Das Denken wird eins mit seinem Objekt. Befreiung von allen irdischen Wünschen und Zustand der vollkommenen Glückseligkeit. (Typisch für das westliche Denken ist es, dass es diese fortgeschrittenste und nur nach vielen Mühen erlangbare Yogastufe mit einem simplen Gerät verkaufen bzw. einkaufen will. Es wird ein so genannter Samadhi-Tank angeboten, eine Art Wanne mit Deckel, in der die Erleuchtung durch das Sitzen oder Liegen in der Dunkelheit im warmen Wasser, auf Wunsch mit Meditationsmusik, erzeugt werden soll. Dass diese deutliche intrauterine Symbolik ein starker Schlüsselreiz für eine entsprechende Regression ist, steht außer Zweifel, dass dadurch die Erleuchtung eintritt, darf bezweifelt werden.)

Interessant ist in unserem Zusammenhang auch die Meinung der Yogins über die Hypnose. So schreibt Yogi RAMACHARAKA: »Mesmerismus und Hypnotismus sind gleich einem Baden des Hypnotisierten in einer Flut von Gedankenformen, die durch einen konstanten Pranazufluss, der hier als mesmerisches Fluidum bezeichnet wird, erzeugt und erhalten wird.« Wie bereits erwähnt, hat mir auch der bekannte Hindu-Mönch YOGIRAJ (Herr der Yogis) nach einer Hypnose, die ich mit ihm durchführte, bestätigt, dass er den Hypnosezustand als denselben Versenkungszustand wie im Raja-Yoga erlebt hatte.

Transzendentale Meditation

Die transzendentale Meditation (TM) hat ihren Ursprung in den dreieinhalbtausend Jahre alten Texten der Weden. Seit 1958 wurde sie durch MAHARISHI MAHESH YOGI weltweit propagiert. Im Wesentlichen handelt es sich dabei um eine vereinfachte Form des Yoga.

Der Schüler meditiert morgens und abends je zwanzig Minuten lang, indem er sich in einer bequemen Haltung mit geschlossenen Augen auf sein »Mantra« konzentriert. Das Mantra ist eine Silbe oder Silbenfolge aus dem Sanskrit, deren Bedeutung dem TM-Meditierenden meist unbekannt ist und das vom Meditationslehrer nach individuellen Gesichtspunkten zugeteilt wird. Dabei soll nur der Klang des Wortes wirken. Durch die Meditation erfolgt eine hypnotische Umschaltung, deren Wirkung sich auf alle Lebensbereiche erstreckt. Die physiologischen Messungen während der Meditation decken sich weit gehend mit denen des autogenen Trainings in seinen verschiedenen Stufen und anderen hypnoiden Zuständen. Hierzu gehören spezifische EEG-Veränderungen, geringerer Sauerstoffverbrauch, reduzierte Atemfrequenz und -volumen, reduzierte Herzfrequenz und Durchblutungssteigerung. Die von der TM-Zentrale behaupteten günstigeren Messergebnisse im Vergleich z. B. zum autogenen Training beruhen vermutlich auf signifikanten Unterschieden in der Persönlichkeitsstruktur des Versuchspersonenkollektivs, da die Anhänger der TM in der großen Mehrzahl von vornherein als sehr suggestibel angesehen werden können, während das autogene Training bei einer relativ unausgewählten Bevölkerungsgruppe zumeist auf Grund medizinischer Indikationsstellung zur Anwendung gelangt.

Für den Meditierenden ergeben sich somit ähnliche Resultate wie bei anderen Versenkungsmethoden: Konzentrationssteigerung, Leistungssteigerung, Hinführung zur Selbsterkenntnis und Selbstverwirklichung, Loslösung von oberflächlichen Werten und Süchten, Ausheilung von seelisch bedingten Störungen. Die in tieferen Stadien der TM angegebenen Phänomene der Persönlichkeitswanderung und der Levitation sind Erscheinungen, die bei den anderen Yogaformen ebenfalls bekannt sind und auf die wir bei der Besprechung der magischen Hypnoseverfahren nochmals zurückkommen.

Für die anderen Erkenntniswege verweise ich aus Platzgründen auf die spezielle Literatur (Es können nur einige Autoren exemplarisch genannt werden, siehe auch das Literaturverzeichnis. Gute Buchhandlungen können weitere Autoren und Titel oder Ersatztitel, bei vergriffenen Werken, empfehlen.):

Christliche Mystik (z. B. H. ENOMIYA-LASSALLE, P. REITER [MEISTER ECKHART], J. BÖHME); Rosenkreuzer (J.V. ANDREAE, R. STEINER 1962); Alchymie (z. B. C.G. JUNG, A. v. BERNUS, G. LATZ; H. GEBELEIN); Tantra (z. B. A. BHARATI, A. MOOKERJEE, A. AVALON, s.a. nächster Abschnitt), Zen (z. B. H. ENOMIYA-LASSALLE); Tao (z. B. M. CHIA); germanische Runenmeditation (z. B. F. ASWYNN).

Die magische Versenkung ist im selben Kapitel unter dem Abschnitt »Hypnose in der Parapsychologie und im Okkultismus« näher beschrieben.

In der Beziehung

Zwischenmenschliche Beziehungen unterliegen in unserer Kultur vielfachen hypnotischen und suggestiven Einflüssen. Sie sind oft geprägt von anerzogenen Erwartungshaltungen, von dem unbewussten Wunsch nach der Auffüllung frühkindlicher Defizite und anderen Übertragungshaltungen an den Partner, von romantischen Idealvorstellungen, die niemand zu erfüllen in der Lage ist, und von Konflikten mit dem eigenen Selbst. Wie ich es bereits ausgeführt habe, finden alle Übertragungssituationen in partieller Hypnose statt.

Die Befreiung von solchen suggestiven und hypnotischen Einflüssen kann, wenn sie stark sind, eine tiefenpsychologische Therapie in Hypnose erfordern, da eine eigenständige Aufarbeitung, falls sie überhaupt gelingt, meist viele Jahre in Anspruch nimmt. Dennoch kann, sobald der Wunsch da ist, von Anfang an auch mit Aussicht auf Erfolg selbst an diesem Ziel gearbeitet werden. Die beste Grundlage für die eigene Arbeit stellt die Entwicklung der eigenen Liebesfähigkeit über einen der angeführten Erkenntniswege dar, ratsamerweise durch beide Partner. Da einige dieser Wege die Sexualität eher ausklammern, empfiehlt sich für das Ziel der Beziehungsverbesserung bei Sexualpartnern vor allem der Tantra-Weg.

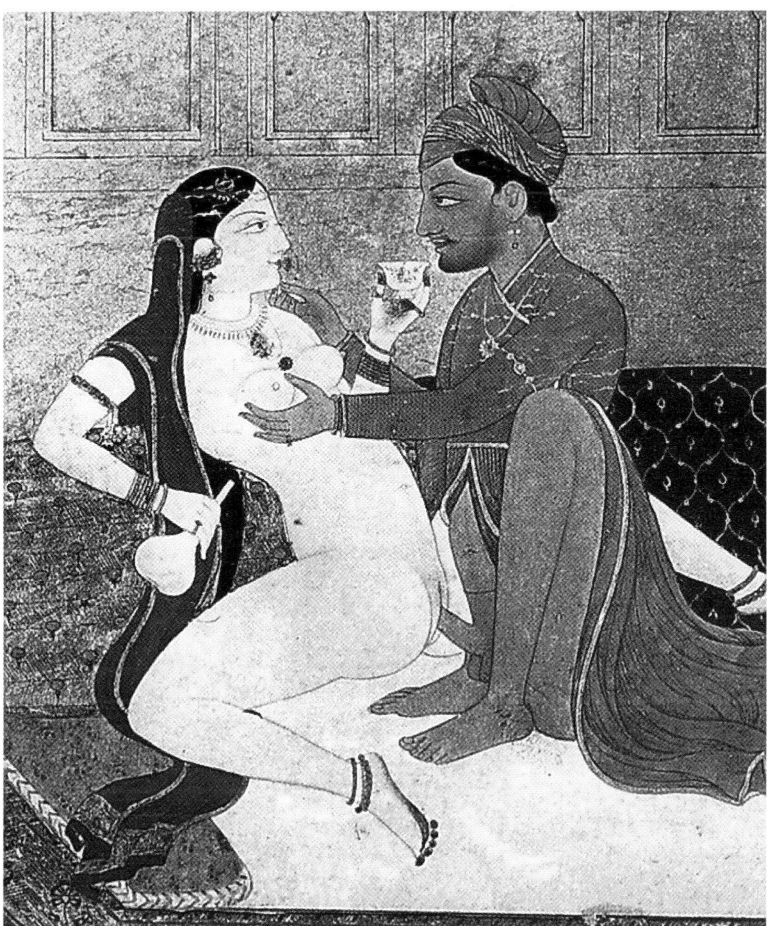

Abb. 22: Tantra ist ein aus dem Hinduismus stammender Erkenntnisweg, der über die rituelle geschlechtliche Vereinigung führt. Die materielle Welt wird als Erzeugnis eines lustvollen göttlichen Tanzes betrachtet und die Tantrapartner sehen sich jeweils als eine Verkörperung der weiblichen bzw. männlichen Gottheit an. Es wird also nicht die Göttlichkeit »hinter der Maske des Körpers« gesucht, sondern die Liebesfähigkeit (bedingungslose Akzeptanz) der Partner soll so hoch entwickelt werden, dass sie sich in ihrem So-Sein als göttliche Emanationen zu erkennen vermögen und dadurch von der Zweiheit zur Einheit gelangen. In der Abbildung fällt die würdevolle, offene Hingabe der Partner aneinander auf sowie die meditative Ästhetik und liebevolle Gestik ihrer Haltung, und nicht zuletzt die hypnotisch aufeinander bezogene Konzentration über die Augen.

Hier geht es um das Ziel, sich selbst und den Partner als Emanation der weiblichen bzw. männlichen Gottheit zu erkennen. Dies verlangt nicht etwa, in sich und dem anderen hinter einer »unwerten menschlichen Fassade« den Gottesfunken zu suchen, sondern sich und den anderen in der jeweiligen konkreten Existenz als göttliche Gestaltung anzuerkennen, also alle seine eigenen, liebebeschränkenden Filter wegzulassen. Weiblich und männlich stehen hier für die Polaritäten des Lebens überhaupt, sodass, wer vermittels des Tantra-Weges diese Polaritäten wirklich zu erreichen und auch in sich selbst zu entdecken vermag, sich einen intensiveren Zugang zum gesamten Leben, nicht nur zum sexuellen Beziehungspartner erwirbt.

Die meisten Tantra-Übungen sind auf die Schulung der Wahrnehmung gerichtet. Da nur das gut wahrgenommen werden kann, was nicht durch die Filter anerzogener oder sonst erworbener Vorurteile, »Ideal«-Vorstellungen, bewusster und unbewusster Wünsche (»Übertragungen«) und Fixierungen (»Schubladen«), und mit der bedingungslosen Voraussetzung der liebevollen Akzeptanz betrachtet wird, ist dies ein sehr viel schwierigerer Weg als diejenigen, die um die Körperlichkeit einen Bogen machen wollen.

Die klarste und intensivste Stufe der sinnlichen Wahrnehmung führt schließlich zur Erkenntnis (= Liebe), zum völligen sinnhaften In-der-Welt-Sein und damit zur mystischen Vereinigung mit dem Partner und der Welt, der Vorstufe zur übersinnlichen Transzendenz.

Für weniger an geistiger und sexueller Entwicklung Interessierte und bei Konflikten in beruflichen und anderen Beziehungen eignet sich das AT sehr gut, um Verbesserungen zu erreichen. Die Oberstufenübung mit der Vorstellung der entsprechenden Person führt oft zu einer überraschend schnellen Harmonisierung.

Neben dem Abbau eigener innerer Konflikte, Filter und Hemmungen ist es vor allem auch geboten, alle wichtigen Menschen der Umgebung innerlich freizulassen und ihnen immer wieder so zu begegnen, als würde man sie neu kennen lernen. Das ist ja auch tatsächlich so, denn die vermeintlichen Wiederholungen von Geschehnissen und Begegnungen sind nur bequeme Illusionen unseres Nervensystems. Man steigt nie wieder in den gleichen Fluss, sagen die Inder. Und wenn man von seinem Gegenüber erwartet, dass es sich »sowieso wieder so verhalten werde, wie man es ja schon kennt«, überträgt man diese Erwartung durch die unbewussten hypnotischen Kommunikationskanäle und ruft dadurch dieses Verhalten wie bei einer selbsterfüllenden Prophezeiung hervor. Geht man aber diesen »kleinen« Schritt in die Freiheit, wird die gefühlsabtötende Alltagshypnose überwunden, bleiben die Beziehungen zu den nahe stehenden Menschen lebendig und wird das gesamte Leben sehr viel reicher.

In der Kunst

Das autogene Training hält, was Hasch verspricht, wird in einer saloppen Formulierung behauptet. Und tatsächlich öffnet die Oberstufe des AT den Zugang zur bilderreichen Innenwelt der Seele, und zwar ohne Nervengifte (so genannte Halluzinogene). Denn alle noch so bunten, fantasievollen, ekstatischen, aber auch angstbeladenen Drogenerlebnisse sind nichts anderes als Bilder und Möglichkeiten der eigenen Seele, die ansonsten durch die strengen Grenzhüter des logisch-zergliedernden Ich-Bewusstseins in den Untergrund verbannt bleiben. Halluzinogene Substanzen erzeugen keine Halluzinationen, wie es die Bezeichnung vorgibt, sondern sie vergiften lediglich die Grenzhüter. Diese aber, das ist nicht zu vergessen, sind eigene Selbstanteile, sowohl seelisch als auch körperlich.

Ohne Zweifel sind Künstler Menschen, deren Fühlen und Wahrnehmen sich nicht auf die engen Grenzen einer säuberlich in analysierbare Subjekte und Objekte getrennten Laboratoriums-Welt beschränkt. Sie finden Töne, Worte, Farben, Formen und Gestalten, die jenseits dieser vordergründigen Trennungen existieren. Und ohne Zweifel ermöglicht es auch die (Selbst-) Hypnose, diese Grenzen zu überschreiten, die einigen wenigen durch besondere Begabungen und die Umstände ihrer Lebensgeschichte geöffnet wurden bzw. offen blieben.

So trägt jeder der beschriebenen Meditationswege dazu bei, den Weg in diese inneren und zugleich weiteren und intensiveren Welten zu gehen, der zugleich der Weg ist, diese auch in der Außenwelt wiederzufinden und der damit zum Verständnis der Welt überhaupt und auch zur Kreativität führt.

Die Geschicklichkeit der Hand und andere Fertigkeiten sind im Verhältnis zu dieser grundlegenden Voraussetzung einfach zu erwerben bzw. zu verbessern. Hierfür kann vor allem die Unterstufe des AT mit entsprechenden Vorsatzbildungen gute Dienste leisten, auch bei leichteren seelischen Problemen, z. B. beim »Lampenfieber« vor Auftritten.

Es ist sehr wichtig, sich bei allen diesbezüglichen Wünschen stets darüber bewusst zu bleiben, dass es nicht in erster Linie darum geht, kreative Leistungen und manuelles Geschick anzutrainieren, sondern darum, die sozial geprägten hypnotisch-suggestiven Zugangshemmungen zu den bei jedem Menschen *vorhandenen* kreativen Potenzialen abzubauen.

Im Sport

Auch der gute Sportler ist ein Künstler. Denn auch er erreicht seine höchsten Leistungen eben gerade nicht durch ein mechanisches Leistungstraining, sondern durch Kreativität und den Abbau seiner seelisch-geistigen Hemmungen. Auch im Sport leisten deshalb Unter- und Oberstufe des AT unverzichtbare Dienste.

Während die Unterstufe wegen ihrer Möglichkeiten der direkten körperlich-seelischen Leistungssteigerung bereits allgemein bekannt und verbreitet ist, wird die Oberstufe im Sport noch wenig eingesetzt. Doch liegen m. E. hier die viel entscheidenderen, weil grundlegenden Möglichkeiten. Stärker noch als die bloße Leistungssteigerung der Muskulatur, die Verbesserung der Konzentration oder die Festigung einer übererregbaren Psyche oder jedes mechanische Training steuert die geistige (meist unbewusste) Einstellung das, was geschieht. Vor allem dann, wenn sich gewisse Situationen wiederholen, wenn jemand »der ewige Zweite« ist usw., sollte auch an die unterstützende Klärung mittels Hypnoanalyse gedacht werden. Die Unterstützung von Spitzensportlern mittels tiefenpsychologischer Hypnose muss so individuell wie möglich geführt werden. Dafür ist es unumgänglich, den Trainer des Sportlers beratend zuzuziehen, um die für das eigentliche sportliche Ziel vorhandenen individuellen Stärken und zu fördernden Übungsschritte deutlich zu erkennen.

Bezüglich der Muskelleistung sei nochmals daran erinnert, dass Sportarten wie Langlauf usw. ohnehin zu einer hypnoiden Umschaltung führen. Die Muskulatur wird dann mehr »vegetativ« als willentlich gesteuert und ist entsprechend weniger ermüdungsanfällig. Sogar Trainingsversuche mit Gewichthebern haben gezeigt, dass die Resultate besser sind, wenn mehr Zeit für das AT und psychisches Motivationstraining als für das körperliche Training aufgewendet wird (am besten beim Verhältnis 3:1). Da die Leitsatzbildung in diesem Bereich sehr individuell ist, verweise ich auf die Regeln für die Leitsatzgestaltung im Teil V, Kapitel 3.

Was schon JUVENAL von den Göttern zu erbitten empfahl, »mens sana in corpore sano«, eine gesunde Seele in einem gesunden Körper, dafür hat der Mensch wohl auch selbst Sorge zu tragen. Und wie das Künstlerische zur gesunden Seele jedes Menschen gehört, so gehört der Sport zu seinem gesunden Körper.

Als Lernhilfe und im Beruf

Die vielfältigen Konflikte und Schwierigkeiten im Lernbereich sind nach meiner Erfahrung noch stärker als die Schwierigkeiten anderer Lebensbereiche mit der hypnotisch-suggestiv geprägten Leistungshemmung unserer Kultur verwoben. Dies mag sich paradox anhören angesichts eines Schulsystems, das mit einem gnadenlosen Wettbewerbsdruck die Kinder zu

Höchstleistungen anstacheln will und in jeder Zeugnisperiode eine erhebliche Anzahl junger Menschen in den Suizid treibt. Dieselbe Gesellschaft aber, die diesen unwürdigen, unbezahlten oder sogar kostenpflichtigen Leistungsdruck als Schule bezeichnet und die von ihr geförderten Suizide[1] als bedauerliches »Versagen« von Schülern, Eltern oder Lehrern hinnimmt, maßt sich an, über die schlecht bezahlte und harte Kinderarbeit in anderen Kulturen zu urteilen. Auch hier wirken hypnotisch-suggestive Einflüsse mit, nämlich als Vorurteile auf der Basis der unhinterfragten, suggestiv geprägten Werteskala unserer eigenen materialistischen Kultur. Nehmen wir unsere kulturelle Brille ab und beurteilen unser System wie ein Außenstehender, zeigt es sich, dass hier nur der produzierende Leistungserbringer honoriert wird, der Noch-nicht-Produzent bekommt oft genug vorgehalten, dass er noch nichts verdiene und nur Geld koste (jede Zeitung rechnet den Eltern in regelmäßigen Abständen vor, wie viele Luxusautos sie für die Kosten eines Kindes erstehen könnten). Ähnlich ergeht es dem Nicht-mehr-Produzenten. Beide bekommen vorgeworfen, sie würden von dem Geld der anderen leben, und damit sind beide sozial noch nicht bzw. nicht mehr gleichwertig. Diese versteckte symbolische Botschaft an Schüler und Pensionäre zeigt sich ganz allgemein in einer erheblichen Entmündigung des Kindes und des alten Menschen in unserer Kultur. Was Wunder, wenn der Schülerstatus und das Lernen wenig Attraktivität ausstrahlen.

Aus tiefenpsychologischer Sicht ist der sich gegenseitig bedingende Mechanismus von Leistungsforderung und -behinderung ein Spiegel des grundsätzlichen Wertekonfliktes unserer Kultur. Denn trotz aller humanistischen Beteuerungen reicht es bei uns eben nicht wirklich aus, einfach auf diese Welt zu kommen, einfach *da zu sein*, um als vollwertiger Mensch zu gelten. Dazu muss man schon gewisse Eigenschaften oder Güter *haben*, gewisse Bedingungen erfüllen. Und diese vorgegebenen Bedingungen werden, so weit möglich »aner*zogen*« (ein Begriff aus der Dressursprache, der ganz offen seine Zielsetzung suggeriert, ohne dass seine Bedeutung bewusst ist). Nicht das Sein ist also *der Grundwert*, die übliche Werteskala verlangt das Haben. Und dieses Haben, mit dem in unserer Kultur der junge Mensch (und im Beruf der Erwachsene) zunächst z. B. in Form von Wohlverhalten, guten Zeugnisnoten usw. brillieren muss, um Zuneigung und »Liebe« und damit seine Existenzberechtigung zu erwerben, ist vor allem leistungsbezogen. Es ist aber nicht etwa die aus der Entwicklung seiner urpersönlichen Anlagen natürlich erwachsende und mit Freude erbrachte

1 In Deutschland sterben jährlich über 1000 Kinder und Jugendliche durch Suizid (psycho 11+12/2002).

Leistung, die von ihm gefragt ist, sondern die Anpassungsleistung in der Erfüllung fremder Maßstäbe und Ziele, und im aggressiven Wettbewerb mit seinen Kameraden um die besten Plätze an der Sonne. Und je tiefer die (meist unbewusste) Grundangst vor der Ablehnung greift, desto weniger kann irgendeine noch so gute Leistung die endgültige Sicherheit der Akzeptanz und Existenzberechtigung verschaffen.

Und da zudem eine wirklich gute Leistung, vor allem im kreativen Bereich, nur vollbringen kann, wer sie gern in Angriff nimmt und den Geist dafür frei hat, und nicht, wer ungeliebte Forderungen zu erfüllen hat, in einer wenig geachteten Position ist und überdies fürchten muss, dass sein Versagen Ablehnung, Nichtversetzung, Kündigung usw. bedeutet, ist eben dieses Versagen gleichsam vorprogrammiert. Auch wenn meine Darstellung der Deutlichkeit halber scharf gezeichnet ist und der Schülersuizid als fatalste Konsequenz dieses Systems nicht sehr häufig geschieht, denn glücklicherweise gibt es zwischen dem Schulsystem und den Schülern noch viele verständige, liebevolle Eltern und Lehrer, so sollte doch bedacht werden, dass die suggestive Leistungsneurose und auch der Suizid viele Masken haben und hinter diesen oft nicht erkannt werden. Die tiefenpsychologische Therapie in Hypnose zeigt nämlich, dass viele und auch tödliche Erkrankungen des Kindesalters auf Schulstress zurückzuführen sind; ebenso kann dies von vielen Unfällen angenommen werden.

Meist sind die Faktoren, die zu Krankheit oder Unfall führen, dem Betroffenen selbst und seiner Umgebung unbewusst. Nach überlebten Unfällen bzw. bei Erkrankungen können mit der tiefenpsychologischen Untersuchung in Hypnose die entsprechenden Zusammenhänge in der Regel schnell erkannt werden.

Auch die offene Leistungsverweigerung, die steigende Tendenz zu Suchtkrankheiten der Kinder und Jugendlichen und die Problematik von Gewalt und Verwahrlosung wachsen auf demselben Boden.

Die sich später im Beruf fortsetzende Leistungsneurose ist oft ähnlich gut getarnt. Z. B. konnte ich bei meinen tiefenpsychologischen Untersuchungen von Herzinfarktpatienten in Hypnose immer wieder diese Zusammenhänge finden (MEINHOLD 1997b).

Ein mehr menschengemäßes, ganzheitliches und an der Förderung der individuellen Anlagen des jungen Menschen ausgerichtetes Lehrsystem ohne aggressiven Leistungswettbewerb (ohne Benotung) ist die von Rudolf STEINER begründete Waldorf-Pädagogik (STEINER 1984b); FEYERABEND; ILLICH 1980, SCHILY).

Bei tiefreichenden Leistungs- und Lernstörungen sollte der Schritt zur Therapie (tiefenpsychologische Therapie in Hypnose) nicht gescheut werden. Zwei Mal habe ich schon erlebt, dass Kinder, die als lernunfähig galten und Jahre in Heimen verbracht hatten, in Hypnose ungeahnte Potenziale entwickelten.

Im Bereich des AT eröffnen sich ebenfalls sehr gute Möglichkeiten. Der erste Schwerpunkt sollte dabei auf der Entflechtung von Leistung und Selbstwertbestätigung liegen, der Zweite auf der Förderung der Motivation. Gegebenenfalls kann die Zielsetzung auch sein, einen ungeliebten Beruf aufzugeben und den Mut zu einem Wechsel und Neuanfang zu unterstützen.

Die individuelle Oberstufenmeditation oder eine andere Meditationsform kann dabei helfen, schulische und berufliche Konfliktsituationen in ihren Zusammenhängen besser zu erkennen, mit Konfliktbeziehungen zu Lehrern, Kameraden bzw. Kollegen besser umgehen zu lernen und in wichtigen Entscheidungen seine innere Stimme zu befragen. In der Unterstufe (Selbsthypnose) können zielgerichtete Leitsätze gebildet werden. Z. B.: »Ruhig und gelassen in jeder Situation.« – »Ich lerne frei, weil ich es will.« – »Ich lerne frei, weil's Freude macht.« – »Ich lerne gern und gut.« – »Ich behalte, merke, erinnere gut.« usw. Außerdem bietet sich das Lernen direkt *in* der Unterstufenübung an, indem man seine Übung wie gewohnt durchführt, mit dem abschließenden Leitsatz (z. B.) »Ich lerne gern und gut.«, und dann ohne zurückzunehmen die Augen öffnet und lernt (das Lehrmaterial wurde zuvor bereitgelegt).

Auf diese Weise erreicht man eine schnellere und tiefere Verankerung des Stoffes. Man sollte die Lernphase im AT auf etwa eine halbe Stunde begrenzen. Falls der Stoff dann noch nicht bewältigt ist, beendet man die Übung, wie unten beschrieben, und beschäftigt sich zunächst eine Weile mit etwas anderem oder ruht. Danach wird dieses Vorgehen mit dem restlichen Lernstoff wiederholt. Nach dem Lernen wird jeweils noch eine AT-Übung angeschlossen, die mit dem Leitsatz: »Ich merke gut.« oder einem ähnlichen beendet wird. Dann erst erfolgt das Zurücknehmen. Schon durch das normale Üben der Unterstufe des AT kann die verfügbare Lern- und Erinnerungsleistung durchschnittlich um das Doppelte gesteigert werden, bei zielgerichtetem Üben bis zum Vierfachen und darüber.

Bei Prüfungsängsten kann ebenfalls bereits die Unterstufe sehr hilfreich sein. Man stellt sich z. B. während der Übung die Prüfungssituation vor, stellt sich dabei vor, genauso ruhig und gelassen zu sein wie während der Übung des AT, und imaginiert den Prüfer als hilfreichen Menschen, der mit seinen Fragen die Absicht verfolgt, wie ein Theatersouffleur Stichwörter zu geben. Zu jedem Stichwort fällt einem dann von selbst ein, was man dazu gelernt hat. Die entsprechende Vorstellungsformel heißt: »Jede Frage ist ein (hilfreiches) Stichwort.« (Literatur z. B. LANGEN; LINDEMANN.)

Auch die »Teilentspannung« der Unterstufe ist in diesem Bereich (eben-

WOS IS DENN DO LOS?
DIE KINDA KRIEGN HEUT' DIE ZEUGNISSE!
DO KUMMEN SCHON DIE ERSTEN!
JED'S JOHR DES GLEICHE MIT DE GFRASTA!
Mein Sohn ist ein Versager.!! Adieu! Euer Vati.

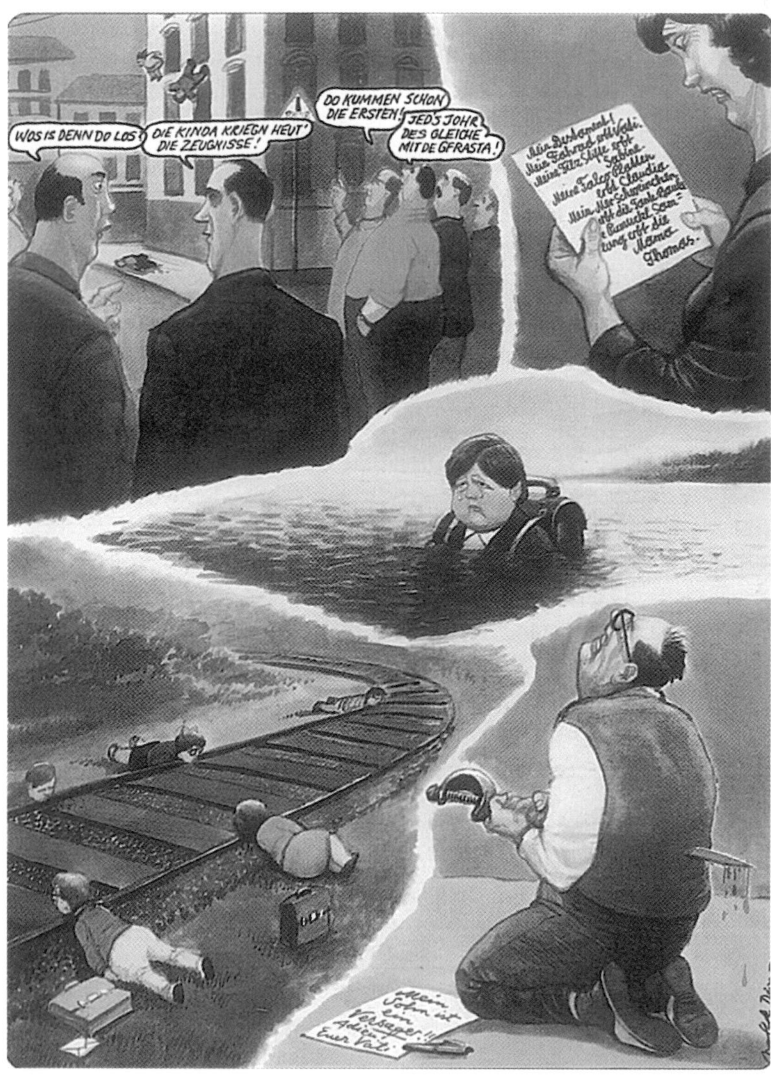

Abb. 23: Deix 1981: Die Zeugnisverteilung fordert wieder ihre Opfer.

so im Sport und Beruf) oft sehr nützlich, um direkt in der entsprechenden Situation eine Übererregung, die das limbische System aktivieren und damit die Erinnerung behindern würde, zu vermeiden oder zu senken und die Zugänglichkeit zum Gedächtnisspeicher in der Hirnrinde frei zu halten.

2. Institutionelle Anwendung

Die gesellschaftlichen Institutionen, Staatsorgane, Kirchen, Wissenschaft, Wirtschaft und andere Interessenvereinigungen wie Berufszünfte, Gewerkschaften usw. haben ohne Zweifel wichtige Aufgaben zu erfüllen. Und ohne Zweifel ist überall da, wo große Institutionen hierarchisch strukturiert sind und auch da, wo viele Menschen zusammenkommen, schon auf Grund der Aktivierung von Übertragungsgefühlen in solchen Situationen, unausweichlich die Hypnose bei allen Beteiligten mehr oder weniger stark gegenwärtig. Mit dem Wachstum einer Institution wächst in der Regel auch ihr Bedürfnis nach Macht und Monopol und wird ihre ursprüngliche Idee immer mehr zum Vehikel und zur Scheinrechtfertigung der Verfolgung dieser eigentlichen Ziele mit allen Mitteln, sie wird zur »allein selig machenden« Ideologie. Eines der Machtmittel, wahrscheinlich das wirksamste, ist die Massensuggestion mit Hilfe der hypnotischen Bewusstseinslagen.

Die Ergebnisse sind bekannt. Wir leben in einer Gesellschaft, die mit Hilfe des Macht- und Medienmonopols ihrer führenden Institutionen ihre einzelnen Mitglieder im Sinne ihrer »anerkannten« oder »offiziellen«, d. h. hypnotisch-suggestiv als alleinrichtig dargestellten Ideologien prägt. Paul FEYERABEND stellt hierzu die schwer zu beantwortende Frage: »Wie beurteilt ein Bürger die Vorschläge der Institutionen, die ihn umgeben, von seinem Geld leben und sein Dasein verunstalten?« Gefangen in der scheinbaren Selbstverständlichkeit der allgemeinen Massensuggestion fällt, falls der Bürger diese Frage überhaupt stellt, seine Antwort meist suggestionskonform aus. FEYERABENDS eigene Antwort ist schon fast romantisch: »In der Gesellschaft, wie ich sie mir vorstelle, [darf es] keine grundlegende *Ideologie*, sondern nur eine grundlegende *Schutzstruktur* geben.« (Erkenntnis für freie Menschen, S. 285)

Dieser hoffnungsvollen Möglichkeit zur Freiheit und Selbstverantwortung des einzelnen Menschen sollen auch meine Ausführungen dienen. Wenn ich in der Folge aufzeige, wie Institutionen Hypnose und Suggestion nicht nur gebrauchen, sondern auch missbrauchen, ist dies als zweifelsohne äußerst notwendige Kritik an den allenthalben beanspruchten suggestiven Alleinvertretungsansprüchen und Machtmonopolen zu verstehen. Jedoch beabsichtige ich damit keine grundsätzliche Infragestellung institutioneller Aufgaben im Rahmen einer pluralistischen Gesellschaft, wie sie als Idee (nicht als Ideologie) in der Verfassung jeder wirklichen Demokratie festgeschrieben ist.

In der Politik und beim Militär

»Eine freie Gesellschaft ist eine Versammlung reifer Menschen und nicht eine Herde von Schafen, geleitet von einer kleinen Gruppe von Besserwissern.« In dieser weiteren romantischen Formulierung FEYERABENDS – denn wo gibt es diese wünschenswerte Versammlung reifer Menschen? – steckt das Dilemma eines Erziehungs- und Sozialsystems, das die jungen Menschen gezielt an der Reifung, am selbstständigen Denken und an der Entwicklung zur Eigenverantwortlichkeit hindert, indem sie an wichtigen Entscheidungen schon gar nicht teilnehmen dürfen und indem ihnen in der Schule staatsideologisch »gefälschte Kopien der am wenigsten relevanten Elemente vergangener Entscheidungen« (FEYERABEND) als Grundlage ihrer eigenen künftigen Beschlüsse suggestiv vermittelt werden (mit dem Anspruch der »historischen Wahrheit«).

Ein späteres schafartiges Verhalten, z. B. beim Ankreuzen von Wahlzetteln auf Grund von Familientraditionen oder vom Wähler selbst bezahlter Wahlwerbeplakate und sonstiger Veranstaltungen, die nicht zufällig auf das Intelligenzniveau der Waschmittelwerbung abgestimmt sind (denn man richtet sich ja an das Unbewusste), ist also erwünscht und entsteht nicht erst in der aktuellen Situation. Vielmehr ist es sogar durch hypnotisch-suggestive Strukturen vorbereitet, die ständig über alle wesentlichen gesellschaftlichen Institutionen wirken.

Bereits vor seiner Geburt ist jeder Mensch der Beeinflussung und Prägung durch diese Strukturen ausgesetzt, sodass er in der Regel nie auf die Idee kommt, sie zu hinterfragen. Sie sind für den Durchschnittsbürger so selbstverständlich wie das regelmäßige Mittagessen (z. B. die direkte und die indirekte »Familienplanung« durch Kirche und Staat, die »Vorsorgeuntersuchungen« durch den Medizinbetrieb usw. Siehe auch die Tabelle auf S. 58ff).

Im Teil I, Kapitel 3 habe ich aufgezeigt, dass und wie alle Institutionen, die diese Strukturen tragen, mit den gleichen hypnotisch-suggestiven Mitteln arbeiten, miteinander verflochten sind und sich gegenseitig stützen bzw. legitimieren. Dies bezieht sich auch auf die Zulassung oder Abwehr von Ideen und Gruppen, die eine Erweiterung oder Veränderung herbeiführen könnten.

Gesetzlich sind zwar viele Freiheiten »garantiert«, sobald aber eine unerwünschte Tendenz größere Aufmerksamkeit findet, werden in dieser Partnerschaft der institutionellen Strukturträger Bedenken laut, die suggestiv als

»politisch«, »wissenschaftlich«, »moralisch«, »wirtschaftlich« und anders »begründet« werden. Es werden Verordnungen erlassen und entsprechende »Informationen« in den Medien verbreitet, die das Überleben einer solchen Tendenz praktisch derart erschweren, dass sie wieder in die Bedeutungslosigkeit versinkt und dennoch der Schein der Freiheit gewahrt bleibt. So hat beispielsweise seit den siebziger Jahren das Interesse der Bevölkerung an der Naturheilkunde stark zugenommen. Diese für die etablierte Großchemie unerwünschte Entwicklung hat in der EG, insbesondere in Deutschland, zu einer Verordnungswelle geführt, die »zufälligerweise« die naturheilkundlichen Arzneimittel massiv benachteiligt. Z. B. mussten in Deutschland bewährte naturheilkundliche Präparate auf Anordnung von staatlich eingesetzten Gremien aus (staats-) »wissenschaftlichen« Gründen verstümmelt werden (so dürfen auf Grund abwegiger rationalistischer Labor-Denkspiele die von den Krankenkassen bezahlten Arzneimittel nur noch höchstens drei Bestandteile enthalten, was fast ausschließlich Naturheilmittel trifft, da die meisten Chemopräparate nur aus ein bis zwei Bestandteilen bestehen). Die Folge ist, dass inzwischen viele mittelständische Hersteller von Naturheilmitteln ihre Firmen schließen mussten, während die Umsätze bei den großen Chemopharmakaproduzenten überproportional stiegen.

Ein anderes Beispiel ist die 5%-Klausel für die Zulassung einer Partei zum Deutschen Bundestag. Mit welchem Recht werden Millionen von Menschen (in Deutschland repräsentieren 5% der Wahlberechtigten etwa 4 Millionen Bürger, das ist mehr als die Einwohnerzahl Irlands) an ihrer politischen Vertretung gehindert, quasi öffentlich mundtot gemacht, und ihre Stimmen denjenigen Parteien zugeschlagen, die sie wohl kaum gewählt hätten? Mit welchem Recht bekommen die großen Parteien mehr Sitze, als es ihrem proportionalem Stimmenanteil entspricht? Die suggestive Auskunft, dass die Stimmen nach dem d´Hondt'schen Zählverfahren gewertet werden, lässt bei den meisten jede weitere Frage verstummen. Wer individuell denkt, wird faktisch bestraft, indem seine eigene Stimme gegen ihn verwendet wird. Wie sollte in diesem System eine neue finanziell schwache Partei gegen die etablierten, die ihre Werbung und ihre alles versprechenden, aber juristisch unverbindlichen Wahlkampagnen aus Steuergeldern finanzieren und in den Medien hypnosuggestiv wirksam sind, genügend Aufmerksamkeit erlangen?

Zur Vorbereitung und Durchführung von Kriegen – Moderne Kriege als hypnotische Massenregression auf die Reptilhirnstufe[2] und neuzeitliche Form des Menschenhandels

FEYERABEND ist der Meinung, dass man Menschen, die ihr Glück darin finden, sich in »gefährlichen Kriegsspielen gegenseitig abzuschlachten«, dann dieses »Vergnügen« lassen sollte. Es ist aber nicht einzusehen, warum jedermann die Teilnahmepflicht an solchen wahnhaften und tödlichen Hobbys, ob als Täter oder Opfer, auferlegt werden sollte.

Rationale Argumente können es nicht sein, die zu Kriegen führen und der öffentlich kaum hinterfragten »Notwendigkeit« eines ungeheuren Massenmordapparates in den meisten Staaten einen der obersten Plätze in der politischen Prioritätenliste und bei den Staatsausgaben einräumen.

Welche rationalen Gründe gäbe es heute noch für Kriege? Die Zeiten, als der König mit dem Schwert in der Hand voranritt, um neue Untertanen und Beutegründe aufzutun, sind vorbei. Auch ist es seit jeher äußerst unwahrscheinlich, dass die »Gewinner« eines Krieges, also die mit der überlegenen Militärmaschinerie, automatisch auch die »Guten und Gerechten« sind. Ebendies wird aber regelmäßig von der Geschichtsschreibung, die automatisch immer die »Geschichtsschreibung der Sieger« ist, behauptet. Dieser Umstand zeigt, dass alle »Geschichtsbücher« mit hypnosuggestiven Fälschungen und Auslassungen arbeiten, um zugleich als »Rechtfertigung« des Geschehenen und als vorgebliche Anlässe neuer Kriege zu dienen.

Bei einem modernen Krieg sind alle Beteiligten Verlierer, außer denen, die ihn über ihre Mittelsmänner mit hypnotisch-suggestiven Methoden inszenieren lassen, während sie selbst weit ab vom Geschehen sind und im Vorfeld wie auch währenddessen und hinterher Milliardengewinne damit erzielen.

Ein moderner Krieg hat in aller Regel vier Komponenten:

1. *Neuzeitliche Feudalherren als Hintermänner,*
2. *»Charismatische« Wahnkranke (Paranoiker) als Führer,*
3. *Eine zur Denkabstinenz dressierte Masse als Kostenpflichtige bzw. Verdienstquelle und zugleich als Akteure und Opfer,*
4. *Hypnosuggestiv geprägte Fachleute als »stumme Helfer«.*

---

2 Siehe die Tabelle »Entwicklungsgeschichte und Funktionen der verschiedenen Ebenen des Zentralnervensystems«, Seiten 104–105. Die evolutionär uralte Gehirnentwicklungsstufe des Reptils beinhaltet ein reflektorisches Feindverhaltensprogramm ohne ethische oder moralische Filter. Sie wirkt auch im modernen Menschen weiter, wenn sie über entsprechende Schlüsselreize aktiviert wird, wie z. B. beim militärischen Drill und im Krieg. Ansonsten ruht sie in den tiefen Schichten des hypnotischen Unbewussten und beeinflusst u. a. das Essverhalten, die Sexualität und den Schlaf.

1. Neuzeitliche Feudalherren als Hintermänner
Sie bleiben – im Gegensatz zu ihren historischen Vorgängern – heute meist unerkannt im Hintergrund. Es sind Angehörige von Großfinanzdynastien, die mit ihrem aus dem sklavenartigen Ausnutzen der großen Masse erzielten Hyperkapital die Führer von Scheindemokratien und anderen totalitären Staatsformen beeinflussen. Ideologien, Personenkult und Wahlpropaganda ihrer nach den unter 2. angeführten Merkmalen ausgewählten Parteigänger werden finanziell und institutionell massiv gefördert und die hypnosuggestiven Aktivitäten der gleichgeschalteten, oft sogar in ihrem eigenen Besitz befindlichen Medien inhaltlich bestimmt.

2. »Charismatische« Wahnkranke (Paranoiker) als Führer
Menschen mit religiösen, rassischen und/oder weltanschaulichen Wahnideologien mit Alleinvertretungs- oder Alleinseligmachungsanspruch fundamentalistischer Prägung, die ihre Botschaften hypnosuggestiv überzeugend vertreten und verbreiten (manchmal sind diese in Personalunion auch »Feudalherren«).

Alleinvertretungsansprüche entstammen tiefenpsychologisch immer einem sehr frühen Kindheitsdefizit, das in einer tiefen hypnotischen Bewusstseinsebene geprägt ist. Sie beinhalten als wesentlichsten Faktor eine existentielle Grundangst, die überaus stark und bedrohlich ist, sodass sie meist völlig in das Unbewusste abgedrängt wurde.

Die damit ebenfalls einhergehenden unbewussten Schuld- und Minderwertigkeitsängste erhalten mit dem Wahnsystem des Alleinvertretungsanspruchs eine Art überwertiges Gegengewicht. In der völligen Anbindung an das fixierte Wahnsystem wird über die tiefenpsychische Symbolebene versucht, das intrauterine Symbiosebedürfnis mit der Mutter nachzuholen, das Sicherheitsdefizit auszugleichen und den ebenfalls aus diesem Defizit erwachsenen infantilen Omnipotenzwahn auf die aktuelle Umgebung zu übertragen.

Dieser Nachhol- und Ausgleichsversuch kann aber auf diese Weise nie wirklich befriedigen, da das entsprechende frühkindliche Entwicklungsfenster längst geschlossen ist und nur unter Hypnose wieder geöffnet werden könnte. Jede Teilbefriedigung führt daher nicht nur nicht zur »Sättigung«, sondern verstärkt vielmehr das suchthafte Verlangen nach immer neuen Bestätigungen unter immer höheren Ansprüchen.

Der Ausgleich könnte erst erfolgen, wenn alle Welt dem Anspruch bedingungslos zustimmt, was aber de facto nie gelingen kann, da ja der eigentliche »Feind« bzw. Angstgrund im eigenen unbewussten Selbst verborgen ist. Jeder »Ungläubige« oder »Andersartige« stellt durch seine Nichtzustimmung oder schon durch seine bloße Existenz einen Faktor der Unsicherheit und der Gefahr dar.

Tiefenpsychologisch symbolisiert jeder Andersartige die eigenen, von der Mutter als »böse« abgelehnten und deshalb verdrängten Selbstanteile und muss daher zum »bösen Feind« erklärt werden. Damit eröffnet sich zugleich die Möglichkeit, die abgewehrten, »bösen« Selbstanteile, die zwar verdrängt, aber deshalb nicht aus der unbewussten Seelentiefe beseitigt sind, auf eben diese Andersartigen zu projizieren und symbolisch in ihnen zu bekämpfen, zu töten usw.

Das Töten eines vermeintlichen Feindes bedeutet darüber hinaus symbolisch das »Überleben« des Täters. Sein Unbewusstes hat damit ein Mittel, um seine ebenfalls aus der frühesten Entwicklungsphase stammenden existentiellen Grundängste, die immer auch unbewusste Todesängste sind, abzuwehren.

Eine ähnliche unbewusste Abwehr mit Todesfolgen bezieht sich nicht auf die »Feinde«, sondern auf die eigenen jungen Männer, die »Söhne«, die von ihren Polit-»Vätern« »in den Krieg geschickt« werden. Hier kann der begründete Verdacht gehegt werden, dass die ödipale Vätergeneration den Generationenkrieg um die Mütter bzw. Töchter auf diese Weise zu ihren Gunsten beeinflusst, damit zugleich wiederum das eigene Überleben bestätigend und den begehrten Verbleib in der Generationenmitte: All dies in der Regel unbewussterweise.

Die existentielle Grundangst aus der Symbiose durchzieht die gesamte psychische Entwicklung des Kindes und späteren Erwachsenen, so wie ein anfangs gemachter Rechenfehler die gesamte Rechenaufgabe durchzieht. Im weiteren Verlauf kommt es dann vor allem in der analen und in der genitalen Phase wieder zu erkennbaren Störungen, indem die »Gut-Böse«-Polarität, die dort auf die Außenwelt (die Objektwelt) projiziert wird, nicht überwunden werden kann, sondern sich in exzessiven und anhaltenden »Räuber-und-Gendarm«-Spielen, Sandkastenkriegen oder entsprechenden Computerspielen fort- und festsetzt. Da die anale und die genitale Phase noch weitgehend unter einem natürlichen Hypnosezustand ablaufen, wirken auch die in diesen Phasen geprägten Zusammenhänge unbewusst weiter und sind nur über ihre Analyse in Hypnose erkennbar.

Der solchermaßen zwar körperlich und oberflächlich-rational erwachsen gewordene und mit der suggestiven Allgemeinbildungsprägung versehene, aber seelisch-geistig und im eigenständigen, logischen Denken unreif gebliebene Mensch führt dann Kriege auf demselben regressiven moralischen Niveau und mit derselben infantilen Pseudo-Logik wie Sandkasten- und Computerspiele.

Hierbei wird der »Gegner« entmenschlicht bzw. kann von ihm, wie auch sein eigenes Selbst, überhaupt noch nicht als Mensch, als eigenverantwortliches und frei handelndes Ich, in einer gemeinsamen, aufeinander bezogenen Welt, erlebt werden. Der auserkorene »Gegner« regrediert im Rahmen der militär-hypnotisch veranlassten Rückkehr auf die archaische Reptilhirnstufe zur schieren Funktion als Projektionsfigur, als externalisiertes »Objekt des Bösen«. Seine Ermordung – auch wenn es sich um Kinder handelt, die bei »Kollateraleffekten von Kriegshandlungen« sterben oder durch Scharfschützen abgeknallt werden – löst weniger moralische Bedenken aus – als der Schuss auf eine Zielscheibe. Im Gegenteil fühlt sich der Täter, der ja der Suggestion zufolge »Untermenschen« vernichtet, mit jedem neuen ermordeten Opfer mehr und mehr auf dem Weg zum »Übermenschen«.

In Wirklichkeit jedoch entmenschlichen sich – im wahrsten Sinne des Wortes – dabei alle aktiv oder als stumme Helfer Beteiligten, indem sie auf die Jahrhundertmillionen alte hypnotische Bewusstseinsstufe der Reptilhirnentwicklung regredieren.

Selbstverständlich kann, wie die gesamte Geschichte der Menschheit in unzähligen Wiederholungen zeigt, »das Böse«, weder im eigenen Selbst noch in den zu Feinden erklärten Projektionsfiguren, mit einem derartigen infantilen Regressionssystem »besiegt« werden. Kein in diesem Wahn vernichteter »Feind« kann den Paranoiker endgültig befriedigen, und er ist gezwungen, den nächsten zu suchen bzw. aufzubauen. Der von Hollywood und von insbesondere westlichen Militärexponenten schon heute suggestiv vorbereitete »Krieg der Sterne« ist die letzte vorstellbare Perversion auf diesem paranoischen Wege.

Dennoch werden solche pathologischen Regressionssysteme erschreckenderweise auch von Repräsentanten »moderner«, nach ihrem Etikett demokratischer Staaten mit der Wirklichkeit verwechselt und zeigen die Kinorekorde solcher ultimativen Vernichtungsglorifizierungen, wie einfach und wirksam ihre letztlich immer selbstmörderischen Suggestionsziele bei der Masse ankommen.

Wie aus dem Dargelegten hervorgeht, müssen alle derartigen paranoischen Systeme zwangsläufig missionierend, kapital-globalisierend oder auf sonstige Weise gewaltsam auf ihre Hegemonie ausgerichtet sein. Sie können kein föderalistisches oder pluralistisches Miteinander oder wenigstens Nebeneinander ertragen, kein Sowohl-als-auch. Ihre Welt ist das Entweder-Oder, weiß *oder* schwarz, gläubig *oder* ungläubig (nicht etwa *anders*-gläubig), gut oder böse.

Allerdings wird das Andere, das »Böse« unverzichtbar gebraucht, da mit dem Verlust dieses Gegenübers auch der eigene vermeintliche Lebenssinn abhanden käme. Somit unterstützen sich derartige scheinbar polare, in ihrer Essenz aber sehr ähnliche Systeme gegenseitig als »Supporting Players« und, wie schon erwähnt, muss ein neues »böses« Gegenüber aufgebaut werden, wenn eines davon aufgibt.

Insgesamt wirken solche Wahnsysteme auf die überwiegend ängstlich, unmündig erzogene (aus eben diesem Grunde) und unsichere Masse der Menschen wie höhere Verheißungen von »Sicherheit, Selbstwert und Gerechtigkeit«, die sie zuvor nie empfinden konnten. Sie kann damit sich ebenfalls als den »Guten« zugehörig empfinden und ihre »bösen« Anteile auf die zu »Feinden« Ernannten projizieren.

Das Gefolge von Wahnsystemen hat also die gleiche defizitäre Grundprägung wie seine Führer, besitzt aber nicht die psychische Kraft, eigene attraktive Wahnsysteme aufzubauen bzw. nicht das Charisma oder die Geldgeber, um sie effektiv zu vertreten.

An die Wahnideologien sind meist »jenseitige« Erfüllungsversprechen gekoppelt, die im Dienste deren aggressiver Weltbeherrschungsziele zusätzliche »Vorteile« bringen:

- Sie knüpfen an die in vielen großen Kulturen unterschwellig suggerierte Ablehnung des Daseins an. In der Lebensgeschichte des einzelnen Menschen wird diese unbewusste Ablehnung zumeist sehr früh fühlbar, nämlich bereits in einem mehr oder weniger großen, oft unbewussten Akzeptanzdefizit der Mutter gegenüber dem Kind, und wird als Teil der ersten Entwicklungsphase hypnotisch geprägt. Eine derartige Prägung bewirkt eine zeitlebens unerfüllte Sehnsucht nach Akzeptanz und Sicherheit. Genau auf diese verbreitete Sehnsucht passen paranoische Alleinseligmachungsversprechungen, indem sie symbolisch (über unbewusste hypnotische Seelenebenen) eine »allmächtige« Erfüllung suggerieren. Sie können deshalb auf fast jedermanns Zustimmung zählen, vorausgesetzt er gehört dem »erwählten Volk« der entsprechenden Ideologie an.
- Ihre behauptete »Wahrheit« ist nie endgültig nachweisbar noch widerlegbar, sie können also nie zur »Enttäuschung« führen. Allein das unbewusste Glaubenwollen entscheidet über ihre Geltung.
- Jeder Misserfolg bei ihrer Anwendung führt in der Regel nicht zur Ernüchterung, sondern sogar zu einer noch weitgehenderen ideologischen Fixierung bzw. zu einer Wahnverstärkung (z. B. zur Glorifizierung des »Märtyrertums«).
- Die »Treue bis in den Tod« für die Ideologie oder ihren Repräsentanten ist daher keineswegs ein »schweres Opfer«, sondern vielmehr der begehrteste Teil der paranoischen Systemerfüllung. Der Tod beinhaltet nämlich zugleich die unbewusst autoaggressiv erwünschte Zerstörung des als ungeliebt erfahrenen Selbst und die ersehnte »Rückkehr in den

großen Uterus« (Seligkeit, Nirwana, Walhall, Himmel, Paradies, ewige Ruhe usw.) wie auch bei vielen anderen Formen des Suizids.

3. Eine zur Denkabstinenz dressierte Masse
Menschen, die in der üblichen hypnosuggestiven Erziehungsdressur das Selberdenken nie kennen gelernt haben oder als zu mühsam empfinden; die gelernt haben, die lebenswichtigen Entscheidungen und die »Verantwortung« denen zu überlassen, die »es wissen müssen«: den so genannten »Führern«, denen »da oben« (symb. auch Himmel, Gott), dem »heiligen Geist«, den »Vorgesetzten« und »Fachleuten« oder sogar »den Pferden, weil die haben die größeren Köpfe«.

Die politische, kirchliche, wissenschaftliche usw. »Obrigkeit« ist – für den Nichtdenker zwar unerkennbar, dafür aber umso wirksamer – in gegenseitiger struktureller Stützung eng miteinander verflochten und steht symbolisch in der Tradition des angeblich »Guten«. Dies wird durch suggestive Benennungen oder Handlungen bestärkt: »Kaiser, König etc. von Gottes Gnaden«; Papst (Heiliger Vater), Prophet usw. als göttlicher Gesandter oder Stellvertreter; religiös gefärbter Amtseid des Präsidenten usw. Mit dem Bekenntnis zur Gefolgschaft des auf diese Weise suggerierten »Guten« werden die eigenen von der Erziehungssuggestion unterdrückten »bösen« Selbstanteile abgewehrt bzw. auf die als »böse« suggerierten Feinde projiziert. Dass in den Kirchen *aller* Länder auf den Gefallenentafeln dieselbe Inschrift steht: »Es starben für Gott und Vaterland ...« regt kaum jemand zum Denken an, nicht einmal die »Militärseelsorger«. Die hypnosuggestiven, massenpsychologischen Grundlagen und Methoden zur Andressur bzw. zur Aufrechterhaltung und zum Abruf des allgemeinen Denkverzichts und der zugleich aggressiven und autoaggressiven Gefolgschaftsleistung sind unter 2. bereits skizziert. Die pathologischen Prägungen von Führern und Gefolgschaft entsprechen sich, lediglich die (Selbst-) Darstellungsfähigkeit und Durchsetzungskraft der ersteren ist überlegen.

4. Hypnosuggestiv geprägte Fachleute (stumme Helfer)
in Politik, Militär, Verwaltung, Wissenschaft, Wirtschaft, Kirchen und anderen wichtigen Institutionen. Sie zeichnen sich in derartigen Gesellschaften durch ihre besonders gute Anpassung an die Denkabstinenz fordernden Erziehungs-, Bildungs- und Sozialsysteme und vor allem durch ihre unhinterfragte Beachtung aller hierarchischen Strukturen des Staates und anderer Institutionen aus, ebenso wie durch ihren zuverlässigen und fraglosen Ideologiegehorsam (die stummen Helfer), gleich welcher Partei sie dienen. Ob sie den Bau eines Hospitals beschließen oder Bombenabwürfe befehlen, die für Abertausende von Unschuldigen einen schrecklichen Tod

bedeuten, ob sie hilfreiche Impfungen geben oder Todesspritzen, sie tun alles mit derselben Präzision und der »von oben« mitgelieferten Moral und können danach feiern und gut schlafen.

Nun noch einige Überlegungen zu den modernen Kriegen als neuzeitliche Form des Menschenhandels:

Die erwähnten Dynastien der Großfinanz erzielen ihre Einkünfte – direkt und/oder indirekt – zum erheblichen Teil aus Kriegs- und Waffengeschäften. Insoweit dies zutrifft, stehen sie nicht nur in dieser Hinsicht auf erschreckende Weise in der Nachfolge der spätmittelalterlichen Feudalherren:

Moderne Kriege (wie auch der nach dem Terroranschlag des 11. September 2001 ausgerufene »Krieg gegen den Terrorismus«) und Aufrüstungsunternehmungen werden von ihnen, auf dem beschriebenen hypnosuggestiven Weg, mittels der von ihnen finanzierten Wahnsystemrepräsentanten, als notwendig dargestellt. Bei näherer Betrachtung der faktischen Konsequenzen ist zudem erkennbar, wie die angemaßte Feudalherrentradition nicht nur dadurch aufgegriffen wird, dass Einzelne aus persönlichem Profit- und Machtstreben tödliche Entscheidungen über das Schicksal ganzer Völker treffen können.

Sie wird auch dadurch erneuert, dass eine indirekte Form der Leibeigenheit neu eingeführt wird. Während frühere Feudalherren ihre »leibeigenen Untertanen« direkt verkaufen konnten, vor allem auch als Kriegssklaven, um ihren persönlichen Finanzbedarf zu befriedigen, geschieht dies heute – mit Ausnahme vom Kauf von Kindersoldaten durch regionale »Warlords« in Afrika – überwiegend indirekt.

Es wird zunächst die Notwendigkeit von Waffensystemen suggeriert, für deren Entwurf und Herstellung die beteiligten Arbeitskulis so viel bekommen, dass sie ihr Leben fristen können. Diese werden dann mit hohen Gewinnen und »Spenden«-Zahlungen, die von den Steuergeldern der Opfer finanziert werden, an paranoische Kriegsfürsten, Präsidenten usw. verkauft, die es natürlich auch in »zivilisierten Staaten« gibt. Danach werden – entweder als direkte »Feinde«, falls die zuvor aufgerüsteten Akteure mit eben dieser Aufrüstung zu gefährlich werden, oder als »Friedenstruppen« nach der Anwendung und dem Verbrauch des Materials durch die belieferten Drittparteien im Krieg gegeneinander – die zwangsverpflichteten jungen Menschen des Waffenherstellerlandes oder seiner Vasallenstaaten in die »Krisengebiete« geschickt.

Wie die Leibeigenen von damals werden sie mit viehtransportartigen Methoden an ihre »Einsatzorte« verbracht und haben dort die Wahl zu morden und/oder gemordet zu werden oder bestenfalls via Kriegsgericht hinter Gefängnismauern zu verschwinden. Die Reihenfolge in der Exportstatistik der für Militärerzeugnisse führenden Länder spiegelt ziemlich präzise die Häufigkeit deren militärischer Auslandeinsätze wider.

Die neuen Feudalherren verdienen allerdings nicht nur am Verkauf der Menschen, wie ihre Vorgänger, sondern mehrfach, denn die entscheidenden Fäden für alle hiermit zusammenhängenden Aktivitäten laufen in relativ wenigen Händen zusammen, wie auch die daraus entstehenden Einnahmequellen. Hingegen ist die Menge derer, die dafür bezahlen, naturgemäß sehr viel größer. Es sind die »Steuerzahler«, also die später als Mordende, Ermordete oder zumindest Gefährdete Betroffenen, die dies alles finanzieren, in aller Regel unfreiwillig bzw. in Unwissenheit oder suggestiv erzeugter Gefolgschaft. Sie bezahlen mit Vermögen, Leib und Leben und pflegen damit zugleich ihre Abhängigkeit in der Tradition der Leibeigenheit. Denn auf Grund der von ihnen zwangsweise aus ihrem Steueraufkommen zu erbringenden Finanzierung derartiger kostspieliger und destruktiver Institutionen und Aktivitäten müssen sie selbst mehr oder weniger von der Hand in den Mund leben und können kaum Ressourcen für eine breite, höhere Freiheitsbildung erwerben.

Die Menschen sind bei diesem Vorgehen praktisch noch weniger wert als zur Feudalherrenzeit, wie es auch an der suggestiven Terminologie für die Anwendung von Massenvernichtungswaffen und »sauberer Kriegführung«, bei der »nur« Menschen vernichtet werden, während Gebäude stehen bleiben können, deutlich wird.

Das Erschreckendste daran ist, wie unhinterfragt solche Muster, die täglich von Fernsehserien, nahezu gleichgeschalteten »Nachrichten«-Sendungen und suggestiv verharmlosender Sprachregelung eingehämmert werden, übernommen werden. Die stupide Suggestion, sie seien »wehrpflichtig«, reicht den meisten als Begründung, um sich als dürftig besoldete Kriegsgeräteanwender irgendwo hinkarren zu lassen und sich dort als Zielscheibe anzubieten bzw. andere körperlich gesunde, unschuldige Menschen, die aus demselben Grund dort sind, »auf Befehl« zu liquidieren oder auf Lebenszeit zu verstümmeln. Die moderne hypnosuggestive Kriegsverniedlichungsterminologie in unseren Nachrichten bezeichnet solche sinnlosen Massenmordorgien auf Knopfdruck als »Waffengang« und will damit an die ritterlichen Mann-gegen-Mann-Turniere des Mittelalters erinnern.

Wer wie ich in einem Heilberuf arbeitet, wo oft ein großer Aufwand betrieben wird, um einen einzelnen kranken Menschen wenigstens eine kleine Erleichterung seines Leidens verschaffen zu können, muss die Bereitschaft, Millionen gesunder, unschuldiger Menschen umzubringen, auf der Grundlage hoher Gewinne der Kriegsprofiteure und absurder Wahngespinste der Kriegspropagandisten, im Verein mit einer hypnotischen Regression aller Betroffenen auf die Reptilhirnstufe, als umso absurder empfinden.

Warum aber finden sich immer wieder fast alle zur aktiven Teilnahme an solchen Wahnorgien bereit?

Arno PLACK (1991) spricht von unserer Kultur als der »Kultur der Kriege und Verbrechen« und zitiert zur Darstellung der psychologischen Hintergründe Erich NEUMANN: »Die unbewussten seelischen Konflikte der Gruppen und Massen äußern sich vor allem in epidemischen Ausbrüchen, den Kriegen und gewaltsamen Umstürzen.« Wesentliche tiefenpsychologische Zusammenhänge der unbewussten Lust zur Aggression, zum Töten und zum Sterben hat Sigmund FREUD aufgedeckt und auf die Unterdrückung vor allem der sexuellen Triebe in unserer Gesellschaft zurückgeführt. Diese Unterdrückung beginnt nicht erst beim geschlechtsreifen Jugendlichen, sondern bezieht sich bereits auf die in unserer Gesellschaft verbreitete Suggestion, dass Kinder asexuelle, »reine« Wesen seien (siehe E. BORNEMAN). Die Sexualität ist daher wie alles andere in unserer Kultur dem rationalistischen Leistungsdenken des gefühlsamputierten Erwachsenen untergeordnet, und die scheinbare Liberalität, die in den üblichen Bildberichten von Zeitschriften oder in nächtlichen TV-Programmen zur Schau gestellt wird, ist eher eine Anregung zur Optimierung der Sexualgymnastik als ein Ausdruck liebevoller körperlicher Erfahrung seiner selbst und seines Partners.

Tatsächlich zeigt es die Geschichte und die Gegenwart, dass die kriegsfreudigsten Kulturen immer auch die prüdesten waren und sind. Ein einfaches Beispiel sind die Miniatur-Nachbildungen von Massenmordinstrumenten wie Panzer, Bomber, Kriegsschiffe usw., die als so genanntes »Spielzeug« in den Schaufenstern jedes entsprechenden Geschäftes ausgestellt sind und ohne Zweifel der militärischen Frühdressur dienen. Für denkabstinente Menschen sind solche Gewaltobszönitäten unhinterfragte Selbstverständlichkeit und werden Kindern bedenkenlos als »Geschenke« übergeben. Das frühkindliche Mordtraining wird also von den späteren Mördern und Opfern bzw. ihren Eltern selbst finanziert. In derselben Kultur gilt aber eine Puppe mit Geschlechtsteilen, die im Schaufenster ausgestellt wird und die zur Entwicklung einer natürlichen und gesunden Sexualität – und damit auch zur Gewaltvorbeugung – beitragen könnte, als anstößig.

Die suggestive Perversion dieser Gegensätze fällt erst wenigen auf, wird aber immerhin bereits in einigen Medien bemerkt. So erkennt Constanze KLEIS in der Frauenzeitschrift AMICA 11/02 sehr treffend die Zusammenhänge zwischen Sexualverdrängung und Gewalt und schreibt unter dem Titel:

»*Warum Hollywood mit dem kleinen Ding ein großes Problem hat:*
Wir bekommen nie das eine zu sehen, aus dem sich all die Weltenretter-Attitüden, das Hauen, Stechen, Erobern, Bekriegen – kurz: schätzungsweise 90% aller Plots ableiten. Nichts als geschlechtslose Kens im Kino, mit merkwürdiger Leere zwischen den Schenkeln. [...] Die amerikanische Zensurbehörde [sorgt] dafür, dass sich das Wesentliche im Kopf der Zuschauerin abspielen [muss], die sich bei sprudelnden Sektflaschen, Raketen, Hochhäusern oder Kanonen schon das Richtige [denkt]. [...] Für jeden dieser Stars wäre das Zeigen des echten Penis ein gewaltiger Abstieg. Kurz: Die Herren haben etwas zu verlieren, zumal in den USA, dem Ursprungsland all dieser Prüderien: Wo es so wichtig ist, Größe zu zeigen, Stärke zu demonstrieren, da kann der reale Zipfel ohnehin nicht mehr mithalten und muss deshalb von öffentlichen Auftritten ausgeschlossen bleiben. Phallusses don't kill people – phallic symbols kill people.«

Zusammenschau

Scheinbar selbstverständliche und deshalb unhinterfragte, hypnosuggestiv über Jahrhunderte aufrechterhaltene Verflechtungen und hierarchische Machtstrukturen werden bereits ab dem intrauterinen Dasein (im Mutterleib) geprägt und unbewusst von Generation zu Generation weitergegeben. Sie beeinflussen den Menschen – von den meisten unbemerkt – in allen wichtigen Lebensbereichen und während seines gesamten Lebenslaufes im Sinne einer Entselbstung. Sie haben heute ähnliche Hintergründe und verfolgen ähnliche Absichten wie vor tausend Jahren, sind aber sehr viel subtiler und schwieriger zu erkennen. Was sie wesentlich von früheren Zeiten unterscheidet, ist, dass ihnen heute furchtbare Werkzeuge zur Verfügung stehen, die alles Leben auf der Erde auslöschen können! Die damit umgehen, sind in vieler Hinsicht mit GOETHES Zauberlehrling vergleichbar: sie wissen nicht wirklich, was sie tun, und ihre Werkzeuge sind auch für sie, die so genannten Fachleute, – wie für alle Menschen – letztlich unberechenbar und unbeherrschbar.

Ein anderer Krieg ist die suggestiv immer wieder herabgespielte ökologische Katastrophe. Die Weltgesundheitsorganisation schätzt, dass sie jährlich vier Millionen zusätzliche Krebstote fordert. Zählt man die anderen durch Umweltdisaster und schleichende Intoxikation unseres Lebensraumes und unserer Lebensmittel erzeugten bzw. begünstigten Erkrankungen dazu (z. B. von Herz-Kreislauf-, Atemwegs-, Autoimmunerkrankungen, toxische Systemerkrankungen usw.), errechnet sich eine Zahl, die bei sechs bis sieben Millionen Getöteten pro Jahr liegen dürfte und damit in die Nähe der durchschnittlichen jährlichen Opferzahl des 2. Weltkriegs rückt (etwa 50 Millionen Tote in sieben Jahren, also etwa 7.143.000 im Jahresdurchschnitt).

Aufgrund der großen aktuellen und existenziellen Bedeutung hypnosuggestiver Einflüsse für die Entstehung einer erhöhten Gewalt- und Kriegsbereitschaft sind die wesentlichsten diesbezüglichen Fehlprägungen aus den frühen (hypnotischen) Kindheitsphasen und ihre institutionelle Nutzung in der folgenden Tabelle im Überblick nochmals zusammengefasst. Ihre allgemeine und daher unauffällige Anwendung in der Sozialisation führt zum einen zur unhinterfragten Suggestion der Normalität von »Kriegsgeschehen«, »Kriegshandlungen« oder »Waffengängen« – wie es im suggestiv verharmlosend gleichgeschalteten Nachrichtendeutsch heißt – im Sinne einer Normose (Normalpsychose), zum anderen werden damit zugleich allgemeine Schlüsselreize geprägt, die ein gezieltes Abrufen der erwünschten Massenregression samt ihrer archaisch-hypnotischen Verhaltensmuster zum beliebigen Zeitpunkt ermöglichen.

Über der unmittelbaren Bedeutung dieser Einflüsse für die Kriegsfrüherziehung sollte auch ihre starke normotische Präsenz in den meisten Ideologien, Religionen und Kirchen, im Bildungssystem und in den Medien, in der Arbeitswelt und in den zwischenmenschlichen Beziehungen nicht übersehen werden.

Die in unserem gängigen Erziehungs- und Bildungssystem schon vom Kindergarten an vorherrschende Aufforderung zum Wettbewerb »gegeneinander« überträgt sich – meist unerkannt – auf jedwede Art menschlicher Kommunikation. Sogar die Bedeutungsentwicklung der Sprache zeigt auf, wie unsere Kultur ursprünglich positive Wortinhalte gemäß der Gewaltnormose pervertiert hat. So bedeutet z. B. »Konkurrenz« ursprünglich »*mit*einander laufen« (nicht gegeneinander) und »Rivalität« Flussnachbarschaft, die natürlich auch nur *mit*einander gedeihlich funktionieren konnte.

Die unserer Kultur eigene, hypnosuggestive Gewaltprägung hat Anteile in allen Entwicklungsphasen des Kindes und Jugendlichen. Da die gängigen tiefenpsychologischen Phasenlehren die frühesten Inhalte der seelischen Entwicklung noch nicht kennen (vor allem die pränatale und die frühorale Phase), sind einige ihrer Annahmen hinsichtlich der frühkindlichen Gewaltprägung nicht ganz korrekt. Für die folgende Tabelle habe ich deshalb die von mir mittels tiefenpsychologischer Hypnose erforschte und vielfach praktisch bestätigte Phasenlehre zugrunde gelegt.

Zum Verständnis einer tiefenpsychologischen Phasenlehre sind folgende Punkte wichtig:

- Die seelische Entwicklung geht in vielen Bereichen erkennbar mit der entsprechenden physischen Entwicklung parallel (z. B. zeigt die Zahnung an, dass der Höhepunkt der oralen Phase überschritten ist).

- Die hier angesprochene Entwicklung ist in erster Linie eine Bewusstseinsentwicklung, nicht einfach nur das ererbte Beherrschen eines Programmes (z. B. scheidet das Kind bereits nach der Geburt Stuhl aus, die anale Phase beginnt aber erst mit der bewussten Stuhlkontrolle im dritten Lebensjahr).
- Alle Phasen beschreiben biologische Größen, die naturgemäß innerhalb eines Streubereichs mit individuell verschiedenen Anfangs- und Endaltern und verschieden betonten Inhalten ablaufen können.
- Alle Phasen gehen weich ineinander über und bauen aufeinander auf. Das jeweils Erlernte wird bewahrt, tritt aber zugunsten des neu zu Erlernenden im Bewusstsein zurück. Leider werden auch die Defizite und Fehlprägungen bewahrt und in die nächsten Phasen mitgenommen. Der unbewusste Versuch ihrer Nacherfüllung gelingt kaum, da dann das entsprechende Entwicklungsfenster weitgehend geschlossen ist. Darüber hinaus führt dieser Versuch zum partiellen Versäumen der späteren Inhalte (z. B. hat ein Kind ein Akzeptanzdefizit aus der Symbiose. Der Versuch, das Defizit in der folgenden oralen Phase durch gute und reichliche Nahrung auszugleichen, kann nicht gelingen, da Nahrung nicht dauerhaft Sicherheit und Geliebtsein vermittelt. Zusätzlich wird damit die orale Erfüllung behindert, weil das Essen zweckentfremdet verwendet wird und die Konzentration in Richtung Liebesersatz und damit auf die Essmenge erfolgt und nicht auf den Essgenuss).
- Gut durchlaufene Phasen sind daran zu erkennen, dass ihre Inhalte frei und gesund gelebt werden können und keine Fixierung erfolgt (z. B. weist ein Zählzwang, als eine typische Fixierung, auf eine nicht befriedigend erlebte anale Phase hin. Das Grundproblem kann jedoch noch tiefer liegen, und die anale Problematik erweist sich dann als Folge eines früheren Defizits, das lediglich »anal maskiert« ist, also mit den Mitteln dieser Phase auszugleichen versucht wurde. Eine sichere Klärung bringt erst die individuelle Arbeit in tiefenpsychologischer Hypnose.

Um FEYERABENDS romantischer Vorstellung einer »freien Gesellschaft als Versammlung reifer Menschen« etwas näher zu kommen, aber einfach auch nur um zu überleben, täte unserer Kultur eine Entflechtung von Staat, Kirchen, Wissenschaft und Wirtschaft dringend Not. Parteien, die mit suggestiven Religionsetiketten getarnt oder mit sonstigen absolutistischen Ansprüchen Wählerfang betreiben, dürften in einer Demokratie mit Weltanschauungsfreiheit nicht zugelassen werden. Ebensowenig wie Kirchengemeinschaften, die religiöse Alleinvertretungsansprüche für sich reklamieren und aggressive »Bekehrung« betreiben.

Spezifische Defizite und hypno-suggestive Prägungen in der Sozialisation machtorientierter Kulturen, die zur Gewalt- und Kriegsbereitschaft beitragen und die normotische Durchführung von Kriegen vorbereiten (auf Basis der tiefenpsychologischen Phasenlehre nach Meinhold).

Frühkindliche Entwicklung im hypnotischen bzw. teilhypnotischen Bewusstseinszustand und ihre gesunden Entwicklungsziele	***Durch tendenziös normierte Erziehung hypno-suggestiv erzeugte Fehlprägungen (Normosen) und Defizite wirken als regressive Schlüsselreize zur Gewaltförderung***	***Von Staat, Militär und kooperierenden Institutionen benutzte hypnosuggestive Symbole und Dressur-Methoden zur Kanalisierung von regressivem Gewaltverhalten***
Intrauterin (im Mutterleib): *Symbiotische Phase:* *Erfahrung der bedingungslosen Grund-Akzeptanz, d. h. Liebe ohne besondere Wünsche und Bedingungen; gute Voraussetzungen insbesondere bei der Mutter, sodass sie sich frei von Angst und Erwartungsdruck auf das Kind freuen kann.* *Erfahrung der Befriedigung aller Grundbedürfnisse in der symbiotischen Einheit (»magische« Phase des Omnipotenzgefühls).* *Dieser erste Entwicklungsschritt ist die Grundlage aller anderen Phasen. Seine Erfüllung bzw. seine Fehl- und Falschprägungen bestimmen im hohen Maße die folgenden Schritte.*	*Mangelnde Grund-Akzeptanz erzeugt:* 1) Existentielle Grundangst (Lebens- und Todesangst), mit der Angst, ungeliebt, unvollständig und unwert zu sein, d. h. eine hohe Grundunsicherheit (oft unbewusst) mit starkem Kompensationsbedürfnis. Suchen von »Sicherheit« durch Ersatzwerte und -objekte, die zuverlässig verfügbar sein müssen (Leitfiguren, radikale Vereinigungen, hörige Partner, Drogen, Identifikation durch In-Marken usw.). 2) Ablehnung und dadurch Abspaltung von wichtigen Persönlichkeitsanteilen in das Unbewusste, die später in anderen Menschen gesucht und bekämpft werden, 3) Schuld- und Ohnmachtsgefühle (oft unbewusst) mit autoaggressiven Tendenzen und erhöhter Verteidigungsbereitschaft, 4) Mangel an innerer Freiheit (auch aus der analen Phase), 5) Fortdauernde Versuche zur Erfüllung unzureichend erlebter Befriedigung von Grundbedürfnissen aus der magischen Einheitsphase (»Omnipotenz«).	*Symbiotische Ersatzsicherheit und -akzeptanz:* 1) Kaserne und Militär als Uterussymbole (abgeschlossene, »geschützte« Welt); Hypnosuggestive Prägung »alleinseligmachender, unfehlbarer und guter« Zielsetzungen (Jenseitsorientierung mit »Todessicherheit« – der eigene Tod ist die Regression in die Ersatz-Mutter, ob Himmel oder Heldentafel usw.) und feste Einbindung des Betroffenen in diese Zielsetzungen, über den Tod hinaus, durch den Fahneneid; Anbieten von meist geschichtlichen Ideal-»Helden« als symbiotische Identifikationsfiguren und Aufforderung zu eigenem »Heldentum« (Kompensation der Minderwertigkeitsgefühle); die Truppe, ihre Tradition, ihre Autoritäten und ihre Symbole (Fahne, Rangabzeichen, Orden, Gruß usw.) sind akzeptierende Muttterersatz-Objekte; der unbedingte Gehorsam und die Unterdrückung der Individualität entsprechen der symbiotischen Einheitsstufe. 2) Möglichkeit der »guten und gerechten« Bekämpfung (Neutralisierung) abgespaltener eigener »böser« Persönlichkeitsanteile in den »Feinden«; 3) Übertragen aller Verantwortung auf die Muttterersatz-Objekte und dadurch »Absolution« von den Schuldgefühlen bzw. Regression auf noch nicht ethische Hirnstufen ohne Schuldbewusstsein (Reptilhirn). 4) »Freiheit« durch Illusion von Helden-Romantik, 5) Legitimation zum Töten als Omnipotenz-Ersatzbefriedigung und Neutralisierung der Todesangst (durch das Überleben der »Feinde«), »omnipotente« Massenvernichtungsinstrumente.

~ 1. Lebensjahr:
Orale (sinnliche) Phase:
Befriedigendes und natürliches, konkretes Erleben aller in dieser Phase wichtigen Sinne, vor allem Wärme-, Tast-, Hör-, Geschmacks-, Geruchs-, Seh-, Gleichgewichts-, Bewegungs-, Gedanken-, Sprach- und Lebenssinn (der »Lebenssinn« empfindet seine Befriedigung aus dem harmonischen Zusammenwirken der Organe, er wird vor allem in Mangel- oder Störungssituationen fühlbar; der »Gedankensinn« beinhaltet auch die telepathische Übertragung und ist in der oralen Phase vorwiegend in dieser Beziehung wichtig; der »Sprachsinn« ist hier zunächst als aufnehmendes Worterleben von Bedeutung).
Insbesondere der Tast- und der Wärmesinn, also der direkte Hautkontakt (vor allem mit der Mutter) sind in dieser Phase als Grundlage der positiven erotischen Wahrnehmung des eigenen Körpers von hoher Bedeutung, auch für die spätere Entwicklung eines gesunden sexuellen Erlebens.
Das Sinneserleben ist rezeptiv (empfangend) betont.

Mangelnde oder fehlgeprägte sinnliche Erfahrung:
1) Eine zunehmende Entwirklichung führt zum Mangel an sinnlicher und Sinn-Erfahrung. Der Säugling lebt meist im Gefängnis einer engen Wohnung, oft sogar überwiegend im Bett oder »Laufstall« und hat wenig Kontakt zu einer natürlichen Umwelt. Plastikspielzeug und die Aussetzung an zweidimensionale elektronische Medien fördern diese Entwirklichung. Bildschirme gestatten weder ein natürliches konkretes Wahrnehmen noch ein wirkungsvolles Eingreifen. Sie führen eine andauernde Flut schnell bewegter Bilder vor, die für archaische (hypnotische) Gehirnstufen Gefahrstimuli sind und entsprechende Angst- und Abwehrreaktionen konditionieren. Archaische Gehirnebenen werden verstärkt konditioniert (Reptilhirnstufe durch »Action«-Filme), und es entsteht auf Grund der irrealen Bildabläufe ein Defizit an konkreten, intensiven Sinneserfahrungen und auf Grund der fehlenden Reaktionsmöglichkeit ein Aggressionsstau.
2) Die meisten Sinne bleiben unterfordert und stumpfen ab. Weder eine zuverlässige Weltwahrnehmung noch das Bewusstsein eigener Handlungskonsequenzen können sich befriedigend entwickeln.
3) Mangelnde Erfüllung der frühesten Grundbedürfnisse (vor allem enger Kontakt mit der Mutter), oft mit Vernachlässigung der körperlichen Zuwendung. Daraus folgt mangelnde Genussfähigkeit und mangelnde erotische Sensibilität, oft aber auch als Ersatzgefühl schmerz- und lustbesetzte Aggressivität oder Autoaggressivität.
4) Oft wird das mitgebrachte symbiotische Defizit oral zu kompensieren versucht. Das Einverleiben und andere orale Symbole, wie Brustwarzen- und Schnuller-Ersatzobjekte, werden suggestiv als Mittel gegen Unruhe, Frust, Stress etc. und Symbole für Gelassenheit und Genussfähigkeit dargestellt (Konsum, Sucht); Gleichsetzung oraler Befriedigung mit »Stillen«, Akzeptanz und Selbstakzeptanz.

Orale Ersatzebenen beim Militär:
1) Militärische Grundausbildung bietet intensiven Wirklichkeitskontakt und erfüllt damit eine unbefriedigte Sehnsucht, z. B. Überlebenstraining in Wald und Flur mit Karl-May-Romantik. Die frühe Entwirklichungs-Konditionierung wird hingegen durch elektronische oder sonst in die Ferne wirkende Waffensysteme genutzt, die mit »Fernbedienungen« ausgelöst werden und deren konkrete Folgen der sinnlichen Wahrnehmung verborgen bleiben können. Nutzung des großen ungestillten Bedürfnisses nach reaktiver Angstabwehr (destruktiver Aggression) durch gewissensfreies »Feindverhalten« (hypnotische Regression auf die Reptilhirnstufe). Nutzung der früh geprägten, automatisierten Reaktionsmuster für den Befehl/Ausübung-Reflex.
Bei erhöhter Gewalt in Schulen etc. wirken ebenfalls das von der Bildschirmwelt unerfüllte Verlangen nach intensiver, konkreter Sinneswahrnehmung, der Aggressionsstau und die Verwechslung der Bildschirmwelt mit der Realität zusammen.
2) Der Sinnesgebrauch wird als bloße automatisierte Reaktionsgrundlage antrainiert (konditioniert), nicht etwa als bewusste sinnliche Wahrnehmung; die Konsequenzen der eigenen Mordhandlungen bleiben ausgeblendet. Die aufgrund der Entwirklichung konditionierte Unterentwicklung der an mitmenschliche Gefühle gebundene Sinne (Gedanken- und Sprachsinn) kommt dem entgegen.
3) Die in der Erziehung unterdrückte bzw. unterentwickelte Erotik sucht in intensiven Ersatzgefühlen ihre Befriedigung, sodass das Töten als (meist unbewusste) erotische Erregung angestrebt werden kann (z. B. auch bei den so genannten Snipers und bei den Schüler-Amokläufen).
4) Verpflegung und sonstige Versorgung der Söldner bzw. Soldaten durch die »Mutter Truppe« (wie früher bei den Leibeigenen durch die »Herrschaft«); »Fütterung« mit zu erlernenden Beschäftigungen und Befehlen; Konsum- und Wegwerfpolitik in Bezug auf Menschen, Munition und Waffen.

~ 2. Lebensjahr: Erste Reifungsphase: *Entwicklung der Eigenständigkeit (Stehen und Gehen) und des Ich-Gefühls (aufrechte Haltung, das Kind sagt erstmals »Ich«). Zeit der Be-Sinnung (nach der rezeptiv sinnlichen die kontemplativ sinnliche Phase); das Kind braucht nach wie vor die Hintergrundsicherheit, benötigt aber auch Raum und Zeit für sich und Gelegenheit zur vorübergehenden Distanzierung Die Ichbildung führt zur verstärkten Entwicklung von Individualität und Freiheit.*	Unterdrückung der Selbstständigkeit und der Ich-Entwicklung (sog. »Brechen des Trotzes«) in der ersten Reifungsphase (und in der analen Phase): 1) Psychische oder körperliche Bestrafung des »anderen« Verhaltens als das »normale« und von den Erziehungspersonen erwünschte erzeugt Angst vor dem eigenen Ich und vor individueller Entfaltung (»Wenn du das noch einmal machst, habe ich dich nicht mehr lieb.«). 2) Zu wenig seelischer und konkreter Raum und zu wenig Zeit für die eigene Reifung. 3) Zu wenig für das Kind erkennbare Vorbildfunktion der Erziehungspersonen im Bemühen um ihre eigene Reifung und Individualität. Vorleben von Ersatzidentitäten (unreflektierte Idole und Gruppenbindungen).	*Nutzung und Fortführung der mangelnden Ich-Bildung und Ersatzangebote:* 1) Ent-Ichung durch Uniformierung, Normierung von Haarschnitt, Bewegungen (im Gleichschritt Marsch, Grüße usw.), Kasernierung, militärischen Drill, Kadaver-Gehorsam, Vorgesetzte als absolute Autoritäten und »Herren über Leben und Tod« (Standrecht). 2) Kaum Raum und Zeit für eigene Gedanken und Aktivitäten (auch in der Schule): 3) Auch die nächsten »Vorgesetzten« sind Vorbilder der Ent-Ichung und ebenfalls hörig. Angebot von Ersatz-Ichbildung über die Imitation militärischer Idole und über besondere Gruppenzugehörigkeiten (Ledernacken, SS, Ritterkreuzträger, gewaltbereite Jugendgruppen oder Kirchen usw.), besondere militärische Laufbahn.

Bis gegen Ende des 2. Lebensjahres befindet sich das Kind in einer relativ tiefen natürlichen Hypnose. Alle Erziehungsprägungen, direkt und indirekt, wirken wie Suggestionen in tiefer Hypnose. Jeder Schlüsselreiz, der im späteren Leben an die Erziehungssuggestionen anschließt und damit zu einer völligen oder partiellen Regression führt, reaktiviert daher zugleich automatisch eine relativ tiefe hypnotische Bewusstseinsebene.

Die gegen Mitte bis Ende des dritten Lebensjahres beginnenden, partiell nicht-hypnotischen Bewusstseinsphasen festigen sich erst mit dem Schulalter (7. Lj.) und werden schließlich mit etwa 21 Jahren weitgehend dominant (die Rekrutierung mit 18 Jahren trifft daher noch auf eine partielle Hypnose). Bis zum Schulalter sind demnach alle Erziehungseinflüsse noch in einer mittleren Hypnosetiefe geprägt. Insbesondere die »anale Phase« beinhaltet viele gewaltbezogene Entwicklungen, die großteils mit Defiziten und Fehlprägungen aus den vorangehenden Phasen verwoben sind.

~3. Lebensjahr: Anale Phase: *Die Mutter wird »ausgeschieden«, das heißt: die bis dahin überwiegend als Teil des eigenen Selbst (Ich, Subjekt) erlebte Mutter, die zugleich die Welt überhaupt repräsentiert, wird zur »Außenwelt, zum »Objekt«. Mit dem Gegenübertreten von Subjekt und Objekt, Ich und Welt, werden auch die anderen wesentlichen Polaritäten (Gegensatzpaare) bewusst, zum Beispiel: Innen-Außen, Nähe-Ferne, Behalten-Loslassen (Stuhlgang), Geben-Nehmen, Gewähren-Verweigern, Macht-Ohnmacht,*	Abwertungen, Behinderungen oder Verschiebungen der analen Entwicklungsziele: 1) Ungenügende Akzeptanz der eigenen Ausscheidungen (Kreativität); Wegwerfwindeln und manische »Sauberkeit« verhindern Kontakt und Spielen mit den eigenen »Produkten« sowie die Akzeptanz der Körperlichkeit, z. B. über Reinheitssymbole in der moralisch-ethischen Konditionierung der jeweiligen Ideologie: »Herzensreinheit befreit von diffuser Erotik« (Katechismus 1993); 2) Das dauernde Tragen von Windeln verhindert zugleich den Kontakt und das Spielen mit dem Genitalbereich und damit dessen erotische Sensibilisierung. 3) Förderung der Wegwerf-Mentalität durch Entsorgung der	Gewaltförderung über anale Ersatzebenen: 1) »Wertvolle, potente« Ersatz-Ausscheidungen in der Freisetzung von Sprengkraft mittels teurer und potenter Massenmordinstrumente; Unbewusster Wunsch, den eigenen »unreinen« Körper und das »unreine« Leben überhaupt zu vernichten (am konsequentesten mittels der »sauberen« Neutronenbombe, die nur Gebäude stehen lässt). »Saubere« Kriegführung durch ferngesteuerte Lenkwaffen usw. Pervertierung der ungelebten Kreativität in Destruktivität. 2) Mangelnde erotisch-sexuelle Sensibilität und Befriedigung sucht intensive Ersatzgefühle durch aggressive oder autoaggressive Handlungen. Beim Sadismus und Sadomasochismus geschieht dies bewusst, bei vielen anderen

rein-unrein, gut-böse, Freund-Feind, Leben-Tod usw. *Entwicklung des sich selbst gegenübertretenden Bewusstseins (beginnendes, partielles Heraustreten aus der natürlichen frühkindlichen Dauerhypnose); eigene Kreativität (Stuhlgang) sollte als akzeptiert erlebt werden (z. B. Bemalen bzw. Bekritzeln der Wände im Kinderzimmer); verstärkte Entwicklung des Bewegungssinns (steht symbolisch auch für die Freiheit), des Gleichgewichtssinns (gehört auch zur Ich-Entwicklung) und des Wortsinns (der logischen Sprache und des emotionalen Wortverständnisses).*	»schlechten« Eigenproduktion im WC. 4) Mangelhaft erlebte symbiotische Akzeptanz erschwert die Ablösung von der Mutter, sodass sich ein verstärkter Machtkampf mit ihr ergibt. 5) Bei mangelnder Reifung Übertragung der Verantwortung, auch über »Gut und Böse«, an die Mutter. Die verstärkte Gut-Böse-Polarisierung erschwert die freie Bewegung zwischen den Polen, führt zum Entweder-oder-Denken (Borderline) und lässt die freie, individuelle Wahl der eigenen Mitte nicht zu. Eigene »Böse-Anteile« werden in die »Außenwelt« verschoben (projiziert). 6) Das in der analen Phase aufkommende Todesbewusstsein kann wegen mangelnder Urakzeptanz und Sinnerfahrung (aus den vorangegangenen Phasen) nicht gesund integriert werden. Verstärkte Lebens- und Todesangst. 7) Fernsehkonsum, mit viel Gewaltdarstellungen und Mangel an direkter Sinneserfahrung und eigener Einwirkung fördert das Schwarz-Weiß-Denken und die »Pönalisierung« (unbewusste Projektion und Bestrafung von Ich-Anteilen an anderen) und hinterlässt unerfüllte Aktivitäts- bzw. Machtwünsche. 8) Beschäftigung mit logisch-rationalem »Spielzeug«, wie Computer-Spielen und Kriegs-»Spielzeug«, führt zur Verkümmerung eigener Kreativität und zur militärischen Frühdressur. Rationalismus und Verlust des ganzheitlichen Denkens werden gefördert, eigene Kreativität verkümmert. 9) Mangelnde Bewegungsentwicklung führt zur Verkümmerung der Freiheitsentwicklung. 10) Mangelnde Grundsicherheit wird durch Leistungszwang zu kompensieren versucht bzw. wird Leistungsanerkennung als Ersatzakzeptanz vermittelt.	Gewalthandlungen unbewusst (Verdrängung des eigenen »Bösen« in das Unbewusste). 3) Menschen werden wie Versuchsratten behandelt (Zählen in Megatoten). Vermarktung von Wegwerf-Mordinstrumenten. 4) Zwanghaftes Streben nach Macht und Kontrolle über sich und andere. Förderung der Rituale und Zwänge beim Militär. 5) Durch Zugehörigkeit zur vermeintlich »von Gott selbst eingesetzten Kirche« oder zur Politik des »Guten« mit dem größten Massenvernichtungspotenzial wird das eigene Denken ausgesetzt und die Verantwortung an »die Politiker«, »die Vorgesetzten« usw. als Mutter-Ersatz übertragen. Aufbau von Feindbildern, die bei Bedarf durch Schlüsselreize abgerufen werden können (z. B. »Wir werden angegriffen!«); Bekämpfung der eigenen abgespaltenen »Böse«-Anteile in den anderen. 6) Die Tötung anderer führt zur Empfindung der Macht über Leben und Tod und damit zur Verdrängung der eigenen Todesangst. 7) Intensive Gewaltförderung durch gewaltorientierte Fernseh-Vorbilder, durch Realitätsverlust und durch Reaktionsstau. Hypnosuggestive, destruktive Kanalisierung dieser Stauungsenergien auf institutionell konditionierte Feindbilder und Feindverhaltensmuster. 8) Einseitig mechanistisches pseudorationales Denken verhindert integrative ganzheitliche Konzepte und friedliche Koexistenz. Verkümmerung eigener Kreativität behindert eigene Konfliktlösungen. 9) Angst vor selbstverantworteter Lebensführung führt zum Aggressionsstau und zur Abhängigkeit von autoritativen (hypnosuggestiven) Vorgaben. 10) Hypnosuggestive institutionelle Lenkung des Leistungszwangs auf sozial oder militärisch aggressive Verhaltensmuster und -ziele.

~4 – 6. Lj., ***Genitale Phase*** *Behinderung der sexuellen Entwicklung (keine Akzeptanz der kindlichen Sexualität; Lustfeindlichkeit).* • *Ödipuskonflikt,* • *Beziehungsängste,* • *erotische Ersatzkommunikation über Gewalt (Sadomasochismus)* • *Anorgasmie, Potenzstörungen,* • *Schuldgefühle.*	Sexuelle Schlüsselreize zur Werbung für alles und jedes, Sex als Konsumartikel. Beziehungsvermittlung wird durch den Gebrauch beworbener Artikel (»Rauchen Sie auch ...?) suggeriert. Diese Artikel dienen dann als Ersatzbefriedigung. Werbeziele als Potenzsymbole, z. B. Autos mit vielen PS, Zigaretten.	Sexualität als Leistung, die die »eigentlich asexuelle Frau« (Vorbild Jungfrau Maria) dem Mann erbringt, der sie mit der Gegenleistung Geld (Prostituierte) bzw. gute Versorgung kaufen kann. Schuldsuggestionen von Kirchen u. Staat und damit Lenkbarkeit. Potenzsymbole: z. B. hohe Kirchtürme, Atomraketen, Hierarchische Strukturen.
Erst nach Beginn des Schulalters stabilisiert sich das typische Wach-EEG. Bis dahin prägen sich alle typisch analen Ersatzverhaltensweisen, wie z. B. die aggressiven und autoaggressiven Tendenzen, die durch die Erziehung einsuggeriert werden, immer noch in hypnotischen Bewusstseinsebenen.		
~7 – 12. Lj., ***Individuationsphase***		
~11./13. – 18./21. Lj. (Ä/Å), ***Ablösungsphase***		
Selbstverantwortliches Erwachsenendasein		

Wahlen sollten wirklich welche sein, d. h., die Wähler müssten wissen, wen und was sie tatsächlich wählen, und nicht ihr Kreuz nach Reklameplakaten auf dem Niveau von Waschmittelwerbung machen. Die Gewählten müssten juristisch auf ihre Programme verpflichtet sein. Dies verlangte nicht nur eine umfassende Information der Wähler zu allen Parteiprogrammen in Bezug auf wichtige Fragen, sondern ein anderes Erziehungs- und Bildungssystem, das Freude am Lernen und Selberdenken macht.

Entflechtung geschieht auch mit der Enthypnotisierung und Entsuggerierung jedes einzelnen Menschen, für die ich Wege in diesem Buch aufzeige.

In den Kirchen

Die Kirchen (Glaubensgemeinschaften) sollten Anregung und Heimat für das geistige Leben sein. Die großen Kirchen unserer Kultur haben jedoch über lange Jahrhunderte vor allem ihre Machtstrebungen verfolgt und diese mit dem schon erwähnten Mittel der Sexualfeindlichkeit zu festigen versucht. So urteilt NIETZSCHE: »Christlich ist ein gewisser Sinn der Grausamkeit gegen sich und andre; der Hass gegen die Andersdenkenden;

der Wille, zu verfolgen [...] der Hass gegen den Geist, [...] gegen die Freuden der Sinne.« (zit. in DESCHNER). Und Stephan PFÜRTNER weist auf die im vorigen Abschnitt beschriebene Verflechtung hin, wenn er schreibt: »Auch die entkirchlichte oder säkularisierte Gesellschaft transportiert christliche Wertvorstellungen in vielfältig verflochtener Weise weiter, angefangen von der Ehe- und Sexualmoral bis zu den sittlichen Grundlagen ihrer Rechtsordnungen.« Sehr präzise beschreibt der in der politischen Kaderbildung einflussreiche Soziologe O. SCHELSKY den von Kirche und Staat schon vor FREUD erkannten Zusammenhang: »Die Labilität und Plastizität des sexuellen Antriebsüberschusses des Menschen erweist sich als ständige Bedrohung seiner sozialen Ordnung.« (zit. in PFÜRTNER). Wessen soziale Ordnung bedroht ist, versucht SCHELSKY ganz nebenbei mit dem Wort »seiner« (des Menschen) zu suggerieren. Es ist tatsächlich des Menschen Ordnung geworden, insoweit er der Suggestion von Kirchen- und Staatsführern erlegen ist, die »Gott in den Gewissen als moralisches Über-Ich nach dem Bild eines obersten, allgegenwärtigen Sittenpolizisten verankern wollten.« (PFÜRTNER). Der aktuelle Katechismus (1993) sieht dies nicht viel anders und spart auch nicht mit Anweisungen an die Staatsgewalt, seine Vorstellungen durchzusetzen. Die Methoden, mit denen diese machtorientierten Strukturen hypnotisch-suggestiv errichtet und aufrechterhalten wurden und werden, sind ebenfalls in der »Übersichtstabelle zur Verwendung von Hypnose und Suggestion in wichtigen öffentlichen Bereichen« in Teil I, Kapitel 2 angeführt.

Für die Entwicklung des Menschen im Sinne der ursprünglichen christlichen Werte könnten jedoch diejenigen Möglichkeiten der Hypnose einen wesentlichen Beitrag leisten, die ihn zu einer ganzheitlichen und vertieften Erfahrung seiner selbst, seiner Welt und seiner geistigen Heimat führen, wie ich dies im Abschnitt Selbsthypnose und Meditation skizziert habe. Die Kirche könnte als Gemeinschaft solche freien Wege aufzeigen und die äußeren Möglichkeiten dafür schaffen, sie zu gehen. Sie wäre ein geistiger und konkreter Ort, gemeinsam weiterzuführen, was in der Kontemplation angeregt wurde und anzuregen, was jeder für sich weiterführen mag. Und wie bisher hätte in dieser Kirche vieles Hypnotische seinen Raum, die hypnogenen Rituale, die Predigt, die Orgel als das hypnotischste aller Instrumente, der Weihrauch, die Feierlichkeit der Umgebung, die gemeinsame Andacht und vor allem auch die Lebensfreude. Mit dem Unterschied, dass sich jeder bewusst und frei einlassen könnte und darum erst das erfahren, was z. B. das Christentum ursprünglich meint: die Liebe und nicht die Angst. Glücklicherweise gab es zu allen Zeiten auch um diese ursprüngliche Botschaft bemühte Priester und glücklicherweise werden es mehr.

Wie in der politischen Kultur müsste auch in der kirchlichen eine wirklich demokratische Strukturierung eingeführt werden. Jede totalitäre Kirche mit Alleinvertretungsansprüchen, mit weitgehender Reglementierung und Vereinnahmung ihrer Mitglieder, mit Gewaltbereitschaft, politischen Anmaßungen und aggressiver Mission sollte verboten werden. Auch kleine Kirchen sollten nicht als »Sekten« diffamiert werden und gleichberechtigt sein. Nehmen wir an, Sie wollen von einer der großen Kirchen beispielsweise zum Glauben der Hopi-Indianer überwechseln. Die Abmachung, die Kirchensteuer über das Finanzamt einzuziehen, die die Mitgliedschaft erleichtert und den betreffenden Kirchen auf Kosten aller Steuerzahler viel Geld spart, besteht mit dieser Glaubensgemeinschaft nicht. Und, falls Sie z. B. Architekt oder selbstständiger Handwerker sind, dürfte damit Ihre Chance auf einen Auftrag von der Gemeinde gegen Null gehen. Und was werden wohl Ihre Schwiegereltern und die Nachbarn sagen, wenn Sie eine Hopi-Familie gründen wollen? Bei all diesen Beispielen wirken hypnosuggestive Zusammenhänge.

In der Wissenschaft

Die mechanistische Wissenschaft hat seit dem 17. Jahrhundert den Einfluss der Kirche auf den Staat in weiten Bereichen abgelöst und führt ihn mit den gleichen Mitteln weiter. Für die wissenschaftsgläubigen Konsumenten und auch für die meisten Wissenschaftler selbst hat sie den Status einer alleinseligmachenden Religion. Dass sie neben einer Kirche mit demselben Anspruch existieren kann und diese neben ihr, ist das zweifelhafte Verdienst von DESCARTES, der die Welt in Geist und Körper getrennt wissen wollte und damit zwei Zuständigkeitsbereiche der Machtverteilung errichtete, die dem Staat als dritten im Bunde seit Jahrhunderten seine Verhaltensrechtfertigungen liefern und ihn gleichermaßen als Erfüllungsgehilfen haben.

Auch die Wissenschaft arbeitet mit teilweise sehr subtilen Formen von Hypnose und Suggestion, für die Methoden verweise ich wiederum auf die »Übersichtstabelle zur Verwendung von Hypnose und Suggestion in wichtigen öffentlichen Bereichen« in Teil I, Kapitel 2.

Während aber der Schritt, die Macht- und Alleinvertretungsansprüche der Kirche als verfehlt zu erkennen und abzulehnen, vielen sich als rational verstehenden Menschen heute relativ leicht fällt (zumindest bewusst), ist das bei der Wissenschaftsreligion nicht so einfach. Denn sie beansprucht ja gerade in dem Bereich unfehlbar zu sein, den jeder im Verlauf seiner rationalen Erziehung vom Mutterleib her als den wichtigsten im

Leben einsuggeriert bekam. Also steht nicht dem »Laien«, der in diesem immer unüberschaubareren Labyrinth der Spezialisierung bestenfalls ein staunender Schüler ist, die höchste Urteilsgewalt zu, sondern den in den Wissenschaftstempeln zelebrierten und zelebrierenden Päpsten. Und auch diese sind nicht frei, denn es droht ihnen die wissenschaftliche Exkommunikation, wenn sie an die Grundfesten rühren.

Aber, wie FEYERABEND treffend anmerkt, »Fachleute sind voll von Vorurteilen, man kann ihnen nicht trauen und muss ihre Empfehlungen genau untersuchen.«

So wäre auch hier eine Entflechtung vonnöten und müsste z. B. in der Medizin mit den allgemein erhobenen Krankenkassenbeträgen jede Art von Therapie bezahlt werden und nicht nur die mit dem suggestiven Etikett »wissenschaftlich anerkannt« versehene. Entgegen dem Gleichberechtigungsgebot unterstützen jedoch die meisten westlichen Staaten in ihrer Gesetzgebung den Alleinvertretungsanspruch der »ratiofaschistischen« Wissenschaftstheorie (FEYERABEND). Auch in den anderen Bereichen müssten Nichtfachleute, die nicht in den Suggestionen der jeweiligen oft manischen Programme gefangen sind, Tätigkeiten und Ausgaben kontrollieren, die die Allgemeinheit betreffen. Man denke nur an die Wahnideen, die hinter der so genannten »biologischen« Kriegführung stehen, für die trotz internationalem Verbot in aller Welt unter unvorstellbarer Gefährdung der Allgemeinheit und auch noch mit ihrem finanziellen Zwangsbeitrag Tausende hochspezialisierter Fachleute mit einer unhinterfragten »Selbstverständlichkeit« forschen, als ginge es um die Züchtung einer neuen Tomatensorte.

Nur eine pluralistische Wissenschaft, die gerade wegen der suggestiven Tendenzen, die jede Fachbegrenzung mit sich bringt, der Kontrolle durch unabhängige Gremien von Nichtfachleuten bedarf, kann unsere Kurz-vor-zwölf-Situation noch abfangen, die durch die unbeschränkte Herrschaft des Scheinrationalismus herbeigeführt wurde. Denn so wenig die Chirurgie »den Patienten von seiner Krankheit trennen kann« (CLENDENING, zit. in FEYERABEND), können wir uns durch »Entsorgung« von all dem anderen Abfall trennen, der im ungeprüften monomanen und normotischen Fortschrittswahn erzeugt wird.

In Wirtschaft und Werbung

Dieser Bereich ist ebenfalls in unheilvoller Weise mit dem Staat und den beiden anderen großen Machtzentren verflochten. Dabei besteht eine Art Aufteilung der Zuständigkeitsbereiche, die in einem wechselseitigen und zyklischen Zusammenhang stehen.

Wie schon erwähnt bewirkt diese enge Verflechtung der maßgeblichen Institutionen aller wesentlichen öffentlichen Lebensbereiche (und private gibt es auf Grund der Kommunikationsflut kaum noch), dass deren gemeinschaftlich seit Generationen aufrechterhaltene Grundsuggestionen als unhinterfragte Normen etabliert sind und dass deshalb ihr Suggestionscharakter innerhalb des Systems kaum klar wird. Erst mit zeitlichem oder räumlich-kulturellem Abstand bzw. unter dem Einfluss anderer Suggestionsstrukturen (z. B. bei der »Entnazifizierung«) setzt die große Verwunde-

Hypnotisch-suggestiv konzertierte Interessenverflechtung der großen sozialen Institutionen

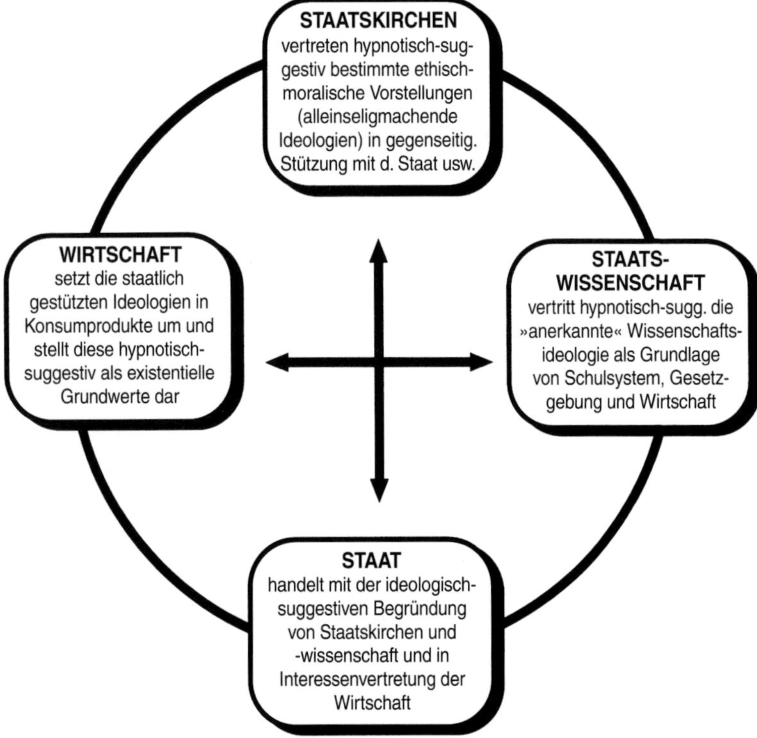

rung ein. So wie heute kein denkender Mensch mehr die Wahnepidemien der Kreuzzüge oder der Hexenverfolgungen verstehen kann, werden sich unsere Nachfahren schwer tun zu verstehen, mit welch unhinterfragter Selbstverständlichkeit der jetzige Mensch den Massensuggestionen des Atomkraftwahns, der Hochrüstung, der aktuellen »Religions«-Kriege usw. erlegen ist.

Wirtschaft und Werbung sind im vorliegenden Zusammenhang deshalb von besonderem Interesse, als hier nicht die institutionelle Trägheit der anderen Hierarchien (Staat, Kirche, Wissenschaft) herrscht, sondern eine praxisbezogene Aktualität, ein unmittelbares Mitgestalten und Horchen am Puls der Zeit.

Auch muss die Werbung nicht den seriösen Anstrich der anderen Institutionen wahren, da sie für die logische Beurteilung eine Art Narrenfreiheit genießt. Das ist jedoch eine Falle. Sie beschäftigt die logischen Grenzhüter mit ihrem scheinbaren Narrentum und kann dann an ihnen vorbei ungehindert und direkt zum Unbewussten vordringen. Und dort wird sie umso offener empfangen, je einfältiger ihre Botschaften sind. Sie kann und muss deshalb ihre Absichten – und damit ein Spiegelbild der neurotischen Wertverschiebungen unserer Kultur – direkt und offen ausdrücken, so offen, dass der Verstand sie ignoriert oder verlacht.

Es wurde schon gesagt, dass bei Akzeptanzdefiziten (Mangel an bedin gungsloser Liebe) in der frühesten Lebensphase entsprechende Ängste und weit gehend unbewusste Selbstwertkonflikte verankert werden, die später zu einem suchtartigen Verlangen nach Bestätigung durch Partner, Kollegen, Gesellschaft usw. führen. Da diese Grundproblematik mehr oder weniger stark alle Menschen unserer Kultur betrifft, sofern sie eine »normale« Lebensgeschichte haben, kann man von einer »Normose« sprechen oder von einer Normalkrankheit, die aus den vorgenannten Gründen unauffällig bleibt.

Die Kunst der Werbung ist es nun, die in unserer Kultur am stärksten unterdrückten bzw. behinderten Entwicklungs- und Lebensinhalte herauszufinden und das suchtartige Verlangen nach einer zumindest ersatzweisen Befriedigung suggestiv an den Erwerb, Konsum bzw. die Ausübung der von ihr angepriesenen Produkte oder Verhaltensweisen anzubinden. Wenn wir die Werbung betrachten, lässt sich zeigen, dass mit relativ wenigen Grundbedürfnissen und -symbolen gearbeitet wird, und diese Symbole geben in der umgekehrten Blickrichtung Aufschluss sowohl über die wichtigsten suggestiv unterdrückten Lebensbereiche als auch über die institutionell (nicht nur von der Werbung) suggestiv geförderten oder vorgeschriebenen Ersatzbefriedigungen und -verhaltensweisen:

Hypnotisch-suggestive Unterdrückung gesunder Ziele und Lebenswerte in der frühkindlichen Entwicklung und die als »normal« geförderten regressiven Ersatzverhaltensweisen

Entwicklungsphasen ***mit ihren durch normierte Erziehung hypnotisch-suggestiv beeinträchtigten Entwicklungszielen und dadurch entstehenden*** **™ regressionsfördernden Defiziten**	***Von Wirtschaft und Werbung benutzte regressionsfördernde Symbole und hypnotisch-suggestiv damit verknüpfte Ersatzbefriedigungen und Ersatzverhaltensweise.***	***Von Staat und kooperierenden Kirchen und Wissenschaftsinstitutionen benutzte hypnotisch-suggestive Symbole zur Förderung von regressiven Ersatzverhaltensweisen***
Intrauterin; Symbiotische Phase: *Die wünschenswerte bedingungslose Akzeptanz in der intrauterinen und frühoralen Phase wird nur teilweise vermittelt.* • Existentielle Grundangst (Lebens- und Todesangst), • Angst, nicht geliebt zu sein und • Mangel an innerer Freiheit (auch aus der analen Phase).	»Sicherheit« durch Ersatzwerte und -objekte, die zuverlässig verfügbar sein müssen (Besitz, Partner, Versicherungen, Arbeitsplatz, Karriere, Drogen usw.). Der Sicherheitsaspekt liegt allen anderen Aspekten zugrunde. »Freiheit« durch Konsumfreiheit, freie Wahl des Urlaubszieles, der Automarke usw., Illusion von Cowboy-Romantik und Freiheit via Zigarette usw.	»Sicherheit« durch Übertragung der Verantwortung an alleinseligmachende, unfehlbare, zeitübergreifende kirchl. u. wissensch. Autoritäten und die auf sie gestützte Politik; Traditionsverhaftung; Ritualbefugnis. »Freiheit« durch beliebiges Ankreuzen von Wahlscheinen mit identischen Folgen, Reisefreiheit, freie Meinungsäußerung (bei weit gehend staatskonform berichtenden Medien).
1. Lebensjahr, Orale Phase *Mangelnde Erfüllung der frühesten Grundbedürfnisse (vor allem enger Kontakt mit der Mutter). Vernachlässigen der körperlichen Zuwendung, Überbetonung der Ernährung in der oralen Phase.* • Andauern infantiler Allmachtsfantasien (hängt auch mit der Symbiose zusammen). • Gleichsetzung oraler Befriedigung mit »Stillen«, Akzeptanz, Selbstakzeptanz • mangelnde Genussfähigkeit und mangelnde erotische Sensibilität	»Allmacht« (Omnipotenz) durch Anstreben und Demonstrieren finanzieller Potenz; Illusion, dass *alles* gekauft werden kann (wird durch Kredite und Kreditkarten unterstützt). Das Einverleiben und andere orale Symbole, wie Brustwarzen- und Schnuller-Ersatzobjekte, werden suggestiv als Mittel gegen Unruhe, Frust, Stress etc. und Symbole für Gelassenheit und Genussfähigkeit dargestellt (Zigaretten, Schokoriegel, Alkoholika u. a.); generell baut jede überzogene Konsumsuggestion auf oralen Defiziten auf.	»Allmacht« durch Zugehörigkeit zur »von Gott selbst eingesetzten Kirche« oder zur Politik mit dem größten Massenvernichtungspotenzial oder zur Wissenschaft, die zum Mond fliegt und »eines Tages den Tod besiegen wird«. Einverleiben der Hostie, der kirchlichen Verhaltensregeln, der politischen Nachrichten (mit suggestiver Auswahl, Sendergleichschaltung und ständiger Wiederholung), der populistischen Wissenschaftsnachrichten; Unterstützung der Konsum- und Wegwerfpolitik durch Wachstumswahn.
~2. Lj., 1. Reifungsphase *Unterdrückung der Selbstständigkeit und der Ich-Entwicklung (sog. »Brechen des Trotzes« in der ersten Reifungsphase und der analen Phase).* • Angst vor dem eigenen Ich und vor individueller Entfaltung. • regressive Suche nach Ersatzidentität (Gruppe)	Gruppenzugehörigkeit (In-Symbole als regressive Herdensymbole): Erwerben der Zugehörigkeit zu propagierten In-Gruppen durch In-Moden, In-Marken aller Art, In-Berufe usw. Pseudoindividualität via Marken und Moden mit »Outsider«-Image, »Outsider«-Uniformen (Blue Jeans), »Outsider«-Drogen usw.	Gruppenzugehörigkeit durch manische Identifikation mit Kirchen, Parteien, wissenschaftliche Denkrichtungen, Fußballklubs (als staatl. geförderte Ersatzebenen – panem et circenses) usw. Pseudoindividualität durch manische Identifikation mit akzeptierten Randgruppen (Sekten usw.) oder Pseudoprotest durch »Aussteigen«.

Bis gegen Ende des 2. Lebensjahres befindet sich das Kind in einer relativ tiefen natürlichen Hypnose (deshalb kann sich kaum jemand an die Zeit davor bewusst erinnern). Alle Erziehungsprägungen, direkt und indirekt, wirken wie Suggestionen in tiefer Hypnose. Sie können daher auch nur mit Hilfe der tiefenpsychologischen Hypnose erkannt und aufgelöst werden. Erst mit der »analen Phase« tauchen die ersten Wach-EEG-Wellen auf.

~3. Lj., Anale Phase

Behinderung der analen Entwicklungsziele (keine Akzeptanz der Ausscheidungen) via Wegwerfwindeln und forcierte »Reinlichkeitserziehung«. Mangelnde Bewegung; Fernsehkonsum (mit viel Gewaltdarstellungen und Mangel an direkter Sinneserfahrung und eigenen Gestaltungsprozessen); vorzeitige Beschäftigung mit logisch-rationalem »Spielzeug«, Kriegs-»Spielzeug« zur militärischen Frühdressur.

- Mangelnde Kreativität,
- Mangelnde Freiheit,
- Zwanghaftigkeit,
- Reinlichkeitswahn,
- Schwarz-Weiß-Denken und fixierte Gut-Böse-Polarisierung,
- Erhöhte Autoaggression und Gewaltbereitschaft,
- Rationalismus,
- Leistungszwang,
- Wegwerf-Mentalität.

Reinheitssymbole wie Putzgeräte, -mittel und -verhalten werden suggestiv als Ideale aufgebaut. Das Polieren von Auto oder Küchenherd ist lustvoller als das Streicheln des Partners. Körperfeindliche »Körperpflege« mit chemischer Auslöschung aller Körperdüfte entspricht kirchlichen Maßstäben.
Schwarz-Weiß-Denken: Einteilung der Welt in gut und böse, Recht- und Falschgläubige, Freunde und Feinde; Wissenschafts- und Abergläubige usw.
Kreativität soll z. B. über Marken-Identifikation mit rauchenden und trinkenden Künstlern vermittelt werden.
Zwänge werden genutzt, um das Werbezielverhalten daran anzubinden (z. B. Nikotin-, Alkohol-, Tablettenkonsum an best. Auslöser), aber auch Leistungszwänge in Schule und Beruf.
Rationalismus: Begründung von Produktwerbung mit dem suggestiven Etikett »wissenschaftlich geprüft«.
Wegwerfen vermittelt ein befreiendes Lustgefühl und fördert den Konsum.

Reinheitssymbole sind vor allem moralisch-ethisch im Sinne der jeweiligen Ideologie gemeint. »Herzensreinheit befreit von diffuser Erotik« (Katechismus 1993); ein reines Gewissen (im Sinne der Staatsräson) ist ein sanftes Ruhekissen; die reine Wissenschaft usw.
Schwarz-Weiß-Denken: Einteilung der Welt in gut und böse, Recht- und Falschgläubige, Freunde und Feinde; Wissenschafts- und Abergläubige usw. Aufbau von Feindbildern, die bei Bedarf durch Schlüsselreize abgerufen werden können: »Wir wurden angegriffen!«.
Kreativität: Künstlern kommt die Rolle zu, via Regenbogenpresse als Identifikationsfiguren zu dienen und die allgemeine Kreativität auf den Konsumbereich zu beschränken.
Zwänge: soziale Förderung von Normzwängen (sonntags in die Kirche, regelmäßige, bürgerliche Lebensführung usw.) lebensbehindernde Verordnungen.
Rationalismus: nur die mechanistische Wissenschaft gilt als »bewiesen«, Erfahrung zählt nicht, ganzheitliches Denken wird bekämpft.
Wegwerfgesellschaft wird unterstützt. Mensch als Wegwerfartikel (Verdrängung des Todes).

~4 – 6. Lj., Genitale Phase *Behinderung der sexuellen Entwicklung (keine Akzeptanz der kindlichen Sexualität; Lustfeindlichkeit).* • Ödipuskonflikt, • Beziehungsängste, • erotische Ersatzkommunikation über Gewalt (Sadomasochismus) • Anorgasmie, Potenzstörungen, • Schuldgefühle.	Sexuelle Schlüsselreize zur Werbung für alles und jedes, Sex als Konsumartikel. Beziehungsvermittlung wird durch den Gebrauch beworbener Artikel (»Rauchen Sie auch ...?) suggeriert. Diese Artikel dienen dann als Ersatzbefriedigung. Werbeziele als Potenzsymbole, z. B. Autos mit vielen PS, Zigaretten.	Sexualität als Leistung, die die »eigentlich asexuelle Frau« (Vorbild Jungfrau Maria) dem Mann erbringt, der sie mit der Gegenleistung Geld (Prostituierte) bzw. gute Versorgung kaufen kann. Schuldsuggestionen von Kirchen u. Staat und damit Lenkbarkeit. Potenzsymbole: z. B. hohe Kirchtürme, Atomraketen, Hierarchische Strukturen.

Erst nach Beginn des Schulalters stabilisiert sich das typische Wach-EEG. Bis dahin prägen sich alle typisch analen Ersatzverhaltensweisen, wie z. B. die aggressiven und autoaggressiven Tendenzen, die durch die Erziehung einsuggeriert werden, immer noch in hypnotischen Bewusstseinsebenen.

Diese vereinfachte Übersicht soll nur einige Beispiele anführen und ist beliebig erweiterbar. Nochmals will ich betonen, dass diese Schilderung von Zusammenhängen der hypnotisch-suggestiven Massenbeeinflussung keine allgemeine Staats-, Kirchen-, Wissenschafts- oder Wirtschaftskritik sein soll. Alle genannten Institutionen haben ohne Zweifel wichtige und gute Aufgaben, aber eben nicht die, in gegenseitiger Unterstützung Schafe zu züchten, auszunehmen und zu manipulieren.

Wie es aus den Beispielen in der obigen Tabelle ersichtlich ist, sollen die Werbeziele meist über die Identifikation mit einer Idolfigur erreicht werden. Das kann auch eine »innere« Idolfigur sein, z. B. in Form des schlechten Gewissens, das dann das »Über-Ich« (die integrierten Erziehungsnormen) repräsentiert. Auf die suggestive Frage »Ist deine Wäsche auch wirklich ganz rein?« fallen dem symbolgeschulten Unbewussten alle »Sünden« der Kindheit ein und es ergreift dankbar die angebotene Gelegenheit, mit »Ultraweiß« auch die schlimmsten Flecken zu beseitigen. Jede Identifikation beinhaltet demnach eine Übertragungsregression und damit eine partielle Hypnose.

Für das Verständnis der starken Wirksamkeit muss bedacht werden, dass die mangelnde Grundsicherheit (durch mangelnde Akzeptanz) in der ersten Entwicklungsphase der wichtigste Defizitfaktor ist. Da er die seelische Existenz bedroht, ist das Kind und später der Erwachsene gezwungen, eine Ersatzsicherheit zu suchen, an die er sich anklammert. Die Ersatzsicherheit kann eine Person, aber auch Beruf, Hobby, Ideologie, Sucht und sogar eine Krankheit geben, sie muss nur zuverlässig verfügbar sein. *Jede* derartige Ersatzsicherheit ist dann ein Mutterersatz, und der Erwachsene kann davon genauso wenig lassen wie der Säugling von seiner Mutter. Die Ersatzsicherheit bedeutet Leben für ihn. Geht sie unter, geht er mit, denn er ist ja mit ihr identifiziert. So wie Millionen bereit sind, für politische oder kirchliche Ideologien, die hypnotisch-suggestiv als Ersatzsicherheit aufgebaut wurden, *bedenkenlos* zu morden und zu sterben, so ist auch der Suchtkranke, der sich eine Droge als Muttterersatz gewählt hat, nicht in der Lage, einfach darauf zu verzichten. Alle hier beteiligten tiefenpsychologischen Zusammenhänge darzustellen, würde zu weit vom Thema abführen, ich verweise dafür auf die spezielle Literatur (D. WYSS; MEINHOLD 1996 [sexuelle u. a. Defizitprägungen, Symbole und Negativsuggestionen am Beispiel Krebs]). Für die verwendeten Hypnosetechniken verweise ich nochmals auf die »Übersichtstabelle zur Verwendung von Hypnose und Suggestion in wichtigen öffentlichen Bereichen« im auf Seite 58ff.

3. Hypnose in der Parapsychologie und im Okkultismus

Daran erkenn' ich den gelehrten Herrn!
Was ihr nicht tastet, steht euch meilenfern;
Was ihr nicht fasst, das fehlt euch ganz und gar;
Was ihr nicht rechnet, glaubt ihr, sei nicht wahr;
Was ihr nicht wägt, hat für euch kein Gewicht;
Was ihr nicht münzt, das, meint ihr, gelte nicht -
Johann Wolfgang von Goethe, Mephisto in Faust

Einführung

Da selbst Goethe seinen Mephisto die obenstehende Erklärung abgeben ließ, will ich mich diesem alten Brauch anschließen und mit einigen vorangestellten Erläuterungen auch diejenigen Leser für diesen Themenkreis interessieren, die bisher alles ablehnten, was in unsere übliche rationalistisch beeinflusste Schulung nicht hineinpasste. Seit der ersten Auflage dieses Buches sind einige naturwissenschaftliche Entdeckungen oder Bestätigungen gelungen, die das Thema Parapsychologie (»Neben«-Psychologie) inzwischen weltweit in das Zentrum der Aufmerksamkeit gerückt haben und eine Elite von Bewusstseinsforschern beschäftigen. Dazu gehören vor allem der Nachweis der Biophotonen durch F.-A. Popp und die inzwischen allgemeine Akzeptanz des quantenphysikalischen Modells der nichtlokalen Wechselwirkung. Ich kann insoweit auf den Abschnitt »Neue naturwissenschaftliche Modelle« im Teil II, Kapitel 1 und auf das Kapitel 2 verweisen.

Sogenannte paranormale Erscheinungen sind keineswegs neu; lediglich der Streit um ihr Vorhandensein wird immer aufs Neue ausgetragen. Die Wissenschaft darf jedoch an ihren Grenzen nie aufhören zu fragen und zu forschen. Die meisten umwälzenden wissenschaftlichen Entdeckungen wurden auf Grund des Infragestellens alter Annahmen gemacht. Auch einige bereits bejahrte naturwissenschaftliche Entdeckungen stützen parapsychologische Forschungen. So zeigte Max Planck im Jahre 1900 mit seiner Quantentheorie, dass die Materie ein Aggregatzustand der Energie ist. Dass die Umwandlung der Aggregatzustände möglich ist, zeigt wiederum die Atomspaltung. Eine andere nicht mehr ganz junge These, die

Relativitätstheorie Albert EINSTEINS, kommt sinngemäß bereits in einem Erklärungsversuch F. A. MESMERS für das Hellsehen zum Ausdruck, der wörtlich lautet: »Die Vergangenheit kennen heißt nichts anderes, als die Ursachen in der Wirkung, die Zukunft aber voraussehen heißt nur, die Wirkung in den Ursachen empfinden. So wird man leicht zu der Idee geführt, dass alles im Universum gegenwärtig ist und Vergangenheit und Zukunft nur verschiedene Beziehungen (Relationen) der Teile unter sich sind.«

Wenn es auch bis heute noch keine allgemein akzeptierte Theorie der parapsychischen Phänomene gibt, kann doch angenommen werden, dass es sich bei der außersinnlichen Wahrnehmung (ASW), also der Telepathie und dem Hellsehen, um »direkte«, nichtlokale Informationen bzw. Wechselwirkungen handelt, die der Sinnesorgane für ihre Übermittlung nicht bedürfen, sondern sich ihrer nur zur Verständlichmachung innerhalb der durch die Sinne vorgegebenen Vorstellungswelt bedienen.

Wir könnten also für das Zustandekommen von Psi-Phänomenen (Psi = parasensitive influence: außersinnlicher Einfluss) eine der folgenden drei Grundlagen oder eine Mischung aus ihnen annehmen.

1. Es handelt sich bei ihnen um eine Urerfahrung (Jakob BÖHMES »Ungrund«), die der Mensch aus allen bisher durchgemachten Stufen evolutionärer Entwicklung, angefangen von den kleinsten Bausteinen der Materie »ererbt« und mit allem Existierenden gemeinsam hat: einen Engrammkomplex also, der über alle individuelle Begrenzungen hinweg existiert und vielleicht nicht nur eine feststehende »Erinnerung« ist, sondern auch die prinzipielle Fähigkeit, »die Beziehungen von allem, was da ist, gegenseitig und allgemein« zu erfassen (F. A. MESMER).

   Diese Annahme würde eine relativ konstante Psi-Fähigkeit innerhalb der Menschheitsgeschichte vermuten lassen.

2. Es handelt sich um die Überreste einer früheren instinktartigen Fähigkeit des Menschen oder einer seiner entwicklungsgeschichtlichen Vorstufen, die zu einer vergangenen Zeit erforderlich war, um den Umweltbedingungen auf Grund noch fehlender anderer Möglichkeiten gewachsen zu sein.

   In diese Theorie ließen sich auch Meinungen einreihen, welche parapsychische Phänomene als nicht existent bezeichnen und den Glauben daran als Überlieferung eines urzeitlichen, magischen Weltbildes. Es wird dabei jedoch übersehen, dass ein solches magisches Weltbild oder dessen Teile auch biologisch und psychologisch eine geschichtliche Wahrheit sein können.

   Die Annahme dieser zweiten Grundlage würde eine sinkende Psi-Fähigkeit innerhalb der Menschheitsgeschichte logisch erscheinen lassen.

3. Es handelt sich um die Vorboten einer Fähigkeit, die erforderlich sein wird, um zukünftigen Umweltbedingungen oder Aufgaben zukünftiger Entwicklungsstufen entsprechen zu können.

Diese Annahme würde eine ansteigende Psi-Fähigkeit innerhalb der Menschheitsgeschichte vermuten lassen.

Da Psi-Phänomene seit Beginn der überlieferten Menschheitsgeschichte bekannt sind und nach einem gewissen Tief in den dunklen Jahrhunderten der »Aufklärung« seit den letzten Jahrzehnten wieder zuzunehmen scheinen, erscheint eine Mischung aus allen drei hypothetischen Grundannahmen am wahrscheinlichsten.

Abgesehen von diesen Erwägungen kennen wir Beispiele aus allen Lebensbereichen, die den Gedanken an das Mitwirken parapsychischer Kräfte nahelegen. Denken wir an die Entdeckungen von Forschern, welche oft ihrer Zeit weit vorauseilten, wie z. B. an die Aufzeichnung des Benzolringes durch F.A. KEKULÉ VON STRADONITZ im Jahre 1865 (er war ihm zuvor im Traum erschienen, also in einem hypnoseähnlichen Zustande), an Wunderheilungen in Lourdes und anderswo (auch hier schafft die suggestive Kraft des Ortes, der Zeremonien, der Massen, der Erwartungshaltung usw. ein Hypnoid) und an viele von uns selbst erlebte Hinweise, wie z. B. das unerwartete Auftauchen eines Menschen, an den wir gerade in diesem Augenblick dachten.

Wie auch M. RÝZL in seinem Buch *ASW-Experimente, die erfolgreich verlaufen* (Ariston Verlag) treffend schreibt, kann man sogar zu der Vorstellung gelangen, dass selbst die religiösen Anschauungen der prähistorischen Menschen, die ja auch die Grundlage aller heutigen Religionen und unseres Mysterienwissens bilden, durch außersinnliche Wahrnehmung erfahren wurden. In der Tat zeigen Ergebnisse der modernen Physik mehr und mehr, dass solchen archaischen Grundbildern konkrete Realitäten zugehören.

Diese wenigen Beispiele mögen genügen, um Zurückhaltung in der Urteilsbildung über Phänomene, die vielfach nachgewiesen sind, ratsam erscheinen zu lassen. Wenn wir die Parameter nicht kennen, mit denen unbekannte Größen messbar sind, haben wir keine Berechtigung, aus dem Versagen unserer Maßstäbe das Nichtvorhandensein dieser Größen zu folgern. Niemand würde auf die Idee kommen, einen Gegenstand mit einem Thermometer wiegen zu wollen, und, weil das bekanntlich nicht geht, daraus folgern, dass es kein Gewicht gibt. Derselben Logik folgen aber pseudowissenschaftliche Behauptungen, dass es die parapsychischen Phänomene nicht geben könne, weil sie sich weder auf Wunsch reproduzieren noch mit den bisher bekannten Naturgesetzen erklären lassen. Wie erwähnt, stützen mittlerweile einige naturwissenschaftliche Entdeckungen die parapsychologischen Forschungen.

Nach dieser Einleitung will ich versuchen, einen objektiven Überblick über in hypnotischen Zuständen erzeugte oder erlebte parapsychische Phänomene zu geben. Einer persönlichen Wertung will ich mich im einzelnen enthalten, doch habe ich umfangreiche eigene Versuche durchgeführt, sodass für mich kein Zweifel an der grundsätzlichen Existenz dieser Phänomene besteht. Inwieweit der einzelne Leser folgen mag, bleibt seinem eigenen Urteil überlassen. Ich verkenne keineswegs, dass sich manche dieser Phänomene, z. B. die spiritistischen, auch über die Möglichkeit der hypnotischen Halluzination deuten ließen; jedoch bleiben Fragen offen, die sich auf diese Art nicht völlig zufriedenstellend beantworten lassen. Deshalb rechtfertigt nicht nur die Tatsache, dass sich das Erleben mancher parapsychischer Phänomene theoretisch durch hypnotisch induzierte Halluzinationen vortäuschen ließe, deren Darstellung im vorliegenden Buch, sondern vor allem auch der Umstand, dass der Hypnosezustand der Versuchsperson bzw. die Trance des Mediums eine der wichtigsten bekannten Voraussetzungen für das gezielte Herbeiführen parapsychischer Phänomene ist. Hierfür erbrachte in über zwanzigjähriger Forschungsarbeit M. Rýzl einen eindrucksvollen Beweis (Hellsehen und andere parapsychische Phänomene in Hypnose, s. Literaturverzeichnis). Die Kenntnis dieses Umstandes ermöglichte breit angelegte Versuchsreihen und Forschungen, die unter anderem ergaben, dass sich mindestens die Hälfte der Probanden in Hypnose als mehr oder weniger Psi-begabt erwiesen (Psi-Funktion = hypothetische Fähigkeit zur außersinnlichen Wahrnehmung [ASW] und/oder Psychokinese [PK]). Gute Ergebnisse können allerdings nur mit etwa zehn Prozent der Versuchspersonen erzielt werden, dabei scheinen Frauen im statistischen Durchschnitt etwas häufiger entsprechende Anlagen zu haben.

Auch bei den meisten parapsychischen Erscheinungen, die spontan auftreten, lässt sich das Mitwirken eines Hypnoids nachweisen. Wie aus den Schilderungen solcher Ereignisse zu ersehen ist, befand sich die erlebende Person meist in einem Zustand entweder der reduzierten Wachheit, unter dem Einfluss eines starken Reizes oder in einer erhöhten Konzentration in Richtung auf den »Reizaussender«. Bei telepathischen Phänomenen lässt sich zumeist auch beim Sender ein psychischer Sonderzustand aufzeigen.

Berufswahrsager versenken sich durch die Fixation der bekannten Kristallkugel, des Kaffeesatzes usw. in ein Hypnoid, Anhänger magischer Praktiken erreichen es durch Versenkungsformen ritueller Art, die den bekannten Schritten der Hypnose- und Selbsthypnosetechniken entsprechen.

Abgesehen vom grundsätzlichen wissenschaftlichen Interesse könnte die Erforschung und spätere Nutzung parapsychischer Phänomene weitgehende Auswirkungen auf unsere Gesellschaft und den Einzelnen haben.

Angefangen bei Fragen der Partnerwahl über die Diagnose und Heilung von Erkrankungen, die Nachrichtenübermittlung, die Verwendung in der Forschung (zum Teil heute schon bei der Auffindung von Rohstoffquellen durch Wünschelrutengänger praktiziert) bis zur Politik und Wirtschaft, wobei die Verantwortlichen auf Grund ihrer allgemeinen Durchschaubarkeit zur Ehrlichkeit gezwungen würden, ist eine Unzahl von Einsatzgebieten denkbar. Auch hat der entsprechend Geschulte in unserer heutigen noch weit gehend »Psi-blinden« Gesellschaft als – wenn auch nur einäugig – parapsychisch Sehender erhebliche Vorteile.

Generelle Voraussetzungen und Vorbereitungen

Für das Zustandekommen aller zu beschreibenden parapsychischen Phänomene stellt der Hypnosezustand mit seinem partiellen Bewusstseinsmangel, d. h. der teilweisen oder völligen Ausschaltung des wachen Oberbewusstseins, eine günstige Voraussetzung dar.

- *Die Versuchsperson* muss den Versuchen aufgeschlossen gegenüberstehen und zunächst in einer oder zwei Sitzungen an ein tieferes Hypnosestadium konditioniert werden. Hierzu eignet sich besonders die fraktionierte Methode der Hypnoseeinleitung. Will man die Versuche allein durchführen, ist die gute Beherrschung einer autogenen Versenkungstechnik, z. B. der Oberstufe des autogenen Trainings, Voraussetzung.
- *Die Hypnoseeinleitung, -vertiefung und -rückführung* erfolgt auf die übliche Art. Da bei ausgedehnten Sitzungen der hypnotische Rapport zuweilen verloren gehen kann, muss in diesen Fällen vor der Rückführung die Hypnose zunächst vertieft werden.

Auch bei Anwendung einer autogenen Versenkungstechnik erfolgt die Bewusstseinsumschaltung auf die gewohnte Art.

Die äußeren Bedingungen müssen, in verschärfter Form, die gleichen sein wie bei anderen Hypnosen.

- *Das Hypnosestadium* (die Trance) muss umso tiefer sein, je schwieriger die Versuche sind.
- *Die Stimmungslage* der Versuchsperson sollte, mehr noch als bei anderen Hypnosen, möglichst positiv geprägt sein, frei von großen inneren Spannungen, Ängsten und Unsicherheit. Deshalb müssen neben den physischen auch die psychischen Bedingungen für die Versuchsperson so günstig wie möglich gestaltet werden; auch ein Künstler kann ja nur unter guten Voraussetzungen große Leistungen vollbringen.
- *Sitzungsteilnehmer* sollten nur Personen sein, die entweder bereits mit parapsychischen Phänomenen vertraut sind oder in der Absicht einer ehrli-

chen Prüfung unvoreingenommen beobachten wollen. Ungünstig auf das Gelingen von Versuchen scheint sich die Teilnahme von Personen mit der Zwangsvorstellung, dass alles Parapsychische bzw. Mediumistische a priori in den Bereich des Betrugs gehöre, auszuwirken. Der hemmende Einfluss solcher »Ungläubigen« oder besser gesagt »Andersgläubigen« könnte z. B. durch telepathische Übertragungen wirksam werden, genauso wie sich erwiesenermaßen z. B. die tatsächliche Erwartungshaltung eines Therapeuten, ungeachtet seiner direkten Äußerungen, auf seinen Patienten und die Entwicklung von dessen Erkrankung und Gesundung überträgt.

- *Die Durchführung* der sorgfältig vorgeplanten Versuche wird dann durch entsprechende Zwecksuggestionen eingeleitet und unterstützt, sobald die Versuchsperson die erforderliche Hypnosetiefe erreicht hat. Zumeist sind viele Sitzungen und geduldige Arbeit erforderlich, um schrittweise die Fähigkeiten der Versuchsperson zu steigern und das Übertragungsverhältnis zwischen ihr und dem Versuchsleiter (Hypnotiseur) zu verbessern.

Man beginnt also am besten mit einfachen Versuchen, z. B. der telepathischen Übertragung von Farben oder Formen, auf die sich der Versuchsleiter konzentriert.

Neben den direkten Suggestionen zur Herbeiführung der Phänomene werden stets auch Suggestionen zur Unterstützung des Vertrauens der Versuchsperson in ihre Fähigkeiten gegeben. Suggestionsbeispiele sind bei der Besprechung der einzelnen Phänomene angeführt.

Die Versuchsperson wird aufgefordert, ihre Eindrücke ohne bewusste Teilnahme und ohne logische Prüfung auf sich einwirken zu lassen und zu berichten, was sie erlebt. Der Versuchsleiter darf keinesfalls drängen.

Charakteristisch für das Auftreten der Phänomene sind oft schrittweise sich ergänzende, der Versuchsperson in ihrem Zusammenhang meist unklare Teileindrücke, die sich erst später, wenn überhaupt, zu einem erkennbaren Ganzen zusammenfügen. Oft kommt es auch vor, dass richtige Antworten von falschen gefolgt werden, wenn die Versuchsperson unbewusst aus den ersten Eindrücken eine ihr logisch erscheinende Fortsetzung konstruiert oder diese falsch deutet.

- *Die Beantwortung gestellter Fragen* erfolgt seitens der Versuchsperson verbal. Das ist die üblichste und einfachste Methode. Die Beantwortung der Fragen kann aber auch mit Hilfe der automatischen Schrift erfolgen, wobei die Hand der Versuchsperson schreibt, ohne dass sie einen bewussten Anteil an der Antwort hat. Eine weitere Möglichkeit ist die beschriebene Ja-nein-Methode, bei der die Versuchsperson die Fragen z. B. über vorher verabredete Fingerzeichen oder einen in ihrer Hand ausschlagenden Pendel beantwortet.

Es kommt auch vor, dass die Versuchsperson die Antwort in visionären Bildern erlebt oder sie scheinbar mit einem anderen Sinn oder sogar mit allen Sinnen erfährt und sodann die Bilder bzw. Erfahrungen während oder nach der Hypnose zu schildern vermag.

In spiritistischen Sitzungen scheint das Medium teilweise oder ganz in die Rolle der angesprochenen oder gewünschten Person zu schlüpfen, indem es deren Besonderheiten in Stimmlage, Mimik usw. annimmt. Wie bereits erwähnt, kennt der Spiritismus auch die Phänomene der »direkten Stimme«, der »direkten Schrift« sowie personifizierter Erscheinungen und der Materialisierung von Geistwesen.

- *Die Häufigkeit und Dauer parapsychologischer Sitzungen* sollten begrenzt sein, da sie die Versuchspersonen sehr anstrengen können. Bei einer jeweiligen Dauer von zwei bis drei Stunden sind wöchentlich bis zu drei Sitzungen als obere Belastungsgrenze anzusehen.

Nach häufiger Übung kann manche Versuchsperson allmählich ihre ASW- und PK-Fähigkeiten auch im Wachzustand einsetzen, wenn auch meist nicht mit der gleichen Verfügbarkeit wie ihre fünf gewohnten Sinne.

Kontrollmaßnahmen und Fehlerquellen

Begreiflicherweise hat kaum ein anderes Thema mehr Betrugshypothesen entstehen lassen als das vorliegende. Auch ernsthaften Forschern wurden Vorwürfe der bewussten Täuschung und kindlicher Leichtgläubigkeit gemacht, und oft überstiegen die Konstruktionen der Betrugshypothesen in ihrer Kühnheit die mit ihnen in Frage gestellten Erscheinungen.

Unzweifelhaft sind aber auf diesem Gebiet der Betrug und auch die Selbsttäuschung tatsächlich stark angesiedelt und ist deshalb eine kritiklose Leichtgläubigkeit alles andere als angebracht. Besondere Schwierigkeiten entstehen dadurch, dass selbst fähige Versuchspersonen und Medien zuweilen zu oft recht plumpen Täuschungen Zuflucht nehmen, um den Nimbus ihrer »Psi-Begabung« oder finanzielle Vorteile nicht zu verlieren, wenn sich die erwarteten Phänomene nicht »natürlich« einstellen wollen. Dass sich die meisten dieser Phänomene unter Laborbedingungen nicht auf Bestellung erzeugen lassen, geht schon aus dem in der Einführung Gesagten hervor.

Die verschiedenen Möglichkeiten der vorsätzlichen Taschenspielerei sollen hier nicht abgehandelt werden; der Interessierte wird sie in der einschlägigen Literatur nachlesen können. Betrugsversuche können folgendermaßen klassifiziert werden:

1. *Die bewusste betrügerische Darstellung,* wobei die Versuchsperson absichtlich versucht, die erwarteten Phänomene künstlich zu erzeugen.

2. *Die unbewusste betrügerische Darstellung,* bei der die in Hypnose befindliche Versuchsperson aus dem Bedürfnis heraus, das erwartete Phänomen zu erzeugen, unbewusst versucht, es künstlich darzustellen.
3. *Gemischte Phänomene,* bei denen echte parapsychische oder okkultistische Ergebnisse auftreten und sich mit unbewussten oder bewussten Täuschungsmanövern mischen.

In der Folge soll nur von *als echt erscheinenden Phänomenen* gesprochen werden.

Es würde über das Thema des Buches hinausgehen, Versuchsbedingungen und Kontrollmaßnahmen zu schildern, die sämtlichen Anforderungen gerecht werden. Interessierte können diese in M. RÝZLS bereits erwähntem Buch *ASW-Experimente, die erfolgreich verlaufen* nachlesen. Einige grundsätzliche Hinweise sollen jedoch gegeben werden.

1. Arbeiten Sie möglichst nicht mit professionellen Medien, da hier die Betrugswahrscheinlichkeit größer ist. Tun Sie es trotzdem, gestalten Sie die Versuchsbedingungen selbst.
2. Bestimmen Sie die Versuchsbedingungen so, dass auch wenig wahrscheinliche Täuschungsmöglichkeiten ausgeschlossen sind. Ideal ist der Einsatz einer Videokamera, um möglicherweise erforderliche Rekonstruktionen des Versuchsablaufes genau durchführen zu können.
3. Schaffen Sie immer günstige Bedingungen für die Versuche. Dazu gehört, dass eine angenehme, freundschaftliche Atmosphäre herrscht, dass Sie, die Versuchsperson und die anderen Anwesenden sich wohl fühlen, dass genügend Zeit zur Verfügung steht, dass der Raum ruhig ist usw.
4. Vermeiden Sie während des Versuchs und insbesondere während der Hypnose suggestive Hinweise, die das Ergebnis beeinflussen könnten.
5. Ihre eigenen oder die Gedanken anderer können via telepathischer Übertragung die Versuchsperson beeinflussen.
6. Eine richtige Aussage kann falsch scheinen, wenn der Zeitfaktor nicht richtig bewertet wurde.
7. Beachten Sie, dass ASW-Ergebnisse, wie beim Traum, unter Umständen auch verzerrt, und zwar an logische Überlegungen oder die Vorstellungswelt des Empfängers angepasst, ankommen können. Hier kann also eine Deutung und Auslese, die allerdings viel Erfahrung erfordert, notwendig werden. Dieser Punkt verdient besonders deshalb Beachtung, weil die Versuchsperson ihre Eindrücke oft bruchstückhaft bekommt und dann leicht zu weiterführenden Schlüssen geneigt ist. So kann z. B. bei der telepathischen Übermittlung des Bildes eines Schneckenhauses eine Spirale empfangen werden, die dann von der Versuchsperson als Uhrfeder gedeutet wird.

Außersinnliche Wahrnehmung (ASW) und verwandte Phänomene

Als ASW bezeichnen wir Eindrücke, die über keinen der bekannten fünf Sinne zustande kommen. Hierunter fallen die Telepathie und die verschiedenen Arten des Hellsehens. Der Unterschied zwischen Telepathie und Hellsehen beruht darauf, dass es sich bei der Telepathie um die direkte Übertragung subjektiver Gedankeninhalte (bzw. nichtlokale Wechselwirkungen) zwischen lebenden Menschen, beim Hellsehen dagegen um die Erfahrung objektiver Situationen durch die Versuchsperson handelt. Unter Psychokinese (= Bewegung durch Geisteskraft, früher Telekinese = Fernbewegung) versteht man eine Einwirkung auf Objekte oder Subjekte ohne die Mitwirkung bekannter mechanischer oder physikalischer Einflüsse allein kraft geistiger Energie.

Möglicherweise fallen auch alle Phänomene, Hellsehen, Telepathie, Psychokinese usw. in einem zusammen, wenn man die nichtlokale Feldwirkung als gemeinsame Quelle zugrunde legt. Da Nichtlokalität offenbar auch Nichtzeitlichkeit bedeutet, wären in diesem Falle alle Phänomene über die Hintergrundebene der *unmittelbaren* Wechselwirkung zwischen allem Existierenden erklärbar. Es wären dabei Zeit (auch Zukunft) und Ort völlig gleichgültig, alles steht stets (überzeitlich) mit allem in Wechselwirkung und die Phänomene sind dann nur Anzeichen des wirklichkeitsschaffenden Bewusstseins. Der Übersichtlichkeit halber sollen sie hier aber weiterhin separat dargestellt werden.

Telepathie

Telepathie ist die Vermittlung oder Wechselwirkung von subjektiven Gedankeninhalten ohne Beteiligung eines der bekannten fünf Sinne zwischen lebenden Menschen (auch mentale Übertragung oder Gedankenübertragung genannt). Bei der Telepathie handelt es sich wohl um die am häufigsten beglaubigte und bestbewiesene parapsychische Erscheinung, deren Existenz kaum ein ernst zu nehmender Wissenschaftler noch abstreitet.

Es scheint bei der Telepathie, wie wir aus den Versuchen L. Wassiliews mit der telepathischen Hypnoseeinleitung wissen, die Entfernung zwischen den in telepathischer Beziehung stehenden Personen keine Rolle zu spielen (N. Warcollier führte sogar positive Versuche von Paris nach New York durch), ebenso wenig eine abschirmende Isolierung durch Eisen oder Blei, im Gegensatz z. B. zu Radiowellen.

Auch die Kenntnis des Aufenthaltsortes der Bezugsperson scheint nicht erforderlich zu sein, wohingegen eine persönliche Bekanntschaft die

Übertragung zumindest erleichtert. Vermutlich ist es neben der Senkung der Bewusstseinslage und der dadurch erzielten Erhöhung der Aufmerksamkeitsspannung in Richtung der telepathischen Botschaft sowohl für den Sender als auch für den Empfänger wichtig, eine Art individueller »Frequenz« intuitiv aufeinander abstimmen zu können, was wahrscheinlich durch eine persönliche Bekanntschaft oder zumindest durch die Zuhilfenahme eines persönlichen Gegenstandes, Bildes u. a. des Adressaten erleichtert werden kann (siehe auch Psychometrie). E. KINDBORG führte in Hypnose telepathische Übertragungen von Farben, Formen und Gegenstandsbildern durch. Er erzielte bessere Ergebnisse, wenn er als telepathischer Sender der hypnotisierten Versuchsperson während der Übertragung eine Hand auf die Stirn legte. In vielen Versuchen zeigte es sich auch, dass bei der Übertragung von Gegenständen das Medium diese oft nach der Hypnose besser zeichnen als während derselben beschreiben konnte. Diese Resultate wurden durch meine eigenen Versuchsreihen bestätigt.

Wenn der Reiz stark genug ist, wird er vom Empfänger auch nach Art einer Wachsuggestion ohne vorherige hypnoide Umschaltung wahrgenommen, wie uns aus den Weltkriegen auf Grund vieler Fälle bekannt ist, in denen Menschen zu Hause den Tod eines geliebten Angehörigen an der Front, oft im gleichen Augenblick, halluzinativ miterlebten. Die ständige Sorge um den nahestehenden Menschen mag eine »Frequenzgleichstimmung« zur Folge gehabt haben, während jener im Augenblick des Todes noch einmal seine Geliebten zu Hause vor sich sah.

In einigen Fällen können telepathische Übertragungen auch seitens Personen stattfinden, die nicht bewusst Absender sind, können also Wissensinhalte auch von scheinbar Unbeteiligten erfahren werden. So könnte ein scheinbares Hellsehen in die Vergangenheit (Retrokognition), sofern noch lebende Personen das betreffende Ereignis kennen, auch über die Telepathie erklärt werden (dass es dessen ungeachtet die Retrokognition ebenso gibt, ist unter Hellsehen behandelt).

Zur Unterstützung einer telepathischen Übertragung könnte der Versuchsperson zum Beispiel folgende Suggestion gegeben werden: »Sie sehen jetzt vor Ihrem geistigen Auge Herrn X. im Nebenzimmer, wie er ein aufgeschlagenes Buch in der Hand hält und ein Bild betrachtet. Mehr und mehr können Sie sich in Herrn X. hineindenken. Sie stellen sich vor, dass Sie es sind, der das Bild betrachtet, und bald werden Sie wissen, was Herrn X. an diesem Bild besonders auffällt. Sagen Sie dann ganz einfach, was Sie sehen ... « usw. Die Aufforderung, etwas zu schildern, was dem telepathischen Sender des Bildes (der auch in Hypnose sein kann) besonders auffällt, und nicht einfach das ganze Bild zu beschreiben, ist eine Sicherungsmaßnahme, die ausschließen soll, dass das Bild auf hellseherischem

Wege (als objektive Gegebenheit) und nicht auf telepathischem Wege über Herrn X. (als subjektive Erfahrung) übermittelt wird. Natürlich könnte man ganz einfach auch die Suggestion geben: »Herr X., der im Nebenraum sitzt, denkt an ein bestimmtes Symbol [einen Gegenstand usw.]. Konzentrieren Sie sich auf Herrn X. und bald werden Sie vor Ihrem geistigen Auge sehen, an was Herr X. denkt... usf.« Hier dürfte X. erst nach der Aussage der Versuchsperson aufschreiben, woran er gedacht hat.

Es lässt sich jedoch bei allen telepathischen Versuchen, so raffiniert sie auch ausgeklügelt sein mögen, nicht völlig sicher Telepathie im Sinne der vorerwähnten Definition nachweisen, da nach unserer Erfahrung immer auch die Möglichkeit des Hellsehens in die Zukunft besteht und es daher theoretisch möglich wäre, dass die Versuchsperson bei vermeintlich telepathisch übertragenen Inhalten diese in Wirklichkeit über die Präkognition der Versuchsergebnisse erfahren hat. Deshalb ist die Bezeichnung solcher Phänomene als solche der außersinnlichen Wahrnehmung (ASW), die sowohl Telepathie als auch Hellsehen umfasst, vorzuziehen.

Diese Hinweise zeigen, wie komplex die parapsychologische Forschung ist und wie vorsichtig die Ergebnisse interpretiert werden müssen.

Anhand der Versuche von B. Bechterew und W. L. Durow scheint übrigens auch die Möglichkeit der telepathischen Suggestion gegenüber Tieren (Hunden) bestätigt zu sein. Die Ergebnisse lassen jedoch keine sicheren Schlüsse zu.

Hellsehen

Unter »Hellsehen« versteht man im parapsychologischen Sprachgebrauch das Hellsehen in der Gegenwart, unter »Retrokognition« das Hellsehen in die Vergangenheit und unter »Präkognition« das Hellsehen in die Zukunft (Retrokognition = Zurückwissen, Präkognition = Vorherwissen).

Einige Deutungsmöglichkeiten dieser Phänomene wurden bei der Telepathie dargestellt, andere sind in den Thesen zur Psychometrie enthalten (siehe nächster Abschnitt). Gegen unser gewohntes Weltbild verstößt vor allem die Annahme der Präkognition, da sie die Zeitgrenze in die Zukunft überwindet.

M. Rýzl erörtert für die Präkognition drei Erklärungsmöglichkeiten:

- Das Medium erfasst auf hellseherischem Wege die Zukunft direkt.
- Das Medium erfasst hellseherisch alle Fakten der Gegenwart und leitet aus diesen Konstellationen die Zukunft unbewusst logisch ab.
- Das Medium imaginiert ein Zukunftsbild und manipuliert unbewusst auf psychokinetischem Wege die Ereignisabläufe, um dieses Zukunftsbild real werden zu lassen (self-fulfilling prophecy).

Erinnern wir uns auch des Mesmerschen Satzes: »Die Vergangenheit kennen heißt nichts anderes, als die Ursachen in der Wirkung, die Zukunft aber voraussehen heißt nur, die Wirkung in den Ursachen zu empfinden.« Die einfache, mechanistische Vorstellung der »Welt als Maschine« ist allerdings längst überholt; allein auf Grund der Kenntnis der derzeitigen Situation und ihrer rational-logischen Fortentwicklung auf die Zukunft zu schließen ist nicht möglich. Wie z. B. die Chaosforschung zeigt, führen in komplexen Systemen minimalste, rechnerisch nicht vorhersagbare Einflüsse (»Störungen«) zu stärksten Wirkungen (ein auch in der Homöopathie genutztes Prinzip) (s. z. B. W. v. LUCADOU).

C. G. JUNG sprach vom »kollektiven Unbewussten«, das in einer weiten Auslegung gleichgesetzt werden könnte mit der nichtlokalen Feldwirkung. R. STEINER gebraucht das Gleichnis, dass alle Ereignisse im Ablauf der Zeiten wie ein riesiges Gebirgsmassiv, das sich rund um den Erdball zieht, bereits vorhanden sind. Da die Menschen von den Möglichkeiten, die ihre Empfindungsanlagen in sich tragen (nach STEINER gleich einer vierundzwanzigblättrigen Lotosblume) nur einen geringen Teil (sechs Blätter) entwickelt haben, sind sie nur in der Lage, jeweils den gegenwärtigen Ausschnitt des Gebirgspanoramas, vor dem sie auf ihrem Lebenslauf gerade vorbeiziehen, zu erblicken, ohne dass deshalb die anderen Teile des Massivs, nämlich Vergangenheit und Zukunft, nicht ebenso vorhanden wären. Durch die bewusste Entwicklung unserer Empfindungsfähigkeit (der anderen Blütenblätter) können auch die Schranken von Zeit und Raum, die nach A. SCHOPENHAUER für den Willen, als Ding an sich, nicht existieren, überwunden werden.

Im allgemeinen Sprachgebrauch ist das Hellsehen unter der Bezeichnung »das zweite Gesicht« (meist für Präkognition) weithin bekannt. Einige Landstriche, gekennzeichnet durch monotone Einsamkeit (Reizarmut erleichtert hypnoide Umschaltung), scheinen prädestiniert dafür zu sein. Wer kennt nicht Theodor STORMS friesische »Spökenkieker« und die westfälischen Gestalten der Annette von DROSTE-HÜLSHOFF? Berühmt und zuverlässig beglaubigt ist der Fall von E. SWEDENBORG, der auf seinem Landsitz über 100 km Entfernung einen Brand in Stockholm in allen Einzelheiten halluzinativ miterlebte und sowohl seiner Umgebung als auch dem Distriktabgeordneten sofort mitteilte. Die zwei Tage darauf eingetroffene Nachricht von dem Brand bestätigte seine Schilderung in allen Einzelheiten.

Professionelle Hellseherei lässt ebenfalls Elemente der Hypnoseeinleitung erkennen, wie die schon mehrfach zitierten Fixationsobjekte Kristallkugel, Spiegel, Kaffeesatz, Nabel usw. Andere Praktiken, wie Pendeln, Kartenlegen, Runendeutung usw., die für präkognitive Absichten eingesetzt werden, sind wohl als Einzelmanifestationen oder Mischungen ideokinetischer Phänomene (Hervorrufung bestimmter Körperbewegungen auf Grund unbewusster geistiger Vorprägungen, z. B. beim Mischen der Karten), psychokinetischer Phänomene und motorischer Umsetzungen (Äußerungen von unbewussten Eindrücken über Bewegungen) von meist in einem Versenkungszustand empfangenen Wissensinhalten anzusehen, die zu schwach sind, als dass sie unmittelbar bewusst empfunden und ausgedrückt werden könnten wie beim Pendeln oder Wünschelrutengehen.

Zur Unterstützung eines Hellsehversuches könnte der Versuchsperson etwa folgende Suggestion gegeben werden.

Retrokognition: »Sie sind in tiefer hypnotischer Ruhe, und alle Einflüsse aus der Außenwelt sind vollkommen gleichgültig. Sie konzentrieren sich nun ganz auf die Zeit um acht Uhr gestern Abend und befinden sich noch immer in diesem Zimmer. Vor Ihrem geistigen Auge sehen Sie immer deutlicher die Wanduhr. Es ist jetzt acht Uhr. Die Tür öffnet sich... Wen sehen Sie eintreten?« Die nun folgende Schilderung der Versuchsperson kann, wie erwähnt, auch durch telepathisches »Anzapfen« des Versuchsleiters zustande kommen. Werden aber Einzelheiten erwähnt, die niemandem unter den Anwesenden bekannt sind und sich nachträglich als richtig herausstellen, scheint die Annahme von Hellsehen in die Vergangenheit gerechtfertigter, obwohl auch dann theoretisch immer noch die Möglichkeit einer unbewussten telepathischen Übertragung besteht. Jedenfalls handelt es sich um außersinnliche Wahrnehmung in die Vergangenheit.

Hellsehen in der Gegenwart: »Wie im Traum gehen Sie jetzt in das Nebenzimmer. Es kommt Ihnen vielleicht so vor, als könnten Sie durch die Wand gehen oder als ob diese für Sie gar nicht da wäre. Und bald beginnen Sie ganz deutlich die einzelnen Gegenstände im Zimmer zu erkennen. Schildern Sie dann, was Sie auf dem Tisch sehen ... « Das Arrangement auf dem Tisch sollte aus den vorangeführten Gründen schon zuvor ohne Einsicht der Sitzungsteilnehmer von einem bei der Sitzung nicht anwesenden und der Versuchsperson möglichst nicht bekannten Assistenten getroffen worden sein.

Präkognition: »Ganz deutlich können Sie sich jetzt vorstellen, wie Sie morgen am Frühstückstisch sitzen und die Zeitung lesen. Sie sitzen am Frühstückstisch und halten die Zeitung in der Hand. Es ist der (Datum). Deutlich sehen Sie das Datum oben gedruckt. Sie haben die Titelseite vor sich und eine Überschrift springt Ihnen besonders ins Auge. Lesen Sie sie vor ... «

Psychometrie

Die Psychometrie (frei übersetzt: geistige Datenerfassung, auch Psychoskopie = geistiges Sehen, früher Telemetrie) lässt sich hypothetisch so erklären, dass die »Wellen«, die bei jedem Erlebnis vom Erlebenden ausgesendet werden, nicht nur von anderen lebenden Gehirnen empfangen werden können, sondern auch Orte und Gegenstände imprägnieren, ähnlich wie eine radioaktive Strahlung, die nach ihrer energetischen Einwirkung, also im sekundären Indifferenzzustand, das getroffene Objekt strahlend hinterlässt. So wird also nach dieser Hypothese bei allen Erlebnissen, insbesondere bei Ereignissen mit sehr starker psychischer Entladung, eine engrafische Wirkung auch auf die unbelebte Umgebung, auf Orte und Gegenstände, ausgeübt. Ein in Hypnose versetztes Medium kann nun diese Engramme entweder nach Art eines Farbeindruckes, der durch eine Teilreflexion der auftretenden weißen (= allfarbigen) Lichtwellen entsteht oder als vom betreffenden Objekt ausgehende eigene Strahlung nach Art der vorerwähnten radioaktiven Strahlung empfangen und auf diese Weise Ereignisse, die an einem Ort oder mit einem Gegenstand früher stattgefunden haben, visionär wiedererleben oder auf sonstige Weise erfahren.

Aber auch hier ist in den meisten Fällen die Erklärung des Phänomens über die Telepathie denkbar. Ebenso kann es auch sein, dass der betreffende Ort oder Gegenstand nur richtungsweisende und im Sinne einer »Frequenzabstimmung« erleichternde Funktion hat und die Eindrücke dann auf dem »normalen« hellseherischen Wege empfangen werden.

Die Versuchsperson wird auf die übliche Art in einen tiefen Hypnosezustand versetzt und ihr dann die Suggestion des Erlebens der fraglichen Zeit oder Situation gegeben. Soll mit Hilfe der Psychometrie über einen Ort ein Hinweis erlangt werden, sollte sich die Versuchsperson bei der Hypnose an diesem Ort befinden. Wird der Hinweis über einen »imprägnierten« Gegenstand (Kleidungsstück, Bild usw.) angestrebt, kann dieser der Versuchsperson in die Hand gegeben werden.

Zur Unterstützung einer psychometrischen Sitzung kann beispielsweise folgende Suggestion erteilt werden: »Sie konzentrieren sich nun völlig auf die Jacke, die Sie in den Händen halten. Es wird aber vor Ihrem geistigen Auge auch bald das Bild des Menschen erscheinen, dem diese Jacke gehört. Ganz deutlich werden Sie bald einen Menschen sehen, der diese Jacke anhat. Schildern Sie dann diesen Menschen.«

Aus den bereits erwähnten Gründen sollte keiner der beim Versuch Anwesenden wissen, wem die Jacke gehört.

Außerkörperliche Erfahrung (AKE)

Als AKE werden Phänomene der »Mentalwanderung« bezeichnet, bei denen der betreffende Mensch hellseherische Eindrücke wahrnimmt, indem es ihm scheint, als ob er sich körperlich am Ort der Wahrnehmung befände. M. Rýzl und K. Osis, die zu diesem Phänomen breit angelegte Reihenversuche durchführten, erklärten es als eine spezifische Form der außersinnlichen Wahrnehmung (ASW), die sich an einem Ort konzentriert, an dem die Versuchsperson ihr Bewusstsein anwesend glaubt.

In der Magie und überhaupt okkultistisch orientierten Richtungen wird die Existenz einer realen Mentalwanderung angenommen, im Spiritismus wird dieses Phänomen als »Astralwanderung« oder »Astralexkursion« beschrieben. Experimente mit AKE können gefährlich sein, da offenbar die geistig-leibliche Verbindung währenddessen erheblich reduziert wird. Wer solche Erfahrungen machen will, sollte deshalb seelisch völlig gesund und bestens vorbereitet sein.

Psychokinese (PK)

Unter PK wird die rein psychische Beeinflussung materieller Abläufe und körperlicher, also auch biologischer Prozesse, verstanden. Zur Erzielung von psychokinetischen Phänomenen hat es sich ebenfalls als günstig erwiesen, die Versuchsperson in Hypnose zu versetzen.

Auch über die psychokinetischen Phänomene gibt es gut fundierte Versuchsreihen, aus neuerer Zeit insbesondere von J. B. Rhine und L. E. Rhine von der Duke-Universität in Durham/USA, worüber das Standardwerk *Psychokinese* ausführlich berichtet.

Durch Psychokinese werden z. B. Erscheinungen wie das Bewegen eines an einem Stativ aufgehängten siderischen Pendels, das Verformen von Gegenständen (Metallstäben usw.), die Beeinflussung von Bewegungsabläufen (z. B. beim Würfeln oder an Maschinen), die Beeinflussung organischer Prozesse (Wachstums- oder Heilungsvorgänge usw.), das Spielen auf Instrumenten, aber auch das Bewegen oder Anheben (Levitation) von Gegenständen hervorgebracht.

Psychokinetischen Einflüssen wird auch die Möglichkeit von Heilwirkungen zugeschrieben, die allein auf Grund organischer Regenerationsfähigkeit nicht erklärbar sind. Da jedoch naturgemäß alles Organische in seiner Einzigartigkeit wiederholbare Versuche nicht zulässt, beruhen solche Annahmen auf subjektiven Erfahrungen. Auch für krankhafte Veränderungen im Organismus, Unfälle usw., werden manchmal psychokinetische Einwirkungen verantwortlich gemacht. Dass diese Annahme oft zutrifft, zeigen einige von mir in Hypnose durchgeführte Untersuchungen von Unfallopfern, bei denen zunächst der Unfallablauf keine Mitverursachung durch sie erkennen ließ. In der Hypnose konnten dann die in der Regel unbewussten autoaggressiven Zusammenhänge, die den Unfall herbeiführten, erkannt werden. Auch die Voodoo-Magie und andere magische Praktiken lassen sich teilweise über psychokinetische Einflüsse zumindest hypothetisch erklären.

Die Art des physikalischen Zustandekommens dieser Phänomene ist noch unbekannt. Frühere Forscher (u. a. REICHENBACH, SCHRENCK-NOTZING, GRUNEWALD) glaubten, zum Teil auf Grund fotografischer Beobachtungen, eine Art Ausstrahlung (Effloreszenzen) von den Medien entdeckt zu haben, die gewissermaßen die Funktion verlängerter Finger haben würde. Interessanterweise schienen die Effloreszenzen vor allem von Kopf, Mund, Nase, Brustwarzen, Nabel, Kreuzbein und den Fingerspitzen auszugehen, von Körperstellen also, die wir in der Mehrzahl als »hypnogene Zonen« kennen gelernt haben.

Selbst fotografische Filme sollen durch Psychokinese wunschgemäß beeinflusst werden können. Meist erscheinen dann auf solchen Fotos die Abbildungen von Personen, die bei der Aufnahme nicht anwesend waren. Diese Phänomene sind jedoch nicht eindeutig nachgewiesen.

Ein Beispiel für eine unterstützende Suggestion zur Erzielung eines einfachen psychokinetischen Phänomens wäre: »Während Herr X. nun würfelt, konzentrieren Sie sich ausschließlich auf die Zahl Fünf. Sie lenken mit Ihrer Willenskraft den Würfel so, dass die Zahl Fünf nach oben zu liegen kommt. Deutlich sehen Sie die fünf Punkte vor sich ... « Bei dieser Anordnung würfelt eine Person, während sich eine andere auf den PK-Einfluss konzentriert, um unbewusste wurftechnische oder andere Beeinflussungen zu reduzieren. Führt man den Versuch mit einer Person oder in Selbsthypnose allein durch, sollte ein Würfelbecher verwendet werden. Bei einem Versuch mit einem sechsflächigen Würfel sind mindestens 150 Versuche erforderlich. Besser ist jedoch eine noch höhere Anzahl von Würfen (600 und mehr) (Lit.: W. v. LUCADOU, M. RÝZL).

Psychoplastische Phänomene

Die mit der Hypothese der Psychoplastik (Bildung bzw. Formung durch Geisteskraft, früher Teleplastik) behauptete Möglichkeit der Transferierung mentaler Energie (Psi-Energie) in fassbare Materie und umgekehrt hat die Gemüter schon immer sehr bewegt. Vielleicht weil die Psychoplastik am schlechtesten im mechanistischen Wissenschaftsgebäude unterzubringen ist, obwohl die Quantenphysik die Schlüssel dafür bereits in der Hand hält. Ein diesbezüglicher Erklärungsversuch stammt von dem deutschen Physi-

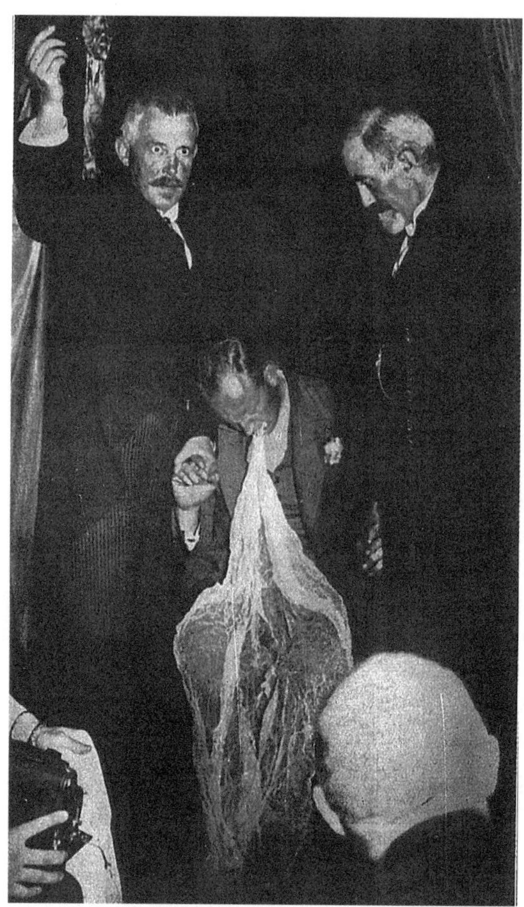

Abb. 24: Aufnahme eines parapsychologischen Experimentes unter der Leitung des bekannten Mediziners und Hypnoseforschers Frhr. von SCHRENCK-NOTZING im September 1921. Bei der Schleierbildung aus dem Mund des dänischen Mediums Enjar NIELSEN handelt es sich nach Meinung von SCHRENCK-NOTZING um »Teleplasma« (= »Psychoplasma«), also um durch Geisteskraft materialisierte Substanz. Doch sind diese Versuche nicht beweiskräftig, da es Menschen gibt, die solche Schleier verschlucken und gezielt wieder hervorwürgen können.

ker W. OSTWALD: »Die Medien sind in der Lage, ihren physiologischen Energievorrat hauptsächlich chemischer Art in andere Formen zu verwandeln, die sie durch den Raum versenden und an vorgeschriebenen Stellen in eine der bekannten Energieformen (auch Materie) zurücktransformieren können.« Die hier verwendete Formulierung »durch den Raum versenden« könnte auch im Sinne einer nichtlokalen Feldwirkung interpretiert werden, für die ja der Raum keine zu überwindende Größe darstellt, obwohl in ihrer Wirkung räumliche Effekte enthalten sind.

Vermutlich wird die Annahme der Psychoplastik auch deshalb stark angefochten, weil die Erforschung und die Manifestation psychoplastischer Phänomene auch heute noch eine Domäne des Spiritismus geblieben und von spiritistischen Vorstellungen und Erfahrungen geprägt sind. Die Psychoplastik ist m.W. bisher nicht Gegenstand der klassischen wissenschaftlichen Parapsychologie.

Als mögliche Phänomene der Psychoplastik gelten: Materialisationserscheinungen und Dematerialisationen, die Bildung und Rückführung von ätherischen und feststofflichen Formen, Gegenständen, Körpern oder Körperteilen aus Kräften des Mediums und in Kräfte innerhalb und außerhalb des Mediums, oder auch z. B. die Erzeugung von Musiktönen oder Lauten ohne Vorhandensein eines Instrumentes oder Resonanzträgers.

Offensichtlich ist auch hier wieder ein hypnotischer Versenkungszustand für das Hervorbringen der Phänomene förderlich. Berühmt und ebenso umstritten wurden die Versuche des Freiherrn von SCHRENCK-NOTZING mit seinem hypnotisierten Medium Eva C., das die Materialisation verschiedener »psychoplastischer« Gebilde wie Stoffe unbekannter Formen und Konsistenzen, Phantombilder, wolkige Gebilde und selbst Körperteile zustande gebracht haben soll.

Erscheinungen aus spiritistischer Sicht

Die klassische Richtung der Parapsychologie führt, soweit sie die als spiritistisch bezeichneten Phänomene anerkennt, diese auf psychophysische Einflüsse und/oder Interaktionen zwischen Lebenden zurück. Im Gegensatz dazu sieht der Spiritismus in vielen dieser Phänomene das Einwirken von jenseitigen Geistwesen oder von Geistern Verstorbener in unsere Welt. Ohne diese verschiedenen Sichtweisen diskutieren zu wollen, soll hier auf Grund des Anspruchs, die Anwendung der Hypnose auf möglichst allen Einsatzgebieten zu schildern, eine kurze Erläuterung der Standpunkte gegeben werden.

Während die Spiritisten von der Tatsache der Erzeugung von Phänomenen durch Geistwesen ausgehen, deuten Psychologen und Parapsychologen personifizierte Erscheinungen üblicherweise als Produkte hypnotischer Halluzinationen. Es ist durchaus möglich, im somnambulen Hypnosestadium Erscheinungen zu suggerieren, die mit allen Sinnen erlebt und empfunden werden, als ob sie wirklich vorhanden wären. Dies gilt auch für die Suggestion des Erscheinens Verstorbener, die der Hypnotisierte gleich lebenden Personen wahrnehmen kann, indem er sie sieht, fühlt, hört, sich mit ihnen unterhält usw. Antworten, welche die Erscheinung dabei auf Fragen richtig gibt, können theoretisch vom Medium auch über einfache außersinnliche Wahrnehmung (ASW) empfangen oder von seinem eigenen Unbewussten produziert worden sein. Aus dem indischen Seiltrick, bei dem ein Fakir den Zuschauern vorführt, wie ein Seil nach seinem Flötenspiel gleichsam von selbst in die Lüfte steigt, worauf sein Lehrling an diesem Seil emporklettert und am oberen Ende verschwindet, ist uns z. B. bekannt, dass solche Erscheinungen auch suggerierte (telepathische?) Halluzinationen sein können; denn wenn man, wie dies geschah, den Vorgang filmt, ist auf dem entwickelten Film zu sehen, dass sich weder der Fakir noch das Seil noch sein Lehrling während des ganzen Schauspiels von ihren Plätzen bewegt haben! Hier schaffen also die Möglichkeiten hypnotischer bzw. suggestiver Beeinflussung in Verbindung mit den Phänomenen der ASW und PK die Grundlage für die nichtspiritistische Deutung von personifizierten Erscheinungen. Auch in der Selbsthypnose können solche weitreichenden Phänomene, selbst spontan und unbeabsichtigt, auftauchen.

Der Spiritismus geht hingegen davon aus, dass sich die beschriebenen Phänomene auch aus Wissensinhalten Verstorbener oder anderer nicht auf unserer Ebene lebender Geistwesen herleiten oder unter deren direkter Beteiligung entstehen können. Die Komplexität der in spiritistischen Sitzungen erhaltenen Erscheinungen und Antworten ist dermaßen umfangreich, dass ihre Interpretation, setzt man die Phänomene als echt voraus, allein über die üblichen psychologischen und parapsychologischen Annahmen zuweilen sehr konstruiert erscheint. Es soll deshalb kurz auf einige spiritistische Hypothesen eingegangen werden.

Auch bei spiritistischen Seancen ist ein hypnoider Zustand förderliche Voraussetzung für das Auftreten der Phänomene. Dabei kann versucht werden, die spiritistischen Erscheinungen gezielt herbeizurufen, oder es können diese Geistwesen auch aus eigener Absicht an den Menschen herantreten. In diesem zweiten Falle handelt es sich bei den menschlichen Kontaktpersonen um besonders sensitive, in Richtung dieser Erscheinungen suggestible Medien. Die besondere Entwicklung dieses Sinnes kann angeboren oder durch Übung erworben sein oder durch besondere Lebensereignisse, meist mit Todesnähe, hervorbrechen. Die Erscheinungen äußern sich dann entweder im auto- oder heterogen herbeigeführten Hypnoid oder nach Art einer Wachsuggestion.

Im ersten Falle, also bei der gezielten Herbeirufung spiritistischer Phänomene, wird das Medium auf übliche Art in ein tiefes Hypnosestadium versetzt. Da nach spiritistischer These das Medium die Phänomene nicht selbst produziert, sondern lediglich dem angesprochenen Geistwesen seinen physiologischen Energievorrat und seine körperlichen Ausdrucksmöglichkeiten zur Verfügung stellt, werden die Fragen an das Geistwesen diesem selbst und nicht dem Medium gestellt. Die Beantwortung kann nun psychomotorisch über die Ja-nein-Befragung mit einem Pendel, durch Handzeichen u. a. m., durch die automatische Stimme oder Schrift, psychomotorisch bzw. psychokinetisch, z. B. durch Tischrücken unter Absagen des Alphabets, psychokinetisch bzw. psychoplastisch durch die direkte Stimme oder Schrift, psychoplastisch durch die vollständige Erscheinung des Geistes selbst oder durch eine Mischform dieser Möglichkeiten erfolgen.

Es ist hierbei zu beachten, dass aus spiritistischer Sicht – im Gegensatz zur üblichen Annahme – der »mentale Anlass« zur Erzeugung der telepathisch-psychomotorischen, psychokinetischen und/oder psychoplastischen Phänomene vom Geistwesen und nicht etwa vom Medium oder Hypnotiseur oder einem anderen Anwesenden ausgeht.

In vielen spiritistischen Sitzungen ist nicht nur das in Trance (Somnambulismus) befindliche Medium Kraftquelle für die Manifestationen, sondern sind dies auch die anderen Teilnehmer, die sich ohnehin durch die vorbereitenden Maßnahmen (innerliche Sammlung, Einstimmen durch Singen, Handhalten usw.) in einem Gruppenhypnoid befinden. So wird oft nicht nur vom Medium, sondern auch von anderen Teilnehmern während einer spiritistischen Erscheinung ein Kältegefühl empfunden, das durch den Entzug der für die Materialisation erforderlichen Energie ausgelöst werden könnte. Interessant ist in diesem Zusammenhang, dass sich dieses Kälteerlebnis auch in vielen alten Schilderungen von spontanen Geistererscheinungen als »kalter Luftzug beim Vorbeigehen von Gespenstern« wiederfindet. Dieses Phänomen und auch die starke physische Erschöpfung, unter der das Medium nach einer gelungenen Sitzung leidet, sind Erscheinungen, die bei hypnogenen, suggerierten Halluzinationen nicht auftreten und für die sich keine Begründung in den üblichen Theorien finden lässt. Dass Psi-Begabte im Anschluss an ASW- oder PK-Leistungen angeblich oft übermäßige physische Erschöpfungen aufwiesen, hat sich bei meinen eigenen Experimenten nicht bestätigt.

Die Geisteswissenschaft spricht ebenfalls über die Beziehung zwischen Lebenden und Toten. So sagt R. Steiner: »Ist der Lebende sensitiv genug oder in irgendeinem abnormen Zustande [Hypnoid] oder hat er sich durch entsprechende Geistesschulung [...] dazu vorbereitet, können die Einwirkungen desjenigen, was da von toten Menschen an die geistige Welt abgegeben ist, auch in bewusster Art beim Menschen auftreten.« Als Vorbedingung dazu nimmt er außerdem eine Beziehung zwischen dem Toten und dem Imaginator in diesem oder einem früheren Leben an.

Die Reinkarnationshypnose ließe sich im weitesten Sinne als eine der spiritistischen verwandte Technik auffassen, werden doch Wissensinhalte eruiert, die Lebenden nicht mehr bekannt sein können und die, da sie meist fernab von ihrem einstigen Schauplatz und ohne Vorhandensein irgendwelcher Objekte aus dem damaligen Leben zutage treten, auch nicht mit Psychometrie erklärt werden können. Theoretisch wäre allerdings auch eine halluzinative Retrokognition möglich. Die Technik ist die gleiche wie bei der später beschriebenen Reinkarnationshypnose zu Heilzwecken (s. MEINHOLD 1989).

Meditativ-magische Verfahren

Unter dieser Bezeichnung lassen sich die autogenen Versenkungsmethoden zusammenfassen, die als Wegbereiter einer besonderen individuellen seelisch-geistigen Entwicklung und Erkenntnis mit dem Ziel der Entfaltung magischer Fähigkeiten und deren Ausübung dienen. Einige Praktiken des Yoga, des Rosenkreuzertums und der alchymistischen Meditation u. a. haben die magische Persönlichkeitsentwicklung zum Ziel. Die Bezeichnung »magisch« wird in diesem Zusammenhang für die Möglichkeiten der *unmittelbaren* Erkenntnis und Beeinflussung mentaler und materieller Zustände und Abläufe verwendet. Auch zum Thema Magie soll keine Diskussion der Wahrscheinlichkeit ihrer Hypothesen erfolgen, sondern das Urteil jedem selbst überlassen bleiben. Der Vollständigkeit halber werden die entsprechenden Grundannahmen in der Folge dargestellt. Für eine detaillierte Einführung verweise ich auf die entsprechende Literatur.

Alle jene Praktiken haben die Versenkung in einen autohypnotischen Trancezustand zur unabdingbaren Voraussetzung. Wenn auch dieser Zustand auf Grund der verschiedenen weltanschaulichen Ausgangspositionen oft anders bezeichnet wird, sind doch die hypnotischen Einleitungstechniken wiederzufinden. Es soll im Folgenden ein kurzer Überblick der Versenkungsstufen und der angestrebten Fähigkeiten gegeben werden. Dabei können bei den einzelnen Verfahren verschiedene Schritte fehlen oder andere dazukommen bzw. in anderer Reihenfolge gegangen werden.

- *Training der Selbstzucht* umfasst konzentrative Vorbereitungen auf das bewusste Leben und Erleben sowie die Anpassung an ethische Persönlichkeitsnormen als Vorbereitung für die weiteren Stufen.
- *Versenkungsübungen* über Fixation, Atmung, Gebete, gebetsähnliche Sprüche, bestimmte Stellungen usw. Diese Übungen zielen auf psychophysische Entspannung und Stresslosigkeit ab und dadurch auf eine Festigung der Gesundheit und der äußeren Stellung der Persönlichkeit.

- *Vertiefung der Versenkung* durch Weiterführung der Konzentrationsübungen: Hinlenkung auf bestimmte Ziele, Bewusstseinsversetzung in Gegenstände, Tiere, Pflanzen, andere Menschen.
- *Passiver Verkehr mit fremden Wesenheiten:* weitere Vertiefung durch Selbstversenkung.
- *Extreme Konzentration auf Einzelwahrnehmungen,* die dann durch entsprechende Konditionierung beliebig hervorgerufen werden können, Erzeugung und Belebung von Hilfswesen (Elementalen usw.).
- *Hellsehen* im Sinne des Erfassens beliebiger Wissensinhalte ohne Grenzen von Zeit und Raum.
- *Mentales Wandern* ohne räumliche Grenzen, Beherrschung der Elemente und des »magnetischen und elektrischen Körperfluidums«, geistige Einwirkung auf unbelebte und belebte Objekte.
- *Exteriorisation:* Trennung des Astralleibes vom Körper, Krankenbehandlung durch das elektromagnetische Fluidum, Beeinflussung des eigenen Schicksals, beliebige Nutzung und Veränderung innerhalb oder außerhalb des Adepten befindlicher Aggregatzustände.
- *Erreichen der Vollendung:* Verbindung mit Gott, der alchymistische »Stein der Weisen«, die yogaistische Versenkungsstufe Samadhi.

4. Hypnose im kriminalistischen Bereich und rechtliche Gesichtspunkte (Forensischer Bereich)

Straftaten an Hypnotisierten und durch Hypnotisierte

Wie ich schon erwähnt habe, können Verbrechen an Hypnotisierten und durch Hypnotisierte ausgeführt werden. Verbrechen an Hypnotisierten im engeren Sinne wären z. B. Eigentums- oder Sexualdelikte, geschehen aber äußerst selten, selbst wenn man eine gewisse Dunkelziffer annimmt (in der Literatur geschilderte Fälle stammen zum Teil noch aus dem 19. Jahrhundert, was zeigt, dass sie gesucht werden müssen). Im weiteren Sinne kann man hierunter auch alle suggestiv gegen die Interessen eines Menschen ausgenutzten Situationen verstehen, in denen, natürlich oder gezielt, ein hypnoider oder hypnotischer Bewusstseinszustand vorhanden ist, also jede Handlung gegen Freiheit, Leben, Gesundheit oder Eigentum eines Menschen durch suggestive Ausnutzung staatlicher, institutioneller oder persönlicher Macht. Ein drastisches Beispiel stellt der 1978 erfolgte Massenselbstmord von über neunhundert Mitgliedern der Volkstempelsekte in Guayana dar, der inzwischen einige Nachahmer gefunden hat. Im Prinzip kann auch jeder Krieg als hypnotisch-suggestives Verbrechen angesehen werden, denn Kriege werden nur möglich, indem die betroffenen Menschen durch den meist jahrelang vorbereiteten hypnotisch-suggestiven Aufbau von politischen, völkischen oder kirchlichen Ideologien mit Alleinvertretungs- oder Höherwertigkeitsanspruch dazu gebracht werden, sich mit diesen zu identifizieren. Die Ideologie wird dann zum infantilen Muttersatz (Ersatz der Grundsicherheit), und die derart in eine regressive Massenhypnose versetzten Menschen sind bereit, dafür zu töten und zu sterben. Unterstützt wird die Glorifizierung der suggerierten Ideologie und die Identitätsbildung mit ihr durch angstbesetzte Feindbildsuggestionen über die suggestiv als Gegner aufgebaute Gruppe.

Fälle, in denen einzelne Personen gezielt hypnotisiert wurden, um an ihnen ein verbrecherisches Delikt zu begehen, gibt es am häufigsten in der Fantasie von Konsum-Autoren und dann meist als Sexualdelikte. Im erweiterten Sinne könnte man z. B. Erbschleichereien in der suggestiblen Situation des nahen Todes dazurechnen oder auch die Ausnutzung beruflicher und familiärer Machtpositionen gegen Untergebene und Schwächere (starke »Autoritätsschlüsselreize« führen automatisch zur Regression mit begleitendem Hypnoid).

Noch stärkere Emotionen löst die Vorstellung aus, dass mittels ephypnotischer Suggestion andere zur Ausführung von Verbrechen beauftragt werden können und der Auftraggeber als wahrer Täter dadurch unerkannt und straffrei bleibt. Diese Möglichkeit ist nach meiner Ansicht (im Gegensatz zu den publizierten Meinungen der meisten anderen Hypnoseforscher) durchaus realistisch. Als gezielte Beeinflussung einzelner Personen dürfte sie allerdings nur selten vorkommen. Doch könnte das Delikt »Anstiftung zu einer Straftat« auch unter diesem Aspekt gesehen werden, denn hypnotisch-suggestive Beeinflussung findet ja nicht nur in einer kunstgerecht durchgeführten Sitzung statt, sondern ist partiell in allen Situationen mit Abhängigkeitsverhältnis automatisch enthalten. Im Bereich der institutionellen Massensuggestion sind ephypnotisch ausgelöste Verbrechen wiederum sehr viel häufiger, da dort mit entsprechenden konditionierten Schlüsselreizen gearbeitet wird, die zudem für den Nicht-Fachmann (99,99 % der Bevölkerung) schwer durchschaubar sind. (Siehe hierzu die Tabelle: »Übersicht zur Verwendung von Hypnose und Suggestion in wichtigen öffentlichen Bereichen« im Kapitel 2.)

Aufklärung von Straftaten durch Hypnose

Auf Grund ihrer besonderen Möglichkeiten der Exploration des Unbewussten, der Verbesserung der Erinnerung (Aufhebung von Lücken und Vermehrung der Einzelheiten) und der Reduktion von Widerständen (als eine Art psychischer Lügendetektor) ist der Wunsch verständlich, die Hypnose auch zur Aufdeckung von Straftaten heranzuziehen. Ein Hypnotisierter kann sich sowohl an Einzelheiten eines an ihm oder von ihm begangenen oder eines als Zeuge miterlebten Verbrechens weit besser erinnern als im vigilanten Wachzustand und könnte damit die Suche nach dem Täter bzw. die Strafverfolgung wesentlich erleichtern.

Verbrechen, die von Hypnotisierten auf Grund ephypnotischer Suggestionen sozusagen im Auftrag begangen wurden, könnten sogar ausschließlich mittels einer nochmaligen analytischen Hypnose aufgeklärt werden, indem eine eventuelle ephypnotische, die Auftragserteilung betreffende Amnesie durchbrochen wird. Schließlich könnten Straftäter durch Anwendung der Hypnoanalyse im Sinne eines Lügendetektors (was ja im Beichtstuhl und bei Gerichtsverhandlungen sowie polizeilichen Befragungen auf Grund der besonders suggestiblen Situation und der entsprechenden Techniken im gewissen Sinne auch getan wird) beeinflusst werden, die Wahrheit zu sagen. Zeugen könnten sich an Gesichter oder Autonummern erinnern usw. Theoretisch bietet also die Hypnose einige hochwirksame Möglichkeiten.

Trotzdem ist die Hypnose zur Aufdeckung von Straftaten, indem der Beschuldigte hypnotisiert wird, auch bei eventueller freiwilliger Bereitschaft, in den meisten westlichen Staaten ausdrücklich verboten (in der Bundesrepublik Deutschland durch die §§ 81a und 136a der Strafprozessordnung; die Zivilprozessordnung erwähnt die Hypnose nicht). Dass dieses Verbot durchaus seine Berechtigung hat, ergibt sich daraus, dass die Hypnose in diesem Bereich eben nicht nur viele Chancen, sondern auch erhebliche Risiken in sich trägt.

Gewaltige Unsicherheiten würden allein auf Grund der Tatsache entstehen, dass durch eine missbräuchliche Verwendung hypnotischer Befragungen alle Arten von Erinnerungsfälschungen und damit Falschaussagen produziert werden könnten, wie dies ja aus den Hexenprozessen und anderen Verfahren genügend bekannt ist. Abgesehen davon steht jedem Menschen das Recht zu, sich selbst zu schützen und daher auch unwahre Schutzbehauptungen in Strafverhandlungen aufzustellen (der Grund, warum Beschuldigte in Strafsachen nicht vereidigt werden). Trotz dieser offiziellen Ausklammerung der Hypnose spielt die Suggestion auch bei Zeugenaussagen, die bona fide (guten Glaubens) unter Eid geleistet werden, eine erhebliche Rolle, indem nämlich schon die bloße Verhandlungssituation bei vielen Menschen zur unbewussten autohypnoiden Regression führt, in der dann unbewusste autosuggestive Erinnerungsfälschungen produziert werden können. Dies wird am krassesten bei Sensationsprozessen deutlich, wo es immer wieder vorkommt, dass sich auf Grund von Presseveröffentlichungen Unbeteiligte als angebliche Zeugen oder sogar Täter melden.

In gewissem Umfang wird jedoch die Hypnose in vielen Staaten, die sie sonst ausklammern, zum Wiedererinnern von vergessenen Einzelheiten bei Zeugen angewendet, jedoch nur, wenn die auf diese Weise erhaltenen Aussagen zusätzlich überprüft werden können, z. B. wenn es um die Autonummer eines Fluchtfahrzeuges geht. Doch sind alle auf diese Weise erhaltenen Angaben mit Vorbehalt zu werten, da natürlich leicht auch suggestive Pseudoerinnerungen erzeugt werden können.

In den USA ist die Hypnose als Beweismittel vor Gericht, sowohl bei der Unterstützung der Zeugenvernehmung als auch für die Vernehmung von Tätern, in relativ großem Umfang gebräuchlich. Es gab allerdings auch schon offensichtliche Probleme mit dieser Regelung. Z. B. wurde in den achtziger Jahren in einem Sensationsprozess ein mehrfacher Frauenmörder zunächst für unschuldig erklärt, weil er unter Hypnose entsprechende glaubhafte Aussagen ablegte. Erst ein anderer Hypnosespezialist, der die über das Fernsehen ausgestrahlten Hypnosesitzungen sah, äußerte den Verdacht, dass der Delinquent die Hypnose simuliere. Er unterzog ihn daraufhin selbst der Hypnose und fand seinen Verdacht bestätigt. Erst dann fand man bei einer Durchsuchung der Wohnung des Mörders eine umfangreiche Sammlung von Hypnoseliteratur.

Verantwortlichkeit in Hypnose

Die bei den meisten Staaten vorgeschriebene Ausklammerung der Hypnose vor Gericht erstreckt sich auch auf die Verantwortlichkeit in Hypnose.

Zahlreiche Experimente weisen darauf hin, dass durch geschickte Suggestionen ein Hypnotisierter auch zur Durchführung von Aufträgen gebracht werden kann, die seinem bewussten Charakter zuwiderlaufen. Erst im Jahre 1978 wurden die unter dem Decknamen »Artischocke« in den fünfziger Jahren durchgeführten Versuche des US-Geheimdienstes CIA mit der Hypnose in der Öffentlichkeit bekannt: Ein Geheimdiensthypnotiseur gab einer Frau, die sonst nie eine Waffe berührte, in Hypnose den suggestiven Auftrag, auf einen Kollegen zu schießen, was sie auch ohne Zögern befolgte. Der Kollege überlebte, weil die Pistole mit Platzpatronen geladen war. Eben hier liegt aber auch der Ansatz zur Kritik an diesen Experimenten. Die meisten Fachleute sind nämlich der Meinung, dass es für den Hypnotisierten letzten Endes immer erkennbar sei, ob es sich um ein Experiment oder um eine reale Situation handelt. Diese Meinung lässt sich durch die Praxis kaum widerlegen, weil ja jeder Versuch hierzu eben auch wieder nur ein Experiment wäre. Allerdings kann das Argument, dass kein Grund zur Annahme von in Hypnose begangenen Straftaten bestehe, weil es kaum Zeugnisse für solche Straftaten gäbe, nicht als stichhaltig angesehen werden. Denn wie ich es schon angeführt habe, würde der Urheber eines solchen Verbrechens ebenso wenig wie die Tatsache, dass es unter Hypnose durchgeführt wurde, offenbar werden müssen.

Ein anderer Grund, der für die Annahme der Möglichkeit von in Hypnose begangenen Verbrechen spricht, ist der, dass Körperverletzungs-, Sexual- oder Eigentumsdelikte nur unserem von relativ jungen ethischen und moralischen Vorstellungen geprägten Bewusstsein als Unrecht erscheinen, während das Unbewusste noch als ererbtes Engramm die weniger humanistischen Umgangsformen der vorangegangenen Jahrhunderttausende, ja sogar Jahrmillionen (»Reptilhirn«) in sich trägt. Da in der Hypnose vor allem die subkortikalen Gehirnbereiche aktiviert werden und bei entsprechender suggestiver Einwirkung Programme des limbischen Systems und des Hirnstamms dominant zur Auslösung gebracht werden können, scheint die Beeinflussbarkeit in Hypnose zur Ausführung strafbarer Handlungen eher wahrscheinlich als nur möglich. Ethik und

Moral sind insofern nur dünne Schutzhäutchen, die einen riesigen Bereich offener Möglichkeiten überspannen und deren Durchlässigkeit man an den gewünschten Stellen durch suggestive »Nadelstiche« provozieren kann, um unter den bereits vorhandenen Inhalten den erwünschten hervordringen zu lassen. Welche Inhalte vorhanden sind und wie dünn dieses Häutchen ist, zeigen unzählige Kriege auch in jüngster Zeit, bei denen Menschen, die bis dahin nachbarlich zusammengelebt hatten und keinen Hund erschlagen hätten, gezielt Kinder erschossen und andere Grausamkeiten vollbrachten, zu denen ein Tier nicht fähig wäre.

Es kann also immer dann, wenn der suggestive Auftrag auf solche bereits vorhandene Ur-Engramme aufbaut, davon ausgegangen werden, dass dies auch gelingt, wenn die richtige Technik zum Einsatz gelangt. Zur Ekphorie des Programms »Tötung« würde es z. B. kaum ausreichen, lediglich »Mordlust« zu suggerieren, um andere Rassen, Völker, Glaubensangehörige, Stände oder sonst wie Andersartige und -meinende umbringen zu lassen; als pseudologische Begründung dieser Suggestion muss der Engrammbestandteil »Feind« angesprochen werden, um den Gesamtkomplex »Tötung« zu ekphorieren.

Trotz dieser bei näherer Prüfung offenbaren Zusammenhänge wird in den meisten Staaten, so auch in Deutschland, davon ausgegangen, dass die Hypnose nur als quantitative Verschiebung von der Norm, nicht aber als qualitativ andersartiger Zustand aufzufassen ist. Ebenso handelt es sich nach Meinung der Strafrechtler nicht um einen krankhaften oder krankhaft getrübten Bewusstseinszustand, wie ihn z. B. ein pathologischer Alkoholrausch darstellt (von diesem unterscheidet sich der Hypnosezustand schon durch die Tatsache, dass hypnotische Amnesien in der Hypnose auch wieder aufzuheben sind). Hypnotisierte werden deshalb strafrechtlich als persönlich voll verantwortlich für ihr Tun behandelt und gelten nicht als vermindert zurechnungsfähig (in Deutschland § 21 des Strafgesetzbuches).

Wenn auch, wie wir gesehen haben, der Ausgangspunkt für diese Überlegungen zumindest auf schwachen Beinen steht, nämlich die biologisch und psychologisch wenig begründbare Annahme eines allgemein vorhandenen, wünschenswert festen und zugleich selbstständig denkenden, freien ethischen Charakters zur Grundlage hat, sind sie doch insofern gerechtfertigt, als wir ständig irgendwelchen suggestiven Einflüssen unterstehen und massive, in ihren Auswirkungen weitreichende Suggestionen deshalb nur einen graduellen Unterschied zu den alltäglichen »Banaleinflüssen« bilden. Strafrechtliche Mündigkeit des Einzelnen müsste daher einschließen, suggestive Einflüsse von eigenem Wollen unterscheiden zu können.

Anders stellt sich die Lage bei der Beurteilung und gegebenenfalls Verurteilung von Gräueltaten dar, die unter staatlicher Befehlssuggestion und gesellschaftlicher Beeinflussung ausgeübt wurden. Hier handelt es sich nicht um die Taten von Einzelnen, die sich damit außerhalb der in ihrer Gesellschaft gesetzlich und moralisch verankerten Normen stellen, sondern um das verbrecherische Verhalten ganzer Gruppen oder von diesen Gruppen getragener bzw. beauftragter Individuen z. B. innerhalb eines Staatswesens, die damit aber den Befehls-, Gesetzes- und/oder Moralsuggestionen dieses Staatswesens folgen. Auf Grund der suggestiven Einflüsse, denen sie durch die entsprechenden Einwirkungen und Zwänge der Staatsgewalt und ihrer Umwelt erliegen, sind die einzelnen Angehörigen dieser Gruppen oft kaum in der Lage, sich der Unmenschlichkeit ihres Tuns bewusst zu werden, und sehen die wenigen, denen dies gelingt, keine Möglichkeit, sich wirksam gegen die suggestionsgebundene Masse und die Staatsgewalt zu stellen, sodass sie meist aus Selbstschutzgründen »mit den Wölfen heulen«.

Auf der Gegenseite bauen die von solchen Suggestionskomplexen Betroffenen innerhalb ihrer eigenen Staats- oder Volksgruppen ähnlich extreme Feindbilder suggestiv auf. Die schließlich in dem Wettkampf der Gräueltaten Unterliegenden werden dann nicht nur auf Grund ihrer tatsächlich begangenen Unmenschlichkeiten, sondern schon auf Grund ihrer Angehörigkeit zur Feindesgruppe einer scharfen Bestrafung zugeführt, während der Blick der Sieger für die Beurteilung der eigenen Grausamkeiten gewöhnlich stark getrübt bleibt. Späteren Generationen ist es dann vorbehalten, auf Grund der inzwischen einsichtigen Bedeutungslosigkeit der damals umstrittenen Interessen und ideologischen »Werte« den Versuch einer vorurteilsfreien, suggestiv wenig belasteten Beurteilung zu unternehmen.

Allerdings geschieht auch dies selten, weil die Geschichte meist von allen Seiten missbraucht wird, um sie im Sinne der eigenen Suggestionssysteme aus- und umzudeuten und sie dann als Basis für deren Tradierung zu verwenden. Schon der Umstand, dass der übliche Geschichtsunterricht überwiegend eine Auflistung von Kriegshandlungen ist, bezeugt diese Absicht. Am Beispiel der Hexenverfolgung, die sich über mehr als ein halbes Jahrtausend erstreckte und moralisch heute noch nicht vollständig abgeklungen ist, wird ersichtlich, wie lange solche Suggestionen aufrechterhalten werden können, wenn die entsprechenden Machthaber Gelegenheit haben, ihre Interessen weiterhin zu verfolgen.

Sogenannte »Glaubens-« und »Erbfeindkriege« sind bereits von der Bezeichnung her suggestiv auf Tradition angelegt. Auch die Indianer- und Judenmorde haben eine lange suggestiv gestützte Tradition. Im Jahre 1992 wurde vom Papst die fünfhundertste Wiederkehr des Jahrestages der »Entdeckung« Amerikas durch KOLUMBUS als »Jubiläum der Christianisierung Amerikas« bezeichnet, ohne ein Wort der Scham und der Entschuldigung

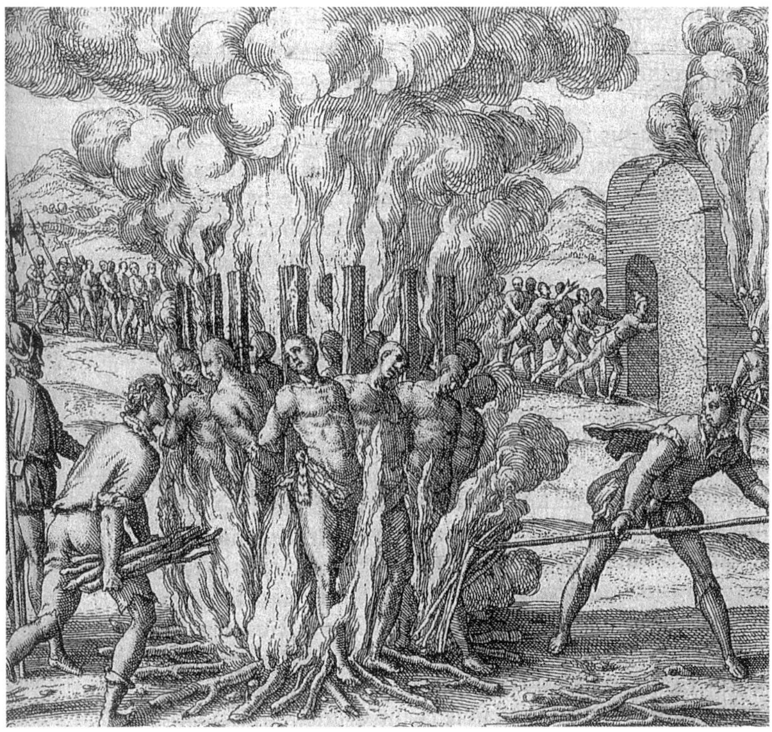

Abb. 25: Die so genannte Christianisierung Amerikas erfolgte mit der hypno-suggestiv genährten »Begründung«, den Indianern den allein selig machenden Glauben zu bringen. Innerhalb weniger Jahrzehnte wurden nach Schätzungen von Nachfahren der betroffenen Völker 120 Millionen Menschen ermordet und die heimischen Hochkulturen zerstört.

darüber zu verlieren, dass dies die Ermordung von etwa 120 Millionen Menschen innerhalb weniger Jahrzehnte unter wesentlicher Mitwirkung der von ihm repräsentierten Institution mit sich brachte. Von Repräsentanten der heute noch in ihrer Kultur unterjochten überlebenden Nachfahren dieser Völker wurde dieser Tag hingegen als 500. Jahrestag des Widerstandes bezeichnet (s. z. B. A. B. AGUILAR), wovon in den Nachrichtensendungen unseres Kulturkreises nichts zu vernehmen war.

Auch die weitgehende Ausrottung der nordamerikanischen Indianer wird nach wie vor suggestiv glorifiziert und als »Wildwestromantik« dargestellt. Noch weniger vorurteilsfrei werden die Ereignisse aus der jüngeren Vergangenheit betrachtet: Auf Grund der inzwischen weit gehend erloschenen Suggestionswirkung der Machthaber des Dritten Reiches stehen zwar die meisten Menschen – selbst frühere Beteiligte – den durch diese angestifteten Gräueltaten mit verständnislosem Abscheu gegenüber, finden aber gleichzeitig »Begründungen« für die Massenmorde des Bolschewismus oder jener von Hiroshima und Nagasaki (die Hiroshima-Atombombe trug die Aufschrift »In the Name of Our Lord Jesus Christ«!), Dresden (der Planer dieses gezielten Massenmordes an Hunderttausenden von Flüchtlingen bekam erst vor wenigen Jahren ein Denkmal gesetzt) usf.

So wird die Frage der Verantwortlichkeit für solcherart veranlasste Verbrechen – neben der Frage der persönlichen Schuld – in strafrechtlicher Hinsicht immer ihre Antwort durch den Sieg einer Suggestorengruppe über die andere finden. Und auch bei dieser einseitigen Aktivität der Göttin JUSTITIA sind es in der Regel nicht die Drahtzieher, sondern die Marionetten, die zur Rechenschaft gezogen werden.

5. Schau- und Jahrmarkthypnosen

Die Zielsetzung von Hypnoseshows im Fernsehen, in Discos, auf dem Jahrmarkt usw. liegt in der Demonstration möglichst spektakulärer hypnotisch suggestiver Effekte. Dieser Zielsetzung werden bedauerlicherweise die Interessen der Versuchsperson oft untergeordnet, indem ihr Suggestionen gegeben werden, die ihre Würde verletzen und/oder sie gesundheitlich gefährden. In England gibt es seit einigen Jahren ein Gesetz, das zumindest ethische Grundrichtlinien für Bühnenhypnosen festschreibt.

Der Bühnenhypnotiseur sucht sich unter seinem Publikum – das ohnehin als relativ suggestibel anzusehen ist, da es ja durch seine Anwesenheit sein Interesse an diesen Phänomenen kundtut – meist über die Wachsuggestion des Handschlussversuches die geeignetsten Versuchspersonen aus. Wer von diesen zum Mitmachen bereit ist, wird in der Regel ohne weiteres übernommen. Hier besteht die Gefahr, dass latente, aber manchmal schwere psychische Störungen einer Versuchsperson nicht erkannt werden, weil sich erst bei einer längeren psychologischen Exploration ein solcher Verdacht erheben lässt und weil wohl auch die meisten Bühnenhypnotiseure keine entsprechenden Fachkenntnisse besitzen. In oder nach einer Bühnenhypnose können derartige Störungen manifest (offenbar) werden, das heißt z. B., dass dann bei einem bisher unauffälligen Menschen Halluzinationen, schwere Angstzustände oder Aggressionen, Erinnerungslücken u. a. Symptome auftreten können, die fortan sein ganzes Leben beeinträchtigen, falls nicht durch eine gute, meist langwierige Therapie in Hypnose wieder Abhilfe geschaffen werden kann. Solche Fälle sind nicht so selten, wie es den Anschein hat, da sich die Betroffenen meist schämen, über das auslösende Erlebnis zu sprechen, und aus Angst vor dem Hypnotiseur und allgemein vor der Hypnose jeden weiteren Kontakt mit ihm bzw. auch die Möglichkeit einer Hypnosetherapie meiden. Bei mir haben schon einige derart Geschädigte Hilfe gesucht, z. B. eine Frau, die seit der Bühnenhypnose wegen schwerer Panikattacken ihr Haus nicht mehr verlassen konnte, ein Mann, der sich in der Hypnose als Pflanze erlebte, die von einem Fisch gefressen wurde, und darauf wegen quälender Ängste einige Zeit seinen Beruf nicht mehr ausüben konnte, eine Frau, die seit einer Showhypnose unter Wahnvorstellungen litt (sie entschied sich aus Angst vor der Hypnose gegen eine Therapie) und eine Frau, die nach einer Discohypnose schwere Aggressionsanfälle gegen ihre Umgebung hatte und

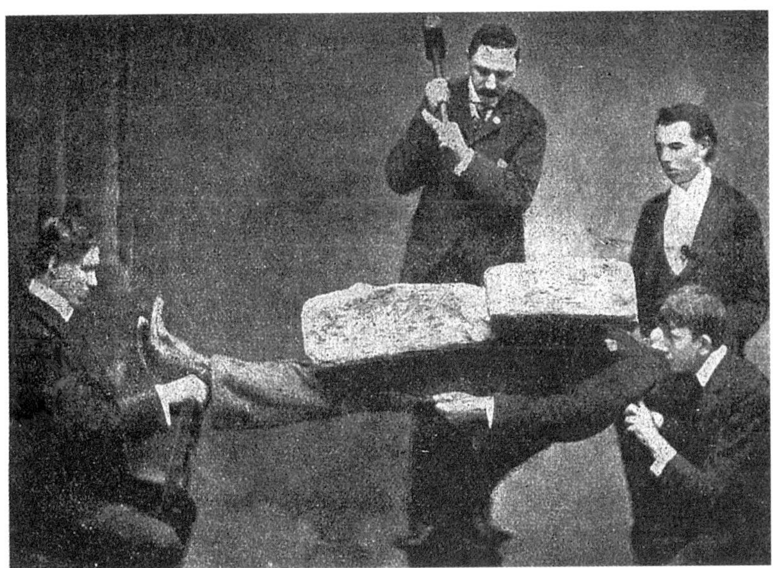

Abb. 26: Originaltext zum Bild (ca. 1910): »Hypnotisierter Mann im Zustande der Starrheit, auf zwei Stühlen aufgelehnt, während ein Felsstück im Gewichte von 500 Pfund auf seinem Körper zerschlagen wird, ohne die geringste Gefahr der Beschädigung für irgendjemand. Ehe der Felsblock zerbrach, schlug ein kräftiger Mann sieben Mal mit einem schweren Hammer darauf.« Einige neuere Autoren wollen diesen »kataleptische Brücke« genannten Versuch als auch ohne Hypnose mögliche Leistung erklären, was wohl falsch ist.

für die Zeit der Anfälle jeweils die Erinnerung verlor. Schon der erste Schritt bei der Bühnenhypnose, die Auswahl der Versuchspersonen, ist also mit erheblichen Gefahren verbunden.

Die Hypnoseeinleitung wird von den Bühnenhypnotiseuren meist über die Faszinationsmethode oder durch Konditionierung an ein rotes Licht, ein Schlüsselwort usw. in Verbindung mit Verbalsuggestionen durchgeführt. Besonders bei der Verwendung von konditionierten Schlüsselreizen ergibt sich die Gefahr von späteren unerwünschten Spontanhypnosen. Bedenklich sind auch die in diesem Bereich oft verwendeten Fallversuche nach rückwärts, bei denen der Hypnotiseur den Probanden auffängt und ihn mit einer schnellen Drehung (vestibuläre Einleitung) auf den Boden legt. Dabei halten einige Hypnotiseure den Probanden am Hals und komprimieren zur »Unterstützung« der Hypnose mit dem Daumen eine Halsschlagader. Bei dieser m. E. kriminellen Technik kann ein Sauerstoffmangel im Gehirn entstehen.

In der Hypnose werden dann in der Regel recht spektakuläre Suggestionen und ephypnotische Aufträge erteilt, die unter dem ungläubigen Staunen des Publikums meist getreulich ausgeführt werden. Auch wenn es zuweilen Verabredungen zwischen Bühnenhypnotiseuren und scheinbaren Versuchspersonen geben mag, die meisten Phänomene bei den Bühnenhypnosen sind wohl echt, denn sie sind leichter zu erzielen, als eine komplizierte Verabredung einzuhalten ist. Männer benehmen sich auf Grund entsprechender Suggestionen wie Frauen und umgekehrt, die Versuchspersonen schlüpfen in perfekter schauspielerischer Leistung in die Rolle von Sängern, Mondsüchtigen, Marsmenschen, sprechen mit unbekannten Sprachen und verfallen in kataleptische Starren, die, wie beim bekannten Versuch der »Brücke«, bei der die hypnotisierte Versuchsperson nur mit dem Kopf und den Füßen, starr gestreckt, auf zwei Stühlen liegt und es zudem ohne erkennbare Anstrengung aushält, wenn sich ihr eine weitere Person auf den Bauch setzt, immer wieder das Publikum verblüffen. Die Hypnotisierten beißen mit großem Genuss in Zitronen oder Zwiebeln, die ihnen als Äpfel suggeriert wurden, und riechen verzückt an einem Mistbündel, das ihnen als Rosenstrauß erscheint, sie sehen Dinge oder Personen, wo keine oder andere sind, und können sich mit diesen Halluzinationen sogar beschäftigen oder unterhalten, während andere Menschen und Dinge ihren bewussten Sinnen verborgen bleiben können. Ja, sie übernehmen sogar die Rollen von Tieren, Pflanzen und selbst Gegenständen, indem es sie auf die entsprechende Suggestion hin wie Affen juckt und sie wie solche durch die Gegend springen und Bananen essen oder indem sie wie Trauerweiden Arme, Finger und Gesichtszüge nach unten hängen lassen oder sich wie Teppiche ganz flach auf den Boden legen usw. Auch ephypnotische (posthypnotische) Aufträge werden, je nach dem erreichten Hypnosestadium und der Eindringlichkeit der Suggestion, mehr oder weniger kritiklos ausgeführt. Der eigene Name, einzelne Buchstaben, Zahlen oder Fähigkeiten wie Rechnen usw. werden bis zur Rücknahme der entsprechenden Suggestion völlig vergessen. Das kann so weit geführt werden, dass die Versuchsperson überhaupt nichts mehr weiß. Jedoch würde ein zum Tisch Hypnotisierter wohl aus der Rolle fallen, würde man versuchen, ihm ein Tischbein abzusägen.

Bei der suggestiven Erzeugung positiver und negativer Halluzinationen nimmt das Unterbewusstsein die Suggestionen meist wörtlich und nur wörtlich, vollzieht also nicht unbedingt die daraus hervorgehenden für das vigilante Wachbewusstsein logischen Schlüsse. Wird zum Beispiel die Suggestion gegeben, dass ein Tisch unsichtbar ist, zieht der Wachbewusste den logischen Schluss, dass der Tisch nicht da ist, da er ihn ja sonst sehen könnte; der Hypnotisierte dagegen sieht ihn zwar nicht, kann ihn aber durchaus noch fühlen und wird deshalb meist um den als unsichtbar suggerierten Tisch herumgehen.

Dass es bei den suggestiv erzeugten Empfindungen zu Dissoziationen kommt, wird durch folgenden Versuch bewiesen: Auf einen schwarzen Karton schreibt man einen Satz so, dass einige Wörter mit roten, die anderen mit grünen Buchstaben ausgeführt sind, ohne dass die Versuchsperson diesen Satz vor dem Versuch lesen kann. Die Versuchsperson erhält nun die Suggestion, dass sie z. B. auf dem linken Auge blind wäre, und ist dann auch tatsächlich nicht mehr in der Lage, irgendetwas zu sehen, wenn das rechte Auge verdeckt wird. Nun setzt man ihr eine Brille auf, deren linkes Glas mit einem roten Filter und deren rechtes Glas mit einem grünen Filter bedeckt sind. Zeigt man ihr jetzt die vorbereitete Schrifttafel, wäre sie bei einer tatsächlichen Blindheit nur in der Lage, die mit dem rechten, durch den grünen Filter blickenden Auge gesehenen grünen Buchstaben wahrzunehmen, während die roten Buchstaben durch den grünen Filter schwarz erscheinen und daher auf dem schwarzen Hintergrund nicht erkannt werden können. Der Hypnotisierte und sein Unterbewusstsein wissen aber nichts von der Täuschung, und er kann mühelos den ganzen Satz lesen.

Die weitgehenden suggestiven Wahrnehmungsverzerrungen, die Bühnenhypnotiseure gern für ihre Effekte nutzen, werden durch die tiefe, unbewusste psychische Regression der Probanden möglich. Sie erleben die Welt durch die Vermittlung des Hypnotiseurs, wie das Kleinkind die Welt über das Medium der Mutter erlebt. Das zeigt, dass auch und gerade in der Bühnenhypnose tiefste Seelenschichten angesprochen und eventuelle schädliche Suggestionen auch dort verankert werden, und dies, ohne dass Schutzmaßnahmen getroffen wurden.

Auch der letzte Schritt der Bühnenhypnose birgt Gefahren in sich: Oft erfolgt eine zu schnelle Rücknahme der Hypnose und eine unzureichende Desuggerierung. Es kann auf diese Weise z. B. zu Schwere- und Benommenheitsgefühlen kommen, die noch lange danach spürbar bleiben.

Ohne Zweifel kann die Bühnenhypnose eine oft spannend und manchmal auch einfallsreich und unterhaltsam gestaltete Belustigung sein und zum Nachdenken anregen über extreme Möglichkeiten der menschlichen Seele, die den meisten Zuschauern unbekannt sind. Dagegen spricht, abgesehen von ethischen Bedenken, dass sie keineswegs immer harmlos ist und dass ihre zum Teil erheblichen Gefahren im Vorhinein schwer erkennbar sind.

Bedauerlicherweise bewirken solche Shows neben der Belustigung oft auch vor allem ein Erschrecken über die demonstrierten Möglichkeiten und damit eine allgemeine Abschreckung vor der Hypnose, denn meist bleibt auf diese Weise eine völlig einseitige Information haften und wird diese als Vorurteil mit jeder Art von Hypnose gleichgesetzt. Das verhindert dann jede nähere Auseinandersetzung mit der Hypnose, sowohl in Bezug auf die alltäglichen Situationen, in denen sie für jedermann von Bedeutung ist, als auch hinsichtlich der großen persönlichen Entwicklungsmöglichkeiten und therapeutischen Chancen, die noch viel zu selten genutzt werden. Es wäre daher wünschenswert, wenn die Medien, die über Bühnenhypnosen berichten, ihre Information zumindest auch auf die therapeutischen Möglichkeiten ausdehnten (was in letzter Zeit dankenswerterweise schon öfters geschieht).

6. Hypnose bei Tieren

Die bei Versuchen mit Tieren erzielten hypnoseähnlichen Effekte werden meist auf Totstell- und ähnliche Reflexe zurückgeführt und damit als nicht hypnotisch angesehen. Da jedoch Reflexe, wie ich im Kapitel 4 ausgeführt habe, wie andere hypnoseinduzierende Reize ebenfalls eine Hemmung durch Reizdominanz verursachen können, ist dies kein Argument, die durch sie hervorgerufenen Effekte nicht als hypnotisch-suggestive Phänomene zu werten. Auch bieten komplizierte Dressurleistungen, bei denen durch den Dompteur Engrammkomplexe angelernt werden, die dann durch den Teilreiz einer bestimmten Bewegung usw. wieder ekphoriert werden können, den praktischen Beweis, dass hypnoseähnliche Erscheinungen zumindest bei höherentwickelten Tieren erzielbar sind. Komplizierte Dressurleistungen entsprechen überdies in mancher Hinsicht dem hypnotisch-suggestiven Vorgehen bei der üblichen Kindererziehung.

Besonders der Hypnoseforscher F. Völgyesie vertrat überzeugt die Meinung, dass die Hypnose bei Tieren durchführbar ist, und beeinflusste Hunde sogar erfolgreich durch Verbalsuggestion. Da ja die Hypnose, wie in der angeführten »Dezerebrationstheorie« ersichtlich wurde, entwicklungsgeschichtlich ältere Hirnabschnitte zu aktivieren scheint, liegt es auf der Hand, dass bei Tieren die dem Grade ihrer Hirnausbildung entsprechenden Leistungen ebenfalls möglich sind. Nicht erreichbar dürfte die integrative Bewusstheitslage sein, die beim Menschen durch die Hypnose zugänglich wird.

Die Skala der Möglichkeiten reicht von der Hypnose eines Huhnes (das Experimentum mirabile A. Kirchers), wobei ein Huhn für längere Zeit bewegungsunfähig gemacht wird, wenn man es für wenige Sekunden auf den Boden drückt und vor seinem Schnabel einen Kreidestrich zieht, über die an höheren Tieren hervorrufbare Katalepsie durch mesmerische Striche (z. B. bei Füchsen), die Hypnoseeinleitung über Fingerdruck an hypnogenen Zonen (durch Völgyesie u. a. bei Krokodilen erfolgreich getestet), die Faszinationsmethode bei großen Raubkatzen bis zu den telepathischen Hypnoseversuchen L. Wassiliews mit Hunden.

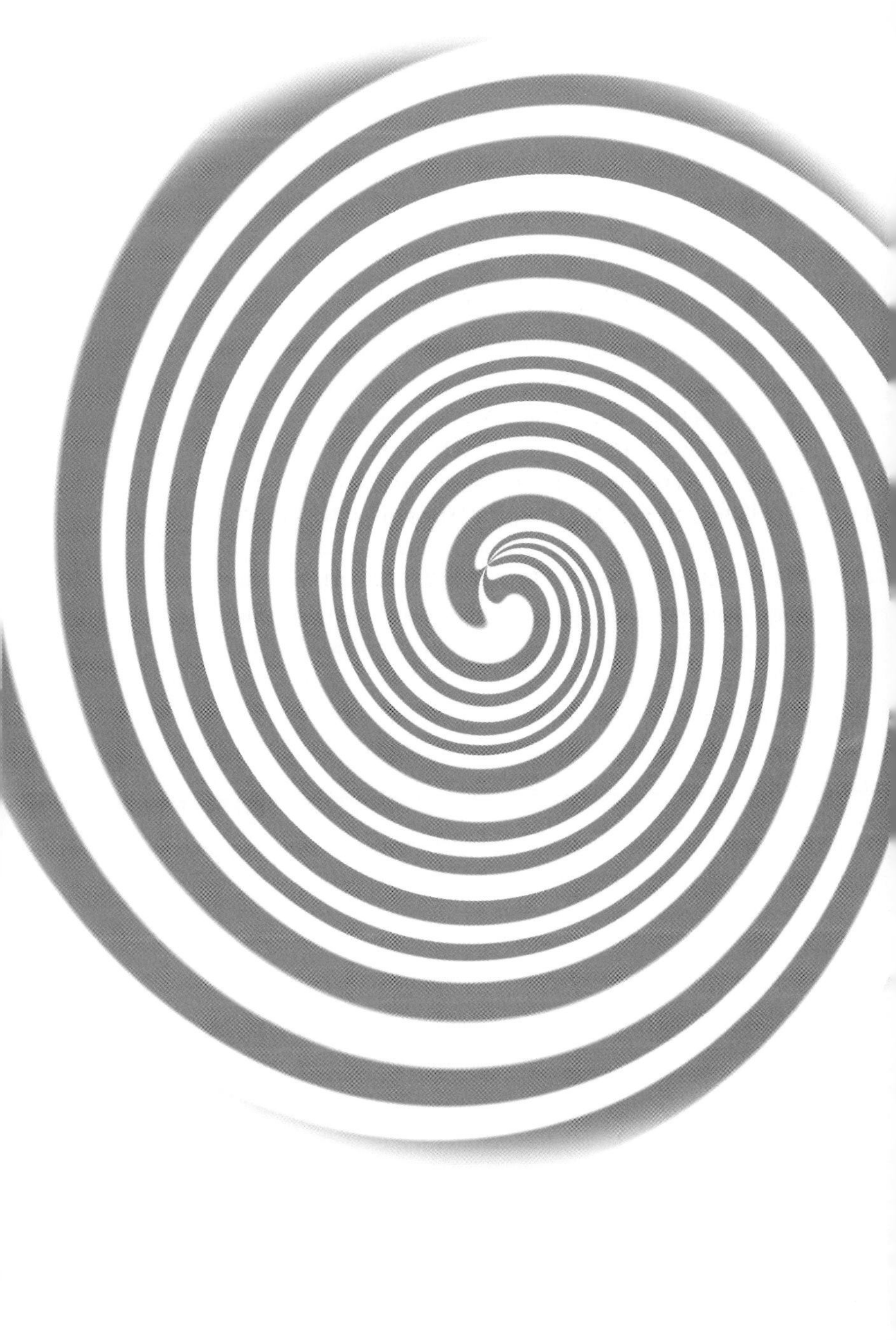

TEIL V:
Die Hypnose in der Heilkunde

Wenn eine Wissenschaft der Ansicht ist, dass der Mensch
bloß aus dem physischen Leib besteht, dann kann sie unmöglich
in irgendeiner heilsamen Weise in das eingreifen,
was mit dem gesunden oder kranken Menschen zu tun hat.
Rudolf Steiner,
Vortrag »Das Wesen der Krankheitsformen«

1. Erweiterte Grundlagen der Psychologie aus der Sicht der Therapie in Hypnose

Eine ganzheitliche Landkarte der Seele

Im heute noch weit gehend üblichen mechanisch-analytischen Denken wird die Welt als sich bedingende Abfolge von Ursache und Wirkung betrachtet. Subjekt (Beobachter) und Objekt (Beobachtetes) erscheinen getrennt. Im ganzheitlichen Verständnis hingegen erscheinen Ursache und Wirkung als Zusammenhang, aber nicht als Bedingung, und Subjekt und Objekt als Unterscheidung von Individualitäten, die gemeinsam einem größeren Ganzen angehören und miteinander in vielfältiger Weise mittelbar und unmittelbar in Beziehung stehen. Im ganzheitlichen Verständnis sind also die ursprünglichen subjektübergreifenden Bewusstseinsstufen wieder integriert. Hierzu kann die Hypnose wesentlich beitragen.

Für Gesundheit und Krankheit bedeutet dies, dass die übliche Unterteilung in innere und äußere Krankheitsursachen nicht so scharf gehandhabt werden darf, wie es noch gängig ist und z. B. getan wird, wenn eine Erkrankung ausschließlich auf einen »inneren« seelischen Konflikt oder auf eine »von außen« kommende Infektion mit Bakterien oder Viren usw. zurückgeführt wird. Wenn also in diesem Buch auch die Psychotherapie in Hypnose im Vordergrund steht, so ist doch zugleich damit die körperliche Krankheitsebene angesprochen. Die körperliche Symptomatik ist wie die seelische ein Ausdruck des ganzen Menschen und ist wie sie psychotherapeutisch zugänglich.

In der tiefenpsychologischen Therapie in Hypnose werden die ganzheitlichen Zusammenhänge deutlicher erkennbar, *vor allem auch fühlbar* und in ihren Auswirkungen tief greifender veränderbar, als dies eine lediglich mit dem bewussten Beobachten und logischen Denken arbeitende Therapie leisten kann. Betrachten wir beispielsweise die Krebserkrankung aus dieser ganzheitlichen Sicht, so zeigt sich oft, dass die Kanzerogene (krebsbegünstigende Substanzen), die nach der üblichen Meinung die Erkrankung verursachen, lediglich die materiellen Werkzeuge einer tiefen unbewussten Autoaggression sind. Die Erkrankung ist dann Ausdruck und Weg dieser unbewussten Autoaggression. Lebensangst und viele weitere unbewusste Aspekte, Schuldgefühle, Vorwürfe u. a. können sich über sie darstellen und auswirken (MEINHOLD 1996).

Einige weitere Prinzipien zur psychoanalytischen Sichtweise, soweit sie nicht schon im Teil II, Kapitel 1 angeführt wurden, sollen in der Folge die ganzheitliche »Landkarte der Seele« ergänzen, um das therapeutische Vorgehen in Hypnose zu begründen. Die tatsächlichen und entscheidenden individuellen Zusammenhänge kann jedoch immer nur die individuelle, integrative, tiefenpsychologische Therapiearbeit selbst erschließen, und niemals darf die Landkarte mit dem Land verwechselt werden.

Das Unbewusste – Es, Ich und Über-Ich

Der bewussten Seele bereitet die Vorstellung, dass ein unbewusster Seelenbereich existiert, große Schwierigkeiten. Immer wieder meinen selbst Fachleute, die Seele und ihre Einflüsse bei der Krankheitsentstehung bereits genügend berücksichtigt zu haben, indem sie das bewusst Erkennbare in ihre Überlegungen einbeziehen. Diese Schwierigkeit ist selbst ein guter Beweis für die Existenz des Unbewussten, zeigt sie doch, dass es eine Instanz gibt, die das Unbewusste unbewusst halten will. FREUD nennt diese Instanz »Verdrängung« und die verdrängte Seelenebene das »Es«. Verdrängt wird das Unbewusste (in das Es), weil es nicht bewusstseinsfähig ist.

Die Es-Ebene ist nicht bewusstseinsfähig, weil ihre Inhalte nicht mit dem Bewusstsein vereinbart werden können. Es kann sich dabei um Inhalte handeln, die mit dem bewusst anerzogenen Selbstbild nicht vereinbar und/oder mit tiefen, existenziellen Ängsten verbunden sind. In diesem Bereich liegen auch die Ängste, die zu schweren Erkrankungen führen können. Sie sind mit keinem Fragebogen erfassbar, eben weil sie unbewusst sind. Dass das Unbewusste tatsächlich existiert, kann über die tiefenpsychologische Traumdeutung oder noch deutlicher über die tiefenpsychologische Hypnose nachgewiesen werden, da in der Hypnose eine frühkindliche Bewusstseinslage reaktiviert (wiederhergestellt) und die Verdrängung gelockert werden kann.

Die bewusste Seelenebene bezeichnet FREUD als das »Ich«. Sie stellt weniger als 10% der Seele dar und enthält das bewusste Selbstbild (seelisch und körperlich), die bewusste Lebensgeschichte usw. Es ist als einzige Seelenebene dem vigilanten Wachbewusstsein völlig zugänglich. Das Ich wird sowohl vom Es stark beeinflusst (unbewussterweise) als auch vom Über-Ich bedrängt und ist daher eine Art Kompromiss zwischen beiden.

Das »Über-Ich« repräsentiert die Erziehungseinflüsse und sozialen ethischen Normen, die übernommenen elterlichen Wunschvorstellungen und das Selbstideal. Auch das Über-Ich ist zu weiten Teilen unbewusst.

In der folgenden Grafik stelle ich ein gängiges Bewusstseinsmodell der Tiefenpsychologie dar, in dem der Vergleich mit einem Eisberg gebraucht wird. Das Modell ist um die in der erweiterten Tiefenpsychologie in Hypnose relevanten Aspekte ergänzt.

Die Seele des Menschen wird tiefenpsychologisch mit einem Eisberg bzw. einer Pyramide verglichen:

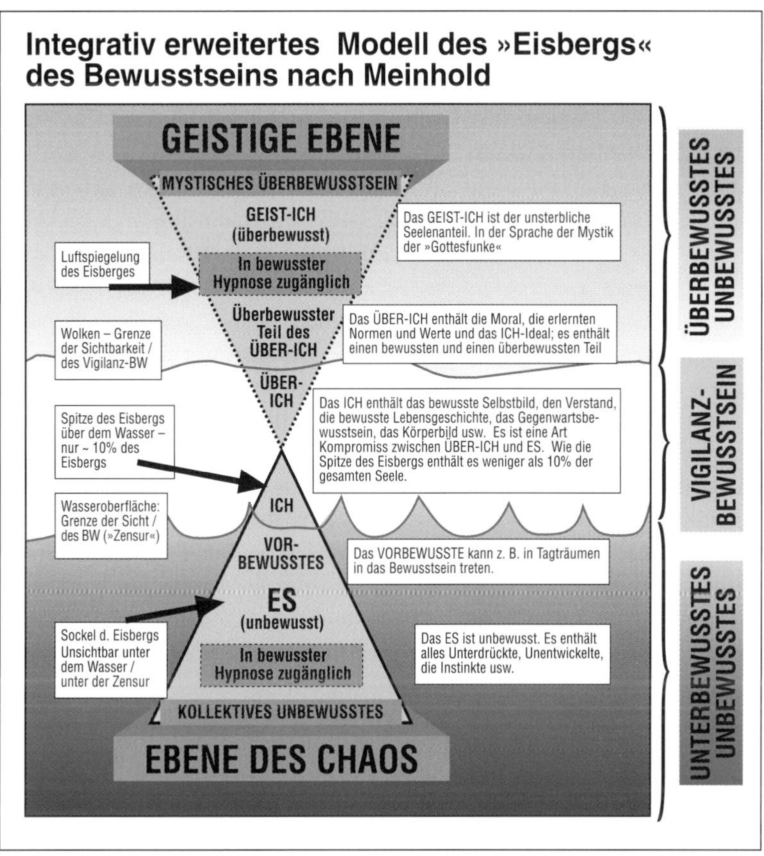

Die in das Unbewusste verdrängten Inhalte entstammen in der Regel der frühesten Kindheit und sind teilweise mit existenziellen Ängsten (Todesängsten) verbunden (siehe auch Teil II, Kapitel 1). Sie können über die Seele nicht verarbeitet werden, weil sie »eingeklemmt« und den logischen Fähigkeiten des Erwachsenenverstandes nicht zugänglich sind.

Es nützt also nichts, wenn der Erwachsene logisch begreift, dass z. B. den Ängsten, die er in der frühen Kindheit erlitt, eigentlich keine mit dem Verstand fassbare Bedrohung zu Grunde lag, maßgeblich für die unbewusste Prägung ist das nicht rational arbeitende *Gefühl* des Kleinkindes. Die daran gebundene seelische Kraft wirkt ständig weiter und wird durch jedes Lebensereignis, das vom Unbewussten als symbolisch passend zu der ursprünglichen Angstsituation erkannt wird, »genährt«. Findet sie nach außen keine Ausdrucksmöglichkeit, z. B. über Angstabwehr-Anstrengungen, muss sie sich nach innen wenden. Die Angstabwehr-Anstrengungen sind meistens vom Über-Ich vorgegeben (oft unbewusst). Sie können sich z. B. als überstarker Leistungszwang im Beruf ausdrücken oder im Versuch, eine völlig »sichere«, symbiotische Ideal-Partnerschaft zu führen.

Solange die Angstabwehr-Anstrengungen erfolgreich verlaufen und eine ersatzweise existenzielle Sicherheit z. B. zuerst als »liebes« Kind, später dann im erfolgreichen Beruf, als Ideal-Mutter, in einer Partnerschaft usw. gefunden worden wird, bleibt der Betreffende unauffällig und scheinbar gesund. Aber ein Bruch in diesen Anstrengungen kann deren Funktion als Ersatzsicherheit in Frage stellen. Oft erscheinen solche Bruch-Ereignisse, wenn sie bewusst überhaupt erinnert werden, als nicht sehr bedeutsam. Je näher sie zu der verdrängten existenziellen Grundangst im Symbolbezug stehen, desto eher unterliegen sie ebenfalls der Verdrängung. Sie sind dann praktisch nur in Hypnose in ihrem Zusammenhang erkennbar.

Aus dieser Sicht ist also bis zum Beweis des Gegenteils jede Erkrankung, ob auf der seelischen oder auf der körperlichen Ebene, der Ausdruck eines Konfliktes zwischen Es und Über-Ich. Und der Beweis des Gegenteils kann nur in Hypnose erbracht werden, in der Regel aber erfolgt die Bestätigung. Die Hypnose ist im Eisberg-Gleichnis die Möglichkeit, auf dem Weg in das Unbewusste der Es-Ebene die Reflexion der Wasseroberfläche auszublenden, ebenso wie auf dem Weg in das Unbewusste der Über-Ich-Ebene die verschleiernden Wolken zu durchdringen.

Die Konfliktbereiche

Alle krankhaften Störungen kommen in gewissen Lebensbereichen zum Ausdruck, deren Einflüsse auch krankheitsauslösende Funktion haben können. Im Wesentlichen lassen sich fünf Konfliktbereiche unterscheiden, die selbstverständlich oft miteinander verbunden sind:

a) Eigentum (körperliche und seelische Eigenschaften, Anlagen, Talente, Tradition und materieller Besitz),
b) Frage nach dem Sinn des Lebens (auch Überwindung der Todesangst, Religion),
c) Liebe bzw. Partnerschaft,
d) Zwischenmenschliche Beziehung, Familie, Freunde,
e) Beruf bzw. Arbeit.

Ein befriedigendes Erleben in diesen Bereichen setzt folgende Eigenschaften voraus:

- eine gesunde Selbstempfindungsfähigkeit (die Fähigkeit, ichbezogene Erlebnisse angemessen zu verinnerlichen und sich darin zu erkennen),

- eine gesunde Mitempfindungsfähigkeit (die Fähigkeit, andere und ihre Erlebnisse sowohl in ihrem Ichbezug als auch in ihrem Bezug auf seine Eigenschaft als soziales Wesen angemessen zu verinnerlichen und sich und die Gemeinschaft darin zu erkennen),
- das Durchsetzungsvermögen.

Während die beiden erstgenannten Voraussetzungen vorrangig auch die Grundlage von Erkenntnisprozessen sind, handelt es sich beim Durchsetzungsvermögen um die Möglichkeit, aus der Selbsterkenntnis und der Mitempfindungsfähigkeit heraus die Selbstverwirklichung zu entwickeln. Diese Gesichtspunkte finden sich bereits in dem biblischen Gebot »Du sollst deinen Nächsten lieben wie dich selbst.« wieder. Denn auch hier wird vorausgesetzt, dass man sich selbst erkennt und angemessen empfindet, um den Nächsten entsprechend erkennen und mit ihm empfinden zu können.

Die störungsauslösenden Faktoren

Innerhalb der genannten Konfliktbereiche und im Werdegang der Persönlichkeitsentwicklung lassen sich mehrere störungsauslösende bzw. -begründende Faktoren erfassen. Die Einwirkungsweise der daraus herrührenden psychischen Einflüsse kann über alle im Kapitel 5 geschilderten Kommunikationskanäle erfolgen und nicht nur die Seele betreffen. Sie kann auch eine psychosomatische Wechselbeziehung hervorrufen und über telepathische Einflüsse andere Menschen unmittelbar einbeziehen. In der Parapsychologie wird sogar die Möglichkeit angenommen, dass über psychokinetische Einflüsse auf Gegenstände eingewirkt werden kann (meist unbewusst). Es ist nicht auszuschließen, dass es auf diese Weise auch zu »Pechsträhnen« infolge scheinbar rein äußerer Einwirkungen kommt, wie z. B. zu Unfällen, die durch Fehlverhalten anderer Personen, durch defekte Geräte u. a. herbeigeführt werden usw.

Im Folgenden sind einige wichtige störungsauslösende Faktoren und Bereiche angeführt, wobei jeweils die Zusammenhänge mit den natürlichen hypnotischen Prägungsebenen in allen frühkindlichen Entwicklungsphasen (siehe Kapitel 3) und mit der gesamten Lebensgeschichte zu beachten sind. Auch sind die Einflüsse aus den verschiedenen Bereichen nicht scharf zu trennen:

- *Wirkungen aus früheren Inkarnationen* (siehe hierzu die Theorien zur Reinkarnationshypnose (Teil V, Kapitel 3).
- *Einwirkungen aus der intrauterinen Zeit* (symbiotische Phase, tiefe Hypnose; siehe auch Kapitel 3). Jedes seelische Erleben einer Frau während der Schwangerschaft wirkt sich auf die Entwicklung ihrer Leibesfrucht aus. Der Schutz der werdenden Mutter in der Gesellschaft bedarf unter die-

sem Gesichtspunkt der Verbesserung. Vor allem aber sollten sich werdende Mütter selbst entsprechend bewusst verhalten und nicht nur möglichst giftfrei (Alkohol, Nikotin, Medikamente) leben, sondern auch versuchen, eine positive seelische Erlebniswelt zu gestalten. Den schweren seelischen und körperlichen Erkrankungen liegen meist schwere Störungen in dieser Entwicklungsphase zu Grunde. Diese Störungen sind oft nur in der Hypnose zu erkennen, sie müssen weder der Mutter noch dem Kind bewusst sein.

- *Suggestionswirkungen aus Imprägnationsphasen* (tiefe Hypnose). Das sind frühe Entwicklungsphasen, die innerhalb streng begrenzter Zeitabläufe beginnen und abschließen. Was innerhalb dieser Phasen imprägniert (engrafiert) wird, ist weitgehend fixiert. Versäumnisse oder Fehlimprägnierungen sind kaum nachzuholen oder abzuändern. Es kann davon ausgegangen werden, dass einige schwere krankhafte Störungen mit Fehlentwicklungen innerhalb dieser Phasen, die beim Menschen aus ethischen Gründen so gut wie unerforscht sind, zusammenhängen. Von der Verhaltensforschung bei Tieren ist bekannt, dass die Stunden und Tage nach der Geburt von größter Bedeutung für das Erlernen lebenswichtiger Verhaltensmuster sind. Konrad LORENZ beschrieb z. B. die so genannte »Nachfolgeprägung« bei Nestflüchtern (Gänse usw.): Ein junges, eben geschlüpftes Küken prägt sich innerhalb der ersten Minuten nach dem Schlüpfen das erste bewegte Objekt ein, das es vor sich sieht, und folgt diesem von da an unbeirrt. Da es sich bei diesem Objekt normalerweise um die Mutter des Kükens handelt, ist diese Reaktion zweckmäßig. Das Küken erlebt und erkennt jedoch dabei seine Mutter nicht etwa als artähnlichen, gefiederten Körper, der sich ihm liebevoll zuwendet, sondern allein die Eigenschaft »bewegtes Objekt« reicht ihm für sein Nachfolgeverhalten aus! Diese Prägung ist irreversibel. Zieht man vor dem geschlüpften Küken eine leere Schachtel her, wird es diese als »Mutter« ansehen, ebenso kann es ein Mensch sein, der dann später sogar als »Artgenosse« angebalzt wird. Wie erwähnt, ist über die Imprägnationsphasen beim Menschen wenig bekannt. Doch sollten die bisherigen Beobachtungen Grund genug sein, jede unnatürliche Behandlung von Kleinkindern tunlichst zu vermeiden, um keine irreversiblen Schäden durch mögliche Fehlimprägnationen bzw. das vollständige Versäumen natürlicher Erfahrungsbildung in diesen Phasen zu riskieren. Beispielsweise zeigt eine Untersuchung, dass 90% der Mütter ihr Neugeborenes zum ersten Stillen an die linke Brust anlegen. Vermutlich werden auf diese Weise die Herztöne der Mutter besser gehört und erleichtern dem Kind die Übergangsphase. Mit Sicherheit bewirkt die in einigen Kliniken immer noch übliche, unnatürliche, rationell-sterile Behandlung der Neugeborenen eine Fehlimprägnation. Die sofortige Säuberung, sterile Verpackung und »Entsorgung« des Kindes in einem sauberen Bett zeigt die Werteskala einer krankhaften Gesellschaft und ist eine Erfindung lebensferner Überheblichkeit. Wohltuend hebt sich von diesen Praktiken das Bemühen anthroposophischer und neuerdings auch vieler anderer Kliniken ab, sowohl den Geburtsvorgang als auch die nachgeburtliche Phase so natürlich wie irgend möglich zu belassen.

- *Suggestionswirkung durch Identifizierung.* Die spezifischen Verhaltensmuster der Identitätsfigur werden in allen frühen Entwicklungsphasen – jeweils in tiefer bis mittlerer Hypnose – (siehe Teil I, Kapitel 3) weniger auf Grund verbaler Erziehungsbemühungen, sondern vor allem über die Identifizierung (unbewusste Selbstgleichsetzung) erlernt und nachgeahmt. Die Kommunikation erfolgt überwiegend nonverbal bzw. telepathisch. Bereits an früherer Stelle wurde ausgeführt, dass auf diese Weise viele so genannte »ererbte« Krankheiten übertragen werden. Bereits das Kleinkind engrafiert auch die krankheitsspezifischen Verhaltensmuster seiner Identitätsfigur und ekphoriert sie später zwangsläufig durch den Teilreiz des erreichten Alters. Dazu gehören Fehlverhalten wie Rauchen usw. ebenso wie somatische Syndrome, z. B. eine Arthrose. Dass durch diesen Vorgang auch altersspezifische Verhaltensschemata, wenn nicht das Altern überhaupt, beeinflusst sein könnten, wurde bereits angeschnitten.
- *Suggestionswirkung durch Erziehung,* altersgemäß in tiefer bis mittlerer Hypnose. Durch die familiäre und soziale Erziehung können viele direkte Leidenssuggestionen gesetzt werden, wenn z. B. über die Generationen hinweg die Mutter ihrer Tochter jeweils darlegt, welch beklagenswertes Schicksal es sei, eine Frau zu sein, da alle Frauen das schmerzhafte Joch der Monatsblutungen und des Kinderkriegens mit allen seinen Unbilden zu tragen hätten. So wird völlig natürlichen Vorgängen etwas Leidvolles ansuggeriert und damit sicher zusätzlich indirekt ein Grundstein für viele Störungen gelegt, die durch eine solche Behinderung der Selbstwertschätzung begünstigt werden. Minderwertigkeits- und Schuldkomplexe mit allen dadurch ermöglichten krankhaften Folgen können durch Anerziehung unnatürlicher Moral- und Wertvorstellungen verankern. Einen weiteren Missstand, der auch heute noch in der üblichen »Erziehung« weit verbreitet ist, stellt die »körperliche Züchtigung« der Kinder dar. Um keine Zeit mit Erklärungen anbefohlener Verhaltensweisen zu verlieren oder weil man nicht in der Lage ist, diese zu geben, werden körperliche Bestrafungen angedroht und ausgeführt. Hierdurch bildet sich im Unterbewusstsein des Kindes die Vorstellung, dass seelisches Fehlverhalten körperliche Folgen hat und dass der Körper als minderwertiger Bestandteil des gesamten Menschen

anzusehen sei (wie es in unserem Kulturkreis auf viele Arten zum Ausdruck kommt) und ein Mittel zur Buße moralischer Verfehlungen darstelle. Hiermit ist der Grundstein gelegt für die autosuggestive, unbewusste Somatisierung anerzogener Schuldkomplexe oder tatsächlicher Fehlverhaltensreaktionen und der daraus entstehenden Störungen.

- *Suggestionswirkungen durch die Umwelt.* Hierunter fallen alle toxischen, physikalischen und mechanischen Einwirkungen, denen der durch sie Erkrankte oft aus seinem eigenen seelischen Fehlverhalten heraus sich ausgesetzt hat, denen er zum Teil aber auch als Sehender und Denkender in der heutigen Zeit nicht mehr ganz entrinnen kann. Denn was nutzt z. B. ein biologischer Anbau, wenn schon die Verseuchung der Niederschläge die Toxizitätsgrenzen überschreitet? Ein weiteres Beispiel sind die Suchtkrankheiten. An ihnen wird sehr deutlich, wie tief letztlich alle Ursachen in der frühpersönlichen Entwicklung verwurzelt sind und wie viele Zusammenhänge miteinander vernetzt sind. Jedes Suchtverhalten beinhaltet eine unbewusste hypnotische Regression in die früheste Entwicklungsphase.
- *Direkte Verbalsuggestionen.* Viele krankheitsbezogene Negativsuggestionen werden iatrogen (von Ärzten oder Therapeuten) gesetzt, von Therapeuten, die nicht wissen, dass zwangsläufig jedwede therapeutische Situation regressive und damit hypnotische Bewusstseinsanteile enthält und dass damit alle verbalen und nonverbalen Äußerungen während einer Therapie als Suggestionen in Hypnose anzusehen sind. Beispiele wurden bereits genannt. Das bedenkliche Gesicht bei der Diagnose, die suggestive Erzeugung oder Verstärkung einer Symptomatik durch die Diagnose, die ungünstige Prognose mit dem sicher ungewollten Effekt einer Prophezeiung, die sich selbst erfüllt usw. Solche Suggestionen sind denen von Zigeunerinnen auf dem Jahrmarkt nicht ganz unähnlich, indem sie nämlich den Patienten an seine Symptomatik binden (»Das verlieren Sie nicht mehr, solange Sie leben!«). Auch negative Äußerungen während einer Operation können vom Unterbewusstsein des Patienten, wie sich durch die Hypnoanalyse beweisen lässt, trotz Vollnarkose aufgenommen und im Sinne einer indirekten, besonders stark wirksamen Suggestion (die Narkose kommt z. T. einem hypnoiden Stadium gleich) verarbeitet werden. Oft in guter Absicht verbreitet, aber ebenso im Sinne einer indirekten Negativsuggestion wirksam, werden durch die Massenmedien krankhafte Störungen gefördert, indem entsprechende Verhaltensschemata suggeriert werden (Altersbeschwerden) oder durch einseitige Berichterstattungen regelrechte Angstepidemien (Krebs, Aids usw.) entstehen. Auf Grund solcher Berichterstattungen wird z. B. beim Krebs, indem hin und wieder eine »unbegreifliche Wun-

derheilung« erwähnt wird, zwischen den Zeilen die Negativsuggestion engrafiert, dass diese Erkrankung praktisch das sichere vorzeitige Todesurteil bedeute. Kommt es zur Krebserkrankung, kann dies als Teilreiz zur Auslösung des durch die Medien vorgezeichneten Ablaufes führen. Schädliche verbale Suggestionen sind auch entsprechende Werbemaßnahmen für krankheitsfördernde Verhaltensweisen und Toxine, wie z. B. Rauchen. Ebenso fallen unter diese Rubrik die Lektüre so mancher »Gesundheitsbücher« durch suggestible Personen sowie all die Negativsuggestionen seitens Bekannter (»Du siehst aber krank aus!«) und zu einem erheblichen Teil auch die kommerzielle Wahrsagerei.

- *Dysmorphophobie* (Angst, missgestaltet zu sein). Darunter versteht man Komplexe wegen tatsächlicher, überbewerteter oder eingebildeter körperlicher Mängel. Hemmungen und Minderwertigkeitsgefühle, die manchmal bis zum Selbstvernichtungswunsch führen, können Auslöser vieler organischer und psychischer Symptome sein. Allerdings entsteht diese Störung meist auf dem Boden einer ungenügenden Grundsicherheit, die wiederum auf ein Defizit der in tiefer Hypnose ablaufenden symbiotischen Phase zurückgeht.
- *Innere Konflikte.* Das Bedürfnis, etwas zu tun, das nicht mit der eigenen oder allgemeinen Moral (Über-Ich) in Einklang steht, führt oft zu schweren Ängsten und manchmal auch zu organischen Verhinderungssymptomen
- *Belastende Erlebnisse.* Unüberwundene Erlebnisse sind als die so genannten »eingeklemmten Affekte« eine häufige Ursache psychogener Störungen. Meist entstammen diese Erlebnisse der frühesten Kindheit. Durch »Vergessen« wurden sie in das Dunkel des Unbewussten verwiesen, wo sie zwar das Wachbewusstsein nicht mehr ständig an die damit verbundenen Ängste erinnern, aber auch nicht verarbeitet werden können. Aus dem Unbewussten wirken sie dann ungestört weiter, können sich ausbreiten und symptomatische Reaktionsketten auslösen. Auch Schicksalsschläge wie z. B. der Tod eines nahe stehenden Menschen können zu unverarbeiteten Dauerbelastungen werden, doch liegt auch dann ein Mangel an Grundsicherheit vor.
- *Krankheitsmotive.* In vielen Fällen bestehen unbewusste Motive für, wohlgemerkt, tatsächlich vorhandene krankhafte Störungen. Es kann die Krankheit ein Hilfeschrei des sich allein oder vernachlässigt Fühlenden sein, um Mitleid und Zuwendung zu erhalten; sie kann der letzte Ausweg sein, um einer unangenehmen Situation zu entgehen, oder die erforderliche Begründung für den Rentenantrag darstellen. Dass natürlich in diesen Bereich auch die meisten nur eingebildeten Krankheiten ohne physiologischen Hintergrund und die vorgetäuschten Erkrankun-

gen fallen, liegt auf der Hand, jedoch ist der Weg von der Einbildung bis zur physiologischen Verwirklichung oft nicht weit.

- *Selbstbestrafung.* Hier spielt ursächlich wieder die mangelnde Grundsicherheit aus der frühen Kindheit eine gewichtige Rolle. Tatsächliches oder eingebildetes schuldhaftes Verhalten löst im Unbewussten, das den anerzogenen Verhaltensmustern entspricht, den Wunsch nach Selbstbestrafung aus, dem vom bewussten Ich aus logischen Gründen meist nicht entsprochen wird. Wo dies mit Beichte und Buße oder mit der Selbststellung eines Straftäters und dem Aufsichnehmen des Urteils dennoch erfolgt, wird eine symbolisch schuldtilgende Reinigung (Katharsis) vollzogen, und es kann nicht zur Einklemmung des affektgeladenen Erlebnisses kommen. Wo die rationalen Überlegungen dies verhindern, aber die suggestive Wirkung der durch die staatliche, kirchliche und familiäre Erziehung eingeprägten Verhaltensnormen stark ist, können die unbewussten Schuldgefühle lawinenartig anwachsen. Die Folge ist oft eine Selbstbestrafung durch eine Erkrankung, die dann ein symbolischer Selbstreinigungsversuch des Unbewussten ist. In diesem Sinne bildet eine krankhafte Störung oft den Ersatz für eine nicht erfolgte seelische Problembewältigung, und es spricht H. MÜLLER-ECKHARD nicht zu Unrecht von der »Krankheit, nicht krank sein zu können«. In der Anamnese kommen Selbstbestrafungstendenzen oft zum Ausdruck, wenn viele Operationen und Unfälle durchgemacht wurden, wenn der Zahnarzt aufgefordert wird, gesunde Zähne zu ziehen usw. Diese masochistische Haltung offenbaren auch Straftäter, die sich durch den bekannten verlorenen Knopf, das am Tatort liegen gelassene Feuerzeug und andere »leichtsinnige«, gleichsam Freud'sche Indizien selbst zum Erkennen geben, um durch die unbewusst gewünschte Entdeckung und Bestrafung ihre Schuldgefühle zu tilgen.
- *Die Organsprache.* Der Volksmund kennt viele Redewendungen, die seelische Erlebnisse und Empfindungen somatisieren. Das ist zum »Aus-der-Haut-Fahren«; da »bleibt mir die Luft weg«; das »bricht mir das Herz«, »macht mein Herz schwer«; das »bereitet mir Kopfzerbrechen«; das »schlägt mir auf den Magen«; das »geht mir an die Nieren«; »mir läuft eine Laus über die Leber«; ich war »starr vor Schreck«; das kann ich doch »nicht mit anhören, mit ansehen, nicht mitmachen, nicht unterschreiben« usw., um nur einige zu nennen. So einfach es klingen mag: diese Organsprache kann als ständige Autosuggestion die Somatisierung seelischer Belastungen veranlassen und auf diese Weise ernste krankhafte Störungen hervorrufen; es sollten deshalb solche wertvollen Hinweise in der Schilderung des Patienten, die ja in seiner Sprache – auch Organsprache – gegeben wird, genügend Beachtung finden. So manche Ur-

sache für eine Hautkrankheit, für Asthmaleiden, Herzstörung, Migräne, Magenbeschwerden, Nierensteine, Hepatitis, Lähmung, Hör- oder Sehstörung, Schreibkrampf usw., um die oben angeführten Beispiele zu übersetzen, kann sich auf diese Weise offenbaren.

- *Der psychosomatische Entlastungsschmerz.* Vor allem durch die hypnotisch-suggestiv anerzogene Vorstellung bedingt, dass der Körper seelische Probleme verantworten und verarbeiten müsse (z. B. Schläge für kindliches Fehlverhalten), z. T. aber auch durch natürliche unbewusste psychosomatische Wechselbeziehungen, können tief greifende seelische Belastungen dazu führen, dass ein körperlicher Entlastungsschmerz erzeugt wird, der die Aufmerksamkeit und das Bewusstsein etwas oder ganz von jenen ablenkt und so sie leichter zu ertragen oder sogar zu verarbeiten hilft. Diese äußerst wichtige, wenig beachtete Ursache ist sicher nicht immer vom angeführten Motiv des »Hilfeschreis«, des Auf-sich-aufmerksam-Machens ganz zu trennen. So enthalten beispielsweise die kindlichen Nabelkoliken zumeist Anteile beider Ursachen.

Allgemeines zur Psychopathologie und Psychotherapie

Als Folge des in der Medizin noch weit gehend zu Grunde gelegten mechanistischen Wissenschaftsmodells richtet sich die übliche Therapie vor allem auf die Beseitigung der Symptome und die Wiederherstellung der Funktion des Patienten. Dem individuellen Menschen, der die Symptome trägt und (unbewusst) meist auch selbst erzeugt hat, kommt wenig Aufmerksamkeit zu. Diese Haltung verdeutlicht sich in Ausdrücken wie »Krankengut« oder »Die Gallenblase auf Zimmer 17« usw.

Dass bei diesem Vorgehen der Überblick über den menschlichen Gesamtorganismus verloren geht, liegt auf der Hand. Der menschlichen Natur als Dreiheit von Körper-Seele-Geist gerecht zu werden, kann auf diese Weise keinesfalls gelingen. Andererseits darf nicht verkannt werden, dass einige große Leistungen der Medizin, wie sie heute z. B. in der Chirurgie erzielt werden, ohne diese Spezialisierung undenkbar wären. Auch bildet die immer noch fortschreitende Spezialisierung und Technisierung des Gesundheitswesens eine konsequente systemkonforme Antwort auf die krankhaften Störungen, die durch eine im Materialismus und Scheinhumanismus befangene Gesellschaftskultur und Lebensführung des Einzelnen entstehen, und es mag die Anwendung dieser Techniken oft genug die einzig mögliche Notbremse darstellen auf dem Wege zum vorschnellen Untergang so geschädigter Organismen. Deshalb hat sie auch weiterhin ihre volle Berechtigung, wohl aber keinen Monopolanspruch.

Wollen wir jedoch nicht Veterinärmedizin (Tiermedizin) am Menschen betreiben, muss das spezifisch Menschliche der oberste Leitfaden des Verständnisses von Gesundheit und Krankheit und damit auch der Therapie sein. Die geistig-seelische Ebene darf also nicht nur der »letzte Versuch« für diejenigen Patienten sein, die durch den Raster der Technomedizin fallen und keine handfesten Diagnosen vorweisen oder dort keine Hilfe finden können, sie sollte vielmehr von Anfang an die Grundlage jeder Therapie am Menschen bilden.

Diese Forderung ist selbstverständlich nur erfüllbar, wenn unter Verzicht auf bequeme Schablonen jeder Mensch in seiner Individualität behandelt wird. Wenn ich dennoch im Folgenden einige Grundsätze einer solchen Therapie darzulegen versuche, geschieht dies im Bewusstsein, dass dies nicht mehr sein kann als eine grobe Vorgabe von Rahmen in Fragestellungen, die durch das Leben und das Lebendige an sich aufgeworfen sind. Die jeweils individuelle Erforschung und therapeutische Ausgestaltung kann allein Aufgabe des Behandlers in Zusammenarbeit mit seinem Patienten sein.

Die Psychotherapie und insbesondere die hier behandelte Hypnosetherapie muss, will sie sich nicht auch dem Vorwurf aussetzen, nur mechanistisches, symptomzudeckendes Verfahren zu sein, an den Wurzeln ansetzen. Wie es in den bisherigen Kapiteln schon dargelegt wurde, sind seelisch-geistige Wurzeln von Erkrankungen auch dort zu suchen, wo sie zunächst nicht vorhanden zu sein scheinen, und werden mit Hilfe der Bewusstseinserweiterung in Hypnose auch meist gefunden. So sagte FREUD schon, dass, wenn man vor einem Mehrfamilienhaus jeden Morgen eine Bananenschale liegen lasse, jeden Morgen derselbe darauf ausrutschen würde. Aus diesem Grunde ist auch der notwendige Gipsverband für das gebrochene Bein genauso nur Notfalltherapie wie das chirurgische Meisterstück der Bypassoperation am infarktgefährdeten Herzen oder die Stahl- und Strahl- oder Zytostatikatherapie beim krebskranken Menschen.

Die seelisch-geistige Grundlage von Erkrankungen verbirgt sich oft dem üblichen Zugang und entzieht sich den Erklärungsversuchen der rationalistischen Psychologie und Organmedizin. Eine wesentliche Aufgabe ganzheitlicher Psychotherapie kann es daher sein, die krankhafte Symptomatik als Wegweiser zu den grundlegenden seelischen Konflikten zu nutzen und im Rahmen der gegebenen Möglichkeiten diese verarbeiten und zu lösen. Dass die Therapie in Hypnose abgesehen von ihren großen tiefenpsychologischen Möglichkeiten manchmal auch symptomorientierte, unter Umständen lebensrettende Notfalltherapie sein kann, widerspricht nicht dieser grundsätzlichen Zielsetzung.

Eine weitere Aufgabe kann die Unterstützung medikamentöser oder chirurgischer Maßnahmen sein, indem durch die Hypnose der Circulus vitiosus, der trotz Aufhebung der somatischen Grundlagen eines Leidens durch medikamentöse oder chirurgische Maßnahmen auf Grund des langen Bestehens und der dadurch zwischenzeitlich erfolgten Erlernung (Engrafierung), z. B. der Schmerzsymptomatik, weiter andauern kann, durchbrochen wird. Ebenso kann die Wirkung medikamentöser und chirurgischer Maßnahmen im Sinne des Therapiezieles durch entsprechende hypnotische Suggestionen verstärkt werden.

Die Hypnonarkose bietet der Chirurgie die Möglichkeit, auch dann noch helfend einzugreifen, wenn eine Operation sonst nicht mehr gewagt werden könnte, weil z. B. auf Grund individueller Umstände eine Pharmakonarkose riskant wäre.

Nicht nur zu einem hilfreichen Verfahren unter vielen, sondern zum therapeutischen Königsweg wird die tiefenpsychologische Therapie in Hypnose jedoch dadurch, dass sie sowohl diagnostisch als auch therapeutisch die tiefsten Seelenschichten, in denen sowohl Erkrankungen als auch Lösungsmöglichkeiten jedes Patienten begründet sind, bewusst und gefühlsmäßig erfahrbar bzw. gestaltbar werden lässt.

Symptomverschiebung und psychosomatische Wechselbeziehung

GOETHE lässt seinen MEPHISTOPHELES zu FAUST sagen, dass Gespenster dieselbe Eintrittspforte, durch die sie gekommen sind, zum Verlassen benutzen müssen. Damit drückt er einen uralten magischen Grundsatz aus, der sich bei Heilkundigen und Schamanen der verschiedensten Kulturen findet. Oft habe ich Schamanen erlebt, deren Hauptaugenmerk sich darauf richtete herauszufinden, wo die Erkrankung hereingekommen sei, um sie dann auch wieder hinaustreiben zu können. In etwa entspricht dieses Bemühen dem Grundsatz der »ursächlichen Behandlung« in unserer Medizin.

Dem Erkennen der Ursache, der Eintrittspforte, stehen aber drei große Hindernisse im Wege. Das erste und einfachste ist, dass der übliche Medizinbetrieb zu wenig Zeit lässt, sodass viele wichtige Aussagen, die meist erst nach einer gewissen Vertrauensbildung möglich werden, gar nicht erfolgen. Das zweite ist, dass die Zielsetzungen des Patienten wie auch des Therapeuten meist nur auf das Wiedererlangen der Funktion ohne sonstige Veränderung gerichtet sind. Die Erkrankung ist nur etwas Störendes, das es zu beseitigen gilt. Sie wird nicht im Zusammenhang mit der Lebensführung gesehen. Diese Patienten und Therapeuten suchen eine Therapie, welche lediglich die störende Warnlampe löscht. Das dritte und größte Hindernis liegt darin, dass die ursächlichen Grundlagen der meisten Erkrankungen weit gehend im Unbewussten verborgen sind. Selbst wenn sich Patient und Therapeut Zeit nehmen und die Erkrankung im Zusammenhang mit der bisherigen Lebensführung sehen, bleiben in der Regel die unbewussten Grundlagen unerkannt und damit therapeutisch kaum erreichbar.

Sieht man eine Erkrankung ganzheitlich als Verarbeitungsversuch des Organismus, wird dieser durch eine symptomatische Therapie sogar an der Verarbeitung gehindert. Das Über-Ich, das wieder in gewohnter Weise funktionieren will, schiebt seinen Konflikt mit dem unbewussten Es, der sich in der Erkrankung ausdrückt, mittels symptomorientierter arzneilicher oder psychotherapeutischer Unterdrückung um eine Stufe tiefer.

Der homöopathische Arzt H. H. Reckeweg hat beobachtet, wie sich körperliche Erkrankungen, die nicht biologisch behandelt werden, nach und nach in andere, schwerere Erkrankungen verwandeln, die, wiederum unbiologisch behandelt, sich weiter verschlimmern usf., ohne dass Patient

MODELL DER SYMPTOMVERSCHIEBUNG (stark vereinfacht)					
KÖRPERLICHE EBENE					
Humorale Krankheitsphasen **»Organneurosen«**		**Biologischer Schnitt**	**Zelluläre Krankheitsphasen** **»Organpsychosen«**		
Exkretion	**Reaktion**	**Deposition**	**Imprägnation**	**Degeneration**	**Neoplasma**
Ausscheidung noch gesunde Abwehr; z.B.: verstärktes Schwitzen	**Entzündung** Körper versucht, über Fieber usw. Giftstoffe abzuführen	**Einlagerung** Gifte, die nicht ausgeschieden werden können, werden auf der Säfteebene (Blut usw.) gelagert; der Betroffene fühlt sich gesund	**Prägung** die Einlagerung prägt sich auf der zellulären Ebene; anfangs oft noch unbemerkt, dann oft schmerzhaft	**Rückbildung** das chronisch veränderte Gewebe degeneriert; hier sind bereits Mutationen zu befürchten	**(bösartige Neubildung) KREBS,** die letzte Stufe der Symptomverschiebung;
SEELISCHE EBENE					
Oral-reifung-anal-genitale Reaktionsphasen **»Neurosen«**		**»Borderline«**	**Symbiotisch-autistische Zwangsphasen** **»Psychosen«**		
Grundaffekte	**überschießende Affekte**	**eingeklemmte Affekte**	**schwere Zwangsfixier.**	**»endogene« Depression**	**Schizophrenie**
starke seel. Verarbeitungsreaktion noch gesund; z. B. begründeter Ärger, Wut, Angst	**überstarke seel. Reaktion** immer noch in erkennbarem Bezug zur Realität; z. B. Jähzorn, Wutanfall	**in das Ubw verdrängte Affekte** starke Angstgefühle usw., die als unerkannte Schlüsselreize aus dem Ubw wirken	**unverzichtbare Zwänge** geben Sicherheit und haben Muttersatz-Funktion; auch die Süchte gehören in diesen Bereich	**Selbst-Unterdrückung**; ständiger Kampf des bw gegen das ubw Selbst führt zur Selbstaufhebung (auch von hier Krebsgefahr)	**schwere Ich-Störung** entspricht d. Krebserkrg. auf der seel. Ebene; Schizophrene bekommen selten Krebs
Krankheitsgefühl		oft kein Krankheitsgefühl		Krankheitsgefühl	
⇐Gesundheit bzw. Besserung »Linksverschiebung«, »regressive Vikariation«			**Krankheit bzw. Verschlimmerung⇒** »Rechtsverschiebung«, »progressive Vikariation«		

Aus: W. J. Meinhold: Krebs – eine mystifizierte Krankheit

und Therapeut diese Zusammenhänge wahrnehmen. Er hat die Erkrankungen in sechs Phasen unterteilt, die mit der vermehrten Ausscheidung beginnen und bis zum Krebs führen. Seine in der Praxis inzwischen vieltausendfach bewährte Phasenlehre wurde von mir um die seelische Ebene ergänzt (MEINHOLD 1992a u. 1996). In der Tabelle auf S. 368 sind beide Ebenen, die körperliche und die seelische, in einem Überblick zusammen gestellt, der die seelisch-körperlichen Entsprechungen und Wechselwirkungen verdeutlicht.

Die Symptomverschiebung ist den meisten Patienten und vielen Therapeuten unbekannt. Sie wird von den modernen, symptomorientierten und schnell und zuverlässig wirkenden Medikamenten gefördert und fällt meist erst spät auf. Ein Beispiel auf der übergeordneten Ebene ist die Entwicklung antibiotika-resistenter Bakterienstämme auf Grund übermäßigen Einsatzes dieser Mittel bei Banalinfekten und in der Masttierzucht.

Auch dem Krankheitsweg über die Symptomverschiebung liegen in der Regel seelische Prägungen aus der frühen Kindheit zu Grunde. Sehen wir uns als Beispiel eine Entzündung der Rachenmandeln, eine Angina an. Sie entspricht der sog. *Reaktionsphase*: Die ganzheitliche Betrachtung geht davon aus, dass die Infektion erfolgte, weil eine seelische Disposition dafür vorhanden war. Angina heißt Enge, Angst, und meist ist es auch eine Angst, die an der engsten Stelle des Körpers zur Angina führt. Eine »altmodische« Behandlung über Bettruhe mit Gesprächen, Schwitzen, Wickel, Anregung der Ausleitung und der körpereigenen Abwehr unterstützt die gesunde seelische und körperliche Verarbeitung; es erfolgt seelisch und körperlich eine *»regressive Vikariation«*, eine Rückkehr zur Gesundheit. Die moderne und schnelle Abtötung der Erreger (z. B. mit Antibiotika) verhindert jedoch diese Prozesse. Die abgetöteten Erreger und ihre Stoffwechselgifte verbleiben z. T. im Organismus; der Körper kann keine Resistenz gegen die Erreger entwickeln, wohl aber diese gegen das Antibiotikum; der Körper muss zusätzlich das Gift des Antibiotikums verarbeiten bzw. deponieren, und die Seele hat keine Gelegenheit zur Angstverarbeitung, sie muss sie verdrängen. Es erfolgt seelisch und körperlich eine *»progressive Vikariation«*, eine Symptomverschiebung in die körperliche *Depositionsphase* bzw. psychische Phase der *Affekteinklemmung*. Der Patient fühlt sich in der Depositionsphase gesund, ist aber tatsächlich eine Stufe kränker als zuvor!

Wiederholt sich diese Art Therapie (z. B. weil die inzwischen resistent gewordenen Erreger immer wieder für eine neue Entzündung sorgen), wird der Speicher der Depositionsphase bzw. Affekteinklemmung immer mehr gefüllt, bis er die Toxine/Ängste nicht mehr aufnehmen kann und sich diese auf der zellulären bzw. geistigen Ebene einprägen. Auch in der

Imprägnationsphase bzw. *Zwangsfixierung* fühlt sich der Patient anfangs gesund. Eine beginnende Arthrose macht oft noch keine Schmerzen und eine kleine Zwangsneurose kann recht nützlich sein, um sicherzugehen, dass man pünktlich seine Termine einhält usw. Wird die Athrose mit Cortison behandelt und eine fixierte Angstneurose mit chemischen Psychopharmaka, geht der Weg oft weiter in die Verschlimmerung. Der Übergang in die *degenerative* bzw. *depressive Phase* kann wieder einige Monate oder Jahre dauern und die Zeit dazwischen wird manchmal als Besserung empfunden. In dieser fortgeschrittenen Phase, in der die Abwehr ständig überlastet ist, kann bereits ein relativ kleiner Anstoß genügen, um den Übergang in die letzte Krankheitsphase einzuleiten.

Nochmals will ich aber betonen, dass trotz dieser Gefahren die chemotherapeutischen oder sonst symptomatisch wirksamen Therapiemaßnahmen (z. B. auch Suggestion) notwendig sein können, um einen drohenden größeren Schaden abzuwenden. Es besteht nämlich aus jeder Phase eine Art »Kurzschluss«-Möglichkeit über mehrere Phasen hinweg oder sogar in den Tod. Liegt z. B. eine lebensgefährliche Lungenentzündung (Reaktionsphase) vor, kann ein Antibiotikum auch aus ganzheitlicher Sicht das Mittel der Wahl sein. Dann sollten sich aber eine biologische Ausleitungstherapie und eine psychotherapeutische Verarbeitung anschließen.

Die Ausdrucksebene der Erkrankung kann sich horizontal innerhalb der psychischen oder der körperlichen Ebene verschieben oder senkrecht oder diagonal zwischen Seelen- und Körperebene wechseln. Beispielsweise kann ein Defizit in der symbiotischen Entwicklungsphase im späteren Leben eine seelische Zwangsfixierung bedingen, also eine bereits fortgeschrittene Krankheitsstufe. Kommen weitere, auch andersartige Einflüsse mit gleichsinniger Wirkung dazu, tragen sie zur Anhäufung der Belastung bei. Es kann dann z. B. eine schwere Infektion sein, die das Maß voll macht und die bisherige Symptomatik in die nächste Erkrankungsstufe verschiebt. Außerdem können, wie oben beschrieben wurde, schwer wiegende seelische Belastungen die Verschiebung ebenfalls auslösen.

Bei einer ursächlichen Behandlung wie der tiefenpsychologischen Psychotherapie in Hypnose können frühere Krankheitssymptome seelischer oder körperlicher Art wieder auftauchen. Dies ist meist ein gutes Zeichen für die Umkehr des Krankheitsprozesses in Richtung der Gesundung und sollte möglichst nicht zu unbiologischen Therapiemaßnahmen führen.

Das Modell der Symptomverschiebung in seiner Vernetzung der seelischen und körperlichen Ebenen zeigt, wie schwierig jede wirklich ganzheitliche Betrachtung und Therapie ist. Die tiefenpsychologische Therapie in Hypnose ist wohl einer der sichersten Wege, die Symptomverschiebung in fortgeschrittene Krankheitsphasen auszuschließen.

2. Besonderheiten für die Anwendung der Hypnose in der Heilkunde

> Der höchste Sinn der Arznei ist die Liebe.
> *PARACELSUS*

Einführung

Die Therapie in Hypnose, vor allem die integrative, tiefenpsychologische Therapie, ist nicht einfach »noch ein Therapieverfahren«, sondern sie gibt jeder Therapie eine qualitativ andere Dimension, als sie außerhalb der Hypnose besteht. Dies ist bedingt durch verschiedene Zusammenhänge:

1) Durch die einmalige Verflechtung aller Kommunikationsebenen zwischen Patient und Therapeut,
2) durch die Möglichkeit der Erweiterung und Vertiefung des Bewusstseins des Patienten (und ggf. des Therapeuten),
3) durch das Erreichen der tiefsten Bewusstseins- und Seelenschichten, einschließlich der Gefühlsebenen, die in der frühesten Kindheitsentwicklung aktuell waren und die für die meisten Erkrankungen grundlegenden Prägungen tragen, und schließlich
4) durch die Möglichkeit der therapeutischen Aufarbeitung in ebendiesen Schichten und auf ebendiesen Ebenen. Der therapeutische Entwicklungsprozess erreicht dabei Körper und Seele gleichermaßen und kann auch den geistigen Entwicklungsweg anregen.
5) Entsprechend diesen Möglichkeiten kann die Hypnose mit fast jedem anderen Therapieverfahren kombiniert werden und ist, wie ich es schon angeführt habe, praktisch in jeder Therapie (auf Grund der automatischen regressiven Übertragungssituation) ohnehin partiell enthalten.
6) Die am weitesten reichenden Möglichkeiten eröffnen sich durch die Verbindung mit einer ganzheitlichen Form der Tiefenpsychologie.

Die folgenden Hinweise können nur einige der hier wesentlichsten tiefenpsychologischen Aspekte andeuten. Für diesen speziellen Bereich ist eine Veröffentlichung in Vorbereitung. Auch verweise ich auf die allgemeine tiefenpsychologische Literatur (z. B. KLUSSMANN; WYSS).

Das therapeutische Verhalten

Mehr noch als in jeder anderen Therapieform gelten in der Hypnosetherapie die bereits erwähnten »fünf W«, liebevoll akzeptierende *W*ärme, fundiertes *W*issen, zuverlässige *W*ahrhaftigkeit, hellwache *W*ahrnehmung und die Fähigkeit, sich zu wundern bzw. an *W*under zu glauben, um den Patienten nicht im Sinne einer selbsterfüllenden Prophezeiung in seiner Prognose »festzulegen«. Die Wärme, die für den Patienten als bedingungslose Akzeptanz fühlbar werden sollte, muss auch die entsprechenden Defizite und damit die Erkrankung des Patienten mit einschließen, da sie ja aus ganzheitlicher Sicht ein Ausdruck seiner verdrängten Selbstanteile ist. Selbstverständlich beinhaltet die Akzeptanz ebenfalls die Entwicklungsmöglichkeiten des Patienten und damit auch die Möglichkeit, einen gesunden Ausdruck für die entsprechenden Seelenkräfte zu finden.

Die bedingungslose Akzeptanz bedeutet auch, dass eine tiefenpsychologische Therapie nicht unter Leistungsdruck durchgeführt werden darf, da sonst der Patient (auch wenn er dies selbst bewusst so wünscht) unbewusst seinen Erziehungskonflikt wiedererleben würde. Überall da, wo der Therapeut entweder Akzeptanzprobleme oder auch zu starke erotische Übertragung zum Patienten spürt, oder wenn die Therapie ins Stocken gerät, sollte er Supervisionsstunden nehmen, um die Therapie effektiv weiterführen zu können.

Erstkontakt – einführendes Gespräch – Anamnese

Auch in der Psychotherapie haben die Götter, wie bei jeder anderen Behandlungsweise, vor die Therapie die Diagnose gestellt. Vor der Diagnose aber sind hier nicht nur die üblichen Schritte von Anamnese und Untersuchung zu meistern, sondern noch eine sonst weniger beachtete Hürde: der Erstkontakt.

Der erste Kontakt mit dem Patienten kann therapieprägend wirken. Man sollte ihn selbst vom Wartezimmer abholen und sich selbst innerlich entsprechend vorbereiten (z. B. mit AT), um sich ihm liebevoll und offen widmen zu können.

Alle seine Äußerungen geben wertvolle Anhaltspunkte. Dazu gehören der Platz im Wartezimmer, Aussehen, Gestalt, Kleidung, Händedruck, Stimme und Stimmlage, Sprache und Wortschatz, Bewegungen, Mimik und Gesichtszüge, Schriftbild, Hautfarbe, Gewebsturgor usw. Jede Einzelheit bildet einen Mosaikstein für das Gesamtbild. Nichts darf aber im Sinne einer »Schublade« verwendet werden oder zu wertenden Urteilen Anlass geben.

Die diagnostische Anamnese, mit der versucht wird, den Beginn und die näheren Umstände der Störung möglichst genau zu eruieren, erfolgt am besten zunächst im freien Gespräch. Der Therapeut hat dabei die Rolle des vertrauenswürdigen, verständnisvollen Zuhörers. Erforderliche Fragestellungen sollen offen formuliert werden. Wo der Behandler innerlich unfrei ist und z. B. suggestive Fragen stellt, kann es schnell dazu kommen, dass der Patient wie ein Echo das reflektiert, von dem er glaubt, dass es sein Gegenüber hören oder sehen will. Damit würde er in eine negative Elternübertragung geraten, die schon früh die Therapie stören kann.

Der Patient, der ohnehin oft Schwierigkeiten hat, über seine Beschwerden offen zu sprechen, muss also ermutigt werden, sich »von der Seele« zu reden. Das wird er tun, wenn er den Eindruck hat, dass der Therapeut ihn akzeptiert, ernst nimmt, ihm zuhört, ihn versteht, kompetent ist und Zeit für ihn hat.

Diagnostische Schlüsse aus der passiven Beobachtung

Wird der Erstkontakt zunächst auf eine scheinbar passive therapeutische Haltung abgestimmt, wie sie oben angedeutet ist, trägt doch der Therapeut ganz aktiv zu den Ergebnissen bei, indem er die vertrauensvolle, warmherzige Atmosphäre schafft, die den Patienten ermutigt, seine Konflikt bzw. seine Erkrankung und was er damit in Zusammenhang bringt offen zu schildern.

Abgesehen von der sonstigen Aussage geben vor allem solche vom Patienten spontan hergestellte Zusammenhänge wichtige diagnostische Anhaltspunkte, die wiederum keine Schubladen sein sollen, sondern lediglich einen groben Rahmen vorgeben und auf zu vermeidende Fehlermöglichkeiten hinweisen können.

Der »somatische« Patient

Er gibt eine knappe, rein somatisch-symptomatische Schilderung am roten Faden. Mit der Bezeichnung »somatischer Patient« soll nicht gesagt sein, dass sich bei ihm nicht auch eine Psychogenie (seelische Ursache) hinter der körperlichen Symptomatik verbergen kann. Da aber nicht jeder Patient davon überzeugt werden kann und soll, dass z. B. seine frühe Kindheit, seine inneren Haltungen und die ihn beeinflussende Umgebung wesentlich an seinen Beschwerden mitwirken, lohnt sich diese Unterscheidung trotzdem. Durch eine entsprechende offene Frage kann auch er angeregt werden, solche Zusammenhänge anzusprechen, falls er sie sieht und bisher meinte, dass diese nicht zu einer sachlichen Schilderung gehörten.

Insbesondere Patienten mit schweren somatischen Krankheitsbildern, z. B. mit Autoimmunerkrankungen, neigen dazu, die Möglichkeit seelischer Zusammenhänge völlig zu verdrängen. Hier empfiehlt sich u. U. die ausführlichere Information über ganzheitliche Krankheitsmodelle und theoretische Hintergründe.

Entscheidet sich der Patient gegen eine Psychotherapie in Hypnose, muss der Therapeut sich fragen, ob er eine Therapie mit anderen Mitteln für ebenfalls Erfolg versprechend und angemessen hält. Glücklicherweise gibt es ganzheitliche Naturheilverfahren wie z. B. Spagyrik, Homöopathie, Phytotherapie, Zellulartherapie, Akupunktur, Magnetopathie und andere, die neben ihrer organbezogenen Wirkung die seelischen Bereiche zumindest mit ansprechen, z. B. entsprechend dem paracelsischen Grundsatz: »Gestirn wird durch Gestirn, Organ durch Organ geheilt«, über die kosmischen Beziehungen.

Der somatisch ausgerichtete Patient kann auch bei der Anwendung von Psychotherapie zumindest anfangs (ggf. zusätzlich) eine entsprechende somatische Behandlung erhalten, um seine spezielle Erkrankungssymbolik erkennbar zu würdigen.

Der neurotische Patient

Er gibt mit mehreren längeren Zwischenpausen eine erlebnisgebundene Darstellung mit Situationsschilderungen und freien Assoziationen, d. h., die Symptomatik wird in einen »innerlichen«, seelischen Zusammenhang gebracht (»Immer, wenn ich nach Hause komme, überfallen mich diese Schmerzen«). Die neurotische Persönlichkeit ist oft geprägt von dynamischen Fehlverarbeitungen von Lebenssituationen und Anforderungen und hat immer frühkindliche Fehlentwicklungen (also suggestiv-hypnotische Fehlprägungen) durchlaufen. Wesentliches und häufiges Merkmal ist auch die Ambivalenz der Symptomatik. Unmotivierte Angst wechselt ab mit Übermut, Minderwertigkeitsgefühle ohne ersichtlichen Anlass wechseln mit Überwertigkeitsideen, Hemmungen mit Enthemmung, Kontaktstörungen mit Distanzlosigkeit, Entscheidungsschwächen mit Zwangsverhalten. Bei stark ausgeprägten Ambivalenzhaltungen muss an ein Grenzgängersyndrom (Borderline-Syndrom; siehe Tabelle der Symptomverschiebung) gedacht werden, das therapeutisch schwer zugänglich ist. Nur sehr erfahrene Therapeuten sollten hier eine tiefenpsychologische Behandlung in Hypnose durchführen.

Vorbeugend auch für alle anderen beschriebenen Symptome sei an dieser Stelle gesagt, dass es natürlich verkehrt wäre, jeden, der den Anschein einer entsprechenden Symptomatik zeigt, mit einer Krankheitsbezeichnung zu etikettieren. Kein biologischer Organismus kann und soll in allen Beziehungen das Normalmaß einhalten, sonst gäbe es ja keinerlei Weiterentwicklung und wir müssten in einer trostlos langweiligen Welt leben. Abweichungen nach beiden Seiten sind daher erst dann als pathologisch anzusehen, wenn sie auf den Betroffenen selbst einen Leidensdruck ausüben oder er gewaltsam in die Freiheit seiner Umgebung eingreifen will! Nicht ohne Grund geht unter den Psychotherapeuten das geflügelte Wort »Wir Normalneurotiker« um. VÖLGYESIE spricht von der Neurose sogar als »Adelsprädikat der Menschheit«.

Letztlich kann jede Störung oder Krankheit auch als pathologische Übersteigerung natürlicher physiologischer Vorgänge oder Verhaltensweisen betrachtet werden.

Der persönlichkeitsgestörte Patient

Er gibt ebenfalls eine erlebnisgebundene, aber gestreute und nicht zum Konflikt hinführende Darstellung. Starke Ausprägungen von Persönlichkeitsstörungen werden zu den Psychosen (»Geisteskrankheiten«) gerechnet, die im Gegensatz zu den Neurosen oft auch anlagebedingt zu sein scheinen. Oft findet sich eine vegetative Stigmatisierung oder auch eine erbliche Belastung (Anamnese ergibt Sonderlinge in der Familie). Allerdings kann natürlich auch eine scheinbar erbliche Belastung durch frühkindliche Prägung über die Generationen tradiert werden.

Die Psychose kann zu einer erkennbaren Inkohärenz des Denkens und Handelns führen sowie zur Ablösung von der Realität mit Rückzug auf sich selbst und zur Vorherrschaft eines den Fantasieproduktionen untertanen Innenlebens. Eine sehr vereinfachte, aber nicht ganz falsche Unterscheidung zwischen psychotischer und neurotischer Persönlichkeit kommt im folgenden Psychiaterwitz zum Ausdruck: »Der Neurotiker baut das Luftschloss [Übermut, überwertige Pläne, ohne dass diese auf Grund der Entscheidungsschwäche und der einwechselnden Minderwertigkeitsgefühle zur Ausführung gelangen], der Psychotiker wohnt darin [abgelöst von der Realität und zurückgezogen auf sein Fantasieleben], und der Psychiater kassiert die Miete.«

Psychotisch kranke oder gefährdete Menschen sollten nicht in Hypnose behandelt werden, es sei denn von einem tiefenpsychologisch voll ausgebildeten Therapeuten und möglichst im stationären Rahmen, da sich in Hypnose ein Schub, d. h. ein akutes Krankheitsbild entwickeln kann, das u. U. nur unter den angeführten Voraussetzungen psychotherapeutisch beeinflussbar ist. Andererseits stellt die tiefenpsychologische Therapie in Hypnose gerade für diese Patientengruppe eine große Chance dar, da angenommen werden kann, dass die meisten schweren psychischen Störungen während der intrauterinen Zeit und/oder der ersten beiden Lebensjahre – also in tiefer Hypnose – ausgebildet wurden und dass daher die Hypnose eine der wichtigsten Voraussetzungen für eine effektive Psychotherapie von Psychosen ist.

Der endogen depressive Patient (Zyklothymie)

Er gibt meist eine unbestimmte und nicht vom Fleck kommende, langsame Schilderung. Seine Äußerungen sind zuweilen hilflos und allgemein. Manchmal kann er außer »Mir ist so weh« u. ä. wenig über seine Beschwerden sagen. Dieser Gruppe gehören oft auch Schlafgestörte zu. Ein häufiges Merkmal besteht darin, dass die Beschwerden morgens stärker sind als abends. Im Gegensatz zur reaktiven Depression ist kein Lebensereignis ersichtlich, das die Beschwerden ausgelöst haben könnte.

Doch sind die Symptome einer endogenen Depression nicht selten auch sehr schwer erkennbar, da die depressiven Phasen zyklisch mit manischen Phasen abwechseln können (Zyklothymie) und der Rhythmus dieses Wechsels sehr lang ausfallen kann (z. B. Frühjahr und Herbst). Und die manische Phase kann sehr gut getarnt sein, z. B. hinter einer erfolgreichen Berufslaufbahn.

Die häufig vorgebrachten Argumente, dass es sich um eine angeborene Stoffwechselerkrankung (endogen) handele, sind trotz des Nachweises entsprechender Störungen (z. B. Serotoninmangel) nicht zwingend, da sich der Hirnstoffwechsel seinerseits auch der Psyche »anpassen« kann.

Bei Verdacht auf endogene Depression sollte eine Therapie in Hypnose ebenfalls nur unter den zuvor angeführten Voraussetzungen erfolgen, da depressive Patienten im Phasenwechsel (depressiv zu manisch) suizidgefährdet sein können.

Beziehungsstörungen

Sind die Patienten vorwiegend Symptomträger einer kranken Beziehung, sei es in Liebe, Partnerschaft, Familie usw., kann eine Beziehungstherapie vorgesehen werden, die von Anfang an den beteiligten Partner einbezieht, es sei denn, der Patient ist selbst vorrangig therapiebedürftig. Auch eine Beziehungstherapie kann in Hypnose erfolgen, z. B. über das Hypnodrama (s. Teil V, Kapitel 3). Manchmal erkennen die Partner während der Beziehungstherapie, dass einer oder beide zusätzlich Einzelsitzungen benötigen.

In aller Regel bestehen bei Beziehungsstörungen gegenseitige »Übertragungen« und »Gegenübertragungen«, das sind emotionale Erwartungen und Verhaltensmuster, die auf Grund von Entwicklungsstörungen aus der frühen Kindheit weiter bestehen. Sie werden unbewusst auf die aktuelle Situation und das aktuelle Gegenüber übertragen, können aber auf diese Weise nie zur Erfüllung gelangen. Jede Übertragungssituation führt alle Beteiligten zu einer unbewussten Spontanhypnose. Übertragungen sind auch in Situationen wirksam, die für den Übertragenden, der sie unbewusst herbeiführt, leidvoll sind.

Nur in der tiefenpsychologischen Arbeit in Hypnose können Übertragungen sicher erkannt und aufgelöst werden.

Die aktive Untersuchung

Erst wenn die Möglichkeiten der »passiven Beobachtung« ausgeschöpft sind, soll der Therapeut durch direkte Fragestellungen und ggf. Untersuchungen weitere Voraussetzungen für die Diagnose erarbeiten. Es ist hier nicht die Aufgabe, den Ablauf der ohnehin zu erhebenden üblichen Anamnese zu schildern (Fragen nach familiärem Hintergrund usw.), sondern einige besondere Hinweise zu geben, die bereits bei einem Erstgespräch tiefenpsychologische Zusammenhänge offen legen können. Die folgenden Fragen bilden ein Grundgerüst vor allem zu einer fokusgerichteten Psychotherapie in Hypnose, indem sie oft nahezu direkt zur auslösenden Situation, Problematik, Person oder Zeit hinführen. Selbstverständlich müssen die Antworten in Bezug auf die Symptomatik im tiefenpsychologischen Kontext gesehen werden, bevor man sie für die Diagnose oder Therapie verwendet.

- *Die Frage nach dem genauen Zeitpunkt des Störungsbeginns* mit Orientierungspunkten. Da hier meist auf Grund der Verdrängung der Ursache bzw. des Auslösers keine genaue Angabe gemacht werden kann, lässt man sich die Zeit vor dem Symptomausbruch schildern. Eine Versuchungs- oder Versagungssituation ist meist ein sicherer Hinweis auf den Auslöser.

  Hat der Symptomträger hingegen in Bezug auf die Störung noch nie befriedigend gelebt, spricht man von einer *primären Störung*, die dann fast immer auf die frühe Kindheit zurückgeht. Im anderen Falle, bei der *sekundären Störung*, war zuvor im Hinblick darauf schon ein befriedigendes Erleben etabliert gewesen. Sekundäre Störungen (meist neurotische Tendenz) sind daher in der Regel weniger tief verankert und einer Therapie leichter zugänglich als primäre Störungen (oft psychotische Tendenz), deren Ursache Vererbung, Fehlentwicklungen bzw. stark belastende Erlebnisse in frühkindlichen Entwicklungsstadien oder auch frühere Inkarnationen sein können.
- *Die Frage nach der frühesten Erinnerung* führt manchmal direkt zur auslösenden Zeit, Person oder Situation hin.
- *Die Frage nach der größten Schwierigkeit* (dem größten Verzicht, Konflikt) des Patienten kann ein Angstmotiv aufdecken, in dessen Dienst die Erkrankung steht.
- *Die Frage: »Haben Sie Angst?«*, verbunden mit der Klärung, wovor, kann ebenfalls auf Verhinderungsmotive hinweisen.
- *Die Frage: »Was träumen Sie?«* Auch Tagträume, besonders aber öfters

wiederholte Träume sind interessant und drücken meist unverarbeitete Konflikte aus.

- *»Was ist Ihr größter Wunsch?«* oder *»Was würden Sie tun, wenn Sie wieder gesund wären?«* Die Antwort auf diese Frage führt oft direkt an die ambivalente Wunsch-Angstsituation des Patienten hin, die ihn daran hindert, wieder gesund zu werden. Das kann eine geplante Verehelichung, eine Berufssituation u. a. m. sein, dem unbewusste Hindernisse entgegenstehen.
- *»Wer steht Ihnen am nächsten? Was können Sie an diesem Menschen nicht leiden? Wer ist Ihnen am unsympathischsten? Warum?«* Durch diese Fragestellungen kommen oft unterbewusste Widerstände gegen den Partner zum Ausdruck, denn, wie D. LANGEN in seinem Buch *Schlafstörungen* am Beispiel des Schnarchens treffend sagt, stört am Partner nicht nur das Schnarchen, wenn sein Schnarchen stört. In als störend empfundenen Eigenschaften schwingen meist Übertragungsgefühle mit.
- *»Was würden Sie anders tun, wenn Sie nochmals auf die Welt kämen?«* Schuldgefühle und Versagungshaltungen kommen in der Antwort zum Ausdruck.
- *Der handgeschriebene Lebenslauf* bildet eine wertvolle Hilfe als chronologisches Gerüst, besonders wenn eine längere tiefenpsychologische Therapie vorgesehen ist; er ist eine so genannte biografische Anamnese. Der Patient wird gebeten, in einem Lebenslauf alle seelisch wichtigen Ereignisse festzuhalten. Einige der o. a. Fragen können Teil des Lebenslaufs sein, wie die nach der frühesten Erinnerung und nach dem größten Wunsch. Es sollten auch das freudigste und das leidvollste Erlebnis angeführt werden; am Schluss kann die Antwort auf die Frage nach den konkreten Zukunftsplänen stehen und/oder nach dem »Wunsch an die gute Fee« (unbeschränkte Möglichkeiten). Der Patient kommt dadurch, oft zum ersten Mal in seinem Leben, zum bewussten Nachdenken über seine seelische Problematik und Symptomatik, was allein schon Anlass für eine gewisse kathartische Wirkung sein kann.

Alle Antworten, besonders aber die Traumschilderungen, sollten auch in ihrem symbolischen Gehalt betrachtet werden (C.G. JUNG: Der Mensch und seine Symbole).

Therapievereinbarung

Wurde nach erfolgter Anamnese und Diagnose die Indikation für eine Therapie in Hypnose gestellt (s. Teil V, Kapitel 4-6), wird die vorgesehene Therapie in ihren Grundzügen mit dem Patienten besprochen. Dieser Schritt gehört zum Therapieritual und erfordert eine Gestaltung, die seiner übergreifenden Bedeutung entspricht. Die folgenden Punkte müssen dabei berücksichtigt und angesprochen bzw. vereinbart werden, am besten in der angegebenen Reihenfolge:

1. Die Therapievereinbarung ist in allen Punkten Teil eines hypnotisch-suggestiven Engrammkomplexes, des *»Therapieengramms«.* Sie soll deshalb in allen Teilen so positiv und offen wie möglich gestaltet werden. So empfiehlt sich z. B., die Sitzungszahl nicht festzulegen, sondern eine ungefähre Richtzahl zu nennen und ausdrücklich zu betonen, dass diese nach unten und oben stark variieren kann. Damit wird der Patient einerseits nicht durch die Engrammvorgabe an eine bestimmte Sitzungszahl gebunden, wenn das Therapieziel schneller als angenommen erreicht wird, und andererseits nicht unter Leistungsdruck gesetzt, wenn er mehr Sitzungen als vorgesehen benötigt. Dieselbe offene Darstellung gilt hinsichtlich Diagnose (keine Etikettierung) und Prognose. Festgelegt bzw. vereinbart werden sollen hingegen das Ritual der einzelnen Sitzungen und die im Folgenden gegebenen Verhaltenshinweise.
2. Der Patient soll in Grundzügen Einsicht in die tiefenpsychologischen Aspekte und Zusammenhänge seiner Störung bzw. Erkrankung erhalten. Vor allem bei Störungen, die aus frühen Phasen herrühren, ist der Hinweis wichtig, dass diese in Hypnose geprägt wurden (natürliche Hypnose des Vorschulalters).
3. Es wird erläutert, warum die Therapie in Hypnose bei der vorliegenden Störung besonders indiziert ist, z. B. weil nur in Hypnose der Bewusstseinszustand, die tiefen Seelenschichten und die präverbale emotionale Ebene derjenigen frühkindlichen Phasen, in denen die Störung ihren Ursprung hat, gezielt wieder erreichbar sind.
4. Es werden die Grundzüge der Hypnosetherapie dargelegt. Da bei längeren Therapien diese Information gründlich erfolgen und die erste Hypnosesitzung nicht gleich beim Erstkontakt stattfinden sollte, empfiehlt sich hierfür die von mir verfasste Informationsschrift *»Psychotherapie in Hypnose – was jeder darüber wissen sollte«* (s. Literaturverz.). Sie kann vom Patienten mit nach Hause genommen und in Ruhe gelesen werden. Auch die Angehörigen, die ja die Erläuterung in der Praxis nicht miterleben und oft die üblichen Vorurteile haben, können sie lesen. In der schriftlichen Therapievereinbarung kann man sich ebenfalls auf die Informationsschrift als Grundlage für das Therapieverfahren beziehen. Noch offene, individuelle Fragen können dann in der nächsten Sitzung besprochen werden.
5. Es wird ein Richtwert für die ungefähre Gesamtanzahl der vorzusehenden Therapiestunden geschätzt, außerdem die Frequenz (z. B. einmal wöchentlich). Das Honorar pro Sitzung wird genannt und ggf. die

Möglichkeit der Kostenübernahme durch Krankenkassen, Beihilfe usw. angesprochen.

6. Der Patient entscheidet, ob er grundsätzlich die vorgeschlagene Therapie durchführen will, ob er noch weitere Fragen geklärt haben möchte, sich noch mit nahe Stehenden besprechen will, Bedenkzeit benötigt usw.
7. Alle etwa geäußerten Ängste werden besprochen (s. Teil V, Kapitel 6 und die o. a. Informationsschrift). Es wird außerdem, besonders bei zwanghaften Patienten, betont, dass die Therapie nicht unter Leistungsdruck stehen darf.
8. Hat sich der Patient prinzipiell für die Therapie entschieden (ggf. erst in der nächsten Sitzung), werden die im nächsten Punkt angeführten wichtigen Verfahrens- und Verhaltensregeln besprochen und in einer Therapievereinbarung, am besten schriftlich, festgehalten.

Modell für eine Therapievereinbarung:

Zwischen P(atient) und T(herapeut) wird eine (z.B.) »Tiefenpsychologische, lebensgeschichtliche Analyse in Hypnose« vereinbart. Die Therapie wird auf der Basis der Verfahrensbeschreibung im Buch »Psychotherapie in Hypnose« von W.J. Meinhold geführt, das P vorliegt. Im Interesse eines guten Therapieverlaufes werden folgende Regelungen getroffen (in Klammern gebe ich jeweils kurze Begründungen für die Regelungen, wie sie entsprechend auch P erläutert werden sollen):

<u>P verpflichtet sich:</u>

a) alle vereinbarten Sitzungen pünktlich wahrzunehmen (Widerstände können pseudologische Verhinderungsmotive produzieren);
b) die Therapie zu Ende zu führen (wegen Widerständen abgebrochene Therapien können belastend sein, da die zuvor unbewussten Zusammenhänge z. T. erkannt werden, ohne noch viel verändern zu können);
c) T gegenüber völlig offen zu sein (gerade das schwer Mitteilbare ist für die Therapiearbeit besonders wesentlich);
d) keine wichtigen Entscheidungen (Beziehung, Beruf usw.) ohne Rücksprache mit T zu treffen (in der Therapie kann es zu wechselnden Übertragungssituationen kommen, die den Wunsch nach Veränderungen nahe legen. Eine Stabilisierung der Selbstentwicklung, die als Grundlage dauerhafter Entscheidungen erforderlich ist, erfolgt meist erst gegen Ende der Therapie);
e) alle anderen therapeutischen Maßnahmen während der Therapie mit T abzusprechen, keine sonstigen analytischen Therapien gleichzeitig zu durchlaufen und keine psychoanalytische Literatur zu lesen, es sei denn, dass es im Einzelfall mit T abgestimmt ist (in der analytischen Therapie

verderben viele Köche den Brei. P kann sich von jedem T oder Buch das heraussuchen, was ihm am bequemsten ist und würde sich selbst damit zum »Therapiechef« machen, was das erforderliche regressive Einlassen auf T und die Therapie behindern würde).

T verpflichtet sich:

a) alle vorgesehenen Sitzungstermine einzuhalten, evtl. Verhinderungen rechtzeitig bekannt zu geben und die Therapie bis zu ihrem Abschluss nach bestem Wissen und Gewissen zu führen (ist T verhindert, muss dafür eine sachliche Begründung gegeben werden, da P sich auf Grund der Übertragungssituation sonst abgelehnt fühlen könnte);
b) die gesetzliche Schweigepflicht gegenüber allen Dritten mit besonderer Sorgfalt zu wahren (Offenheit von P gegen Verschwiegenheit von T, auch gegenüber nächsten Angehörigen von P oder T, ist eine der wichtigsten Grundlagen des analytischen Paktes).

Eine Mustervereinbarung kann vom Autor bezogen werden.

Für den Fall des Verstoßes gegen die Regelungen sollten Konsequenzen vereinbart werden (z. B. Bezahlung nicht wahrgenommener Termine).

Besonders gut müssen die Widerstände besprochen werden, auch dass sie sich meist durch scheinrationale Argumente äußern. Ein möglicher Widerstand ist z. B. auch das »Verlieben in den Therapeuten«, das, würde ihm nachgegeben, die Therapie blockieren würde.

Schließlich wird der Ablauf der einzelnen Sitzung (mit Einleitung, Durchführung und Rückführung) erklärt (engrafiert).

Für die nächste Sitzung (die erste Therapiesitzung) bittet man, einen emotionalen Lebenslauf zu verfassen (wie oben beschrieben) und sich Gedanken über folgende Fragen zu machen:

»Haben Sie eine Vorstellung von Gott? Falls ja, welche?«

»Was halten Sie für den Sinn der Welt (der Schöpfung) und des Lebens überhaupt?«

»Was halten Sie für den Sinn Ihres Lebens?«

Der Sinn dieser Fragen liegt in der Absicht, die Therapie innerhalb der Weltanschauung des Patienten zu führen.

Hypnoseeinleitung

Die Einleitung wird durchgeführt wie im Teil III, Kapitel 2 beschrieben. In der therapeutischen Anwendung ist noch mehr Wert als sonst darauf zu legen, dass sie im Geist der Zusammenarbeit zwischen Patient und Therapeut geführt wird und in keiner Weise forciert werden soll.

Ein oberster Grundsatz sowohl für die Einleitung als auch für die gesamte Therapie ist, dass der Patient keine Fehler machen kann. Es ist Aufgabe des Therapeuten, sich auf die jeweils individuelle Situation und die Möglichkeiten des Patienten einfühlsam, verstehend und akzeptierend einzustellen, ihm dort zu begegnen, wo er sich befindet, und von dort aus den nächsten Schritt anzuregen.

Wie schon betont, ist bei der Einleitung das ritualisierte Vorgehen, d. h. die Beachtung der wiederkehrenden Elemente besonders wichtig. Der Anfänger muss darauf achten, dass er dem Patienten bei der Einleitung genügend Zeit lässt.

Durchführung und Vertiefung

Die Durchführung und die Vertiefung der Hypnose erfolgen ebenfalls wie im Kapitel 8 beschrieben. Während die Durchführung sich vorwiegend an den jeweils aktuellen therapeutischen Bedürfnissen orientiert, muss die Vertiefung wiederum deutlich dem Ritual folgen, wie es im Kapitel 8 für die tiefenpsychologischen Hypnosen beschrieben ist.

Bei allen längerfristigen Therapien ist die Vermittlung der Unterstufe des autogenen Trainings angebracht (Teil V, Kapitel 3), damit der Patient zu Hause ein selbstständiges therapeutisches Instrument zur Verfügung hat.

Bei der therapeutischen Arbeit empfiehlt sich anfangs öfters der Hinweis, dass Antworten auf Fragen des Therapeuten nicht logisch-rational »gesucht« werden sollen, sondern dass der Patient alle Gefühle, Vorstellungen, innere Bilder, Gedanken usw. (alles gilt!), die auftauchen, frei mitteilen darf, auch wenn er darin keinen Sinn oder Zusammenhang erkennt. Es ist Aufgabe des Therapeuten, damit richtig umzugehen.

Alle Äußerungen des Patienten sind sowohl in ihrer konkreten Aussage als auch auf ihrer symbolischen Bedeutungs- und Wirkebene zu betrachten. Oft werden vom Patienten scheinbar banale Erlebnisse geschildert, während andere, die im Lebenslauf einen hohen Stellenwert besitzen, ausgelassen werden. Die scheinbar banalen Erlebnisse beziehen ihren starken Gefühlsgehalt meist aus ihrer Symbolik. So schilderte einmal ein Patient:

Als Fünfjähriger habe er vor dem Haus Fußball gespielt und von seiner Mutter, die er im Erdgeschoss hinter dem Küchenfenster sah, ein belegtes Brot erbeten. Sie antwortete ihm aber durch das geschlossene Fenster, er solle hereinkommen, wenn er Hunger habe.

Diese banal scheinende Situation führte bei dem Patienten in der Hypnose zu einem äußerst starken Gefühlsausbruch, und er rief unter Tränen: »Sogar das ist ihr zu viel!« Die Vermutung, dass die Symbolik des geschlossenen Fensters und der Glasscheibe zwischen ihm und seiner Mutter die starken Emotionen ausgelöst hatte, bestätigte sich im weiteren Verlauf der Therapie: In der intrauterinen Phase hatte er auf die Frage nach seiner Mutter nur noch die Empfindung einer Glasscheibe.

In der tiefenpsychologischen Therapie werden die Schritte chronologisch gegangen, und zwar beginnend in der Gegenwart in Richtung auf die Vergangenheit. Wir verfolgen hier das Treppenprinzip. Das Ziel ist der tiefste Boden im Keller des Unbewussten. Um dorthin zu gelangen, müssen wir vorsichtig Stufe für Stufe hinabsteigen. Jede zu schnell gegangene Stufe birgt die Gefahr des Sturzes in sich.

Der Therapeut hat bei jeder Form der Hypnosetherapie immer die Mehrfachaufgabe, die jeweilige Übertragungsperson (-mutter) des Patienten zu repräsentieren, die therapeutische Aufarbeitung anzuregen und zu begleiten und durch sein Verhalten als akzeptierende »Idealmutter« entsprechende Defizite »aufzufüllen«.

Die therapeutische Aufarbeitung muss »phasenspezifisch« erfolgen, also der jeweils angesprochenen kindlichen Entwicklungsphase entsprechen. Z. B. ist es in der analen Phase nicht nur wichtig, ihren Verlauf und ihre Symbolik in der Lebensgeschichte des Patienten analytisch zu erfassen, sondern auch die Verarbeitung muss in diesem Fall »anal« betont sein, also z. B. auf das Eigenständigkeitspotenzial des Patienten abheben. Widerstände, wie sie insbesondere im Zusammenhang mit der analen Phase, aber auch in der gesamten Therapie auftauchen, dürfen keinesfalls »weghypnotisiert« werden, sondern sollen geduldig als vollwertiger Teil der therapeutischen Arbeit integriert werden.

Bei länger andauernden Therapien soll der Unterschied zwischen den fest wiederkehrenden Ritualschritten (Einleitung, Vertiefung usw.) und dem beweglichen therapeutischen Teil erkennbar sein, um die erwünschte therapeutische Entwicklung zu fördern. Dies kann in der Symbolik der therapeutischen Interventionen erkennbar werden, indem die Interventionen nicht einem starren Schema folgen, sondern kreativ und abwechslungsreich gestaltet sind.

Das oberste Grundprinzip der tiefenpsychologischen therapeutischen Aufarbeitung muss sein, alle Schritte der Lebensgeschichte, wie auch immer sie verlaufen sind, zur Akzeptanz zu bringen. Es soll eine Versöhnung mit der eigenen Lebensgeschichte und den beteiligten Menschen erreicht werden. Denn wer jemandem etwas nachträgt, trägt diese Last selbst und folgt unfrei dem nach, dem er nachträgt.

Rückführung und Nachbesprechung

Auch die Rückführung aus der Hypnose und die Nachbesprechung erfolgen wie im Teil III, Kapitel 2 beschrieben. Besonderer Wert wird hier wieder auf das ritualisierte Vorgehen gelegt. Der Patient soll auch hierfür genügend Zeit eingeräumt bekommen. Der symbolische Wert der Rückführung als Überleitung in den vigilanten Wachzustand nach und zwischen den Therapiesitzungen wird genutzt, um die wichtigsten therapeutischen Inhalte zu wiederholen und ggf. einen Leitgedanken zu verankern, wie es im Teil III, Kapitel 2 ausgeführt ist.

Die Nachbesprechung ist aus dieser Sicht eine Art zweiter Rückführungsstufe. Zugleich enthält sie Hinweise auf die kommende Sitzung und stellt auf diese Weise ein wichtiges Bindeglied zwischen den Sitzungen dar, wie auch die Vorbesprechung, die sich mehr auf die vergangene Sitzung hin und auf die Zeit von da bis heute orientiert. In diesem Sinn sind Vor- und Nachbesprechung rituelle Hilfsmittel, um die Empfindung für die Kontinuität der Therapie zu verbessern.

Hypnosedauer, Sitzungsanzahl und -frequenz

Dauer und Anzahl der notwendigen Hypnosesitzungen unter medizinischen Gesichtspunkten

Die Dauer tiefenpsychologischer Hypnosesitzungen liegt bei etwa 50 – 60 Minuten (siehe Teil III, Kapitel 2); bei mehr suggestiv orientierten Therapien bei 20 – 30 Minuten. Die Gesamtzahl der erforderlichen Hypnosebehandlungen und die dazwischen liegenden Zeitintervalle hängen von mehreren Faktoren ab, die keinen absoluten Aussagewert haben, sondern nur als ungefähre Richtschnur dienen können.

Eine kurzzeitig bestehende Störung mit eher dramatischer, stark scheinender Symptomatik ist meist schneller und leichter zu beeinflussen als eine länger bestehende, oft schwächer scheinende Symptomatik mit schleichendem Verlauf. Der Grund liegt wahrscheinlich darin, dass im zweiten Falle die autosuggestiven Einflüsse, die über einen längeren Zeitraum symptomengrafierend wirken konnten, stärker sind als im ersten und die störungsauslösenden Ursachen in sehr frühe Entwicklungsphasen zurückreichen. Die heftige Symptomatik drückt auch bereits eine starke Auseinandersetzung mit dem Konflikt aus, während der schleichende Verlauf auf stärkere Verdrängungen hinweist.

Bestimmte Krankheiten sind, abgesehen von der Schwere und Dauer der Symptomatik, leichter und schneller zu beeinflussen als andere, ohne dass dabei die Vordergründigkeit eines seelischen oder körperlichen Geschehens ausschlaggebend sein muss (siehe Teil V, Kapitel 4 und 5).

Die Motivation des Patienten spielt ebenfalls eine wichtige Rolle. Es kann allerdings von einem augenscheinlich starken Leidensdruck nicht unbedingt auch auf eine starke Motivation geschlossen werden. Oft ist eine Erkrankung auch Ausdruck einer unbewussten Selbstbestrafung, die ein der Heilung entgegenstehendes Hindernis darstellt, dessen Ausräumung dann eine Conditio sine qua non für den Therapieerfolg bedeutet. Wie entscheidend jedoch eine tatsächlich vorhandene Motivation den Therapieerfolg beschleunigen kann, wird in der Suchttherapie ersichtlich, wenn z. B. eine einzige Hypnose ausreicht, um einen jahrzehntelang bestehenden extremen Nikotinabusus für immer zu beenden, während bei zur Behandlung genötigten Gelegenheitsrauchern oft mehrere Sitzungen erforderlich sind.

Eine hohe Suggestibilität kann weniger Sitzungen erfordern, kann aber auch dazu führen, dass der Patient den störungsauslösenden Umwelteinflüssen, falls sie noch bestehen, schneller wieder erliegt, sodass häufigere Sitzungen nötig sind.

Bei Störungen und Erkrankungen, die bei einer sonst guten Lebensbewältigung relativ isoliert auftreten, ist oft eine *fokusgerichtete Therapie* ausreichend, die je nach individueller Situation zwischen einer und zwanzig Sitzungen erfordern kann.

Beeinträchtigt die Erkrankung die gesamte Lebensführung oder reichen die ersten Symptome sehr weit zurück, sollte von Anfang an eine *lebensgeschichtliche tiefenpsychologische Therapie* angestrebt werden. In diesem Fall gilt als Daumenregel, dass bei einer neurotischen Erkrankung in etwa so viele Sitzungen erforderlich sind, wie der Patient Jahre alt ist. Bei Tendenzen zum Borderline-Syndrom, bei zwanghafter und depressiver Struktur kann sich diese Zahl verdoppeln bis verdreifachen.

Für körperliche Erkrankungen gilt dasselbe, entsprechend den Krankheitsphasen, die den genannten seelischen gegenüberstehen. Als »Organneurosen« bezeichnet man aus dieser Sicht die entzündlichen (meist akuten) Erkrankungen und die »humoralen« toxischen Situationen, als »biologischen Schnitt« den Übergang zur zellulären toxischen Imprägnation und als »Organpsychosen« die schweren degenerativen (meist chronischen) Erkrankungen (siehe die Tabelle zur Symptomverschiebung auf Seite 368).

Sitzungsfrequenz

Der Zeitabstand zwischen den Anwendungen kann von mehrmals täglich bis zu einmal monatlich oder länger reichen. Als allgemeine Richtlinie empfiehlt sich jedoch, falls mehr als eine Behandlung erforderlich ist, den Abstand zwischen den Sitzungen relativ kurz zu halten. Dies gilt umso mehr, wenn der Patient unter einem starken Leidensdruck steht, andererseits soll nicht zwanghaft ein schneller Erfolg angestrebt werden. Dies könnte die Therapie blockieren, indem der mittels der Erkrankung unbewusst bekämpfte »Über-Ich«-Anteil zusätzlich gestärkt würde (siehe Teil V, Kapitel 1).

Es muss zudem bedacht werden, dass insbesondere bei der tiefenpsychologischen Hypnose, auch wenn die Sitzung nicht erkennbar dramatisch verläuft, sehr viele unbewusste Zusammenhänge berührt werden, die in der Zeit zwischen den Sitzungen im Alltag integriert werden müssen. Dies erfordert eine nicht zu unterschätzende Leistung des Patienten. Andererseits darf der Abstand auch nicht zu groß sein, um den emotionalen Anschluss nicht zu verlieren. Bei tiefenpsychologischen Sitzungen in Hypnose empfiehlt sich daher als Richtwert eine Sitzung pro Woche. Ein solcher natürlicher Rhythmus hat zusätzlich eine heilsame Symbolwirkung auf die Lebensrhythmik des Patienten.

Wird mehr suggestiv gearbeitet, können je nach Indikation eine bis mehrere Sitzungen täglich, wöchentlich oder monatlich erforderlich sein. Bei Notfallindikationen ergibt sich die Häufigkeit aus dem ersichtlichen Bedarf.

Beendigung der Therapie und Therapie-Zeitschema

Die Hypnosetherapie führt, stärker noch als andere länger andauernde psychotherapeutische oder somatische Behandlungen, auch zur Bildung einer persönlich-menschlichen Beziehung über die »objektive« therapeutische Zweckbeziehung hinaus. Dies gilt am stärksten für die tiefenpsychologische Therapie in Hypnose, da die therapeutisch notwendige Regression in die frühesten Entwicklungsphasen in der erforderlichen Intensität nur auf der Grundlage dieser menschlichen Zuwendung und Akzeptanz gelingen kann. Das therapeutische Abstinenzgebot verbietet allerdings engere soziale Kontakte, so lange die Therapie läuft.

Da die tiefenpsychologische Therapie in Hypnose ein symbolischer Nachvollzug eines gesunden Entwicklungsweges ist, gelten für Beendigung der Therapie ähnliche Maßstäbe wie beim Aus-dem-Hause-Gehen eines erwachsen gewordenen Kindes. Würde diese intensive Beziehung abrupt beendigt, könnte dies zu Trauerreaktionen führen und ein nachträgliches Fragezeichen für die Qualität der therapeutischen Zuwendung aufbauen. FREUD spricht in diesem Zusammenhang von einem Kastrationsproblem, das sich sowohl für den Patienten als auch für den Therapeuten ergebe. Jede länger andauernde Hypnosebehandlung soll daher »ausschleichend« beendet werden.

Die letzte Sitzung einer Behandlungsserie kann aus einem abschließenden Gespräch bestehen, in dem beide Seiten aus ihrer Sicht einen Überblick zum Therapieverlauf und zu dem Erreichten geben. Der Therapeut wird vielleicht nochmals einige wenige Schwerpunkte zusammenfassen, deren Beachtung er für die Zukunft besonders empfiehlt, und darauf hinweisen, dass er bei Bedarf jederzeit wieder zur Verfügung steht. Der Patient soll die Gewissheit erhalten, dass diese Beziehung nun nicht unwiderruflich beendet ist, sondern dass der Behandler im Hintergrund gegebenenfalls für ihn bereitsteht wie etwa ein Feuerlöscher (es ist gut, dass man ihn hat, aber besser, wenn man ihn nicht braucht). Andernfalls kann es dazu kommen, dass sich der Patient beim erneuten Auftreten von Krankheitssymptomen nicht mehr vorstellt, weil er die Kritik des Therapeuten befürchtet, kein »ideales Therapiekind« zu sein.

Oft kommt die Ablösung darin zum Ausdruck, dass der Patient in länger werdenden Abständen anruft, wobei er zuweilen unumwunden zugibt: »Ich wollte eigentlich nur Ihre Stimme wieder einmal hören, jetzt ist wieder alles in Ordnung.«

Ein durchschnittliches Zeitschema bei einer Kurzzeittherapie von fünfzehn Behandlungen kann etwa folgendermaßen aussehen:

Zehn bis zwölf Sitzungen im wöchentlichen Abstand, dann zwei bis drei Sitzungen im monatlichen Abstand und schließlich ein bis zwei Sitzungen im dreimonatigen oder halbjährlichen Abstand.

Für eine längerfristige tiefenpsychologische Therapie von z. B. fünfzig Sitzungen:

Zweiundvierzig Sitzungen im wöchentlichen Abstand, sechs Sitzungen im monatlichen Abstand, zwei Sitzungen im dreimonatigen oder halbjährlichen Abstand.

3. Die verschiedenen Verfahren der Therapie in der Hypnose

Mit der Arznei verhält es sich so: das wird aus ihr, was du aus ihr machst. – Das, was die Zähne kauen, ist nicht die Arznei. Diese ist für jedermann unsichtbar. Nicht auf den Leib, sondern auf die Kraft kommt es an.
PARACELSUS

Die autohypnotischen und die gemischt auto-/heterohypnotischen Verfahren

Auto- und Heterohypnose unter medizinischen Gesichtspunkten

Da einerseits, wie wir gesehen haben, prinzipiell jede Heterohypnose katalysatorisch über eine Autohypnose zu Stande kommt und andererseits eine reine Autohypnose undenkbar ist, da auch die autohypnotische Versenkung und die in ihr gegebenen Suggestionen letztlich auf Grund heterogenetischer Umwelteinflüsse zu Stande kommen, handelt es sich bei beiden Formen nicht um qualitativ völlig andersartige Zustände, sondern um quantitativ graduell verschiedene Formen des gleichen Phänomens.

Die Beherrschung autosuggestiver Verfahren, insbesondere des autogenen Trainings, kommt dem therapeutischen Ziel jeder heterohypnotischen Behandlung zugute, indem leichter tiefere Hypnosestadien erreicht und die therapeutischen Zielsetzungen autohypnotisch unterstützt werden können. Die Förderung der Mitarbeit und Selbstständigkeit ist darüber hinaus auch ein symbolisch wichtiges und wirksames Therapiemittel.

Andererseits kann auch eine heterohypnotische Unterstützung die Effektivität des autogenen Trainings beträchtlich steigern. E. KRETSCHMER und D. LANGEN haben in der *gestuften Aktivhypnose* beide Ansätze miteinander verbunden. In der folgenden Übersicht sind Vor- und Nachteile beider Ansätze, sofern sie isoliert zur Anwendung gelangen, zusammengestellt.

Vorteile	*Nachteile*
Autogene Verfahren	
Durch Mitarbeit des Patienten bessere Identifizierung mit dem Therapieziel und größerer Wunsch nach Erfolgserlebnis. Förderung der Unabhängigkeit, Eigenständigkeit und Selbstverantwortung. Keine Angst vor Beeinflussung durch den Therapeuten. Überall und jederzeit verfügbar.	Mehr eigene Zweifel an der Wirksamkeit. Bei ungenügender therapeutischer Überprüfung bzw. Beobachtung unter Umständen gefährlich, wegen der Möglichkeit, neurotische Zielsetzungen zu verfolgen. Lange Zeitspanne vom Erlernen bis zur Wirksamkeit. Meist schwächere Wirksamkeit. Im analytischen Bereich ist die Selbsterkenntnis durch fehlende Außenspiegelung erschwert.
Heterogene Verfahren	
Schneller Wirkungseintritt, daher bei akuten Störungen angezeigt. Meist stärkere Wirkung. Bessere therapeutische Beobachtbarkeit. Bei den tiefenpsychologischen Verfahren unverzichtbar, wo die Regression in frühe Phasen mit entsprechenden Übertragungsgefühlen therapeutisch notwendig ist. Bessere psychoanalytische Möglichkeiten durch die Außenspiegelung.	Widerstand gegen Fremdeinfluss. Bei alleiniger Verwendung mangelnde Förderung der Eigenverantwortung und schwächere Identifikation mit der Therapie, dadurch u. U. unbewusste therapiekonträre Autosuggestionen.

Das autogene Training

Das von dem deutschen Nervenarzt J. H. SCHULTZ begründete autogene Training hat heute zu Recht in der medizinischen Anwendung die weitaus größte Bedeutung unter den autohypnoiden Verfahren und wird hier entsprechend ausführlich vorgestellt (Literatur: DIEHL; LANGEN; LINDEMANN; ROSA; SCHULTZ; THOMAS u. a.).

Die Vorläufer des 1932 von SCHULTZ eingeführten autogenen Trainings sind die autosuggestiven Methoden E. COUES und die »progressive Relaxation« von JACOBSON (diese Methode lernte SCHULTZ allerdings erst nach Herausgabe seines Buches kennen).

Die ursprüngliche Bezeichnung lautete: »Das autogene Training der Selbsthypnose«. Wie daraus hervorgeht (autogen = von sich aus, Training = Durchführung von Übungen), handelt es sich hier um autohypnotisch durchgeführte Übungen. SCHULTZ geht von der ganzheitlichen Vorstellung aus, dass der menschliche Organismus in allen seinen Teilen eine Funktionseinheit bildet. Die autogen gegebenen Suggestionen von Entspannung und Schwere der Muskeln wirken demnach reflektorisch auf den Gesamtorganismus ein und bewirken eine hypnoide Umschaltung des gesamten Nervensystems. So ergaben auch die Forschungen von MAGNUS, dass der Tonus einer Muskelgruppe den der übrigen gesetzmäßig beeinflusst.

Die Übungen des autogenen Trainings erinnern in manchem an andere Meditationsverfahren und SCHULTZ war ein hervorragender Kenner sowohl der verschiedenen Hypnosetechniken als auch der östlichen Meditationsverfahren. Auf dieser Basis schuf er mit dem autogenen Training eine Methode der gezielten Selbsthilfe, die für jedermann einfach zu erlernen und universal einsetzbar ist. Sowohl im Bereich der Gesundheitspflege, der Leistungssteigerung, der Selbstentwicklung, der inneren Ruhe und überhaupt der Lebensqualität kann das autogene Training viel bewirken. Neben seiner leichten Erlernbarkeit hat es den weiteren Vorteil, dass es unabhängig von einer bestimmten Weltanschauung auch den Bereich der Meditation und Kontemplation erschließt.

Heute ist das autogene Training weltweit verbreitet. Im Leistungssport ist es nicht mehr wegzudenken, in der Schulung von Führungskräften der Wirtschaft hat es seinen festen Platz und viele Volkshochschulen und andere Weiterbildungsinstitutionen bieten regelmäßig Seminare an. Wünschenswert wäre, dass die Vermittlung dieses Verfahrens nicht nur auf besondere Zielgruppen und von sich aus Interessierte begrenzt bleibt, da es jedermann wesentliche seelische und körperliche Fähigkeiten und Erlebnisebenen erschließen kann, die sonst zeitlebens ungenutzt bleiben und verkümmern.

Meines Erachtens sollte das autogene Training Teil der Schulausbildung werden und jeder Lehrer und sonst pädagogisch Tätige sollte es vermitteln können.

Das autogene Training beinhaltet zwei voneinander weit gehend unabhängige Übungswege, die *Unterstufe* und die *Oberstufe*. Während die Unterstufenübungen ein autohypnotisches »Selbstentspannungsverfahren« mit Möglichkeiten autosuggestiver Beeinflussungen in allen Lebensbereichen sind, folgen die Oberstufenübungen im Wesentlichen ähnlichen Zielsetzungen und erbringen ähnliche Resultate wie östliche Meditationsformen.

Autogenes Training – Unterstufe

Die Unterstufe des autogenen Trainings (AT) sollte, wie schon erwähnt, jeder Patient erlernen. Das kann in Sonderfällen im Laufe der Therapie geschehen. Jedoch ist meist die Vermittlung in Gruppen vorzuziehen, da der Gruppeneffekt, das gemeinsame Üben, der Austausch von Erfahrungen usw. die Lernphase begünstigen. Gut ausgebildete Hypnosetherapeuten sollten auch als Seminarleiter für AT ausgebildet sein und sich den entsprechenden Weiterbildungsinstitutionen zur Verfügung stellen.

Verweist man seine Patienten an AT-Kurse, die man nicht selbst leitet, empfiehlt sich die Nachfrage, ob dort auch wirklich das AT nach SCHULTZ vermittelt wird, da bedauerlicherweise einige wenig hilfreiche und sogar gegen die Absichten des AT verstoßende Abwandlungen unter dieser Bezeichnung vermittelt werden.

Die Gruppengröße sollte in der Unterstufe bei etwa 12 bis maximal 24, in der Oberstufe nicht über 16 Teilnehmer liegen.

Die Vorbereitung des Übenden:
Der ersten Übung geht eine ausführliche Erläuterung des Verfahrens, seiner Möglichkeiten und Techniken und seines theoretischen Modells voran. Es gilt für das AT alles, was im Teil II des Buches zur Theorie erläutert wurde, sinnentsprechend ebenso, da es sich ja um eine Selbsthypnosemethode handelt.

Nach der Beantwortung von Fragen der Kursteilnehmer bzw. des Patienten kann mit dem Pendelversuch jeder selbst erleben, wie innere Vorstellungen unbewusst auf körperliche Vorgänge einwirken können.

Die Körperhaltung:
Das AT kann im Sitzen oder im Liegen durchgeführt werden. Wichtig ist vor allem, dass die eingenommene Stellung bequem und ohne Muskelanspannung beibehalten werden kann.

Im Liegen wird man deshalb die Rückenlage mit seitlich angelegten Armen und angenehm unterstütztem oder flach liegendem Kopf bevorzugen. Beengende Kleidungsstücke öffnet man oder legt sie ab. Beim Üben im Liegen ist es meist angenehm, sich zuzudecken.

Im Sitzen kann man sich in einem Sessel mit Kopfstütze bequem zurücklehnen und die Unterarme locker auf den Armlehnen oder auf den Oberschenkeln aufliegen lassen. Auf einem Stuhl oder Hocker nimmt man die so genannte Droschkenkutscherhaltung ein, die ein nahezu ermüdungsfreies, ungestütztes Sitzen ermöglicht, indem man den Oberkörper leicht nach vorn beugt und den Kopf auf die Brust sinken lässt (bei Verspannungen im Nackenbereich eher aufrechter), während die Unterarme bei leicht gegrätscht nebeneinander aufgestellten Beinen wiederum auf den Oberschenkeln liegen. Die Augen sind bei allen Stellungen geschlossen.

Die Durchführung der Übungen:
Nachdem die entsprechende Stellung eingenommen wurde, erfolgt eine passive Konzentration auf die Formel der jeweiligen Übung, indem man sich diese Formel vorstellt bzw. im Geiste hersagt. Wichtig ist, sich wörtlich genau an den Formelinhalt zu halten. Die Verwirklichung des Formelinhalts soll keinesfalls erzwungen werden, also nicht durch aktive Leistung zu

Stande kommen, da sonst eine zu starke Aktivierung der linken Großhirnhemisphäre die Versenkung und ihre Leistungen behindert.

In der Lernphase ist jedes Ergebnis zu akzeptieren. Nur die Regelmäßigkeit des Übens sollte willentlich gesteuert werden.

Das Zurücknehmen:
Wie bei anderen Hypnoseverfahren müssen die Zwecksuggestionen nach Beendigung der einzelnen Übungen desuggeriert und der hypnotische Bewusstseinszustand zurückgenommen werden. Da das autogene Training selbstständig durchgeführt wird, muss dieser Punkt den Übenden besonders einprägsam erläutert werden, um Gefahren im Alltagsleben durch mangelnde Vigilanz auf Grund ungenügenden Zurücknehmens zu vermeiden.

Da es sich beim AT um eine Selbstversenkung durch reflektorische Ausbreitung einer vorgestellten Muskelentspannung handelt, wird dementsprechend die Rücknahme über eine Muskelanspannung durchgeführt.

Bei noch geschlossenen Augen werden die Hände fest zu Fäusten geballt und die Unterarme drei Mal hintereinander kräftig und ruckartig bis zu einem gedachten Anschlag an die Schultern geführt. Abschließend wird mit der Vorstellung »Ich bin frisch und munter« tief eingeatmet, dann erst öffnet man die Augen, atmet aus und nimmt die normale Haltung ein.

Das Zurücknehmen wird grundsätzlich nach jeder Übung durchgeführt, außer wenn sich an das AT eine längere Ruhe von mindestens drei Stunden anschließt. Es muss also nicht zurückgenommen werden, wenn das AT z. B. abends vor dem Einschlafen durchgeführt wird.

Da es anfangs schwer erkennbar ist, dass man sich in einem Versenkungszustand befindet – man ist ja weiterhin seiner selbst und seiner Umgebung bewusst –, darf man keinesfalls ohne Zurücknehmen die Übung beenden, weil man glaubt, es hätte sich nichts verändert. Besonders wenn anschließend eine schnelle Reaktion erforderlich ist, z. B. beim Autofahren, könnte dies gefährlich sein.

Die Übungshäufigkeit und -dauer:
Täglich soll drei Mal trainiert werden. Die Übungsdauer beträgt anfangs etwa zwei bis drei Minuten, wenn man alle Übungen gut beherrscht, drei bis fünf Minuten. Bei Bedarf, z. B. als gezielte seelisch-körperliche Ruhephase, kann auch länger geübt werden, dies ist jedoch erst zu empfehlen, wenn man das AT schon mindestens drei Monate übt.

Generell gilt der Grundsatz, dass ein häufigeres kürzeres Üben sinnvoller ist als ein selteneres längeres Üben. Das AT lebt sozusagen von der Häufigkeit des Übens und weniger von der Intensität der einzelnen Übung, da ja die einzelnen Übungen als bedingte Reflexe konditioniert werden sollen. Es ist also ähnlich wie beim Erlernen einer Sprache. Man beherrscht sie erst dann gut, wenn man sie sprechen und verstehen kann, ohne sie übersetzen zu müssen, und man verliert diese Fähigkeit, wenn man sie »in die Schublade legt«. So sollte auch das AT zeitlebens trainiert werden und nicht nur, wenn ein Sonderbedarf ansteht.

Jede einzelne Übung sollte etwa acht bis vierzehn Tage trainiert werden, bis man zur nächsten übergeht. Das Erlernen der Unterstufe dauert zwei bis drei Monate.

Relativ häufig kommt es vor, dass im AT anfangs das Zeitgefühl verloren geht, bis man die Funktion der »inneren Uhr« entwickelt hat. Morgens soll daher nicht im Bett geübt werden, um nicht unplanmäßig wieder einzuschlafen. Stellt man fest, dass die Übungen wesentlich länger dauern, als man vorgesehen hatte, kann sich anfangs empfehlen, die Zeit mit einem Wecker auf 5 bis maximal 10 Minuten zu begrenzen.

Die Nachbesprechung:
Wie auch bei der Heterohypnose erfolgt beim AT eine Nachbesprechung der unter therapeutischer Aufsicht durchgeführten Übungen. Die vom Übenden gut empfundenen Gefühle werden durch positives Feed-back verstärkt. Auch die zu Hause durchgeführten Übungen werden jeweils zu Beginn der nächsten Stunde besprochen. Hierfür kann eine Protokollführung sinnvoll sein.

Wird bei den ersten Übungen wenig empfunden, ist das kein Grund zur Entmutigung, da ja die Übungshäufigkeit zum Erfolg führt.

Übende, die konstant »gar nichts« empfinden und dies betont äußern, aber auch die zu sehr Bemühten, die meist mehr erwarten und vor allem mehr von sich verlangen, als eigentlich vorgegeben ist, und deshalb ihre Empfindungen »übersehen«, können mit der so genannten *Sesselbefragung* auf den richtigen Weg gebracht werden. An einem Beispiel soll die Sesselbefragung verdeutlicht werden. Nehmen wir an, ein Patient äußert nach wiederholter Übung der ersten Formel »Der rechte Arm ist ganz schwer«, dass er gar nichts empfinden könne. Man lässt dann den Patienten bei geschlossenen Augen die Sitzstellung des AT einnehmen und fragt ihn, wo er seine Arme habe. Die Antwort heißt natürlich: »Auf den Oberschenkeln.« Nun fragt man ihn, woher er das wisse. Meist wird er antworten: »Weil ich sie selbst dahin gelegt habe.« Man fragt ihn dann weiter, ob er es auch bemerken würde, dass seine Arme auf den Oberschenkeln liegen, wenn er nicht wüsste, dass er sie dorthin gelegt hat, und wenn ja, wie er das fühlen könne. Entweder direkt oder auf Umwegen kommt früher oder später die sinngemäße Antwort: »Weil die Arme auf die Schenkel drücken.« Damit hat er seine Empfindung der Armschwere bestätigt, und dies wird ihm meist im gleichen Augenblick selbst klar. Dieses Erfolgserlebnis wird oft hinterfragt, indem der Übende sagt, das würde er auch ohne AT fühlen. Indem erklärt wird, dass das Schweregefühl, wie alles, was im AT erlebt wird, physiologisch begründet ist und dass es nur darauf ankomme, sich auf das ohnehin vorhandene natürliche Schweregefühl zu konzentrieren, ist dann meist der Weg gebahnt, die Übung so einfach zu nehmen, wie sie wirklich ist. Die Ausführlichkeit der Sesselbefragung, das unmittelbare Erleben und ihr »Aha-Effekt« bewirken einen sehr viel besseren Lernerfolg als rein theoretische Erklärungen.

Die Übungen

Ruhetönung:
Die Ruhetönung ist eine Art Vorübung und geht stets allen anderen Übungen voran. Der Trainierende stellt sich die Formel »Ich bin ganz ruhig« vor. Wie bereits bei der Hypnoseeinleitung beschrieben, kann es hilfreich sein, diese Übung über die Atmung zu erleichtern, indem man die Konzentration auf die Atmung hin und damit von den Vorstellungsinhalten des Alltags weglenkt. Bei Patienten mit Atemproblemen muss die Ruhevorstellung abstrakt bleiben, ohne symbolische Verbindung zur Atmung.

Wie jede andere Übung sollte die Formel »Ich bin ganz ruhig« ungefähr eine Minute konzentriert werden.

Die physiologischen Grundübungen der Unterstufe:
Nach der jeweils vorangegangenen Ruhetönung »Ich bin ganz ruhig« folgen die Schwerevorstellungen. Die erste Übung heißt: »Der rechte Arm ist ganz schwer.« Bei der Vermittlung ist es wichtig, den Übungen ihren autogenen Charakter zu belassen und nach den erforderlichen Erläuterungen nicht vorzusprechen. Die Übenden sollen den Formelinhalt selbstständig imaginieren. Die Abstände zwischen den jeweiligen weiterführenden Übungen sollen ein bis zwei Wochen betragen, sodass der Übende jede Übung zu Hause zwanzig- bis vierzigmal durchgeführt hat, bevor er zur nächsten übergeht.

Die zweite Übung »Beide Arme sind ganz schwer« löst die erste Übung ab, die damit wegfällt. Auch hier wird, wie bei allen weiteren Übungen, die Ruhetönung an den Anfang gestellt. Wenn in der ersten Schwereübung das Schweregefühl im linken statt im rechten Arm verstärkt empfunden wird (oft bei umerzogenen Linkshändern) oder von Anfang an in beiden Armen gleich empfunden wird, kann sofort auf die zweite Schwereübung übergegangen werden.

Die dritte Schwereübung »Arme und Beine sind ganz schwer« ersetzt wiederum die zweite und wird nach ihrer Realisierung abgelöst von der vierten, »Ganzer Körper schwer«. Empfindet der Übende dieses generalisierte Schwereerlebnis, kann es in verkürzter Form durch die Übung »Schwere« konzentriert werden. Inzwischen wird der Übende meist auch so weit sein, dass man die Formel »Ich bin ganz ruhig« durch »Ruhe« ersetzen kann.

Nach Abschluss dieser ersten Stufe übt man also jeweils etwa eine halbe bis eine Minute »Ruhe« und dann »Schwere«. Diese Übungen gehen nun allen folgenden immer voran.

Auf die gleiche Weise wie die Schwereempfindung wird daraufhin die *Wärmeempfindung* konditioniert. Auch hier geht es nicht etwa um die Erzeugung einer besonderen Wärme oder gar Hitze, sondern um die bewusste Konzentration auf die vorhandene Körperwärme.

Nach »Ruhe-Schwere« folgt: »Der rechte Arm ist ganz warm.« Unter jeweiligem Weglassen der vorhergehenden Wärmeübung wird dann wieder über »Beide Arme sind ganz warm«, »Arme und Beine sind ganz warm« und »Ganzer Körper warm« fortgeschritten bis zur Abkürzung der Formel in »Wärme«. Selbstverständlich ist auch hier der individuelle Fortschritt in der Realisierung der vorgegebenen Empfindungen der Maßstab für die Schnelligkeit des Vorgehens. Frauen mit klimakterischen Hitzewallungen empfinden die Wärmekonzentration manchmal unangenehm. Es kann dann statt »...ganz warm« »...angenehm warm« konzentriert werden.

Mit der Übungsfolge »Ruhe-Schwere-Wärme«, die innerhalb von ein bis zwei Monaten erlernt sein sollte, beherrscht der Patient die physiologischen Grundübungen des AT.

Die Organübungen der Unterstufe:
An die physiologischen Grundübungen, die allen weiteren Übungen des AT vorangehen, schließen sich die Organübungen an. Diese bestehen in einer gelassenen Konzentration auf die Empfindung von Herz, Atmung, Bauchraum (Sonnengeflecht) und Kopf. Weil damit gleichzeitig eine Erhöhung der Aufmerksamkeitsspannung in Richtung auf das angesprochene Organ verbunden ist, sollte beim AT bei einer vorhandenen Organstörung die entsprechende Übung nur »nebenbei« und der Vollständigkeit halber für einige Sekunden »angeübt« oder zunächst auch ganz ausgelassen werden (im Gegensatz hierzu kann bei der Heterohypnose auch anders verfahren und der direkte Weg beschritten werden). Ein Asthmatiker sollte also die Atemübung nicht betonen, ein Herzkranker nicht die Herzübung usw. Vor allem dürfen die Übungen nicht mit dem willentlichen Vorsatz, die entsprechenden Organfunktionen zu beeinflussen, durchgeführt wer-

den. Die Willenskonzentration stört eher und die Normalisierung der Organfunktion, soweit sie durch das AT möglich ist, erfolgt ohne besonderen Vorsatz meist allmählich von selbst. Bei starken Störungen kann es empfehlenswert sein, die entsprechende Organübung wegzulassen und evtl. in einer therapeutischen Intervention die unbewussten Ursachen aufzuarbeiten.

Die Fortführung nach »Ruhe-Schwere-Wärme« bildet als erste Organübung die Formel *»Die Atmung ist ganz ruhig«.* Sie kann auch als »Es atmet mich« geübt werden. Hierdurch wird gut ausgedrückt, dass man sich der natürlichen Atmung ruhig und gelöst hingibt. Die Konzentration kann sich auf die Empfindung des Einströmens und Ausströmens des Atems, auf das Heben und Senken des Brustkorbs usw. richten.

Alle Organübungen werden nach dem Erlernen beibehalten, die Übung verlängert sich also mit jeder dazukommenden Formel.

Die zweite Organübung heißt*: »Das Herz schlägt ruhig und kräftig.«* Wird das Wort kräftig als unangenehm empfunden, wenn z. B. der Übende einen sich ab und zu störend bemerkbar machenden kräftigen Herzschlag hat, wählt man besser die Formel *»Das Herz schlägt ruhig und regelmäßig«.* Um das Herzgefühl, über welches die meisten Menschen nicht verfügen, leichter bewusst zu machen, kann während der ersten Übungen, die dann besser im Liegen durchgeführt werden, von Beginn an die rechte Hand locker über der Herzgegend ruhen.

Die Herz- und die Atemübung können auch in der Reihenfolge ausgetauscht werden, also zuerst die Herz-, dann die Atemübung. Diese Reihenfolge schließt sich physiologisch an die Wärmeübung an und wird meist als sehr angenehm empfunden. Zudem steht der Atemrhythmus vom Tempo her zwischen dem sehr viel schnelleren Herzrhythmus und dem noch langsameren Darmrhythmus (Bauchübung).

Als dritte Organübung kommt hinzu*: »Das Sonnengeflecht ist strömend warm.«* oder *»Der Bauch ist strömend warm.«* Der Übende sollte dabei wissen, dass es sich beim Sonnengeflecht (Solarplexus) um das größte vegetative Nervenzentrum des Menschen handelt, das fast alle Bauchorgane steuert. Auch diese Übung wird in der Lernphase ratsamerweise ab und zu im Liegen durchgeführt. Oft bestehen zu Beginn Schwierigkeiten, die Wärme zu empfinden, da der Bauch mit sexuellen Vorstellungen assoziiert wird (das Sonnengeflecht versorgt auch die Geschlechtsorgane) und die weit verbreitete Sexualprüderie Hemmungen bewirkt. Diese Übung verfolgt vor allem die Absicht, von einer überintellektualisierten Einstellung zur Annahme einer natürlichen Leiblichkeit zurückzufinden. Ihre große Bedeutung wird auch klar, wenn man sich vergegenwärtigt, dass die Bauchorgane wichtige symbolische Bezugspunkte für psychosomatische

Wechselwirkungen sind, deren Normalisierung tief greifende Heilreize bewirken kann.

Die vierte und letzte Organübung heißt: *»Die Stirn ist angenehm kühl.«* Die Stirnkühle wird als Gegensatz zur Wärme des Körpers empfunden und symbolisiert gewissermaßen die Kühle des Intellekts gegenüber der Wärme der körperlichen Funktionen, aber auch eine gewisse Minderung der Tätigkeit des Bewusstseins (Kühle entspricht schwächerer Durchblutung) und damit die Umschaltung auf das Vegetativum im Sinne der Leerhypnose.

Missempfindungen, die während der Organübungen auf Grund affektiver Besetzung eines Wortes oder eines ganzen Formelinhaltes bei einzelnen Übenden auftreten, können durch individuelle entsprechende Umredigierung der Formel beseitigt werden, wie es am Beispiel der Herzübung geschildert wurde. Bei Patienten mit Migräne sollte statt der Stirnkühle geübt werden: »Der Kopf ist frei und leicht.«

Grundsätzlich sollte aber auf Grund der Tatsache, dass J. H. Schultz seine Formeln und sein Vorgehen nach reicher Erfahrung und reiflicher Überlegung festgelegt hat, von dem von ihm vorgezeichneten Weg nur in begründeten Fällen abgewichen werden. Solche Ausnahmefälle zu erkennen und dann entsprechend zu reagieren ist allerdings eine der Hauptaufgaben des Therapeuten bei der Vermittlung des AT.

Die Organübungen müssen jeweils ein bis zwei Wochen trainiert werden, bevor mit der nächsten Übung weitergegangen wird. Bestehen »Überleitungsschwierigkeiten« zwischen den einzelnen Formeln, kann jeweils »Ich bin ganz ruhig« oder »Ruhe« dazwischen eingeschoben werden. Jede einzelne Organübung dauert etwa eine Minute.

Bei der Organübung der Stirnkühle kann es bereits zu optischen Wahrnehmungen während des Trainings kommen, wie sie in der Oberstufe auftreten. Auch hieran ist ersichtlich, dass Schultz mit seinem autogenen Training keine künstliche Methodik, sondern eine folgerichtig aufgebaute, gleichsam der Natur abgelauschte Versenkungsform vorgestellt hat.

Die formelhaften Vorsatzbildungen:

Wenn der Patient die physiologischen Grundübungen und die Organübungen ausreichend gut beherrscht (meist nach zwei bis drei Monaten), können spezifische Konzentrationsziele und Suggestionen, abgestimmt auf die besonderen individuellen Wünsche des einzelnen Übenden, in das Training einbezogen werden.

Man nennt diese individuellen Übungen »formelhafte Vorsätze«. Sie werden anschließend an die Stirnübung geübt und ggf. nicht nur wörtlich konzentriert, sondern bildlich vorgestellt. Die Regeln für die Formulierung der formelhaften Vorsätze sind im Wesentlichen die gleichen wie bei den hypnotischen Suggestionen (Teil III, Kapitel 2). Im Gegensatz zu den heterohypnotischen Suggestionen werden die Vorsatzbildungen aber in der Gegenwartsform gebildet, falls das Zeitwort nicht ohnehin auf Grund der angestrebten Kurzform wegfällt.

Die Abfassung der Formeln sollte möglichst der Übende nach Vermittlung der Regeln selbst übernehmen. Der Kursleiter bzw. Therapeut kann in Abstimmung mit ihm redigierend unterstützen.

Nochmals zur Wiederholung die wichtigsten Grundregeln für die Formulierung:

Positive Formulierung (keine Verneinungen wie »nicht«, »ohne« oder »kein«, keine die ursprüngliche Wortbedeutung umkehrenden Vorsilben wie »un-« und »ent-«; nur Wörter mit positiv besetztem Sinn), *kurze, einprägsame Formulierung* (überflüssige Wörter weglassen; leicht verständliche Wörter verwenden; evtl. Reim oder Stabreim und Rhythmus beachten), *Formulierung in der Gegenwartsform* (die Formeln sollen als Gegenwart *vorgestellt* werden, nicht als etwas, was man willentlich herbeiführen will).

Mit etwas Übung kann jeder selbst die Abfassung übernehmen. Beispiele sind: »Ruhe und Gelassenheit in jeder Situation« oder »Sicherheit und Selbstvertrauen lässt mich in die Zukunft schauen«. Anfangs sollte nur eine individuelle Formel geübt werden, später kann eine weitere dazu genommen oder, nach dem erreichten Erfolg, eine neue eingeführt werden. Wer die Unterstufe des autogenen Trainings bereits gut beherrscht, kann sich mittels der formelhaften Vorsatzbildung auch sofort wirksame Suggestionen, z. B. zur Schmerzlinderung, erteilen.

Die Leistungen der Unterstufe:

Mit dem AT wird auch ohne gezielte entsprechende Übung eine allgemeine Harmonisierung und Stressminderung in allen Lebensbereichen erzielt. Auf Wunsch kann der Übende aber auch eine gezielte Beruhigung in besonderen Lebenssituationen erzielen, allein schon, indem er sich die Formel »Ich bin ganz ruhig« vergegenwärtigt. Im Gegensatz zum bewussten Versuch des Niederkämpfens von Gefühlswallungen erzeugt diese Übung keine Gegenspannung, sondern es wird durch die tatsächlich erzielte seelisch-körperliche Gelöstheit der Affektwelle sozusagen der Resonanzboden entzogen. In den meisten »akuten« Situationen kann natürlich nicht die typische Übungshaltung eingenommen werden. SCHULTZ empfiehlt in solchen Fällen die so genannte *Teilentspannung*. Diese kann man bewusst herbeiführen, indem man beim Ausatmen im Stehen (oder Sitzen) den Schultergürtel passiv nach vorn absinken lässt. Dadurch kommt es zu einer Entspannung im Schulternackenfeld, die sich reflektorisch über den ganzen Organismus ausbreitet. Die vorgestellte Formel »Ich bin ganz ruhig« oder auch nur »Ruhe«

unterstützt den Entspannungsvorgang. Auch nach einer solchen Übung sollte zurückgenommen werden. Das kann in diesem Falle mit einer isometrischen, äußerlich nicht erkennbaren Muskelanspannung z. B. der rechten Faust erfolgen (etwa 5 Sekunden die Faust fest anspannen).

Allein schon auf Grund des erreichten hypnoiden Zustandes und der damit verbundenen Selbstruhigstellung kommt es zu einer intensiven Erholung. Dies kann auch in Phasen erhöhter körperlicher Anspannung oder mangelnden Schlafes genutzt werden, indem durch prophylaktische oder eingeschobene Übungen die körperliche und geistige Spannkraft zunimmt.

Mit gezielten formelhaften Vorsatzbildungen lassen sich sogar Sinneserlebnisse beeinflussen. Die Konzentration auf bestimmte Empfindungen kann wesentlich gesteigert werden, und es wird dadurch ein bewusstes, intensives, tiefes Erleben erwünschter Eindrücke ermöglicht. Andererseits können unerwünschte Empfindungen stark reduziert oder ausgeschaltet werden. Zur Erzielung von Analgesie empfiehlt sich z. B. bei Schmerzen der äußeren Körperregionen der Vorsatz: »Die Backe [Trigeminus] ist ganz kühl.« Bei inneren Schmerzen kann eine Hyperämie als auslösende Entspannungsreaktion durch den Vorsatz »Der Magen ist strömend warm und frei« erzeugt werden. Wie bei der Procaininjektion nach HUNEKE kommt es zu einem reflektorisch wirkenden Entspannungsfeld, das die Spannung als wesentlichen Bestandteil des Schmerzphänomens lösen kann.

Eine Steigerung der Sinneserlebnisfähigkeit und damit z. B. auch des künstlerischen Empfindens lässt sich auch in der Innenschau erreichen, allerdings noch deutlicher in der Oberstufe.

Durch die Übungen können Erinnerungsleistungen gezielt verbessert werden. Meist genügt hierfür nach der vorherigen Wachkonzentration auf den gesuchten Begriff oder Gegenstand eine allgemeine, möglichst tiefe Versenkung.

Weiterhin kann durch das AT die allgemeine persönliche Leistungsfähigkeit auf künstlerischen, beruflichen, schulischen, sportlichen und anderen Gebieten erheblich gesteigert werden. Dies beruht zum einen darauf, dass hinderliche Hemmungen und Ängste abgebaut werden, zum anderen darauf, dass eine verbesserte Konzentration auf die gewünschte Leistung ermöglicht wird.

Die therapeutischen Leistungen der Unterstufe des AT ähneln im Wesentlichen denen der anderen Suggestionstherapien. Sie erstrecken sich über die allgemeine Gesundheitspflege hinaus auf weite Bereiche körperlicher und seelischer Störungen. In der Natur des AT liegt es, dass es auf Grund der relativ langen Zeitspanne vom ersten Üben bis zum Beherrschen nicht für akute Vorgänge eingesetzt werden kann, wenn es der Patient nicht schon beherrscht.

Außer Zweifel steht wohl auch, dass der Einfluss der heterohypnotischen Suggestion tiefreichender ist, einerseits wohl auf Grund der damit erreichbaren tieferen hypnotischen Stadien, andererseits liegt ein Grund vielleicht darin, dass unser Organismus im Laufe seiner Entwicklungsgeschichte gelernt hat, die Bedeutung von Veränderungen der äußeren Einflüsse sehr hoch zu bewerten, während die inneren Bedingungen relativ konstant blieben und damit weniger Beachtung verlangten.

Autogenes Training – Oberstufe

Die Zielsetzung der Oberstufe geht in Richtung Meditation und Innenschau. Bis zu einem gewissen Grade kann auch eine tiefenpsychologische Selbsterkenntnis damit gefördert werden. Vor allem nach einer Therapie eignet sie sich zur fortführenden Begleitung eines gesunden Entwicklungsweges. Aber auch für jedermann eignet sich die Oberstufe, um die in unserer Kultur unterbewerteten wichtigen Bereiche der Meditation und Kontemplation in das Leben einzubeziehen und um die individuelle Kreativität zu fördern.

Das Erlernen der Oberstufe setzt ein ausreichendes Beherrschen der Unterstufe voraus, das normalerweise nach drei bis sechs Monaten erreicht ist. Die physiologischen Grundübungen der Unterstufe sollten in etwa einer Minute realisiert werden können. Die Oberstufenübungen erfordern eine Versenkungsdauer von zwanzig bis dreißig Minuten und sollten möglichst täglich einmal durchgeführt werden. Vorzugsweise wählt man dafür eine eher »wache« Tageszeit.

Die verschiedenen meditativen Übungen der Oberstufe werden nicht hintereinander, sondern wahlweise eingesetzt. Für das Erlernen empfiehlt es sich, die Übungen in der unten angegebenen Reihenfolge jeweils ein bis zwei Wochen täglich durchzuführen (also dieselbe Übung mit Abwandlungen sieben- bis vierzehnmal).

Nachdem die Unterstufenübungen realisiert sind, wird die Oberstufe durch die von der Fixationseinleitung bei der Hypnose und anderen Meditationsverfahren her bekannte Blickrichtung der Augen nach oben innen angebahnt. Bei geschlossenen Augen blickt man sozusagen auf den Punkt zwischen den Augenbrauen und lässt dann die Augen nach wenigen Sekunden wieder in ihre normale Position zurückgleiten. Hierdurch wird schnell eine erhebliche Vertiefung des Hypnoids erreicht, wodurch auch die Leistungen der Unterstufe intensiviert werden können.

Soll der besondere seelische Versenkungszustand als Ausgangsbasis für eine Innenschau und meditative Versenkung benutzt werden, wird die Oberstufe dann folgendermaßen weitergeführt:

Die erste Übung, die *Farbschau,* soll nach und nach das innere Sehen trainieren, aber auch bereits die symbolische Bedeutung der Farben und die ihnen unbewusst zugeordneten Empfindungen erkennen helfen. Es wird dabei versucht, das innere Gesichtsfeld (bei geschlossenen Augen) mit einer zunächst beliebigen Farbe auszufüllen. Die Farbe kann man sich fest vorgeben oder aber auch einen sich von selbst einstellenden Farbeindruck abwarten. Die imaginierte Farbe erscheint bei den einzelnen Übenden in den verschiedensten Formen: als atmosphärisches Blau, als blauer Himmel, als Rotlicht oder auch als farbiger, meist in den Umrissen unbestimmter Gegenstand usw. Die sich ohne Vorgabe einstellenden Farben werden als »*Eigenfarbe*« bezeichnet und sind in diesem Sinne psychoanalytischer Deutung zugänglich. Oft erscheint eine ganz andere als die bewusste »Lieblingsfarbe« als Eigenfarbe.

Als Weiterführung können in folgenden Übungen alle Spektralfarben eingestellt werden, bis man in der Lage ist, sich die gewünschten Farben vorzustellen.

Prinzipiell gelten in der Oberstufe alle Ergebnisse der Innenschau, auch wenn sie nicht mit dem inneren Auge gesehen werden, sondern nur als Gedanke auftreten. Das innere Sehen entwickelt sich umso eher, je weniger man es herbeisehnt. Da der Gedanke ohnehin mit symbolischen Bildern entsprechend verknüpft ist, ist er für die analytische Betrachtung gleichwertig.

Bei der analytischen Verwertung der Farberlebnisse spielt selbstverständlich neben den Farben auch die Art der Erscheinung bzw. der Formen und Gegenstände, an die sie eventuell gebunden sind, eine Rolle. Bei allen Übungen sollte auch auf die Gefühle geachtet werden, die meditative Vorstellungen begleiten. Für die Farbschau werden durchschnittlich etwa drei Wochen Übung benötigt.

Diese Übung erreicht eine außerordentliche symbolische Tiefe und erinnert an die mystischen Farbeindrücke des mittelalterlichen Philosophen Jakob BÖHME (1575-1624). Oft habe ich schon erlebt, dass Patienten, die vorher nur noch vom Alltag gefesselt waren, dann plötzlich wieder eine Blume sehen und sich darüber freuen konnten. Auch die weiteren Übungen der Oberstufe entwickeln nicht nur das innere Auge, sondern öffnen auch den Blick für die so genannte Außenwelt auf eine lebendige Weise.

Als zweite Meditationsaufgabe folgt die *Objektschau*. Die Übenden sollen dabei bestimmte Objekte vor ihrem geistigen Auge erscheinen lassen. Macht diese Aufgabe anfangs Schwierigkeiten, kann man, wie bei der Farbschau, zuerst beliebige Objekte erscheinen lassen und nach dem Gelingen dieser Versuche zu bestimmten Vorstellungen übergehen. Auch die eingehende Betrachtung eines Gegenstandes vor der Übung trägt dazu bei, dass dieser dann während der Übung »vor dem geistigen Auge« leichter erscheint, indem er sozusagen erinnert wird. Diese schon in alten buddhistischen Meditationsübungen empfohlene Konzentrationsübung mit offenen Augen kann auch zum besseren Gelingen der Farbschau beitragen. Als schöner Nebeneffekt stellt sich bald eine allgemeine Schärfung der Beobachtungsgabe ein. Meist dauert es vier bis sechs Wochen, bis die Objektschau befriedigend gelingt.

Diese Übung ist die Vorstufe für das nun folgende *Sehen von abstrakten Begriffen* wie »Zufriedenheit« oder »Glück«. Die durch die abstrakte Objektschau erhaltenen Resultate lassen sich bereits im Sinne der Tagtraumtechnik symbolhaft deuten und auswerten und stellen in vielen Fällen schon traumähnlich ein kathartisches Erleben, d. h. Verarbeiten, dar.

Danach folgt das *Erleben des Eigengefühls*. Der Übende versucht, sich den von ihm erwünschten Gefühlszustand bildhaft vorzustellen. Die erhaltenen Bilder geben vielfältige Anhaltspunkte zu einer analytischen Deutung und Aufarbeitung. Die Übenden sind inzwischen meist weit genug fortgeschritten, um selbst die Inhalte ihrer Innenschau in ihren Bedeutungen zu erfassen, und kommen so zu einer intensiven Erfahrung, die sich auch positiv in ihrem Alltagsleben auswirkt.

Als Nächstes wird die Einfühlungsfähigkeit in *andere Menschen* entwickelt, indem sich der Übende einen zunächst beliebigen anderen Menschen so plastisch und lebendig wie möglich vorzustellen versucht. Meist gelingt dies anfangs besser mit relativ gleichgültigen als mit nahe stehenden Menschen. Dabei erscheinen die Vorgestellten plastisch und handelnd ähnlich wie im Traum. Diese Technik kann genutzt werden, um durch das öftere Vorstellen von Personen, zu denen die Beziehungen affektbesetzt sind, eine reinigende Neutralisierung zu erreichen, aber auch, um anhand der Beobachtungen Rückschlüsse auf das eigene Wesen zu ziehen.

Als fortgeschrittenste Oberstufenübung folgen die Fragen an die Versenkung. Ähnlich wie östliche Meditationsformen zielt die Oberstufe des autogenen Trainings nicht nur auf eine Bewältigung alltäglicher Problemstellungen, sondern auf eine Erfassung des Menschseins und auf individuelle Erkenntnisbildung, also auf die Bildung einer Weltanschauung.

In klaren Worten weist J. H. SCHULTZ darauf hin, dass das Ziel der Psychotherapie nicht damit erfüllt sein kann, wenn störungsfreies Leisten und Genießen wieder hergestellt wurde. Er erkannte in der Nichtbewältigung existenzieller Fragen eine ständige Gefahr zur Neurosenbildung und stellte deshalb eine sechsfach gestufte Aufgabenliste auf, deren Forderungen mit der Oberstufe des autogenen Trainings bewältigt werden können.

Als diese sechs »Existenzialwerte« sieht er folgende an: »Mens sana in corpore sano«, der gesunde Geist im gesunden Körper, steht als erste Voraussetzung allen weiteren voran. An zweiter Stelle nennt er die störungsfreie Betätigung in Leistung und Genuss als individuelles Glück und an dritter Stelle die kollektive Vernunft mit dem Ziel der Sicherheit. An vierter Stelle kommt die so genannte Todessicherheit auf Grund der Überzeugung der kosmischen Behauptung, also die Sicherheit auch angesichts des Todes, die letztlich zu einer individuellen Weltanschauung hinführt. Fünfte Aufgabe ist die Selbsterkenntnis mit dem Ziel der Freiheit. Auf der Erlangung dieser Voraussetzungen baut sich dann die Selbstverwirklichung als höchstes Ziel psychotherapeutischer Leistungsmöglichkeit im besten Sinne auf.

Wenn auch die an erster Stelle genannte Forderung »Mens sana in corpore sano« die anderen Ziele bereits in sich enthält, ist diese stufenweise Gliederung und das diesen Stufen entsprechende Vorgehen mit Sicherheit eine natürliche und hilfreiche Basis zu ihrer Verwirklichung. Dementsprechend können auch die »Fragen an die Versenkung« formuliert werden: »Das Bild des Todes« – »Unsterblichkeit« – »Sinn des Lebens« – »Wie bin ich?« – »Was mache ich falsch?«.

Alle Übungen der Oberstufe und ihre Ergebnisse sind als Einzelerkenntnisse zu sehen, die wie Mosaiksteinchen zu einem lebendigen, in Fluss befindlichen Gesamtbild der eigenen Persönlichkeit beitragen.

Demgemäß werden die Übungen der Oberstufe individuell und gleichberechtigt nebeneinander oder nacheinander eingesetzt, indem z. B. eine Aussage, die durch die Farbschau erhalten wurde, in der nächsten Versenkung mittels der Objektschau gefestigt, vertieft oder präzisiert werden kann.

Die auf Grund der erhaltenen Aufschlüsse erarbeitete Selbsterkenntnis bildet den Angelpunkt für eine weitere Aufgabe der Oberstufe: die Selbstverwirklichung. Anders wie bei der Unterstufe, in der mit der »formelhaften Vorsatzbildung« Wünsche und Beschwerden sozusagen symptomatisch direkt angesprochen werden, versucht man in der Oberstufe, die zu Grunde liegende Persönlichkeit in ihrem Wesen zu erkennen, ggf. ihre Entwicklung zu fördern und die Voraussetzungen für ihre Durchsetzung zu schaffen. Aus den erlangten Einsichten und erwünschten Charakterinhalten wird daher eine *Persönlichkeitsformel* gebildet, die dann in der Versenkung regelmäßig geübt wird. Mit dem Wandel des Menschen, seiner Umgebung, seiner vordringlichen Probleme und Erkenntnisse, kann selbstverständlich auch die Persönlichkeitsformel einem Wandel unterzogen sein, indem sie den entsprechenden Bedürfnissen gemäß angepasst oder neu gefasst wird. Solche Formeln können z. B. lauten: »Ich bin frei«, »Ich bin sicher«, »Ich entscheide selbst« oder »Leben ist Wandel«.

Die Leistungen der Oberstufe

Wie bereits erwähnt, ermöglicht die Oberstufe eine Intensivierung der auch schon durch die Unterstufe erreichbaren Leistungen Ruhigstellung, Erholung, Gedächtnisleistungen und der therapeutischen Anwendung. Ihre eigentliche Zielsetzung führt aber darüber hinaus zu persönlichen Leistungssteigerungen, besonders auch auf künstlerischem Gebiet, zur Verbesserung der Empfindungs- und Mitempfindungsfähigkeit, zum Vermögen, Erlebnisse und Situationen dem ihnen angemessenen Stellenwert entsprechend einzuordnen und mitzufühlen, zum Hören der inneren Stimme und zur Erkenntnis von wichtigen Lebenskonflikten und ihrer Verarbeitung.

Ihre übergeordneten Zielsetzungen Selbsterkenntnis und Selbstverwirklichung sind nicht nur die Basis einer aus therapeutischer Sicht wünschenswerten seelisch-körperlichen Gesundheit, sondern sind vielleicht die wichtigsten Aufgaben, die der Mensch für sich und seine Welt in seiner Existenz erfüllen darf.

Die gestufte Aktivhypnose

Das von E. KRETSCHMER initiierte und von D. LANGEN in seine heutige Form fortentwickelte Verfahren der »gestuften Aktivhypnose« strebt eine Vereinigung der Vorteile des hetero- und des autohypnotischen Verfahrens, bei gleichzeitiger Ausschaltung deren Nachteile an. Da dieses Ziel in einiger Hinsicht erreicht wurde, nimmt sie in der modernen Suggestionstherapie eine äußerst bedeutende Stellung ein und soll deshalb in Technik und Anwendung ausführlich geschildert werden. Für näher Interessierte verweise ich auf die Literatur (LANGEN).

Voraussetzungen und Verfahrensmerkmale

Die gestufte Aktivhypnose läuft immer gekoppelt an eine analytisch-therapeutische, zeitlich befristete Erarbeitung einer Charakter- und Situationsdarstellung. Hieraus wird ein Fokus erarbeitet und dem Patienten Einblick in den Konfliktaufbau und die angestrebte Lösung gegeben, die über eine psychotherapeutische Fokusbehandlung und entsprechende psychagogische Führung verwirklicht werden soll. Um die Mitarbeit des Patienten zu sichern, wird versucht, die Suggestivbehandlung mit weit gehend autogenem Charakter durchzuführen. Durch die besondere Methodik wird eine den heterogenen Verfahren ähnliche Versenkungstiefe erreicht und werden durch individuelle, flexible Überwachung und Führung und heterogene Unterstützung die Nachteile eines nur autogenen Verfahrens vermieden.

Wie bei den anderen hypnotherapeutischen Verfahren geht der ersten Anwendung das einführende Gespräch voran, das gegebenenfalls mit einem Suggestibilitätsbeweis (Pendelversuch) gekoppelt werden kann. Im Gegensatz zum autogenen Training wird die gestufte Aktivhypnose, mit Ausnahme der Vermittlung der Grundübungen, immer in individuellen Sitzungen durchgeführt.

Die physiologischen Grundübungen:
Der erste Schritt der Therapie besteht in der Vermittlung der physiologischen Grundübungen des autogenen Trainings. Wie dort beschrieben, werden die Übungen dem Patienten gelehrt, bis er in der Lage ist, innerhalb einer Minute auf »Ruhe-Schwere-Wärme« umzuschalten. Im Gegensatz zum autogenen Training kann das Erlernen der Übungen etwas beschleunigt werden, indem der Behandler bei den gemeinsamen Sitzungen ausführlich vorspricht und auf diese Weise eine heterosuggestive Unterstützung gibt. Um den autogenen Charakter zu erhalten, darf aber nur der tatsächliche Text der jeweiligen Formel ohne bildhafte, in der Hypnose übliche Ausschmückung oder sonstige Abänderung vorgesprochen werden. Fortschritte, die über den jeweiligen Übungsstand hinausgehen, also Generalisationen der Schwere- oder Wärmeempfindungen, sind sofort zu berücksichtigen und die Übungen entsprechend dem bereits erreichten Stadium anzupassen. Auf diese Weise kann bei täglichen Sitzungen das Erlernen der physiologischen Grundübungen in längstens drei Wochen erfolgen. Bei zwanghaft Strukturierten, die nichts empfinden wollen, können die Sesselbefragung des AT und der Einschluss der Atemübung die Schwierigkeiten überwinden helfen. Die Organübungen werden nicht vermittelt. Allerdings steht es der Therapie mit der gestuften Aktivhypnose nicht im Wege, wenn ein Patient das autogene Training vollständig beherrscht.

Die Fixationsübung:
Nachdem der Patient die physiologischen Grundübungen sicher beherrscht, wird die erreichte hypnoide Umschaltung durch die Fixation weiter vertieft. Er wird darauf hingewiesen, dass die Fixation eine beträchtliche Vertiefung der eigenen Versenkungsleistung herbeiführt, um Schreckreaktionen und Angstgefühlen vorzubeugen. Nachdem sich der Patient also auf die übliche Weise auf »Ruhe-Schwere-Wärme« konzentriert hat, fordert man ihn auf, ohne zu blinzeln, seine Fingerspitze anzusehen, bis sich die Augen von selbst schließen. Im Gegensatz zum üblichen Vorgehen wird keine verbale Unterstützung gegeben. Die physiologisch ablaufenden Vorgänge sind selbstverständlich die gleichen und führen selbsttätig zum Lidschluss. Lediglich wenn der Lidschluss nicht innerhalb von ungefähr einer Minute erfolgt, kann er durch die Führungshand oder das langsame Bewegen des fixierten Fingers zu den Fußspitzen

des Patienten hin unterstützt werden. Um keine Missempfindungen durch zu langes Fixieren aufkommen zu lassen, kann im äußersten Falle auch die verbale Aufforderung »Schließen Sie jetzt einfach die Augen.« erfolgen.

Die wandspruchartigen Leitsätze:
Wie bei der formelhaften Vorsatzbildung im AT werden in der gestuften Aktivhypnose mit noch mehr Betonung auf diesen Teil der Therapie die wandspruchartigen Leitsätze erarbeitet. Ausarbeitung und Formulierung erfolgen zusammen und in Übereinstimmung mit dem Patienten nach den bereits bekannten Grundregeln für die Abfassung der Suggestionen. Die aus der analytischen Bearbeitung erhaltenen fokalen Konflikte, in der Regel die Leitsymptome, werden über die wandspruchartigen Leitsätze in zwei Stufen zur Indifferenz gebracht, und es wird eine Stärkung der dazu erforderlichen und vom Patienten aus eigener Kraft nicht erreichbaren Charaktereigenschaften angestrebt. Die erarbeiteten Leitsätze werden dann in der Versenkung vom Patienten imaginiert.

Das Zurücknehmen:
Wie bei der Heterohypnose geschieht das Zurücknehmen verbal. Da der Patient die größtenteils autogene Versenkung ohne verbalen Kontakt mit dem Hypnotisator selbsttätig durchgeführt hat, muss vor der verbalen Zurücknahme erst eine Konditionierung an die Stimme des Hypnotisators erfolgen, etwa durch: »Sie hören mich jetzt wieder ganz deutlich zu Ihnen sprechen.«

Zeitdauer, Nachgespräch:
Bei der gestuften Aktivhypnose wird die Dauer der einzelnen Sitzung von anfangs wenigen Minuten bis auf eine halbe Stunde oder eine Stunde langsam gesteigert. Da LANGEN die Ansicht vertritt, dass die psycho-physische Ruhigstellung durch die nahezu absolute Stresslosigkeit eine größere therapeutische Wirkung im Sinne eines Heilreizes ausübt als die spezifischen Suggestionen, scheint es logisch, die Dauer der einzelnen Übungen möglichst weit auszudehnen. Andererseits muss vor einer »Hypnosesucht« ebenso gewarnt werden; es ist deshalb, wie bei allen suggestiven Maßnahmen, eine sorgfältige Kontrolle durch den Behandler erforderlich.

Nach jeder Sitzung lässt man den Patienten seine Empfindungen schildern. Spontan erhält man dann Hinweise auf ein Verlorengehen des Zeitgefühls und eine teilweise Erinnerungslosigkeit sowie auf ein Absinken der Intensität körperlicher Empfindungen. Diese Angaben sind eine gute Kontrolle für die erreichte Tiefe der Versenkung, ohne dass man während der Hypnose zu Kontrollsuggestionen wie Katalepsie oder Levitation greifen muss. Aus der teilweisen Amnesie und den anderen Merkmalen ist zu ersehen, dass die Hypnosetiefe bei der gestuften Aktivhypnose im Allgemeinen zwischen den Stadien der Hypotaxie und des Somnambulismus eingeordnet werden kann.

Therapieverlauf:
Nach anfänglichen häufigen Sitzungen überlässt man die Durchführung der Übungen mehr und mehr dem Patienten allein, wobei er angeregt wird, wie beim AT drei Mal täglich je zwei bis drei Minuten zu Hause zu üben. Die Abstände zwischen den Sitzungen werden nach und nach vergrößert. Längere Übungsdauern sollten, genauso wie die Vertiefung der Versenkung durch die Fixation, in der Regel den Sitzungen unter therapeutischer Aufsicht vorbehalten bleiben. In Ausnahmefällen, die dies therapeutisch erforderlich scheinen lassen und in denen der Patient die notwendigen Voraussetzungen mitbringt, kann man von dieser Regel abgehen und die Fixation wie beim AT einüben lassen. Der Patient schaut hierbei, nachdem er die Schwere-Wärme-Empfindung realisiert hat, bei geschlossenen Augen gleichsam von innen auf den Punkt zwischen den Augenbrauen und erzeugt so die sonst durch die Fixation auf die Fingerspitze hervorgerufene Konvergenz. Nach kurzer Zeit kommt es dann infolge einer selbsttätigen Entspannung dieser Schielhaltung zur Vertiefung der Umschaltung. Bei diesem Verfahren ist eine besonders sorgfältige Rücknahme ebenso unbedingt erforderlich wie eine häufige Kontrolle durch den Behandler. Hier empfiehlt sich auch das Terminerwachen durch die so genannte »Kopfuhr«, eine Leistung, die auch durch das AT zu erzielen ist. Der einfache, im Anfangsstadium gefasste Vorsatz, zu einer bestimmten Zeit zu erwachen, reicht für die meist minutengenaue Realisierung aus. Die Rücknahme erfolgt dann wie beim AT. Selbstverständlich werden auch bei der gestuften Aktivhypnose die Suggestionen dem Therapieverlauf angepasst.

Die Leistungen:
Die Anwendung der gestuften Aktivhypnose empfiehlt sich wegen ihres besonderen Charakters immer dann, wenn das autogene Training zu starr und zu langwierig erscheint und wenn ein größeres Gewicht auf die therapeutische Beeinflussung bei Erhaltung des autogenen Gesamtcharakters gelegt wird. Der Heterohypnose ist die gestufte Aktivhypnose besonders dann überlegen, wenn sich ein längerer Behandlungsverlauf abzeichnet und wenn bei zwanghaften Patienten Widerstände gegen rein heterogene Verfahren zu erwarten sind.

Die therapeutischen Leistungen sind denen der Heterohypnose ähnlich. Dass jener die analytischen Hypnoseverfahren vorbehalten bleiben, ist auf Grund der Technik selbstverständlich.

Die Indikationen der gestuften Aktivhypnose werden im Kapitel 5 mit aufgeführt. Schwerpunkte sind die Suchttherapie und die Behandlung seelischer Störungen (Neurosen).

Die Ablationshypnose

Bei der Ablationshypnose *(ablatio* = Ablösung) handelt es sich um eine Heterohypnose ohne Anwesenheit des Hypnotisators. Die Einleitung erfolgt über die Koppelung an Schlüsselreize, die während der ersten normalen heterohypnotischen Sitzungen geprägt wird. Dabei kann es sich um Farbtafeln, Tonfolgen, Schlüsselworte usw. handeln. Bei der zu Hause durchgeführten Hypnose reicht dann die Auslösung des Schlüsselreizes zur Einleitung der Hypnose aus. Die hypnotischen Suggestionen werden über ein vom Hypnotisator besprochenes Tonband gegeben. Ebenso erfolgt die Rückführung aus der Hypnose über das Tonband. Die Vorteile der Ablationshypnose liegen darin, dass der Patient ohne große Eigenanstrengung innerhalb kürzester Zeit die Wirkung der Hypnotherapie erleben und intensivieren kann, indem er die passiven Übungen zu Hause entsprechend oft durchführt. Ebenso scheint ein solches Verfahren als Unterstützung wünschenswert, wenn der Patient auf Grund einer weiten Anreise den Behandler nicht in der erforderlichen Häufigkeit aufsuchen kann.

Ohne Zweifel birgt aber dieses Verfahren durch die Art der Einleitung über einen Schlüsselreiz die Gefahr in sich, dass es zu einer Spontanhypnose im Alltagsleben kommen kann, weil der Schlüsselreiz oder eine ähnliche Reiz- oder Teilreizsituation zufällig auftritt. Zudem ist das Verfahren naturgemäß sehr starr und erfüllt nicht in ausreichender Weise die Forderung nach einer ständigen Anpassung an den Therapiefortschritt. Da außerdem eine eigenverantwortliche, bewusste Mitarbeit des Patienten in jedem Falle einer fertig servierten Konserve vorzuziehen ist, ist in der Regel die Therapie mit der gestuften Aktivhypnose der Ablationshypnose vorzuziehen.

Sollte aus den besonderen Umständen heraus trotzdem die Anwendung der Ablationshypnose gerechtfertigt erscheinen, empfehle ich, die Einleitung nicht an ein bestimmtes Symbol oder Signal als Schlüsselreiz zu koppeln, sondern in den einführenden Hypnosen die posthypnotisch wirksame Suggestion zu geben, dass es zur Einleitung ausreiche, bei geschlossenen Augen der Stimme des Hypnotisators zu folgen, und dass sich die hypnotische Ruhe einstellen werde, sobald der Hypnotisator bzw. seine Stimme Worte dieses Inhalts spreche. Auf diese Weise entgeht man den Gefahren einer Spontanhypnose, die bei der üblichen Technik vorhanden sind. Ebenso empfehle ich, die Einleitung und noch mehr die Desuggerierung etwas ausführlicher als bei einer normalen Hypnose auf Band zu sprechen, um besonders die Nachteile einer bei Ablationshypnosen oft zu beobachtenden unzureichenden Desuggerierung zu vermeiden. Das Band (am besten eine Seite einer C-60-Kassette) wird nach einer Zeitvorgabe von ein bis zwei Minuten zur Ruhetönung mit einer ausführlichen Einleitung, den therapeutischen Suggestionen und einer besonders sorgfältigen Rückführung besprochen. Als zusätzliche Sicherheitsmaßnahme kann der Patient in den ersten Sitzungen zudem die Suggestion erhalten, dass er die Hypnose von selbst zurücknehmen könne, falls er es wünsche. Für dieses selbstständige Zurücknehmen eignet sich am besten das vom AT her bekannte Zurücknehmen, das mit dem Patienten eingeübt wird.

Der Patient legt sich zu Hause auf eine Couch oder in das Bett, schaltet das mit der Zeitvorgabe besprochene Tonband ein und führt zur Ruhetönung bei geschlossenen Augen die bekannte Atemübung durch. Nach ein bis zwei Minuten erfolgt über das Tonband die verbale Einleitung, und er muss sich nur noch auf die Stimme konzentrieren, die ihn dann bis zur Rückführung leitet. Der günstigste Zeitpunkt für die Durchführung der Ablationshypnose ist die Zeit vor dem Einschlafen.

Selbstverständlich ist der Inhalt der auf Band gesprochenen Suggestionen dem Therapieverlauf ständig anzupassen.

Einzel- und Gruppenhypnose unter medizinischen Gesichtspunkten

Wie ich angeführt habe, wird das autogene Training im Allgemeinen in Gruppen mit etwa zwölf Teilnehmern vermittelt. Bei der Unterstufe können es sogar noch mehr sein (bis zu 24). Da ja in diesem Falle die durchgeführten Übungen für alle Teilnehmer gleich sind, entsteht kaum eine Problematik, sondern es wird im Gegenteil das als »psychische Ansteckung« bekannte Phänomen zur Intensivierung der erstrebten Empfindungen genutzt. Hier scheint der Grundsatz zu gelten, dass eine entsprechende Persönlichkeit des Kursleiters vorausgesetzt – die Wirkung der Übungen umso intensiver empfunden wird, je größer die Gruppe ist. Diese gegenseitige Potenzierung kann bei der Massenhypnose (politische und religiöse Veranstaltungen, große Sportereignisse usw.) bis zur selbsttätigen Rückschaltung auf archaische Verhaltensmuster führen, sodass Friedrich SCHILLERS Wort »... jedoch der schrecklichste der Schrecken / Das ist der Mensch in seinem Wahn ... « seine Bestätigung findet.

Aus den Massenpsychosen nicht nur des Mittelalters kennen wir diese Erscheinung z. B. als »Werwolfepidemie«, Hexenwahn usf. Psychische Ansteckung ist es zum großen Teil auch, die bei gemeinschaftlich erlebten Darbietungen, wie z. B. bei Konzerten und im Theater, zu einer Begeisterung hinreißen kann, die bei alleiniger Betrachtung nicht so entstehen könnte.

Wiederum war F. A. MESMER einer der Ersten, die die Wirkungssteigerung von Empfindungen durch gegenseitige Übertragung für die Krankenbehandlung bewusst und gezielt anwendeten, indem er, bestimmt nicht nur aus Zeitersparnisgründen, große Patientengruppen um das von ihm magnetisierte »Baquet« versammelte. Er nahm als Grund für diese Erscheinung eine Fluidumübertragung an.

Es kann vermutet werden, dass es durch die Gruppe, vielleicht im Sinne einer Frequenzabstimmung (vielleicht auch durch den archaischen Schlüsselreiz »Herde«, der den Engrammkomplex »Herdenverhalten« auslöst), zu einer automatischen hypnoiden Umschaltung kommt und diese dann samt den gemeinsamen Aufmerksamkeitsinhalten über eine Frequenzabstimmung durch telepathische Übertragung potenziert und weiter vertieft werden. Lässt man die Gruppenteilnehmer sich untereinander an den Händen fassen (Kettenhypnose), scheint die Übertragung zusätzlich erleichtert und verstärkt zu werden. Das gleiche Phänomen kennen wir von telepathischen Übertragungen, die leichter gelingen, wenn die sendende der empfangenden Person eine Hand auf die Stirn legt.

Vor- und Nachteile der Gruppenbehandlung

Die Vorteile der Gruppenbehandlung liegen also in der durch die psychische Ansteckung erfolgenden Erleichterung der Erreichung des Hypnoids sowie in einer zwischen den Gruppenteilnehmern stattfindenden potenzierenden psychischen Übertragung der therapeutischen Inhalte. Ein weiterer Punkt, der für die Gruppenbehandlung spricht, ist das durch den Anblick erlebte positive Beispiel, das beim Zuschauer eine Engrammbildung mit dem Inhalt des Gesehenen veranlasst, die dann bei ihm durch den wiederkehrenden Schlüsselreiz der gleichen Übung die gleichen Abläufe ekphoriert. Diese Tatsache macht man sich bei schwach Suggestiblen zu Nutze, indem man sie entweder bei einer anderen Hypnose zusehen oder die ersten Übungen in der Gruppe erleben lässt. Als dritter Faktor spricht für eine Gruppe, dass der Einzelne hier mehr Ansporn zur Mitarbeit findet, da er durch die Leistungen der anderen Teilnehmer einem gewissen Wettbewerb ausgesetzt ist, den er kaum als Letzter abschließen will. Auch die Anonymität der Gruppe kann einen gewissen Vorzug bedeuten. Nicht zuletzt ermöglicht die Gruppenbehandlung eine erhebliche Zeitersparnis, die im Notfall den Ausschlag für eine Gruppenbehandlung geben kann. So entwickelte D. LANGEN nach dem 2. Weltkrieg aus Mangel an Ärzten besondere Formen der Gruppentherapie.

Ist die Gruppe auf Grund ihrer angeführten Vorteile für das AT geradezu ideal, so haften ihr doch in der Therapie individueller Krankheitsgeschehen schwer wiegende Nachteile an. Abgesehen davon, dass selbstverständlich auch negative Beispiele übertragen werden können (z. B. berichtet LANGEN von einer Gruppenhypnose, bei der ein Teilnehmer einem anderen zuflüsterte: »Schlafen Sie auch nicht? Ich glaube, das ist alles Affentheater!«), ermöglicht die Gruppe aus verschiedenen Gründen kein individuelles Eingehen auf den einzelnen Kranken.

Zum einen wäre es für den Therapeuten kaum möglich, die individuellen Belange für jeden einzelnen Teilnehmer einer Gruppe ausreichend zu überblicken, da schon die Konzentration auf einen einzigen Patienten bei einer durchschnittlichen Heterohypnose eine erhebliche Leistung darstellt, zum anderen würde das therapeutische Eingehen auf die Symptomatik eines Teilnehmers im Beisein der Gruppe natürlich eine grobe Indiskretion bedeuten. Auch das Verfahren, die Hypnoseeinleitung gemeinsam mit der Gruppe durchzuführen und dann von Patient zu Patient zu gehen, um ihm seine spezifischen Suggestionen ins Ohr zu flüstern, wie es zum Teil gemacht wird, halte ich nicht für empfehlenswert. Abgesehen davon, dass auch hier der Behandler eine ungeheure Konzentrationsleistung erbringen müsste, wissen wir, dass in der Hypnose eine Steigerung der Sinnesempfindlichkeit um das Mehrfache stattfinden kann. Ohne besondere Suggestion wird dabei die Aufmerksamkeitsspannung in Richtung auf die Stimme des Hypnotisators, über die ja der hypnotische Rapport aufrechterhalten wird, intensiv gesteigert und dadurch natürlich auch ermöglicht, dass die hypnotisierte Gruppe die geflüsterten Suggestionen, die nicht für sie bestimmt sind, ebenfalls mithört.

Für die Psychotherapie liegt ein weiterer Nachteil in der Tatsache, dass die persönliche Bindung zwischen Patient und Therapeut, deren Wert gerade für die Therapie bei schwereren Erkrankungen unverzichtbar ist, sich in der Gruppe viel weniger stark entwickeln kann als bei einer Einzelbehandlung.

Anwendungsbereiche

Aus den Ausführungen geht hervor, dass die Gruppe die ideale Übungsform für das autogene Training darstellt, wobei in der Oberstufe die Teilnehmerzahl auf höchstens zwölf beschränkt sein soll. Bei schwach Suggestiblen kann unter Umständen ein Gruppenerlebnis einer geplanten Einzeltherapie vorangestellt werden. In Kliniken kann die Gruppenhypnose für eine allgemeine Harmonisierung genutzt werden, um dann im individuellen Rahmen darauf therapeutisch aufzubauen.

Für die Therapie individueller Krankheitsgeschehen ist die Einzelbehandlung in jedem Falle vorzuziehen.

Die diagnostischen Hypnoseverfahren

Diagnostische Hypnose beim Patienten

In Anlehnung an die Techniken der Hypnoanalyse wird der Patient in der diagnostischen Hypnose nach seiner Erkrankung bzw. den auslösenden Ursachen direkt befragt. Nach der üblichen Einleitung sollte ein möglichst tiefes Hypnosestadium (Somnambulismus) angestrebt werden. Die Fragestellung an den Patienten kann nun direkt offen erfolgen, z. B. ganz einfach mit: »Woran leiden Sie?« und »Was hat zu Ihrem Leiden geführt?« oder auch nach der geschilderten Ja-nein-Methode: »Ist ein seelisches Erlebnis die Ursache für Ihre Erkrankung?« Die Antwort erfolgt verbal oder über eine andere Methode (Schreiben, Zeichen usw.). Der Unterschied zur Hypnoanalyse ist trotz der Ähnlichkeit des Verfahrens recht bedeutsam und liegt vor allem darin, dass während der diagnostischen Hypnose der Hypnotisator lediglich eine Art Protokollführer darstellt und nicht über eine analytische Deutung zu weiterführenden Fragen und zur Diagnose gelangt, sondern diese ganz dem Patienten überlässt.

Die Befürworter dieses Verfahrens gehen dabei von der Überlegung aus, dass der Patient im somnambulen Zustande über sein Unbewusstes Einblick in die psychischen und physischen Abläufe seines Organismus habe. Diese Überlegung scheint prinzipiell plausibel, wenn die weit reichenden Kommunikationsmöglichkeiten der Hypnose bedacht werden (Kapitel 5). Ich erinnere hier auch an die Oberstufe des autogenen Trainings, in die »Frage an die Versenkung«: »Warum bin ich krank?« durchaus nicht außergewöhnlich ist.

Wie wir außerdem wissen, ist in der Hypnose auch die Empfindungsfähigkeit gegenüber dem Wachbewusstsein bis zum Vielfachen gesteigert. Diese Tatsache macht man sich in der diagnostischen Hypnose auch für die somatische Diagnose zu Nutze, da ja auf Grund dessen somatische Krankheitsvorstufen und krankhafte Prozesse sehr viel früher empfunden werden können, als dies dem Wachbewusstsein möglich ist.

Einige Behandler gehen so weit, den Patienten nicht nur nach seiner Erkrankung, sondern auch nach dem für ihn passenden Heilmittel zu fragen: »Welches Medikament müssen Sie einnehmen, um wieder gesund zu werden?« oder: »Was müssen Sie tun, um wieder gesund zu werden?« Da in der Hypnose ein Zugang zum kollektiven Unbewussten und damit ein intuitives Erfassen kosmischer Zusammenhänge denkbar ist, scheint auch dieses Vorgehen nicht so absurd und unärztlich, wie es den mit der Materie weniger Vertrauten zunächst anmuten mag. Auch hier sei wieder an die Oberstufe des autogenen Trainings erinnert: »Wie werde ich gesund?« könnte eine »Frage an die Versenkung« lauten. Natürlich sollte jedes auf diese Art erhaltene Ergebnis auf einem anderen Weg überprüft werden.

Ein ähnliches Vorgehen wird seit einigen Jahren mit steigender Beliebtheit auch bei der so genannten Kinesiologie geübt: Nachdem der Arzt oder Therapeut dem Patienten Fragen gestellt hat, z. B. nach dem Alter, aus dem seine Erkrankung stammt, oder nach einem wirksamen Arzneimittel (das ihm auch als Probe in die Hand gegeben werden kann), überprüft er mittels eines einfachen Muskelwiderstandstests die unterschiedlichen Reaktionen. Ein in der Hand gehaltenes Arzneimittel soll z. B., falls es indiziert ist, dazu führen, dass der waagerecht abgestreckte Oberarm des Patienten dem vom Arzt ausgeübten Druck nach unten wesentlich mehr Widerstand entgegensetzen kann als zuvor. Selbstverständlich wirkt bei dieser Methode zwangsläufig das in der therapeutischen Situation natürlich vorhandene Hypnoid mit, auch wenn einige Kinesiologen Wert darauf legen zu betonen, dass sie »ohne Hypnose« arbeiten. Das Hypnoid ermöglicht via telepathischer Übertragung eine direkte Kommunikation zwischen dem Unbewussten von Arzt und Patient, deren unbewusst übermitteltes Ergebnis auf dem Wege des Muskeltests sichtbar gemacht werden kann. Die Kinesiologie ist also eine moderne Version der altbekannten Ja-nein-Methode, bei der anstatt des Muskeltests z. B. mit einem psychomotorischen Fingeranheben geantwortet wird. Wie bei dieser und den anderen hier geschilderten Verfahren gelten auch für die Kinesiologie die erheblichen Irrtumsmöglichkeiten, die sich durch unbewusste Vorstellungen, Prägungen oder Hemmungen sowohl auf Seiten des Arztes als auch des Patienten einschleichen können. Es wäre daher günstig, wenn die auf diese Art arbeitenden Therapeuten in der Hypnologie und Tiefenpsychologie ausgebildet sind und entsprechende Selbsterfahrung durchlaufen haben, um die tatsächlich großen Potenziale dieser Vorgehensweise voll erschließen zu können und die Fehlermöglichkeiten zu minimieren.

Noch eine andere Überlegung kann für die diagnostische Hypnose sprechen. Insofern eine krankhafte Störung seelische Ursachen hat, kann sie auch nur über seelisch wirksame Methoden geheilt werden. Analog zu den unbewussten Vorgängen, die zur Störung führen, kann es bei einigen Menschen zugleich zur Verankerung einer unbewussten Vorstellung kommen, dass sie nur durch ein bestimmtes Verfahren, eine Person, ein Medikament usw. wieder von ihrem Leiden befreit werden können. Besonders deutlich wird dies in den Fällen, wo die krankheitsauslösende Ursache im direkten Bezug mit dem Heilmittel steht, so z. B. wenn ein sehr Suggestibler nach der Lektüre eines Kapitels aus einem »Gesundheitsbuch« nach und nach die Symptomatik einer Erkrankung an sich produziert (selbstverständlich, ohne sich der auslösenden Ursache bewusst zu sein), so wird ihm oft nur mit dem Medikament zu helfen sein, das in diesem Gesundheitsbuch als gegen die entsprechende Erkrankung wirksam genannt war, da der Engrammkomplex der Erkrankung in diesem Falle auch die Art und Weise der Heilung bereits umschließt und der Heilungsvorgang nur durch den Schlüsselreiz des engrafierten Medikamentes ekphoriert werden kann.

Eine unbewusste Festlegung auf das Heilmittel, die Art der Therapie oder die Person des Therapeuten kann prinzipiell bei allen Erkrankungen auch als von der auslösenden Ursache getrennter, autosuggestiver Komplex bestehen. Eine Heilung wird dann ebenfalls nur möglich sein, wenn der entsprechende Heilungs-Schlüsselreiz gefunden wird. Dies kann die wichtigste Aufgabe der diagnostischen Hypnose bilden und durch die banal klingende Frage: »Wie können Sie geheilt werden?« zum Ausdruck kommen.

Dass dieses Verfahren wie jedes andere die Möglichkeit eines Irrtums in sich trägt, soll ausdrücklich betont werden. Insbesondere besteht die Gefahr, dass symbolische Antworten gegeben werden, die irrtümlicherweise wörtlich aufgefasst werden, dass vordergründige Vorstellungen des Patienten zum Ausdruck kommen oder auch, dass der Therapeut durch suggestive Fragestellungen und eigene Erwartungen das Ergebnis ungewollt beeinflusst. Zweifellos ist es deshalb unbedingt erforderlich, die Ergebnisse der diagnostischen Hypnose durch klinische Untersuchungen und andere Verfahren zu bestätigen. Jedoch kommt es immer wieder vor, dass auf diese Weise sonst kaum erfahrbare Zusammenhänge und Befunde offen gelegt werden.

Für die Technik verweise ich auch auf den Abschnitt »Aktive Mitarbeit des Hypnotisierten« im Teil III, Kapitel 2.

Der Diagnostiker in Hypnose

Die gleichen Fragen, wie die oben angeführten, lassen sich auch dem Diagnostiker, der sich in Hypnose befindet, stellen. Der Behandler wird in der Regel in Selbsthypnose seine intuitiven Fähigkeiten zur Diagnosefindung verstärken und sich die Fragen selbst stellen. Über telepathische oder ähnlich geartete Übertragung vom Unbewussten des Patienten oder durch das im Versenkungszustand eher ermöglichte Erfassen vorliegender Gegebenheiten und übergeordneter Zusammenhänge kosmischer Natur kann ein entsprechend begabter Behandler diagnostische Ergebnisse erhalten, die selbstverständlich ebenfalls einer strengen Prüfung mit den üblichen Kriterien der klinischen Untersuchung usw. unterzogen werden müssen.

Diagnostische Hypnose über ein Medium

Die dritte Möglichkeit besteht darin, dass der Behandler ein geeignetes Medium hypnotisiert, um die erwünschten Resultate zu erhalten. Dieser Weg wird vor allem dann beschritten, wenn außerhalb des Patienten und des Behandlers liegende Wesen zugezogen werden sollen, insbesondere von spiritistischen Behandlern, die sich auf diese Weise die Erfahrung verstorbener Therapeuten oder das Wissen sonstiger Verstorbener zu Nutze machen wollen. Die Fragestellung ist dann die gleiche wie oben, das andere Vorgehen wie im Abschnitt »Erscheinungen aus spiritistischer Sicht« im Teil IV, Kapitel 3 beschrieben. Bei dieser Technik halte ich die Vorsichtsmaßnahmen zur Überprüfung der Resultate für besonders wichtig. Oft besteht hier eine Tendenz zur kritiklosen Übernahme aller Ergebnisse.

Die tiefenpsychologisch orientierten analytischen Verfahren in Hypnose

Vieles spricht für die Verbindung von Hypnose und einer erweiterten tiefenpsychologischen bzw. psychoanalytischen Therapie. Vor allem sind es folgende, *ausschließlich mittels Hypnose* gezielt zugängliche besondere Gegebenheiten und Möglichkeiten:

- Hypermnesie (gesteigertes Erinnerungsvermögen) und Hypersophie (außersinnliche Wahrnehmung);
- Herabsetzung der Schranken zum Unbewussten mit Aufdeckung unbewusster Krankheitsursachen und -zusammenhänge durch direkten Zugang ohne den mit Irrmöglichkeiten behafteten Umweg der Symboldeutung (Träume usw.);
- Bewusstseinserweiterung und Vertiefung;
- Regression in die frühesten Entwicklungsphasen mit Reaktivierung des damaligen Bewusstseinszustandes, der damaligen aktiven Seelenschichten und der damaligen Emotionen, und mit der Möglichkeit, auf dieser ursprünglichen Ebene therapeutisch zu arbeiten;
- besondere Übertragungssituation, die der ursprünglichen Mutter-Kind-Beziehung ähnlich ist und eine Defizitauffüllung nicht nur auf der Verstandesebene, sondern durch Übertragung einer gesunden Akzeptanzhaltung zulässt;

- Zugang zu den unbewussten Lösungs- und Verarbeitungsmöglichkeiten des Patienten;
- sowohl seelische als auch direkte somatische Einwirkung möglich.

Jede einzelne dieser Möglichkeiten wäre für sich ein guter Grund, Hypnose und Tiefenpsychologie in der Therapie zu verbinden und dieses Verfahren *vorrangig* einzusetzen. Durch die Ausschöpfung aller Möglichkeiten eröffnet sich eine qualitativ andere Therapieebene.

Dass dies trotzdem, und obwohl kein stichhaltiges Gegenargument angeführt werden kann, so wenig geschieht, liegt zum erheblichen Teil an der Starrheit der Institutionen und Schulen auch im psychotherapeutischen Bereich, die ihre Kräfte in Grabenkämpfen erschöpfen, anstatt integrativ und ganzheitlich zu denken. FREUDS frühe Aussage, dass die Hypnose die Psychoanalyse blockiere, wird heute noch von vielen hochgehalten, ohne die überholten Gründe für diese Meinung zu kennen. FREUD ging, seiner Zeit entsprechend, ursprünglich von einer rein biologischen Bewusstseinstheorie aus. Die Erinnerung würde demnach erst durch die Sinneseindrücke nach der Geburt allmählich entwickelt. So wusste er nichts von einem vorgeburtlichen Seelenleben, während er für die Zeit nach der Geburt geniale Schlüsse zog, die heute noch weit gehend Gültigkeit haben. Da die von ihm ursprünglich in der Therapie verwendete somnambule Hypnose die automatische Regression in die symbiotische (intrauterine und frühorale) Bewusstseinsphase mit sich bringt, ihm aber deren psychische Inhalte nicht bekannt waren, konnte er darin nicht therapeutisch arbeiten. Folgerichtig löste er sich von der Hypnose, erkannte aber immerhin die Folgen, indem er schrieb, dass seine Therapiemethode nicht für Erkrankungen tauge, die ihren Ursprung im frühoralen Bereich und davor haben! Zudem erfasste er in seinen letzten Lebensjahren vermutlich als Erster die faktische Unvermeidbarkeit der Hypnose in der Therapie, indem er die Übertragung als hypnotischen Prozess erkannte (siehe Teil II, Kapitel 1).

Heute sind die Grundlagen der seelischen Entwicklung in der Symbiose bekannt, vor allem durch die Forschungen in Hypnose. Es ist an der Zeit, diese Ergebnisse und Erkenntnisse auf breiter Basis in der Psychotherapie anzuwenden.

Überdies ist die tiefenpsychologische Therapie in Hypnose ein nicht nur äußerst effektives Therapieverfahren, selbst bei schweren seelischen und körperlichen Erkrankungen, sondern auch noch ein vergleichsweise schnelles. In etwa 20 Prozent der üblichen Zeit einer klassischen Psychoanalyse lassen sich oft hervorragende Ergebnisse erreichen. Der Unterschied zwischen Tiefenpsychologie ohne und mit Hypnose wird ganz praktisch deutlich, wenn ein Patient, der eine solche Therapie ohne Hypnose durchlaufen hat, die erste Sitzung in Hypnose erlebt. Meist kommt danach eine Äußerung wie: »Was wir da besprochen haben, habe ich vorher auch schon gewusst, aber heute habe ich es zum ersten Mal auch gefühlt.«

Wenn immer noch einige Psychotherapeuten meinen, die Hypnose sei ein »zudeckendes Verfahren«, verwechseln sie schlicht Hypnose und Suggestion und zeigen lediglich ihre Unkenntnis. Allerdings verlangt die hier beschriebene tiefenpsychologische Therapie in Hypnose vom Therapeuten sehr viel mehr als das, was landläufig unter »Hypnoanalyse« verstanden wird. Sie hat nicht nur das Aufdecken logischer und emotionaler Zusammenhänge und unbewusster bzw. verdrängter Erlebnisse zum Ziel, sondern arbeitet unter Berücksichtigung der Erkenntnisse der Tiefenpsychologie (Entwicklungslehre, Übertragungsphänomene, Wiedereingliederung abgespaltener Persönlichkeitsanteile usw.) und mit Einbeziehung der geistigen Ebene. Neben der Aufdeckung wird, nach den gleichen Grundsätzen, parallel auch die Aufarbeitung krankheitsverursachender und persönlichkeitsfremder Einflüsse angestrebt.

Die wichtigsten verschiedenen tiefenpsychologischen Verfahren in Hypnose werden in der Folge angeführt.

Die Hypno-Integrative Tiefenpsychologische Therapie (HITT) nach W. J. Meinhold

Die Bezeichnung »Hypno-Integrative Tiefenpsychologische Therapie«, abgekürzt: HITT, verwende ich seit dem Jahre 2001 in Fachkreisen und in der Ausbildung für dieses von mir bereits 1975 begründete und laufend weiterentwickelte Therapieverfahren.

Die Bezeichnung soll betonen, dass die Hypnose und die Tiefenpsychologie die Voraussetzungen sind, um die verschiedenen, teilweise unterdrückten Wesensanteile und die abgewehrten Bereiche der Lebensgeschichte des Patienten sowohl zu erkennen als auch gesund in seine Gesamtpersönlichkeit zu integrieren.

Die HITT unterteilt sich in zwei Verfahren:

1. Die Tiefenpsychologische lebensgeschichtliche Analyse in Hypnose (LAH) nach W. J. Meinhold (ausführliches Verfahren)
2. Die Tiefenpsychologische Fokalanalyse in Hypnose (FAH) nach W. J. Meinhold (Kurzverfahren)

Die Tiefenpsychologische lebensgeschichtliche Analyse in Hypnose (LAH) nach W. J. Meinhold

Mit Hilfe der LAH wird angestrebt, diejenigen Ursachen einer Erkrankung, welche in der Lebensgeschichte (meist in der frühen Kindheit) begründet sind und in das Unbewusste verdrängt wurden, nach ganzheitlichen, tiefenpsychologischen Gesichtspunkten bewusst zu machen und aufzuarbeiten.

Diese Form der lebensgeschichtlichen Therapie ist in Hypnose besonders effektiv durchführbar, da die frühe Kindheit weit gehend in einem hypnotischen Bewusstseinszustand verläuft. Etwa bis zum Schulalter finden die wichtigen Prägungen in Hypnose statt. Sie sind daher auch besser oder sogar ausschließlich in Hypnose zugängig und veränderbar.

Die Ziele einer derartigen vollständigen, bis in die früheste Kindheit zurückreichenden Hypnoseanalyse sind in erster Linie:

- Die Selbsterkenntnis des Patienten und die darauf aufbauende, verstehende, versöhnliche und positive Akzeptanz seiner Lebensgeschichte.
- Damit erwirbt er die beste Grundlage zu seiner gesunden und individuellen Lebensentwicklung.
- Die unterdrückten Wesenskräfte werden verdeutlicht und für ihre eigentlichen kreativen Aufgaben befreit, sodass sie sich nicht mehr in krankhaften, autoaggressiven Symptomen ausdrücken und gegen das eigene Selbst richten müssen.
- Die rationalen und die emotionalen Wesensanteile und Interessen gelangen zu einem heilsamen Miteinander.
- Nicht zuletzt erkennen die meisten Patienten für sich auch ihre seelisch-geistige Eingebundenheit in ein größeres Ganzes.
- Sicherheit, Sinnerfüllung, Entscheidungsfähigkeit, Kreativität, Lebenskraft und Lebensfreude nehmen zu.
- Seelische und psychosomatische Störungen lassen meist schon im Laufe der LAH nach. Sie werden sozusagen überflüssig, ohne dass die Symptome in der Therapie besonders angesprochen werden.

Eine LAH dauert je nach Alter und Situation des Patienten etwa 30 – 100 Sitzungen. Beginnend von der Gegenwart in Richtung auf die Vergangenheit werden wichtige Lebensereignisse aufgearbeitet, wobei nach und nach auch die frühe Kindheit, meist auch die Zeit vor der Geburt, wieder in das Bewusstsein gerückt wird.

Es ist immer wieder eindrucksvoll, mit welch intensiven Gefühlen auch vorgeburtliche Wahrnehmungen in Hypnose erinnert werden können und welche weit reichende Bedeutung ihnen für das spätere Leben zukommt.

Wie bei allen analytischen Therapieformen werden in der Hypnose vom Therapeuten Fragen gestellt, die hier in immer frühere Lebensabschnitte zurückführen und die vom Patienten so spontan wie möglich beantwortet werden sollen.

Die Einfälle und Erinnerungen des Patienten werden dann – ebenfalls in Hypnose – mit ihm nach bestimmten Regeln besprochen und im Hinblick auf seine gegenwärtige Lebenssituation verarbeitet, sodass er eine Einstellung dazu finden kann, welche die gesunde Entfaltung seiner Persönlichkeit unterstützt.

Wie oben schon angeführt, findet nicht nur eine rationale Exploration und Aufarbeitung statt, sondern werden die besonderen tiefenpsychologischen Zusammenhänge und Beziehungsebenen in die Therapie bewusst einbezogen. (Für diese komplexe Materie arbeite ich am Manuskript für ein spezielles Fachbuch, das auf dem vorliegenden Grundlagenbuch aufbaut und bald erscheinen soll.)

Da frühere Fehlprägungen und Negativerlebnisse auch dann zu Störungen führen können, wenn sie längst vergessen sind, und da an den Symptomen einer Störung diese Zusammenhänge schwer erkennbar sind, sollte eine analytische Behandlungsweise angestrebt werden, wo immer dies möglich ist.

Die LAH bzw. HITT ist nach meiner Überzeugung das tiefgreifendste Therapieverfahren und auch bei schwersten seelischen oder körperlichen Erkrankungen sinnvoll einsetzbar.

Neueren Evaluationen psychotherapeutischer Verfahren durch GRAWE (1995) ist zu entnehmen, dass es, z. B. bei Angststörungen, therapeutisch am effektivsten ist, den Ort des Geschehens, also den Ort der Verursachung bzw. des Auftretens der Problematik mit dem Patienten aufzusuchen. Dies geschieht in der tiefenpsychologischen Hypnose, insbesondere beim Verfahren der LAH, auf 3fache Weise:

1) wird unter Hypnose der räumliche Ort in seiner Hirnrepräsentanz aufgesucht,
2) wird unter Hypnose der zeitliche Ort in seiner Hirnrepräsentanz aufgesucht,
3) wird unter Hypnose der Gehirn-Ort der entsprechenden lebensgeschichtlichen Prägung aufgesucht, der durch eine nichthypnotische psychotherapeutische Intervention niemals wieder zu erreichen ist. Denn selbst beim räumlichen Aufsuchen der originalen Prägungslokalität und einer verhaltenstherapeutischen Intervention vor Ort könnte diese bestenfalls ein die Störung überdeckendes Funktionieren erreichen. Die Psychodynamik aber bliebe zwangsläufig erhalten, vor allem wenn sie früh geprägt wurde, da sie dann in archaischen hypnotischen Gehirnebenen verankert ist, die auch nur über die Hypnose tatsächlich wieder erreichbar sind. Die Folge einer bloß überdeckenden Therapie könnte eine Symptomverschiebung sein.

Als Voraussetzung für eine LAH sollte beim Patienten die Bereitschaft zur Selbsterkenntnis und zur Weiterentwicklung vorhanden sein.

Einige Hinweise zur Indikation und Technik der LAH/HITT:
Die LAH empfiehlt sich zur Therapie bei primären Störungen und anderen Erkrankungen, deren auslösende Ursachen in sehr frühen Lebensabschnitten vermutet werden. Bei allen schwereren seelischen und körperlichen Erkrankungen muss dies bis zum Beweis des Gegenteils angenommen werden, da sonst wertvolle Zeit für die Therapie verloren geht. Aus der üblichen Betrachtung der Lebensgeschichte (sog. biopsychosoziale Anamnese) und aus Fragebögen kann dies nicht erkannt werden, sondern erst durch die tiefenpsychologische Arbeit in Hypnose selbst, die in aller Regel die Annahme einer entsprechenden seelischen Grundlage bestätigt.

Darüber hinaus empfiehlt sich die LAH auch einfach zur Selbsterkenntnis und Selbstverwirklichung. Sie ist eine hervorragende Basis für die eigenständige Fortführung eines bewussten und selbstbestimmten Lebensweges mittels entsprechender Meditationsverfahren (siehe Seite 272).

Ein gewisser therapeutischer Effekt ergibt sich schon oft durch die Analyse allein, da es sich bei den weit zurückliegenden Krankheitsursachen in der Regel um nicht mitgewachsene Konflikte der damaligen Altersstufen handelt, die für das jetzige Leben der Patienten oft keinerlei emotionalen Bezug mehr haben.

Die Puppe von damals z. B. löst vielleicht heute einige fröhliche oder auch wehmütige Erinnerungen aus, ist aber ansonsten nur noch ein bemaltes und mit einem Spielzeugkleid versehenes Plastikobjekt. Damals aber war sie ein unverzichtbares, lebendiges Gegenüber, das in der Ablösungszeit von der Mutter als ihr Ersatz (Übergangsobjekt) diesen Teil der Welt und des eigenen Selbst repräsentierte und in vielen Situationen der Träger aller Sehnsüchte und Hoffnungen war. Alles Bedrohliche, was damals mit ihr geschah, war buchstäblich eine Bedrohung des eigenen Geliebtseins, der eigenen Existenz, mit allen furchtbaren Ängsten, die sich daran knüpften. Da gab es keine Möglichkeit der rationalen Verarbeitung und es blieb zum Überleben nur der Ausweg, alle diese Bedrohungen und die daran gebundenen Angst-, Trauer- und Schuldgefühle in das Unbewusste abzudrängen – wo sie heute noch sind oder, wie FREUD sagt, »nicht nicht sind«.

Aus dem Unbewussten wirken sie weiter, in Form von Ersatzhandlungen, Autoaggressionen usw., und die rationale Aufklärung über diese Zusammenhänge nutzt dem Betroffenen wenig. Erst die Regression auf diese Stufe, in der die Puppe wieder zum Gegenüber von damals wird, eröffnet den Weg zu einer auch emotionalen Lösung des Konfliktes.

Eine tiefreichende LAH, die dies zu leisten vermag, verlangt eine tiefe therapeutische Beziehungsbildung zwischen Patient und Behandler, aus der der Patient das erforderliche Vertrauen schöpfen kann, um sich in der

Sicherheit des Akzeptiertseins in diese bedrohlichen Gefühlsklüfte der Vergangenheit wieder hineinzubegeben. Dies ist nicht in wenigen Sitzungen aufzubauen. Geduldig und unter Berücksichtigung der Widerstände muss Schritt für Schritt, Stufe für Stufe gegangen werden.

Besteht die Gefahr, dass außergewöhnlich belastende Erlebnisse aufgedeckt werden, die man nicht in einer Sitzung aufarbeiten kann, empfiehlt sich die vorherige Konditionierung einer suggestiv erzeugbaren, selektiven Amnesie, um das, was nicht verarbeitet werden kann, vorläufig wieder dem Unbewussten zu übergeben. Man gibt dazu z. B. die symbolische Suggestion: »Nach der Hypnose werden Sie nur noch wissen, dass Sie auf einer Wiese gelegen haben. Jede Erinnerung an die Wiese selbst wird vollkommen ausgelöscht sein. Es ist Ihnen vollkommen gleichgültig, wie die Wiese aussah und was Sie dort erlebten. Sie wissen nur noch, dass Sie auf einer Wiese lagen, alles andere ist gleichgültig und ausgelöscht« usw. Nach der Hypnose wird dann über die Schilderung des in der Hypnose Erlebten die Realisierung der Amnesie kontrolliert. Erst wenn diese sicher gelingt, sollte mit der entsprechenden Phase der Therapie begonnen werden. Natürlich verlangen die schwierigeren Fälle generell eine entsprechende tiefenpsychologische therapeutische Ausbildung, Erfahrung und Sicherheit.

Die tiefenpsychologische Hypnosesitzung wird auf die übliche beschriebene Weise eingeleitet. Je nach Therapiestadium erhält der Patient dann z. B. die Aufforderung: »Du gehst jetzt weiter und weiter zurück, bis du fünf Jahre alt bist. Immer weiter und weiter gehst du zurück, bis in das Alter von fünf Jahren. Du wirst dann denken und fühlen wie mit fünf Jahren. Wenn du fünf Jahre alt bist, wird sich zum Zeichen deine rechte Hand erheben. Immer weiter gehst du zurück, bis du fünf Jahre alt bist, gehe zurück, immer weiter und weiter... Du wirst kleiner und kleiner, bis du wieder ein kleiner Junge mit fünf Jahren bist, gerade fünf Jahre alt, und du denkst und fühlst wie damals ...« Wenn das Zeichen erfolgt, kann der Patient schildern, was er erlebt. Es ist meist sinnvoll, ihn dazu aufzufordern: »Du kannst mir jetzt ganz frei und offen alles mitteilen, was du fühlst und erlebst.« Bei einer vollständigen Regression entsprechen sämtliche Empfindungen und Äußerungen, also auch Ausdrucksweise und Wortschatz (bei schriftlicher Äußerung auch das Schriftbild), der entsprechenden Altersstufe. Aber auch unvollständige Regressionen sind therapeutisch vollwertig und werden ohne Drängen akzeptiert.

Auf diese Weise kann in den aufeinander folgenden Sitzungen Jahr für Jahr zurückgegangen werden. Die Antwort lässt man am besten direkt verbal geben; unter Umständen muss die Suggestion erteilt werden, dass er (der Patient) sich gut mit Worten verständlich machen kann, auch wenn er in der erreichten Altersstufe normalerweise der Sprache noch nicht mächtig wäre. Die Sprache ist dann meist sehr einfach und eine Art Übersetzung der vorsprachlichen Gefühlsebene.

Sind starke emotionale Belastungen zu erwarten, empfiehlt sich ein indirektes Vorgehen, bei dem der Patient die entsprechenden Szenen gleichsam als Zuschauer miterlebt. Bewährt haben sich hierfür Bilder wie das Theater, Kino oder Fernsehprogramm, in dem der Patient die entsprechenden Szenen vorgeführt bekommt und schildert, was er sieht. Eine andere, mehr in der Fokalanalyse (FAH) gebrauchte Möglichkeit besteht in der Suggestion, der Patient möge in den Kellerraum des Unbewussten hinabsteigen oder hinauf auf den Dachboden, wo er an der Wand oder in alten Truhen Bilder vorfindet, die die Ereignisse darstellen, die zu seiner Störung geführt haben.

Ebenfalls eher für die FAH eignet sich die Befragung nach der Ja-nein-Methode. Obwohl diese Methode umständlicher anmutet als das direkte verbale Schildernlassen, kann sie, wenn wenig Anhaltspunkte gegeben sind, manchmal sogar schneller zum Ergebnis führen. Entsprechende Fragestellungen können dann etwa lauten: »Ist ein früheres seelisches Erlebnis die Ursache für Ihre jetzigen Beschwerden? Hat sich dieses Erlebnis vor Ihrem zwanzigsten, zehnten, fünften usw. Lebensjahr ereignet? – Hat dieses Erlebnis mit Ihrem Vater, Ihrer Mutter [usw.] zu tun? – Wurden Sie bestraft?« usw. Wenn es wünschenswert und möglich erscheint, kann in diesem Stadium die Aufforderung ergehen, das Erlebnis verbal zu schildern, wobei dies vorbereitet werden kann, indem man z. B. sagt: »Wenn es Ihr Unbewusstes zulässt, sehen Sie jetzt bald alles vor sich wie damals, als ob Sie es nochmals miterleben würden [oder: als ob Ihnen ein Film darüber vorgespielt würde], und Sie können mir alles frei und offen schildern!« Immer ist jedoch zu beachten, dass bei der LAH keinesfalls zu viel Druck ausgeübt werden darf, um schwer zugängliche Erlebnisse und Altersstufen zu reaktivieren. Der Therapeut würde sich sonst in die Rolle der Mutter begeben, die von ihrem Kind gegen seinen Widerstand ein bestimmtes Verhalten erzwingen will (anale Symbolik der »Reinlichkeitserziehung«). Auf diese Weise kann das unbewusste Vertrauensverhältnis schwer gestört werden.

Geschilderte traumatische Erlebnisse, die mit späteren Störungen im Zusammenhang stehen, werden während der Sitzung der Altersstufe entsprechend aufgearbeitet und möglichst zur Akzeptanz gebracht. Dafür sind alle Techniken der Tiefenpsychologie in der besonderen Beziehung mit der Hypnose einzusetzen. Vor allem ist die Akzeptanz des Therapeuten die grundlegende Voraussetzung dafür, dass auch der Patient diesen Schritt nachvollziehen kann.

Die einzelnen therapeutischen Schritte, die jeweils in jeder Sitzung gegangen werden sollen, nenne ich die »vier A«, nämlich:

1. ***A**ufdeckung (Analyse)*
   Der Patient wird chronologisch regredierend durch seine Lebensgeschichte geführt, wobei pro Sitzung jeweils nur ein kleiner Zeitabschnitt betrachtet wird (je nach Alter 1- 2 Jahre als Erwachsener, ein viertel bis ein Jahr als Kind, wenige Monate als Kleinkind, Wochen bis Monate intrauterin). Er wird nicht symptomorientiert, sondern erlebnisorientiert geführt und berichtet frei über seine spontanen Gefühle, Vorstellungen, Gedanken und inneren Bilder sowie über Zusammenhänge, die er selbst erkennt.
2. ***A**ufarbeitung und Aussöhnung (Akzeptanz)*
   Die geschilderten Erlebnisse, Gefühle usw. sollen in der gleichen Sitzung so aufgearbeitet werden, dass sie positiv verstärkt werden, wo sie angenehm waren, bzw. dass sich der Patient akzeptierend damit aussöhnen kann, auch wenn es belastende Erlebnisse waren. Die Grundlage der versöhnlichen Akzeptanz bildet bei schwer zu verarbeitenden Erlebnissen die Weltanschauung des Patienten, z. B. im Christentum »Vergib uns unsere Schuld wie auch wir vergeben unseren Schuldigern«, in der Wiederverkörperungslehre der Karmagedanke, im Rationalismus die Einsicht, dass das »Nachtragen« nur den Nachtragenden belastet usw. Es können außerdem über das Hypnodrama eigene verdrängte Rollenanteile, unbewusste Elternanteile usw. erlebt werden, gesunde Hintergründe und Ressourcen sichtbar gemacht werden, ganzheitliche Sichtweisen und Zusammenhänge erkennbar und fühlbar werden usw. Die Aufarbeitung muss entwicklungsphasengerecht erfolgen (sog. *phasenspezifische Aufarbeitung*), d. h., in der analen Stufe muss mit »analen Techniken«, in der oralen Stufe mit »oralen« Zuwendungsverfahren usw. gearbeitet werden.

   Sämtliche tiefenpsychologischen Prinzipien (Übertragung und Gegenübertragung, spezifische psychogenetische Entwicklungsschritte und -inhalte usw.) müssen dabei genauso berücksichtigt werden wie die besonderen hypnotischen Kommunikationswege. Ein fehlerhaftes Vorgehen, z. B. der Versuch, symbiotische Inhalte mit analen Techniken aufzuarbeiten, stellt den Erfolg in Frage.
3. ***A**blösung, Abwaschung (Absolution, Katharsis)*
   Bei Erlebnissen, die mit Schuldgefühlen des Patienten verbunden sind, muss ihm gleichsam die Versöhnung mit sich selbst gelingen. Dies kann eine Ablösung (Absolution) erfordern, die der Therapeut als Übertragungsmutter anregt. Sie kann je nach Patient, Erlebnis und Entwicklungsphase z. B. in einer über ein Symbol vorgestellten Abwaschung (im Quell oder Bergbach) erfolgen oder auch durch verbale Bestätigung.

*4. **A**nwendung (Projektion)*

Der vierte Schritt dient der Überprüfung, ob die therapeutischen Schritte nicht nur formal, sondern auch wirksam vollzogen sind, ob also die aus ihrer »Einklemmung« befreiten und aufgearbeiteten Erlebnisse der Vergangenheit in der bewussten Lebensgeschichte akzeptierend integriert wurden. Dazu wird der Patient aufgefordert, eine gegenwärtige bzw. zukünftige Lebenssituation zu imaginieren, in der die aufgearbeiteten Inhalte relevant sind. Seine Schilderung lässt dann erkennen, ob eine wirksame Aufarbeitung vollzogen ist oder ob er nach wie vor konfliktspezifisch agiert und reagiert. Im ersten Fall wurde mit der vollzogenen Aufarbeitung und ihrer Imagination zugleich ein positives Engramm gebildet und damit das gesunde Verhalten in der tatsächlichen zukünftigen Situation gebahnt. Im zweiten Fall müssen ggf. die vorangehenden Schritte nochmals vollzogen werden, was meist in der folgenden Sitzung sein wird.

Kann ein vermutetes krankheitsbezogenes Erlebnis in der Hypnose nicht aufgedeckt werden, weil sich das Unbewusste weigert, es preiszugeben, kann der Behandler versuchsweise die therapeutische Suggestion erteilen, dass das Unbewusste des Patienten das betreffende Problem erkennen und von selbst auf eine Weise verarbeiten werde, dass es nicht mehr in seelische oder körperliche Symptome umgesetzt werden muss.

Nach den vier geschilderten Therapieschritten erfolgt die Rücknahme, wie sie oben beschrieben wurde.

Die Tiefenpsychologische Fokalanalyse in Hypnose (FAH) nach W. J. Meinhold

Die Fokalanalyse (FAH) arbeitet nach ähnlichen Prinzipien wie die LAH, jedoch mit wesentlich weniger Sitzungen (ca. 3 – 20). Sie kann beim Vorliegen isolierter Störungen bei ansonsten guter Lebensbewältigung angezeigt sein, z. B. bei einer isolierten Angst oder entsprechenden organischen Erkrankungen. Die Therapie läuft dann »fokusorientiert«, d. h. auf den vereinbarten Fokus (= Brennpunkt) z. B. eine bestimmte Angst hin.

Komplexe Erkrankungen, die die Verarbeitung schwerer Grundkonflikte erfordern, sind keine Indikation für die FAH, da ein zu schneller Verarbeitungsversuch zu Überlastungen des Patienten mit ernsten Verschlimmerungsreaktionen und zum Therapieabbruch führen könnte.

Auch sollte beachtet werden, dass isolierte Störungen bei näherer analytischer Betrachtung oft einen tiefreichenden Hintergrund erkennbar werden lassen, der dann besser über die LAH angegangen wird.

Das therapeutische Vorgehen entspricht ansonsten dem bei der LAH.

Andere analytische Verfahren

Mit den Bezeichnungen »*Hypnoseanalyse*« oder »*Hypnoanalyse*« können sehr verschiedene Therapieverfahren gemeint sein. Die Unterschiede zu dem zuvor beschriebenen Verfahren der tiefenpsychologisch orientierten, lebensgeschichtlichen Analyse in Hypnose (LAH) sind oft erheblich. Sie liegen u. a. darin, dass einige Verfahren Erkenntnisse der Tiefenpsychologie, wie z. B. die psychoanalytische Entwicklungslehre oder die Wirkungen von Übertragung und Gegenübertragung, in die therapeutische Arbeit nicht bewusst einbeziehen (obwohl diese Wirkungen natürlich immer vorhanden sind) und dass die Art der therapeutischen Verarbeitung in den einzelnen Therapieschritten anders sein kann, als es die Konsequenzen aus der Tiefenpsychologie nahe legen. Während in der LAH eine generell akzeptierende Haltung gegenüber der Lebensgeschichte angestrebt wird, kann z. B. in anderen Verfahren die Zielsetzung vorwiegend auf die Lösung emotionaler Staus ausgerichtet sein.

Das wird oft als sehr angenehm erlebt, eine dauerhafte Verarbeitung des Grundkonfliktes ist aber auf diese Weise schwer zu erreichen.

Diese Verfahren eignen sich daher vor allem dort, wo eine gute Aussicht darauf besteht, dass nach Setzen von Heilreizen die Selbstheilungskräfte des Patienten greifen. Drei häufig eingesetzte Verfahren sollen als Beispiele für diese Gruppe angeführt werden:

Regressionstherapie

Der Patient wird in der Hypnose in frühere, meist frühkindliche Lebenssituationen zurückgeführt, die mit seiner Störung im Zusammenhang stehen. Die therapeutische Auflösung wird über Stau-Abfuhr, Desensibilisierung durch Wiederholung der Erinnerungen u. a. Methoden ohne tiefenpsychologische Ausrichtung angestrebt. Hierzu gehört z. B. das so genannte »Clearing«.

Andere Sonderformen der Regressionstherapie gehen davon aus, dass krankhafte Fehlentwicklungen einem einzigen traumatischen Entwicklungsschritt zuzuschreiben sind. Das »Bonding« hat sich auf die symbiotische Entwicklung und die darin oft nicht zureichende Anbindung an die Mutter spezialisiert, das »Rebirthing« auf die mit der Geburt verbundenen Traumen, die »Urschrei-Therapie« auf das befreiende Nacherleben schmerzhafter oder unterdrückter frühkindlicher Urerlebnisse.

Einige Regressionsmethoden geben vor, ohne Hypnose zu arbeiten, was nach den heute gültigen Hypnosedefinitionen unzutreffend ist.

Jede Methode, die mit frühkindlichen Regressionen arbeitet, löst eine Hypnose aus, da der frühkindliche Bewusstseinszustand hypnotisch ist.

Eine ausdrückliche Betonung des »nichthypnotischen« Charakters einer Psychotherapiemethode ist deshalb Anlass zum Misstrauen, da ein seriös arbeitender Therapeut um die hypnotischen Bewusstseinsanteile bei jeder Psychotherapie wissen sollte. Ansonsten bestünde die Gefahr, dass er schwierige hypnosespezifische Therapiesituationen nicht erkennen und beherrschen kann.

Situationsanalytische Hypnoseverfahren

Hier wird auf der Grundlage der Analyse z. B. einer aktuellen Familienkonstellation oder der Verhaltensstrukturen einer Generationenreihe angestrebt, festgefahrene Muster zu verdeutlichen, ungenutzte Entwicklungsmöglichkeiten zu erkennen und neue Verhaltensweisen einzuüben.

Aus diesen Techniken können sehr wertvolle Erkenntnisse, auch für die tiefenpsychologische Anwendung, resultieren. Die Verfahren nach Milton Erickson gehören weitgehend zu dieser Gruppe. Ebenso das »Neurolinguistische Programmieren« und die »Transaktionsanalyse«. Gefahren liegen darin, dass die therapeutische Aufgabe zu übergewichtig gehandhabt wird, indem die Lösungsansätze meist vom Therapeuten stammen und überwiegend suggestiv eingebracht werden. Bei tiefreichenden Störungen könnte eine Symptomverschiebung die Folge sein.

Ähnlich arbeiten die Tagtraum-Verfahren (z. B. »Gelenkte Imagination«), die in leichter Hypnose über die Entwicklung vorgegebener Symbolbilder Widerstände umgehen und die Therapie über eine Veränderung der Bilder anstreben. Die Analyse und die Therapie der Konfliktsituation erfolgt also über den Umweg von Bildern.

Katathym imaginative Psychotherapie (KIP; früher: katathymes Bilderleben)

Katathym bedeutet »aus den Tiefen der Seele«. Die KIP oder das katathyme Bilderleben (Bild-Erleben), auch als »Symboldrama« bezeichnet, ist eine Tagtraumtechnik, in der dem Patienten in einem leichten Hypnoid symbolhafte Rohbilder vorgegeben werden, die er dann durch ausgestaltendes Erleben in tagtraumartiger Weise entwickelt. Der Therapeut hat durch die analytische Deutung und sanft gelenkte Weiterführung die Möglichkeit, zur kathartischen Verarbeitung hinzuleiten. Für den näher Interessierten wird auf die Literatur von H. Leuner verwiesen.

Anwendungsbereiche, Technik und Motive der KIP

Die KIP steht auf Grund ihrer der analytischen Deutung zugänglichen, symbolhaften Aussagen der Hypnoanalyse nahe. Dabei bietet ihre besondere Technik den Vorteil, dass die aufsteigenden symbolischen Bilder auch symbolisch angegangen werden können, d. h. nicht unbedingt analytisch gedeutet werden müssen, und dass auf diese Weise ein ungestörtes und ununterbrochenes Ineinanderübergehen von der Produktion der Bilder zur therapeutischen Auseinandersetzung ermöglicht ist. Auf Grund dieser weitgespannten Möglichkeiten besteht ein weiter Indikationsbereich. Ein gewisser Schwerpunkt könnte vielleicht bei der Behandlung zwanghafter Patienten und bei der Behandlung von Kindern gesetzt werden, da in beiden Fällen der Umweg über das Symbol Analyse und Therapie erleichtern kann. Kinder erleben die KIP zudem als spannendes »Geschichtenerzählen« und die Therapie macht ihnen Freude.

Am Beginn der Therapie steht natürlich auch hier die Information des Patienten im einführenden Gespräch. Bei Kindern empfiehlt sich zu sagen, dass man ein Traumspiel mit ihnen machen wolle.

Für die KIP reicht ein leichtes Hypnoid aus, sodass es im Allgemeinen genügt, den Patienten eine bequeme Ruhestellung einnehmen zu lassen (sitzend oder liegend) und ihn aufzufordern, ganz gelöst die Augen zu schließen. Beherrscht er das autogene Training, kann man die Grundübungen »Ruhe-Schwere-Wärme« zur Umschaltung durchführen lassen. Auch die progressive Muskelrelaxation kann sich zur Einführung anbieten. Bei Patienten, denen die Ruhesituation Schwierigkeit bereitet, was meist in motorischer Unruhe, einem Zittern der Augenlider usw. deutlich wird, können zusätzliche Ruhesuggestionen gegeben werden. Die bei der Hypnoseeinleitung beschriebene Konzentration auf die Atmung erleichtert die Ruhetönung und wird dann, falls erforderlich, durch die Suggestion unterstützt, dass der Patient vollkommen gelöst und fern den alltäglichen Problemen auf einer Sommerwiese liege und sich ausruhe.

Sobald das Hypnoid erreicht ist, wird eines der so genannten Haupt- oder Grundmotive vorgegeben, von denen ich hier die acht wichtigsten anführe. Das erste Grundmotiv ist »die Wiese«, die als Ausgang jeder therapeutischen Sitzung dient. Der Patient wird also, nachdem er sich im Hypnoid befindet, aufgefordert, sich eine Wiese (ohne ausschmückende Adjektive) vorzustellen und zu schildern, was er sieht bzw. sich vorstellt. Die Art der Wiese, die der Patient vor seinem geistigen Auge erblickt, die Anknüpfungen, die er zu dem bildet, was er auf der Wiese sieht, z. B. einen Bach, ein Haus, Tiere, Pflanzen, die Nähe eines Waldes, eines Gebirges usw., die Witterung und auch sein eigenes Verhältnis zur imaginären Umgebung lassen bereits weit gehende Rückschlüsse zu, die auf Grund des Symbolgehalts der geschilderten Bilder zu diagnostischen Einzelheiten hinführen. Aus der Wiese heraus können nun die weiteren Grundmotive entwickelt und vorgegeben werden, wobei es sich empfiehlt, die Imaginationen des Patienten als Grundlage der folgenden Motive zu verwenden. Es sind dies:

- der Aufstieg auf einen nahe liegenden Berg, von dessen Gipfel die Landschaft überblickt werden kann;
- die Verfolgung des die Wiese durchfließenden Baches bachauf- oder -abwärts;
- das Betreten eines auf oder bei der Wiese erblickten Hauses, das dann vom Keller bis zum Dachboden durchforscht wird;
- die Begegnung mit Beziehungspersonen, die real oder als Symbolgestalten gesehen werden können;
- die Beobachtung des Waldrandes von der Wiese aus, um die heraustretenden Gestalten zu beschreiben oder selbst hineinzugehen;
- das Besteigen eines Bootes, das am Ufer eines Sees auftaucht und in dem der Patient sich fortrudern lässt oder das Steuer selbst ergreift;
- eine Höhle, die erst von außen betrachtet wird, und die man dann eventuell auch von innen erforschen lässt.

Symbolik der Hauptmotive:
Es würde die Thematik dieses Buches sprengen, näher auf die Symbolgehalte der einzelnen Bilder einzugehen (Literatur: FREUD, JUNG, LEUNER usw.). Doch soll ein kurzer Überblick zu den wichtigsten Symbolbezügen der Hauptmotive gegeben und ein Eindruck von der Tragweite der mit den Imaginationen verbundenen Aussagen vermittelt werden. Ein Deuten durch den Therapeuten ist nicht erwünscht, da die Symbole auch als solche wirksam sind und behandelt werden können und der Patient nicht über seine eigenen Deutungen hinaus geführt werden soll.

Die Wiese: Enge Begrenztheit und großflächige Unübersehbarkeit sind gleichermaßen Ausdruck von Verlassenheit und Einsamkeit. Die Art und Anzahl der selbstständig assoziierten Motive geben Rückschlüsse über Fantasie und Intelligenz. Die Witterung, die Beschaffenheit des Grases und die sonstige Stimmung entspricht der Seelenstimmung des Patienten. Tiere auf der Wiese repräsentieren oft Beziehungsfiguren, die Kuh die Mutter, der Stier den Vater usw.

Der Berg: Die Höhe des Berges drückt die Höhe des Anspruchsniveaus des Patienten aus. Der Berg kann außerdem Vatersymbol sein. Der Rundblick über die Landschaft gibt Aufschluss über die Vergangenheit (hinten) und die zukünftigen Erwartungen (vorn).

Der Bach: Ein schöner, breiter Bach spricht für eine gesunde seelische Grundveranlagung, während ein schmales Rinnsal die Unterdrückung vitaler Triebe repräsentiert. Ein Versickern des Baches oder Hemmungen in seinem Verlauf weisen auf neurotische Tendenzen hin. Ein Bad im Quellwasser des Baches oder dessen Genuss kann tief greifende therapeutische Fortschritte im Sinne einer symbolischen Reinigung anregen.

Das Haus: Die Art des Hauses, Schloss, Blockhaus, Wohnhaus, Geschäftshaus, Elternhaus usw., gibt ebenso Aufschlüsse wie das, was darin vorgefunden wird. Die begegnenden Personen, die Beziehung zu den einzelnen Zimmern (Wohnzimmer = soziale Sphäre, Schlafzimmer = Sexualsphäre etc.) lassen weitere Schlüsse zu.

Die Beziehungspersonen: Stier oder Elefant stehen meist für den Vater, die Kuh für die Mutter, andere wilde Tiere für sonstige Autoritätspersonen wie Lehrer usw. Der Patient kann dann durchaus auch gefragt werden, an wen ihn ein solches Tier erinnere, und wird dann meist die gemeinte Person spontan benennen können. Die Art des Auftretens dieser Tiere und ihrer Begegnung von Seiten des Patienten gibt weitere Aufschlüsse.

Der Waldrand: Er dient meist als Hilfsmittel, um Symbolfiguren erscheinen zu lassen, indem man dort auf sie wartet. Er kann aber auch als schützender Unterschlupf auf der Flucht vor Angstsymbolen dienen. Doch kann auch der Wald selbst die Angstfiguren verbergen.

Das Boot: Die Art des befahrenen Gewässers gibt ähnliche Aufschlüsse wie die Wiese. Ein kenterndes Boot lässt ähnliche Ängste für das Lebensschiff vermuten, der Retter stellt oft die unerreichte Identitätsfigur dar.

Die Höhle: Sie ist einerseits Bild für Schutz und Geborgenheit, aber auch, daran anknüpfend, als Uterussymbol sexuell bezugreich und kann direkt die weiblichen Sexualorgane repräsentieren. (Ebenso wie, anlehnend an das Vatersymbol Berg, der Turm phallischen Bezug aufweist.)

Therapeutische Lenkung in der KIP:
Es ist keineswegs erforderlich, den Patienten zu allen angeführten Bildern hinzuführen, falls er sie nicht selbstständig imaginiert. In vielen Fällen würde ein solches Durchspielen aller Bilder ohnehin nur zu einem »Im-Kreise-Drehen« führen, indem der Patient seine Widerstände und Imaginationen durch alle Bilder hindurch mit der entsprechenden Symbolik wieder produziert.

Natürlich können die aus den einzelnen Sitzungen gewonnenen Inhalte dazu verwendet werden, um zu einem adäquateren Bild hinzuführen, das in Beziehung auf die Inhalte mehr Aussagen zulässt. So wird man, wenn sexuelle Konflikte erkennbar sind, von der Wiese zum Haus oder zur Höhle hinlenken; wenn Angstfiguren auftauchen sollen, zum Waldrand usf. Das therapeutische Vorgehen im Sinne der Katharsis kann in vier Stufen vor sich gehen:

Das übende Vorgehen: Vor allem bei phobischen Syndromen wird der Patient einfach ermuntert, sich nach und nach an die symbolhaften angstbeladenen Tätigkeiten heranzuwagen, und es werden ihm kleine Hilfestellungen gegeben, bis er durch mehrmaliges Üben mit der Zeit seine Angst überwindet und die Widerstände aufgibt.

Die Symbolkonfrontation: Als Vorstufe für den nächsten Schritt wird der Patient vorsichtig darauf vorbereitet, die Konfrontation mit angst- oder affektgeladenen Symbolen zu ertragen. Indem man ihn im Schutze eines Busches, einer Höhle usw. seine Angstsymbole betrachten lässt, erfolgt die erste kathartische Auseinandersetzung mit ihnen.

Das regieführende Symboldrama: In Weiterführung der Symbolkonfrontation kann nun versucht werden, die Angstfiguren unschädlich zu machen, indem man probiert, sie zu Freunden zu gewinnen. Dies geschieht vor allem mit der einfachen Symbolsprache des Unbewussten der oralen Phase, mit der Technik des »Nährens und Anreicherns«. Der Patient wird angeregt, seine Angstfigur zu füttern. Will diese zunächst nichts annehmen, kann der Therapeut die Hilfssuggestion geben, dass er aber genau sehe, wie die Symbolgestalt Hunger habe und insgeheim nach dem angebotenen Essen hinschiele. So kann die Angstfigur mit der Zeit doch bewegt werden, das Angebotene zu vertilgen, und wird dann mit Essen angereichert, bis sie zufrieden, satt und damit ungefährlich (und moralisch zu Dank verpflichtet) ist. Als zweite Stufe folgt die Technik des »Versöhnens und zärtlichen Umfangens«, in der der Patient angeregt wird, körperliche Fühlungnahme zu seiner durch die Fütterung bereits umgänglich gewordenen Angstfigur aufzunehmen. Dies kann ein Streicheln, ein versöhnender Händedruck usw. sein. Diese Technik mag recht einfach, ja fast primitiv scheinen und ist dennoch durchaus nicht nur in der Sprache des Unterbewussten, sondern äußerst wirkungsvoll ebenso im »Wachbewusstsein« anzuwenden. Beispiele hierfür sind die aus der Politik und der Wirtschaft bekannten Festbankette, mit denen ebenfalls erfolgreich die Methode angewandt wird, die politischen oder geschäftlichen Angstfiguren zu nähren und anzureichern, um sie dann auch noch nach der »Versöhnung« zärtlich zu »umfangen«. Dort führt meist das heterotoxische Einleitungsverfahren in Form von Alkohol, Nikotin usw. zu hypnoiden Bewusstseinszuständen.

Das assoziative Vorgehen: Wie schon erwähnt, kommt es bei einigen Patienten zu selbstständigen Assoziationen, die, vom Grundmotiv der Wiese ausgehend, zumeist dieselbe Problematik sozusagen in verschiedenen Bildangeboten wiederholen. Auch hier wird man in den verschiedenen Bildangeboten in der Hauptsache über das übende Vorgehen und das regieführende Symboldrama eine Lösung der Affektivität zu erreichen suchen.

Therapeutisches Verhalten in der KIP:
Der Behandler bleibt während der aufsteigenden Bilder möglichst passiv und stellt seine Zwischenfragen und führenden Suggestionen in knapper Form. Alle Zwischenbemerkungen werden so formuliert, als ob die Imaginationen des Patienten Wirklichkeitscharakter hätten. Die Produktion der Bilder erfolgt oft recht schleppend, sodass der Behandler auch längere Pausen, die oft einen hinweisenden Charakter tragen, zulassen muss. Insgesamt muss das Verhalten des Behandlers darauf abgestimmt sein, dass das Schutzbedürfnis des Patienten (insbesondere bei der Behandlung von Kindern), das bei der Konfrontation mit dessen Angstsymbolen auftritt, von ihm gewürdigt und befriedigt werden kann.

Reinkarnationstherapie in Hypnose

Auch diese Therapieform stellt eine Sonderform der Hypnoseanalyse dar. Die ihr zu Grunde liegende Lehre von Reinkarnation (Wiederverkörperung) und Karma (Zusammenhänge mit Vorleben) unterstellt, dass Einflüsse aus vergangenen Leben auf das jetzige Dasein wirken und die Grundlage entsprechender Erkrankungen sein können. Nach der Reinkarnationslehre geht das Geist-Ich eines Menschen nach dem Tode wieder in einen rein geistigen Zustand über, aus dem heraus es sich von neuem verkörpern und in das diesseitige Leben eintreten kann oder muss. GOETHE vergleicht in diesem Sinne das menschliche Leben mit einem Regentropfen, der eine abgegrenzte Einheit bildet, solange er von den – hier mit dem Geist gleichzusetzenden – Formkräften in seinem Gefüge und Aufbau erhalten bleibt. Die Lebensdauer wäre dann die Zeitspanne, in der es den Tropfen abgesondert gibt, bis er, vom Himmel fallend, sich auf der Erd- oder Wasseroberfläche auflöst. Dies bedeutet den Verlust seiner körperlichen Individualität und somit seinen Tod als körperliches Individuum, indem er seine Tropfengestalt aufgeben muss und sich wieder vereinigt mit anderen Wassermolekülen. Aber dieses Aufhören der Existenz als körperliche Einheit ist keine Vernichtung, sondern eine Umwandlung und Rückführung in die Urbeschaffenheit und ein dadurch ermöglichtes Bereitstellen zur individuellen »Wiedergeburt«, indem die Moleküle des Tropfens über den Kreislauf des Wassers dem Meere zugeführt werden und von dort irgendwann wieder als Verdunstung nach oben steigen. Bezogen auf das Gleichnis des Tropfens besteht die Möglichkeit, dass seine energetischen Formkräfte auch nach seinem Aufschlag in ihrer Individualität erhalten bleiben (z. B. als morphogenetisches Feld) und als dieselben Kräfte nach Abschluss des Kreislaufes wieder einen Regentropfen zu bilden vermögen, der dann eine »Reinkarnation« des ersteren darstellen würde.

Von Verkörperung zu Verkörperung bleiben demnach durch das Karmagesetz (Wirkung) alle Taten und Erlebnisse eines Menschen mit seinem Geist-Ich verbunden und treten ihm jeweils als Karma der Vorleben in seiner neuen Inkarnation entgegen. Insbesondere stark belastende Erlebnisse, die nicht gut aufgearbeitet werden konnten, würden aus dieser Sicht stark in das derzeitige Leben hineinwirken.

Die in Hypnose gegebene Anregung, krankheitsbezogene Konflikte in früheren Leben aufzusuchen, führt erstaunlich oft zu eindrucksvollen Ergebnissen, deren therapeutische Verarbeitung so erfolgt, wie es bei Bildern und Symbolen des jetzigen Lebens geschieht. Diese Therapieform kann relativ schnell zu beachtlichen Erfolgen führen, und zwar unabhängig davon, ob der Patient und der Behandler an die Realität von Vorverkörperungen glauben.

Doch hat sie auch ihre Gefahren: Die therapeutische Vorgabe, in ein »früheres Leben« zu gehen, kann den Schutz von Widerständen so weitläufig umgehen, dass es zu einer »Überflutung aus dem Unbewussten« kommt. Dabei werden zu schnell und zu viele verdrängte und schmerzvolle Inhalte freigegeben und der Patient damit so stark belastet, dass er u. U. mehr Schaden als Nutzen davonträgt. Bei latent psychotischen Patienten könnte dies sogar zum manifesten Ausbruch der Psychose führen.

Mit Vorsicht sind auch die oft zu hörenden Vorstellungen, schon einmal als Hexe gelebt zu haben und verbrannt worden zu sein, zu betrachten (oder ähnlich dramatische Schilderungen). Wenngleich diese aus der Sicht der Reinkarnationslehre in dem einen oder anderen Fall durchaus zutreffen können, besteht andererseits die Möglichkeit, dass sie in symbolischer Verschlüsselung tiefe Konflikte des jetzigen Lebens ausdrücken. Die Rückführung in ein vermeintliches Vorleben würde dann eine einfache Scheinerklärung anbieten und damit zugleich die Aufdeckung des tatsächlichen Konfliktes verhindern, und sie trüge ebenfalls die Gefahr der Überflutung aus dem Unbewussten in sich.

Eine weitere Gefahr liegt darin, dass in der Hypnose erinnerte frühere Leben meist derart wirklich und echt empfunden werden, dass der Patient auch anschließend von deren Realität überzeugt ist. Patienten, in deren Weltbild die Wiederverkörperungslehre bis dahin keinen Platz gehabt hatte, kommen nach einem solchen Erlebnis ins Zweifeln über ihre bisherige Religion. Andererseits kann gerade dieses Erleben zur erheblichen und schnellen Besserung von Grundängsten führen, die sonst durch die Religion zu kompensieren versucht werden.

Aus den dargestellten Gründen sollte die Reinkarnationstherapie nur durchgeführt werden, wenn der Patient schon zuvor weltanschaulich mit diesem Denken übereinstimmt, wenn er seelisch stabil genug ist und wenn die anderen psychotherapeutischen Möglichkeiten ausgeschöpft sind. Um dies beurteilen zu können, muss eine tiefenpsychologische Abklärung erfolgt sein.

Ob es sich bei den erlebten Vorverkörperungs-Erinnerungen um wirkliche Begebenheiten oder um unbewusste Symbolbilder handelt, ist therapeutisch nicht von Bedeutung. Der weltanschauliche Hintergrund kann in diesem Rahmen nicht näher angesprochen werden (Lit.: MEINHOLD, Der Wiederverkörperungsweg eines Menschen durch die Jahrtausende). Es sollte aber jedem selbst überlassen bleiben, in welcher Weltanschauung er sich wohl fühlt. Mit Sicherheit handelt es sich bei der Reinkarnationslehre um eine ethisch hoch stehende und plausible Anschauung, die anders orientierten Religionen in der Glaubwürdigkeit ebenbürtig ist.

Wichtig ist es zu wissen, dass es keine »nichthypnotischen« Reinkarnationstherapien gibt. Die Einleitung solcher »nichthypnotischen« Techniken erfolgt meist über eine forcierte Atmung, die eine autotoxische Hypnose herbeiführt. Damit gelten hier alle Besonderheiten der Hypnose und alle erwähnten Gefahren ebenfalls.

Technik der Reinkarnationshypnose:
Wie oben erwähnt, sollte die Reinkarnationshypnose erst nach Ausschöpfen der Therapie dieses jetzigen Daseins und bei genügendem Kennen des Patienten eingesetzt werden. Ergeben sich Anhaltspunkte, die ein schnelles effektives Handeln erfordern, kann ggf. sofort die Reinkarnationshypnose eingesetzt werden. Vor allem hat sie sich in dieser Hinsicht bei Suizidgefährdung bewährt. Die Patienten sagen meist bereits nach der ersten Sitzung, dass sie jetzt erkennen, dass Suizid keine Lösung ist.

Die Hypnose wird wie üblich eingeleitet, wobei besonderer Wert auf die vertiefenden Suggestionen gelegt wird. Dann gibt man die Suggestion, dass er nun durch die Zeit zurückwandere, immer weiter und weiter zurück, bis er auf sein letztes Leben stoße. »Wir gehen jetzt immer weiter zurück, bis weit vor Ihre Geburt und vor Ihre Zeugung. Immer weiter und weiter verfolgen Sie die Jahre rückwärts, bis Sie auf Ihr letztes Dasein stoßen. Alles, was Sie erleben, können Sie mir ganz einfach berichten, ganz frei und gelöst können Sie mir erzählen, was Sie vor sich sehen. Sie gehen immer weiter und weiter zurück bis in Ihr letztes Dasein, die Jahre dazwischen eilen vorüber wie im Flug, und bald sind Sie in Ihrem letzten Dasein angelangt. Alles, was seitdem war, ist vergessen, und Sie können ganz frei und gelöst berichten, was Sie vor sich sehen. Sagen Sie, wer Sie sind und wo Sie sich befinden, welches Datum« usw.

Es kann empfehlenswert sein, die »Zeitreise« in einem symbolischen Zeitfahrzeug antreten zu lassen. Für die therapeutische Anwendung ist es sinnvoll, mit einem »Suchsatz« zu einer damit im Zusammenhang stehenden Vorverkörperung hinzufinden. Der Suchsatz sollte dann eine Hauptschwierigkeit dieses Daseins ausdrücken, z. B. »Ich finde mein Ziel nicht.«, »Ich bin eingeschlossen.« usw. Meist führt ein solcher Satz zu einer Schilderung, die seine Symbolik genau trifft. Den Suchsatz lässt man am besten direkt in der Hypnose vom Patienten finden und formulieren.

Alle vom Patienten geschilderten Bilder werden wie Realität behandelt.

Gibt der Patient eine ungezielte Berichterstattung, die zwar von historischem Wert und Interesse sein kann, aber therapeutisch nicht weiterhilft, kann durch entsprechende Suggestion zum störungsauslösenden Erlebnis hingelenkt werden. Eine solche Suggestion kann lauten: »Ganz klar sehen Sie jetzt Ihr Leben als ... vor sich, und in Ihrem Unbewussten ist alles Belastende aus diesem Leben als Erinnerung gespeichert. Ganz frei und offen können Sie mir nun schildern, welche belastenden Erlebnisse aus diesem Dasein in Ihrem Unbewussten weiterwirken« usw.

Der therapeutische Umgang mit den Bildern erfolgt wie bei der LAH.

Die kathartischen Hypnoseverfahren (»läuternde« Erlebnishypnosen)

Praktisch alle psychotherapeutischen Verfahren, gleich ob die Betonung auf der analytischen oder kathartischen Komponente liegt, haben auf Grund der äußeren Umstände ihrer Anwendung ein Hypnoid zur Basis.

Wie schon zum Ausdruck kam, wird durch die kathartischen (= reinigenden, läuternden) Verfahren der Affektgehalt eines bis dahin unbewussten Konfliktes durch das wiederholte Nacherlebenlassen und/oder das erklärende Ausräumen, das auch mit aus der Situation entwickelten weiterführenden Projektionen unterstützt werden kann, neutralisiert. Neben bestimmten Rahmensuggestionen werden als therapeutische Ausgangspunkte für die rückblickenden und projektiven »Situationsspiele« auch Träume verwendet. Belastende und nicht mehr ausreichend erinnerbare Träume können in der Hypnose wiedererlebt werden lassen, um sie dann für die Katharsis zu verwenden. In diesem Sinne können Träume auch als Ausdruck unterschwelliger geistiger Handlungen, die quasi die vorausgenommene Realität testen, sein.

Da bei den kathartischen Verfahren die Analyse eine untergeordnete Rolle spielt, eignen sie sich in der alleinigen therapeutischen Anwendung vor allem zur Behandlung von noch nicht sehr weit zurückliegenden auslösenden Konflikten, also bei sekundären Störungen. Akute somatische Erkrankungen, bei denen durch die entstehende starke seelische Erregung

Komplikationen auftreten könnten, wie z. B. bei Angina pectoris, Colitis ulcerosa usw., sind eine Kontraindikation.

Hypnokatharsis

Diese Technik wurde von J. Breuer und S. Freud bereits zwischen 1880 und 1895 begründet. Sie verwirklicht am ausgeprägtesten das kathartische Anliegen, indem der Patient alles, was er auf Grund irgendwelcher Hemmungen zu tun unterließ und was ihn daher belastet, während der Hypnokatharsis nachholen darf, ja sogar soll.

Wie schon mehrfach dargelegt, können unverarbeitete Konflikte durch ihr Weiterwirken im Dunkel des Unterbewusstseins zum Entstehen krankhafter Störungen führen. Durch ein Wiedererlebenlassen dieser traumatischen Ereignisse, bei dem die daran geknüpften Affekte wachgerufen und abreagiert werden, kann eine Verarbeitung und damit Reinigung von diesen Erlebnissen stattfinden. Das Abreagieren erfolgt dabei vor allem über das Medium der Sprache, in der der Mensch ein Surrogat für die Tat findet. Eine zusätzliche Erleichterung wird, wie bei allen analytisch-kathartischen Methoden, genauso wie bei der Beichte und der weltlichen Gerichtsbarkeit dadurch erzielt, dass der Patient von der Qual des Geheimnisses befreit wird. Der Therapeut befindet sich dabei in der symbolischen Rolle des Beichtvaters, der die Absolution (= Ablösung, Katharsis) erteilt.

Aus der tiefenpsychologischen Sicht ist damit allerdings noch keine optimale Lösung erreicht, denn der nächste Besuch beim »Beichtvater« ist meist absehbar. Wünschenswert ist immer die tiefenpsychologische Aufarbeitung, die auf lange Sicht zur Eigenverantwortlichkeit führt.

Die Hypnose bildet wiederum die Voraussetzung für die bessere Erinnerbarkeit der affektiven Situationen mit ihren Hemmungen, Wünschen und Ängsten, da sie die Zensur des Bewusstseins herabsetzt. Der Patient wird auf die übliche Art in Hypnose versetzt, wobei man ihm erklärt, dass er in einen Ruhezustand gebracht wird, in dem er sich dann besser an die ihn belastenden Erlebnisse erinnern kann. Außerdem wird er aufgefordert, sobald er sich wieder klar an die belastenden Erlebnisse erinnere, diese nochmals durchzuspielen, indem er diesmal aber alles das tun und vor allem sagen solle, was er aus irgendwelchen Gründen damals zu sagen versäumt habe. Er wird aufgefordert, hemmungslos alles das auszusprechen oder herauszuschreien, was er damals gerne getan hätte, zu lachen, zu weinen usw.

Für die Hypnokatharsis wird ein leichtes bis mittleres Hypnosestadium angestrebt, da durch das in diesem Stadium mögliche gleichzeitige Erleben der damaligen Situation und des Bewusstseins der Gegenwart die Grundlage für die Aufarbeitung verbessert wird.

Nach der Hypnoseeinleitung erhält der Patient aus Sicherheitsgründen zunächst die Suggestion, dass er unter allen Umständen liegen bleiben müsse, bis man ihm sage, dass er wieder aufstehen könne. Daraufhin wird er durch entsprechende Suggestionen zum Konflikterlebnis hingeführt und aufgefordert (in der Hypnose), möglichst originalgetreu die Rolle seines damaligen Gegners wiederzugeben, um dann in der Vorstellung selbst das zu tun, was er damals gerne getan hätte. Durch das Hineinversetzen in die Rolle des Gegners wird, wie auch in der Oberstufe des autogenen Trainings durch die Übung des Vorstellens anderer Personen, bereits dem Affekt eine gewisse Spitze genommen.

Da sich nach der ersten Situationsschilderung und Antwort des Patienten eine gegenüber der Originalsituation veränderte Lage ergibt, kann der Therapeut daraufhin die Rolle des Gegners übernehmen, um das projektive Weiterführen des Rollenspiels wirklichkeitsnaher zu gestalten. Hierdurch eröffnet sich auch die Gelegenheit, einen gewissen Einfluss auf den weiteren Verlauf im Sinne des Therapiezieles zu nehmen, indem er nach und nach der Situation ihre emotionale Besetzung nimmt. Zudem ist es für den Erfolg der Therapie ausschlaggebend, dass der Patient fortwährend vom Behandler angespornt wird, sich hemmungslos abzureagieren. »Los, sagen Sie's ihm!«, »Schreien Sie's heraus!« und »Lassen Sie sich nichts gefallen!«, so können die entsprechenden Aufforderungen lauten.

Erst wenn der Patient deutliche Zeichen der Erschöpfung zeigt, soll die Hypnokatharsis abgeschlossen werden, indem vor der Rückführung noch eine etwa fünf Minuten dauernde Ruhesuggestion erfolgt. In diese Ruhesuggestion kann zusätzlich ein reinigendes Bad eingebaut werden, das hilft, die Reste der Konfliktsituation symbolisch »abzuspülen«.

Nach der Rückführung erfolgt als zweite Stufe der Behandlung im Wachzustand eine Besprechung der durchlebten Konflikte mit dem Patienten. Die aufgetretenen Konflikte werden nochmals gedeutet und erläutert, um die Herübernahme der Katharsis aus der Hypnose in das Wachbewusstsein zu verstärken und zu sichern.

Verständlicherweise können meist nicht in einer einzigen Behandlung alle eingeklemmten Konflikte auf diese Weise durchgespielt werden, sodass in der Regel auch für die Hypnokatharsis mehrere Sitzungen erforderlich sind.

Dass für die Anwendung dieses Verfahrens vom Therapeuten ein besonders hohes Maß an Verständnis und Anpassungsvermögen verlangt wird, geht aus dem Geschilderten hervor.

Altersregression und Altersprogression

Die *Altersregression* ist Teil der meisten auch nicht tiefenpsychologischen Hypnoanalyse-Verfahren. Es wird ein störungsauslösendes Erlebnis, üblicherweise in der früheren Kindheit, in Hypnose wieder aufgesucht und eine kathartische Verarbeitung angeregt. Der Therapeut fordert nun den Patienten wie oben geschildert auf, das zu tun, was er damals gerne getan hätte. Der Schwerpunkt liegt hier aber weniger in der Desensibilisierung durch die wiederholte Durcharbeitung, sondern mehr in der Lösung des Affektstaus.

Dementsprechend erhält der Patient vor allem Anregungen, das Gegenüber von damals (meist die Mutter) entsprechend rüde zu behandeln, wie sie das damals mit ihm tat, sie zu schlagen usw. Ein Kissen kann via Suggestion zur Mutter werden und die Schläge entgegennehmen. Meist fühlen sich die Patienten nach solchen Abreaktionen sehr erleichtert. Aus tiefenpsychologischer Sicht müssen jedoch Bedenken angemeldet werden, da mit dieser Art von Abreaktion keineswegs eine Ablösung und Eigenverantwortung des Patienten erreicht ist. Vielmehr wurde nur auf Grund der Erlaubnis des Therapeuten (symbolisch: Übervater bzw. Übermutter) die Abreaktion möglich und besteht sogar die Gefahr, dass sich daraufhin zusätzliche Schuldgefühle ausbilden.

In der *Altersprogression* wird dem auf übliche Weise in ein mittleres Hypnosestadium versetzten Patienten eine zukünftige Situation suggeriert, die man ihn dann schildern lässt. Dieses Verfahren ist nicht zu verwechseln mit dem Hellsehen in die Zukunft, da es nicht darauf ankommt, den realen Ablauf einer zukünftigen Situation zu erfahren, sondern den Patienten durch die Vorgabe eines Situationsmotives und eines späteren Datums zur Imaginationsbildung anzuregen.

Die geschilderten Imaginationen sind dann Ausdruck der unbewussten Wünsche und Erwartungen an die Zukunft, die teilweise auch das Weiterbestehen pathologischer autosuggestiver Einflüsse verdeutlichen können. Die Aufgabe des Therapeuten ist es nun, die positiven Schilderungen und Ziele des Patienten entsprechend zu verstärken und suggestiv zu festigen, während die gegen die Interessen des Patienten laufenden Projektionen suggestiv umgelenkt werden müssen.

Hypnotischer »Exorzismus«

Wenn auch hier nicht der von der katholischen Kirche geübte Exorzismus gemeint ist, so hat letzten Endes auch jener die Wiederherstellung der psychischen und physischen Gesundheit des »Besessenen« zum Ziel und beinhaltet viele bedeutende Elemente der Hypnose. So stellt nach Auffassung der katholischen Kirche ein wesentliches Erkennungszeichen eines Besessenen die Tatsache dar, dass er paranormale Phänomene hat (Hellsehen, Beherrschen von ihm zuvor unbekannten Sprachen usw.), was auch durch den hypnotischen Zustand erleichtert wird; weiter äußert er bzw. äußern die in ihn gefahrenen Teufel sich oft in »versteckten Reden« (Symbolsprache des Unbewussten). Dem Exorzismus selbst geht meist eine Fastenperiode voran (autotoxische Einflüsse), und es soll der Besessene liegen (Ruhetönung). Der Exorzist (Autoritätsperson) hält ihm ein Kruzifix vor die Augen (Fixation) und beginnt daraufhin mit seinen monotonen Gebeten, die auch Aufforderungen an die bösen Geister enthalten, aus dem Besessenen auszufahren (Verbalsuggestion). Nach dem Exorzismus bleibt der vom Teufel Befreite für gewöhnlich noch einige Zeit schlafend liegen (Übergang der Hypnose in natürlichen Schlaf, da keine besondere Rückführung erfolgt). Trotz dieser augenfälligen Ähnlichkeiten, die den Schluss nahe legen könnten, dass es sich bei den Besessenen und Umsessenen um Hysteriker, Epileptiker usw. handle, die die Anzeichen der Possessio (Besessenheit) und Obsessio (Umsessenheit) aus pathologischen Zuständen heraus aufweisen, bleiben eklatante Unterschiede, die es geraten erscheinen lassen, kein vorschnelles Urteil über den römisch-katholischen Exorzismus abzugeben. So stellt z. B. eines der Hauptmerkmale der echten Possessio der Umstand dar, dass der Besessene auch auf den so genannten »stillen Exorzismus« reagiert, den der Pfarrer nur in Gedanken betet. (Hier immer eine telepathische Hypnose annehmen zu wollen, erscheint konstruiert.) Diese Andeutungen sollen genügen, da der Exorzismus in dieser Form ohnehin nur Aufgabe der vom Bischof mit besonderem Auftrag versehenen Geistlichen ist. Sie können allerdings einen weiteren Mosaikstein für das vielgestaltige Bild menschlichen Geistes beitragen.

Der hypnotische »Exorzismus« hat seinen Namen von dem vorstehend beschriebenen und findet in der direkten Auseinandersetzung des Therapeuten mit den Angstgestalten seines Patienten statt, wobei er bemüht sein soll, diese »auszutreiben«.

Der Patient wird in ein mittleres Hypnosestadium versetzt und, ähnlich wie beim katathymen Bilderleben, angeregt, über eine Bildvorgabe (Waldrand usw.) seine Angstgestalten zu imaginieren. Handelt es sich dabei um Menschen oder menschliche und tierische Symbolgestalten, kann man versuchen, diese nach der Technik des katathymen Bilderlebens durch das Nähren und Anreichern und anschließende Versöhnen unschädlich zu machen. Gelingt dies nicht bzw. insbesondere wenn es sich bei den Angstgestalten nicht um die üblichen Symbolfiguren, sondern um Teufel oder andere böse Geister handelt, denen mit dieser Technik nicht beizukommen ist oder die aus ethischen Gründen nicht ratsamerweise zu Freunden gemacht werden sollten, kann die Technik des »hypnotischen Exorzismus« einsetzen.

Der Patient wird aufgefordert, die Angstgestalt so zu schildern, als ob er sie selbst darstellen würde, und übernimmt auf diese Weise die Rolle seiner eigenen Angstfigur, was nicht so unlogisch ist, wie es vordergründig scheinen mag, da diese ja in ihren wesentlichen Komponenten Produkt seiner Fantasie ist. Auf diese Weise wird, ähnlich wie in der Oberstufe des autogenen Trainings und in der Hypnokatharsis, durch das eigene Hineinversetzen des Patienten in die gegnerische Rolle bereits eine Bewusstmachung erzielt, die einen Teil des Affektgehaltes nimmt.

Der Therapeut übernimmt die Rolle des Exorzisten und befiehlt der Gestalt suggestiv, den Patienten in Zukunft in Ruhe zu lassen, nie wieder aufzutauchen usw. Entsprechende Suggestionen können lauten: »Lass ihn in Ruhe! Ich weiß, dass du ihn in Ruhe lassen musst und du weißt es auch! Heb dich fort! Ich befehle dir, fern zu bleiben!« Selbstverständlich müssen auch hier die Suggestionen dem Situationsverlauf mit großer Einfühlung angepasst werden. Auch kann diese Technik überhaupt nur dann zur Anwendung gelangen, wenn der Patient im Therapeuten eine Vaterfigur sieht (ähnlich dem exorzisierenden »Pater«), durch die er sein starkes Schutzbedürfnis während des Herbeizitierens seiner Angstfiguren befriedigt findet. In einigen Fällen kann es sich empfehlen, den hypnotischen Exorzismus mit einer Amnesiesuggestion abzuschließen.

Hypnodrama

Beim Hypnodrama wird innerhalb einer Gruppe, die aus einem oder mehreren Patienten und einem oder zwei Therapeuten besteht (möglichst gegengeschlechtlicher Co-Therapeut), ein Patient, der zuvor mit der ganzen Gruppe in Hypnose versetzt wurde, zum Hauptdarsteller einer Szene bestimmt, die einen seiner Träume oder Konflikte darstellt. Die anderen Gruppenmitglieder bekommen von ihm, schon vor der Einleitung, die Rollen seiner Gegen- bzw. Mitspieler zugeteilt (er selbst und der Therapeut können erforderlichenfalls auch mehrere Rollen spielen). Die Darstellung führt zur Bewusstmachung und kathartischen Aufarbeitung vor allem von verdrängten Konfliktsituationen aus Beziehungen. Gleichzeitig kommt es zur Bildung diesbezüglicher positiver Engrammkomplexe, die später durch den Teilreiz zukünftiger ähnlicher Erlebnisse ekphoriert werden und diese richtungsweisend beeinflussen können.

Die Technik des Hypnodrama eignet sich vor allem bei tiefliegenden Konflikten und erfordert eine vorsichtige »Dosierung«, um den Patienten nicht zu überlasten. Sie muss nicht unbedingt an Gruppen gebunden sein, sondern lässt sich auch auf der analytischen Couch einsetzen. Insofern ist sie immer wieder auch Teil der tiefenpsychologischen Analyse, wo die Aufarbeitung anders schwer fällt.

Andere Erlebnistherapieformen

Die Hypnose ist partiell Bestandteil jeder Therapie, auch der nicht psychotherapeutischen, da allein schon die therapeutische Übertragungssituation regressionsfördernde Anteile hat. Hier aber soll besonders auf diejenigen Therapien hingewiesen werden, bei denen ein starkes emotionales Erleben angestrebt wird, was entsprechend der beteiligten Seelenstrukturen und regressionsfördernden Aspekte zu einem mehr oder weniger selbstständig sich verstärkenden Hypnoid führt.

Hierzu gehört vor allem die Technik des Psychodramas, welche wie das zuvor beschriebene Hypnodrama, jedoch ohne ausdrückliche Hypnose des Patienten abläuft und vor allem bei weniger tiefliegenden Konflikten zur Anwendung gelangt. Ähnlich dem Hypnodrama bzw. Psychodrama ist auch die Theatertherapie, bei der Theaterstücke die Grundlage des Spiels und eigenen Rollenverständnisses bilden.

Auch die vor allem in der Therapie kleinerer Kinder beliebte Technik der verzauberten Familie, bei der das Kind mit einem vorgeblichen Zauberstab seine Familie beliebig verwandeln kann, schafft selbsttätig ein Hypnoid. Die aufgezeichneten oder geschilderten »Verwandlungsergebnisse« sind ähnlich den Symbolfiguren des katathymen Bilderlebens analytischer Deutung zugänglich, aber gleichzeitig auch Medium, um über weitere »magische« Umwandlungen therapeutische Ziele zu verwirklichen.

Ebenso sind wegen ihrer unmittelbaren emotionalen Beteiligung und ihrer regressionsfördernden Symbolik alle Formen der Kunst- und der Körpertherapie zu nennen. Da Kunst- und Körpertherapie gewissermaßen die innere Bewegung, die in der tiefenpsychologischen Therapie in Hypnose angeregt wird, von außen her anregen, sind sie eine ideale und wünschenswerte Ergänzung zu dieser. Beide wirken gestaltend auf den ganzen Menschen.

Die verhaltenstherapeutischen und suggestiven Verfahren

Da der Hypnosezustand das Annehmen von Suggestionen stark fördert, bietet er sich auch an, um Krankheitssymptomen, wie Schmerzen, Ängsten, aber auch körperlichen Erkrankungen, direkt suggestiv entgegenzuwirken oder belastende Verhaltensmuster durch Einübung erwünschter Alternativen zu ersetzen.

Entsprechende Techniken können bei Reststörungen nach einer Analyse oder Fokalanalyse sehr hilfreich sein. Ohne vorausgegangene Analyse empfiehlt sich die Anwendung vor allem bei akuten Zuständen, wo sie unter Umständen lebensrettend sein können (wie z.B. im Asthmaanfall), bei der akuten Schmerzbekämpfung, bei der Rehabilitation nach Unfällen oder Krankheiten und zur Unterstützung anderer Therapieformen.

Werden symptomgerichtete suggestive Verfahren auf Dauer und ohne analytische Bearbeitung eingesetzt, ergibt sich die Gefahr einer »Symptomverschiebung«, wie z.B. auch bei der Behandlung mit nur symptomatisch wirkenden Medikamenten. Das bedeutet, dass aus einer auf diese Weise unterdrückten Krankheit nach gewisser Zeit eine andere oft schwerere werden kann, ohne dass der Patient und oft auch der symptomatisch behandelnde Therapeut den Zusammenhang erkennen. Eine Störung sollte also nicht einfach »weghypnotisiert« werden, ohne dass zuvor die Ursache geklärt und die Zusammenhänge aufgearbeitet wurden (siehe Teil V, Kapitel 1).

Das oft gehörte Vorurteil, dass die »Hypnosetherapie ein zudeckendes Verfahren« sei, bezieht sich auf die alleinige Anwendung von suggestiven und symptomgerichteten Techniken, die oft fälschlicherweise mit der Hypnose verwechselt werden, gilt aber nicht für die Anwendung tiefenpsychologischer und analytischer Verfahren in Hypnose, die den weit überwiegenden und für die meisten Indikationen sehr viel effektiveren Teil dieser Therapiemöglichkeiten ausmachen.

Suggestionsbehandlung bei psychischen Symptomen

Die Suggestionsbehandlung bei psychischen Symptomen sollte sich auf eine vorangegangene oder begleitende tiefenpsychologische Diagnostik stützen, um die Gefahr der Symptomverschiebung zu vermeiden und keine Suggestionen gegen ungelöste innere Konfliktspannungen zu geben. Ideal ist sie zur Unterstützung der tiefenpsychologischen Therapie bei Ängsten und Zwängen geeignet, vor allem wenn nach ausreichender Bearbeitung der Psychodynamik des Grundkonflikts krankhafte Verhaltensmuster als verselbstständigte Circuli vitiosi (konditionierte Reflexkreisläufe) weiter bestehen.

Die Suggestionsbehandlung ohne vorbereitende tiefenpsychologische Therapie ist vor allem in Akutsituationen angezeigt, z. B. bei Schockzuständen.

Bei nicht therapierbaren bzw. nicht therapiebedürftigen Prägungen, wie z. B. bei der primären Homophilie, kann verhaltenstherapeutisch suggestiv die Zielsetzung unterstützt werden, den Leidensdruck zu mildern, der von einer mit diskriminierenden Vorurteilen belasteten Umwelt ausgelöst wird.

Auch bei vielen anderen durch Beziehungsstörungen ausgelösten Konflikten und Störungen, ob sie nun aus den Bereichen Partnerschaft-Liebe-

Familie oder Arbeit-Beruf herrühren, muss in der Praxis oft auf diese Weise vorgegangen werden, da eine Lösung des Konfliktes durch Behandlung oder Beendigung der kranken Beziehung oft nicht durchführbar ist. Dennoch ist immer auch an die tiefenpsychologische Therapie zu denken, denn es sucht sich jeder unbewusst seine Partner auch nach den Konfliktaspekten aus. Oft wird auch eine generelle Persönlichkeitsstärkung das Ziel sein. Eine schwierige Beziehung lässt sich dann nicht nur leichter ertragen, sondern sie wird dadurch meist positiv verändert, oder es ist dann die Kraft da, sie zu beenden, wenn dies der bessere Weg ist.

Ein Arbeiter, der vielleicht schon seit zwanzig Jahren unter seinem despotischen Chef leidet, ein Ehepaar, das sich vielleicht schon seit Jahrzehnten gegenseitig das Leben zur Hölle macht, oder ein Mensch mit einer Behinderung oder körperlichen Missgestaltung, der sich vielleicht in der Erfüllung seiner Sehnsüchte oft selbst stärker behindert, als sich dies aus der Negativhaltung seiner Umwelt ergeben würde, sie alle würden wahrscheinlich kaum glauben, dass ihre eigene positive Entwicklung ihre Leidenssituation verändern kann, denn der Schuldige oder der Böse ist, wie SARTRE sagt, immer der andere, der Chef, der Ehepartner, die Umwelt. Und doch kann bereits eine kleine Veränderung in *einem* Partner auch bei jahrzehntealten Streitbeziehungen einiges positiv in Bewegung bringen. Hier eignet sich die Kombination Tiefenpsychologie (zur Klärung und Aufarbeitung der eigenen unbewussten Konfliktbedürfnisse) und suggestive Stützung des angestrebten Verhaltens (um das Zurückfallen in den tief geprägten Circulus vitiosus zu verhindern) besonders gut. Auch ohne die beteiligten Partner, die in allen drei Beispielen zunächst kaum therapiebereit sein würden, kommt es durch die Therapie mit dem Symptomträger in Hypnose zur *unmittelbaren* Veränderung auch des (nicht anwesenden) Konfliktpartners in derselben Sekunde, in der der Patient noch auf der Couch liegt!

Da enge Konfliktpartner sich immer gegenseitig in ihrem neurotischen Rollenspiel stützen (supporting players), sind sie ohnehin durch eine hypnotische Übertragungssituation verbunden. Jede Veränderung bei dem einen wird über den hypnotisch telepathischen Kommunikationskanal (unmittelbar und unbewusst) beim anderen registriert und führt (unbewusst) auch bei ihm zu entsprechenden Veränderungen (MEINHOLD 1990b). Immer wieder höre ich von erstaunten Patienten, wie ihnen nach einer entsprechenden Sitzung der betreffende Konfliktpartner plötzlich anders als sonst begegnet sei und es zum ersten Mal zu einem angenehmen, menschlichen Gespräch gekommen wäre.

Bei allen Beziehungsstörungen ist natürlich die Mitbehandlung des Partners vorzuziehen, wo immer dies möglich ist; dadurch wird die Erfolgsaussicht der Therapie bedeutend günstiger. Dies ist besonders dann ausschlaggebend, wenn ein überwiegendes Fehlverhalten des Partners die Störung hervorruft, wie dies meist bei Kindern der Fall ist, wenn sie unter fehlerhaften Erziehungsmethoden zu leiden haben. Hier bilden die Symbolfiguren aus der KIP oft einen guten Anhalt, um die Eltern über die Erklärung der Inhalte zu einer Teilnahme an der Therapie zu bewegen. Auch hier sollte die Therapie zumindest tiefenpsychologische Ansätze einbeziehen, wie z. B. bei der KIP.

Auch andere konditionierte Reflexkreisläufe sind eine Indikation für die Suggestionstherapie. Alle länger bestehenden psychischen oder somatischen Störungen verbinden sich über ihre Symptome in Form von Engrammkomplexen mit bestimmten Situationen oder Tätigkeiten. Auch nach der Verarbeitung der auslösenden psychischen Ursachen oder der medikamentösen, chirurgischen oder sonstigen Beseitigung organischer Grundlagen können diese Kreisläufe beim Auftreten des Teilreizes der entsprechenden Situation oder Tätigkeit wieder ekphoriert werden und die Symptome auf diese Weise aufrechterhalten. Da diese Reflexkreise die Überbleibsel suggestiver Einwirkungen (vom Umfeld usw.) während der Erkrankung sind, handelt es sich bei ihrer suggestiven Beseitigung eigentlich um Desuggestionen. So mag manches HUNEKE-Sekundenphänomen in der Neuraltherapie der anästhetischen Wirkung des Procain zuzuschreiben sein, indem dadurch ebenfalls eine Durchbrechung des Circulus vitiosus erfolgte, die zur autosuggestiven Dehypnotisation führte (womit nicht gesagt sein soll, dass die Neuraltherapie nicht auch über andere Mechanismen wirkt).

Immer soll es Ziel der Therapie sein, auch den Patienten aktiv und eigenverantwortlich einzubeziehen. Auf diese Weise können viele Rezidive vermieden werden, da der Patient ja nach Beendigung der Therapie den suggestiven Einflüssen seiner konfliktauslösenden Reize wieder allein und auf sich selbst gestellt ausgesetzt ist. Insbesondere die Unterstufe und Oberstufe des AT leisten hier gute Dienste.

Suggestionsbehandlung bei somatischer und gemischter Symptomatik

In der Überschrift zu diesem Abschnitt habe ich die Bezeichnung »somatische und gemischte Symptomatik« gewählt, um der Differenzierung, die schon durch den Begriff der »psychosomatischen Erkrankung« zum Ausdruck kommt, zu entgehen. Wahrscheinlich gibt es keine Erkrankung ohne wesentliche seelische Ursachenanteile und sind die Betrachtungsebenen von Körper und Seele und ihren Wechselwirkungen nicht immer genau auseinander zu dividieren. Dennoch ist es selbstverständlich geboten, eine akute somatische Symptomatik anders anzugehen, als »nur« psychische Störungen und deshalb entsprechende Unterscheidungen vorzunehmen.

Grundsätzlich können nahezu alle somatischen Symptome direkt suggestiv beeinflusst werden, sicher wird es aber in vielen Fällen im Verhältnis zum Aufwand oder mit Rücksicht auf die Dringlichkeit des Eingriffs ratsam sein, eine medikamentöse, chirurgische oder sonstige Behandlung vorzuziehen, wobei die Hypnosebehandlung, wie erwähnt, durchaus auch in der Notfalltherapie das Mittel der Wahl sein kann (z.B. bei Colitis ulcerosa und im Status asthmaticus). Der Hauptanwendungsbereich der Suggestionstherapie liegt bei diesem Indikationsbereich deshalb da, wo sich die seelischen Zusammenhänge am deutlichsten zeigen, wo sozusagen der Weg von der Idee zur körperlichen Verwirklichung, zum Symptom, am kürzesten ist. Dies ist nicht nur bei einer bestimmten Gruppe von krankhaften Störungen, sondern auch bei einer bestimmten Patientengruppe der Fall. Individuelle Hinweise gibt hier die Anamnese.

Oft mehr noch als bei seelischen Symptomen wird ein somatisches Symptom einen starken Leidensdruck auf den Patienten ausüben oder auch eine unmittelbare Gefahr bedeuten, sodass Sofortmaßnahmen durch direkt symptomgerichtete Suggestionen (neutralisierend) eingeleitet werden müssen. Das sollte natürlich nicht dazu verführen, dass die Therapie nach eingetretener Besserung des Hauptsymptoms als erfolgreich abgeschlossen angesehen wird. Eine vorsichtige Aufklärung des Patienten sollte einem vorzeitigen Behandlungsabbruch entgegenwirken.

Auch bei der Behandlung somatisch manifester Erkrankungen kann nach der erfolgten Ausräumung ihrer psychischen Ursachen nicht immer ein sofortiges Verschwinden der Beschwerden erwartet werden. Zum einen ist natürlich auch hier die Möglichkeit des Weiterbestehens eines Circulus vitiosus gegeben, der durch spezielle Suggestionen neutralisiert werden muss, zum anderen kann z. B. bei einem bereits Jahre oder Jahrzehnte andauernden Asthma bronchiale mit bestehenden Thoraxveränderungen und Emphysem nicht damit gerechnet werden, dass mit der Beseitigung der psychischen Ursache durch die Hypnosetherapie gleichzeitig die sofortige Ausheilung und Symptomrückbildung erfolgt. Der Patient wird meist nach und nach zu einer Erleichterung und Anfallsfreiheit gelangen, während die generelle Besserung der organischen Grundlage für die Lungentätigkeit Monate und Jahre in Anspruch nimmt und nur innerhalb der allgemeinen Regenerationsfähigkeit des betreffenden Organismus überhaupt möglich ist. Wunder sollten deshalb auch von der Hypnosetherapie nicht erwartet werden, auch wenn oft wundersame Besserungen und Heilungen geschehen.

Neben den in den Einzelindikationen beschriebenen gezielten Suggestionen gibt es einige Standardsuggestionen, die bei allen Anwendungen eine günstige Wirkung entfalten können. Dazu gehört vor allem die schon erwähnte Formulierung von STOKVIS: »In diesem vertieften Ruhezustand erholt sich das gesamte Nervensystem!«, die bei Colitis ulcerosa lebensrettend sein kann.

Vor allem bei diffusen organischen Beschwerden mit Generalisationstendenz ohne erkennbare organische Grundlage empfiehlt sich die von LANGEN formulierte Suggestion: »Alle körperlichen Erscheinungen [Beschwerden] werden gleichgültig.« Bei an der Suggestionswirkung Zweifelnden kann es nützlich sein, zur Vermeidung von negativen Autosuggestionen gegen die Therapie, in der Hypnose ein Leitsymptom der Störung bewusst suggestiv zu verstärken und den Patienten damit erleben zu lassen, wie einfach seine Symptomatik suggestiv hervorgebracht werden kann. Hierdurch gelingt es meist, ihn zu überzeugen, dass sie auch einer suggestiven Behandlung zugänglich ist.

Bei der Suggestionsbehandlung somatischer Störungen durch autosuggestive und gemischte Methoden (autogenes Training und gestufte Aktivhypnose) gilt der Grundsatz, dass die Indifferenzsuggestion für den entsprechenden Körperteil der erste Schritt der formelhaften Vorsatzbildungen bzw. der wandspruchartigen Leitsätze ist. Erst dann soll die Stärkung der erwünschten Charaktereigenschaften und damit eine mehr ursächliche Richtung angestrebt werden.

Suggestive Fokaltherapie

Bei der suggestiven Fokusbehandlung wird in Abstimmung mit dem Patienten ein als Brennpunkt (Fokus) der krankhaften Störung erscheinendes Hauptproblem herausgearbeitet und direkt suggestiv beeinflusst, um auf diese Weise eine reflektorische Selbstheilungstendenz für die übrige Symptomatik auszulösen. Einer solchen symptomorientierten Fokaltherapie sind vor allem sekundäre, noch nicht sehr lange bestehende Störungen zugänglich. Die Suggestionen erfolgen nach den beschriebenen Regeln, wobei vor allem zu beachten ist, dass im Vordergrund das Bemühen um die Indifferenzierung affektiver Auslöser zu stehen hat.

Die Fokaltherapie gliedert sich in die folgenden Grundschritte (nach H. G. RECHENBERGER): Nach einer genauen Anamnese wird mit dem Patienten anhand der Leitsymptomatik ein Fokus erarbeitet und ihm ein Einblick in die Psychogenie und den Aufbau der Störung gegeben. Als zweiter Schritt werden alle Möglichkeiten zur Lösung des Konfliktes zusammen mit dem Patienten in allen Konsequenzen durchgearbeitet. Als dritter Schritt wird dann die vom Patienten gewählte Möglichkeit mit der Psychotherapie unterstützt (auch Stärkung des Charakters im Sinne der erwünschten Eigenschaften durch autohypnoide Verfahren und heterosuggestive Unterstützung). Den letzten Schritt bildet die Ablösung vom Therapeuten und der Therapie, die ausschleichend erfolgt.

Hypnose in der Anästhesie und Analgesie und als Narkoseersatz oder -unterstützung

Einige in diesem Abschnitt verwendete Begriffe sind auch für den Fachmann wenig geläufig, deshalb voranstehend eine kleine Begriffserklärung:

Anästhesie: Empfindungslosigkeit;

Analgesie: Schmerzlosigkeit;

Hypnonarkose: ein mittels Hypnose herbeigeführter, narkoseähnlicher Zustand, der mit chemischen Narkotika unterstützt werden kann, aber meist nur die Hälfte oder weniger der üblichen Narkotikadosis benötigt;

Narkohypnose: eine Hypnose (meist zu psychotherapeutischen Zwecken), deren Einleitung durch »Hypnotika«, d. h. entsprechende bewusstseinstrübende Pharmaka unterstützt wird.

Narkose: (griech.: Erstarrung) reversible, durch Pharmaka erzeugte Funktionshemmung des ZNS mit allgemeiner Ausschaltung der bewussten Wahrnehmungen, Empfindungen und der Muskeltätigkeit.

In der Hypnose ist die Beeinflussung sämtlicher Empfindungen, also auch der Schmerzempfindung, möglich. Diese Tatsache macht man sich nicht nur in der Behandlung von Schmerzzuständen, die Symptome psychischer oder somatischer Störungen sind, zu Nutze, sondern auch zur Anästhesie- oder Narkoseerzeugung bei chirurgischen Eingriffen sowie zur Lösung von Verspannungen und Verkrampfungen und zur Schmerzminderung bei Geburten sowie bei anderen Schmerzzuständen. Der Bogen der Möglichkeiten reicht dabei vom suggestiven Abbau übermäßiger Schmerzhinwendung bis zur suggestiv erzeugten absoluten Anästhesie, die die gleiche völlige Empfindungslosigkeit zu erbringen vermag, wie sie sonst nur noch durch die Leukotomie (Durchtrennung der Verbindung der weißen Hirnsubstanz zwischen Präfrontallappen und übrigem Gehirn, wird bei schwersten Schmerzzuständen manchmal durchgeführt) erzielt werden kann. Die Anästhesiehypnose kann sich in der Wirkung mit den stärksten Anästhetika messen[1].

Bei einem Operationsteam wird der Aufwand für eine hypnotische Anästhesie oder eine Hypnonarkose kaum größer sein als bei der ausschließ-

1 ECCLES vermutet, dass die durch Hypnose bewirkbare afferente Anästhesie durch die Hirnbahnen erklärt werden kann, die die Hautbahnen zum Gehirn hemmen. Diese Bahnen laufen über zwei Synapsen im Thalamus und im Nucleus cuneatus und können von der Hirnrinde aus präsynaptisch und postsynaptisch blockiert werden (ECCLES 2000, 126ff.).

lichen Verwendung von Anästhetika bzw. Narkotika, wenn der Anästhesist mit der Hypnose betraut wird. Dabei bietet die Hypnose wichtige Vorzüge, nämlich dass sie keinerlei toxische Belastung für den Organismus mit sich bringt und dadurch chirurgische Eingriffe auch dann noch durchführbar sind, wenn ein geschwächter Organismus durch die Belastung der üblichen Chemonarkose gefährdet wäre (auch für die Geburtshilfe wichtig), dass der übliche »Narkosekater« wegfällt und nicht zuletzt, dass bei den in Hypnose durchgeführten Eingriffen, vor allem nach entsprechender Suggestion, weniger Tendenz zur Wundblutung besteht, ähnlich wie in der Narkose mit Blutdrucksenkung, was eine wesentliche Erleichterung für den Chirurgen darstellt. Blutungen können sogar gezielt suggestiv beeinflusst werden. Auch die Bewegungen können in der Hypnose von einer narkoseähnlichen Starre bis hin zu evtl. erwünschten gezielten Bewegungen oder Haltungen gesteuert werden. Dies kann z. B. bei einer Hauttransplantation bedeutsam sein, wenn es darum geht, das Körperareal, von dem das Transplantat stammt, für eine gewisse Zeit am Zielort zu fixieren.

Den Umstand, dass der Patient sogar in der Chemonarkose während der Operation über sein Unbewusstes das Gesprochene als indirekte Suggestion aufnimmt, kann man sich während einer Hypnonarkose nicht nur dadurch zu Nutze machen, dass das Operationsteam entsprechend instruiert wird und vor allem keine ungewollten Negativsuggestionen gibt (so mancher »zum Nachsehen« eröffnete Kranke, der ohne therapeutische Maßnahme wieder verschlossen wurde, weil sich während des Eingriffs zeigte, dass nach den Regeln der Kunst eine chirurgische Behandlung sinnlos oder undurchführbar war, mag seinen schnellen Exitus nach der Operation nicht nur dem fortgeschrittenen Stadium seiner Erkrankung, sondern auch den während des Eingriffs von seinem Unbewussten aufgenommenen indirekten, ungewollten Negativsuggestionen verdanken), sondern auch, dass der »Hypnonarkosearzt« neben den Anästhesiesuggestionen allgemein positive, unterstützende und kräftigende Suggestionen gibt.

Der Anwendung der Hypnose für die Anästhesieerzeugung kommt ein weiterer förderlicher Umstand entgegen: die Situation, in der sie zur Anwendung gelangt, stellt immer einen Ausnahmezustand dar (Operation, Zahnarzt, Geburt), der den Patienten besonders suggestibel macht (Motivation).

Hypnonarkose, praktische Durchführung

Die reine Hypnonarkose ist vor allem dann indiziert, wenn, wie z. B. bei schweren Verbrennungen oder schweren Herzerkrankungen, eine Chemonarkose auf Grund ihrer Toxizität den Organismus zu stark belasten würde. Da jedoch eine wenn auch geringe Gefahr besteht, dass während eines

Eingriffs die Hypnose infolge irgendwelcher Umstände unterbrochen wird, sollte sie nur bei strenger Indikationsstellung zur Anwendung gelangen.

Meist ist es sinnvoll, die Hypnonarkose durch ein chemisches Narkotikum zu unterstützen, um im Bedarfsfall schnell reagieren zu können. Gegenüber der normalen Narkose können dann 30 bis 80 Prozent der Narkotika eingespart werden. Es besteht dadurch kaum Gefahr, dass der Patient während des Eingriffs aus der Hypnose »erwacht«, und es bleiben dennoch alle anderen bereits angeführten Vorteile der hypnotisch induzierten Anästhesie erhalten:

- geringere Belastung des Organismus,
- positive suggestive Beeinflussung während des Eingriffs,
- geringeres Bluten, gezielte Blutstillung,
- Bewegungen und Einhalten erwünschter Stellungen möglich,
- Sprechen und Kommunikation möglich,
- ephypnotische Suggestionen zur Heilungsunterstützung sind erleichtert,
- schnellere Heilung.

Aus diesen Gründen würde die Hypnonarkose eigentlich die »Narkose der Wahl« in allen Fällen sein, wo die Voraussetzungen des suggestiblen Hintergrunds sie zulassen; sie wird aber, vor allem aus Unkenntnis, relativ wenig eingesetzt.

Die Hypnoseeinleitung erfolgt, damit ein möglichst tiefes Stadium erreicht wird, am besten mit der fraktionierten Methode. Falls es die Umstände zulassen, ist es natürlich sinnvoll, wenn eine Hypnose oder zumindest ein Gespräch vorangegangen ist, in dem der Hypnotisator sich von der Suggestibilität des Patienten überzeugen und ihn entsprechend vorbereiten konnte.

Nach der Einleitung und den vertiefenden Suggestionen wird zunächst eine allgemein angenehme Situation suggeriert, eine Strandszene oder ein anderes Wohlfühlbild des Patienten.

Dann wird der betreffende Körperteil erst einmal durch gezielte Indifferenzsuggestionen aus dem Bewusstsein gerückt, unterstützend schließen sich Kältesuggestionen an, die an die erstrebte Gefühllosigkeit gekoppelt werden. Entsprechende Suggestionen können (unter mehrfacher leicht abgewandelter Wiederholung) lauten: »Völlig gelöst liegen Sie da, wie auf einer Sommerwiese, auf der Sie sich ausruhen. Nur meine Stimme ist wichtig für Sie, und alles, was ich Ihnen sage, wird genau eintreffen. Alles, was um Sie herum vorgeht, ist gleichgültig, und ganz gelöst geben Sie sich dieser tiefen Ruhe hin und horchen auf meine Stimme. Ich streiche jetzt mit meiner Hand über Ihr rechtes Bein, und Sie werden gleich spüren, wie

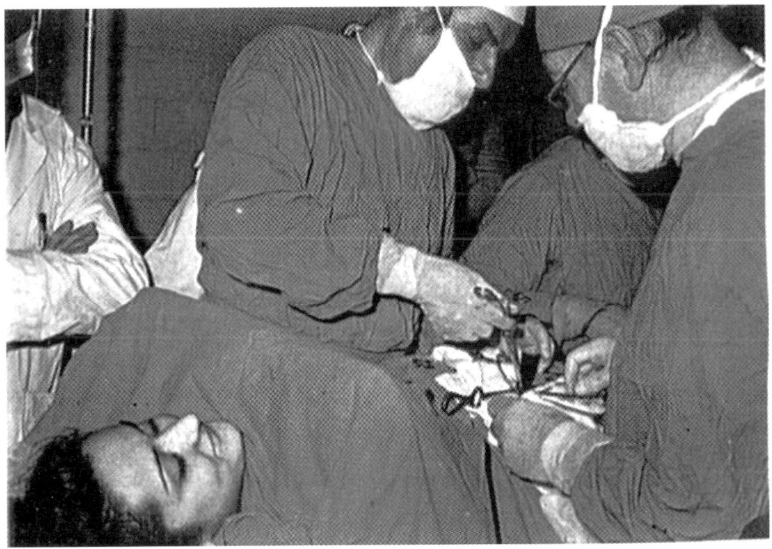

Abb. 27: Operation mit Hypnonarkose. Ein türkisches Operationsteam entfernt bei einer lächelnden Frau in bewusster Hypnose ohne Verwendung von Narkotika den Blinddarm (aus: MÜEZZINOGLU).

mit jedem Strich Ihr Bein kühler und kühler wird. Ganz kühl und gefühllos wird Ihr Bein, mit jedem Strich immer kühler und gefühlloser.

Vollkommen gleichgültig wird Ihr Bein, so als ob es ganz woanders wäre. Sie können es jetzt in meiner Obhut belassen und es verbleibt so lange in diesem Zustand und in meiner Obhut, bis ich Ihnen sagen werde, dass das Gefühl langsam zurückkehren wird.« [Diese letzte Suggestion halte ich in Verbindung mit der Indifferenzsuggestion vor allem bei Eingriffen an den Extremitäten für wichtig, um unbewussten Amputationsängsten vorzubeugen.] »Ganz kühl und vollkommen taub ist Ihr Bein schon geworden, vollkommen gleichgültig, und Sie hören nur auf meine Stimme und werden Ihr Bein erst wieder spüren, wenn ich es Ihnen sage« usw.

Die erreichte Anästhesie kann nun durch einen Einstich mit einer Injektionskanüle überprüft werden. Wie schon erwähnt, wird die Einstichstelle nicht bluten. Gegebenenfalls kann die Annahme der Suggestionen erleichtert werden, indem der Hypnotisator vorgibt, eine anästhesierende Injektion zu machen, und tatsächlich einen »Leereinstich« vornimmt oder nur simuliert, um der Suggestion eine pseudologische Unterstützung zu geben.

Außer den während des Eingriffs ständig zu wiederholenden Anästhesiesuggestionen sind auch die Ruhe bzw. Urlaubsbilder des Patienten immer wieder aufzugreifen, (sie sollten zuvor im Gespräch eruiert worden sein, um dann durch die Suggestion dieser vertrauten Bilder die Vorstellbarkeit zu erleichtern), und es werden stärkende und positiv stützende Suggestionen eingeflochten wie z. B.: »In diesem vertieften Ruhezustand erholt sich das gesamte Nervensystem. Dieser vertiefte Ruhezustand regeneriert den gesamten Organismus und stärkt die körpereigenen Abwehrkräfte.« In den Suggestionen sollte kein direkter Bezug zum Eingriff hergestellt werden, damit nicht die Aufmerksamkeit auf das Geschehen gelenkt wird.

Während des gesamten Eingriffs und für eine Weile danach ist es sehr wichtig, den Rapport zu halten. Dies geschieht durch ein kontinuierliches aktives Einbeziehen des Patienten, indem er sozusagen im Dialog mit dem Hypnosearzt seine von diesem suggerierte Erlebniswelt schildert. Diese wird dann über den Rapport und die jeweilige gegenseitige Bestätigung ausgeschmückt und stabilisiert.

Schilddrüsenoperationen werden z. B. in der Türkei gern unter Hypnonarkose durchgeführt, und man lässt den Patienten dabei fröhlich singen, was die Operation in Bezug auf den Schutz der Stimmbänder vereinfacht. Auch Operationen am geöffneten Brustkorb wurden schon unter reiner Hypnonarkose vorgenommen.

Die Rückführung aus der Hypnose erfolgt wie normal, wobei die Anästhesiesuggestion, wenn es ratsam erscheint, um postoperative Schmerzzustände abzuschwächen, nicht zurückgenommen werden muss, da sich ihre Wirkung von selbst nach und nach abschwächt.

Während und nach dem Eingriff können noch vor der Rückführung, aber auch in separaten Sitzungen danach, ephypnotische Suggestionen zur Unterstützung der Heilung gegeben werden. Es ist nachgewiesen, dass z. B. Knochenbrüche auf diese Weise schneller heilen.

Anästhesiehypnose und sonstige Hypnoseunterstützung bei kleinchirurgischen und diagnostischen Eingriffen

Beim Zahnarzt, HNO-Arzt, Urologen, Gynäkologen, bei einer Magen- oder Darmspiegelung, einer Arthroskopie usw. gibt es viele gute Möglichkeiten für den Einsatz der Hypnose. Auch hier, besonders beim Zahnarzt, ist wegen der zumeist vorhandenen Angst vor der Behandlung einerseits und des intensiven Verlangens nach Hilfe andererseits, eine Ausnahmesituation gegeben, welche die Suggestibilität wesentlich erhöht und dadurch die Möglichkeiten der Therapieunterstützung durch suggestiv erzeugte Anästhesie usw. verbessert.

Nicht nur die Anästhesiesuggestion kann in diesem Bereich nützlich sein, sondern vor allem auch die suggestive Unterdrückung des die Behandlung störenden und für den Patienten unangenehmen Würgreflexes bei der Berührung des Gaumenzäpfchens.

Die Suggestionen sind ähnlich aufgebaut wie die zuvor erwähnten. Die in diesem Bereich ohnehin gegebene halb liegende Stellung des Patienten erleichtert die zwanglose Ruheeinstimmung. Die meisten Suggestionen lassen sich nach Art von Wachsuggestionen aus dem Gespräch heraus entwickeln, wobei der Patient aufgefordert werden kann, die Augen zu schließen. Für die Unterdrückung des Würgreflexes reicht meist eine bestimmt ausgesprochene Wachsuggestion aus, während eine normale Hypnoseeinleitung über die Fixation erfolgen sollte, falls eine tief greifende Anästhesie erzeugt werden soll. Zweckmäßigerweise wird hier nicht von Hypnose, sondern von einem vertieften Ruhezustand gesprochen.

Eine gewisse Schwierigkeit besteht darin, dass der Arzt sich nicht immer gleichzeitig auf seine Arbeit und auf die Suggestionen konzentrieren kann. Abhilfe bietet hier die Benutzung eines Tonbandes mit Standardsuggestionen (eventuell beruhigende Musikunterstützung), das der Arzt selbst besprochen hat, und die Verwendung von Kopfhörern, die gleichzeitig die angstbesetzten Geräusche der Behandlungsapparaturen fern halten. Die Einleitung sollte natürlich persönlich erfolgen, um Spontanhypnosen auszuschließen. Nützlich ist, wenn der Patient das autogene Training beherrscht; er wird sich dann in den meisten Fällen ohnehin die entsprechenden Autosuggestionen geben. Bei Kindern kann unterstützend die Suggestion erteilt werden, dass sie sich ihr Lieblingsfernsehprogramm vorstellen sollen (ähnlich der Tagtraumtechnik in der KIP).

Hypnose in der Geburtshilfe

Auch bei der Geburt handelt es sich, wiewohl ein natürlicher Vorgang, meist um eine angstbesetzte Situation, wodurch wiederum die Suggestibilität gefördert wird. Wie schon dargestellt wurde, führen Negativsuggestionen in der Erziehung und durch Umwelt, Medien usw. über Generationen hinweg zur Bildung und Verstärkung des Engramms, dass es sich hier um einen ungeheuer schmerzhaften Vorgang handle. H. G. Rechenberger spricht von der »Höheren-Töchter-Mentalität«, die immer noch Teil des Erziehungssystems unserer Kultur ist und in der Vermittlung der Anschauung gipfelt, dass eine Frau das notwendige Übel des männlichen Sexualismus über sich ergehen lassen müsse, um sich damit ihre Versorgung zu erwerben. Es liegt auf der Hand, dass eine so beeinflusste Frau nicht nur Schwierigkeiten haben wird in ihrer menschlichen Lebenserfüllung, sondern in Gefahr ist, ihre Konflikte über ihre suggestiv negativ besetzte Geschlechtlichkeit zu somatisieren.

Neben Frigidität, Periodenschmerzen, Myomen usf. können natürlich auch übermäßige Schmerzen bei Geburten die Folge sein, da eine Geburt ja das sichtbare Zeichen ist, dass sie Geschlechtsverkehr hatte, wie mir eine Patientin einmal in der tiefenpsychologischen Analyse sagte. Bei der Lösung dieser suggestiv erzeugten Spannungen mit der Hypnose handelt es sich also im Grunde auch um eine Desuggerierung!

Dass die Hypnose auch wegen ihrer fehlenden Toxizität jeder anderen Anästhesieform oder Narkoseunterstützung bei der Geburtshilfe vorzuziehen ist, erfordert keine nähere Erläuterung, da kaum ein Medikament nicht die Gefahr einer Schädigung des Kindes in sich trägt.

Auch hier muss nicht von Hypnose gesprochen werden, sondern reichen im Allgemeinen Ruheübungen wie die Hinlenkung auf die Atmung und das erwartete Kind aus. Zusätzliche Suggestionen können die allgemeine Gelöstheit und die suggestive Koppelung der Wehen an Müdigkeit und Ruhe beinhalten. Die Hypnose kann ausreichend tief sein und dennoch das bewusste Erleben der Geburt mit offenen Augen zulassen. Sinnvoll ist natürlich ein Erlernen des autogenen Trainings schon während der Schwangerschaft. Neben der allgemeinen Ruhigstellung und Spannungslösung kann beim autogenen Training und auch während der Geburt in der Hypnose vor allem die freudige Erwartung des Kindes in den Mittelpunkt gestellt werden. K. H. LUKAS hat in seiner *Psychologischen Geburtserleichterung* ausführliche Techniken erarbeitet. Eine australische Untersuchung ergab, dass bei einer Befragung von Müttern direkt nach der Geburt 80% der Mütter, die in Hypnose geboren hatten, sich ein weiteres Kind wünschten, bei den anderen Müttern waren es nur 20%.

Narkohypnose und Narkoanalyse

Hier werden stark relaxierende, bewusstseinstrübende chemische Präparate, so genannte »Hypnotika«, eingesetzt, um bei sehr unruhigen Personen eine Hypnoseeinleitung zu unterstützen bzw. einen hypnoseähnlichen Zustand herbeizuführen (heterotoxische Hypnose). Die Narkohypnose ist aus der Mode gekommen, einerseits weil die entsprechenden Präparate erhebliche Nebenwirkungen haben können, andererseits weil sich bei sicherer Einleitung fast immer eine zufrieden stellende Hypnose erreichen lässt.

Eine Sonderform der Narkohypnose stellt die am Anfang des 20. Jahrhunderts häufig eingesetzte »Narkoanalyse« dar. Man benutzte dabei den heterotoxisch herbeigeführten »Hypnose«-Zustand zur psychoanalytischen Therapie. Die LSD-Welle und andere Suchtverhaltensweisen mit bewusstseinsverändernden Drogen haben diesen Gedanken wieder aufgegriffen, wie wir heute wissen, oft mit erheblichen Spätschäden am Nervensystem.

Die Ruhehypnose

In der Ruhehypnose (Leerhypnose) erfolgen keine speziellen therapeutischen Maßnahmen, weder analytisch noch suggestiv. Der intensive seelisch-körperliche Ruhezustand, den eine Hypnose beinhaltet, kann als Begleitmaßnahme bei vielen Therapien genutzt werden und die Gesundung unterstützen.

Spezielle therapeutische Indikationen für die Ruhehypnose sind der Heilschlaf als Regenerationsmittel, aber auch die tiefe somnambule Hypnose über Tage, um z. B. bei suizidgefährdeten Patienten eine Überbrückung mit gleichzeitiger seelischer Kräftigung zu erreichen. Bei Patienten mit Anorexia nervosa, die in ihrem Verhalten ebenfalls suizidal gefährdet sind, kann die tiefe Hypnose ebenfalls benutzt werden, um über Krisen hinwegzuhelfen. Sie werden dann nur für die Mahlzeiten aus der Hypnose geweckt (die tiefenpsychologische Behandlung in Hypnose bei dieser Erkrankung ist im alphabetischen Teil angeführt).

Die Hypnose in Kombination mit anderen Therapieverfahren

Die Hypnose lässt sich mit nahezu allen anderen Therapieverfahren kombinieren, und es erfolgt durch eine sinnvolle Kombination eine gegenseitige Befruchtung und Potenzierung der Wirkung. Zum einen gewinnt der Suggestionseinfluss durch die logische bzw. pseudologische Erklärung (pseudologisch bei Placebos oder nur scheinbar verabfolgten Medikamenten), dass das andere Verfahren mithelfe, an Wirksamkeit, zum anderen findet tatsächlich eine breitere Abdeckung des Beschwerdebildes statt.

Magnetopathie

Die Magnetopathie nimmt unter den mit der Hypnose kombinierbaren Behandlungsverfahren aus gewichtigen Gründen eine Sonderstellung ein. Sie lässt sich vollkommen zwanglos in die Therapie einbauen. Eine Unterstützung der Suggestionen mit haptischen Reizen erscheint schon im Sinne einer Bewusstseinshinlenkung auf das angesprochene Organ oder den Körperteil als »Somatisierung« der verbalen Suggestion auch ohne mesmerischen Hintergrund sinnvoll. Darüber hinaus haben beide Verfahren noch weitere entscheidende verbindende Gemeinsamkeiten, die ihre Verbindung auch in der Behandlung nahe legen. So sind sowohl die Hypnose als auch die Magnetopathie Heilverfahren ohne stoffliches (materielles) Medium, ohne Medikament also, und ohne materiellen Eingriff in den

Körper des Patienten. Beide Verfahren bieten die Möglichkeit, die mit ihnen beabsichtigte Suggestionswirkung (im weitesten Sinne) ausschließlich den Wünschen des Patienten anzupassen und so keine unbeabsichtigten und unerwünschten zwangsläufigen Nebenwirkungen und Therapieschäden zu erzeugen. Denn alle Therapieverfahren überhaupt sind im weitesten Sinne suggestiver Natur, da ja immer eine Beeinflussung des Patienten stattfindet, ansonsten wären sie wirkungslos. Dass die im Falle einer krankhaften Störung erwünschte Beeinflussung z. B. bei vielen Chemotherapeutika nur eine von deren Wirkungen ist, die von den anderen nicht isoliert werden kann, ist bekannt. Es werden deshalb mit der Einnahme solcher Medikamente auch Suggestionen gegeben und zwangsläufig angenommen, die nicht nur weder vom Therapeuten noch vom Patienten erwünscht sind, sondern in Form der unerwünschten Nebenwirkungen sogar oft den Interessen des Patienten direkt zuwiderlaufen.

Die mit den Händen durchgeführte Behandlung, von der das »Behandeln« seinen Namen hat, ist auch geschichtlich nicht erst seit dem wissenschaftlichen Wiederentdecker F. A. MESMER mit der Hypnose verbunden. Bereits die in der Bibel berichteten Wunderheilungen zeigen die Einheit vom »Handauflegen« und der »Verbalsuggestion«. Aber auch in der intrauterinen Entwicklung bestehen sowohl die Hypnose als auch die Biophotonenemission bereits nebeneinander und ist der Tastsinn und wohl auch seine »höhere Qualität«, der »Aurasinn« bereits gut entwickelt.

Es würde den Rahmen des Themas sprengen, die magnetopathische Technik hier ausführlich zu erläutern. Wesentliche Hinweise wurden bereits bei der Erörterung der haptischen Verfahren gegeben, Grundlagen wurden auch bei der Fluidumtheorie besprochen. Wer sich berufen fühlt, das Verfahren nicht nur als haptische Unterstützung einzusetzen, möge sich in der Literatur und bei Fortbildungen informieren (MESMER; THEEGARTEN; MEINHOLD 1997a; SCHROEDTER).

Andere Verfahren

Die Kombination mit anderen Therapieverfahren ist recht einfach, indem in einer vorangehenden oder anschließenden Hypnose die therapeutischen Maßnahmen in ihrer Wirkung suggestiv verstärkt werden oder indem, wo dies möglich ist, diese Maßnahmen direkt in der Hypnose durchgeführt werden (z. B. Akupunktur). Entsprechende Suggestionen können z. B. lauten: »Ich werde Ihnen nach dieser Hypnose ein Medikament verordnen, das die Wirkung der Hypnose unterstützt und Sie endgültig von Ihrem Herzklopfen befreien wird«, oder bei einmaligen Gaben von Homöopathika: »Ich werde Ihnen jetzt zusätzlich fünf Tropfen eines hochwirksamen Medikamentes auf die Zunge träufeln, die dazu beitragen,

Ihr Herzklopfen wegzunehmen. Öffnen Sie jetzt den Mund und strecken Sie die Zunge heraus ... « Genauso gut können mit der entsprechenden suggestiven Unterstützung neuraltherapeutische und andere Injektionen in Hypnose verabfolgt, Akupunkturnadeln gesetzt werden usf. Bekannte Wirkungen, die diese Maßnahmen auslösen, können dabei verbal angesagt und dadurch zur Verstärkung des Engramms, dass alle Suggestionen eintreffen, verwendet werden. So begleitet man z.B. eine neuraltherapeutische Injektion mit der Suggestion: »Sie werden gleich an der Injektionsstelle ein pelziges Gefühl spüren... « usw.

Ein wichtiger Grund, der für die Kombination der Suggestionstherapie mit anderen Therapieformen, vor allem mit medikamentösen Verfahren, wie Spagyrik, Homöopathie usw. spricht, ist die Tatsache, dass insbesondere dem kopflastigen Patienten durch das materielle Medium des Medikamentes die Annahme der Suggestion und ihre Umsetzung auf seine körperlichen Beschwerden wesentlich erleichtert wird.

Alle diese Grundsätze auch außerhalb der eigentlichen Hypnosetherapie in der Behandlung mit anderen Verfahren zu berücksichtigen, ist eine der Künste, die einen guten Behandler ausmachen. Die akzeptierende therapeutische Grundhaltung, die Art, eine Arznei zu verordnen oder eine Behandlung durchzuführen – alles sind Handlungen voll von suggestiven und rituellen Elementen und mit ausschlaggebend für die therapeutische Wirksamkeit. Nochmals sei darauf hingewiesen, dass jede therapeutische Maßnahme im weiteren Sinne nur suggestiver Natur und im engeren Sinne auch suggestiver Natur ist.

4. Die Indikationen

Wenn es uns gelänge, das Heilmittel so zu nehmen,
dass der Mensch einfach physisch gesund würde,
so müsste er noch in die tiefsten Tiefen seines seelischen Lebens
zurückschieben dasjenige, was in seinem Schicksal liegt
und weswegen er sich in die nicht-lichterfüllte Welt hineingesehnt hat.
Und nur wenn es uns gelingt, auch das zu treffen,
was sich in das Unterbewusste hinunterstellte,
wenn wir den Menschen in die Lage setzen,
zum Bewusstsein zu bringen, was er zu tun hat,
nur wenn wir auf den ganzen Menschen nach Leib, Seele und Geist sehen können,
nur dann können wir eine volle Wissenschaft auch des Medizinischen begründen.
Rudolf Steiner

Nur der vernünftige Mensch ist der echte Adept – er verwandelt
Alles in Leben und Gold – braucht Elixiere nicht mehr.
In ihm dampfet der heilige Kolben – der König ist in ihm –
Delphos auch, und er fasst endlich das: Kenne dich selbst!
Novalis, Kenne dich selbst

Allgemeines

Wie J. H. Schultz treffend sagte, ist eine »Indikationsliste für die Hypnosetherapie kaum zu erstellen, da grundsätzlich alles funktionelle Geschehen des menschlichen Organismus hypnotisch abstimmbar ist«. Dennoch entscheidet sich die Indikationsfrage auch am Verhältnis von Aufwand und Resultat. Um dem Praktiker neben den unter den einzelnen Störungsbildern angeführten Hinweisen (Kapitel 5) weitere Anhaltspunkte dafür zu geben, ob eine Therapie in Hypnose angezeigt ist und wenn ja, welche, seien hier noch einige allgemeine prognostische und therapeutische Kriterien und Besonderheiten angeführt.

Prognostische Kriterien

Prognostisch günstig	***Prognostisch ungünstig***
Akuter Beginn mit heftiger Symptomatik	Schleichender Beginn mit langsam sich steigernder Symptomatik
kurz bestehend	länger bestehend
gute hereditäre Voraussetzungen	schlechte hereditäre Voraussetzungen
jüngeres Lebensalter (mit Ausnahme kindlicher Zwangssyndrome)	höheres Alter
Intelligenz und Fähigkeit zur Introspektion	Uneinsichtigkeit und geringere Intelligenz
aktive, eigenverantwortliche Grundhaltung	passive Grundhaltung ohne Eigenverantwortlichkeit
Lebensbewältigung trotz Leiden gut	gesamtes Leben vom Leiden bestimmt
gute familiäre Konstellation	schlechte familiäre Konstellation
gute soziale Konstellation	schlechte soziale Konstellation
gute Kommunikation mit dem Therapeuten	schlechte Kommunikation mit dem Therapeuten

Selbstverständlich dürfen diese Kriterien nicht starr gehandhabt werden und zum Schubladendenken führen. Auch Patienten, die mehrere prognostisch ungünstige Vorzeichen aufweisen, können sich manchmal in der Therapie sehr viel besser entwickeln als erwartet und umgekehrt. Der »Idealpatient« wäre kein Patient, denn er bräuchte keine Therapie.

Nicht zuletzt sind viele der genannten Faktoren gerade durch die Therapie entwicklungsfähig und ist es ja auch eine der wichtigsten Aufgaben des Therapeuten, den Patienten dort akzeptierend abzuholen, wo dieser steht.

Bei der Frage nach der Indikation sollte auch daran gedacht werden, dass die lebensgeschichtliche Therapie in Hypnose oft die »Ultima ratio« nach einer erfolglosen therapeutischen Odyssee oder bei einem anders nicht zu beeinflussenden Krankheitsbild darstellt. Umso mehr ist es daher auch die Aufgabe des Therapeuten, sich auch derjenigen Patienten anzunehmen, deren Therapie mit viel Mühe verbunden ist und einen ungewissen Ausgang hat.

Als relativ einfach behandelbare Krankheitsbilder können die Angstneurosen und die Organneurosen angesehen werden. Sehr viel schwerer sind die Zwangsfixierungen und die »Imprägnationserkrankungen« der körperlichen Ebene zu behandeln, noch schwerer die degenerativen Erkrankungen und die Depression und am schwierigsten schließlich die Psychosen oder die Krebserkrankungen (siehe »Symptomverschiebung« im Kapitel 1 dieses Teils).

Besonderheiten in der Therapie

In der Therapie in Hypnose und in der Psychotherapie allgemein begegnen uns neben spezifischen Besonderheiten einige Erscheinungen wieder, die uns zum Teil auch aus der Therapie somatischer Symptome mit anderen Behandlungsverfahren vertraut sind.

»Zwei Drittel der Kranken werden unabhängig von der Therapie von selbst wieder gesund, und die Hälfte des restlichen Drittels wird zum unheilbar Kranken oder stirbt, ohne sich um unsere Behandlungsversuche zu scheren«, meinte der Psychiater A. FOREL und bezeichnete es als schönen Erfolg, beim verbleibenden Sechstel Linderung oder Besserung durch die Therapie hervorzurufen. Therapeuten und Mediziner sind geneigt, die zwei Drittel, die »von selbst« wieder gesund werden, ebenfalls auf ihr Erfolgskonto zu buchen. In der tiefenpsychologischen Therapie in Hypnose ist dies allerdings zuweilen berechtigt, nachdem viele unserer Patienten aus eben der Hälfte des einen Drittels stammen, der mit anderen Verfahren nicht geholfen werden konnte, und erst zu diesem Therapieweg fanden, nachdem sie von anderer Seite als »unheilbar« oder »austherapiert« betrachtet worden waren.

Doch gibt es auch auf diesem Weg einige Hürden.

Die so genannte Erstverschlimmerung ist uns vor allem aus der Therapie mit spagyrischen und homöopathischen Heilmitteln bekannt. Analog tritt sie auch in der Psychotherapie zuweilen auf und ist dann zumeist ein Zeichen, dass wichtige Grundkonflikte berührt wurden. Da das Unbewusste des Patienten die Störung produziert hat, bestehen auch fast immer nicht zu unterschätzende unbewusste Tendenzen, an diesem Produkt festzuhalten.

Außerdem haben die Widerstände gegen das Bewusstwerden ursprünglicher Konflikte eine wichtige Schutzaufgabe. Man kann sich als Erwachsener, der – ob als Patient oder als Therapeut – in diesen Prozess eingebunden ist, kaum vorstellen, welche tiefen, leidvollen und bedrohlichen Erfahrungen mit den ursprünglichsten krankheitsrelevanten Grundängsten des Kleinkindes einhergehen. Eben um der ständigen Auseinandersetzung mit ihnen zu entgehen, werden sie ja in das Unbewusste verdrängt und entsteht die Störung oder Erkrankung als der »leichter« gangbare Ausdrucksweg. Erst wenn sich der Therapeut vor Augen hält, dass auch eine schwere Erkrankung zunächst »einfacher« zu ertragen ist als die Konfrontation mit den tiefsten Grundängsten, kann die Schutzaufgabe der Widerstände richtig verstanden und gewürdigt werden. Dies ist besonders für die Hypnosetherapie von Bedeutung, da hier oft die Versuchung besteht, zu schnell oder zu weit hinter die Widerstände zu gelangen.

Der verständliche Wunsch des Patienten, »schnell wieder gesund zu werden«, trifft oft genug auf Therapeuten, die diese Zusammenhänge nicht kennen und mit einem ebenso verständlichen Wunsch, »schnell zu helfen«, unter Umständen mehr Schaden als Nutzen stiften.

Der Wunsch nach dem Festhalten an der Störung kann sich z. B. im »Verlieben« des Patienten in den Therapeuten äußern. Der unbewusste Hintergrund einer solchen »Übertragungsliebe« ist dem Patienten dabei nicht klar, er empfindet die Gefühle als echt. Analytisch gesehen weist diese Liebe jedoch auf starke Widerstände hin, die sich gegen die Therapie wenden. Meist ist der anstehende Schritt in eine belastende Therapiephase der Auslöser für die Widerstände. Diese Zusammenhänge sollen mit dem Patienten einfühlsam besprochen werden.

Andere Formen des Widerstandes können sich pseudo-logisch als Zeitmangel oder Geldmangel präsentieren, oder auch als Wunsch, ein »sehr guter Patient« zu sein, analog dem in der Kindheit vermittelten Verhaltensmuster des »guten Kindes«. Dauert die Therapie länger, beginnt dieser Patient an seinen eigenen Fähigkeiten zu zweifeln.

Ein anderes Problem ist das des Rezidivs (Rückfalls). Wie bei jeder anderen Therapie wird der Patient nach seiner »Heilung« wieder in die suggestive Umwelt, auf sich selbst gestellt, entlassen. Nur in wenigen Fällen, wie bei der Beziehungsbehandlung, können wir einen Teil der Umwelt in die Therapie einbeziehen, meistens wirken die kränkenden Einflüsse weiter. Am ehesten noch in der Psychotherapie in Hypnose besteht die Möglichkeit, diese Tatsache zu berücksichtigen, indem eben nicht nur das Symptom und der auslösende Konflikt, sondern auch die individuelle Grundlage behandelt wird, um den Patienten über die Basis der Selbsterkenntnis zur Selbstverwirklichung und gesunden Welt- und Umweltannahme hinzuführen. Dass dieses höchste Ziel aller therapeutischen Bemühungen selten so gut verwirklicht werden kann, wie man es sich wünschen würde, liegt an vielerlei Ursachen. Zeit, Geduld, Erkenntnis, Geld oder auch einfach psychische Voraussetzungen sind Prämissen, die beim Therapeuten, beim Patienten und bei den Krankenkassen ihre jeweiligen Grenzen setzen. So muss die Behandlung im stetigen Bemühen, vor allem die eigenen Möglichkeiten voll auszuschöpfen und die des Patienten ganz zu entwickeln, so durchgeführt werden, dass sie zu einem möglichst guten Ergebnis führt und guten Gewissens verantwortet werden kann.

Wenn als gebessert entlassene Patienten nicht immer völlig geheilt sind, sollte es die Therapeuten, die um diese Zusammenhänge wissen, nicht entmutigen, sie mit ähnlichen oder anderen Beschwerden in der Praxis wieder zu finden.

Am ehesten erliegen den krank machenden Suggestionen der Umwelt diejenigen Patienten wieder, die anfangs scheinbar am leichtesten zu behandeln sind: die erhöht Suggestiblen. Die Therapie muss hier also vor allem auch auf eine Festigung der Eigenständigkeit zielen. Umgekehrt sind Patienten, die mühevoller zu therapieren waren, meist auch besser gegen Rezidive gefeit.

Vor allem Suchtkranke werden, da sie ja auch zum erhöht suggestiblen Personenkreis gehören (leicht beeinflussbar durch Nikotin- und sonstige Werbung, durch Suchtkollegen usw.), relativ häufig rückfällig. Diesen Patienten, wie es oft geschieht, mangelnde Willensstärke oder fehlenden Besserungswillen vorzuwerfen, wäre natürlich verfehlt, offenbart sich an ihnen doch so deutlich wie sonst kaum die Begrenzung behandlerischen Bemühens und wie wenig der Wille ganz allgemein vermag, wenn nicht das Unbewusste mitspielt. Wird einem somatisch Kranken seine Symptomatik leicht verziehen und er deswegen auch noch bedauert, begegnet der Suchtkranke oft angewidertem Unverständnis. Ihn auf Grund seiner vielleicht ähnlichen zu Grunde liegenden seelischen Störung auch ähnlich unterstützend wie den körperlich Kranken zu behandeln, stößt in seiner Umgebung oft auf große Hindernisse, und es wird im Falle des »unheilbar organisch Kranken« auch dem Therapeuten eher verziehen als im Falle des »Alkoholsüchtigen«, wenn die Hindernisse stärker waren als die Therapie.

Nicht sehr selten kommt es zu unerwarteten Spontanheilungen, die durch verschiedene Ursachen ausgelöst werden können. Hauptsächlich zählen hierzu ein Wechsel im oder am Milieu, ein Gefordertwerden, eine Nachreifung der Persönlichkeit, der Zeitfaktor und nicht zuletzt eine unabsichtliche, unbewusst angenommene Suggestion, wie wir sie am Beispiel des »Moribundus« in extremer Weise schon kennen gelernt haben. Weniger widersinnig als in diesem Beispiel kommt es öfters vor, dass der Patient eine zwar positive, aber vom Therapeuten nicht als Suggestion gemeinte und oft sogar als relativ nebensächlich erachtete Bemerkung aufnimmt, die er bewusst oder über das Unbewusste als auslösenden Heilanstoß verarbeitet. Das kann z. B. durchaus die Bemerkung zur Sprechstundenhilfe sein, dass der nächste Termin erst in zwei Wochen vereinbart werden müsse, da die Besserung gute Fortschritte mache. Angesichts der Mühe, die sich der Behandler normalerweise mit allen erdenklichen Therapieverfahren gibt, um einem Patienten zu helfen, mutet es geradezu absurd an, wenn scheinbare Nebensächlichkeiten zuweilen das vorher für unmöglich Gehaltene vollbringen und die oft kaum noch erhoffte Besserung doch noch einleiten. Erklärbar ist dieses Phänomen wohl nur mit dem Wort »Glaube«. Bei allen Bemühungen des Therapeuten bleibt es letztlich dem Patienten vorbehalten, was er im tiefsten Inneren wirklich glauben kann, d. h. in diesem Falle, welche Suggestion er auch autosuggestiv bis in die tiefsten Seelenschichten hinein umsetzt. »Dein Glaube hat dir geholfen!«, sprach JESUS. Vielleicht ist es die größte Stärke und höchste Möglichkeit der Therapie in Hypnose, dass sie dabei helfen kann, diesen festen Glauben und den Weg zu einer heilsamen Liebe – auch zu sich selbst – zu entwickeln.

5. Die Therapie in Hypnose bei spezifischen Störungsbildern und Erkrankungen von A bis Z

> Die äußeren Dinge sind die Erkenntnis der inneren.
> *Paracelsus*

In diesem Kapitel werden praktische Hinweise für die Hypnosetherapie einzelner Krankheitsbilder gegeben. Der leichten Auffindbarkeit halber sind die meisten Indikationen alphabetisch geordnet; nur einige eng zusammengehörende Gruppen wurden geschlossen behandelt.

Gesuchte Krankheitsbezeichnungen sind im Sachregister nachzuschlagen. Da dieser Abschnitt vor allem für Therapeuten bestimmt ist, wurde die gebräuchliche Fachnomenklatur verwendet. Andere Bezeichnungen sind ebenfalls im Sachregister angeführt.

Es sind nur Krankheitsbilder aufgenommen worden, bei denen zumindest in Einzelfällen positive Erfahrungen mit der Therapie in Hypnose in der Literatur belegt sind (siehe Literaturverzeichnis) oder in unserer eigenen Praxis gesammelt wurden.

Da vor allem die lebensgeschichtliche, tiefenpsychologische Therapie in Hypnose sich nicht einfach gegen die Symptome einer Erkrankung richtet, sondern vielmehr die Entwicklung des individuellen Menschen zum Ziel hat, der dann seine Symptome in dem Maße aufgeben kann, wie seine Entwicklung gelingt, ist diese Behandlungsform bei fast allen Störungen oder Erkrankungen angezeigt. Darüber hinaus ist sie aber auch allgemein ein Königsweg für das Erreichen höherer Bewusstseinsebenen und eines dem eigenen Wesen entsprechenden, freieren, befriedigenderen und verantwortungsvolleren Lebens.

Der Einsatz der tiefenpsychologischen Hypnose für diese tangierenden Anwendungsbereiche, darunter vor allem für die Persönlichkeitsbildung, ist im Teil IV beschrieben. Doch sollten diese Bereiche auch in der Therapie nicht vergessen werden, da gerade bei schweren Erkrankungen die Entwicklung des Bewusstseins und die Frage nach dem Lebenssinn sowohl für die Krankheitsbewältigung als auch für die Heilung zu den wesentlichsten Faktoren gehören.

In Kurzform sind bei den einzelnen Krankheitsbildern in der jeweils selben Reihenfolge zu folgenden Aspekten Hinweise gegeben:

BEZEICHNUNG DES KRANKHEITSBILDES/ABKÜRZUNGEN

P: = Psychogenese (seelische Entstehungsgeschichte) mit häufigen Ursachen und allgemeine Anmerkungen zum Krankheitsbild. Die genannten Hinweise sind als Erfahrungswerte aufzufassen, die für den Einzelfall jeweils überprüft werden müssen. In der Regel sind die betreffenden Zusammenhänge dem Patienten unbewusst.

B: = Behandlungshinweise mit Besonderheiten. Wie für die Entstehung von Erkrankungen können auch für deren Behandlung nur allgemeine Anhaltspunkte angeführt werden. Dies gilt generell für alle psychotherapeutischen Verfahren, insbesondere jedoch für die tiefenpsychologische Therapie in Hypnose. Jede Lebensgeschichte ist derart verschieden, dass auch jede Therapiestunde ein einmaliges individuelles Ereignis ist. Dennoch gibt es wichtige gemeinsame Grundbedingungen der menschlichen Seele, deren Kenntnis für eine erfolgreiche Therapie in Hypnose unerlässlich ist und die in den gegebenen Hinweisen beispielhaft berücksichtigt sind.

S: = Suggestionen, die empfehlenswert sein können (bei Anwendung des autogenen Trainings Unterstufe = AT-US oder der Suggestiven Verfahren in Hypnose = SH). Die angeführten Suggestionsbeispiele müssen den individuellen Umständen des Einzelfalles angepasst und, den Regeln entsprechend, genügend oft und abgewandelt wiederholt werden. Suggestionen dürfen nicht gegeben werden, wenn eine seelische Dynamik als Störungsgrundlage vermutet wird, sonst bestünde die Gefahr der Symptomverschiebung. Wo möglich, sollte grundsätzlich eine ursächliche tiefenpsychologische Therapie in Hypnose angestrebt werden.

E: = Erfolgsaussichten bei Anwendung der jeweils empfehlenswerten Therapieverfahren in Hypnose, gemäß den vorliegenden Erfahrungen.

Folgende Therapieverfahren in Hypnose sind abgekürzt genannt:

AT = *Autogenes Training*
-US = *Unterstufe*
-OS = *Oberstufe*

FH = *Tiefenpsychologische Fokalanalyse in Hypnose (ein Verfahren der »Hypno-integrativen tiefenpsychologischen Therapie [HITT] nach W. J. Meinhold«)*

GH = *Gestufte Aktivhypnose*

HA = *Hypnoanalyse*

HITT = *»Hypno-integrative tiefenpsychologische Therapie nach W. J. Meinhold«; schließt als Kurzverfahren ein die:*
FH = *Tiefenpsychologische Fokalanalyse in Hypnose,*
und als ausführliches lebensgeschichtliches Verfahren die:

LH = *Lebensgeschichtliche tiefenpsychologische Therapie in Hypnose*
KP = *Katathym imaginative Psychotherapie (früher KB: Katathymes Bilderleben)*
RH = *Reinkarnationstherapie in Hypnose*
SH = *Suggestive Verfahren in Hypnose*

Andere Verfahren erscheinen mit vollem Namen.

Bei den Erfolgsaussichten heißt:
– = *noch keine ausreichenden Erfahrungen bzw. keine guten Erfolgsaussichten bei diesem Krankheitsbild*
w = *noch wenig Erfahrungen bzw. wenig dokumentierte Erfolge mit diesem Krankheitsbild*
\+ = *befriedigende bis gute Erfolgsaussichten*
++ = *gute bis sehr gute Erfolgsaussichten*

Es bedeutet also zum Beispiel LH ++, dass bei Anwendung der »Lebensgeschichtlichen tiefenpsychologischen Therapie in Hypnose« gute bis sehr gute Aussichten auf Besserung oder Heilung des entsprechenden Krankheitsbildes bestehen.

In der Natur des Themas liegt es, dass seine vollständige Behandlung nicht möglich ist und daher auch nicht angestrebt werden konnte. Wie erwähnt, sind alle im Folgenden gegebenen Hinweise lediglich mögliche Anhaltspunkte für die Behandlung beim Vorliegen ähnlicher Störungsbilder. Keinesfalls sind sie als starre Richtlinien zu verstehen, und es müssen immer die besonderen individuellen Umstände des Einzelfalles die Abwägung über die vorzusehende Art der Therapie bestimmen. Weder bedeutet das »++« nach einem Krankheitsbild, dass der Erfolg bereits vor Therapiebeginn feststünde oder das »w«, »–« oder gar das Fehlen eines Störungsbildes in der Indikationsliste, dass ein Versuch von vornherein aussichtslos wäre. Verwandte Bilder können dann vielleicht Hinweise geben.

In den vergangenen drei Jahrzehnten haben sich die großen Möglichkeiten in der Verbindung von Tiefenpsychologie und Hypnose immer deutlicher gezeigt und wurden zunehmend stärker eingesetzt. Dabei hat sich auch herauskristallisiert, dass in der weit überwiegenden Mehrzahl aller Fälle ein maßgebliches Entwicklungsdefizit (als mehr oder weniger großes Akzeptanzdefizit) bereits in der intrauterinen Phase gefunden werden kann. Diese früheste Entwicklungsphase ist, um einen Vergleich GOETHES zu gebrauchen, das erste Knopfloch, das oft nicht richtig geknöpft wurde. Dies hat dann zur Folge, dass auch die folgenden Knöpfe in die falschen Knopflöcher geknöpft werden. So bauen in der Regel Störungen und Erkrankungen, die ihren auslösenden bzw. prägenden Erlebnis- und Symbolschwerpunkt in späteren Entwicklungsphasen haben, auf einem Grunddefizit in der ersten Phase auf.

Es empfiehlt sich daher prinzipiell zumindest bei allen schwereren Erkrankungen, die *»Lebensgeschichtliche tiefenpsychologische Therapie in Hypnose« (LH)* durchzuführen, wann immer dies möglich ist, und zwar nicht nur bis zum Verschwinden der Krankheitssymptome, sondern bis zum regelrechten Durcharbeiten der Lebensgeschichte.

Bei schweren Akuterkrankungen, wie z. B. der Poliomyelitis (Kinderlähmung) sollte jede tiefenpsychologisch-analytische Intervention nur in sehr kleinen Schritten über die LH und nicht über fokusorientierte Verfahren wie FH oder HA erfolgen, um nicht die Gefahr einer Akutverschlimmerung einzugehen.

Dies ist bei der folgenden Aufstellung der Krankheitsbilder nicht immer separat angeführt, sollte aber als durchgängiger therapeutischer Grundsatz und als allgemeine Empfehlung an den Patienten verstanden werden. Denn das Ziel der LH ist ja, durch Selbsterkenntnis und Selbstentwicklung den krankhaft autoaggressiven Ausdruck von Wesenskräften seiner gesunden Grundbestimmung zuzuführen und die bisher abgespaltenen Wesensanteile in die Gesamtpersönlichkeit zu integrieren.

ABORT, HABITUELLER/NEIGUNG ZUR FEHLGEBURT

P: Emotionale Faktoren, z. B. unbewusste Widerstände gegen das Kind, das Kinderkriegen oder den Vater. Es kann sich also um den Versuch handeln, etwas Unerwünschtes auszustoßen (siehe auch Hyperemesis gravidarum).

B: Bei den ersten Anzeichen ist unter Umständen noch Hilfe durch mehrstündigen hypnotischen Schlaf möglich. Bei wiederholtem Abort empfiehlt sich die LH.

S: Schlaf- und Ruhesuggestionen.

E: SH w, LH +.

ADNEXITIS, REZIDIVIERENDE/ENTZÜNDUNG DER EIERSTÖCKE

P: Sexuelles Verhinderungsmotiv; Leistungsangst, oft im Zusammenhang mit bewusstem oder unbewusstem Kinderwunsch u. a.

B: Behandlung des Grundkonflikts, möglichst mit LH. AT palliativ zur medikamentösen Therapie.

S: AT allgemein (Sonnengeflechtsübung) und spezifische Formeln wie z. B.: »Unterbauch warm und frei von Schmerz« oder »Unterbauch warm und gelöst«.

E: AT w, LH +.

AEROPHAGIE/LUFTSCHLUCKEN

P: Bedingte Reaktion u. a. Vor allem bei Kindern auch unbewusster Artefakt zur Erzeugung von körperlichen Entlastungsschmerzen (z. B. Bauchschmerzen, siehe auch Nabelkoliken) bei seelischen Konflikten.

B: Ein leichtes bis mittleres Hypnosestadium ist meist ausreichend.

S: SH: »In diesem vertieften Ruhezustand erholt sich das gesamte Nervensystem. Ich streiche jetzt mit meiner Hand über Ihren Hals, Ihre Brust und Ihren Magen, und dadurch lösen sich auch hier alle Muskelverkrampfungen, vor allem an der Speiseröhre. In Zukunft werden nur noch Speisen und Getränke die Speiseröhre passieren, und der Schluckvorgang bleibt ganz normal und natürlich.« AT: »Ich schlucke nur Speisen und Getränke, der Magen ist ganz frei von Luft.« Gegebenenfalls auch Grundkonflikt behandeln.

E: AT +, SH ++.

AIDS

P: Die erworbene Immunschwäche (AIDS = Acquired Immune Deficit Syndrom) bzw. die Infektion mit dem Humanen Immunschwäche Virus (HIV) ist eine durch ein Retrovirus ausgelöste Infektionserkrankung. Da neben Blutkonserven und Injektionsnadeln, selten auch anderen Verletzungen, vor allem der Geschlechtsverkehr die Infektionsquelle ist, trägt die Erkrankung ein ähnliches Stigma wie die Krebserkrankung. Bei der Krebserkrankung wird die ihr zugewiesene Symbolik von Tod und nicht akzeptierten Persönlichkeitsanteilen in der mystifizierenden Bezeichnung »bösartig« ausgedrückt (siehe mein Buch: Krebs – eine mystifizierte Krankheit). Beim AIDS ist die Symbolik fast noch stärker auf die gesellschaftlich abgelehnten oder im sozialen Dunkel stattfindenden Bereiche – vor allem der unsanktionierten Sexualität –, wiederum in der Verbindung mit dem Tod, ausgerichtet. Drogen, Homosexualität und freie Liebe sind die »Sünden«, die das »Gottesurteil AIDS« (wie eine angesehene Zeitschrift getitelt hat) nach sich ziehen können und vor denen mit großen Informationskampagnen gewarnt wird bzw. entsprechende Schutzmaßnahmen nahe gelegt werden. Das Letztere sicher angebrachterweise und zu Recht.

Jedoch lässt sich am Verhältnis der eingesetzten Mittel eine fragwürdige Ungleichbehandlung ablesen. Wo bleiben z. B. die Plakate mit dem Text: »Vorsicht bei Blutübertragungen! Sind sie wirklich erforderlich? Gesundheitszeugnis verlangen!« Oder wo sind die aus der Staatskasse bezahlten, groß angelegten Informationskampagnen gegen das Rauchen, das in Deutschland jährlich etwa 180.000 Todesopfer fordert, rund 70 mal (!) so viel wie AIDS? Ganz im Gegenteil wird der Tabakanbau von der EG sogar aus Steuermitteln gefördert. Für Antinikotininformation gibt sie hingegen weniger als 5% dieser Förderbeträge aus, und noch immer ist öffentliche Werbung für das Rauchen gestattet. An diesen Fakten ist erkennbar, dass der politische Handlungsbedarf nicht an diesbezüglich neutralen Kriterien beurteilt wird. Und es ist auch daran erkennbar, wie sich der HIV-Infizierte fühlen muss, nämlich als moderner Aussätziger.

Aus der tiefenpsychologischen Sicht könnte dies auch Hinweise auf die seelische Dynamik dieser Erkrankung geben. Die Schuldgefühle, die Resignation und die Selbstvorwürfe, die mit ihr meistens einhergehen, sind wohl schon vor der Ansteckung unbewusst vorhanden gewesen (sonst bestünde kein Grund, sie nach der Ansteckung zu empfinden) und haben im HI-Virus sozusagen den Erreger gefunden, der sie in die leibliche Ebene transformiert[1].

---

1 Mittlerweile wurde diese These durch eine prospektive Untersuchung bestätigt, die C.V. de Vital Ferreira (1999) an gesunden Studenten und an Hämophiliepatienten (Bluter-Kranken) durchgeführt hat. In beiden Kollektiven waren nach fünf Jahren diejenigen Untergruppen, die tiefenpsychologisch mit einem erhöhten Schuldgefühl getestet waren, signifikant häufiger an AIDS erkrankt.

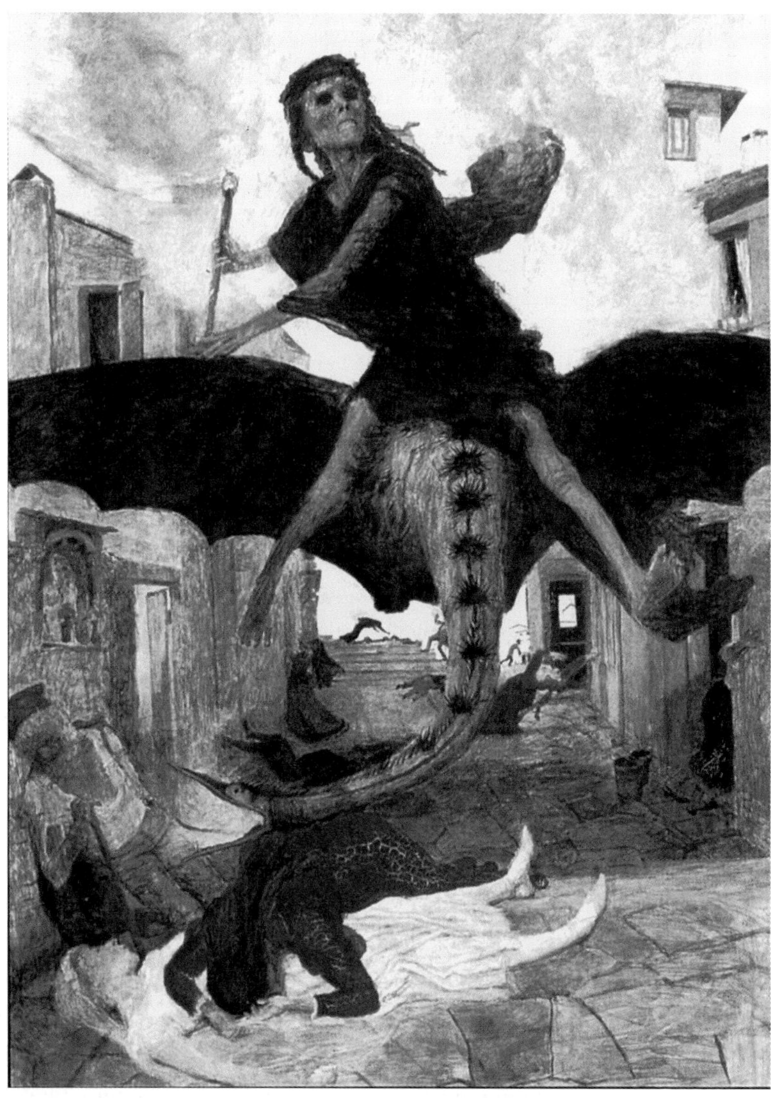

Abb. 28: Arnold BÖCKLIN (1827-1901), Die Pest. Eindrucksvoller ist die rational nicht fassbare Angtgestalt einer tödlichen Epidemie kaum darzustellen. Vom Leben leergefegte Straßen und Häuser lässt diese von ihrem Vernichtungswerk seelenlos abgewandte Schreckensvision in ihrem Gifthauch zurück. AIDS wird von vielen als Beginn der Rückkehr der großen, besiegt geglaubten Epidemien gesehen. Und unverkennbar schwingt, wie im BÖCKLINSCHEN Gemälde, die »Gottesstrafen«-Suggestion mit. (Kunstmuseum Basel)

Als Retrovirus schafft das HIV den Trick, das körpereigene Immunsystem zu seiner Reproduktion zu bewegen. Er bewirkt also eine Art indirekte Autoaggressionserkrankung, ganz der Zeitströmung der indirekten Kommunikation angepasst. Auf der Suche nach der Psychogenese wäre deshalb auch in den frühesten Entwicklungsstufen anzusetzen, aus denen die selbstzerstörerischen Ängste herrühren, d. h. in der intrauterinen Symbiose und in der frühoralen Phase. Sicher werden Störungen auch in der genitalen Entwicklungsphase zu finden sein, aber kaum die Ursachen.

B: Viren können, wie aus der erfolgreichen Therapie von Warzen bekannt ist, mittels der einfachen Suggestionstherapie verabschiedet werden. Für HI-Viren gibt es diesbezüglich m. W. noch keine groß angelegten Untersuchungen. Ein größeres Programm mit HIV-Patienten von P. KRUSE (zit. in KOSSAK) zielt in erster Linie darauf ab, die Infektion zu akzeptieren und positiv und bewusst mit ihr leben zu lernen. Dies scheint auch aus tiefenpsychologischer Sicht sinnvoller als der Kampf dagegen. Dennoch sollte m. E. zusätzlich die LH eingesetzt werden, um eine mögliche Psychogenie zu klären und aufzuarbeiten, dies umso mehr, als die LH auch die anderen genannten Therapieziele stützt.

S: AT-US und OS, Suggestionen im Sinne der o. a. Ziele.

E: -/w.

ALLERGIE

Physiologie: Eiweißkörper oder an Eiweiß gekoppelte Nichtproteine führen als so genannte »Antigene« (Allergene) nach Resorption im Organismus zur Bildung von Antikörpern, die bei erneutem Kontakt mit dem Allergen allergische Reaktionen hervorrufen können. Wir unterscheiden Inhalationsallergene, die über den Atmungstrakt aufgenommen werden (Asthma, Heuschnupfen, siehe dort), Nahrungs- und Arzneimittelallergene, die über den Verdauungstrakt aufgenommen werden (Asthma, Magen-Darm- und Hautreaktionen u. a., siehe dort), Hautallergene, die über Berührungskontakt aufgenommen werden (Asthma, Hautreaktionen), Injektions- und Implantationsallergene, die durch iatrogene Maßnahmen verabreicht wurden (Asthmaanfälle, Quincke-Ödem, Anaphylaxie) sowie Invasions- und bakterielle Allergene, die durch Würmer, Trichinen, Bakterien usw. in die Blutbahn gelangen (Fokalinfektionen, Rheuma, Arthritis, Myelitis, Neuritis, Gefäßspasmen, Schockzustände usf., siehe dort).

P: Aus der vorangegangenen Aufstellung geht hervor, wie vielgestaltig die Somatik allergischer Störungen sein kann, und es gibt neue Hinweise, dass auch die physiologische Entwicklung von bisher anderen

Mechanismen zugeschriebener Krankheitsbilder auf allergischen Vorgängen beruht.

Die bei der Allergie ablaufenden Prozesse habe ich deshalb kurz angeführt, weil wir am Erscheinungskomplex der allergischen Erkrankungen so deutlich wie sonst kaum die logische und konsequente Physiologie in der körperlichen Umsetzung (Somatisierung) einer seelischen Grundhaltung im Sinne einer symbolischen Entsprechungslehre erkennen. Hier ist es die seelische Grundhaltung der Abschirmung nach außen, die mittels der materiellen Antigene nur die körperliche Umsetzung »psychischer Antigene« produziert. Genauso wie der allergisch reagierende Organismus in einer überspannten Weise auf den Kontakt mit Antigenen antwortet und damit versucht, sich gegen äußere Einflüsse stärker als gewöhnlich abzuschirmen, ist auch die seelische Grundhaltung des Allergikers die einer inneren Distanz zur Umwelt. Insbesondere beim Asthmatiker kommt diese Haltung nicht nur in der Distanzierung durch die physiologische Antigen-Antikörper-Reaktion, sondern auch in der äußeren Symptomatik zum Ausdruck. Die Schlechtigkeit der Welt, mit der er sich nicht identifizieren kann, »nimmt ihm die Luft weg« und hindert ihn, seinen edlen Atem in diese schlechte Welt zu verströmen. Meist hat auch der Allergiker (oft bei Arthritikern) Schwierigkeiten, seine Gefühle nach außen zu zeigen (kann schlecht weinen).

Andere Ursachen können natürlich auch z. B. bedingte Reflexe sein, d. h. Ekphorieren des Gesamtbildes der Symptomatik durch einen wiederkehrenden Teilreiz des durch irgendwelche Ursachen ausgelösten ersten Symptombefalles. So kann z. B. eine im Säuglingsalter durchgemachte Atemnot durch Bedeckung des Kopfes mit einem Kissen später zur »Allergie« gegen Bettfedern führen, welche als wiederkehrender Schlüsselreiz (Kissen) des damaligen Erlebnisses den gesamten Komplex der Atemnot ekphorieren können, obwohl nicht sie (die Bettfedern), sondern die Tatsache des Bedecktseins damals zur Atemnot führten. In anderen Fällen ist die Symptomatik autosuggestiv von der Identitätsperson erlernt (»vererbt«) worden, und der Schlüsselreiz des entsprechenden erreichten Alters brachte sie zur Auslösung. Auch eine direkte Umsetzung von Konflikten in die Organsprache kommt in Frage (»Das verschlägt mir den Atem.« – »Das juckt mich.«).

B: Wiewohl durch SH in den meisten akuten Zuständen eine schnelle Erleichterung erzielt werden kann, bedarf die ursächliche Behandlung zumeist der LH und unterstützend des AT oder der GH. Im Vordergrund der Behandlung mittels SH stehen Indifferenzsuggestionen gegen das Allergen oder die auslösende Situation, allgemeine Suggestionen der Ruhe und Ausgeglichenheit und Suggestionen, die direkt gegen die Symptomatik gerichtet sind (z. B. gegen Atemnot, Schmerzen, Juckreiz, Bewegungseinschränkung). Durch ein wiederholtes Erlebenlassen des Allergens bzw. der auslösenden Situation in der Hypnose bei gleichzeitigen stützenden Indifferenz- und Ruhesuggestionen kommt es zu einer kathartischen Wirkung und zu einer Immunisierung ähnlich der des Besredka-Verfahrens (langdauernde Zufuhr kleiner Allergenmengen). Die ursächliche Behandlung strebt die auto-/heterosuggestive Änderung der Grundhaltung bzw. die tiefenpsychologische Verarbeitung des auslösenden Erlebnisses an.

S: Hinweise bei den entsprechenden einzelnen Störungsbildern (alphabetisch geordnet).

E: Hinweise bei den entsprechenden Störungsbildern. Allgemein LH ++, AT-US und OS als Nachsorge.

ALZHEIMERSCHE KRANKHEIT / MORBUS ALZHEIMER

P: Bei dieser degenerativen Erkrankung des Gehirns, die im 5. und 6. Lebensjahrzehnt gehäuft auftritt und von der Vergesslichkeit bis zur völligen Demenz führen kann, wirken offenbar Autoaggressionsprozesse des eigenen Immunsystems gegen das Gehirngewebe. Möglicherweise spielen auch körperliche und psychische Umstellungsprozesse auf Grund des Klimakteriums bei der Entstehung mit. Eine in der frühesten Kindheit angelegte autoaggressive Grundhaltung ist zu vermuten; sie könnte durch die nach dem Klimakterium oft abfallende Kompensationsleistung die Oberhand gewinnen.

B: LH im frühen Stadium wünschenswert. Im fortgeschrittenen Stadium SH zur Stärkung des Restpotenzials, die in einigen wenigen Fällen relativ weit gehend gelingen kann. In einem Fall konnte ich einen sehr weit fortgeschrittenen Krankheitsprozess erheblich bessern.

S: AT allgemein; SH Suggestionen nicht gegen das Symptom, sondern zur Stärkung des Restpotenzials (Beweglichkeit des Geistes usw.).

E: AT, SH, LH w.

AMAZONENKOMPLEX
(siehe auch Macho-Syndrom)

P: Hiermit ist nicht einfach ein oft gesundes Abweichen von einer in unserer Kultur immer noch hochgehaltenen, fragwürdigen weiblichen Rollenzuschreibung gemeint, die selbst viele pathologische Züge enthält. Denn die einerseits scheinbar geschätzten »Ideal-Eigenschaften« der Frau werden andererseits ganz konkret abgewertet – sei es offen, wie z. B. in der Nichtzulassung der Frau zum Priesteramt oder im sexualitätsfeindlichen Mythos der Jungfrauengeburt bei der katholischen Kirche, sei es mehr subtil und indirekt, wie z. B. beim im Vergleich zum Mann niedrigeren Gehaltsniveau oder beim äußerst erschwerten Erreichen von »Priesterämtern« in Politik, Wirtschaft und Wissenschaft.

Aber immerhin können derartige suggestive Einflüsse, durch Erziehung, Identifizierung und/oder Umwelt vermittelt, den eigentlichen Amazonenkomplex begünstigen, indem sie letztlich autoaggressive Protestreaktionen gegen diese soziale Bewertungsordnung hervorrufen. Solche Protestreaktionen können entweder zu einer Entwicklungsblockade auf dem Weg zur Frau führen, oder aber, beim typischen Amazonenkomplex, zum Bestreben, das latent als feindlich betrachtete männliche Geschlecht in seinen »typisch männlichen« Eigenschaftszuschreibungen, die ebenfalls oft pathologische Züge tragen, zu übertreffen. Symbolisch entsprechende Begleiterscheinungen solcher Protestreaktionen können dann z. B. Vaginismus, Frigidität, Anorgasmie, Menstruationsstörungen, pubertäre Anorexie, Bulimie und andere Störungsbilder sein (siehe dort).

B: Suggestionen nur in Ausnahmefällen; gegebenenfalls HA, besser LH. AT-OS zur Selbsterkenntnis.

S: Den Umständen des Einzelfalles entsprechend (beispielsweise »hypnotischer Schlaf« als Notfallintervention bei Anorexie); siehe auch Einzelindikationen.

E: AT-OS +, LH ++.

AMENORRHÖ/AUSBLEIBEN DER REGELBLUTUNG

P: Erziehungseinflüsse, Pseudogravidität, bedingter Reflex (auch durch Antikonzeptiva), sonstige Konflikte und Umwelteinflüsse, siehe auch Amazonenkomplex.

B: Unterscheidung zwischen primärer und sekundärer Amenorrhö und gegebenenfalls Einsatz der HA, FH oder LH. Die Monatsblutung nicht in der Hypnose hervorrufen, sondern ggf. durch ephypnotische Suggestion an einen bestimmten Monatstag (vorzugsweise den zuvor üblichen) koppeln. Der Monatstag stellt dann jeweils den Teilreiz zur Ekphorie des Engrammkomplexes Monatsblutung dar. In die Suggestionen werden die von der Patientin geschilderten Begleitumstände (Empfindungen) während der früheren Menstruationen eingebaut. Da es sich hier oft um hysterisch strukturierte Persönlichkeiten handelt, ist entsprechende Vorsicht vor allem bei der SH geboten. Für die ephypnotischen Suggestionen sollte Somnambulismus angestrebt werden. Bei der primären Amenorrhö muss auf jeden Fall mittels LH der psychische Grundkonflikt behandelt werden. Dies gilt auch für die sekundäre A., falls ein Anstoß mit der SH nicht ausreicht. Die Symbolik kann ausdrücken, sich aus der Reihe der paarungsfähigen Frauen streichen zu wollen, und weist in der Regel auf entsprechende frühe Konflikte. Oft ist die A. mit einem starken bewussten Kinderwunsch verbunden, bei gleichzeitiger meist unbewusster Abwehr gegen die Mutterrolle.

S: SH: »Alle äußeren Einflüsse sind in Zukunft für Ihre Monatsblutung gleichgültig. Ich werde jetzt den normalen Ablauf Ihrer Monatsblutung wieder in Gang setzen, sodass Sie in Zukunft an jedem ...ten eines Monats [genauso wie früher] Ihre Monatsblutung haben werden.

Sie fühlen jetzt meine Hände über Ihrem Sonnengeflecht, und unter meinen Händen entwickelt sich ein intensives und angenehmes Gefühl der Wärme. Der ganze Oberbauch wird immer stärker durchblutet, und alle Verspannungen lösen sich. Die Wärme strahlt nach allen Seiten aus, und durch diese intensive Durchblutung normalisieren sich auch alle Vorgänge im Beckenbereich. Sie werden daher in Zukunft ganz regelmäßig an jedem ...ten eines Monats Ihre Regelblutung haben [genauso wie früher]. Sie empfinden dann eine angenehme Wärme und Schwere im Unterleib, und die Durchblutung wird ganz intensiv gesteigert, so wie jetzt unter der Einwirkung der Wärme meiner Hände. An jedem ...ten eines Monats wird sich ganz von selbst dieses Gefühl bei Ihnen einstellen und Ihre Regelblutung auslösen« usw.

AT: »Unterleib strömend warm.«

E: SH +, AT-US und OS +, FH oder LH ++.

AMNESIE/GEDÄCHTNISLÜCKE

P: Die Amnesie ist in Form eines teilweisen Gedächtnisverlustes bei allen Menschen im Wachbewusstsein mehr oder weniger ausgeprägt anzutreffen. Reizabläufe vergangenen Geschehens werden als Engrammkomplexe in der Mneme (Gedächtnis) gespeichert und erst durch einen wiederkehrenden Teilreiz als mnemische Erregung von neuem ekphoriert (hervorgerufen). Die Hervorrufung einer solchen mnemischen Erregung kann beim Menschen mittels seiner Vorstellung bewusst erzeugt werden. Wahrscheinlich ist, dass man sich den wiederkehrenden Teilreizen, die den Anstoß zur Ekphorie einer mnemischen Erregung bilden, nicht nur zufällig aussetzt oder entzieht. Besonders im unbewusst veranlassten Meiden solcher Erlebnisse liegt der Hauptgrund für die mangelnde Ekphorierbarkeit der Originalreize und damit die Ursache, dass diese zu »eingeklemmten Affekten« werden. Die pathologische Steigerung dieses an sich natürlichen Verhaltens findet darin ihren Ausdruck, dass der Betreffende nicht nur dem ihm unangenehmen Originalerlebnis ähnliche Reize bewusst oder unbewusst meldet, um eine mnemische Erregung (und damit die Konfrontation mit einem ähnlich unangenehmen Erlebnis) zu umgehen, sondern auch eine solche Erregung durch seine Vorstellung zu vermeiden sucht, indem dieses Erlebnis, ähnlich wie ein Bazillus, abgekapselt und dadurch unekphorierbar gemacht wird. Auf diese Weise können, besonders wenn das betreffende Erlebnis eng mit anderen Abläufen verknüpft ist, recht ausgedehnte Erinnerungslücken zu Stande kommen. Die partielle Amnesie stellt demnach eine der Hauptursachen in der Psychogenese krankhafter Zustände dar, da durch die mangelhafte Ekphorierbarkeit ein gesundes kathartisches Wieder- und Nacherleben einer belastenden Situation nicht ermöglicht wird, und bildet zudem eines der Hauptprobleme für die Psychotherapie, indem sie Anamnese und Analyse erschwert.

Abgesehen von dieser bis zu einem gewissen Grade als normal anzusehenden partiellen Amnesie, die in nahezu jeder psychotherapeutischen Behandlung eine Rolle spielt, kann eine bewusste Erinnerungslücke, die z. B. nach einem Schock aufgetreten ist und u. U. die gesamte Vergangenheit des Patienten vor diesem Erlebnis umfasst, einen isolierten Leidenszustand darstellen.

Die Erinnerung sonst »vergessener« Gedächtnisinhalte kann außerdem dann wünschenswert sein, wenn sich zunächst als nebensächlich erachtete und deshalb vergessene Erlebnisse nachträglich als wichtig erweisen, so z. B. bei der Beobachtung von Vorgängen im Zusammenhang mit einem Verbrechen usw.

B: Die Behandlung erfolgt mit der Hypnoanalyse, wobei ein tiefes Stadium anzustreben ist. Bei Erinnerungslücken wird von der nächstliegenden vorhandenen vor- oder nachherigen Erinnerung ausgegangen. Unter Umständen empfiehlt es sich, mehrere Hypnosen direkt aufeinander folgen zu lassen, wobei jeweils die in der vorhergehenden Hypnose erhaltenen Teilinhalte aufbauend verwertet und suggestiv weitere Erinnerungsmöglichkeiten daran geknüpft werden. Stellt die vorhandene Amnesie einen isolierten Leidenszustand dar und ist nicht nur verdrängter Affekt, der analytisch-kathartisch angegangen wird, suggeriert man die Erinnerungsfähigkeit am besten posthypnotisch.

S: SH: »Sie sind jetzt wieder in ... und sehen ganz genau vor sich, wie ... Alle wichtigen Einzelheiten können Sie erkennen. Nach der Hypnose werden Sie sich klar an alles erinnern und werden es schildern können.«

E: HA und SH ++, LH ++. Auch AT-US +.

ANGSTSYNDROM siehe PHOBIEN

ANOREXIA NERVOSA/PUBERTÄRE MAGERSUCHT

P: Diese zumeist bei pubertierenden Mädchen und jungen Frauen auftretende Störung stellt im Allgemeinen eine Verweigerung der Annahme der Geschlechtsrolle dar, die in verschiedenen Ursachen begründet sein kann (siehe auch Amazonenkomplex). Mit der Unterbindung der ausreichenden Nahrungszufuhr sollen die Entwicklung typisch weiblicher Attribute wie der Brüste und das weitere Hineinwachsen in die weibliche Rolle verhindert werden. Bei den oft narzisstischen Patientinnen geht zuweilen gleichzeitig und folgerichtig mit der Anorexie eine Amenorrhö einher. In der Anamnese zeigt sich häufig eine starke Beziehung zur Großmutter, die eine Übernahme der ungenügenden Ablösung der Mutter von deren Mutter durch die Patientin dokumentiert und durch die auch eine tatsächliche oder so empfundene mangelnde Zuwendung von Seiten der Mutter zum Ausdruck kommt. Bewusst kann die Mutterbeziehung durch überstarke Bindung oder Distanzierung geprägt sein; beide Gegensätze weisen auf einen ähnlichen frühen emotionalen Konflikt. Zuweilen führt auch die als negatives Beispiel der weiblichen Rolle empfundene Situation oder Verhaltensweise der Mutter direkt zur Ablehnung dieser als gegenüber der männlichen nachteilig empfundenen Rolle.

B: Die Therapie wird in den meisten Fällen die Annahme der weiblichen Rolle zum Ziele haben und daher tiefenpsychologisch ausgerichtet sein müssen. Als zweigleisiges Verfahren empfiehlt sich hier in leichteren Fällen auch die KP. Bei fortbestehender häuslicher Beziehung sollte möglichst die Mutter in die Therapie einbezogen werden (Beziehungsbehandlung). Von entscheidender Bedeutung für den Erfolg der Behandlung der Anorexia nervosa ist, wie in diesem Maße bei kaum einer anderen Störung, das ausgewogen gute Verhältnis des Behandlers zur Patientin, das von einer sachlichen und emotionalen Zuneigung geprägt sein sollte, ohne jedoch eine allzu große persönliche Hingabe von beiden Seiten zuzulassen.

S: Suggestionen nur im Notfall, z. B. »hypnotischer Heilschlaf« bei bedrohlicher Kachexie. KP: Kathartische und Indifferenzsuggestionen gegenüber den auslösenden Ursachen.

AT-OS: Stärkung der wünschenswerten Charakterinhalte und der Selbster kenntnis.

SH: Als Sofortmaßnahme können im Notfall posthypnotisch wirksame Suggestionen auch gegen das Symptom eingesetzt werden: »Ich berühre jetzt mit meinen Händen Ihre [deine] Magengegend, und Sie spüren ganz deutlich, wie sich unter meinen Händen die Durchblutung steigert. Magen und Darm normalisieren sich, und Sie verspüren langsam ein Hungergefühl. Der Appetit auf eine schmackhafte Mahlzeit wird immer stärker und stärker, und sofort nach der Hypnose werden Sie das Bedürfnis haben, eine Mahlzeit zu sich zu nehmen, die Ihnen ausgezeichnet schmecken wird ... « usw. Selbstverständlich muss auch bei der SH der Schwerpunkt der Suggestionen auf der Behandlung der durch die Analyse eruierten Problematik liegen.

E: KP +, HA und SH +, LH ++ (die Anorexia nervosa stellt eine Hauptindikation der LH dar), unterstützend AT-US und OS, eventuell auch GH.

APHONIE/STIMMLOSIGKEIT

P: Somatisierung der volksmundlichen Redewendung »Es verschlug ihm die Sprache«. Angst vor dem Sprechen (Aussagen) in gewissen Situationen, die sich generalisiert und somatisiert, Schockzustände usw.

B: Grundkonflikt behandeln, Selbstsicherheit stärken und Hemmungen abbauen. Bei Erwartungsängsten (Redner) Indifferenzsuggestionen (siehe auch Phobien).

S: SH: »Ich werde Ihnen jetzt die Sprache wiedergeben, indem ich mit meiner Hand Ihren Kehlkopf berühre und dadurch die Nervenstörung beseitige.« Oder: »Indem ich Ihnen jetzt eine Kehlkopfpinselung mache, beseitige ich den Katarr, der zu Ihrer Stimmlosigkeit geführt hat.« Anschließend sofort: »Sie können jetzt wieder mit lauter Stimme sprechen, ganz frei und gelöst können Sie jetzt wieder sprechen. Sprechen Sie!« Zusätzlich individuelle Suggestionen zur Behandlung des Grundkonflikts.

Bei lang andauernder Stimmlosigkeit bzw. Stimmschwäche ist die LH angezeigt, zur Unterstützung der Therapie, das AT.

E: SH ++, LH ++.

APOPLEXIE/HIRNSCHLAG

P: Innere Fehlhaltungen, die über eine falsche Lebensführung die entsprechenden organischen Schädigungen erzeugten. Eine dem Insult oft vorangehende seelische Erregung, die zu einem starken Gefäßspasmus führen kann, ist dann meist nur noch der Tropfen, der das volle Glas zum Überlaufen bringt.

B: Kaum können die geschädigten Hirnareale durch die Hypnosetherapie wieder hergestellt werden, wenn auch öfters zumindest eine eingeschränkte Regeneration des geschädigten Gewebes und seiner

Funktionen erreicht wird. Es gibt aber drei weitere wichtige und Erfolg versprechende Ansatzpunkte für die Hypnosebehandlung nach der Apoplexie, sofern diese mit der verbliebenen Konzentrationsfähigkeit des Patienten noch möglich ist:

1. *Die Verhinderung fortschreitender massiver Schädigungen* durch die Beeinflussung des entsprechenden Fehlverhaltens (s. Suchttherapie). Hierfür ist vor allem die FH, HA oder LH angezeigt.
2. *Die Überwindung des Schockerlebnisses* und der dadurch oft vorhandenen Übersteigerung der Symptomatik. Die Hypnose bietet hier die Möglichkeit, durch suggestive Aufforderung zur Vollziehung der beeinträchtigten Bewegungsabläufe sicher festzustellen, inwieweit Einschränkungen somatisch begründet oder nur autosuggestiver Natur sind. In der Hypnose realisierbare Bewegungen werden dann auf das Wachbewusstsein übertragen. Durch Suggestionen, die den Lebensmut festigen bzw. neu begründen, wird der Selbstaufgabe entgegengewirkt, in die diese Kranken sonst leicht verfallen. Hier empfiehlt sich als Aufgabe für den Patienten in mancherlei Hinsicht sowohl die US als auch die OS des AT.
3. *Die Unterstützung des Wiedererlernens der beeinträchtigten motorisch-sensorischen Abläufe.* Nach neueren Forschungen hat sich hier besonders bewahrt, die gestörten Bewegungsabläufe dem Patienten vor der Hypnose anhand entsprechender, das Typische dieser Bewegungen schildernder Strichzeichnungen zu verdeutlichen. Sehr hilfreich kann das Betrachten von Filmen oder Videos des Patienten vor dem Apoplex mit den entsprechenden Bewegungen sein (in Hypnose). Die Bewegungen werden dann in SH und AT-US geübt. Auch das Vormachen der Bewegungen kann nützlich sein, um die entsprechenden Engrammkomplexe in ungeschädigten Hirnarealen neu zu bilden, die dann in der Hypnose, eventuell mit Hilfsmobilisation, vertieft und ekphoriert werden. Die Suggestionen erfolgen mit posthypnotischer Wirksamkeit.

S: »Sie haben gesehen, wie der rechte Arm nach oben genommen wird, und ich streiche jetzt mit meiner Hand über Ihren Arm, um die Durchblutung und Nervenversorgung wieder zu verbessern. Ganz deutlich fühlen Sie meine Hand, und mit jedem Strich verbessert sich die Durchblutung und Nervenversorgung Ihres Armes, sodass die alte Kraft wieder zurückkehrt. Ihr Arm ist jetzt schon so kräftig geworden, dass Sie ihn wieder anheben können. Heben Sie ihn hoch! [Hier eventuell Hilfestellung geben.] Immer besser und besser gelingt es, immer höher können Sie ihn heben« usw. Nach diesen heterohypnotischen Suggestionen erfolgt die posthypnotisch wirksame Konditionierung: »Genauso wie jetzt in der Hypnose werden Sie Ihren Arm auch nachher wieder anheben können« usf. Eventuell kann eine Armlevitation erzeugt werden, die ohne Desuggestion in das Wachbewusstsein hinübergenommen wird, um seitens des Patienten durch die wachbewusste Anschauung das Erfolgserlebnis und seine Überzeugung, dass er die Bewegung ausführen kann, zu vertiefen. Die Rücknahme der Levitationssuggestion erfolgt dann als Wachsuggestion. Sinngemäß gilt dies auch für alle anderen Bewegungsabläufe. Daran können dann stützende Suggestionen angeschlossen werden wie z. B.: »Sie sehen, wie Sie durch Ihre Bemühungen und mit Hilfe der Hypnose die Folgen der Erkrankung nach und nach überwinden. Sie werden deshalb alle erforderlichen Übungen mit großem Eifer durchführen, um bald Ihre Leistungsfähigkeit wiederzuerlangen.«

E: SH +, kombiniert mit AT-US (innerhalb der organischen Möglichkeiten), ggf. LA, FH oder HA +.

APPETITMANGEL

(Siehe auch Anorexia nervosa.)

P: Zuweilen Ausdruck allgemeiner Lebensunlust, oft als Begleitsymptom tief greifender organischer Leiden. Abneigung gegen bestimmte Speisen oder Speisengruppen manchmal durch affektbesetzte Erlebnisse oder durch die Symbolik begründet.

B: Suggestionen gegen das Symptom und Stärkung des Lebensmutes unter Zuhilfenahme des AT. Falls erforderlich, FH, HA oder LH.

S: Wie bei der Anorexia nervosa. SH: »Ich berühre jetzt mit meinen Händen Ihre Magengegend« usf.

E: SH +.

ARTHRITIS UND ARTHROSE

(Siehe auch Allergie.)

P: Die Arthritis, die nach neueren Erkenntnissen zum allergischen Formenkreis gehört, bietet neben den unter »Allergie« bereits erwähnten Somatisierungen (Abkapselung nach außen) noch weitere offensichtliche psychosomatische Entsprechungen. Die Persönlichkeitsstruktur des Arthritikers ist meist von einer gewissen innerlichen Steife und Unbeweglichkeit gekennzeichnet, die im äußeren Charakterbild wenig in Erscheinung tritt und ihre somatische Parallele in der Unbeweglichkeit der Gelenke findet. Die Symptomatik weist auf einen eingeschränkten seelischen Freiraum hin, der im Gegensatz zu der hohen Energie und dem meist unbewussten großen Freiheitsbedürfnis dieser Menschen steht. Weitere Merkmale sind oft ein außergewöhnlicher Ehrgeiz und eine unterdrückte Aggressivität, deren körperliche Ausübung wiederum durch die Gelenksteifigkeit verhindert wird. Verhinderungsmotive sind als Auslöser vor allem dann zu prüfen, wenn es sich um eine isolierte Gelenksaffektion handelt, die ihrem Träger bestimmte (ungeliebte) Tätigkeiten erschwert.

B: Da in den meisten Fällen bereits manifeste Gelenksveränderungen vorliegen, kann die Suggestionstherapie eingesetzt werden, um die Schmerzen und den gesteigerten Tonus der betroffenen Muskulatur zu reduzieren.

Durch FH, HA und AT-OS sollte außerdem das psychische Grundproblem angegangen werden; in der Regel ist LH erforderlich, um eine grundlegende Gesundung zu erreichen.

S: AT: »Die Gelenke sind warm und frei.« – »Der Rücken ist warm und frei.«

SH: »Ihre Gelenke werden jetzt strömend warm [eventuell haptische Unterstützung], und die gesteigerte Durchblutung beseitigt die Entzündung und die Schmerzen. Nach der Hypnose werden die Gelenke warm und frei bleiben.« Außerdem die individuellen Suggestionen zur Verbesserung der Grundhaltung.

E: SH, FH, HA und AT-US/OS +, LH ++.

ASTHMA BRONCHIALE

(Siehe auch Allergie.)

P: Auch hier handelt es sich meist um eine Erkrankung des allergischen Formenkreises. Die Persönlichkeit des Asthmatikers ist zumeist geprägt von einem tiefen Wunsch nach menschlichem Kontakt und Anlehnung (Austausch!), dem aber wegen der zu Grunde liegenden hohen Selbstwertvorstellungen und der Übertragung der eigenen »Moralregeln« auf die als schlecht empfundene Umwelt kaum zufrieden stellend entsprochen werden kann. Dieser mangelnde menschliche Austausch führt zur sinnbildlichen Somatisierung in der Schwierigkeit, den Atem mit dieser schlechten Welt auszutauschen. Eine überbetonte Mutterbindung mag durch die Begründung der Unselbstständigkeit und die Messung der Umwelt an den mütterlichen Wertnormen eine der Ursachen für den überstarken Wunsch nach intensivem menschlichen Kontakt und gleichzeitig seiner schweren Verwirklichbarkeit in vielen Fällen darstellen und ist oft auch tatsächlich in der Anamnese, vor allem aber in der Analyse unter Hypnose, zu finden. Ein häufiges Merkmal ist auch die Schwierigkeit, sonstige »Exkrete« von sich zu geben. Obstipation findet sich ebenso oft wie die Unfähigkeit zum Weinen. Hieraus könnte ebenfalls auf die überwertige Erziehung rückgeschlossen werden, die es dem Asthmatiker nicht erlaubt, seine »wertvollen« Äußerungen (einschließlich Atmung) abzugeben. In der Ambivalenz dieses Symptoms bedeutet dies natürlich auch eine starke Angst vor dem Abgeben.

Selbstverständlich kann das Asthma auch eine so genannte vererbte, tatsächlich aber erlernte Störung sein. Auch bedingte Reflexe spielen eine große Rolle, ebenso eingeklemmte Affekte.

B: Das Asthma stellt eine der Hauptindikationen für die Hypnosebehandlung dar, und im Status asthmaticus ist die symptomorientierte SH die Therapie der Wahl! Aus der Vielfältigkeit der Psychogenese ist allerdings zu ersehen, dass die Grundbehandlung nahezu immer von der Hypnoanalyse oder der LH bestimmt sein muss.

Ein Asthmatiker, der während eines Anfalles unvermittelt gefragt wird, wie alt er ist, nennt dabei oft zu seiner nachherigen Überraschung ein viel jüngeres Alter, in das im Allgemeinen sein Grundkonflikt zurückzudatieren ist, und gibt so einen wertvollen anamnestischen Hinweis. Da sich die Behandlung gewöhnlich über einen längeren Zeitraum erstreckt, ist unbedingt die Erlernung eines autohypnoiden Verfahrens zusätzlich zur heterohypnotischen Soforthilfe und Stützung zu empfehlen, auch um die manchmal erforderliche Veränderung charakterlicher Grundhaltungen zu erleichtern. Es eignet sich deshalb besonders die GH in Verbindung mit der reinen SH als Soforthilfe.

Bei Asthma bronchiale muss besonders, wie auch bei anderen somatisch manifesten Krankheitsbildern, beachtet werden, dass die erfolgreiche Behandlung natürlich nicht sofort ein eventuell vorhandenes Emphysem oder einen Asthma-Thorax beseitigt, dessen Ausheilung, wo überhaupt noch möglich, Monate und Jahre dauern kann. Eine erreichte Anfallsfreiheit ist deshalb bereits als sehr positives Resultat zu werten, auf dem weiter aufgebaut werden kann. Selbstverständlich muss auch der Patient über diese Zusammenhänge informiert sein, dass er sich nicht durch unerfüllbare Wundervorstellungen Negativautosuggestionen aussetzt.

Sind die Asthmaanfälle offensichtlich an eine bestimmte Situation oder Tätigkeit gebunden, die »allergisierend« wirkt, kann das suggestive Erlebenlassen der auslösenden Situation bzw. Tätigkeit in der Hypnose mit der begleitenden Suggestion, dass die Atmung frei und leicht geht und es auch nach der Hypnose in solchen Situationen so bleiben werde, dazu beitragen, dass auch im Wachbewusstsein die allergische Reaktion nach und nach verschwindet, da sich dann das Engramm bildet, dass diese Situation ohne allergische Reaktion vertragen werden kann. Bei »ungläubigen« Patienten, die Gefahr laufen, durch ihre

Skepsis gegenüber der Wirksamkeit der Hypnotherapie sich ständig Negativautosuggestionen auszusetzen, kann es nützlich sein, in Hypnose einen leichten Anfall suggestiv zu erzeugen, um dem Patienten dann zu erklären, dass die Anfälle durch die hypnotische Suggestion vermieden werden können, genau so wie er miterleben konnte, dass sie dadurch hervorgerufen werden können. Asthmatiker sind meist relativ gut suggestibel.

S: AT: Atemübung zum Schluss erlernen! »Die Atmung ist ganz ruhig.« – »Atmung frei und ruhig.« – »Atmung frei und gleichgültig.«

SH: »Die Atmung wird ganz frei und leicht. Ganz von selbst atmen Sie frei und leicht, und die Atmung wird vollkommen gleichgültig. Alle äußeren Einflüsse sind in Zukunft für Ihre Atmung gleichgültig. Jeder Atemzug bringt Ruhe und Gelassenheit. In jeder Situation bleibt die Atmung ganz von selbst frei und ruhig ... « usw. Auch eine haptische Unterstützung kann wertvoll sein.

Im Status asthmaticus hilft die in tiefer Hypnose gegebene Suggestion: »Das Keuchen hört jetzt auf, und Ihre Atmung wird frei und leicht.« Auch hier kann eine haptische Unterstützung gegeben werden. Suggestionen der Wärme im Zwerchfellgebiet und Nasenbeinbereich helfen ebenfalls, eine schnelle Erleichterung zu erreichen. Eine post bzw. ephypnotische Konditionierung kann über einen bestimmten Schlüsselreiz erfolgen: »Sie legen jetzt Ihre Hände ineinander, und die Atmung wird wunderbar ruhig und frei. Jedes Mal, wenn Sie in Zukunft so die Hände ineinander legen, werden Sie sofort wunderbar ruhig, und die Atmung ist dann ganz von selbst leicht und frei.« Nach individuellen Gesichtspunkten gleichlaufende analytisch-kathartische Behandlung. Bewährt hat sich auch die Rhythmisierung des Atems mittels der Verbindung von Hypnose und Trommeltechniken (F. SCHMIDT).

E: HA, SH und AT +, GH +, LH ++.

AUFMERKSAMKEITSDEFIZITSYNDROM (ADS) & HYPERKINETISCHES SYNDROM (HKS) = »INDIGOKINDER«; CHRONICAL FATIGUE SYNDROM (CFS)/CHRONISCHES MÜDIGKEITSSYNDROM; ERHÖHTE GEWALTBEREITSCHAFT

P: Auf die tiefenpsychologischen und hypnologischen Hintergründe dieser Störungsbilder gehe ich exemplarisch näher ein, da sie ganz wesentliche soziale Grundkonflikte widerspiegeln, die heute immer öfter und in immer schwererer Ausprägung anzutreffen sind. Ihre Entstehungsgeschichte berührt außerdem viele weitere aktuelle Störungs- und Erkrankungsbilder und kann als Beispiel die komplexen

Einsichten einer um Hypnologie, Tiefenpsychologie und Spiritualität erweiterten Betrachtung von Erkrankung und Heilung verdeutlichen. Damit wird auch veranschaulicht, wie tief das hier in den Grundzügen vorgestellte Verfahren der »Lebensgeschichtlichen Analyse in Hypnose« (LH; in der Fachterminologie: »Hypno-integrative tiefenpsychologische Therapie«/HITT) greift, um das zu bewirken, was manchmal als ein wie ein Wunder erscheinender Erfolg möglich wird.

Die gegebenen Hinweise führen die in der Therapie zu berücksichtigenden theoretischen Aspekte an, wie sie aus den im Theorieteil des Buches beschriebenen leiblichen, hypnotischen und psychischen Konditionen hervorgehen. Noch ausschlaggebender für das Gelingen ist aber immer der sich um diese Grundlagen gestaltende individuelle Therapieweg.

Die Diagnosen »Aufmerksamkeitsdefizitsyndrom« (ADS) und »Hyperkinetisches Syndrom« (HKS) werden immer häufiger gestellt. Nahezu 20% der Schulkinder bekommen derzeit eines dieser Etiketten oder auch beide zugeteilt und, damit oft verbunden, ein Rezept für ein unter das Betäubungsmittelgesetz fallendes Psychopharmakon (Methylphenidat) mit Abhängigkeitspotenzial und erheblichen Nebenwirkungen. Von 1990 – 2001 stieg die Anzahl der so »behandelten« Kinder und Jugendlichen auf das 60fache, mit 18,3 Millionen Tagesdosierungen allein in Deutschland, Tendenz weiter steigend.[2] Ganz anders beurteilt eine einschlägige Esoterikliteratur die Situation: hier bezeichnet man die von beiden Syndromen Betroffenen als »Indigo-Kinder«(wegen einer angeblich indigofarbenen Aura) und fordert, sie als besonders begabte »Botschafter eines neuen Zeitalters« zu erkennen und sie entsprechend zu behandeln. Doch zeugen weder die schlicht und teilweise sogar falsch beschreibenden medizinisch-pathologischen »Diagnosen« von Dia-Gnosis, noch vermag die esoterische Hoffnung das Problem zu erhellen oder zu lösen.

Eine tiefenpsychologische und hypnologische Untersuchung zeigt vielmehr, dass das übliche medikamentöse Vorgehen auf normotisch-pathologischen[3] Beurteilungskriterien basiert und die Symptome letztlich nur zum Schlimmeren hin verschieben kann. Ebenso lenkt

---

2 GLAESKE/JANHSEN: Aufmerksam bleiben – Ritalin für Kinder. In: Z »Dr. med. Mabuse« März/April 2002.

3 Normose nennt man eine »Normalneurose«, die allgemein derart verbreitet ist, dass sie die Norm darstellt und deshalb nicht auffällt.

die esoterische Empfehlung vom eigentlichen und eigenen Problem ab. Denn die angeblichen Botschafter eines kommenden Zeitalters sind in Wirklichkeit Botschafter unserer jetzigen Zeit, und zwar genau derjenigen Defizite und Fehlprägungen, die wir heute der frühen Kindheit immer tief greifender zufügen. Diesen Kindern darüber hinaus auch noch die Verantwortung für uneinlösbare Zukunftspostulate aufzubürden, kommt einer anderen Form von Psychopille gleich.

Kausal verwandt mit den genannten Störungsbildern sind das »Chronische Müdigkeitssyndrom« (Chronical Fatigue Syndrom, CFS) und die erhöhte Gewaltbereitschaft, die deshalb in der folgenden Untersuchung mit erscheinen.

Als ein wichtiges Ergebnis der Untersuchung betroffener Kinder in tiefenpsychologischer Hypnose kann vorweggenommen werden, dass diese, in Übereinstimmung mit dem esoterischen Postulat, in der Regel hoch begabt sind. Sie sind zu begabt und haben zu viel Energie, um sich der subtil vermittelten, naturarmen und oft sogar naturwidrigen Erziehungsdressur unserer Gesellschaft pflegeleicht anpassen zu können. An ihren Symptomen leiden sie selbst kaum, diese bereiten nur Eltern, Lehrern usw. Probleme. Sie hingegen leiden einfach daran, dass sie nicht akzeptiert werden *mit* ihrem Verhalten, das sie meist als ganz natürlich erleben, ist es doch Ausdruck ihres Selbstverständnisses und ihrer Bedürfnisse, die anders auszudrücken oder zu befriedigen ihnen nicht möglich war und ist. Dass sie damit eigentlich tiefe unerfüllte Grundsehnsüchte zu kompensieren versuchen, können sie nicht erkennen, da die mit dem Erkennen verbundenen Ängste für sie bewusst nicht ertragbar wären.

Drei Bereiche sind es hauptsächlich, die in der frühkindlichen Entwicklung defizitär bzw. mit Fehlprägungen verlaufen und dann zu den beschriebenen Störungen führen können: die mangelnde Grundsicherheit, die Entwirklichung und die Sinnleere. Diese Bereiche werden im Folgenden beschrieben.

1. Die mangelnde Grundsicherheit

Wie die tiefenpsychologische Arbeit in Hypnose zeigt, spürt das Kind bereits intrauterin die Ängste der Mutter bzw. der Eltern und bezieht sie auf sich selbst. Zum Beispiel können sich ganz verständliche Zukunftsängste übertragen. Es kann dann keine ausreichende Grundsicherheit entwickelt werden. Das Kind erlebt sich in ständiger Gefahr der Ablehnung durch eine als potenziell feindlich empfundene »Umwelt« (Peripherie, intrauterin durch die Mutter repräsentiert) und muss diese kontinuierlich beobachten, um sich zu schützen. Es kann sich daher auch später nicht von der Peripherie lösen und genügend zu seiner Mitte finden. Das heißt, es kann sich nie im Sinne des Wortes kon-zentrieren (= auf seine Mitte hin ausrichten, sich sammeln, aufmerksam sein). Jeder Versuch einer längeren Konzentration wird vereitelt von der unbewussten Angst, ein von der Peripherie her drohendes oder auch verheißungsvolles Ereignis zu verpassen, dessen Nichtwahrnehmung gefährlich oder ein nicht wieder gutzumachendes Versäumnis sein könnte. Hier entsteht die fundamentale Prägung für das ADS, auf der auch alle im Folgenden genannten Einflüsse aufbauen.

2. Die Entwirklichung

Die gesamte Erfahrungswelt des Kindes wird bereits vorgeburtlich von den Erfahrungen vor allem der Mutter beeinflusst. Diese gibt also nicht nur ihre Ängste, sondern auch andere spezifische Prägungen telepathisch und unbewusst an ihr Kind weiter. Dies betrifft gleichermaßen ihre Umwelt wie ihre Kommunikation mit dieser. Die durchschnittliche Mutter verbringt während der Schwangerschaft den größten Teil ihrer wachen Zeit an der Arbeitsstätte, im Haushalt oder vor dem Fernsehgerät, alles Tätigkeits- bzw. Erlebnisbereiche, die in der Regel wenige natürliche Aktions- und Reaktionsanreize enthalten. Nach der Geburt setzt sich dies meist fort, für einen längeren Zeitraum unter Wegfall der Arbeitsstätte. Wenige Mütter haben oder schaffen die Gelegenheit, einen großen Teil ihrer Zeit während der Schwangerschaft und nach der Geburt in einer natürlichen, wirklichen Umgebung zu verbringen, und fast noch weniger entwickeln oder pflegen in dieser Zeit eigene konkret kreative Betätigungen.

Das Kind erlebt deshalb üblicherweise, zunächst am Beispiel des Verhaltens der Mutter, dann im eigenen Handeln, eine Umwelt, in der das eigene Einwirken oft nur aus Minimalaktionen besteht, die zu indirekten, ihm zunächst unverständlichen Auswirkungen führen (Haushaltsmaschinen, Fernbedienungen, automatisches Spielzeug usw.) oder von der die eigenen Einwirkungsversuche weder wahrgenommen noch beantwortet werden (Fernsehen, Videos). Oft wird die Erfahrungswelt des Kindes zusätzlich durch eine gefängnisartige Konditionierung in Form eines »Laufstalles« eingeschränkt, anstatt die Wohnung kindsicher zu gestalten. In den typischen 1-Kind-Familien besteht zudem keine Möglichkeit, mit anderen Kindern natürlich zu kommunizieren, der Sprung in die »Riesenwelt« der Erwachsenen ist sehr groß.

Das Welterleben wird mehr und mehr indirekt und künstlich, und dadurch uniformiert und fremdbestimmbar, wie die Nahrung aus den Supermarktregalen. Die auch für die Eltern bequeme »Beschäftigung« der Kinder mit elektronischen Medien, Fernsehen und Computerspielen, anstatt mit der Natur und mit Menschen, wird zur Regel.

Es geschieht eine *Ent-Wirklichung,* durch den Verlust und geradezu die Wegnahme von Wirklichkeit, mit gravierenden Konsequenzen.

Nicht das HKS-Kind ist krank, das sich »zu viel bewegt«, sondern die Gesellschaft, die ihm in seinem weit gehend auf Bildschirme, gefährliche Straßen, enge Wohnungen und disziplinierte Klassenzimmer beschränkten Erlebnisfeld sein gesundes Bewegungsmaß nicht ermöglicht und ihm eine kindgemäße Wirklichkeit mit wirklichen Reizen und der Erfahrung wirkungsvoller Bewegungsantworten vorenthält.

Wenn man darüber hinaus bedenkt, dass sich die Entwicklung der Bewegung symbolisch und geistig mit der Entwicklung der Freiheit verbindet, wird deutlich, dass ihre zunehmende Einschränkung den derzeit ebenfalls wieder zunehmenden Uniformierungstendenzen unserer Gesellschaft entspricht. Von welchem »Modeschöpfer« die Uniformen kommen und welches Etikett gerade als »Muss« vorzuführen ist, hat dabei weniger Bedeutung. Passend zu dieser Strömung wird das auf die beschriebene Weise geradezu zwangsläufig erzeugte HKS normalerweise mittels Psychopharmaka unterdrückt, eine weitere fatale Konsequenz auf dem Weg zur Entwirklichung des Kindes (und entsprechenden Konditionierung des späteren Erwachsenen) und zum Entzug seiner Freiheit.

Die Entwirklichung der Erlebniswelt leistet einen gewichtigen Beitrag auch zum ADS. Die über Fernsehen, Computerspiele und Cyberwelt vermittelten schnellen Bildabläufe und Inhalte, insbesondere bei so genannten Action-Filmen, fesseln praktisch zwangsweise die Aufmerksamkeit des Kindes (und vieler Erwachsener), da die von ihnen angesprochenen Reaktionsmuster der archaischen Gehirnschichten für den Urzeitmenschen überlebensnotwendig waren. Das hypnosuggestive Dauertraining des Kindes in der Konfrontation mit solchen Reizen führt einerseits zur emotionalen Abstumpfung gegenüber der Gewalt an anderen, ähnlich einer Desensibilisierung, andererseits zur mit einer Endorphinausschüttung einhergehenden suchtartigen und oft nahezu ausschließlichen Konditionierung der Gefühlsintensität, und damit des Lebensgefühls überhaupt, auf derartige Reize.

Die übliche, praktisch bewegungslose und nicht selten motivationsarme Lernsituation in der Schule vermag, in Konkurrenz zu solchen Vorprägungen, weder die Aufmerksamkeit zu fesseln noch ein intensives Lebensgefühl zu vermitteln.

Doch nicht nur die »passiven« Folgen dieser entwirklichenden Konditionierung sind problematisch. Auch ihre unvermeidliche aktive Anwendung auf die Wirklichkeit muss logischerweise zu Komplikationen führen, und diese Komplikationen haben viele Gesichter, relativ harmlose und ganz entsetzliche.

Ein harmloses erlebte ich bei einem Waldspaziergang mit meinem jüngeren, damals dreijährigen Sohn: Er fühlte sich durch das Geräusch eines Baches gestört und bat mich, den Bach »abzuschalten«, so wie er es von der Stereoanlage gewohnt war.

Tödlich verlief hingegen eine solche Verwechslung für einen Studenten, der die »Erfahrungen« aus der Cyberwelt einer virtuellen Motorradfahr-Kabine auf die Wirklichkeit übertragen wollte: Mit seinem virtuellen Motorrad konnte er ohne ernste Folgen mit einem entgegenkommenden virtuellen Lastwagen kollidieren. Außer einer Erschütterung und einem Knall passierte nichts, und die Elektronik suggerierte ihm danach, er wäre mitten durch den LKW hindurchgefahren. Das »geschlossene System« der Cyberkabine schuf dabei eine uterusartige, hypnogene Situation. Nach vielen Wiederholungen dieses virtuellen Endorphin-Trips engrafierte (prägte) sich dieser Ablauf als Pseudoerfahrungsmuster in einer archaischen Gehirnschicht, die zwischen elektronischen Bildpunkten und der Lichtreflexion von wahren Gegenständen nicht zu unterscheiden vermag, wie eine tatsächliche Erfahrung. Und obwohl seinem rationalen Gehirn (linke Hemisphäre) sicher immer »klar war«, dass seine Cyberübung in der Realität nicht funktionieren konnte – sein Unbewusstes war stärker, mit den zu erwartenden Folgen.

Noch gravierendere Beispiele des Scheiterns der aktiven Anwendung entwirklichender Konditionierungen liefert die Übertragung laboratoriumswissenschaftlicher Ergebnisse auf die Welt jenseits der Labortür. Derartige pseudorationale Fehlzündungen sind die »Entsorgungskonzepte« für Atommüll und Ähnliches. Entsorgung gibt es eben nur für ein als Laboratorium, als Planwelt oder eben als virtuelle Welt gedachtes abgeschlossenes System (man beachte auch hier die hypnogene Uterussymbolik). In unserer Wirklichkeit aber gibt es keine streng abgeschlossenen Systeme und daher auch keine Entsorgung; vielmehr sind solche Konzepte Wahnideen und müssen zwangsläufig wie der Mythos von der Büchse der Pandora enden.

Nach meiner Überzeugung ist diese Verwechslung von hypnogener Virtualität und Wirklichkeit auch beteiligt an den Massenmorden durch Schüler, wie 2001 in Erfurt oder mehrfach schon in den USA (dies werde ich in der Folge näher erläutern). Sie kann auch genutzt werden zur Förderung der denkabstinenten und mitleidlosen Teilnahme an Terrorakten oder an als »Kriegshandlungen« bzw. »Waffengängen« bezeichneten modernen Formen von hypnotischen Gewaltorgien des Jahrmillionen alten Primatenhirns, allerdings mit hoch technisierten »sauberen« Waffensystemen, deren Vernichtungspotenzial das Vorstellungsvermögen des heutigen »Homo habilis«, des »fähigen Menschen«, derart weit übersteigt, dass es gut ist für ihn, wenn ihm die Fernbedienung den Blick auf die ganz und gar wirklichen Qualen seiner in aller Regel unschuldigen Opfer erspart.

Die Unfähigkeit einer lebensnahen Vorstellung beruht dort, wo konkret erfassbare Geschehnisse und Dimensionen überstiegen werden, vorwiegend auf einer natürlichen Beschränkung unseres Gehirns. Das Gehirn benötigt immer zuerst die konkrete Erfahrung eines vorhandenen Objektes oder Vorganges als Grundlage, um von da aus wirkungsvoll zu seiner vorgestellten Abstraktion zu gelangen, ebenso wie umgekehrt. Das Zusammenwirken oder aber die fehlende Kommunikation zwischen hypnotischem und rationalem Bewusstsein hängt ebenso von dieser Voraussetzung ab. Wie wir wissen, gewinnt die archaische, unbewusste, hypnotische Ebene die Oberhand, wenn diese Kommunikation nicht befriedigend stattfindet (wie bei dem Motorradunfall des Studenten).

Die angeführten Beispiele verweisen auf eine weitere Suggestion und Attraktion der elektronischen Entwirklichung: die scheinbar unbeschränkte Machbarkeit. Aus Platzgründen kann ich hier nur kurz auf diese Zusammenhänge eingehen. Eine defizitäre Grundsicherheit führt dazu, dass auch die anderen Inhalte der symbiotischen Phase – und dazu gehört das Gefühl einer magischen Omnipotenz – im späteren Leben als unerfüllt gebliebene Bedürfnisse nachzuholen versucht werden. Auf der Bildschirmoberfläche ist nichts unmöglich, und die subtil nahe gelegte, unbewusste Identifikation mit den jeweiligen Protagonisten lässt die Zuschauer deren Zelluloid-Taten so empfinden, als ob sie tatsächliche eigene wären. Die Folge ist eine manchmal sehr weit gehende Übertragung der eigenen wirklichen Lebenssehnsüchte auf die Identifikation mit Kunstfiguren einer elektronischen Ersatzwelt.

Das vermeintlich »wahre Leben« beginnt dann erst nach der Schule oder Arbeit vor dem Fernseher. Gegen diese illusionäre Welt und die absolute Siegessicherheit ihrer Hauptpersonen, weibliche und männliche Supermans unter zehntausend Masken, haben die wirklichen Menschen, man selbst, die Eltern, die Lehrer, die Partner usw. wenig Chancen. Wer derartige Sicherheitssuggestionen zum Überleben braucht und dem wirklichen Leben in seiner Bewegtheit nicht vertrauen kann, wird, wie das auch beim ADS und beim CFS häufig vorkommt, die Flucht in die Illusion oder in die Bewusstlosigkeit des Schlafes vorziehen. Die Träume, wenn sie auch nur zu einem Bruchteil erinnerbar sind, stellen in diesem Falle oft eine weitere unbewusste Attraktion durch eine unbegrenzte Welt dar.

Gehen wir zurück zur *freien* Vorstellungsfähigkeit, die etwas anderes ist als das Beherrschtsein von vorgefertigten elektronischen Illusionen und auch etwas anderes als die zuvor beschriebene abstrahierende Vorstellungsfähigkeit (Möglichkeit, sich ein bekanntes Objekt oder Geschehen vorzustellen, ohne dass dies im Augenblick konkret vorhanden ist bzw. abläuft).

Insbesondere diese freie Vorstellungsfähigkeit wird heute bereits in ihrer ersten natürlichen Entwicklungsphase (2. Lebensjahr) stark beschränkt als weitere dramatische Konsequenz der Entwirklichung. Ebenso mangelt es meist schon an natürlichen Erfahrungsgegenständen in der wichtigsten Phase der Sinnesentwicklung (1. Lebensjahr) als Grundlage der freien Vorstellbarkeit. Die weit offenen frühkindlichen Entwicklungsräume werden mit elektronischen Konserven angefüllt, ja geradezu bis zum Erbrechen voll gestopft. Dadurch erfährt das Kind weder genügend tatsächliche Objektinteraktionen als Grundlage für die seelisch-geistige Verdauung, noch bleibt ihm Raum und Zeit dazu, und schon gar nicht für die Entwicklung einer eigenen, kreativen Imagination (freie Vorstellung).

Außerdem hat es dafür in der Regel weder ein Vorbild noch ein Gegenüber. Großeltern oder Eltern, die Geschichten vorlesen oder gar frei erzählen, sind selten geworden. Die Anregung, Erzähltes in eigenen Fantasiebildern zu gestalten und in der lebendigen Kommunikation mit der erzählenden, Sicherheit gebenden Vertrauensperson das eigene Wesen zu erkennen und die eigenen Grenzen auszuloten, entfällt weit gehend. Der Recorder, der CD-Player und das Videogerät spulen die eingelegten Konserven ab, lassen weder Rückfragen noch Veränderungen zu und geben keinen Schutz, der zu eigenen seelisch-geistigen und leiblichen Wegen ermutigt.

Selten geworden sind auch Eltern, die für sich selbst Zeit und Freude an zweckfreier Kreativität finden und ihre Kinder mit dem eigenen Beispiel entsprechend anregen. Oft genug werden die kreativen Spiele der Kinder nicht nur behindert, sondern sogar bestraft. Das Bemalen von Tapeten zum Beispiel kann einem Kind viel Freude bereiten, und, richtig betrachtet, könnte es auch die Eltern freuen, wenn sie nicht der Suggestion erlägen, dass ein gedrucktes Tapetenmuster wertvoller und schützenswerter sei. Wird aber das Kind ermahnt, so etwas nie wieder zu tun, oder wird es gar beschimpft oder geschlagen, lernt es frühzeitig, dass seine Kreativität gegenüber den Produkten anderer nichts taugt und unerwünscht, ja sogar strafbar ist. Eigene Kreativität, als Ich-Ausdruck, und Angst werden auf diese Weise hypnosuggestiv miteinander verbunden und bleiben es zumeist für den Rest des Lebens. Nicht zufällig sind auch im üblichen westlichen Schulsystem die kreativen Inhalte als »Nebenfächer« abgewertet, und nur wenige schaffen es, trotz der eindringlichen elterlichen Ratschläge, einen »richtigen Beruf« zu erlernen, eine künstlerische Laufbahn zu ergreifen.

Die Verbindung dieser Behinderungen bei der Entwicklung von Kreativität und Vorstellbarkeit zur Entstehung nicht nur der Entwirklichung, sondern auch der Sinnleere ist einsichtig. Dass die Kreativitätsfeindlichkeit unseres Gesellschaftssystems nicht nur für den einzelnen Menschen fatal ist, sondern auch im großen Rahmen zum Eigentor führen muss, wird ganz aktuell deutlich unter den veränderten Bedingungen der »postindustriellen« Wirtschaftswelt. Sorgfältige Ausführung antrainierter Tätigkeitsabläufe, artige Anwendung erlernter Denkvorgaben und braves Rekapitulieren in anerkannten Forschungsmodellen werden inzwischen vielerorts geübt und überdies mehr und mehr an Automatenkulis übertragen. Um eine Volkswirtschaft in Schwung zu halten, reicht dies aber nicht mehr aus, und schon gar nicht, um zu neuen, menschlicheren Bewusstseinsebenen zu gelangen.

Sehen wir auf die schlimmsten Auswüchse dieser ineinander greifenden Mängel an Akzeptanz, Kreativität, freier Vorstellungsfähigkeit und Sinn, können wir nochmals anknüpfen an die oben gegebenen Anmerkungen zu den Massenmorden durch Schüler.

Wie auch bei der Tat von Erfurt und bei vielen anderen »Amokläufen« erkennbar wurde, vereinigen diese Täter genau die beschriebenen Mängel in sich. Beispielsweise stößt man in den Vernehmungsprotokollen und in den Beschreibungen der Täter durch deren Bekannte immer wieder auf Sätze wie: »Ich wollte wissen, was geschieht, wenn ich das tue.«

Die entsprechenden Videos, Computerspiele usw. sind also nicht einfach, wie zuweilen behauptet wird, eine harmlose Ersatzbefriedigung für vermeintlich ohnehin allenthalben latent vorhandene Gewaltbedürfnisse. Vielmehr tragen sie zur Konditionierung von Gewalt als intensives Lebensgefühl bei, als Ersatz für zu wenig erfahrene positive Lebensgefühle, wie sie sich gesunderweise durch die liebevolle Bestätigung der kreativen Ich-Entfaltung festigen sollten. Die mit dieser Vorprägung verbundene mangelnde emotionale Vorstellungsfähigkeit führt dann zum Verlangen nach dem Erleben solcher Szenen in der Wirklichkeit. Denn alles, was diese Täter auf Grund ihrer Entwicklungsdefizite vermissen, kulminiert darin:

- Ihre eigene Liebesfähigkeit und ihre Selbstwerteinschätzung ist zu schwach entwickelt und zu angstbesetzt, um auf positivem Wege intensive Gefühle erfahren zu können. Die Hassgefühle sind sicherer.
- Die gesamte Umwelt wird, in der Übertragung der symbiotischen Urangst, als Feind erlebt, der kein Mitgefühl verdient. Die Regression auf archaische Feindverhaltensmuster des »Reptilhirns« kennt ohnehin kein Mitgefühl.
- Die auf die Umwelt projizierten Rachegefühle »rechtfertigen« die angemaßte Macht über Leben und Tod anderer, die als Ersatz der unerfüllten frühen Omnipotenzsehnsüchte weiter besteht.
- Ihre Vorstellungsfähigkeit reicht nicht aus, um es bei den elektronischen Bildern von Gewalt und einer fantasierten Anwendung auf ihnen verhasste Mitmenschen bewenden zu lassen.

- Und schließlich wird in solche Handlungen immer wieder auch ein motivationsfördernder »höherer Sinn« hineinprojiziert, der von der eigenen Sinnleere und Weltangst ablenkt, ja sogar unbewusst sinn- und sicherheitsvermittelnd wirkt, und der von einer auf den nächsten Umkreis beschränkten Wahnvorstellung bis zu weit ausstrahlenden, fundamentalistisch religiösen (»allein selig machenden«) oder weltanschaulichen Wahnsystemen reichen kann, die ganze Völker erfassen.

3. Die Sinnleere

Ebenfalls aus der mangelnd empfundenen Grundakzeptanz geht der Versuch hervor, auf andere Weise Liebe bzw. Zuwendung zu erlangen, letztlich auch, um sich selbst akzeptieren zu können. Da jedoch das »Fenster« zum erfüllenden Erleben der Grundakzeptanz bereits nach der Geburt weit gehend geschlossen ist, kann jede z. B. auf Grund erwünschten Verhaltens, besonderer Leistungen usw. gegebene Bedingungszärtlichkeit immer nur ein nie ganz erfüllender Ersatz für die eigentlich ersehnte bedingungs*lose* Liebe sein. Dies gilt natürlich erst recht für jede auf Grund unerwünschten Verhaltens erfahrene strafende Zuwendung.

Auch dieses krankhafte und krank machende Muster, das liebende Zuwendung von Bedingungen abhängig macht, dem also das eigene Dasein und das des Kindes an sich nicht ausreicht, um es bedingungs*los* zu lieben, wird seit vielen Generationen unbewusst von den Eltern auf die Kinder übertragen. Nicht zufällig ist es sogar einer der wichtigsten Motoren eines Gesellschaftssystems, das Konsum und Leistung zu seinen höchsten Zielen erhoben hat und diese Ziele mit dem ganz eigentlich nie erlebten Sinn verwechselt. Bis zum Synonym-Duden ist diese pathologische Verwechslung vorgedrungen, er benennt »Sinn« als Synonym für »Zweck«.

Subtil durchzieht diese Symbolik praktisch alle Gesellschaftsbereiche. Die Frau fühlt sich oft erst vollwertig, wenn sie vorzeigbare, das heißt den erwünschten Normen entsprechende Kinder hat, der Mann, wenn er einen lukrativen oder repräsentativen Beruf ausübt. »Die anderen« stehen im Blickpunkt eines pseudo-altruistischen Interesses, das in seiner unbewussten Zielsetzung vorwiegend die Missionierung und Kontrolle dieser anderen beabsichtigt, um die eigene Leere zu füllen und das eigene Geltungsbedürfnis aufzuwerten.

Der von Mutter und Kind gespürte Akzeptanzmangel aus der Symbiose führt insbesondere auch in der folgenden oralen Phase, in der die Sinnesentwicklung und damit auch die Sinnerfahrung im Vordergrund stehen sollten, zu ungeeigneten Kompensationsversuchen.

Das Kind versucht, sein Defizit durch verstärkte Mutterzuwendung und anhaltende symbiotische Objektsuche auszugleichen, indem es z. B. häufig schreit und ruhelos alles Erreichbare auf seine diesbezügliche Tauglichkeit untersucht.

Die Mutter unterliegt meist der materialistischen oral-analen Normose, dass sie ihrem Kind durch pünktliche, häufige und reichliche Ernährung, durch gründliche Reinigung und durch Fernhalten von allen intensiveren Erfahrungen ihre Liebe beweisen könne und damit zugleich sich selbst, dass sie eine gute Mutter ist. Dies führt dann beispielsweise zum Mästen mittels Kunstmilch oder zum Knebeln mittels »Schnuller«, auch wenn das Kind wegen ganz anderer Bedürfnisse schreit, zum Einsperren in mit bonbonfarbigem Plastikgerümpel angefüllten, vergitterten Minizellen (Gitterbetten, Laufställen), zum Abspielen von Kassetten und Videos und ähnlichen, vermeintlich zweckdienlichen Aktionen. Und die meisten dieser Aktionen verhindern genau das, was das Kind eigentlich ersehnt, die sinnliche Erfahrung, wie z. B. einfach die Wärme und Nähe oder das Kratzen mit den Fingernägeln über die Tapeten, das Kosten von Blumentopferde, die Freiheit seines Bewegungsraumes usw. Die Sinne als Instrumente der Sinnes-Erfahrung und damit auch der Sinn-Erfahrung werden nicht wirklich geweckt.

Glücklicherweise erkennen immer mehr Menschen, dass dieser Weg des ständigen Steigernwollens von Wachstum, Leistung und Konsum, dieses Hetzen von Ziel zu Ziel, letztlich die Nichterfüllbarkeit seiner vermeintlichen Zielsetzungen zwangsläufig in sich trägt und immer nur eine vorübergehende Ersatzbefriedigung vermitteln kann, die in Wirklichkeit nichts ändert an der inneren Leere ihres Daseins. Tiefenpsychologisch und spirituell ist eine erfüllende Sinnerfahrung eben nur durch die bedingungslos liebende Akzeptanz des »Daseins an sich« begründbar, wie sie in der ersten Entwicklungsphase für dauernd verankert werden sollte.

Anders verhält es sich mit der Erfahrung der späteren Phasen (oral, Reifung, anal, genital). Sie richten sich auf prozesshafte Inhalte, deren Befriedigung natürlicherweise ständig neu geschehen muss, wie z. B. Hunger → Essen (oral/Konsum) → Verdauung (Reifung/Entwicklung) → Ausscheidung (anal/Leistung) → Ruhen. Die Sexualität sollte, aufbauend auf der Grundsicherheit, alle Prozessphasen enthalten. Werden die defizitäre Grundsicherheit und damit die Sinnerfahrung ersatzweise an die Befriedigung solcher Prozessinhalte gebunden (vorwiegend oral/anal an Konsum und Leistung), ist sie deshalb wie diese nie wirklich als beständige Basis zu erreichen.

Auch das Lernen unterliegt in unserer Gesellschaft solchen pathogenen, sinnfeindlichen und zweckorientierten Strukturen. Immer früher sollen Kinder vom zweckfreien und deshalb sinnvollen Spielen zu so genannten Lernspielen hingeführt werden. Da im Vorschulalter noch das hypnotische Bewusstsein überwiegt, greift hier der Ersatz der natürlichen Erlebnis- und

Vorstellungswelt durch suggestive Planspiele besonders tief. Nicht mehr die eigene Kreativität kann sich frei entfalten, sondern fremde »Spiel«-Vorgaben sollen nachvollzogen werden, um die Dressur zum unauffälligen Befolgen sozial erwünschter Verhaltensmuster so früh und umfassend wie möglich durchzusetzen.

Das Spielen, das Lernen, die Kreativität, das Leben überhaupt werden an vorgegebenen Zwecken ausgerichtet, die Ergebnisse am Erreichen eben dieser Vorgaben gemessen.

Und jedes in einer solchen vorgeprägten Karriere erreichte Teilziel wird lediglich mit der nächsten, meist noch entfremdeteren Forderung belohnt. Freude oder gar Lust sind bei dieser Karriere geradezu verdächtig. Warum und wofür sollte also gelernt werden, warum und wofür Aufmerksamkeit aufgebracht werden? Warum und wofür eine gute Mutter sein usw.?

Was Wunder, dass auf diese Weise die sinnliche Erfahrung und damit das Erleben der Sinnhaftigkeit des Lebensweges gar nicht erst aufkommt, indem der wirkliche eigene Weg verloren geht oder sogar nie gefunden wird.

Was Wunder auch, dass unter diesen Bedingungen die angebotenen Aufmerksamkeitsziele wenig attraktiv sind (ADS) und dass eine chronische Müdigkeit diese lust- und sinnlose Lebensführung mit bleierner Schwere abstraft (CFS).

B: Es zeigt sich, dass die drei benannten Syndrome meist von sehr frühen Entwicklungsdefiziten herrühren. Dementsprechend sollte therapeutisch, wo immer möglich, die LH (HITT) eingesetzt werden. Bei Vorschulkindern ist es sehr hilfreich, wenn die Mutter mitbehandelt werden kann (idealerweise auch der Vater; beide ebenfalls mittels HITT). In diesem Alter ist auch die KP angezeigt. Ältere Kinder und Jugendliche sind vor allem in ihrer individuellen Eigenleistung zu fördern, z. B. durch Einbeziehung des AT-OS. Darüber hinaus sind praktische Hinweise für die Überwindung der »Entwirklichung« oft von besonderer Bedeutung, z. B. Sport oder Tanzen beim HKS und CFS (kein Leistungssport), zweckfreie kreative Betätigung, zeitliche und räumliche Freiräume und intensive Kontakte mit der Natur, zur Förderung der Wirklichkeitserfahrung und Ich-Bildung. Die Sinnfindung, in Verbindung mit der bedingungslosen Akzeptanz und Selbstakzeptanz, als das vielleicht am meisten vermisste Grundelement der Heilung, ist ein langer Prozess, der in der Therapie bestenfalls angeregt werden kann und soll, aber immer vom Patienten selbst zu leisten ist.

In der Vorbeugung gegen ADS, HKS und CFS und verwandte Krankheitsbilder sollten die Eltern all das für sich selbst berücksichtigen, was auch ihren Kindern wirklich gut tut. Insbesondere bei Einzelkindern ist häufige Kommunikation in Eltern/Kind-Gruppen sinnvoll. Andere wichtige Grundregeln sind: Viel kreative Zeit mit den Kindern verbringen, aber ihnen auch viel Zeit für sich lassen und dies durch das eigene Beispiel vorleben. Auf eine ausreichende Erlebniswelt in natürlicher Umgebung achten. Auf die Lernbedürfnisse und Fragen des Kindes eingehen, jedoch keine zweckorientierte Vorschulerziehung forcieren.

Kleinkinder sollten möglichst gar nicht fernsehen. Automatische Spielsachen sollten frühestens ab Mitte des 3. Lebensjahres zugängig sein. Auch Fernsehen und Computer sollten erst ab diesem Alter, in sehr geringer Dosierung, und erst ab dem Schulalter in etwas höherem Maß (nicht über eine Stunde täglich) eingeführt werden. Gewaltkonserven sollten vermieden werden, bis die eigene Urteilsbildung gefestigt ist. Problematische Sendungen sollten nicht generell vermieden, sondern ggf. mit dem Kind angesehen werden, um sich dann darüber auszutauschen.

E: LH ++, zusätzlich AT-US und OS, bei jüngeren Kindern KP +.

BANDSCHEIBENBESCHWERDEN

(Siehe auch Schmerzzustände.)

P: Alibi zur Vermeidung unliebsamer Betätigungen. »Kreuzschmerzen« werden oft als Vorwand zur Vermeidung unliebsamen Geschlechtsverkehrs gebraucht. Genauso, wie Unfälle, die zu Rückenschmerzen führen, oft aus psychischen Fehlhaltungen heraus ausgelöst sind, haben psychogene Dauerverspannungen oder ungeschickte Bewegungen oft Bandscheibenluxationen und andere tatsächliche Schäden zur Folge.

B: Organisch manifeste Schäden müssen selbstverständlich entsprechend (chiropraktisch usw.) behandelt werden. Die Hypnosebehandlung ist sinnvoll, um vorhandene Verspannungen symptomatisch zu lösen und vor allem, um durch die Beeinflussung des Grundkonfliktes Rezidiven entgegenzuwirken.

S: AT: »Der Rücken ist strömend warm und frei.«

SH: »Der Rücken wird jetzt strömend warm, und alle Verspannungen lösen sich. Schmerzen wandeln sich in Wärme.«

FH/HA: Analytisch-kathartische Behandlung des Grundkonfliktes.

E: AT +, SH + (falls noch keine organische Bandscheibenschädigung vorliegt), ggf. LH.

BEWUSSTSEINSERWEITERUNG

Nachdem die Hypnose die normalerweise weit gehend unbewussten Seelenebenen umfasst, das in die geistige Ebene reichende Überbewusste wie auch die archaische, leiblich gebundene Ebene des Unterbewussten (siehe das Ich-Modell auf Seite 357), kann eine über die rationale Verstandesebene hinausgehende Erweiterung des Bewusstseins nur mit Hilfe der Hypnose erreicht werden.

Belastende Krankheitssymptome sind oft das erste Motiv, um diesen Weg zu finden, doch meist wird er nach der Therapie und dem Verschwinden der Symptome weiter gegangen. Das Leben wird sinnvoller, freudvoller und erfüllter erfahren[5].

BLEPHAROSPASMUS/LIDKRAMPF

P: Bedingter Reflex, z. B. nach Konjunktivitis, traumatisch (Schock), Organsprache (»Das kann ich nicht mit ansehen«).

B: Bei bedingten Reflexen und traumatischer Ursache direkte Suggestion gegen das Symptom, sonst analytisch-kathartisches Vorgehen. In somnambuler Hypnose kann festgestellt werden, inwieweit eventuell eine organische Schädigung vorliegt, da eine psychogene Lidlähmung der entsprechenden Suggestion weicht.

S: In tiefer SH: »Sie spüren jetzt ganz deutlich die Einwirkung meiner Hand über Ihrem Auge, und die Durchblutung und Nervenversorgung in Ihrem Auge beginnt sich wieder zu normalisieren. Alle Verspannungen weichen, das Augenlid wird wieder ganz gut beweglich und lässt sich jetzt wieder ganz normal öffnen. Öffnen Sie die Augen!«

E: SH +.

BLINDHEIT

P: F. A. MESMER behandelte bereits 1777 die in frühester Kindheit erblindete achtzehnjährige Pianistin Maria Theresia Paradis mit Erfolg. Die bis dahin unbekannten Gesichtseindrücke führten jedoch für die Sehungewohnte zur Unsicherheit im Klavierspiel. Heute wissen wir, dass durch frühe Erblindung wahrscheinlich entscheidende Imprägnationsphasen für die Entwicklung der reflektorischen Verarbeitung der Gesichtseindrücke versäumt werden, die dann nicht mehr völlig nachzuholen sind. So wurde z. B. in Versuchen mit jungen Katzen festgestellt, dass neugeborene Tiere, die über eine längere Zeit in mit senkrechten Streifen austapezierten Zylindern gehalten wurden, später nur senkrechte Konturen wahrnehmen konnten, während Katzen desselben Wurfes, die man in mit waagerechten Streifen austapezierte

5 Siehe auch: W.J. MEINHOLD, G. CONDRAU, G. LANGER (Hrsg.): Das menschliche Bewusstsein – Annäherungen an ein Phänomen. Artus Verlag.

Zylinder gegeben hatte, später nur noch waagerechte Konturen wahrnehmen konnten. Auch von Geburt an blinde Menschen, die durch einen chirurgischen Eingriff im fortgeschrittenen (nicht kindlichen) Alter die Sehfähigkeit erlangen, werden durch ihre neue Fähigkeit manchmal mehr verwirrt als bereichert. Ein so Operierter schloss z. B. beim Überqueren einer belebten Straße immer die Augen, um sich besser zurechtzufinden. Ebenso fühlen sich viele dieser Menschen in verdunkelten Zimmern am wohlsten. Für MESMER bedeutete, auf Grund der damaligen Unwissenheit über diese Zusammenhänge, die erfolgreiche Behandlung der hysterisch blinden Pianistin paradoxerweise den Niedergang seines medizinischen Rufes in Wien, sodass er gezwungen war, die Stadt zu verlassen.

Heute ist die so genannte hysterische Blindheit selten und sind die Untersuchungsmethoden so weit fortgeschritten, dass eine nicht organisch bedingte Sehstörung erkennbar ist. Doch kann, zur Sicherung einer zweifelhaften Diagnose, in Einzelfällen deren Überprüfung in Hypnose immer noch ihren Platz haben.

Sehr indiziert ist die Therapie in Hypnose allerdings nach wie vor, um eventuelle psychogene Beteiligungen bei der Verschlechterung des Augenlichtes, auch beim Mitwirken organischer Prozesse, frühzeitig zu erkennen und entsprechend zu therapieren. Die Ursache einer psychogenen Verschlechterung der Sehfähigkeit oder Erblindung kann vielfältiger Natur sein und muss analytisch ergründet werden. In manchen Fällen handelt es sich um Organsprache: »Das kann ich nicht mehr mit ansehen!«

B: Die hysterische Blindheit eines Auges kann mittels der bereits erwähnten schwarzen Tafel mit roten und grünen Buchstaben, die durch eine Brille mit je einem roten und grünen Glas gelesen werden, erkannt werden. Im Gegensatz zur organischen Blindheit können alle Buchstaben gelesen werden.

S: SH: Zur Verbesserung der Restsehleistung: »Ich halte jetzt meine Hände über Ihre Augen, und ganz deutlich empfinden Sie, wie eine intensive Wärme in Ihre Augen hineinstrahlt. Unter der Einwirkung meiner Hände verbessern sich die Durchblutung und die Nervenversorgung Ihrer Augen. Ihre Augen werden jetzt immer besser durchblutet und versorgt, und die Sehfähigkeit kehrt langsam zurück. Wenn ich Sie nachher auffordere, die Augen zu öffnen, werden Sie klarer und deutlicher sehen können, so wie früher. Öffnen Sie jetzt die Augen!«

E: SH + (nur bei psychogener Blindheit). FH und LH sowie AT zur Verbesserung der Restsehleistung +.

BRUSTUMFANG, MANGELNDER WEIBLICHER

(Siehe auch Dysmorphophobie.)

P: Hier kann, wie bei der Amenorrhö und der Anorexia nervosa, ein versteckter Amazonenkomplex (s. d.) beteiligt sein. Da die unter einem als zu gering empfundenen Brustumfang leidenden Frauen dies bewusst als Mangel und keineswegs im Sinne des Amazonentums als positiv empfinden, sollte eine ursächliche Behandlung nur mit Hilfe der FH oder LH erfolgen, da ein eventuell vorhandener auslösender psychischer Konflikt sehr früh und im Unbewussten anzusiedeln wäre. Natürlich ist auch die Frage zu stellen, warum ein relativ geringer Brustumfang überhaupt als Mangel empfunden wird. Schließlich haben beide Geschlechter für sich und für den Partner sehr unterschiedliche Wunschvorstellungen und letztlich sollte das Wort MORGENSTERNS gelten: »Schön ist, was man liebend betrachtet.« Dementsprechend zeigt sich auch oft bei näherer Exploration, dass bei der Vorstellung, eine zu kleine Brust zu haben, eine ambivalente Dysmorphophobie (s. d.) beteiligt ist.

B: Da die Brustvergrößerung mittels Therapie in Hypnose zwar oft gelingt, der Erfolg aber nicht sicher ist, wird die Therapie von vornherein auch darauf hinzuarbeiten haben, dass die Patientin zum Annehmen ihrer Figur gebracht wird.

Zur Unterstützung des Brustwachstums hat sich die Suggestion bewährt, dass sich die Brustentwicklung wie in der Pubertät wieder einstellen werde. Als autogene Suggestion kann die regelmäßige Vorstellung des erwünschten Brustbildes im AT helfen.

Ambivalente Haltungen gegenüber der weiblichen Rolle müssen ggf. über die FH oder LH ergründet und therapiert werden.

S: SH: »Ihre Hormondrüsen werden jetzt wieder genauso wie in der Pubertät arbeiten und das Wachstum Ihrer Brüste anregen. Ihre Brust wird langsam wieder zu wachsen beginnen und der Brustumfang nach und nach zunehmen« usf.

E: SH +, LH +.

BULIMIE/ESSBRECHSUCHT

(Siehe auch Anorexia nervosa.)

P: Für diese meist nach der Pubertät bei jungen Frauen auftretende Störung wird üblicherweise, ähnlich wie bei der Anorexie, die Angst vor dem Dickwerden (wie die Mutter) als Ursache angenommen.

Wie die LH zeigt, decken sich zwar einige Grundhaltungen bei beiden Erkrankungen, bei der Bulimie liegt aber die eigentliche Ursache noch tiefer.

Wie bei der Anorexie findet sich auch hier eine meist unbewusste Verweigerung der weiblichen Geschlechtsrolle, oft verbunden mit einer starken Großmutterbindung und einer ausgeprägten Hassliebe zur Mutter. Doch überwiegt ein noch früheres Grundmotiv: Die Esssucht dient bei der Bulimie weniger einer oralen Befriedigung bzw. Ersatzbefriedigung, sondern gewährt vielmehr die einzig sichere intensive Empfindungsmöglichkeit überhaupt. Nur durch das völlig exzessive Sich-Überessen wird eine konkrete Daseinsempfindung möglich. Unter Hypnose geben die Patientinnen meist an, dass sie so viel essen müssen, bis sie das Gefühl haben, dass sie »kurz vor dem Platzen« sind. Dieses Gefühl ersetzt also offenbar die defizitäre symbiotische Daseinsempfindung. Das Erbrechen, aus Angst vor der Geschlechtsrolle, dem Erwachsenwerden und dem Dickwerden – als wesentliche Motive der Anorexie –, ist hier sekundär. Als intensives Erleben dient es ebenfalls dem Daseinsgefühl, zugleich erfüllt es die Aufgabe der Selbstbestrafung und der Distanzierung von der (über-) ernährenden bzw. überfürsorglichen Mutter.

B: Die Therapie muss tiefenpsychologisch ausgerichtet sein und unter Hypnose ablaufen, da nur so das Grunddefizit auszugleichen ist. Wie bei der Anorexia nervosa ist eine sehr offene, von Zuwendung geprägte Grundhaltung wichtig. Eine in der Literatur zuweilen erwähnte Kontraindikation der Hypnosetherapie für dieses Krankheitsbild gilt für suggestive Techniken (außer im Notfall), nicht für die hier beschriebene LH.

S: Suggestionen nur im Notfall, z. B. »hypnotischer Heilschlaf« bei bedrohlicher Kachexie.

AT-
OS: Stärkung der wünschenswerten Charakterinhalte und der Selbsterkenntnis.

E: LH ++ (die Bulimie stellt wie die Anorexia nervosa eine Hauptindikation der LH dar), unterstützend AT-US und OS.

BURSITIS/SCHLEIMBEUTELENTZÜNDUNG

(Siehe auch Arthritis.)

P: Verhinderung, eine unerwünschte Tätigkeit auszuführen

B: Therapie des Grundkonfliktes. Suggestion gegen das Symptom nur zur Erleichterung akuter Zustände.

S: SH z. B.: »Der Ellbogen wird strömend warm und frei von Schmerz. Die gesteigerte Durchblutung beseitigt die Entzündung, und die Schwellung klingt ab.«

E: SH w, LH +.

CHARAKTERFEHLHALTUNGEN

P: Frühe Entwicklungsstörungen.

B: Es muss grundsätzlich tiefenpsychologisch vorgegangen werden und die Mitarbeit des Patienten über die Zuhilfenahme eines autogenen Verfahrens (AT-OS, GH) angestrebt werden.

S: Zur Unterstützung AT-OS/GH, dem individuellen Fall entsprechend.

E: AT-OS/GH mit LH +.

CHOREA MINOR/NERVENERKRANKUNG MIT ZUCKUNGEN

P: Vielgestaltig, tiefenpsychologisch kann eine mangelnde Freiheitsentwicklung angenommen werden. Die unterdrückten Bewegungsintentionen werden nur im Ansatz als Zuckungen deutlich.

B: Der Hypnosebehandlung ist wohl hauptsächlich die Chorea imitatoria zugänglich, die in der Vorgeschichte meist keine rheumatische Erkrankung aufweist. Ein Versuch kann mit kathartischen Verfahren wie der KP (meist junge Patienten) und direkt gegen das Symptom gerichteter SH gemacht werden. Bei der Chorea minor kann die LH als Begleittherapie eingesetzt werden.

S: SH: »In diesem vertieften Ruhezustand erholt sich das gesamte Nervensystem. Ich streiche jetzt mit meinen Händen über Ihre [deine] Arme und Beine und löse damit die Muskelverspannungen. Arme und Beine werden ganz gelöst und ruhig« usf.

E: SH w, LH w.

COLITIS ULCEROSA/DICKDARMENTZÜNDUNG
UND MORBUS CROHN

(Morbus Crohn = Ileitis regionalis, Enteritis terminalis. Siehe auch Magen-Darmerkrankungen.)

P: Nach neueren Forschungen sind auch diese Erkrankungen dem allergischen Formenkreis zuzurechnen (Autoimmunerkrankungen, siehe auch Allergie), wobei körpereigene Allergene eine bedeutende Rolle spielen. Das Persönlichkeitsbild des Allergikers gilt also auch hier; dazu kommt eine gewisse, gegen den eigenen Organismus gerichtete selbstzerstörerische Komponente. Die meist zwanghaft strukturierten Patienten befinden sich oft in einer als bedrohlich empfundenen Angstsituation. Die Umwelt wird als feindlich erlebt. Der bewusste Selbstanspruch ist sehr hoch, unbewusst bestehen starke Selbstwertängste. In der Regel liegt ein sehr frühes Defizit, meist aus der symbiotischen und/oder Reifungsphase vor.

B: Colitis ulcerosa und Morbus Crohn stellen Hauptindikationen für die Hypnosetherapie (LH) dar, da die durch sie erzielten Ergebnisse die anderer Maßnahmen, einschließlich der chirurgischen Intervention, zumeist bei weitem übertreffen. Die Therapie wird zudem durch die erhöhte Suggestibilität des Colitis- oder Crohn-Kranken (autotoxische Einflüsse?) erleichtert. Wegen des lebensbedrohlichen Zustandes, den eine akute Dickdarmentzündung hervorruft, muss sich die Behandlung anfangs oft mittels SH auf die Symptomatik richten und ein tiefenpsychologisches Vorgehen wegen der möglichen Erstverschlimmerung zunächst zurückgestellt werden. Im Vordergrund steht anfangs die durch den hypnotischen Zustand an sich erzielte psychophysische Stresslosigkeit, die daher auch entsprechend lang ausgedehnt (unter Umständen hypnotischer Heilschlaf) und suggestiv verstärkt werden soll. In zweiter Linie folgen erst die spezifischen Entspannungssuggestionen auf den Darmtrakt. Erst wenn die Appetitzunahme und das Abnehmen der Blut- und Schleim-Stühle eine ausreichende Stabilisierung erkennen lassen, sollte der Grundkonflikt tiefenpsychologisch behandelt werden, um Rezidive zu vermeiden. Angezeigt ist die Durchführung einer kompletten LH, wobei darauf geachtet werden soll, dass die Schritte klein genug sind. Therapiebegleitend und für die Nachsorge soll das AT-US und OS geübt werden.

S: SH: Unterstützend zur Stabilisierung: »In diesem vertieften Ruhezustand erholt sich das gesamte Nervensystem. Der Leib wird gut durchblutet und strömend warm. Alle Verspannungen lösen sich, und die Entzündung klingt ab. Die Besserung schreitet immer weiter fort und wird in den nächsten Tagen daran ersichtlich sein, dass Sie wieder mehr Appetit bekommen und der Stuhl fester wird.« Die Suggestionen können haptisch unterstützt werden.

LH: Individuell, nach Stabilisierung der Symptome.

E: SH +, LH ++ (mit AT-US und OS).

COMMOTIO CEREBRI/GEHIRNERSCHÜTTERUNG

P: Abgesehen davon, dass jeder Unfall mit Gehirnerschütterung durch unbewusste psychische Fehlhaltungen ausgelöst werden kann, sollte bedacht werden, dass besonders ein andauerndes postkommotionelles Syndrom oft einen psychischen Schock zur Ursache haben kann. Derartige Störungen, die nach der üblichen Therapie weiter bestehen, sollten deshalb zumindest zur Abklärung einer Hypnosebehandlung zugeführt werden.

B: Symptomgerichtete suggestive Verfahren in Hypnose (Lähmungen, amnestische Zustände, siehe dort), eventuell kathartische Suggestionen.

S: Individuell.

E: SH w, FH und LH bei psychischem Hintergrund ++.

DELIRIUM TREMENS/ BEI ALKOHOLSUCHTKRANKEN DURCH ALKOHOLENTZUG AUSGELÖSTE PSYCHOSE

(Siehe auch Suchtkrankheiten.)

P: Bei/nach einer Entziehungsbehandlung.

B: Medikamentöse Unterstützung angezeigt.

S: Symptomgerichtet.

F: SH w.

DEPRESSIONEN

P: Die Depression (manisch-depressive Form) ist ein für unsere Kultur spezifisches und äußerst weit verbreitetes Krankheitsbild. Ihre weite Verbreitung geht auf die letztlich lebensfeindliche Einstellung zurück, die immer noch als Grundton die Erziehung und viele sozialen Strukturen bestimmt. Immer noch ist in dieser Sicht, so kürzlich ein deutscher Erzbischof in einer Radioansprache, »die Erde ein Jammertal, das ertragen werden muss, um in ein besseres Jenseits zu gelangen«. Die beiden Seiten dieser depressiven Medaille sind manische Haben-Sucht (die als scheinbare Lebensfreude auch die Genusssucht beinhaltet) oder resignative Autoaggression.

Die weite Verbreitung der Depression trägt dazu bei, dass sie in ihren leichteren Formen nicht auffällt. Fast jeder in den depressiv-suggestiven Strukturen unserer Kultur Aufgewachsene hat entsprechende Prägungen aufgenommen. Sogar die schwereren Formen können zeitlebens unauffällig bleiben, wenn die manischen Phasen im Vordergrund stehen, da sich dann die autoaggressiven Kräfte oft in akzeptierten, gesund scheinenden Ersatzhandlungen ausdrücken.

Die so genannten exogenen (von außen herrührenden) reaktiven Depressionen sind überschießende Reaktionen auf schicksalhafte Geschehnisse (Verlust eines nahe stehenden Menschen, Begleitsymptom oder Folge schwererer Erkrankungen), z. B. eine übermäßig lang das ganze Leben bestimmende Trauer. Auch sie gründen meist auf dem Boden einer »endogenen« Depression.

Die so genannten endogenen (von innen herrührenden) Depressionsformen (»Zyklothymie«, Zyklophrenie; manisch-depressives Irresein) sind vordergründig motivlos. Sie äußern sich als periodisch auftretende Symptome, in den depressiven Phasen in Form von Antriebslosigkeit, Schlafstörungen, Obstipation, hypotonen Störungen, Organsymptomen, traurigen Stimmungslagen u. a., in den manischen Phasen jedoch in Überaktivitäten, Arbeitswut (Workaholics), Putzwut (Frühjahrsputz) oder zumindest in großen Plänen.

In der Analyse unter Hypnose lassen sich zumeist wahnhafte Schuld- und Versündigungsideen erkennen. Aus den Erfahrungen mit der LH kann als gesichert angenommen werden, dass die Depression auf ein schweres Grunddefizit in der symbiotischen Phase zurückgeht. Meist war auch die Mutter depressiv und konnte deshalb für das Kind die erforderliche Grundakzeptanz nicht ausreichend fühlen bzw. sie ihm nicht übertragen. In der Hypnose wird das frühkindliche Verhältnis zu einer depressiven Mutter meist »wie durch eine Glaswand« nacherlebt. Ein hohes emotionales Defizit der Mutter bewirkt oft, dass sie das Kind braucht, um sozusagen ihre Existenzberechtigung zu bestätigen. Das Kind fühlt diesen unerfüllbaren Anspruch bereits im Mutterleib und wird dadurch symbolisch zur »Mutter der Mutter«. Diese hoffnungslose Überforderung begünstigt wiederum die Ausprägung einer eigenen autoaggressiv-depressiven Selbstbestrafungstendenz usw. durch viele Generationen.

B: Bei den reaktiven Depressionen kann die heterohypnotische Suggestion anfangs mithelfen, dass das auslösende Ereignis besser verarbeitet und der mangelnde Lebensmut wieder gestärkt wird. Hierzu empfiehlt sich die Mitanwendung des AT. Handelt es sich um die Reaktion auf den Verlust einer menschlichen Beziehung, wird durch die mit der Hypnotherapie entstehende neue Beziehung Patient-Behandler zusätzlich eine Überbrückungshilfe gebildet, bis der Zeitfaktor seine Heilwirkung entfalten kann. Bei religiösen Patienten kann ihre Weltanschauung als Hintergrund der tiefenpsychologischen Aufarbeitung in Hypnose einbezogen werden. Der Trost durch den Glauben an ein »Wiedersehen nach dem Tode« bzw. an eine über den Tod hinausgehende Verbundenheit kann in der Hypnose tiefer, stärker und sicherer erfahren werden.

Patienten mit zyklothymer (endogener) Depression sind ausschließlich von tiefenpsychologisch ausgebildeten, erfahrenen Therapeuten und nur mit äußerster Vorsicht zu behandeln, da besonders in den zyklischen Umschwungphasen von der Depression zur Manie eine erhöhte Suizidneigung besteht. Grundsätzliche Hilfe kann m. E. nur eine langfristige Behandlung auf tiefenpsychologisch-analytischer Basis in Hypnose bringen. Die depressive Person kann »gut getarnt« sein und kaum auffallen, deshalb sollte der weniger erfahrene Therapeut eher übervorsichtig als zu forsch vorgehen. Mögliche Tarnungen sind auf der manischen Seite: übersteigerte Fröhlichkeit, »Stimmungskanone«, kann nicht schweigen, oft sehr gute berufliche Leistungen, missionarischer Altruismus; auf der depressiven Seite schwere Lebensgeschichte als Begründung für schwere Gefühle (unbewusst selbst herbeigeführt).

Hirnorganische depressive Zustände bedürfen neben der LH in der Regel noch einer Medikation, dies gilt anfangs auch bei schweren endogenen Depressionen. Erst bei wirklich befriedigender Besserung sollte die Medikation in der Dosis reduziert und bei Stabilisierung langsam »ausgeschlichen« werden (am besten durch den Verordner).

Allerdings teile ich nicht die derzeit wieder häufiger vertretene Ansicht, dass die Depression überhaupt einfach nur ein hirnorganischer bzw. hirnbiologischer Prozess sei. Es ist ja doch völlig selbstverständlich, dass jedes seelische Geschehen ein hirnbiologisches Korrelat haben muss, doch gilt dies natürlich auch andersherum und sagt überhaupt nichts aus über die Frage, ob die Henne oder das Ei zuerst da war. Beide Ebenen stehen miteinander in einer zeitlebens unauflösbaren Wechselwirkung. Beide Ebenen können daher auch therapeutisch effektiv genutzt werden, wobei die Psychotherapie, wenn sie mittels tiefenpsychologischer Hypnose eingesetzt wird, auf Dauer sicher ungiftiger, in aller Regel erfolgreicher und vor allem menschenfreundlicher ist. Denn hier sollte es nicht einfach nur um Symptomfreiheit gehen, indem der durch seine eigene unbewusste Autoaggression in die Depression abgetauchte Mensch noch zusätzlich ein biochemisches Funktionskorsett übergestülpt bekommt, das ihn zwar einerseits am Suizid, aber andererseits auch am Sich-selber-Sein hindert, wenn doch auf dem psychotherapeutischen Weg genau das erreicht werden kann, was ein Sinn des menschlichen Daseins ist: sein eigenes Wesen und seinen eigenen individuellen Lebensweg zu finden und zu gehen.

S: SH: Bei reaktiven Depressionen ggf. direkt gegen das Symptom, z.B.: »Sie wissen nun, dass es der Wunsch Ihres verstorbenen Mannes war, dass Sie ihm ein gutes Andenken bewahren und vor allem Ihr eigenes Leben richtig weiterführen. Diese Erkenntnis gibt Ihnen neue Zuversicht und Lebensmut.« Falls andere Angehörige vorhanden sind, auch auf diese Bezug nehmen: »Auch Ihre Kinder sind jetzt darauf angewiesen, dass Sie im Sinne Ihres Mannes mit neuem Lebensmut die Lage meistern.« (Gefordertwerden hilft, Symptome zu überwinden.) AT: »Jeder Atemzug hebt den Lebensmut.«

Endogene Depressionen: Individuelle lebensgeschichtliche Behandlung, nur von erfahrenen Therapeuten, mit regelmäßigen Sitzungen und kleinen Schritten. Die Behandlungsdauer sollte mit mindestens der doppelten Stundenzahl wie bei einer »Neurose« angenommen werden. Bei schweren Depressionen möglichst im klinischen Rahmen bzw. zunächst mit medikamentöser Unterstützung.

E: Reaktive D.: SH, FH und AT +; endogene D.: SH und AT begrenzt, LH ++.

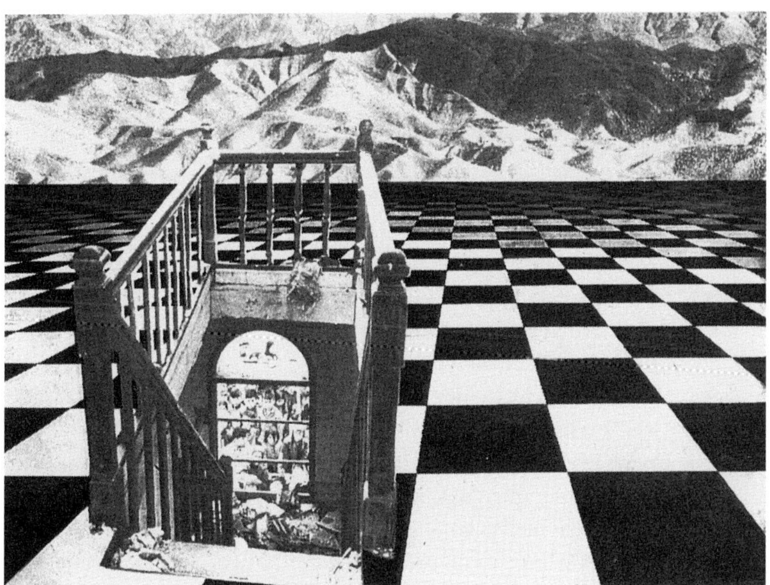

Abb. 29: Oswald MICHEL (1924-1984), Ebenen VI. Mit seiner Grafik-Serie »Ebenen« schuf der Wiesbadener Künstler eine der eindrücklichsten Darstellungen der modernen Krankheitsbilder »Normose«, »Depression« und »Borderline«. Die Ebene des Himmels fehlt, was die unerreichbare Höhe der väterlichen Ansprüche symbolisiert, die irdische Ebene ist mit kalten Steinplatten schwarz-weiß belegt, die Mutter Erde ist also nur über die schachartig rationale Verstandesebene, nicht über das lebendige Gefühl zugängig. Die fernen Berge sind unbelebt und versperren den Weg in die Zukunft. Und in der Nähe, fast drohend nah, führt eine verwahrloste alte Treppe hinab in ein vergittertes Kellerzimmer, in das Unbewusste, in dem alle in der Kindheit dorthin verdrängten Selbstanteile hoffnungslos auf ihre Befreiung warten. (Im Besitz des Autors)

DERMATITIS FACTITIA/KÜNSTLICH ERZEUGTE HAUTKRANKHEIT

P: Diese Störung nimmt als Artefakt unter den anderen, nachfolgend als »Dermatosen« behandelten Hauterkrankungen eine Sonderstellung ein und wird deshalb getrennt beschrieben.

Ständige Manipulationen an der Haut führen zu entzündlichen Erscheinungen, wie periorale Dermatitiden durch Belecken der Lippen, Läsionen der Wangenschleimhaut durch »Kauen« daran oder Entzündung der Zunge durch unablässiges »Betasten« der Zähne (häufig bei Prothesen). Auch vorhandene Ekzeme oder ein Pruritus können durch das Kratzen an den juckenden Hautstellen zu zusätzlichen Hautschäden führen. Während im letzteren Falle die Behandlung der Grunderkrankung, wie unter Dermatosen beschrieben, im Vordergrund steht, liegen die psychischen Ursachen bei den »reinen« Artefakten oft in einer Selbstbestrafung oder sie stellen eine Ersatzreaktion dar. Da die Patienten meist leicht zwanghaft strukturiert sind, lassen sich oft andere Zwangshandlungen in der Vorgeschichte finden. Handelt es sich um bewusste Schädigungen, um Vorteile, wie Befreiung von Arbeit o. ä. zu erlangen, ist eine fokusorientierte Therapie wenig aussichtsvoll (siehe auch Rentenneurosen). Es wäre dann die LH angezeigt, da dieser Haltung meist eine Depression zu Grunde liegt.

B: Eruierung des Grundkonfliktes mittels Hypnoanalyse. Beeinflussung der charakterlichen Grundhaltung mit AT. Ggf. symptomgerichtete Suggestionen in SH und AT.

S: AT: »Ruhe und Gelassenheit machen Kratzen gleichgültig.« – »Die Haut bleibt rein, kühl und frei.«

SH: »Indem ich jetzt meine Hand über Ihre linke Wange halte, steigert sich die Durchblutung in diesem Gebiet und die Wangenschleimhaut wird nach und nach heilen und dann ganz normal und glatt sein. Das Kauen an der Wange ist ab sofort in jeder Situation gleichgültig, weil die Wange wieder angenehm glatt bleiben soll. Ganz normal und glatt wird die Wange wieder, und das Kauen daran bleibt in jeder Situation gleichgültig.« Daneben individuelle persönlichkeitsstärkende und konfliktgerichtete Suggestionen.

E: AT +, HA/SH +, vor allem LH.

DERMATOSEN/HAUTERKRANKUNGEN[6]

P: Das unter angehenden Medizinern geflügelte Wort »Werden Sie Dermatologe, Sie verlieren nie einen Patienten durch Tod oder Heilung!« stimmt leider in Bezug auf den Tod nicht mehr, weil das früher seltene Maligne Melanom (MM) auf Grund von Ozonausdünnung und anderen Umweltbelastungen inzwischen viele Opfer fordert. Das mit der Heilung stimmt noch weit gehend und zeigt deutlich das Dilemma der üblichen Behandlung der Hauterkrankungen. Meist erstreckt sie sich zum größten Teil auf lokale Anwendungen und lässt damit die organismische Einheit und die Tatsache, dass die Haut eines der bedeutendsten Ausscheidungsorgane des Körpers (auch für seelische Noxen) ist, unberücksichtigt. Die seelischen Zusammenhänge werden nur von wenigen gesehen. Die Hypnosetherapie kann dem erwähnten Satz

---

6 Zur Symbolik und weiteren Aspekten der Hautkrankheiten siehe auch: G. CONDRAU, W. DOGS, W.J. MEINHOLD (Hrsg.): Haut – Ganzheitlich verstehen und heilen. Artus Verlag.

etwas von seiner Gültigkeit nehmen, wenn auslösende Konflikte und Ursachen analytisch erfasst und kathartisch behandelt werden.

Die Organsprache bietet mit den Redewendungen »Es reizt mich« und »Es juckt mich« usw. Anhaltspunkte. Allergische Reaktionen, auch auf Personen oder Situationen, sind ebenso in die Überlegungen einzubeziehen wie Identifizierung (oft »vererbt«), Selbstbestrafung, Ersatz für Selbstbefriedigung (Jucken und Kratzen), bedingte Reflexe u. a. m. Die Haut ist Trennungs- und Kontaktorgan zugleich und hat entsprechend ihren Funktionen eine tiefe und weite Symbolik, die bei schwereren Hauterkrankungen auch schon in der frühesten Entwicklungsphase gestört ist (Condrau, Dogs, Meinhold 1997a).

B: Wegen der meist vorhandenen Chronizität der Erscheinungen empfiehlt sich neben dem lebensgeschichtlich analytischen Vorgehen in den meisten Fällen die Heranziehung eines autogenen Verfahrens (AT, GH) zur Unterstützung. Auch schwere Hauterkrankungen wie Psoriasis, Ichthyosis und Neurodermitis können mit der LH zur Ausheilung gebracht werden.

Bei sehr starker Symptombelastung können zunächst direkte Suggestionen gegeben werden, um eine bessere Therapiegrundlage zu schaffen. Dies sollte aber die Ausnahme sein, vor allem beim Einsatz der LH, da ja die Symptome im gewissen Sinn immer auch Ausdruck unbewusster Wesensanteile des Patienten sind. Bei generalisierten Ekzemen konzentriert man sich zunächst auf eine isolierte Körperregion, z.B. den rechten Unterarm, da der Suggestionserfolg dann leichter zu erreichen ist. Nach einer Besserung oder Abheilung des beeinflussten Bezirks können die Suggestionen nach und nach auf die noch befallenen Körperflächen ausgedehnt werden, wobei die jeweils erzielte Teilheilung beispielhaft in die nächsten Suggestionen eingebaut wird. Im Vordergrund stehen neben den Suggestionen des angestrebten Hautzustandes, Glätte und Reinheit, die an Kühle (AT) oder auch bessere Durchblutung (AT, SH) gekoppelt werden, und der Beeinflussung des Juckreizes, der hypnotisch wie ein Schmerzzustand, mit dem er ja auch verwandt ist, behandelt wird, Suggestionen von Indifferenz gegenüber dem befallenen Körperteil und dem Juckreiz. Ähnlich wie beim Asthma kann auch hier bei der Behandlung »ungläubiger« Patienten eine vorübergehende Verstärkung der Symptomatik in der Hypnose nützlich sein, um negative Autosuggestionen gegen die Behandlungsmethode nicht aufkommen zu lassen. Die Suggestion des Ameisenlaufens über den betreffenden Körperteil leistet hierzu gute Dienste. Das so erzeugte verstärkte Kribbeln und Jucken wird dann suggestiv wieder zurückgenommen und daran die Aussage gekoppelt, dass genauso auch die anderen Erscheinungen verschwinden werden. Hervorragend eignen sich magnetische Striche zur Unterstützung der Behandlung.

Wie erwähnt, sollte jedoch das symptomatische Vorgehen nicht im Vordergrund stehen, auch weil natürlich mit den Symptomen zugleich eine Abwehr gegen die Therapeutenmutter demonstriert werden kann. Als Therapiebasis soll die LH ohne Symptomorientierung durchgeführt werden.

S: AT: »Die Haut ist angenehm kühl und frei.» – »Der Arm ist ruhig und kühl.«

SH: »Ich halte jetzt meine Hand über Ihren rechten Unterarm, und Sie spüren ganz deutlich, wie meine Hand in Ihren Arm hineinwirkt. Unter meiner Hand verbessert sich die Durchblutung, und mit der gesteigerten Durchblutung werden mehr und mehr Abwehrstoffe an die erkrankte Haut herangetragen. Ganz deutlich empfinden Sie die Strahlung meiner Hand und die gesteigerte Durchblutung, indem Ihr Arm intensiv warm wird. Unter dem Einfluss der verstärkten Abwehr klingen alle Reize und Entzündungserscheinungen ab. Alle krankheitserregenden Stoffe werden ausgeschieden. Auf diese Weise wird die Haut Ihres Armes nach und nach wieder ganz glatt und rein. Ganz normal, gesund und glatt wird die Haut, sodass es wieder ganz selbstverständlich wird. Ganz angenehm gleichgültig wird die Haut, da sie jetzt schon zu heilen anfängt. Der Heilungsprozess wird auch nach der Hypnose ganz von selbst weitergehen« usf.

Bei Juckreiz kann gegebenenfalls die Suggestion angeschlossen werden: »Als Zeichen der begonnenen Heilung werde ich jetzt den Juckreiz völlig aus Ihrem Arm herausnehmen, indem ich meine Hand nochmals einwirken lasse. Jucken und Kratzen werden jetzt immer gleichgültiger, da die Haut heilt und alles ganz selbstverständlich wird. Ganz angenehm glatt und rein wird die Haut.«

E: AT, GH, HA und SH +, LH ++.

Nach den derzeit vorliegenden Erfahrungen bestehen ausreichende bis gute Erfolgsaussichten bei folgenden Hauterkrankungen: Dermatitis infectiosa, Ekzeme, Erytheme, Erythrodermia ichthyosiformis congenitalis, Keratoma plantare, Kopfschuppen, Neurodermitis, Pigmentstörungen (auch Vitiligo), Pruritis, Psoriasis, Urtikaria (Dermatitis factitia, Haarausfall, Hyperhydrosis, Nägelkauen, Verrucae, siehe dort).

DIABETES MELLITUS/ZUCKERHARNRUHR

P: Fehlhaltungen, die zur Über- und/oder Fehlernährung und zu sonstigen falschen Lebensgewohnheiten führen (Distress usw., siehe auch

Suchtkrankheiten) und ihre Ursachen. Es wird mehr Energie zugeführt, als umgesetzt werden kann, sodass sich das Energieorgan Pankreas selbst verbrennt.

Auslöser können auch einmalige belastende Erlebnisse sein, die sich mit einer sehr starken, manchmal unbewussten Angst verbinden.

Beim juvenilen Diabetes lässt sich fast immer ein »Nicht-Geborenwerden-Wollen« im intrauterinen Bereich finden (wohl daher oft ein verspäteter Geburtstermin). Einige Erfahrungen sprechen beim juvenilen Diabetes für Einflüsse aus Vorinkarnationen.

B: Palliativ zur Senkung der Stresshaltung und Unterstützung der Einhaltung gesünderer Lebensgewohnheiten, der Diät usw. Ob die in der Hypnose grundsätzlich mögliche Senkung des Blutzuckerspiegels von so anhaltender Wirkung ist, dass sie für langfristige therapeutische Effekte nutzbar gemacht werden kann, wurde noch nicht ausreichend untersucht. Entsprechende Suggestionen, auch im AT, können nutzbringend sein. Da bekannt ist, dass auch schwere Fälle von Diabetes allein durch die Gewichtsreduktion und die strenge Einhaltung einer guten Diät, wie z. B. einer vegetarischen Rohkost, erheblich gebessert werden können, empfiehlt sich, das Schwergewicht der Hypnotherapie auf die Unterstützung der Diät und Gewichtsabnahme zu legen (siehe Suchtkrankheiten, Adipositas etc.). Beim juvenilen Diabetes ist die RH zu erwägen.

S: AT: »Die Bauchspeicheldrüse ist strömend warm.«

SH: Siehe Suchtkrankheiten, Adipositas. Gegen das Symptom: »Unter meiner Hand werden jetzt alle Bauchorgane strömend warm durchblutet und normalisieren sich ihre Funktionen. Besonders die Bauchspeicheldrüse beginnt wieder besser zu arbeiten, und die Insulinabsonderung wird normalisiert.«

E: AT w, SH w; zur Unterstützung der vorgeschriebenen Diät AT und SH +, ggf. LH; beim juvenilen Diabetes: RH w.

DIALYSE-PATIENTEN/PATIENTEN AN DER KÜNSTLICHEN NIERE

P: Vielfältig. Oft ungesunde Lebensgewohnheiten und/oder unbewusste Autoaggressionen (Organsprache: »Es geht mir an die Nieren«). Tiefenpsychologisch mit der Mutterbeziehung korreliert (auch die »Übertragungsmutter«, z. B. der Ehepartner).

B: Hauptsächlich zur Minderung der Stressbelastung bei der Dialyse. Angezeigt sind SH und AT. Zur Vermeidung weiterer Schädigungen durch falsche Lebensführung (siehe Suchtkrankheiten) oder durch autoaggressive Tendenzen ggf. LH.

S: Individuell, siehe Suchtkrankheiten. Indifferenzsuggestionen gegenüber Dialyse.

E: AT und SH im Rahmen einer Persönlichkeitsstützung und zur Erleichterung der Dialysebelastung +, LH+.

DIARRHÖ/DURCHFALL

(Siehe auch Magen- und Darmerkrankungen.)

P: Organsprache: »Das schlägt mir auf den Magen [Darm].« In vielen Fällen drückt der Stuhlgang eine Verhinderungsmotivation angesichts ungeliebter oder angstbesetzter Situationen aus (»Vor Angst in die Hose machen«). Die Patienten mit Diarrhö leiden oft unter einem mangelnden Selbstbewusstsein und fühlen sich überfordert. Ist die Störung Begleiterscheinung z. B. der Colitis ulcerosa (siehe dort), muss selbstverständlich die Grunderkrankung behandelt werden.

Nach der organischen Ausheilung einer solchen Grundstörung kann die Diarrhö als isolierte bedingte Reaktion weiter bestehen. Wichtig sind auch die Ernährungsgewohnheiten und nicht zuletzt der zumeist durch eine falsche Erziehung erzeugte Stuhlgangfetischismus, wobei dann jede auch auf Grund anderer Nahrung sich einstellende physiologische Unregelmäßigkeit sofort als alarmierendes Symptom betrachtet und damit die seelische Grundlage zur Eskalation der Symptomatik gelegt wird (wie auch häufig bei der Obstipation). Wenn z. B. F. X. Mayr formulierte, dass jeder Stuhl, der wegen seiner zu weichen Konsistenz den Anus beschmutze, bereits als pathologisch anzusehen sei, ist dem entgegenzuhalten, dass bei einigen afrikanischen Stämmen der Nahrungsdurchlauf nur etwa fünf bis acht Stunden dauert – gegenüber 24 bis 48 Stunden in unseren Breiten –, ohne dass der auf Grund dieser Tatsache weichere Stuhlgang pathologisch wäre.

B: Stärkung des Selbstbewusstseins durch AT. Suggestion der Gleichgültigkeit gegenüber den Verdauungsvorgängen. Im akuten Bereich symptomatisches, sonst möglichst analytisches Vorgehen. Wie bei allen Störungen muss selbstverständlich auch hier klinisch abgeklärt werden, ob organische Veränderungen zu Grunde liegen, die dann keine Kontraindikation für die Hypnosebehandlung darstellen, aber gegebenenfalls eine zusätzliche Therapie erfordern.

Bei chronischen Fällen ist die LH zu erwägen.

S: AT: »Der Darm arbeitet ruhig und regelmäßig.« – »Der Leib bleibt ruhig und warm.«

SH: »Das Sonnengeflecht wird jetzt unter der Strahlung meiner Hand ganz warm und ruhig. Diese Ruhe speichert sich im Nervensystem und normalisiert die Arbeit des Darmes. Der Darm arbeitet in Zukunft ganz ruhig und regelmäßig. Alle äußeren Ereignisse sind für den Darm gleichgültig und werden durch die gespeicherte Ruhe neutralisiert. Der Stuhlgang wird nach und nach wieder ganz von selbst normal und so gleichgültig, dass er ganz selbstverständlich ist.«

E: AT und SH +, bei chronischen Situationen HA oder LH ++.

DURCHBLUTUNGSSTÖRUNGEN

P: Fehlhaltungen, die zu Nahrungsmittel- und Nikotinabusus führten (bei angiosklerotischen Störungen). Die angiospastischen Durchblutungsstörungen beruhen zumeist auf psychogenen Einflüssen bei einem oft hereditär prädisponierten Nervensystem (Locus minoris resistentiae). Wenn auch vordergründig Witterungs- oder sonstige periodische Einflüsse mitbeteiligt sind (z. B. auch bei der jeweils an den Wochenenden auftretenden »Sonntagsmigräne«, siehe Migräne), lässt sich doch häufig eine übertrieben genauigkeitsliebende Charakterhaltung nachweisen, die auf ein seelisches Missfallen mit einer Verkrampfung, hier der Gefäße, reagiert. Diese angiospastischen Durchblutungsstörungen sind nicht nur die Ursache minderdurchbluteter Extremitäten, sondern auch minderdurchbluteter Organe, wobei es dann z. B. beim Magen durch die Senkung des pH-Wertes zu einer Selbstverdauung der Magenschleimhäute (= Ulcus) kommt und andere Organe unter dem Sauerstoffmangel leiden (Herzkranzgefäße).

B: Die Einbeziehung der besseren Durchblutung in die Suggestionen ist bei allen Organstörungen ratsam und nicht nur bei entsprechenden äußerlich erkennbaren Symptomen, wie es kalte Hände oder Füße sind. Dies kam auch in den bisherigen Suggestionsbeispielen zum Ausdruck, indem meist die Wärme und Durchblutungssteigerung als Basissuggestion zur Begründung des tatsächlichen physiologischen Ablaufes den spezifischen Organsuggestionen vorangestellt wird. Während bei den angiosklerotischen Störungen die Hypnotherapie vor allem Hilfestellung geben kann, um die weitere Zufuhr der entsprechenden Noxen zu verhindern (siehe Suchttherapie), muss bei der angiospastischen Störung neben den symptomgerichteten Suggestionen (die auch im ersten Falle eine Erleichterung bringen können) die Behandlung der ursächlichen Charakterhaltung im Vordergrund stehen. Hierzu sollte die HA, FH oder LH eingesetzt und das AT vermittelt werden.

S: AT.- »Wärme« bzw. spezifische Formel: »Die Füße sind ganz warm.« – »Das Sonnengeflecht ist strömend warm.«

SH: »Ich streiche jetzt mit meinen Händen über Ihre Arme, und Sie spüren deutlich, wie mit jedem Strich ein intensives Wärmegefühl in Ihre Arme und Hände einzieht. Immer besser und besser wird die Durchblutung, alle Verkrampfungen (Verspannungen) lösen sich, und alle Missempfindungen schwinden mit der strömend warmen Durchblutung. Auch nach der Hypnose werden Arme und Hände strömend warm bleiben, und alle äußeren Einflüsse bleiben gleichgültig.« Daneben die individuelle ursächliche Behandlung.

E: AT und SH +; HA, FH, LH ++.

DYSMENORRHÖ/SCHMERZHAFTE REGELBLUTUNG

P: Wie bei der Amenorrhö können auch hier Erziehungseinflüsse, bedingte Reflexe, ein »Amazonenkomplex« (s. d.) und andere Konflikte beteiligt sein.

B: Die Behandlung sollte möglichst über die LH erfolgen. Bei direkt symptomgerichteten Suggestionen empfiehlt es sich, nicht sofort eine völlige Beschwerdefreiheit, sondern ein allmähliches Nachlassen der Missempfindungen zu suggerieren, da ersteres nicht immer sofort zu verwirklichen ist. Auch das Üben des AT ist sinnvoll.

S: AT: Oft reicht das unspezifische regelmäßige Üben. Als spezielle Suggestion: »Die Periode geht leicht, sie ist ganz gleichgültig.«

SH: Oft ist auch hier die Leerhypnose zur direkten symptomorientierten Behandlung ausreichend. Spezielle Suggestion: »In diesem vertieften Ruhezustand erholt sich das gesamte Nervensystem. Der Unterleib wird strömend warm und gut durchblutet [eventuell haptische Unterstützung], alle Missempfindungen schwinden durch die verbesserte Durchblutung. Auch nach der Hypnose bleibt der Unterleib angenehm warm, alle äußeren Einflüsse sind gleichgültig.« Daneben die individuelle Konfliktbehandlung.

E: AT +, FH, HA, LH/SH ++.

DYSMORPHOPHOBIE/ANGST, MISSGEBILDET ZU SEIN

P: Während bei tatsächlichen körperlichen Mängeln oder Missbildungen, soweit indiziert, mittels der Hypnosetherapie der Weg zu einer chirurgischen Behandlung geebnet werden kann, kann die Heilhypnose vor allem da eingreifen, wo eine chirurgische Behandlung nicht nötig, nicht möglich oder mit zu großen Risiken verbunden wäre. In den meisten Fällen der pubertären Dysmorphophobie bestehen lediglich unauffällige körperliche Abweichungen oder auch nur Abweichungen vom derzeit gültigen modischen Idol, die die in der Regel vorhandenen Selbstwertängste zu existenzbedrohlichen Depressionen steigern können. Hier ist die tiefenpsychologische Hypnose die Therapie der Wahl.

B: Da nahezu in allen Fällen ein mangelndes Selbstwertgefühl vorhanden ist, wird die Behandlung in erster Linie den tiefenpsychologischen Aufbau der Persönlichkeit über die LH zum Ziel haben. In leichteren Fällen reicht es aus, auslösende Konflikte über die HA zu ergründen.

Auch die OS des AT kann z. B. verdeutlichen, dass für die Wertschätzung eines Menschen vor allem sein individuelles Wesen und nicht körperliche Normvorgaben ausschlaggebend sind und dass Menschen, welche bestimmte Anforderungen an Äußerlichkeiten für das Wichtigste nehmen, in der Regel auch sonst nicht viel Tiefgang haben.

Bei der Abwertung der eigenen Äußerlichkeit wird die Therapie eine gesunde Selbstbeurteilung anstreben. Die Darlegung, dass alle biologischen Größen innerhalb eines weiten Streubereiches als gesund und natürlich und damit auch als ästhetisch anzusehen sind, kann dabei hilfreich sein.

Das Wort des Dichters CHRISTIAN MORGENSTERN, »Schön ist, was man liebend betrachtet.«, drückt die Zielsetzung dieser Therapie am besten aus. Denn damit geht es nicht mehr um passives, erwartendes »Schönsein« und »liebens-*wert* sein«, sondern um aktives Entwickeln der Liebes-*Fähigkeit* für sich und andere. Aus dem symbiotischen Warten auf Bestätigung wird die schöne und lustvolle Aufgabe, die vorhandene Schönheit in sich selbst und anderen zu erkennen. In leichteren Fällen kann dies bereits mit einer hypnotischen Unterstützung der Gesprächstherapie (die ja selbst im weiteren Sinne auch hypnotisch-suggestiver Natur ist) umgesetzt werden.

Der Therapeut ist gerade auch in dieser Indikation immer die »Übertragungsmutter« bzw. der »Übertragungsvater« und hat in der tiefenpsychologischen Hypnosetherapie neben der vordergründigen therapeutischen Methodik immer auch die Aufgabe, innerlich echt die gute Mutter bzw. der gute Vater des Patienten zu *sein*, hier also, seine Schönheit ganz wirklich zu erkennen und ihn liebevoll zu betrachten (selbstverständlich ohne eigene Bedürfnisse zu übertragen).

Einen dritten Ansatzpunkt bietet die Hypnotherapie in der Möglichkeit der Beeinflussung verschiedener Äußerlichkeiten. Fettleibigkeit (siehe Suchtkrankheiten, Adipositas), Anorexie (siehe dort), »mangelnder« weiblicher Brustumfang (siehe dort), Warzen (siehe Verrucae), Pigmentstörungen (siehe Dermatosen), Haarwuchs (siehe dort) und andere Äußerlichkeiten sind der Hypnotherapie zugänglich. Inwieweit ein Minder- oder Riesenwuchs suggestiv beeinflusst werden kann, ist meines Wissens noch nicht nachgewiesen, Versuche in dieser Richtung (in der Wachstumsphase) scheinen mir aber auf Grund der physiologischen Möglichkeiten der Hypnose durchaus lohnenswert.

Die im Laufe der Therapie sich verstärkende Akzeptanz der eigenen Gestalt und die Festigung des Selbstwertgefühls allein führen schon zu einem sichereren, offeneren Auftreten, das wiederum durch die Umwelt reflektiert wird und so den Therapieerfolg weiter verstärkt.

Die Dysmorphophobie stellt also eine Hauptindikation für die Hypnosetherapie dar.

S: AT-US und OS.

SH: Individuelle symptomgerichtete und kathartische Suggestionen (siehe auch Einzelindikationen), z. B.: »Sie haben jetzt erkannt, dass die Form der Nase für den persönlichen Wert eines Menschen völlig gleichgültig ist ..., ... dass jede Nasenform gut ist und eine bestimmte Individualität ausdrückt. Aus diesem Grunde können Sie in Zukunft überall sicher und selbstbewusst auftreten. Hänseleien lassen Sie gleichgültig, da sie nur von Leuten kommen können, die Ihnen ohnehin gleichgültig sind.« Gegebenenfalls Suggestionen zur Beeinflussung der individuellen Störung bzw. LH bei grundlegenden Konflikten.

E: AT (OS) und SH +, gegebenenfalls HA oder LH ++.

ENKOPRESIS/EINSTUHLEN

P: Wie bei Enuresis.

B: Dito. (KP).

S: Sinngemäß abgewandelt wie bei Enuresis.

E: AT +, KP +, SH +.

ENURESIS/EINNÄSSEN

Man unterscheidet Enuresis diurna, Einnässen tagsüber, und Enuresis nocturna, (nächtliches) Bettnässen.

P: Das Bettnässen als sekundäre Störung stellt wie das Einstuhlen im Allgemeinen eine unbewusste Protestreaktion gegen die erziehende Person, zumeist also gegen die Mutter, dar. Als »Racheakt« bietet es die Gelegenheit zum Widerspruch, ohne offen als Widerspruch zu erscheinen.

Die primäre Enuresis findet sich meist bei extrem tief schlafenden, zwanghaft strukturierten Kindern.

B: Neben der symptomatischen Behandlung muss vor allem die Konfliktfindung im Vordergrund stehen. Bei der üblichen medikamentösen oder nur suggestiven Therapie degradiert sich der Therapeut zum verstärkenden Erziehungsgehilfen und Verbündeten gegen das Kind. Kind und Mutter sollten Gelegenheit bekommen, die symbolische Botschaft der Enuresis zu erkennen und aus der Konfliktsituation einen gesunden Entwicklungsschritt zu machen. Hierzu eignet sich sehr gut die KP, die zugleich die Möglichkeit zur kathartischen Verarbeitung bietet. Bei kleineren Kindern kann auch die Technik der »verzauberten Familie« Anhaltspunkte liefern. Vor allem aber ist es ratsam, die erziehende Person mit in die Therapie einzubeziehen (auch in getrennten Sitzungen), z. B. das AT zu vermitteln und offensichtlichen erzieherischen Fehlhaltungen entgegenzuwirken.

Für die symptomgerichtete heterohypnotische Behandlung hat sich am besten bewährt, alle Anzeichen der Blasenfüllung und des Wasserlassens intensiv zu verstärken und an das Aufwachen und Auf-die-Toilette-Gehen mit posthypnotischer Wirksamkeit zu koppeln. Der Erfolg sollte dem Kind zugeschrieben werden, sodass es sich mit seinem Verhalten identifizieren kann. Natürlich sollte auch darauf geachtet werden, dass das Kind abends nicht mehr viel trinkt.

S: KP: Individuelles Vorgehen.

AT: Erlernen der Unterstufe zur allgemeinen Stabilisierung.

SH: »Ich lege dir jetzt meine Hand auf den Bauch, und du wirst dadurch in Zukunft immer ganz deutlich spüren, wenn sich deine Blase füllt und du auf die Toilette gehen willst. Deine Blase wird in Zukunft immer darauf achten, was es für ein Gefühl ist, wenn sie gefüllt ist und den Drang zum Wasserlassen verspürt. Sie wird dich dann daran erinnern, dass du gleich auf die Toilette gehst. Auch in der Nacht wird dies so sein. Du wirst ganz von selbst aufwachen, sobald deine Blase fühlt, dass sie gefüllt ist, und Wasser lassen will. Du wirst dann gleich auf die Toilette gehen, weil du willst, dass das Bett trocken bleibt. Ganz von selbst wird dich die gefüllte Blase aufwecken, und du kannst erst auf der Toilette Wasser lassen.« Zusätzlich eventuell: »Du wirst dann immer ganz froh und stolz sein, dass das Bett trocken bleibt, wenn du auf der Toilette warst, und anschließend in dem schön trockenen Bett gleich wieder einschlafen.«

E: KP ++, SH ++; AT für Mutter; LH ++, auch für Mutter.

ENZEPHALITIS/GEHIRNENTZÜNDUNG

P: In der Literatur werden Erfolge bei der hypnotischen Ruhigstellung von Patienten mit hyperkinetischer Enzephalitis geschildert (KAUDERS). Vor allem sind aber auch die postenzephalitischen Symptome wie z. B. Blickkrämpfe, die auf Grund bedingter Reflexe und anderer Ursachen weiter bestehen können, einer Suggestionsbehandlung zugänglich.

B: AT und SH gegen die Symptomatik und zur allgemeinen Ruhigstellung und Stabilisierung. Auch eine tiefenpsychologische Abklärung ist wünschenswert, da sich z. B. bei der multiplen Sklerose in der Hypnose meist deutliche psychische Zusammenhänge nachweisen lassen, die oft Krankheitsauslöser oder sogar -ursache sind.

S: Individuell.

E: AT und SH , LH und FH w.

EPILEPSIE/FALLSUCHT

P: Seelische Überspannungszustände, die sich über ein meist hereditär prädisponiertes Nervensystem umsetzen. Zum Teil auch »erlernte Vererbung«. Die Epilepsie zählt in der tiefenpsychologischen Betrachtung zu den »Organpsychosen«. Unbewusste, unterdrückte Selbst-Anteile führen bei ihrer Aktivierung (meist durch unbewusst wahrgenommene Schlüsselreize oder durch Spannungssituationen) zum Anfall, meist mit Bewusstseinsverlust, der ihre Abreaktion nach außen verhindert und ihre Energie stattdessen in muskuläre Krämpfe überführt. Entsteht vermutlich auf der Basis eines frühen symbiotischen Defizits und einer stark werteorientierten Erziehung.

B: Es empfiehlt sich die Vermittlung des AT zur allgemeinen Ruhigstellung und Stabilisierung. Heterohypnotische Suggestionen können oft einen Anfall auch dann noch verhindern, wenn es für eine Medikamentengabe schon zu spät ist (in der Aura). Eine mittlere Hypnosetiefe ist meist ausreichend. Im Vordergrund der heterohypnotischen Suggestionen steht das Erinnernlassen fröhlicher und positiver Situationen. Dieses Erinnern positiver Erlebnisse kann an einen posthypnotisch wirksamen Teilreiz gekoppelt und dann vom Patienten über den Teilreiz (z. B. Ballen der Faust) beim Herannahen der Aura bewusst ausgelöst werden.

Die Patienten, besonders jugendliche, sind oft adipös. Die tiefenpsychologische Behandlung des Übergewichtes (mittels LH) kann ebenfalls einen positiven Einfluss auf das Leiden ausüben (siehe Suchtkrankheiten, Adipositas). Insgesamt sollte die LH die Grundlage der Behandlung sein und mit einer geduldigen, längerfristig angelegten Therapie die erforderliche Nachreifung der defizitären symbiotischen Phase und die Auflösung der starren Wertestrukturen angestrebt werden.

S: SH: »Sie ballen jetzt Ihre rechte Hand ganz fest zur Faust, und nun können Sie sich ganz genau erinnern, wie ... [ein entsprechendes positives Erlebnis wurde vor der Hypnose vom Patienten erfragt]. Ganz genau können Sie sich jede Einzelheit dieses schönen Erlebnisses wieder vergegenwärtigen. Sie sind dabei völlig gelöst und ruhig. Jedes Mal, wenn Sie in Zukunft auf diese Weise Ihre Hand zur Faust ballen, werden Sie sofort spüren, wie eine tiefe Ruhe und Gelöstheit in Sie einzieht, und Sie werden sich dann wieder ein schönes Erlebnis in jeder Einzelheit ins Gedächtnis rufen können.«

E: SH w. LH +.

ERSCHÖPFUNGSZUSTÄNDE/BURN-OUT-SYNDROM

P: Siehe Distress. Erschöpfungszustände sind in der Regel Folgen manischer Selbstüberforderung. Die Anforderungen von außen werden

»magnetisch« angezogen und können nicht dosiert angenommen bzw. zurückgewiesen werden. So ist das Burn-out-Syndrom Teil der Zyklothymie (Depression, s. d.) und sollte auch entsprechend behandelt werden, also möglichst mittels LH.

B: Im Wesentlichen wie beim Distress.

S: SH: Suggestionen des Lebensmutes und der neuen Lebenskraft. Vermittlung des AT. »Sie können sich jetzt vorstellen, dass Sie nach einer langen Wanderung auf einer Wiese liegen und sich ausruhen. Nur noch Ihre Ruhe und meine Stimme sind jetzt wichtig, und alles, was ich sage, wird genau eintreffen. Sie liegen ganz gelöst und in tiefer Ruhe auf einer Urlaubswiese, und alle Sorgen und Probleme des Alltags rücken immer weiter weg; sie sind wie Wolken, die am Horizont davonziehen und ganz klein und gleichgültig werden. In diesem vertieften Ruhezustand erholt sich das gesamte Nervensystem. Mit jedem Atemzug nehmen Sie tiefe Ruhe, frische Kraft und frischen Lebensmut auf. Wenn ich Sie nachher aus der Hypnose zurückführe, werden Sie sich fühlen wie nach einem tiefen und erquickenden Schlaf, ganz frisch und ausgeruht und voll getankt mit frischer Kraft, mit tiefer Ruhe und neuem Lebensmut.«

Auch die suggestive Unterstützung des Neinsagen-Könnens kann wichtig sein.

E: SH +. Die Dauer des Erfolges hängt natürlich, insbesondere bei zu Grunde liegenden organischen Leiden, von der Möglichkeit der Beeinflussung der auslösenden Ursache ab. Eine LH hat sehr gute Erfolgsaussichten.

FACIALISLÄHMUNG/GESICHTSLÄHMUNG

(Siehe auch Lähmungen.)

P: Bedingter Reflex, z. B. nach Schock oder Trauma. Erlernte Störung. Die Symbolik sollte beachtet werden. Was meint die Störung, was verhindert sie?

B: Symptomgerichtete SH (Somnambulismus), erforderlichenfalls HA oder FH, ggf. LH.

S: SH: »Ganz deutlich spüren Sie jetzt die Strahlung meiner Hand über Ihrer linken Wange. Unter meiner Hand steigert sich die Durchblutung, und die gesamte Wangenmuskulatur wird strömend warm. Infolge der verbesserten Durchblutung wird auch die Nerventätigkeit wieder normalisiert, und alle Verspannungen in der linken Gesichtshälfte lösen sich. Die Muskulatur wird wieder völlig normal beweglich, und alle Bewegungen der linken Gesichtshälfte werden sich in Zukunft wieder gleichlaufend mit der rechten vollziehen. Alle Gründe, welche die Verspannungen herbeiführten, sind jetzt gleichgültig geworden. Alles, was damit zusammenhing, kann abgelöst werden. Ganz normal und frei beweglich ist Ihr gesamtes Gesicht wieder, und sämtliche Bewegungen werden sich ganz von selbst in beiden Gesichtshälften gleichlaufend vollziehen. Diese normale, freie Beweglichkeit wird auch nach der Hypnose anhalten« usf. Bei ausgedehnteren Lähmungen kann es angebracht sein, die Suggestionen vorerst auf kleinere Bezirke zu beschränken und dann, je nach erreichtem Erfolg, nach und nach auszudehnen oder auch ein langsames Rückkehren der Beweglichkeit zu suggerieren. Auch das Ausführenlassen der gestörten Bewegung in der Hypnose durch entsprechende suggestive Aufforderung kann dienlich sein.

E: FH, SH + (bei psychogener Lähmung).

FLUOR ALBUS/WEISSFLUSS

P: In vielen Fällen liegen unbewusste sexuelle Konflikte zu Grunde. Der Fluor kann dann mehrere Aufgaben erfüllen, z. B. die Frau Männern oder sich selbst gegenüber geschlechtlich unattraktiv erscheinen lassen oder auch eine Protestreaktion oder Selbstbestrafung sein. In diesem Falle symbolisiert er oft die in unserer Kultur mit der Sexualität in Verbindung gebrachte »Schmutzigkeit«. Tiefenpsychologisch könnte er auch mit dem Samen gleichgesetzt werden und eine unbewusste Ablehnung der Geschlechtsrolle signalisieren. Er findet sich daher oft bei einer entsprechend sexualfeindlichen Erziehung oder bei belastenden früheren oder andauernden Sexualkontakten, bei Angst vor Schwangerschaft usw. Weitere Ursachen können bedingte Reaktionen oder Erlernen sein, ebenso andere suggestive Umwelteinflüsse.

B: Die Anamnese führt oft über die Angabe des ersten Auftretens zum auslösenden Erlebnis. Gegebenenfalls kann die FH oder HA weitere Anhaltspunkte liefern. Sie muss zurückhaltend eingesetzt werden, damit nicht zu stark affektbeladene Ereignisse zu schnell und belastend reaktiviert werden. Es erfolgen dann kathartische Suggestionen, die durch symptomgerichtete unterstützt werden können. Bei tieferer Verankerung der Symptomatik LH.

S: SH: Individuell z. B.: »Sie wissen nun, dass der Ausfluss durch Ihre frühere Angst vor einer Schwangerschaft begründet wurde. Da diese Angst inzwischen gleichgültig geworden ist, wird auch der Ausfluss in den nächsten Tagen verschwinden« usf.

E: SH, eventuell mit HA und LH +.

GALLENKOLIK
(Siehe auch Schmerzzustände.)

P: Meist Folge von durch Fehlhaltungen bedingter falscher Ernährung. Anfälle können dann nach besonders opulenten Mahlzeiten oder aber auch auf Grund vorangegangener seelischer Erregungen (auch durch unbewusste Schlüsselreize) ausgelöst werden. Gallensteine können sich als Folge unausgelebter Spannungen ausbilden.

B: Schmerzen und Verspannungen können durch direkte heterohypnotische Suggestion beeinflusst bzw. gelöst werden. Diätetische Maßnahmen lassen sich unterstützen (siehe Suchtkrankheiten, Adipositas, Alkohol, Nikotin). Die meist zu Grunde liegenden emotionalen Stauungen können dauerhaft nur über eine Verbesserung des Ich-Bewusstseins und des Ich-Ausdrucks abgebaut werden, also über die LH.

S: Falls der Patient das AT beherrscht: »Die Galle ist ganz ruhig und warm, ihre Säfte fließen frei.«

SH: »Ich lege jetzt meine Hand über die Gallengegend und Sie werden gleich spüren, wie sich unter der Strahlung meiner Hand eine wohltuende strömende Wärme entwickelt. Das ganze Gebiet wird jetzt strömend warm durchblutet und alle Verspannungen lösen sich. Alle Nervenfunktionen normalisieren sich und die Gallenwege sind bald ganz frei. Die Gallensäfte fließen frei.« Gegebenenfalls auch Indifferenzsuggestionen gegen auslösende seelische Ursachen.

E: SH + (bei Dyskinesien der Gallenwege), LH ++.

GEBURTSHILFE/SCHWANGERSCHAFT
Siehe S. 451f. und auch: Abort, Hyperemesis; Laktationsstörung; Pseudogravidität; Sterilität.

GEWALTBEREITSCHAFT, ERHÖHTE
Siehe unter Aufmerksamkeitsdefizitsyndrom & Hyperkinetisches Syndrom.

GLAUKOM/GRÜNER STAR

P: Seelische Spannungszustände. Organsprache: »Das kann ich nicht mit ansehen.« Meist liegt ein überhaupt zu hoher Innendruck vor. Aggressionsgehemmte Persönlichkeiten mit großem Potenzial und wenig Möglichkeit zur Umsetzung nach außen.

B: Zur Verbesserung der erhöhten Druckverhältnisse hat sich das unspezifische AT bewährt. Prinzipiell sollte an die LH gedacht werden.

S: AT allgemein.

E: AT w, LH w.

GLOBUS HYSTERICUS/KLOSSGEFÜHL IM HALS

P: Organsprache: »Mir steckt ein Kloß im Hals.« Meist im Rahmen allgemeiner vegetativer Labilität (homöopathisches Ignatia-Bild).

B: Behandlung des Gesamtbildes durch stützende Suggestionen und AT, bei stärkeren Grundängsten LH.

Symptomgerichtete SH. Differenzialdiagnose: cave »Kalter Knoten«.

S: SH: »Nachdem Sie jetzt verspürt haben, wie unter der Einwirkung meiner Hand das gesamte Sonnengeflecht strömend warm durchblutet wurde und sich alle Verspannungen gelöst haben [Hand unterhalb des Sternums des Patienten einwirken lassen], streiche ich jetzt mit meiner Hand bis zum Hals hinauf. Mit jedem Strich werde ich alle Verkrampfungen mehr und mehr herausnehmen, und der gesamte Bereich wird angenehm ruhig und gelöst. Damit schwindet auch das Kloßgefühl, und der Hals ist wieder vollkommen frei. Auch nach der Hypnose ... « usf. Dazu individuelle persönlichkeitsstützende Suggestionen.

E: SH, in Kombination mit AT zur Festigung +, LH zur Grundbehandlung ++.

HAARAUSFALL

P: Organsprache: »Das raubt mir die letzten Haare.« »Ich könnte mir die Haare ausraufen.« Oft führen seelische Belastungen auch über eine Dysfunktion der Schilddrüse zum Haarausfall. Haare sind Symbol der kreativen Persönlichkeitsanteile und erotisches Symbol. Oft liegen in diesem Bereich Konflikte. Relativ oft werden von Frauen wahnhafte (paranoische) Schilderungen gegeben, dass täglich ganze Büschel in der Dusche liegen usw., obwohl keine entsprechenden Defekte erkennbar sind. In diesem Fall kann an die LH gedacht werden (nur durch erfahrene Therapeuten, da es sich um ein psychotisches Symptom handeln kann).

B: SH oder FH gegen Grundstörung. Ggf. auch an LH denken.

S: SH: Individuell. Unterstützend empfiehlt sich die symptomgerichtete Suggestion: »Unter der Einwirkung meiner Hände intensiviert sich jetzt die Durchblutung der Kopfhaut. Dadurch wird die Tätigkeit der Talgdrüsen normalisiert, und der Haarboden wird wieder besser ernährt. Die Haarwurzeln kräftigen sich und das Haarwachstum verstärkt sich wieder.«

E: SH w, LH w.

HÄMOPHILIE/BLUTERKRANKHEIT

P: Verschlimmerung der Symptomatik durch seelische Belastung.

B: Palliativ durch stressmildernde Suggestionen und Stabilisierung durch AT. Auch gegen die Blutung gerichtete Suggestionen bei kleineren chirurgischen Eingriffen.

S: AT Unterstufe allgemein.

SH: Siehe Hämorrhagie, außerdem individuell gegen Ängste und Probleme.

E: SH +.

HÄMORRHAGIE/BLUTUNG

P: Hautblutungen können psychisch ausgelöst werden wie z. B. die durch Glaubensversenkung autosuggestiv hervorgerufenen Wundmale der Stigmatisierten. Organisch begründete Blutungen können psychisch übersteigert werden.

B: Sowohl Blutungen unter der Haut als auch Blutungen bei kleineren Wunden und chirurgischen Eingriffen können durch direkt gegen das Symptom gerichtete SH beeinflusst werden. Es empfiehlt sich, bei äußeren Blutungen auf das betreffende Areal ein Gefühl der Kühle und »Taubheit« suggestiv zu übertragen.

S: SH: »Indem ich jetzt über Ihr Bein streiche, werden Sie gleich spüren, wie Ihr Bein mit jedem Strich kühler und zugleich freier wird, ganz angenehm taub wird das Bein, wie eingeschlafen. Ganz angenehm kühl und taub. Die Blutgefäße schließen sich, und die Blutung wird gestillt.« Beim Nasenbluten: »Die Nase wird ganz kühl, das Blut zieht sich wieder zurück.«

E: SH ++.

HÄMORRHOIDEN

P: Eventuell Ernährungs- und Bewegungsfehlverhalten. Unter Umständen sexuelle Motive.

B: Mit dem AT. Bei Adipositas (siehe unter Suchtkrankheiten) oder Mangelbewegung ist eine weiter gehende Stützung über FH oder LH sinnvoll.

S: AT allgemein und spezifisch, z. B.: »Stuhlgang weich, After angenehm frei.« In der OS kann ein entsprechendes Körperbild imaginiert werden.

E: AT w.

HERZSTÖRUNGEN[7]

P: Wie die große Anzahl volksmundlicher Redewendungen schon zeigt, ist das Herz eines der Hauptbezugsorgane seelischen Erlebens. »Das geht mir ans Herz.« – »Mein Herz wird schwer.« – »Vor Schreck blieb mir fast das Herz stehen.« – »Mir krampft sich das Herz zusammen.« – »Mir blutet das Herz.« – »Das Herz fiel ihm in die Hosentasche.« – »Ein Herz haben für etwas«, »Sich ein Herz nehmen«, »Jemanden ins Herz schließen«, »Sie hat ihm das Herz gebrochen« usw. sind Wendungen, deren Somatisierung nahe liegt.

Märchen wie »Das gläserne Herz« und Wörter wie »beherzt«, »herzlos« und »herzlich« dokumentieren die enge Verbindung alles Seelischen mit dem Herzen, und auch die Brust ist als Sitz dieses Organes Bezugsort vieler entsprechender Ausdrücke, deren Wirklichkeit wohl jeder schon an sich verspürt hat. »Mir schnürt es die Brust zusammen.« – »Die Brust wird schwer.« – »Aus voller Brust.« Diese somatischen Bezeichnungen vermitteln psychische Empfindungen. Die Organsprache bezeichnet tatsächliche Zusammenhänge. Alle Fehlhaltungen, die ja letzten Endes immer psychogen sind, können also in Form des Distress zu funktionellen und organisch manifesten Herzbeschwerden führen; ebenso natürlich auch schicksalshafte Erlebnisse. Häufig, insbesondere bei den Angstzuständen der Infarktpatienten, handelt es sich um konditionierte Reaktionen.

Bei nahezu allen Herzstörungen spielt die Angst eine gewichtige Rolle (siehe Phobien) und muss daher in der Therapie ausreichend beachtet werden. Die meisten Herzpatienten sind, wie schon aus der Organsprache hervorgeht, von überdurchschnittlich ängstlichem und gefühlsbetontem Verhalten, das sich allerdings oft nur innerlich ausdrückt, während sie nach außen häufig äußerst robust erscheinen und sich und anderen viel abverlangen. Die Herzangst ist immer sehr eng an das seelisch-geistige Ich gebunden und ist in ihrem tiefsten Grunde eine meist unbewusste Lebensangst. Dies trifft insbesondere bei der mit Herzangst einhergehenden Schlaflosigkeit zu.

Oft besteht eine überstarke Mutterbindung und stellt die Herzsymptomatik einen Wunsch nach Umsorgung und Zuwendung dar. Die bei vielen Herzkranken zu beobachtende manische Aktivität in bestimmten Lebensbereichen, oft im Beruf oder in der Beziehung, soll

7 Zur Herzsymbolik, Herztherapie und Tiefenpsychologie des Herzinfarktes siehe: G. CONDRAU, S. HAHN, W.J. MEINHOLD (Hrsg.): Das Herz – Rhythmus und Kreislauf des Lebens. Walter-Verlag 1997.

die unbewusste Lebensangst durch das als sicher empfundene Aktivitätsfeld kompensieren. Ein Bruch in dieser Beziehung kann dann zum Durchbruch der Angststörung oder sogar zum Infarkt führen.

Auch iatrogene Negativsuggestionen sind häufig, insbesondere bei ohnehin ängstlichen Patienten, Auslöser von »postdiagnostischen« Herzbeschwerden. Bei Herzrhythmusstörungen muss auch die Lebensrhythmik beachtet werden.

B: Bei organisch bereits manifesten Herzstörungen kann das AT, die SH und die GH zu wesentlicher Besserung des Krankheitsbildes führen; man sollte sich dadurch aber keinesfalls dazu verleiten lassen, eine notwendige medikamentöse Therapie zu vernachlässigen.

Da neben einer meist erforderlichen analytisch-kathartischen Behandlung immer auch eine Langzeiteinwirkung mit dem Ziel der Beeinflussung der Lebensführung in Hinsicht auf eine Minderung des Distress und das Bemühen um eine Indifferenzierung und Senkung der pathologischen Aufmerksamkeit gegenüber dem Herzen wird einhergehen müssen, empfiehlt sich das AT und die GH, während die SH mehr der direkten Beeinflussung bedingter Reflexe vorbehalten und gegen spezifische Ängste und Konflikte gerichtet werden kann. Auch die Ausschaltung von Noxen (siehe Suchtkrankheiten) gehört zur Behandlung vieler Herzstörungen, z. B. der Angina pectoris.

Viele Herzkranke haben eine mehr oder weniger bewusste Angst vor der Hypnosebehandlung und entwickeln daher Widerstände, die sich gegen den schlafähnlichen Versenkungszustand richten, der in ihrer Vorstellung der Bewusstlosigkeit gleicht und ihnen damit die Kontrolle über ihre Herztätigkeit entzieht. Oft findet sich daher bei Herzkranken auch ein gestörtes Verhältnis zum Schlaf. Es kann deshalb sinnvoll sein, zunächst von vertiefter Ruhebehandlung zu sprechen und nur langsam und allmählich in tiefere Versenkungsstadien überzuleiten. Das Stadium des Somnambulismus ist hier ohnehin nicht erforderlich.

Weniger Widerstände sind beim AT und bei der GH zu erwarten. Im Sinne der angestrebten Indifferenzhaltung ist es hier aber wichtig, die Herzübung »Das Herz schlägt ganz ruhig und kräftig« individuell etwas anzupassen und eher in den Hintergrund zu stellen, bis sie nach und nach als angenehm empfunden wird. So wird man einen Patienten, der darüber klagt, dass ihm bei jeder Aufregung das Herz »bis zum Halse schlägt«, keinen kräftigen Herzschlag einüben lassen. Hier kann man das Wort »kräftig« ganz weglassen oder durch »regelmäßig« ersetzen. Falls dennoch Ängste auftreten, wie zuweilen bei der Herzübung des AT, soll diese Übung statt einer Minute für wenige Sekunden durchgeführt werden, um sich nach und nach daran zu gewöhnen. Das Weglassen der Herzübung, wie es von einigen Autoren empfohlen wird, wäre aus tiefenpsychologischer Sicht eine Unterstützung der Vermeidungshaltung, die auf Dauer nicht zu empfehlen ist.

Die tiefenpsychologische Behandlung in Hypnose (LH) ist grundsätzlich die beste Möglichkeit einer ursächlichen Therapie und sollte langfristig angelegt werden, da die Ursachen sehr tief reichen. Der Herzinfarkt ist aus tiefenpsychologischer Sicht ein unbewusster Suizidversuch (MEINHOLD 1997b, in: CONDRAU/HAHN/MEINHOLD).

Patienten mit einer dekompensierten Herzinsuffizienz sollen wegen der im hypnoiden Zustande möglichen Acidoseerhöhung nur nach Rücksprache mit dem behandelnden Arzt dem AT oder einer anderen Hypnotherapie zugefiihrt werden!

S: Allgemein: AT/GH zunächst: »Herzschlag in jeder Situation gleichgültig«, oder kürzer: »Herz gleichgültig«. Erst wenn diese Übung gut realisiert wird, kann erforderlichenfalls direkt die Normalisierung über eine entsprechende Übung angestrebt werden, wie z. B.: »Das Herz schlägt ruhig und frei« oder »Herzschlag ruhig und regelmäßig«. Daneben werden der individuellen Charakterhaltung und Konfliktsituation angepasste Vorsatzbildungen bzw. Leitsätze geübt.

SH: Auch hier muss neben den allgemeinen Indifferenzsuggestionen immer eine individuelle Therapie der auslösenden Ängste und Konflikte erfolgen. Eine symptomgerichtete Suggestion könnte lauten: »In diesem vertieften Ruhezustand erholt sich das gesamte Nervensystem. Sie atmen tief und ruhig, und alle äußeren Einflüsse werden immer gleichgültiger. Der ruhige und regelmäßige Rhythmus der Atmung überträgt sich jetzt mehr und mehr auch auf den Herzschlag. Der Herzschlag wird vollkommen ruhig und regelmäßig, so wie es jetzt die Atmung ist. Sie konzentrieren sich ganz auf die Atmung und ganz von selbst bleibt der Herzschlag ruhig und regelmäßig. Allmählich wird es vollkommen gleichgültig, an den Herzschlag zu denken, da er wieder ganz von selbst ruhig und normal arbeitet« usf.

E: Bei psychischen Störungen AT/GH +, HA/SH +, LH ++; bei organisch manifesten Störungen palliativ und kurativ +.
Mit Aussicht auf Erfolg behandelbar:
Angina pectoris psychica
(Phrenokardie): GH ++, LH ++. Angina pectoris vera: palliativ, möglichst LH.
Aortenstenose: Zur Ruhigstellung.
Arrhythmie: Direkte SH. Therapie des Grundkonflikts mittels LH, AT US u. OS ++.

AV-Block: Ruhigstellung. Direkte SH zur Erhöhung der Kammerfrequenz.
Beklemmungsgefühle: AT/GH.
Bradykardie: Direkte SH.
Brustschmerz: AT/GH.
Extrasystolie: SH. Suggestionen heiterer Erlebnisse.
Herzinfarkt: Im Akutfall SH zur Schmerzlinderung und Überwindung des Schocks. In der Nachbehandlung Einhaltung der entsprechenden Lebensweisen wie Diät, Stressminderung und Sauerstoffzufuhr ggf. durch FH unterstützen. LH zur Behandlung des ursächlichen Grundkonfliktes.
Herzinsuffizienz: Ruhigstellung. Bei dekompensierter Herzinsuffizienz wegen der möglichen Acidoseverschiebung nur nach Rücksprache mit dem behandelnden Arzt und nur mit Vorsicht anzuwenden.
Herzklopfen: Indifferenzsuggestionen, bei länger andauernder Störung LH.
Herzödeme: Suggestion des Trinkens, ohne Flüssigkeit zuzuführen, darauf ephypnotische Suggestion des Wasserlassens.
Herzschmerzen: FH oder LH.
Tachykardie: FH oder LH.

HEUSCHNUPFEN

P: Siehe auch Allergie.

B: Grundkonflikt und Charakterhaltung wie bei Allergie behandeln. SH gegen das Symptom. Auch AT und GH.

S: AT/GH: »Nase kühl und frei.«

SH: »Die Atmung wird leicht und frei, und die Schleimhautreizung klingt ab. Alle äußeren Reize bleiben für Ihre Atmung gleichgültig. Angenehm kühl und frei bleiben alle Schleimhäute« usf. Eventuell haptische Unterstützung.

E: AT/GH +, SH +. Bei schwererer Ausprägung ggf. auch LH ++.

HYPERCHOLESTERINÄMIE/ÜBERHÖHTE BLUTFETTWERTE

P: Erhöhte Blutfettwerte kommen oft durch psychogene Ernährungsfehler zu Stande. Da aber der Organismus auch selbst Cholesterin synthetisiert, ist auch an Distress zu denken, der oft auch innerlich ablaufen kann und ebenfalls mit einem erhöhten Cholesterinspiegel einhergeht.

B: Unterstützung der Diätmaßnahmen (siehe auch Suchtkrankheiten, Adipositas). Direkte Suggestionen gegen den erhöhten Blutfettspiegel, vorwiegend im AT. LH zur Gesamtstabilisierung bei innerem und äußerem Distress.

S: Siehe Suchtkrankheiten, Adipositas.

AT: »Blutfett normal.«

E: AT w, LH +.

HYPEREMESIS/HÄUFIGES ERBRECHEN

P: Unbewusst ein Versuch, etwas Unangenehmes oder Unabkömmliches auszustoßen (auch unangenehme Situationen, oft sexueller Art).

Andere mögliche Ursachen sind bedingte Reaktionen, suggestive Erziehungseinflüsse, organsprachliche Somatisierungen (»Mir wird es übel, wenn ich daran denke«) und selbstverständlich auch organisch manifeste Zustände. Ein künstliches Gebiss kann ein äußerer Anlass sein.

Bei Kindern handelt es sich oft um eine in der Regel unbewusste Protesthaltung gegen die Erziehungsperson.

B: Beim postprandialen Erbrechen empfehlen sich, falls der Patient durch die mangelnde Ernährung bereits geschwächt ist, längere hypnotische Schlafkuren, aus denen der Patient nur zum Essen erweckt wird. In schweren Fällen kann eine Hypnose nach jeder Mahlzeit erforderlich sein.

Bei Kindern sollte möglichst die Erziehungsperson mitbehandelt werden.

Da die Hyperemesis gravidarum (Schwangerschaftserbrechen) außer in den Fällen anerzogener Verhaltensweisen bedingter Reaktionen usw. ein Ausdruck dafür sein kann, dass der Schwangerschaft seelische Widerstände (meist unbewusst) entgegengebracht werden, sie also auch einen unbewussten Versuch symbolisieren kann, etwas Unangenehmes auszustoßen, kann die Behandlung ähnlich erfolgen wie beim postprandialen Erbrechen. Eine ursächliche tiefenpsychologische Therapie (FH oder LH) ist wünschenswert, darf aber während der Schwangerschaft nur in sehr kleinen Schritten durchgeführt werden, um keine Fehlgeburt zu riskieren. Symptomgerichtet leistet der hypnotische Zustand an sich im Sinne einer Ruhigstellung schon gute Dienste. Spezifische Suggestionen sollten vorzugsweise in einem tieferen Hypnosestadium erteilt werden.

S: SH: »Sie konzentrieren sich ganz auf die Atmung und atmen tief und ruhig ein und aus. Diese gelöste Ruhe, die Sie jetzt aufnehmen, konzentriert sich auf Ihre Magengrube [eventuell haptische Unterstützung), und alle Verkrampfungen lösen sich. Genauso wie jetzt werden Sie in Zukunft immer eine tiefe Ruhe aufnehmen, wenn Sie sich auf

Ihre Atmung konzentrieren [Ruheübung vermitteln], und jede aufkommende Übelkeit wird dann sofort wieder abklingen« usw. Hilfestellung leisten auch Suggestionen des vertieften Nachtschlafes. Im tiefen Hypnosestadium kann die Suggestion gegeben werden: »Sie werden in Zukunft jeder Mahlzeit ganz freudig entgegensehen und sie mit Appetit und Genuss zu sich nehmen.« Bei Schwangeren eventuell: »Sie werden sich in Zukunft von Tag zu Tag mehr auf Ihr Kind freuen, und Ihr Unbewusstes wird deshalb alles tun, Ihr Kind ausreichend mit Nahrung zu versorgen, sodass ganz von selbst nach dem Essen die Nahrung immer leichter und besser verdaut werden wird.«

E: HA und SH ++. Ggf. LH ++.

HYPERHYDROSIS/ÜBERMÄSSIGES SCHWITZEN

P: Siehe auch Dermatosen. Oft ein Anzeichen, dass etwas herausgeschwitzt werden soll.

B: Siehe Dermatosen. HA, FH, symptomgerichtete Suggestionen in SH und AT.

S: AT: »Die Haut ist ganz ruhig, angenehm trocken und kühl. Schwitzen ist ganz gleichgültig.«

E: AT +, HA oder FH/SH +.

HYPERKINETISCHES SYNDROM

Siehe Aufmerksamkeitsdefizitsyndrom.

HYPERMENORRHÖ/ÜBERSTARKE REGELBLUTUNG

P: Wie beim psychogenen Fluor (siehe dort) kann der Wunsch, als Sexualpartner unattraktiv zu erscheinen, eine Rolle spielen. Aber es kann auch ein Versuch sein, Unangenehmes auszuscheiden wie bei der Hyperhydrosis. Frühkindliche Prägungen sind meist beteiligt. Die Symbolik des Verblutens kann auf entsprechende seelische Tendenzen hinweisen.

B: Möglichst analytisch-kathartisches Vorgehen (LH).

S: SH im akuten Zustand: »Sie spüren jetzt meine Hände auf Ihrem Leib und wie sich unter meinen Händen eine angenehme Wärme entfaltet. Durch die Einwirkung meiner Hände wird die Durchblutung wieder normalisiert, und indem ich jetzt nach oben streiche, leite ich das überschüssige Blut aus dem Unterleib wieder zurück in den Oberbauchbereich. Sie spüren jetzt ganz deutlich, wie Ihre Magengrube angenehm warm durchblutet wird und wie die Blutfülle aus dem Unterleib weicht. Die Durchblutung ist wieder ganz normal, und daher wird sich auch Ihre Monatsblutung wieder völlig normalisieren« usf.

E: HA, SH +. FH/LH ++.

HYPERTHYREOSE/ÜBERSTEIGERTE SCHILDDRÜSENTÄTIGKEIT

P: Die Schilddrüse hat die Form eines (Schutz-) Schildes an der engsten Stelle (»Ängste«-Stelle) des Körpers. Das Schilddrüsenhormon Thyroxin steht mit Stress und Ängsten in enger Beziehung. Auch zur Thymusdrüse [Thymos = Seele] besteht eine enge Beziehung, z. B. ist bei der Basedow-Krankheit die Thymusdrüse vergrößert. Die Schilddrüse ist also eine Art Angst- oder Stressschutzdrüse und ihre Fehlfunktion ist oft ein entscheidender Schritt in der Somatisierung seelischer Konflikte. So handelt es sich z. B. bei der chronischen Thyreoiditis Hashimoto um eine Autoaggressionserkrankung, daher sollten bei Schilddrüsenerkrankungen auch die unter »Allergie« besprochenen Gesichtspunkte zur Fehlfunktion des Immunsystems berücksichtigt werden.

B: Unterstützung der Umstimmung mit AT. SH symptomatisch. Möglichst LH.

S: AT: »Die Schilddrüse arbeitet ganz ruhig und gemächlich.«

SH: Individuell.

E: AT und SH +, LH +.

HYPERTONIE/BLUTHOCHDRUCK

P: Risikoreiche Verhaltensweisen (siehe Suchtkrankheiten) tragen meist zu dieser Störung bei. Zusätzliche Faktoren sind leichte Erregbarkeit und mangelnde körperliche Aktivität. Allgemein besteht ein zu hoher Innendruck. Nach außen oft ruhiges, verbindliches Verhalten. Das Risikoverhalten ist oft Teil unbewusster Autoaggressionen. Menschen mit innerlich großem Potenzial und nach außen starken Bremsen. Diese Konstellation trifft, entgegen dem äußeren Anschein, auch auf den hypertonen »Choleriker« zu, denn was er als Wut nach außen bringt, entspricht nicht seinen eigentlichen inneren Bedürfnissen.

B: Da die Behandlung neben der symptomgerichteten schnellen Blutdrucksenkung, die oft schon allein durch das unspezifische AT oder die Leerhypnose hervorgerufen wird, vor allem die Ausschaltung der Hauptrisikofaktoren und damit meist eine erhebliche Änderung der Lebensgewohnheiten zum Ziele haben muss, empfiehlt sich von vornherein die Unterstützung durch eine autogene Methode (siehe Suchtkrankheiten). Die systolischen Werte können im Allgemeinen besser beeinflusst werden als die diastolischen. Die LH sollte bei schwereren Fällen die Therapiegrundlage sein.

S: AT: Allgemeine Stabilisierung und Unterstützung der Gelassenheit sowie individuelle charakterstärkende Vorsätze.

SH: »In diesem vertieften Ruhezustand erholt sich das gesamte Nervensystem. Alle Spannungen lösen sich und auch die Blutgefäße werden frei und gelöst. Diese tiefe Ruhe wird im gesamten Nervensystem gespeichert und bewirkt, dass alle Muskeln angenehm gelöst bleiben, insbesondere auch die Wände der Blutgefäße. Das Blut kann jetzt leicht hindurchströmen, sodass der Blutdruck ganz von selbst sinkt. Alle äußeren Einflüsse bleiben gleichgültig, die Blutgefäße sind auch nach der Hypnose frei und gelöst« usf. Daneben individuelle Suggestionen (siehe auch Suchtkrankheiten).

E: AT/GH +, SH symptomatisch, möglichst LH +.

HYPNOSEREFRAKTÄRIE

P: Bei allen »Hypnoserefraktären«, die trotz ausreichender Konzentrationsfähigkeit schwer in Hypnose gelangen, kann davon ausgegangen werden, dass erhebliche Widerstände gegen die Hypnose vorhanden sind. Ist eine hinlängliche Aufklärung vorangegangen, handelt es sich nahezu immer um sehr zwanghaft strukturierte oder rationalistische Patienten, die eine starke Angst vor Kontrollverlust haben. Das bewusste Erleben der Hypnose würde in diesem Fall die Religionsfunktion, d. h. die Ersatzsicherheit eines rational-mechanistischen Weltbildes gefährden. Aus tiefenpsychologischer Sicht entspricht daher auch das »gewaltsame« Vermeiden der Hypnose einer Hypnose, da die zu Grunde liegende Angst vor Kontrollverlust bereits eine Übertragungshypnose bedingt. Die bewusste Hypnose gelingt daher leicht, sobald diese Patienten ausführlich über die wissenschaftlichen Grundlagen der medizinischen Hypnose informiert werden und sie auf diese Weise gefahrlos in ihr Weltbild einbeziehen können.

Die Erfordernisse der Praxis bringen es mit sich, dass man auf Grund einer Hauptindikation oder als Ultima Ratio auch Patienten der Hypnosebehandlung zuführen will, die auf Grund mangelnder Voraussetzungen dafür eigentlich nicht oder kaum geeignet sind. Mag es in vielen Grenzfällen noch gelingen, bei entsprechender Sorgfalt die Hypnose zu erreichen, so z. B. bei noch nicht zu weit fortgeschrittener seniler Konzentrationsschwäche, bei nicht allzu umfassenden Hirnschäden usw., wird doch ein gewisser Teil dieser Patienten trotz guten Willens von beiden Seiten und gewissenhaften Vorgehens das Ziel nicht erreichen. Ich habe allerdings auch schon erlebt, dass in aussichtslos erscheinenden Fällen die Hypnose doch möglich war. Bei entsprechender Indikation sollte deshalb ein Versuch durchgeführt werden, auch wenn die Bedingungen ungünstig zu sein scheinen.

B: Bei beiden Patientengruppen empfiehlt sich eine den Umständen angepasste gründliche Aufklärung über das Wesen der medizinischen Hypnose sowie eine sorgfältige Engrammbildung über den Hypnoseablauf (durch genaue Erklärung oder Videos über andere Hypnosen). Auch darin ähneln sich beide Gruppen, dass Wortwahl und Vorgehen stärker als im Normalfall auf Verständnis und Annahme durch den Patienten abgestimmt sein müssen. Besonders wichtig ist die Vertrauensbildung, die von solchen Patienten oft erst relativ spät empfunden wird. Die Einleitung erfolgt unter Zuhilfenahme einer ausgedehnten Ruhetönung mit der Möglichkeit, diese für die Konditionierung an die Stimme des Hypnotisators zu nutzen, bei möglichst günstigem, suggestibilitätsförderndem Hintergrund.

Während bei der zweiten Patientengruppe hiermit die Möglichkeiten meist erschöpft sind und lediglich die Anwendung der fraktionierten Einleitung und eine öftere Wiederholung zusätzliche Hilfen bietet, lassen sich praktisch alle Angehörigen der ersten Gruppe in Hypnose versetzen, wenn die ursächliche Hypnoseangst eruiert und im Gespräch und in der Erfahrung nach und nach abgebaut werden kann. Eine weitere Möglichkeit bietet die GH, da sie den autogenen Charakter weitestgehend wahrt und damit der Angst vor dem »Unkontrollierbaren« und »Beherrschtwerden« keinen Angriffspunkt bietet.

S: Wie unter fraktionierte Einleitung und GH beschrieben.

E: Zunächst »Refraktäre« mit den zur Hypnose erforderlichen Voraussetzungen: GH ++, organpathologisch Konzentrationsschwache oder Schwachsinnige -.

HYPOCHONDRIE

P: (Hypochondrium = Gebiet unter den Rippen.) Diese Patienten neigen zur übersteigerten Selbstbeobachtung und werten jedes »Seitenstechen« und jede körperliche Unpässlichkeit als Symptom einer ernsthaften Erkrankung. In schweren Fällen verbirgt sich hinter einer scheinbaren Hypochondrie eine mit den körperlichen Beschwerden larvierte (maskierte) Depression. Die körperliche Symptomatik ist hier oft ein Ruf nach Zuwendung (auch durch sich selbst) oder hat autoaggressive Anteile.

B: Die Anamnese macht meist eine Versagungssituation deutlich. Die Behandlung muss neben den symptomatischen Hilfen vor allem eine Änderung der seelischen Grundhaltung über ein autogenes Verfahren oder die LH anstreben.

S: AT Unter- und Oberstufe mit individuellen Vorsatzbildungen und Fragen an die Versenkung.

SH: »Alle körperlichen Symptome werden gleichgültig.« Individuelle Stärkung und Betonung der Lebensfreude.

E: AT und SH +, ggf. LH ++.

HYPOTONIE/BLUTUNTERDRUCK, TONUSMANGEL

P: Allgemeine Antriebslosigkeit (Tonusmangel). Meist zusammen mit einer generalisierten vegetativen Labilität. Die mit der Hypotonie einhergehenden Symptome führen oft zur Verstärkung der ohnehin bestehenden Angst vor der Symptomatik und führen auf diese Weise zum Circulus vitiosus. Oft ein Symptom der Depression (siehe dort).

B: Symptomgerichtete SH und AT. Verminderung der Aufmerksamkeit auf die Symptomatik. Stärkung der Lebenszugewandtheit. Bei chronischem Tonusmangel an Depression denken, ggf. LH.

Vorsicht bei Hypotonie unter 90 mm/Hg systolisch, wegen der im hypnotischen Zustande möglichen Acidoseverschiebung! Auf ausführliches und kräftiges Zurücknehmen achten.

S: AT allgemein.

SH: »In diesem vertieften Ruhezustand normalisiert sich das gesamte Nervensystem. Die frische Kraft, die Sie mit jedem Atemzug aufnehmen, teilt sich den Blutgefäßen mit, und die Blutversorgung im gesamten Körper wird verbessert.«

E: SH w, LH ++.

HYSTERIE

P: Die hysterisch strukturierte Persönlichkeit spielt eine meist unbewusste, selbstgewählte Rolle, um von der Umgebung Beachtung (Mitleid oder Bewunderung) zu erreichen oder andere Ziele zu verfolgen. Selten wird das Ziel direkt angepeilt, sondern meist über Umwege »diplomatisch« vorgegangen und werden andere entsprechend eingespannt. Das Leben ist eine Art Theater. Dem Hysteriker kommt das Rollenhafte seines Verhaltens selbst kaum zum Bewusstsein. Die Grundlage für hysterisches Verhalten ist in der frühen Kindheit geprägt (Erlernen von der Identitätsperson).

Die Bezeichnung Hysterie leitet sich aus dem griechischen *hysteron* = Gebärmutter her, da die Ärzte des Altertums einen Zusammenhang dieses Organs mit einer hysterischen Charakterstruktur annahmen.

B: Der Schwerpunkt der Behandlung liegt auf der LH. Daneben empfiehlt sich die US des AT, nach Abschluss der LH auch die OS. Es sollten kleine Schritte gegangen werden. Die Hypnose eher sehr leicht halten, da sonst die Gefahr der Übersteigerung durch den Patienten besteht. Auf ständigen Rapport achten; Rapportverlust kann bei ausgeprägt hysterischen Persönlichkeiten Komplikationen bei der Hypnoserückführung verursachen (s. Kapitel 8).

S: AT unspezifisch.

SH: Individuell.
E: AT und SH +, LH ++.

INDIGOKINDER
Siehe unter Aufmerksamkeitsdefizitsyndrom.

KARDIOSPASMUS/KRAMPF DES MAGENEINGANGS
P: Organsprache: »Der Bissen blieb mir im Halse stecken.« – »Ich kann nicht alles schlucken.« Meist Hinweis auf unbewältigte Konflikte, zuweilen auch bedingte Reaktion.
B: Therapie des Grundkonfliktes mit FH. Symptomgerichtete SH.
S: SH: »In diesem vertieften Ruhezustand erholt sich das gesamte Nervensystem, und alle äußeren Einflüsse werden gleichgültig. Ich streiche jetzt mit meiner Hand über Ihren Magen, über Ihre Brust und über Ihren Hals, und dadurch lösen sich auch hier alle Verspannungen und Verkrampfungen. Ganz frei und gelöst werden die Speiseröhre und der Mageneingang, und in Zukunft werden alle Getränke und Speisen ganz glatt und leicht geschluckt.« Dazu individuelle Suggestionen zur Indifferenzierung oder Ausschaltung des Grundkonfliktes.
E: SH/FH +.

KLEPTOMANIE/SUCHT ZU STEHLEN
P: Oft eine Folge mangelnder frühkindlicher Zuwendung bei Verstärkung der Zuwendung durch unerwünschtes Verhalten. Das »gute Kind« wird als selbstverständlich vorausgesetzt, das »böse« bestraft. Da die kindliche Seele auf Zuwendung lebensnotwendig angewiesen ist, holt sie sich lieber Tadel oder gar Schläge, als unbeachtet zu bleiben. Die Umwelt repräsentiert die Mutter. Der Kleptomane nimmt sich symbolisch etwas von der »Mutter«, um ihren Tadel zu erhalten. Daran koppeln sich in unserer lustfeindlichen Kultur auch mehr oder weniger bewusste (masochistische) Lustgefühle.
B: Die Therapie sollte grundlegend über die LH erfolgen, da meistens die anderen Lebensbereiche ebenfalls betroffen sind. Falls das Symptom einen weniger großen Stellenwert hat, auch über die FH.
S: AT-OS unspezifisch.
E: AT-OS und LH ++.

KLIMAKTERIUM
P: Die sich ankündigende Menopause kennzeichnet den Eintritt in das Senium und bildet oft den Schlüsselreiz zu einer Art später »Midlifecrisis«. Die (unbewusste) Angst vor Alter und Tod kann dann die na-

türliche Symptomatik übersteigern. Sicher ist es kein Zufall, dass die Menopause durchschnittlich mit 49,3 Jahren, also inklusive der Lebenszeit im Mutterleib, im symbolträchtigen Alter von fünfzig Jahren eintritt, das auch bei vielen Männern mit dem »Klimakterium virile« eng verbunden ist. Obwohl natürlich die physiologische Ursache bei den Frauen unter anderem die nachlassende Östrogenerzeugung und bei den Männern die verminderte Testosteronbildung ist, kann angenommen werden, dass die suggestiven Einflüsse, die mit dem Altern verbunden sind, einen guten Teil zur Physiologie und Symptomatik des Klimakteriums beitragen. Denn selbst unter Zugrundelegung biologischer Maßstäbe ist nicht einzusehen, warum diese natürliche Lebensphase nicht prinzipiell gesund und beschwerdefrei verlaufen sollte.

B: Das AT kann zu einem allgemeinen Spannungsausgleich wesentlich beitragen. Die SH erbringt symptomgerichtet gute Erfolge bei der Linderung von Beschwerden wie Hitzewallungen, pektanginösen Zuständen, Schlaflosigkeit, depressiven Verstimmungen, Reizbarkeit und Antriebslosigkeit. Bei starker Symptomatik, vor allem bei Herzängsten und depressiven Anwandlungen, ist auch an die LH zu denken.

S: AT allgemein und symptomgerichtet, z. B.: »Die Stirn ist angenehm kühl.«

SH: Individuell symptomgerichtet.

E: AT und SH +, ggf. LH ++.

KONZENTRATIONSSTÖRUNGEN

Siehe auch Aufmerksamkeitsdefizitsyndrom.

P: Meist Erziehungseinflüsse. Selten besteht eine organische Grundlage. Fernsehen in der frühen Kindheit fördert diese Symptome, da sich dadurch die eigenständige Fantasiewelt und ihr konzentrativer, aktiv verfolgter roter Faden nicht entwickeln können. Die Bildkonserven ziehen die Aufmerksamkeit durch einfache Schlüsselreize (Bewegung und Geräusche) auf sich und verlangen keine aktive Konzentration. Die ständige Berieselung mit Filmkonserven, welche meist nicht zum selbstständigen Denken anregen, behindert zudem die Vorstellungsentwicklung der kindlichen Seele, indem Ton und Bild fertig und ohne die Notwendigkeit eigenen Mitgestaltens angeboten werden. Auf diese Weise werden zwar der Wortschatz und bedingt auch die logischen Fähigkeiten gefördert, aber die Kreativität und die Kommunikationsfähigkeit verkümmern. Die daraus hervorgehende mangelnde Individualität wird meist durch suggestiv vermittelte Leitbildübernahmen kompensiert. Mangelnde Selbstständigkeit verstärkt dann ebenfalls das Konzentrationsproblem. Auch die Wahl zwischen beliebig vielen Programmen fördert die Konzentrationsprobleme und erzeugt die Angst, etwas zu versäumen. Kinder sollten deshalb wenig fernsehen und wenn, nur ausgewählte Programme. Sie benötigen vor allem eine angemessene persönliche Zuwendung von Seiten der Eltern und die Ermunterung zu selbstständigem Spielen, Lesen, Musizieren, Basteln usw.

Die Angst, etwas zu versäumen, steht generell hinter vielen Konzentrationsproblemen.

B: Da eine starke Konzentrationsstörung eine SH erschwert und da auch die bewusste Eigenleistung von Anfang an gefördert werden soll, empfiehlt sich eine geduldige Einübung des AT. Meist erbringt schon das AT allein eine bessere Erlebnisfähigkeit und Leistungssteigerung in Schule oder Beruf. Ggf. kann dies mit der SH verstärkt werden. Bei Beeinträchtigung weiter Lebensbereiche und bei starken Konzentrationsstörungen sollte die LH eingesetzt werden.

S: AT allgemein.

E: AT ++, ggf. SH oder LH ++.

KOPFSCHMERZEN UND MIGRÄNE

Diese beiden Störungsbilder sind hier zusammen behandelt, da sowohl Psychogenese als auch Therapie in Hypnose in vielen Punkten ähnlich sind.

P: Physiologisch kommen Kopfschmerzen, falls sie nicht pathologische Veränderungen im Kopf selbst zur Ursache haben, meist durch extra- und intrakranielle Gefäßkrämpfe zu Stande. Einer initialen Vasokonstriktion folgt eine Dilatation und Dehnung der großen Kopfarterien mit einer gleichzeitigen Herabsetzung der Schmerzschwelle. Bei der echten Migräne ist manchmal auch eine allergische Komponente (auch durch seelische Allergene) beteiligt. Da die Migräne oft periodisch auftritt und an die Monatsblutung oder Wetterlagen oder auch Wochentage (Sonntagsmigräne) gebunden ist, wird in diesen sicher mitauslösenden Faktoren oft die Ursache gesehen. Es handelt sich dabei aber meist um den berühmten Tropfen, der das volle Glas zum Überlaufen bringt, indem ein verspannter Organismus an seiner schwächsten Stelle, dem Gefäßsystem, zusätzlich belastet wird. Eine Verbindung zu bestimmten Auslösefaktoren kann wichtige Hinweise auf unbewusste seelische Zusammenhänge geben.

Der Migränepatient ist üblicherweise von einem perfektionistischen Vollkommenheitsstreben geprägt, das ihm zumeist selbst nicht bewusst ist und das auch äußerlich nur hie und da zum Vorschein kommt, da er sich tolerant, nachgiebig und gefällig gibt und sich auch selbst so einschätzt. Unter diesen Bedingungen führen alle Behinderungen seines perfektionistischen Strebens durch die scheinbar tolerierte Umwelt zum Aufbau innerer Verspannungen, die dann zuweilen auf Grund einer weiteren seelischen Belastung oder eines anderen dazukommenden Faktors wie Menses, Föhnlage usw. zur völligen Verkrampfung führen und damit nach innen zur Entladung kommen. Die schon erwähnte »Sonntagsmigräne«, die scheinbar paradoxerweise nur an den Wochenenden auftritt – genau dann also, wenn die Erholung von den Anstrengungen der Woche vermeintlich die Spannungen lösen könnte –, ist oft ein Hinweis darauf, dass ein Familienmitglied (meist der Ehepartner) die perfektionistischen Bestrebungen des Migränekranken stört. Zusammenhänge mit der Menses deuten zuweilen auch auf entsprechende Probleme mit dem Geschlechtspartner oder auf unbewusste Schuldgefühle in Verbindung mit dem Geschlechtsverkehr hin.

Des Weiteren finden sich beim Migräneleidenden oft auch Selbstwertkonflikte, die zugleich seinen Perfektionismus nähren. Jeder Ansatz einer Kritik trifft ihn deshalb doppelt, auch wenn sie nicht negativ gemeint war.

Häufig befinden sich Migränepatienten in einer extremen (oder so empfundenen) beruflichen und/oder familiären Forderungssituation, die ihnen kaum Gelegenheit zur Ruhe und zur Entfaltung der eigenen Persönlichkeit lässt. Dann stellt der Migräneanfall einen Fluchtversuch aus dieser Belastung dar. Man zieht sich nicht zur nicht durchsetzbaren Ruhe, sondern stattdessen zur respektierten Migräne zurück.

Migräne liegt oft in der Familie. Möglicherweise vererbt z. B. die Mutter auf die Tochter die organische Disposition in Form einer Anfälligkeit für Gefäßspasmen. Vor allem aber wird die Tochter von ihrer mütterlichen Identitätsfigur die migränetypischen Verhaltensweisen und die Anfallssymptomatik erlernen. Die Erziehung zum Perfektionismus tut ein Übriges.

Äußerlich ist der »typische« Migränepatient an einer tadellos gepflegten Erscheinung zu erkennen, die oft im scheinbaren Widerspruch steht zu seinem toleranten Auftreten. Die häufiger betroffenen Frauen haben meist eine zierliche Statur, während migräneleidende Männer gewöhnlich einen athletischen Körperbau aufweisen.

Die Organsprache kann die Symptombildung ebenfalls fördern: »Das bereitet mir Kopfzerbrechen.« – »Er weiß nicht mehr ein noch aus.« Auf diese Weise bilden die Kopfschmerzen eine unbewusste Entschuldigung, der gefürchteten Situation auszuweichen. Selbstbestrafung, bedingte Reaktionen und verdrängte Konflikte oder traumatische Erlebnisse (Zangengeburt) können andere mitverursachende Faktoren sein.

Im weiteren Sinne zählen zu den psychischen Gründen für Kopfschmerzen auch Fehlverhalten wie ständige Überanstrengung, Nikotin- oder Alkoholmissbrauch usw., indem hierdurch Gefäßspasmen begünstigt werden.

Auch traumatische Kopfschmerzen, wie z. B. postkommotionelle (siehe Commotio cerebri), können durch die symptomgerichtete SH meist gebessert oder beseitigt werden, da es sich hier oft um bedingte Reaktionen handelt.

B: Die integrative tiefenpsychologische Behandlung in Hypnose bietet die besten Möglichkeiten, die Migränepatienten dauernd von ihrem Leiden zu befreien. Doch fällt es vielen Migränepatienten schwer, eine seelische Verursachung ihrer Beschwerden anzunehmen und es begeben sich daher nur relativ wenige in eine entsprechende Behandlung. Fast noch schwieriger ist dies für die große Anzahl von Patienten, die schon eine erfolglose psychotherapeutische Behandlung hinter sich hat und natürlich nicht wissen kann, dass die integrative tiefenpsychologische Therapie in Hypnose völlig neue Therapiedimensionen eröffnet, die mit keinem anderen psychotherapeutischen Verfahren erreicht werden können.

Bei Schmerzpatienten sollte generell auch nicht vergessen werden, dass der Schmerz eine unbewusste Funktion haben kann, sei es eine unbewusste Selbstbestrafung oder noch tiefer liegende Gründe. Bei einer ursächlichen Therapie kann dann paradoxerweise eine unbewusste Angst vor dem Verlust des Schmerzes entstehen. Es muss daher bei solchen Patienten in sehr kleinen Schritten vorgegangen werden.

Skeptiker können, wenn sie sich zu diesem Versuch bereit erklären, leicht von der Psychogenese ihrer Kopfschmerzen überzeugt werden, indem man einen leichten Anfall in Hypnose auslöst und dann erklärt, dass die Symptomatik durch die Hypnose ebenso zum Verschwinden gebracht wie hervorgerufen werden kann.

Die symptomgerichtete SH vermag einen Migräneanfall sofort wesentlich zu bessern, wenn nicht sogar zum Verschwinden zu bringen und ist daher wegen der fehlenden Toxizität jedem Kopfschmerzmedikament vorzuziehen. Die eigentliche Behandlung muss aber die Veränderung der auslösenden Grundhaltung zum Ziele haben, am besten über die LH. Als Behandlungsbasis ist zur Unterstützung der Entkrampfung immer das AT zu empfehlen, das mit der Stirnkühleübung auch in der aktuellen Schmerzsituation Hervorragendes leistet.

S: AT allgemein und: »Die Stirn [der Kopf] ist angenehm frei.« Die Übung »Die Stirn ist angenehm kühl« darf erst verwendet werden, wenn das AT sicher realisiert wird, um keine Gegenreaktion auszulösen. In wenigen Fällen wird Wärme als angenehmer empfunden. Die Übung kann dann lauten: »Der Nacken ist angenehm warm, der Kopf bleibt frei.« Dazu individuelle Vorsatzbildungen.

SH: »In diesem vertieften Ruhezustand erholt sich das gesamte Nervensystem, und alle Probleme und Sorgen werden jetzt gleichgültig. Immer tiefer und tiefer lassen Sie sich hineingleiten in die hypnotische Ruhe, und alle Verspannungen und Verkrampfungen lösen sich. Ich halte jetzt meine Hände über Ihre Stirn, und Sie spüren deutlich, wie diese gelöste Ruhe von meinen Händen auch in Ihren Kopf hineinstrahlt. Alle Verspannungen und Stauungen lösen sich, und die Durchblutung in Ihrem Kopf beginnt sich zu normalisieren. Auf diese Weise wandeln sich die Schmerzen in Wärme. Ganz angenehm gelöst und frei wird der Kopf. Auch nach der Hypnose bleiben alle äußeren Einflüsse gleichgültig, und die Besserung wird sich weiter vertiefen ...« usf. Es kann auch eine Armlevitation erzeugt und das Gefühl der Leichtigkeit suggestiv auf den Kopf übertragen werden wie bei der Handschuhanästhesie. Ebenso ist die suggestive und haptische Einwirkung auf das meist mitbetroffene Sonnengeflecht empfehlenswert.

E: SH in Verbindung mit AT +. Gegebenenfalls LH ++.

KREBS[8]/MALIGNOME

P: Immer noch wird die Suche nach den krebsverursachenden Einflüssen vor allem auf der leiblichen und auf der Substanzebene geführt. Allerdings gibt es inzwischen auch viele Studien, die den Einfluss von seelischen Tiefs auf das Immunsystem zeigen, genauso wie die Möglichkeit, in der Hypnose die Abwehrfunktionen erheblich zu steigern. Doch wird inzwischen auch auf der Seelenebene nach *der* Krebspersönlichkeit oder *dem* Auslöseereignis gesucht, um alles statistisch gut belegen zu können. Das bestimmte krebsverursachende Trauma, analog einem bestimmten Virus, soll gefunden werden. Doch wie sich auch die Frage einer Ansteckung mit einem Erreger nicht nur durch dessen Anwesenheit, sondern vor allem durch die entsprechende Disposition des befallenen Organismus entscheidet, spielen auch hier die individuellen, statistisch nicht fassbaren Voraussetzungen die wesentliche Rolle.

8 Eine ausführliche Beschreibung der tiefenpsychologischen Zusammenhänge der Krebserkrankung und der therapeutischen Möglichkeiten mit der tiefenpsychologischen Hypnose findet sich in meinem Buch »Krebs – Eine mystifizierte Krankheit. Hintergründe und ganzheitliche Aufarbeitung.« Artus Verlag.

Eine Unzahl von »Kanzerogenen«, die im begründeten Verdacht stehen, die Krebsentstehung zu begünstigen, wurde inzwischen gefunden, und trotzdem erreichen viele Menschen, die sich sogar einer großen Anzahl solcher Noxen aussetzen, in Gesundheit ein gesegnetes Alter. Vielleicht wäre es deshalb sinnvoll, auch einmal festzustellen, was denn die Gesunden Besonderes an sich haben, dass sie keinen Krebs bekommen, anstatt nur zu suchen, warum die bereits Kranken befallen wurden. Ich bin davon überzeugt, dass eine echte Lebensfreude der beste Schutz vor Krebs ist.

Einen zweiten Ansatzpunkt kann vielleicht der alchimistische Grundsatz »Wie oben, so unten!« erbringen, den wir auch in der Entsprechungslehre der anthroposophischen Medizin finden (STEINER: *Entsprechungen zwischen Mikrokosmos und Makrokosmos).* Schaut man sich die leiblichen Vorgänge beim Krebsgeschehen an, fallen einige Besonderheiten auf, die sich symbolisch auch bei den seelischen Prozessen wieder finden, die auf Grund der tiefenpsychologischen Erkenntnisse mit der Krebserstehung verbunden sind (ausführliche Darstellung in meinem Buch über Krebs).

Als herausragende Merkmale der Krebszelle finden sich folgende Besonderheiten gegenüber der normalen Gewebezelle:

1. Die Krebszelle ernährt sich nicht durch den oxydativen, sondern durch den anaeroben Abbau (Milchsäuregärung, siehe die Forschung Otto WARBURGS).
2. Die Krebszelle teilt sich ohne Rücksicht auf ihren Mutterorganismus, dessen Zellverband sie zumindest der Lokalisation nach angehört.
3. Eine Krebsgeschwulst bildet keinen integralen, durch sich selbst abgekapselten Zellverband, wie z. B. ein Organ oder auch eine gutartige Geschwulst, sondern neigt zum Zerfall und wird nur durch die Arbeit des körpereigenen Abwehrmechanismus und den mechanischen Druck der umgebenden Gewebe weitmöglichst von diesen abgekapselt. Das heißt, dass einzelne Krebszellen wie Einzeller auf Wanderschaft gehen (Metastasierung).
4. Krebszellen weisen keine Differenzierung im Sinne einer organismischen Zugehörigkeit oder Aufgabe auf.
5. Krebszellen sind in ihrer biologischen Rhythmik den Einzellern verwandt.

Damit vereinigt die Krebszelle fünf wesentliche Charakteristika der Urzelle auf sich. Nachdem also die Krebszelle in ihrem Aufbau und Verhalten als urzellerähnlich entlarvt wurde, muss die wesentliche und entscheidende Frage lauten: Wodurch wird eine Zelle veranlasst, die

Interessen ihres Mutterverbandes nicht mehr zu berücksichtigen und sich wie ein Einzeller zu benehmen? Daran anschließen muss sich die Frage, welcher Mechanismus diese Umschaltung ermöglicht und in Gang setzt.

Der Weg zu einer möglichen Antwort auf diese beiden Fragen führt uns zunächst in die Physik, und zwar zum zweiten thermodynamischen Grundgesetz, das in der Formulierung von R. CLAUSIUS lautet: »Die Entropie[9] strebt einem Maximum zu.« Unter dem Maximum der Entropie versteht man den Zustand eines Systems, der die der Wahrscheinlichkeit am nächsten kommende Verteilung von dessen Einzelbestandteilen darstellt. Betrachten wir als praktisches Beispiel eines solchen Systems eine Saunakabine in Bezug auf die Entropiezunahme ihrer Wärme: Legt man heiße Steine in die Saunakabine, geben die Steine nach und nach ihre Hitze an die Kabine ab, bis die Systembestandteile Steine und Kabine die gleiche Temperatur erreicht haben, indem sich die Kabine entsprechend erwärmte und die Steine entsprechend abkühlten. Theoretisch bestünde auch die Möglichkeit, dass die Wärmeverteilung unangepasst verbleiben könnte, die Steine also heiß und die Kabine kalt blieben oder sogar die Steine noch heißer und die Kabine noch kälter würden. Auf Grund der Größe des Systems, d. h. der Unzahl seiner Moleküle, ist aber die Wahrscheinlichkeit hierfür so gering, dass das Eintreten eines anderen als des gesetzmäßigen Zustandes nicht zu erwarten ist. Dieses zweite thermodynamische Gesetz hat, wenn es volle Gültigkeit besitzt, weitestreichende Konsequenzen für die Entwicklung des gesamten Weltalls, hier soll es aber nur um die Konsequenzen für das Krebsgeschehen gehen. Dafür gilt es festzuhalten, dass sich unser Sonnensystem derzeit in einem Stadium der zunehmenden Entropie befindet, also auf dem Wege zur Entdifferenzierung oder, einfacher gesagt, zur Aufhebung geordneter Unterschiede innerhalb des Systems.

In diesem System stellt der Mensch mit seinem Zellstaat mit Sicherheit eines der höchstdifferenzierten Ordnungsgefüge dar. Seine Ent-

9 Entropie bedeutet Gleichverteilung der Energie und meint die Unumkehrbarkeit der Zunahme der Energieverteilung. Demnach streben die geordneten Energieanhäufungen, wie sie in Form von Sternen und anderen Strukturen bestehen, dem Chaos, also der ungeordneten Gleichverteilung zu. Daraus folgert die Theorie vom »Wärmetod« des Universums, da bei einer Gleichverteilung die gesamte in ihm enthaltene Energie seinen ungeheuer großen Raum nur um wenige Promillpunkte über den absoluten Nullpunkt »erwärmen« könnte. Das Leben widerspricht dem Entropiesatz, indem es sich zunehmend differenziert, also immer höhere Ordnungen ausbildet. Es ist daher ein »negentropischer« Prozess.

wicklung verstößt gewissermaßen gegen das Entropiegesetz, das über alles Physikalische herrscht. Es muss also beim Menschen wie bei allen anderen Lebewesen noch eine andere Kraft als die rein physikalische wirksam sein, um ihn und seine einzelnen Zellen zu gestalten. In einer ganzheitlichen geisteswissenschaftlichen Sicht des Menschen wird diese Kraft als das Geist-Ich bezeichnet, das die Materie mit der Zeugung durchdringt, sie ihrer Bestimmung gemäß gestaltet und mit dem Tode wieder verlässt.

In unserer Kultur ist es jedoch schwer, sich wirklich ganz auf (oder besser: in) das Leibliche einzulassen, da es in der immer noch einflussreichen Sicht der großen Kirchen eher als unwerte Hülle dargestellt wird, die es in der Zuversicht auf ein besseres Jenseits zu erdulden gilt, ohne in ihre Niederungen ganz hinabzusteigen. Die anderen großen institutionalisierten Bereiche, Staat, Wissenschaft und Wirtschaft, begnügen sich ebenso wenig mit dem Leben als Grundwert, füllen aber das entstehende emotionale Vakuum anders. Da sie nicht mit einem Jenseits als endgültigem Wert aufwarten können und wollen, treten an seine Stelle politische und wissenschaftliche Ideologien oder ganz einfach die Konsumideologie. Und innerhalb dieser ideologischen Hierarchien und Wertmaßstäbe bestimmt sich die Stellung des Einzelnen und sein Gefühl, »auf« dieser Welt akzeptiert zu sein. Nicht das Leben, sondern seine ideologiekonformen Haben-Eigenschaften werden zum Grundwert (-ersatz). Wir leben tiefenpsychologisch gesehen in einer »analen« Gesellschaft, in der das Haben und Besitzen über den Lebenswert entscheidet. Nicht zufällig verstehen die meisten unter dem Wort Existenz, das eigentlich »Dasein« heißt, ihr Einkommen.

Sogar unseren Körper »haben« wir in dieser Kultur, wir *sind* nicht etwa unser Körper. Und alles, was »zu sehr« an das Körperliche erinnert, Gerüche, Ausscheidungen, Sexualität, Krankheit, Alter und Tod, ist mit Tabus belegt, wird abgewaschen, entsorgt, desodoriert, in Kliniken, Altersheimen und Sterbeasylen versteckt oder anderswie verdrängt. Alles soll einfach nur funktionieren und hineinpassen in eine mechanistische Welt.

Wie aber fühlen sich wohl die um 100 Billionen Lebewesen, die als Zellen unseren Körper bilden, in einem Organismus, wenn ihnen dessen geistige Führung kaum spürbar ist? Nach dem Entropiemaximierungsgesetz müssen sie, wenn die Kraft, die sie über die rein physikalische Gesetzmäßigkeit hinaus gestaltet hat, sich zurückzieht, zwangsläufig wieder auf die niedrigere Ordnungsstufe zurückfallen. Da jede Zelle ihre gesamte Entwicklungsgeschichte in sich trägt (siehe das bereits angesprochene HAECKEL'SCHE Gesetz), kann sie sich in dieser durch das

Informationsdefizit erzwungenen Regression an ihre ursprünglichen Fähigkeiten »zurückerinnern«. Sie zieht sich bis auf die Entwicklungsstufe zurück, für die sie die geistigen Gestaltungskräfte in sich selbst trägt. Sie wird wieder zum Einzeller, und der Organismus, für den sie leben wollte, wird für sie wieder zur Umwelt, von der sie lebt. Dabei nimmt sie alle für die Einzeller charakteristischen Merkmale wieder an (siehe oben). Der Weg von der hochspezialisierten menschlichen Zelle zur Urzelle und damit zur Krebszelle ist zurückgegangen.

Ähnlich wie die einzelne Zelle zu ihrem Organismus verhält sich in der Technikzivilisation der Mensch als Ganzes zu seiner Welt, für die und in der er leben sollte. Er ist bzw. hat sich von ihrer geistigen Ebene und deren Gestaltkräften abgeschnitten. Sie ist für ihn zur Umwelt geworden, zum materiell ausnutzbaren Objekt. Bezeichnend ist, dass die materielle Ausnutzungsmentalität sich sogar auf als »esoterisch« missverstandene Modelle erstreckt, z. B. mit Empfehlungen, sich mit seinen Wünschen, selbstverständlich ohne Gegenleistung, an das »Versandhaus Universum« zu wenden. Die Welt und sogar die Menschen werden reduziert auf bestellbare Objekte neurotischer Haben-Bedürfnisse.

Das Bewusstsein für das eigentliche eigene Ich und das des anderen Menschen ist weit gehend verloren gegangen. Es ist hinter vielen schwer zu durchschauenden, kulturell allgemein gebräuchlichen Masken verborgen, die so gewohnt sind, dass sie in aller Regel mit dem eigenen Selbst oder Ich verwechselt werden.

Interessanterweise wird auch in der Anthroposophie die Krebserkrankung als Ausdruck eines Ich-Verlustes angesehen, als »Irresein des Körpers«, wie STEINER es ausdrückt. Der KAELIN-Bluttest, der von der anthroposophischen Medizin zum Auffinden von Praekanzerosen (Krebsvorstadien) verwendet wird, zeigt über einen Steigbildprozess an, ob die geistigen Gestaltungskräfte das Leibliche durchdringen und in welchen Körperregionen dies nicht ausreichend der Fall ist. Der Ich-Verlust, der sich auch im Rückzug vom Leiblichen kundtut, ist der Gegensatz zur Ich-Entwicklung (hier sinngemäß: Negentropie) und kann ebenfalls als Entdifferenzierung verstanden werden.

Die psychische Voraussetzung für eine Krebsdisposition wäre demnach die – meist unbewusste – Selbstaufgabe oder ein Selbstzerstörungs- bzw. Todeswunsch. Oft lässt sich bei der Anamnese von Krebskranken im Zeitraum von einigen Monaten bis Jahren vor der klinischen Entdeckung der Erkrankung ein schweres Verlusterlebnis wie z. B. der Tod eines geliebten Angehörigen oder eine unverarbeitete Trennung finden. Daran knüpfen sich oft zusätzlich Schuldgefühle, sodass unbewusste oder auch bewusste Todeswünsche auftreten können.

Tiefenpsychologisch gesehen handelt es sich dabei um den Verlust einer Beziehung, die eine Ersatzfunktion für die frühkindliche, nicht ausreichend erlebte Mutterbeziehung hatte. Wird dieser Mutterersatz verloren und kein neuer gefunden, ist die Rückkehr in den Schoß der »Mutter Erde« der einzige verbleibende Weg.

Die tiefenpsychologische Analyse in Hypnose zeigt allerdings, dass es keineswegs so auffällige Verluste sein müssen wie in den obigen Beispielen, die zur Krebserkrankung führen. Die maßgebliche Ersatzbeziehung muss nicht zum Lebenspartner oder einem nahen Angehörigen bestehen, sie kann auch zu einem Haustier, zum Beruf, ja sogar zu einer lebensbestimmenden Idee gefühlt werden. Und der Verlust dieser Beziehung muss nicht durch den Tod oder die offensichtliche Trennung geschehen, er kann vielmehr in einem Riss bestehen, der die Glaubwürdigkeit dieser Ersatzbeziehung, vielleicht sogar nur unbewusst, zerstört. Anamnese und Fragebögen reichen also nicht aus, um solche Auslöser zuverlässig herauszufinden. Oft kann der Patient selbst erst in der Hypnose erkennen, dass und wo ein entscheidender Bruch stattfand.

Dass auch Kinder von der Krebserkrankung betroffen werden können, ist aus der tiefenpsychologischen Sicht nicht verwunderlich, denn es ist ja gerade die kindliche Seele, die unter der mangelnden Akzeptanz am stärksten leidet, wie die vorgeburtliche Psychologie zeigt, schon im Mutterleib. Und auch beim Erwachsenen ist es letztendlich die kindliche Seele, zu der er regrediert, wenn die Kompensation durch die Ersatzbeziehung wegfällt.

Um Missverständnisse zu vermeiden, will ich nochmals ausdrücklich betonen, dass die tiefenpsychologische Sicht selbstverständlich keine Schuldvorwürfe an die Mutter oder andere frühe Bezugspersonen erhebt. Die Zusammenhänge, die hier aufgezeigt werden, sind meist völlig unbewusst, auch für die Eltern, die ja selbst auf die gleiche Weise die Prägungen von ihren Eltern erhalten haben usw. Erst die bewusste Einsicht, die im vollen Umfang nur in der Hypnose erlebt werden kann, ermöglicht den ersten Schritt aus diesem Teufelskreis.

Alle krebserregenden Substanzen oder Strahlen sind ebenfalls »entropisch« in dem Sinne wirksam, dass sie zuerst die sensiblen hochdifferenzierten Strukturen der Zelle schädigen und damit ihre Regression auslösen. Auch auf solche chemischen oder physikalischen Schädigungen reagieren vermutlich diejenigen Zellen empfindlicher, die nicht genügend von der geistigen Gestaltungskraft des Ich durchdrungen sind.

Dass Krebs im höheren Alter häufiger auftritt, könnte darauf zurückgeführt werden, dass einerseits der Zellstoffwechsel schlechter wird und sich deshalb mehr Zellen wieder auf die auch unter den erschwerten Bedingungen mögliche Gärungsatmung der Urzelle zurückbesinnen, andererseits aber auch dadurch unterstützt sein, dass der alte Mensch (besonders in unserer Kultur) sich von erfüllenden Lebensaufgaben zurückzieht bzw. davon fern gehalten wird und sozusagen schon auf dem Wege der Exkarnation ist, also seinen Körper geistig zu verlassen beginnt.

Als Grundlage einer möglichen psychischen Krebsverursachung erscheint also ein erhebliches Akzeptanzdefizit in der frühesten Entwicklung, das nicht durch einen Ersatz kompensiert werden konnte, oder, wenn es kompensiert worden war, der nicht wieder kompensierbare Verlust dieses Ersatzes.

Im symbolischen Ausdruck der Krebserkrankung kann der Wunsch nach Rückkehr in den Schoß der Mutter Erde mit einer Abspaltung der »bösen« Selbstanteile und ihrer Umsetzung in den Tumor sowie eine unbewusste Selbstbestrafungstendenz über die Schmerzen gesehen werden. Die Selbstbestrafungstendenz entsteht tiefenpsychologisch dadurch, dass eine mangelhafte Akzeptanz des Kindes von diesem als eigene Insuffizienz erlebt wird.

Darüber hinaus ist das betroffene Organ in seiner jeweiligen Symbolik gesondert zu betrachten. So kann z. B. die Brust für die Mutter- oder Kindbeziehung stehen, die Prostata für die Sexualität usw. Die tatsächlichen Zusammenhänge lassen sich aber nur in der jeweils individuellen tiefenpsychologischen Exploration in Hypnose aufdecken.

Auf dem Boden dieser Vorprägungen wirken dann auch die anderen kanzerogenen Einflüsse. Meist führen sie nicht allein zum Krebs, es sei denn, sie sind überstark, wie in Tschernobyl usw. Auch suggestive Einflüsse sind hier wirksam, wie z. B. die durch die Massenmedien und leider auch therapeutische Kreise geschürte Kanzerophobie, der vielleicht so mancher Krebs sein Leben und so mancher Kranke sein vorzeitiges Sterben zu verdanken hat. Eine Aufklärung über Zusammenhänge gesunder Lebensweisen, nicht einfach nur eine Giftvermeidungsempfehlung im Kleingedruckten (»Der Gesundheitsminister warnt ...«) täte Not und steht im größeren Stil noch aus.

Für eine eingehende Darstellung der für die Krebserkrankung wesentlichen Zusammenhänge verweise ich auf mein bereits erwähntes Buch zum Thema.

B: Eine umfassende psychotherapeutische Krebsbehandlung müsste ihre Aufgabe vor allem auch in der Vorsorge sehen und mit dieser Vorsorge weit über das hinausgehen, was bisher als therapeutischer Bereich verstanden und zugebilligt wird. Nicht die sicher auch wichtige Forderung nach der Vermeidung aufgezwungener Noxen und Ähnliches stünde dabei im Vordergrund. Die Hauptaufgabe wäre vielmehr, ein gesünderes pädagogisches Modell zu finden, das das Leben und nicht die gestellten Bedingungen an die erste Stelle setzt. Dies erreichen zu wollen, hieße aber vielleicht wiederum, die Erde zum Himmel machen zu wollen ...

Deshalb wird sich der Therapeut auch weiterhin vor allem als Nothelfer betätigen müssen. Dass er auch in dieser Funktion und auch beim Krebs mit der Hypnosetherapie ein tief greifendes Heilmittel in der Hand hat, zeigte u. a. Heinrich BICK, der ein klinisch gesichertes Basalzellenkarzinom allein mit symptomgerichteten Suggestionen zur Ausheilung brachte. Heute ist nicht mehr die Zeit für solche heroischen Versuche und es soll nicht zur Monotherapie von Karzinomen mittels Hypnose ermuntert werden. Doch hat die Therapie in Hypnose gerade bei der Krebserkrankung einen so hohen Stellenwert, dass sie von Anfang an eingesetzt werden sollte, neben allen andern Maßnahmen, und dass ihre Unterlassung in meinen Augen von Anfang an ein grober Kunstfehler ist. Da sie sich praktisch mit sämtlichen anderen Behandlungsverfahren kombinieren lässt, wiegt dies umso schwerer. Alle Verfahren, von deren Wirksamkeit ausgegangen werden kann, haben hier ihren Platz, wo sie kombinierbar sind, auch nebeneinander.

Die Therapie in Hypnose sollte, wo immer dies möglich scheint, auf die Heilung abzielen. Hierfür ist in erster Linie die LH geeignet. Es muss darum gehen, die mangelnde Grundsicherheit zu stärken und die abgespaltenen »bösen« Persönlichkeitsanteile zu integrieren. Dies ist ein mühsamer und langer Weg, sodass es sich empfiehlt, zugleich auch die anderen hilfreichen Möglichkeiten einzusetzen. Dazu gehören z. B. die Imaginationstechniken in Hypnose, die aber m. E. weniger auf die Zerstörung der »feindlichen Zellen« ausgerichtet sein sollten als auf die Stärkung der gesunden. Alles, was die Lebensfreude stützt, hat ebenfalls einen wichtigen Platz. Dazu können Meditationsverfahren, wie die OS des AT, viel beitragen. Eventuelle Schmerzen können mittels AT-US und SH behandelt werden. Auch zur Unterstützung einer Ernährungsumstellung oder Nikotinentwöhnung etc. können AT und SH oder FH beitragen.

Die Sitzungen können bei der Krebserkrankung häufiger stattfinden. Das Imaginationstraining sollte ohnehin selbstständig durchgeführt werden, mindestens dreimal am Tag. Bei der LH muss darauf geachtet werden, dass die einzelnen Schritte groß genug, aber keinesfalls zu groß sind, da sonst die Gefahr besteht, dass sich starke Widerstände entgegenstellen oder sogar die Therapie abgebrochen wird.

Neben der LH, die nach meiner Ansicht die Grundlage jeder Krebstherapie sein sollte, sind auch körperorientierte Therapieformen und Kreativtherapie anzuraten. Der Krebskranke sollte sich täglich sechs Stunden Zeit für seine Besinnung und seine kreative und meditative Entfaltung nehmen (zweckfrei).

Die leiborientierten Therapieformen der Naturheilkunde und der Schulmedizin haben selbstverständlich ebenso ihren Platz und sollten so eingesetzt werden, wie sie dem Kranken und dem behandlungsführenden Arzt sinnvoll erscheinen. Es kommt ihnen aber kein Monopolanspruch zu. Da die LH mit allem kombinierbar ist, stellt sich nicht die Frage, welches Verfahren wichtiger ist, sondern können sich alle im Einzelfall angebrachten sinnvoll ergänzen.

S: AT allgemein, besonders Oberstufe, Fragen an die Versenkung.

SH: individuell, z. B. bei Hautkrebs: »Sie haben jetzt gesehen, dass alles, was ich Ihnen in der Hypnose sage, ganz genau eintrifft. Genauso werden sich jetzt alle Abwehrkräfte des Körpers auf den Tumor [an der Nase etc.] konzentrieren. Die Ernährung des Tumors wird eingestellt, und seine Zellen schrumpfen, sodass er mit der Zeit immer kleiner und kleiner wird. Sie können sich von ihm verabschieden ... « usf.

Seit einigen Jahren setze ich bei der Krebsbehandlung auch eine suggestiv erzeugte Hyperthermie ein (bekanntlich kann die hypnotische Suggestion Brandblasen hervorrufen). Die auf diese Art erzeugte Hitze wird meist als sehr stark empfunden. Welcher therapeutische Effekt ihr zukommt, kann ich auf Grund der Tatsache, dass ich regelmäßig verschiedene Ansätze kombiniere, nur schwer beurteilen. Doch habe ich den Eindruck, dass sie günstig wirkt.

E: AT und SH w, LH w+.

KURZSICHTIGKEIT

P: Suggestive Umwelteinflüsse (z. B. Alterssymptom). Organsprache: »Das kann ich nicht mit ansehen.« Beim ersten Auftreten in der Vorpubertät ist öfter eine unbewusste Dysmorphophobie (s. d.) damit verbunden. Viele Störungen der Sinnesorgane gehen psychisch auf das erste Lebensjahr zurück. Die Brille ist tiefenpsychologisch zugleich eine selektive Gesichtsfeldeinschränkung, mit besonders scharfer Beobachtung des Selektierten, und eine Art Schutz vor der Beobachtung durch das Außen.

B: Da bekannt ist, dass die Empfindungsfähigkeit aller Sinne in der Hypnose beträchtlich gesteigert werden kann, ist es klar, dass auch eine Myopie hypnotisch beeinflussbar ist. Inwieweit die in tiefer Hypnose gegebenen posthypnotisch wirksamen Suggestionen eine anhaltende Besserung erzielen können, ist noch wenig erforscht. Es empfiehlt sich vor allem regelmäßiges, häufiges Sehtraining in Verbindung mit AT. Mit FH oder LH kann nach einer psychischen Grundlage geforscht werden.

S: SH (tiefer Hypnosezustand, bei geöffneten Augen): »Allmählich werden jetzt auch die kleinen Buchstaben auf dieser Tafel vor Ihren Augen deutlicher und deutlicher, weil sich die Verspannung Ihrer Augenmuskulatur löst und die Augen in der Lage sind, sich den verschiedenen Entfernungen anzupassen. Immer deutlicher erkennen Sie jetzt die Buchstaben der unteren Reihe, und diese Besserung Ihrer Sehfähigkeit wird auch nach der Hypnose anhalten« usf.

E: SH w, AT in Verbindung mit Sehtraining +.

LACHKRAMPF

P: Vor allem bei hysterisch Strukturierten. Oft stehen unbewusste Angstvorstellungen dahinter. (Siehe auch die Anmerkungen über Lachanfälle bei der Hypnoseeinleitung.)

B: Symptomgerichtete SH mit Indifferenzsuggestionen, unter Umständen als Wachsuggestion. Analytische Aufdeckung der Grundangst und kathartische Behandlung. Da die Lachkrämpfe auf Grund der damit verbundenen Konzentrationserschwerung die Hypnose behindern können, ist auch das AT zu empfehlen.

S: AT: »Lachen ist ganz gleichgültig«, oder auch paradox formuliert: »Ich lache, bis es mir langweilig wird.«

SH: »Sie können Ihrem Lachen jetzt ruhig freien Lauf lassen, es wird dann nach und nach ganz gleichgültig.«

E: AT ++. SH, eventuell in Kombination mit HA ++.

LÄHMUNGEN

P: Psychogene Lähmungen sind meist Verhinderungsmotive. Auch nach Traumen können sie als bedingte Reaktion weiter bestehen, ebenso nach Erkrankungen (siehe auch Apoplexie und Poliomyelitis). Auch Angst vor Bewegungsschmerz (bei Rheuma und Arthritis und Arthrose) führt zuweilen zur psychogenen Immobilisation.

B: Die Zeit des Lähmungseintritts gibt meist den besten Hinweis auf den Auslösereiz. Gegebenenfalls muss die HA zu Hilfe genommen werden. Bei bedingten Reaktionen und Schmerzangstlähmungen reicht die symptomgerichtete SH. Ausgedehnte Lähmungen werden am besten schrittweise »zurückgenommen«. Es sollte ein tiefes Hypnosestadium angestrebt werden.

Bei allen Lähmungen stellt die Hypnose das Mittel der Wahl dar, um in Zweifelsfällen psychogene von organisch bedingten Lähmungen zu unterscheiden und um bei organischen Lähmungen festzustellen, inwieweit ein möglicher seelischer Anteil einen verschlimmernden Einfluss ausübt. Wie bei der Apoplexie beschrieben, kann dann die Hypnose solche Einflüsse abbauen und noch vorhandene Bewegungsreserven aktivieren, aber auch das Wiedererlernen der gestörten Abläufe unterstützen.

Um einen eventuellen seelischen Anteil herauszufinden, werden in tiefer Hypnose symptomgerichtete Suggestionen zum Durchbrechen der Lähmung erteilt. Wenn auch rein psychogene Lähmungen nicht sehr häufig auftreten, lohnt sich dieser Versuch schon um der Tatsache willen, dass für die wenigen Menschen, denen so geholfen werden kann, ihre wiedererlangte Beweglichkeit an ein glückliches Wunder grenzt. Es ist jedoch sehr wichtig, den psychogenen Anteil in dem Maße mit aufzuarbeiten, wie die Lähmung zurückgenommen werden kann, da sich sonst starke Widerstände gegen die Therapie bilden können, denn man nimmt ja sonst ein Symptom weg, was einen wichtigen Zweck erfüllt hatte.

So war es bei einer Frau mit einer Teillähmung des rechten Beines geglückt, diese in der ersten Hypnosesitzung zu lösen. Sie stand von der Couch auf und lief frei im Zimmer hin und her, mit einem Gesichtsausdruck, der einen eigenartigen Wechsel von Freude, Staunen und Verärgerung zeigte. Dabei rief sie fortwährend »Das gibt's doch nicht! Das gibt's doch nicht!« Natürlich war sie in der (bewussten) Hoffnung zu mir gekommen, dass es das doch gibt, dass ihr geholfen werden kann. Unbewusst aber schien sie sich sicher gefühlt zu haben, dass sie ihr Symptom werde behalten können. Aus tiefenpsychologischer Sicht soll die Therapie in solchen Fällen nur der Gewissensbefriedigung dienen, indem alles getan wird, was das Über-Ich verlangt. Zugleich kann sich das Es, wenn die Therapie nicht gelingt, über den Sieg gegen die (Therapie-) Mutter freuen und seine Verweigerung aufrechterhalten.

Bei der nächsten Sitzung berichtete die Patientin, mit einer Mischung von Vorwurf und Genugtuung in Stimme und Mimik, die Beweglichkeit habe nur einen Tag angehalten. Nach der daraufhin durchgeführten zweiten Hypnose konnte sie wieder frei gehen und rief wieder fortwährend »Das gibt's doch nicht! Das gibt's doch nicht!«, während sie aufgeregt im Sprechzimmer auf und ab rannte; das Gesicht war dabei schon etwas ärgerlicher als beim ersten Mal. Die dritte Sitzung verlief ähnlich. Die Besserung hatte wieder nur einen Tag angehalten. Die Exploration der psychischen Ursache in der Hypnose ergab nur wenig befriedigende Anhaltspunkte, aber nach der Hypnose war das Bein wieder frei. Diesmal kam bei ihrem Probegehen und Protestrufen ein ablehnendes Kopfschütteln dazu, der Widerstand des Unbewussten (des »kleinen Kindes« gegen die »Mutter«), die Gehverweigerung aufzugeben. Den nächsten Termin nahm sie nicht mehr wahr. Wahrscheinlich war ich zu schnell vorgegangen.

In einem von der Symptomatik ähnlichen Fall, bei einer Frau mit einer 15 Jahre bestehenden Teillähmung eines Beines, fiel mir die Patientin, die ebenfalls nach der ersten Sitzung wieder frei gehen konnte, voller Freude um den Hals und bedankte sich. Ein halbes Jahr später rief sie an, nur um mir mitzuteilen, dass das Bein seitdem völlig frei sei und sie sich nochmals bedanken wolle. Tiefenpsychologisch gesehen war bei ihr vermutlich die Auslösesituation nicht mehr von aktueller Bedeutung, die Lähmung hatte aber als konditioniertes Symptom fortbestanden. In diesem Falle war die einmalige Sitzung ausreichend, weil sie nur die Konditionierung aufhob und nicht auf den Widerstand des Unbewussten traf.

S: SH z. B. bei einer Armlähmung links: »Nachdem ich jetzt Ihren rechten Arm genauso schwer und steif gemacht habe wie Ihren linken, werde ich ihn jetzt wieder angenehm leicht und beweglich machen, indem ich mit meiner Hand von unten nach oben darüberstreiche. Mit jedem Strich meiner Hand weicht die Schwere und kehrt die Beweglichkeit zurück. Ganz angenehm leicht und beweglich ist Ihr rechter Arm jetzt wieder geworden. Heben Sie ihn an! – Sie haben nun deutlich erlebt, wie in der Hypnose Lähmungen hervorgerufen und auch aufgehoben werden können. Und genauso wie Ihren rechten Arm werde ich jetzt auch Ihren linken Arm wieder leicht und beweglich werden lassen, indem ich von unten nach oben mit meiner Hand darüberstreiche. Mit jedem Strich wird Ihr Arm leichter und leichter, die Nervenversorgung normalisiert sich, und die Beweglichkeit kehrt zurück. Zuerst in die Finger, jetzt in die Hand, in den Unterarm und in den Oberarm. Ganz leicht und beweglich ist Ihr linker Arm jetzt wieder geworden, genauso wie der rechte, und Sie können ihn jetzt wieder anheben. Heben Sie ihn hoch! Sie sehen, wie gut Sie Ihren Arm jetzt wieder bewegen können. Sie sind geheilt und werden Ihren Arm auch nach der Hypnose vollkommen frei bewegen können.« Zuweilen kann es sinnvoll sein, eine Levitations- bzw. Bewegungssuggestion nicht zurückzunehmen, sondern in das Wachbewusstsein zu übernehmen, um durch die bewusste Anschauung des bewegten »gelähmten« Gliedes dem Patienten auch die Autosuggestion seiner Heilung verstärkt zu vermitteln.

E: SH, FH ++, bei psychogener Beteiligung.

LAKTATIONSSTÖRUNG/STÖRUNG DER MILCHBILDUNG

P: Möglicherweise eine unbewusste Ablehnung des Kindes oder der eigenen weiblichen Rolle bzw. Mutterrolle. Auch Ängste vor einer durch das Stillen verursachten Erschlaffung der Brüste.

B: FH oder LH zur Klärung des Konfliktes. Direkte heterohypnotische Suggestion mit ausführlicher Schilderung der mit der Milchbildung verbundenen Empfindungen.

S: SH: »Ihre Brüste werden jetzt immer besser durchblutet und beginnen zu spannen. Das ist das Zeichen, dass sich die Milch bildet. Die Brustwarzen richten sich langsam auf, und Sie spüren, wie die Milch einfließt.«

E: SH ++; ggf. FH, LH ++.

LOGOSPASMUS/STOTTERN

P: Der psychogene Logospasmus enthält phobische und anankastische (ängstliche und zwanghafte) Elemente. Physiologisch kommt er dadurch zu Stande, dass der Sprachgestörte den ungemein komplizierten Sprechvorgang bewusst kontrollieren will und ihn dadurch aus den eigentlich zuständigen subkortikalen Gehirnschichten herausnimmt. Der Versuch, die Bewegungen von Lippen, Kiefer, Wangen, Zunge, Kehlkopf, Stimmbändern und die Ausatmung in bewusste synchrone Übereinstimmung zu bringen und dabei außerdem noch den Sinn des Gesprochenen zu beachten, ist aber von vornherein zum Scheitern verurteilt.

Angebliche leichte Hirnschädigungen bei einem Drittel der Sprachgestörten sind nach meiner Meinung eher Abweichungen von der Norm, die kaum ursächlich zu werten sind. Die Tatsache, dass Stotterer in der Hypnose im Allgemeinen fließend sprechen können (meist auch außerhalb der Hypnose fließend singen können; wie ausgeführt ist Singen rechtshirndominant), zeigt, dass keine organischen Schädigungen entgegenstehen, die dies prinzipiell unmöglich machen würden.

Der Grund, warum der Stotterer den Versuch unternimmt, »bewusst« zu sprechen, liegt vor allem in seiner Lebensgeschichte. Der zeitliche Beginn der Störung reicht für gewöhnlich in das frühe Kindesalter zurück, ebenso wie die auslösende seelische Atmosphäre bzw. Ursache. Ein stärkeres seelisches Trauma oder ein Konflikt »verschlägt« dem meist übersensiblen Kind »die Sprache« (Organsprache). Das Symptom verschafft ihm dann eine starke, vorher oft zu wenig vorhanden gewesene Aufmerksamkeit (Zuwendung), auch wenn diese vor allem in Form von Ermahnungen erfolgt, es möge doch sorgsamer sprechen. Eben das gewollte sorgsame Sprechen bewirkt aber dann durch die gesteigerte Aufmerksamkeit eine weitere Komplizierung des gestörten Sprachvorgangs, diese noch mehr Aufmerksamkeit usw., sodass der Circulus vitiosus seinen Anfang nimmt.

Das unbewusste Festhaltenwollen am Stottern, da es die ersehnte, wenn auch negative Zuwendung bringt, die bewusste Konzentration auf den Sprechvorgang und die bewusste Angst vor dem Stottern und dem Spott und den unvermeidlichen Ermahnungen verstärken sich gegenseitig in der Wirkung und bilden nach und nach einen Engrammkomplex aus, mit dem Inhalt, dass ein normales flüssiges Sprechen nicht mehr möglich ist. Das Stottern wird auf diese Weise zur konditionierten Reaktion.

Interessant ist in diesem Zusammenhang auch die Wortverwandtschaft von »Stimmung« und »Stimme«: Jede erregte Stimmung überträgt sich beim Stotterer besonders auf die Stimme. Eine andere Entsprechung findet sich in der oft etwas eigenbrötlerischen Verhaltensweise vieler Sprachgestörten: die Störung der Sprache als wichtigstes Kommunikationsmittel dokumentiert ihre vielleicht unbewusst gesuchte »Einsamkeit«.

B: Aus dem Dargelegten ergibt sich, dass die übliche Therapie durch Sprachschulungen verhältnismäßig paradox ist, da sie ja die ohnehin zu große Aufmerksamkeit auf die bewusste Lenkung des Sprachvorganges noch weiter fördert. Damit wird genau das getan, was in der Fabel vom Tausendfüßler zum Ausdruck kommt, der nach der Frage, in welcher Reihenfolge er seine Beine bewege, nicht mehr laufen konnte. Die Behandlung muss also darauf abzielen, den Sprechvorgang wieder in die subkortikalen Schichten zurückzuführen. Aus diesem Grunde neutralisieren die Suggestionen zunächst die Affektbezogenheit des Sprechens und streben eine Indifferenzierung an, die hier Ausgangsbasis für eine natürliche Normalisierung sein muss. Vorweg geht es aber darum, mittels FH, HA oder LH (bei erwachsenen Patienten) oder KIP (bei Kindern und Jugendlichen) ursächliche Zusammenhänge aufzudecken und zu verarbeiten. Da sich in der Regel eine längere Behandlung ergibt und eine seelische Festigung und Stützung des Patienten nahezu immer wünschenswert erscheint, empfiehlt sich auch die GH, die mit ihrer Betonung des autogenen Anteils auch der meist etwas zwanghaften Charakterstruktur der sprachgestörten Patienten entgegenkommt. Der SH kann vor allem die Aufgabe überlassen bleiben, durch entsprechende Suggestionen den Circulus vitiosus zu beenden. Dabei hat es sich bewährt, in der Hypnose Situationen zu suggerieren, die sonst mit Sprachproblemen verbunden waren, und den Patienten dabei frei sprechen zu lassen. Das Erfolgserlebnis wird dann posthypnotisch wirksam in das Wachbewusstsein übertragen. Es kann nützlich sein, die in Hypnose fließende Sprache auf Band aufzunehmen und dem Patienten zum öfteren Anhören mitzugeben, um eine autosuggestive »Untergrabung« des Engrammkomplexes »Stotternmüssen« auszulösen. Die für die Sprachstörung maßgebliche Prägung reicht oft auch in die präverbale Entwicklung zurück.

S: AT/GH: »Sprechen gleichgültig – Inhalt wichtig.« Das Wort gleichgültig ist hier in seinem Doppelsinn sowohl in der Betonung auf gleich als auch in der Betonung auf gültig gemeint und kann auch bei der Wiederholung der Formel verschieden betont werden. Daneben individuelle Stützung.

SH: »Sie können sich jetzt vorstellen, dass Sie im Restaurant sitzen und beim Ober Ihre Bestellung aufgeben. Sie sind ganz ruhig, weil Sie wissen, dass das Sprechen gleichgültig ist und nur der Inhalt wichtig. Ihre Atmung geht ruhig und regelmäßig, ganz von selbst, und genauso ruhig und selbstverständlich wie ihre Atmung wird jetzt auch ihre Sprache fließen, ganz von selbst. Sie denken nur an das, was Sie bestellen wollen, das Sprechen erfolgt ganz ruhig und fließend, ganz von selbst, genauso wie Ihre Atmung. Geben Sie mir jetzt Ihre Bestellung auf! [Der Therapeut spielt die Rolle des Obers. Seine Rolle in diesem Hypnodrama muss mit Wirklichkeitscharakter gespielt werden.] Sie haben jetzt gesehen, wie leicht und fließend die Worte aus Ihrem Mund kommen, wenn Sie sich nur auf das konzentrieren, was Sie sagen wollen. Das Sprechen erfolgt dann ganz von selbst, ruhig und fließend, so wie Ihre Atmung. Sie werden auch nach der Hypnose immer ruhiger und fließender sprechen können, genauso wie eben, weil Sie sich ganz auf das konzentrieren werden, was Sie sagen wollen und der Sprachvorgang gleichgültig bleibt. Und selbst wenn Sie sich versprechen ist das vollkommen gleichgültig, weil nur der Inhalt wichtig ist« usf. Daneben individuelle analytisch-kathartische Bearbeitung.

E: HA (KP) und SH, in erster Linie GH, in schwereren Fällen LH ++.

MACHO-SYNDROM

(Siehe auch Amazonenkomplex.)

P: Unsere Kultur suggeriert nicht nur eine »typisch weibliche« Rolle mit einigen offensichtlichen Nachteilen gegenüber dem »typisch männlichen« Part. Vielmehr ist auch der Mann einer suggestiven Rollenvorgabe unterworfen, die sich bei genauerer Analyse als ergänzendes Gegenstück zur Abwertung der weiblichen Rolle erweist und in den wesentlichsten Bereichen, auch für den Mann selbst, genauso destruktiv, sexualitätsfeindlich und menschenfeindlich ist wie jene.

Der so genannte Macho, laut dem Deutschen Universalwörterbuch ein Mann mit einem übersteigerten Gefühl männlicher Überlegenheit und Vitalität, ist der klassische Vertreter dieser Massensuggestion, die letztlich beide Geschlechter zu Opfern macht. Denn mittels derartig fixierter Geschlechtsrollen kann die eigentliche menschliche Geschlechtlichkeit weder sexuell noch sozial frei und gut erlebt werden. Dieses hypnosuggestiv vermittelte krankhafte Rollenprogramm habe ich »Maria-und-Josef-Komplex« getauft (in meinem Buch über Krebs). Es handelt sich um ein vordergründig humanistisch scheinendes, in Wirklichkeit aber reduktiv materialistisches Denkschema, in dessen Interesse die Menschen entsprechend funktionalisiert werden. Dabei werden die Geschlechtlichkeit und auch der Mensch selbst zur Ware.

Um dies zu erreichen, werden die Massen über subtile hypnosuggestive Wege – z. B. über TV-Serien – mit archaischen Gehirnprogrammen gefüttert und damit an die erwünschten hypnogenen Herden-Verhaltensziele gekoppelt.

Der Macho hat in dieser Inszenierung die Aufgabe, durch besondere berufliche und sonstige Leistungen, die in der Regel die Verdrängung seiner Gefühle fordern, wie auch durch demonstratives, auffälliges (narzisstisches) Verhalten, archaische »Leitbullen-Schlüsselreize« zu produzieren. Diese wiederum aktivieren in den hypnosuggestiv unterwürfig erzogenen »Weibchen« die archaische Sehnsucht, eine Verbindung mit ebendiesem »Männchen«, das als Leitbulle die freie Partnerwahl hat, anzustreben. Vermutlich greifen diese Massensuggestionen bis auf uralte Zuchtwahlprogramme aus der Säugetier-Evolution (MARGULIS 1996) und damit auf eine tiefe hypnotische Bewusstseinsebene zurück (siehe auch die Tabelle »Entwicklungsgeschichte und Funktionen der verschiedenen Ebenen des Zentralnervensystems«, Seiten 104/105). Diese evolutionären Hypotheken können in einer tiefenpsychologischen Hypnose erkannt und abgelöst werden.

Ansonsten wird der Wettbewerb um den Rang des »besten Macho« zur Qualifikation für den Erwerb der »besten Frau«. Und natürlich findet dieser Wettbewerb mit den Mitteln von heute statt: Kraft und Potenz werden durch Finanzkraft und sozialen Status symbolisiert.

Damit wird in erster Linie die Frau zur käuflichen Ware herabgewürdigt, was voraussetzt, dass sie selbst weniger oder – z. B. als Hausfrau – gar nichts verdient, sonst wäre sie nicht von einem vorteilhaften Selbstverkauf abhängig.

Der Mann ist in diesem materialistischen Geschlechterbeziehungsprogramm allerdings ebenso abhängig. Er darf zu seinem eigentlichen Selbst, zu seinen ursprünglichen Gefühlen und Bedürfnissen, wenig

Zugang haben, wenn er auf die Anerkennung der Mit-Machos und der derart konquistierten Frau Wert legt. Seine scheinbar freie Partnerwahl schließt vermutlich genau diejenigen aus, die ihm gefallen hätten, wenn er im Bewusstsein seiner eigenen, ihm selbst verborgenen Individualität gewesen wäre.

Seine mit Stolz behauptete »reine Rationalität« geht oft nicht nur mit einer pathologischen Bewusstseinsverdrängung emotionaler Werte einher, sondern auch mit einer Blockade für die Wahrnehmung rational lebensnotwendiger, übergeordneter Zusammenhänge. So kann er schwierige analytische Aufgaben hervorragend lösen, wenn sie eng genug umschrieben sind. Er wäre z. B. in der Lage, das Konzept für eine ultimative »Hyper-Atombombe« zu entwickeln, die alles Leben zerstört, und sich auf diese »Leistung« auch noch etwas einzubilden, ohne jede Störung durch sein normgerecht andressiertes Gefühl oder seine suggestiv geprägten (pseudo-) rationalen Denkabläufe. Sein eigentliches Ich und sein unabhängiges Fühlen und Denken bleiben im Verlies des Unbewussten eingesperrt und können sich nicht bemerkbar machen, um ihm zur Erkenntnis zu bringen, dass die Produkte seiner vermeintlichen Rationalität auch sein eigenes Verhängnis in sich tragen.

So wird seine eigentliche Lebenserfüllung von vorgegebenen archaischen Programmen im modernen Gewand überdeckt, vom Jagen nach Anerkennung, sei es durch die Frau, die Kinder, die Gesellschaft, die Kollegen usw. – Bis irgendwann alles erreicht scheint und damit sein Triebmotor abstirbt oder ein offenbarer Bruch auf diesem Wege die Verknüpfung zu der tief in das Unbewusste verdrängten Grundangst aktiviert. Nicht selten beendet dann ein Herzinfarkt, ein offener Suizid, eine Depression oder eine andere Erkrankung Laufbahn und Leben.

Beide pathologische Geschlechtsrollen können nur auf dem Boden eines sehr frühen Akzeptanzmangels gedeihen, wie er in unserer Kultur durch die an viele Bedingungen und Vermeidungszwänge gekoppelte Pseudoakzeptanz und die damit einhergehende Funktionalisierung des Menschen auf allen Kommunikationsebenen mitschwingt. Und beide fallen nur deshalb wenig auf, weil sie so gründlich weit verbreitet sind, dass sie die wenn auch krankhafte Norm darstellen. Damit gehören sie zum Kreis der so genannten »Normosen« (siehe dort), also zu den Neurosen, die auf Grund ihrer »Normalität« in der Regel nicht hinterfragt werden.

Die scheinbar bessere Rolle des Mannes führt auch dazu, dass eine unter pathologischem Rollenzwang und den entsprechenden Nachteilen leidende Frau ihre Therapiebedürftigkeit öfter und früher erkennt als der Mann, der sich seiner Defizite oft zeitlebens nicht bewusst wird.

Dementsprechend sind Männer, die von sich aus eine Therapie aufsuchen, weil ihnen ihr narzisstisches Verhalten auffällt oder ihr Gefühlsmangel oder ihre Partnerschaftsprobleme, relativ selten. Oft ist der Therapieanlass die Trennungsdrohung der Frau. Andererseits suchen auch die unter ihrer Rolle leidenden Frauen relativ selten eine Therapie auf, obwohl sie ihre einsuggerierte »Minderwertigkeit« auf die Barrikaden treiben müsste. Doch gehen damit Ängste einher, die die bei ihnen anerzogenen Schuldgefühle aktivieren und damit zu weiteren Ängsten auch vor der Therapie und ihren Folgen für die Beziehung usf. führen könnten.

B: Die sehr frühe Psychogenie des Macho-Syndroms in der Symbiose verlangt die tiefenpsychologische Therapie in Hypnose, vorzugsweise die LH. Außerdem ist die Vermittlung der AT-OS hilfreich, um das unterdrückte Gefühl für die eigene innere Stimme nicht nur während der Therapiesitzungen zu erfahren, sondern auch selbstständig übend wiederzuerwerben. Besonders die von der Partnerin »geschickten« Patienten haben oft wenig Krankheitseinsicht und benötigen daher kleinere erste Schritte, um sich zunächst ihrer eigenen Defizite und einer Therapiebedürftigkeit bewusst zu werden.

E: LH ++.

MAGEN- UND DARMERKRANKUNGEN

(Colitis ulcerosa, Diarrhö, Obstipation und Kardiospasmus siehe dort.)

P: Auch bei den Magen-Darmstörungen bezeugt eine große Anzahl volksmundlicher Redewendungen, wie sehr seelisches Empfinden auf dieses Organsystem reflektiert wird: »Das schlägt mir auf den Magen.« – »Er ärgert sich ein Loch in den Bauch.« – »Er hat schon viel schlucken müssen.« – »Das kann ich nicht verdauen.«

Diese Beispiele mögen für viele stehen. Jeder von uns kennt das Gefühl des Zusammenkrampfens in der Gegend des Sonnengeflechts bei schreckhaften Erlebnissen. Diese für sich zweckmäßige Reaktion, die über eine Verengung der Blutgefäße im Bauchraum vor allem in früheren Zeiten die Aufgabe hatte, bei Gefahrsituationen schnell mehr Blut in das Gehirn zu bringen und dessen Reaktionsbereitschaft zu erhöhen und zugleich bei einer Verwundung den Blutverlust zu reduzieren, hat sich heute, besonders beim stressbelasteten Zivilisationsbürger, zu dessen Nachteil umgewandelt. Die übermäßig oft auf Grund schreckhafter Reize eintretende Verkrampfung und Verengung der Blutgefäße führen zu einer Minderdurchblutung der Magen- und

Darmschleimhäute. Zugleich findet eine erhöhte Ausschüttung von Magensäure statt, wodurch die normalerweise bei einer guten Durchblutung gegebene alkalische Reaktion des Gewebes (Blut-pH = ca. 7,4) als Schutzwirkung gegen den stark sauren Magensaft (Salzsäure, pH = ca. 1,0) nicht mehr einwandfrei aufrechterhalten werden kann und es in der Folge zu einer Andauung der Magen- und Darmschleimhäute durch die Magensäure kommt und damit zu einer Entzündung, die nach und nach meist zum chronischen Ulkus wird. Die Beschwerden resultieren dann entweder aus den psychosomatischen Verkrampfungen (wie auch die Nabelkoliken der Kleinkinder) oder den dadurch verursachten Schleimhautschädigungen. Eingeklemmte Affekte und ständige Versagungshaltungen können ebenso wie andauernder Distress und unterdrückte Aggressionen Grund für die auslösende seelisch-körperliche Verspannung sein.

B: Neben der symptomgerichteten SH im Akutfall muss vor allem die analytische Bearbeitung im Vordergrund stehen. Zur eigenverantwortlichen Unterstützung einer Lösung von Verkrampfungen und Verspannungen eignet sich vor allem das AT. Außerdem kann die Hypnose die Zufuhr von Gefäßgiften vermeiden helfen (siehe Suchtkrankheiten).

Die LH ist hier die Therapie der Wahl!

S: AT: »Das Sonnengeflecht ist strömend warm.« – »Der Magen ist ganz ruhig, warm und frei.« Individuelle Stützung.

SH: »In diesem vertieften Ruhezustand erholt sich das gesamte Nervensystem. Der Leib wird gut durchblutet und strömend warm [haptische Unterstützung]. Alle Verkrampfungen lösen sich, und die verbesserte Nervenversorgung und Durchblutung bringen eine heilsame Wirkung. Magen und Darm bleiben auch nach der Hypnose strömend warm durchblutet, und alle äußeren Einflüsse werden ruhig und gelassen aufgenommen ...« usw. Individuelle Bearbeitung der analytischen Ergebnisse.

E: HA mit SH und AT, auch GH +, vorzugsweise LH ++, bei folgenden Störungsbildern: *Colitis, Morbus Crohn, Enteritis, Gastritis, Postgastrektomie-Syndrom, Ulcus ventriculi sive duodeni, Spasmen des Magen-Darm-Traktes.*

MANIEN

(Siehe auch Kleptomanie.)

P: Die manischen Verhaltensweisen haben viel gemeinsam mit der Depression (s. d.) und den Suchtkrankheiten (s. d.). Sie versuchen über die manischen Zwänge und Fixierungen eine Ersatzsicherheit bzw. Ersatzbefriedigung herzustellen, um eine symbiotische Defizitsituation zu kompensieren. Bei Spielleidenschaft, Computersucht, Fernsehsucht, Arbeitssucht usw. wird angenommen, dass die entsprechenden Betätigungen mit einer Endorphinproduktion (körpereigene morphiumähnliche Substanzen) einhergehen, sodass sich auch in dieser Hinsicht eine den Süchten ähnliche Situation ergibt. Besonders deutlich wird dies z. B. beim »Workaholic«, der beide Ebenen vereint.

B: Die Therapie sollte ursächlich über die LH erfolgen, in leichteren Fällen evtl. auch FH und das AT-US; später auch die OS einbeziehen, um dem Lebensrhythmus meditative Phasen einzugliedern.

S: Individuell, siehe die Beispiele bei Suchtkrankheiten.

E: LH/FH und AT-US/OS +.

MIGRÄNE siehe KOPFSCHMERZ

MIKTIONSSTÖRUNGEN/STÖRUNGEN BEIM WASSERLASSEN

P: Während die postoperative Harnverhaltung als neurovegetative Reaktion auf die vorangegangene Belastung des Organismus angesehen werden kann, spielen bei der Polyurie oft bedingte (konditionierte) Reaktionen, bei Dysurie und Strangurie unverarbeitete Konflikte eine auslösende Rolle. Miktionsstörungen deuten oft auch auf sexuelle Verhinderungsmotive oder Selbstbestrafungsmotive.

B: Die postoperative Harnverhaltung wird mit symptomgerichteter SH behandelt, wobei die mit dem Wasserlassen verbundenen Empfindungen ausführlich suggeriert werden sollen.

Die anderen Störungen machen oft eine analytische Klärung erforderlich. Eventuell gegebene Suggestionen haben die Indifferenz gegenüber den auslösenden Faktoren zum Ziel.

S: Bei *postoperativem Harnverhalten* SH: »Ganz deutlich können Sie sich jetzt erinnern, wie Sie das letzte Mal Wasser gelassen haben. Immer deutlicher empfinden Sie den Druck auf der Blase und den Drang, das Wasser zu entleeren, indem sich dabei die Blasenmuskulatur anspannt und der Blasenschließmuskel öffnet. Ich lege jetzt meine Hand auf Ihre Blasengegend, und Sie spüren, wie sich unter meiner Hand eine intensive Wärme und gesteigerte Durchblutung bilden. Dadurch wird die Nervenfunktion wieder völlig normalisiert, und das Wasserlassen geht wieder ganz natürlich und von selbst, so wie sonst immer. Wenn Sie sich nach der Hypnose [oder in der Hypnose mit Bettgeschirr oder auf der Toilette] ganz deutlich vorstellen, wie Sie Wasser lassen, wird es ganz von selbst einsetzen, indem sich alle Verkrampfungen lösen ... « usw., oder mit ephypnotischem Auftrag z. B.: »10 Minuten nach der Hypnose werden Sie spüren ...«

Bei Dysurie, Polyurie usw. SH: »In diesem vertieften Ruhezustand erholt sich das gesamte Nervensystem, und alle körperlichen Symptome werden gleichgültig. Indem ich jetzt meine Hände auf Ihre Blasengegend lege, spüren Sie, wie sich unter dieser Einwirkung eine intensive Durchblutung entfaltet. Dadurch wird die Nervenversorgung der Blase wieder normalisiert, und das Wasserlassen findet wieder ganz natürlich und von selber statt. Immer wenn die Blase gefüllt ist, werden Sie den Drang zum Wasserlassen verspüren, das dann auch ganz gelöst erfolgen kann. Die Gedanken an das Wasserlassen werden deshalb vollkommen gleichgültig, da alles wieder ganz normal ablaufen wird.« Daneben individuelle Suggestionen zur Verarbeitung bestehender Konflikte.

E: SH, auch GH ++, bei rezidivierenden Störungen FH oder LH ++.

MINDERWERTIGKEITSGEFÜHLE

P: Fast immer liegt die Ursache für Minderwertigkeitsgefühle in einer oft durch Generationen verankerten entsprechenden Erziehung. »Der Prophet gilt nichts in seinem Vaterlande«, so heißt es in vielen Kulturen, und das Kind lernt dann schon im Verhalten der Familienmitglieder untereinander, vorwiegend durch die Eltern, dass man sich gegenseitig geringer schätzt als Fremde. Ein Kind, das in einer Familie aufwächst, deren Mitglieder sich gegenseitig ohne Respekt begegnen, wird sich ebenfalls minderwertig vorkommen, auch wenn es selbst als Träger der unerfüllten Hoffnungen seiner Eltern nicht direkt in deren Auseinandersetzungen einbezogen wird, sondern zwischen den Fronten steht. Noch schlimmer ist es natürlich, wenn es öfter zu hören bekommt, wie dumm, böse oder unnütz es sei – im Gegensatz zu Nachbars Lieschen.

Unselbstständige Erziehung, die Erfolgserlebnisse verhindert, und das Leistungsbewertungssystem unserer Schulen, das mehr nach genormten Maßstäben als nach individuellen Begabungen ausgerichtet ist (mit Ausnahme der Waldorf-Schulen), spielen eine weitere wichtige Rolle. Ein so herangewachsener Mensch, der sich selbst nie schätzen gelernt hat, bringt diese Voraussetzungen wieder in seine eigene Familie ein usw. Die Weitergabe erfolgt dann nicht erst über die eigentliche Erziehung, sondern bereits in der intrauterinen Phase über die unbewusst übertragene mangelnde Selbstwertschätzung der Eltern.

B: Die Behandlung soll entsprechend der meist sehr frühen Prägung über die LH erfolgen. Eine analytische Fokuserarbeitung von besonders belastenden Konflikten (Versagenserlebnisse, Negativkritik) kann helfen, wenn die Problematik nicht zu tief reicht. Zusätzlich empfiehlt sich die Unterstützung bei der Vornahme zunächst kleinerer Ziele, deren Erreichen dann suggestiv zum Aufbau der weiteren verwendet werden kann. Schuldgefühle werden kathartisch angegangen, Ängste durch SH und AT indifferenziert. Das AT ist zur Unterstützung der Teilschritte mit seinen formelhaften Vorsatzbildungen gut geeignet, da es durch die autogen erzielten Erfolge das Selbstwertgefühl steigern hilft. Vor allem ist auch die OS als Möglichkeit zu mehr Selbsterkenntnis empfehlenswert, denn mehr Selbstsicherheit kann nur erwerben, wer sein Selbst besser kennen lernt.

S: Individuell.

E: AT und SH +, möglichst LH, FH oder HA ++.

MOBBING

P: Als Mobbing wird ein rivalisierendes Verhalten am Arbeitsplatz bezeichnet, bei dem mit unfairen Mitteln, konkret oder atmosphärisch, gegen KollegInnen vorgegangen wird, meist mit der Absicht, sie aus ihrer Stellung zu drängen. Dieses Problem ist zwar so alt wie die Arbeitswelt in unserer Kultur, jedoch auf Grund seiner starken Zunahme in den letzten Jahren mehr und mehr in die Schlagzeilen geraten.

Während es in frühen Kulturen überlebensnotwendig war, dass jeder Mensch von Anfang an entsprechend akzeptiert und gefördert wurde, um nach seinem Vermögen zum Leben und Überleben seiner Gruppe beitragen zu können, entwickelt sich in materialistischen Kulturen, in denen Haben-Werte zur Kompensation verloren gegangener Seinswerte herangezogen werden, immer stärker die Tendenz zur persönlichen Vorteilnahme. Diese nicht nur in der Arbeitswelt, sondern bis in höchste politische Kreise auch so genannter demokratischer Staaten zu beobachtende Tendenz hat mannigfache Ursachen. Dazu gehört vor allem die Vereinzelung des modernen Menschen, die nichts mit einer Individualisierung oder gesunden Ich-Bildung zu tun hat, sondern ihn heraushält oder sogar herausreißt aus dem eigentlichen Verständnis seiner selbst, seines Ichs und seines Eingebundenseins in übergeordnete natürliche und ethische Systeme. So verwechselt er sein mangels akzeptierender Spiegelung erhaltenes normotisch beschränktes Selbstbild mit seinem Ich und sein pseudowissenschaftlich andressiertes mechanistisches Weltbild mit seiner Welt.

Viele in diesem heute immer üblicheren Werdegang bedeutsamen Prozess sind unter dem Störungsbild »Aufmerksamkeitsdefizitsyndrom/ADS« beschrieben. Dazu gehören vor allem: die mangelnde Grundakzeptanz und, daraus entstehend, die mangelnde Grundsicherheit, die Entwirklichung (siehe ADS) und die über alle Erziehungsinstanzen hinweg, von der Familie über den Kindergarten bis zu Hochschule, übliche Rivalität, als Kampf eines jeden gegen jeden. Dabei geht es um vermeintliche Vorteile, um mehr Liebe, Zuwendung, Beachtung, Prestige, Macht, Geld usw. Paradoxerweise spiegelt sich diese krankhafte Wettbewerbsmentalität bis hinein in die Religionen bzw. Kirchen, die von ihrem selbst beschriebenen Auftrag her ja eigentlich für das liebevolle Miteinander eintreten sollten. Vom Kampf der Geschlechter über den Kampf der einzelnen angeblich Gläubigen bis zum Kampf der Kardinäle und Orden im Innenverhältnis und, im Außenverhältnis, zum Kampf der Religionen gegeneinander ist alles, wie in den anderen sozialen Bereichen auch, von einem aggressiven Verdrängungswettbewerb geprägt.

Sehr treffend lässt sich die kulturelle Entwicklung, von einem ehemals förderlichen Miteinander in den frühen Gemeinschaften hin zu einem immer härteren Gegeneinander im heutigen Technokapitalismus, am Beispiel der Bedeutungsverschiebung des Wortes »Rivale« innerhalb von etwa 3000 Jahren erkennen: Bezeichnet es ursprünglich den Flussnachbarn (von lat. »rivus« = Fluss), mit dem schon auf Grund der gemeinsamen Interessen ein gutes Einvernehmen geboten war, wird es heute für einen Wettbewerber, den es möglichst zu überwinden oder gar auszuschalten gilt, verwendet.

Doch ist gerade beim Mobbing die Ausschaltung eines als Wettbewerber verstandenen Mitarbeiters meist auch ungünstig für den »Sieger«, da der ganze Prozess in aller Regel erhebliche betriebswirtschaftliche Nachteile mit sich bringt und damit dem System schadet, von dem auch der Mobber selbst lebt (vgl. oben das System »Fluss«). So haben umfangreiche Untersuchungen und die Umsetzung der entsprechenden Ergebnisse in die Praxis gezeigt, dass die früher üblichen, streng hierarchischen Personalstrukturen – in denen das Mobbing am besten funktioniert – sehr viel weniger effektiv sind als kollegiale Modelle, bei denen alle Beteiligten im Bewusstsein gemeinsamer Ziele ähnliche Verantwortung tragen.

Das Mobbing stellt demnach auch für den Mobber ein nur vordergründige Vorteile verschaffendes und daher weit gehend irrationales Verhalten dar. Die Irrationalität weist auf tiefenpsychologische Übertragungshaltungen als Motiv hin, und damit auf die Beteiligung hypnotischer Bewusstseinsebenen.

Die beteiligten tiefenpsychisch-hypnotischen Konfliktbereiche entstammen meist einer phylogenetischen und einer ontogenetischen Ebene. Die phylogenetische geht zurück auf archaische Herdenverhaltensprogramme aus der Säugetier-Evolution, die in unserem Gehirn durch das limbische System repräsentiert ist. In diesen alten Programmen geht es schlicht um die so genannte Hackordnung, die darüber bestimmt, wer der Leitbulle (die Leitkuh) ist und wer in welcher Rangfolge ihm/ihr am nächsten sein darf, um sich der entsprechenden emotionalen und materiellen Vorteile zu versichern. Wie erwähnt, sind solche Programme betriebs- und volkswirtschaftlich abträglich und damit für Mobber wie Gemobbte gleichermaßen von Nachteil.

Auf der ontogenetischen Ebene gilt Ähnliches. Bei der tiefenpsychologischen Exploration in Hypnose findet sich in der Regel ein Akzeptanzdefizit aus der intrauterinen Zeit oder der frühesten Kindheit. Die daraus entstandene Selbstwertangst wird in das Unbewusste verlagert und führt dazu, dass der Erwachsene seine Sicherheit und Akzeptanz auf Ersatzfeldern kompensieren will. Dazu können Beruf, soziale Stellung, Beziehung usw. dienen, und wiederum geht es um Beachtung, Prestige, Macht, Geld usw. Auch auf dieser Ebene sind die durch Mobbing erworbenen scheinbaren Vorteile faule Früchte. Denn erstens führen sie nie zur wirklichen Befriedigung – die kann kein Ersatz leisten – und steigern nur das suchtartige Verlangen nach den nächsten entsprechenden Aktivitäten, zweitens machen sie die Akteure noch einsamer und schließlich schaden sie dem Boot, in dem auch der Mobber selbst sitzt.

Die Übertragungsverhaltensweisen aus beiden Ebenen bedingen automatisch eine hypnotische Regression und sind damit nicht mehr logisch kontrollierbar. Dies gilt sowohl für den »Täter« als auch für das »Opfer«. Die seelische Dynamik der Übertragung aktiviert die in der Hypnose dominante »direkte Kommunikation« (siehe Seite 174), bei der die Beteiligten vorwiegend über ihre unbewussten Seelenprägungen in eine direkte, überzeitliche Wechselwirkung treten und Sender und Empfänger nicht identifizierbar sind. Eine wichtige Erkenntnis aus dieser Tatsache ist, dass auch beim Opfer unbewusste Prägungen bestehen, die den Täter veranlassen, sich gerade ihm zuzuwenden. Unbewusst verhält sich demnach das Opfer so, dass der Täter in ihm – ebenfalls unbewusst – eine Gefahr für seine augenblickliche oder angestrebte Position erlebt. Dies kann z. B. – scheinbar paradoxerweise – gerade durch eine besonders hohe Arbeitsmoral oder auch durch eine hohe Duldsamkeit des Opfers ausgelöst werden. In diesem Fall eignet sich das Opfer auch für die Übertragung der »Sündenbock-Rolle« und erweist sich dadurch als psychisch ausnehmend stark.

Neben vordergründigen Vorteilen an Beachtung, Macht oder Geld profitiert der Täter vor allem durch kurzfristige Lustgefühle sadistischer Prägung, indem jede vermeintliche »Überwindung« eines Opfers seinem eigenen schwachen Ego zu einer Ersatzbefriedigung verhilft und sein falsches »Größenselbst« bestätigt.

Dass auch das Opfer profitieren kann, wird gewöhnlich übersehen, da es selbst seinen »Lustgewinn« nicht als solchen erlebt. Durch das Erlebte wird es in seiner meist melancholisch-depressiven Grundhaltung bestätigt, eine Bestätigung, die oft unbewusst gesucht wird. Tiefenpsychologisch können dann der Schmerz und die Wut über das Geschehene mittels einer unbewussten masochistischen Konversion zum Ersatz für ein nicht erlebbares intensives Wohlgefühl werden.

B: In aller Regel suchen die Gemobbten eine Therapie auf, nicht die Mobber, die sich sehr lange an ihrem künstlichen Größenselbst festhalten und erst nach einem meist dramatischen Einbruch, wie z. B. einem Herzinfarkt, ihre Therapiebedürftigkeit erkennen. Die Ähnlichkeit der unbewussten Konfliktdynamik beider Gruppen wird bei der tiefenpsychologischen Therapie in Hypnose deutlich. In beiden Fällen besteht eine meist vielschichtige Depression, die sich beim Mobber oft hinter einer manischen Aktivität verbirgt (häufig Workaholic), beim Gemobbten hinter der Suche nach Erfüllung hoher (unerfüllbarer) Idealvorstellungen.

In beiden Fällen ist selbstverständlich eine Stärkung des eigentlichen, durch die Sozialisation verschütteten Ichs wünschenswert und angezeigt, also eine LH. Wo diese nicht durchführbar ist, können über die FH und über das AT, unter Einbeziehung der OS, die Konflikteinsicht, die Erkenntnis der eigenen Beteiligung und die Ich-Stärkung zumindest verbessert werden.

S: Individuell, nur für akute Situationen.

E: Möglichst LH ++, AT-US und OS +; FH oder HA +.

MULTIPLE SKLEROSE (MS)/ENZEPHALITIS DISSEMINATA

P: Die MS ist vermutlich eine Erkrankung des Immunsystems, bei der sich die Abwehr gegen das eigene Gehirn richtet, so als ob es ein fremdes Gewebe wäre. Bei allen von mir behandelten Patienten ließen sich unter Hypnose auslösende Lebensereignisse finden. Nach der Krankheitsphasenlehre handelt es sich um einen degenerativen Prozess, der auf die früheste Lebenszeit (Symbiose) zurückgeht und sich dementsprechend auf dem Boden starker, meist unbewusster Grundängste entwickelt. Unbewusste Todeswünsche, vor allem aber auch eine (unbewusste) mangelnde psychische Selbstständigkeit, die bei nicht tiefenpsychologischer Betrachtung kaum erkennbar ist, sondern eher als Überkompensierung auffällt, werden in der Erkrankung ausgedrückt. Ein nach außen kaum erkennbarer Bruch in der Überkompensierung kann die Erkrankung zur Auslösung bringen.

Sehr oft ist die MS mit einem starken Wunsch nach Freiheit verbunden, der mit ebenso starken unbewussten Ängsten besetzt ist. Der erste MS-Schub entsteht des Öfteren im Zusammenhang mit dem ersten Versuch, die ersehnte und aktiv angestrebte Freiheit konkret zu leben, und stellt dann eine unbewusste Verhinderungsmaßnahme dar, um zum Schutz vor der Konfrontation mit den unbewussten Grundängsten die Rückkehr in das zwar ungeliebte, aber vertraute und deshalb Sicherheit symbolisierende Alltagsgefängnis zu erzwingen.

B: Möglichst *von Anfang an* LH, ggf. begleitend mit Medikation und anderen Maßnahmen. Zusätzlich AT-US/OS. Umstellung der Lebensführung auf natürlichen Rhythmus. Einbeziehung von Sinn- und Besinnungsphasen und Phasen mit zweckfreier Kreativität. Keinesfalls zu große Therapieschritte. Zielsetzung muss die bedingungslose Akzeptanz des eigenen Ich und der eigenen Lebensziele sein und ein integratives, vollgültiges Körpererleben, ein »Körper-Sein« an Stelle des üblichen »Körper-Habens«, das den Körper lediglich als Werkzeug betrachtet.

S: AT allgemein.

E: LH +, (siehe Fallbeispiel im Kapitel 16), therapiebegleitend AT-US und nach der Therapie AT-OS.

NABELKOLIKEN

(Siehe auch Magen- und Darmerkrankungen.)

P: Meist bei sich zu wenig akzeptiert bzw. beachtet fühlenden Kindern mit unbewussten Grundängsten, die sich auf aktuelle (auch unbewusste) Anlässe in den Koliken vegetativ abreagieren bzw. damit Verhinderungsmotive aufbauen.

B: AT und KP. Einbeziehung der Erziehungsperson in die Therapie.

S: Individuell. AT: Sonnengeflechtübung.

E: AT und KP +.

NÄGELKAUEN

P: Oft Protesthaltung gegen die Erziehungsperson, zugleich Autoaggression.

B: AT und KP. Bei Kindern gegebenenfalls Einbeziehung der Mutter bzw. Erziehungsperson in die Therapie (AT).

S: Individuell. Symptomgerichtete Suggestionen halte ich hier für wenig sinnvoll, da ein »Leidensdruck« meist nur bei den Eltern besteht und das Symptom als Zeichen für die zu Grunde liegende Beziehungsstörung gewertet und nicht einfach zugedeckt werden sollte.

E: AT und KP ++, in schwereren Fällen FH, HA oder LH ++.

NAHRUNGSMITTELALLERGIEN
(Siehe auch Allergie.)

P: Wie bei Allergie. Dieses Störungsbild tritt öfter auf, als allgemein angenommen wird, da nach neueren Forschungen auch die bisher als physiologische Auswirkungen des Koffeins, Teeins und anderer Stoffe angesehenen Missempfindungen (Herzjagen, Hitzegefühle, Übelkeit usw.) als allergische Reaktionen anzusehen sind.

B: Wie bei Allergie. Möglichst Vermeidung der Allergene, AT. Falls eine Allergie gegen ernährungswichtige Stoffe besteht, auch Indifferenzierung über SH.

S: Individuell.

E: AT und SH +, in schwereren Fällen FH, HA oder LH ++.

NEUROSEN / GEMÜTSKRANKHEITEN
Siehe Phobien.

NORMOSE / NORMZWANG

P: Der Zwang oder die Sucht, »normal« zu sein (Syn.: Normomanie, Normopathie, Automatose) wurde erstmals in der transpersonalen Psychologie deutlich als schweres Krankheitsbild herausgestellt. In der tiefenpsychologischen Umgangssprache wird sie auch »Musstitis« genannt (von: »Man *muss* doch ...«) und als eine Form der Borderline-Erkrankung [Grenzgänger-Syndrom] angesehen. Die Normose hat viel mit Suggestion und Hypnose zu tun und ist eine der gefährlichsten, unmenschlichsten und lebensfeindlichsten psychischen Prägungen. Sie ist in nahezu allen Erkrankungen anteilmäßig wirksam.
Gefährlich ist sie aus drei Gründen:
1. Sie bedingt ein manisches Streben nach Normalität, u. U. auch gegen die vitalen Interessen des Betroffenen. Ihre Pseudowerte und Verhaltensweisen führen zu seelischer oder körperlicher Krankheit oder zum Tod;
2. die von ihr angestrebten Verhaltensnormen beruhen meist auf hypnotisch-suggestiven Prägungen, die unter Umgehung des kritischen Verstandes beliebige, auch widernatürliche und unsinnige Ideologien verfolgen können (z. B. Körperfeindlichkeit, suggerierte Feindbilder usw.);
3. ihre Symptome treten nicht nur bei vereinzelten Normopathen auf, sondern es ist die überwiegende Mehrheit der Menschen unseres Kulturkreises davon befallen. Die Normose ist also sowohl die Krankheit, normal sein zu müssen, als auch die Krankheit der Normalen, sie selbst ist eine soziale Norm! Sie wird auf diese Weise zum unauffälli-

gen, unhinterfragten Allgemeinzustand, zur Norm des normopathischen Gesundheitsbegriffes. Dadurch bekommen sowohl die normopathischen Ziele als auch das normopathische Verhalten allgemeinen Aufforderungscharakter und Allgemeinverbindlichkeitsanspruch.

Unmenschlich ist der Normzwang, da er ein affenartiges Imitationsverhalten zum höchsten moralischen Wert erheben will. Das eigentliche Menschliche, die individuelle Wesenhaftigkeit jedes Einzelnen, wird nicht nur nicht gefördert, sondern in der normopathischen Sozialisations-Dressur von Anfang an abgewertet und unterdrückt.

Lebensfeindlich ist die Sucht nach Normalität, weil jedes Leben sowohl für seine gesunde Entwicklung als auch für die Stabilität seiner Selbstregulation notwendigerweise ständig auf Impulse aus den Grenzbereichen angewiesen ist. Die dauernde Rückkoppelung zwischen fixen, internen Normwerten würde zur Entropie, zur Starre und damit zum Untergang des Systems führen, wie es in der jüngsten Vergangenheit beim Untergang stark abgeriegelter politischer Ideologien deutlich wurde.

Wie die anderen schweren psychischen Störungen gedeiht die Normose auf dem Boden einer ungenügenden Grundsicherheit, also auf Grund eines erheblichen symbiotischen Defizits. Die manisch angestrebten Normwerte treten dann wiederum an die Stelle des infantilen Mutterersatzes (Übergangsobjekt) und sind unverzichtbar.

Jede Normose bestätigt den tiefenpsychologischen Grundsatz, dass krankhaftes Verhalten meist das Gegenteil von dem bewirkt, was bewusst damit beabsichtigt wurde! Sehen wir einige Beispiele an:

1. Direkt im Zusammenhang mit der mangelnden existenziellen Grundsicherheit steht das so genannte Lost Paradise Syndrom (LPS; Verlorenes-Paradies-Syndrom). Die Propagierung eines besseren Jenseits ähnlich dem »verlorenen Paradies« führt zur Nichtakzeptanz der diesseitigen Wirklichkeit und der existenziellen Grundbedingung des Daseins. Materielle Werte (Geld, Kapitalwerte, abstrakte Werte) treten dann als existenzielle Ersatzobjekte an die Stelle der ungenügend erlebten Mutterzuwendung und Grundsicherheit. Es kann dann nicht zweckbezogen mit den materiellen Werten umgegangen werden, sondern sie werden als unbewusste Mutterübertragungsobjekte manisch angestrebt und gehortet. Infolgedessen verhalten sich die LPS-Normopathen so, dass sie das bessere Jenseits, um dessentwillen sie das Diesseits glauben abwerten zu müssen, ihren eigenen Regeln zufolge nie erreichen können (»Eher kommt ein Kamel durchs Nadelöhr …«).
2. Auf dem Boden der *Körperfeindlichkeitsnorm* gedeihen *Sauberkeitswahn* und *Waschzwang*, in die nicht nur der eigene Körper bis zur

völligen Desodorierung einbezogen wird. Auch Auto, Hemd, Küchenschrank usw. müssen stets flecken- und streifenfrei strahlen, was zu einer nie da gewesenen Verunreinigung dort beiträgt, wo es auf wirkliche Reinheit ankäme: bei unserem Wasser.

3. Die normierende Erziehung und Schulbildung, mit der Absicht, alle Kinder »gerecht« zu behandeln, ihnen die gleichen Wissensinhalte zu vermitteln und sie an den gleichen Prüfungskriterien zu messen, führt zu der Ungerechtigkeit, dass bei keinem Kind nach seinem eigenen Wesen und seinen eigenen Talenten gefragt wird, dass demnach dieses Erziehungs- und Ausbildungssystem keinem gerecht wird (außer den Normzwängen seiner Verfasser). Die individuelle Kreativität wird geradezu verhindert. So kann Ivan ILLICH mit Recht von der verdummenden Bildung sprechen (in seinem Aufsatz »Wider die Verschulung«). Die Folgen der Behinderung individueller Kreativität und Entfaltung sind überdies bei der Entstehung der meisten Erkrankungen beteiligt.
4. Die normierte und normierende »Schulmedizin« wird als »wissenschaftlich anerkanntes« allgemeinverbindliches System gestützt, z. B. durch Pflichtkassenbeiträge, systemkonformes Studium, systemkonforme Arzneimittelgesetzgebung, Honorierungsvorschriften der Krankenkassen usw. Ihr Verständnis von menschlichen Krankheiten wird über weite Strecken von den statistisch normierten Ergebnissen aus Experimenten mit Versuchsratten oder Zellkulturen im Laboratorium bestimmt. Nur Normierbares, scheinbar »Wiederholbares« zählt. Das eigentliche Menschliche, das nicht wiederholbare Individuelle (vor allem die Seele) bleibt vor der Labortür. Folgen sind z. B., dass der Sieg über die bakteriellen Erkrankungen durch normierte Antibiotikamedikation zur Züchtung resistenter Erreger geführt hat, dass mehr Patienten wegen Arzneimittelschäden behandelt werden müssen als wegen anderer Erkrankungen (ILLICH: Die Nemesis der Medizin) usw.

B: Die Behandlung der Normose muss eine Enthypnotisierung und Entsuggerierung zum Ziele haben, die besonders schwierig ist, weil die sozialen Normen und Zwänge in allen ihren Einzelheiten ständig die Normose-Suggestionen weiter stützen. Jede symptomorientierte Therapie, jede verhaltenstherapeutische Intervention gegen einzelne herausgegriffene pathologische Normverhalten, müsste wieder im Sog der Massensuggestion untergehen oder von Anfang an auf Anpassung zugeschnitten sein. Nur eine tiefreichende Therapie wie die LH, die mit der Zielsetzung der Selbsterkenntnis und eigenverantwortlicher Selbstentwicklung geführt wird, kann den dauerhaften Ausstieg aus der Normopathie unterstützen. Unverzichtbar ist die eigenständige tiefenpsychologische bzw. meditative Arbeit nach der Therapie, z. B. mit AT-OS, anthroposophischer Meditation o. ä.

E: LH mit AT-OS oder anderem Meditationsverfahren ++. (Lit.: P. WEIL.)

OBSTIPATION/STUHLVERSTOPFUNG

P: Der regelmäßige Stuhlgang ist ein Goldenes Kalb der Zivilisation, die aus dem ursprünglichen natürlichen Bedürfnis einen regelmäßigen bedingten Reflex machte. Denn die verschiedenen Einflüsse von Nahrung, Tageslauf usw. müssten eigentlich auch eine verschiedene Zeit für den Nahrungsdurchlauf bewirken. In der Erziehung zur »Stubenreinheit« werden bereits bei den Kleinkindern die Ursachen zu späterer Obstipation verankert, wenn z. B. nach jedem »Erfolg« des Kindes auf dem Töpfchen die Mutter gar nicht aufhören will, lobende Worte über diese Leistung zu finden, um das Kind zu ähnlichen regelmäßigen Taten anzuspornen. Zugleich aber erlebt das Kind, dass die Mutter sein Produkt gar nicht schätzt, sondern in der Toilette entsorgt. Es ist nicht verwunderlich, wenn sich im Unbewussten des Kindes die Vorstellung festsetzt, dass es da etwas ganz Kostbares (was jedoch nicht geschätzt wird) von sich gegeben habe, und der Wunsch, es bei sich zu behalten. Die unbewusste Identifizierung von Stuhl und Besitz findet sich allerdings nicht nur bei derart Vorbelasteten, sodass die Obstipation oft mit der generellen Schwierigkeit vergemeinschaftet ist, etwas herzugeben oder auch sich hinzugeben (nicht zu verwechseln mit Selbstaufgabe im Rahmen einer Beziehung mit Symbiosebedürfnis). Auch die Introvertiertheit ist oft eine seelische Begleiterscheinung für die Obstipation. Viele Frauen mit Anorgasmie leiden zugleich auch an Obstipation.

Tiefenpsychologisch steht der Stuhlgang für die Kreativität, für die Trennung von Subjekt und Objekt, für Behalten und Abgeben und für Macht und Kontrolle. Das Kind kann anhand seiner Stuhlkontrolle der Mutter seine Macht demonstrieren. Stuhlverweigerung stellt dann, wie die Enuresis nocturna, einen Protest dar, der dem Kind offen nicht möglich ist. Beim Erwachsenen kann sich durch die unbewusste Mutterübertragung auf den Partner (auch auf den Mann) dieselbe Symbolik ausdrücken. Da unsere Kultur eine sehr starke anale Betonung hat (Kapital, Leistung, Wegwerfen), wirken diese Zusammenhänge und auch die anderen genannten tiefenpsychologischen Symbolbezüge in vielen Bereichen unerkannt.

Auch starke emotionelle Spannungszustände können über eine Verkrampfung des Rektums zur Erschwerung der Stuhlentleerung führen.

B: Wo es sich nur um vorübergehende Stuhlgangstörungen z. B. auf Grund des Gebrauchs von Abführmitteln handelt, ist oft keine analytische Bearbeitung erforderlich. Es reicht dann aus, in der SH direkte symptomgerichtete ephypnotische Suggestionen zu geben, zumal der Stuhlgang sehr gut durch die Hypnose beeinflussbar ist. Als Teilreiz zur Auslösung des ephypnotischen Auftrages empfiehlt sich dabei die Konditionierung an eine unverfängliche Tätigkeit, z. B. das morgendliche Zähneputzen (nicht etwa an eine bestimmte Uhrzeit). Zur Lösung bestehender Verspannungen und Beeinflussung psychischer Fixierungen eignet sich das AT. Besonders bei hingabegestörten, insgesamt zurückhaltenden Patienten kann eine zusätzliche analytische Behandlung sinnvoll sein. Postoperative Stuhlverhaltungen können in der Regel mit einer einmaligen SH gelöst werden. In jedem Falle empfiehlt sich, die mit dem Stuhlgang verknüpften Empfindungen recht deutlich an eine ephypnotische Suggestion zu knüpfen oder den Stuhlgang im Bett unter Hypnose herbeizuführen (wie bei Miktionsstörungen). Abführmittel sollten langsam reduziert oder bei hoher Suggestibilität sofort gestrichen werden.

S: AT: »Der Darm arbeitet ganz ruhig und natürlich.« – »Die Arbeit im Darm ist kräftig und warm.« – »Stuhlgang gleichgültig.« Individuelle Formeln.

SH: »Ich lege jetzt meine Hand auf Ihren Leib, und Sie werden gleich deutlich spüren, wie sich unter meiner Hand eine intensive Durchblutung entfaltet. Auf diese Weise wird jetzt die Nervenversorgung Ihres Darmes wieder normalisiert, und die Darmbewegungen finden ganz stark und regelmäßig statt, um den Speisebrei weiterzubefördern. Ganz deutlich empfinden Sie jetzt schon die Bewegungen Ihres Darmes [tatsächlich sind bei dieser Suggestion bereits Darmbewegungen mit der aufgelegten Hand fühlbar]. Diese Darmbewegungen werden sich morgen Früh noch verstärken, und gleich nach dem Zähneputzen spüren Sie dann ganz deutlich den Stuhldrang. Sie werden dann zur Toilette gehen, und ganz von selbst wird sich der Stuhl entleeren. Auf diese Weise wird sich in Zukunft jeden Morgen, gleich nach dem Zähneputzen, ganz von selbst dieser Stuhldrang einstellen, und der Stuhl wird sich ganz natürlich entleeren ... « usw.

E: AT und SH ++, ggf. FH oder LH ++.

ÖDEME/GEWEBSWASSERSUCHT

P: Meist Begleiterscheinung anderer Störungen.

B: Die hypnotische Ausschwemmung von Ödemen ist angebracht, wenn entsprechende Arzneimittel nicht vertragen werden. Es kann hierbei suggeriert werden, dass der Patient eine größere Flüssigkeitsmenge trinke (die er nicht wirklich trinkt), die dann über die Nieren wieder ausgeschieden wird. Präventiv können die betroffenen Gliedmaßen suggestiv kühl eingestellt werden.

S: SH: »Sie können sich jetzt vorstellen, dass Sie ein starkes Durstgefühl haben wie an einem heißen Tag. Um den Durst zu löschen, trinken Sie jetzt eine ganze Flasche Mineralwasser. In einer Stunde werden Sie dann einen starken Druck auf der Blase verspüren und werden Wasser lassen müssen... « usw.

E: SH w.

PANIKATTACKEN

(Siehe auch »Phobien/krankhafte Ängste« und »Depressionen«.)

P: Unter Panikattacken werden schwerste Angstanfälle bezeichnet, die ohne erkennbare Auslöser überfallsartig auftreten und meist kein bewusstes Angstmotiv aufweisen. Sie zeichnen sich also durch eine Unfassbarkeit aus, die keinen Angriffspunkt zur Gegenwehr bietet. Das Wort »Panik« ist vom griechischen Hirtengott PAN (griech. = All) hergeleitet, dem in der Mythologie unter anderem nachgesagt wurde, dass er plötzlich und unerwartet auftauchte, um unerklärbare, »panische« Schrecken zu verbreiten. Sein Äußeres, mit Hörnern und Geißfuß, bezieht auch die Symbolgestalt des erst später erfundenen Teufels mit ein.

In den letzten Jahren werden immer mehr Menschen von Panikattacken betroffen, was sicher ein Anzeichen der zunehmenden Grundängste bzw. des zunehmenden Mangels an Grundsicherheit in unserer Gesellschaft ist.

Eine Besonderheit der Panikattacken gegenüber den Phobien (Ängsten) liegt darin, dass sich die Betroffenen bis zum ersten Auftreten eines solchen Anfalls meist als relativ angstfrei erlebt hatten. Eine weitere Besonderheit ist, dass die Anfälle in der Regel nicht wie Angstreaktionen in Belastungssituationen auftreten, sondern aus Ruhesituationen heraus. Beide Umstände sprechen dafür, dass die Grundlage der Panikattacken besonders tief im Unbewussten verankert ist und dass sie lange Zeit durch eine Art von Überkompensation überdeckt ist. Gerade ersehnte Ruhezustände, wie Urlaub und Strand, können dann zum ersten Auftreten führen, da dort z. B. die Kompensation durch den beruflichen Leistungsstress entfällt.

In solchen Ruhesituationen erleichtert das unter Stress nicht mögliche freie Fließen der Gedanken auf der Ebene des Vorbewussten die Verknüpfung zu der verborgenen Grundangst. Dies geschieht über das unbewusste Verschalten symbolischer Zusammenhänge, die bewusst weder erkannt noch wahrgenommen werden (z. B. die Symbolverknüpfung Meer und Mutter).

Die Panikattacken sind daher tiefer verankert als die Phobien und zeigen in der Anamnese oft eine Persönlichkeitsstruktur ähnlich der manischen Depression (siehe dort), bei der die manischen Verhaltenstendenzen ihren Durchbruch lange Zeit verhindern.

B: Die Therapie der Wahl ist die LH, wobei von Anfang an – entgegen der auch auf die Therapie übertragenen, betonten Leistungswünsche des Betroffenen – auf kleine und sorgfältige Schritte zu achten ist. Die Sicherheitsbedürfnisse müssen in einer besonderen Weise gewürdigt werden, u. a. auch durch eine gewissenhafte Durchführung des therapeutischen Rituals.

Da die Panikattacken meist tiefer geprägt sind als Phobien, sollte der Therapieplan von Anfang ein entsprechendes Sitzungsminimum vorsehen, und zwar etwa 1,5- bis 2-mal so viele Sitzungen, wie der Patient Jahre alt ist (bei einem 30-jährigen Patienten etwa 45 – 60 Sitzungen, einmal in der Woche).

E: LH ++, nach der Therapie möglichst AT-US und OS.

PARKINSONSCHE KRANKHEIT/SCHÜTTELLÄHMUNG

P: Die Pathogenese dieser Erkrankung liegt noch weit gehend im Dunkel. Eine Autoimmunbeteiligung (Autoaggressionskrankheit) wird diskutiert. Auch auf den Befall des Nervensystems durch einen im Hundekot heimischen Wurm (oxiura canis) gibt es Hinweise. Da ein hereditär-familiäres Auftreten nicht selten ist, könnte unter Umständen die Mitbeteiligung eines »Erlernens« von der Identitätsfigur in Betracht gezogen werden. Seelische Belastungen verschlimmern den Zustand.

Die Symptomatik der Erkrankung beinhaltet, dass beabsichtigte Bewegungen zunächst zu Spasmen führen und dann zu einem »Schütteln« (Tremor) der Bewegungsmuskulatur. Symbolisch kann dies auf eine unbewusste autoaggressive psychische Konfliktebene hinweisen, die den Betroffenen veranlasst, sozusagen selbst seinen freien Ausdruck (über die Bewegung) unbewusst zu erschweren, zu verzögern oder gar zu verhindern.

B: Die Symptomatik des Parkinson-Syndroms und des Parkinsonismus wird mit dem AT und symptomgerichteter SH in einigen Fällen merklich gelindert und für den Patienten erträglicher. Wie bei allen Autoimmunerkrankungen ist jedoch vorwiegend die LH zu empfehlen.

S: SH: »In diesem vertieften Ruhezustand erholt sich das gesamte Nervensystem. Alle Verspannungen in den Muskeln lösen sich, und mit jedem Atemzug nehmen Sie frische Kraft und Ruhe auf. Die Kraft und Ruhe verankert sich im gesamten Nervensystem, sodass Sie auch nach der Hypnose alle Glieder frei und ruhig bewegen können.« Einige Bewegungssuggestionen in Hypnose können zur Konditionierung beitragen.

E: AT und SH w, LH w.

PHANTOMSCHMERZEN

P: Nach MIKOREY kommt der Phantomschmerz durch eine gesteigert isolierte Aufmerksamkeit auf das verlorene Glied zu Stande, durch die unbewusst eine Regeneration erzwungen werden soll. Dass die Neubildung verlorener Körperteile prinzipiell möglich ist, könnte auf Grund des HAECKEL'SCHEN Grundgesetzes angenommen werden, nach dem in jedem einzelnen Zellkern eines Mehrzellerorganismus der Bauplan der Gesamtheit enthalten ist. In geradezu vollkommener Weise findet sich diese Fähigkeit noch bei den Schwanzlurchen. So wurde an Versuchen mit Tritonen bewiesen, dass diese in der Lage sind, Schwanz, Beine und andere Körperteile (mit Wirbeln, Gelenken usw.), ja sogar ein zu drei Viertel entferntes Auge vollständig und funktionsfähig zu regenerieren, und das sogar mehrfach. Auch zeigt die Kirlian-Fotografie z.B. bei der Aufnahme eines Blattes, dem kurz zuvor die Spitze abgeschnitten wurde, das Abbild des gesamten Blattes, wobei der fehlende Teil lediglich schwächer erscheint. Man könnte daher annehmen, dass es sich bei Phantomschmerzkranken nicht um so genannte »Algopathen« handelt, sondern um Hypersensitive, die in der Lage sind, die Projektion des Gesamtkörperschemas aus den anderen Zellen heraus (eventuell insbesondere denjenigen an der Amputationsstelle) zu empfinden. Sicher spielt für diese Sensitivität auch die gesteigerte Aufmerksamkeitshinwendung auf den amputierten Körperteil eine Rolle, die, wie D. LANGEN sagt, einen persistierenden Protest gegen die Verstümmelung darstellt.

B: Die Behandlung muss vor allem darauf hinarbeiten, die Amputation zur Indifferenz zu bringen, um dadurch ihre seelische Annahme, das »Sichabfinden«, einzuleiten. In einem weiteren Schritt kann versucht werden, vorhandene Phantomgliedempfindungen auf die Prothese zu übertragen, um diese zu »beseelen« (MIKOREY). Eine geeignete Methode bietet sich in der GH an. In der SH sollte ein tieferes Hypnosestadium angestrebt werden, wobei der Patient durch die Konfrontation mit seinem Spiegelbild oder einer Fotografie in der Akzeptierung dieses seines Ich-Abbildes unterstützt werden kann. Wo dies sinnvoll scheint, können auch mit FH oder LH die Umstände näher untersucht werden, die zum Verlust des Körpergliedes geführt haben (u. U. unbewusste autoaggressive Anteile; s. a. Unfälle), deren Verarbeitung dann das Symptom überflüssig macht.

S: AT/GH: »Rechter Arm weg« (Indifferenzierung), »Stumpf und Arm sind angenehm kühl und frei« (Schmerzausschaltung), »Rechter Arm erlebbar« (Beseelung der Prothese).

SH: »Ich werde Ihnen jetzt zeigen, wie die Hypnose in der Lage ist, Schmerzzustände zu beseitigen, indem ich nun zuerst Ihren linken Arm völlig gefühllos werden lasse. Ich streiche mit meiner Hand über Ihren linken Arm, und jeden Strich empfinden Sie immer schwächer, bis meine Hand wie ganz weit entfernt ist und Ihr Arm angenehm kühl und wie taub. Ihr linker Arm ist nun vollkommen kühl geworden, wie taub und weit weg. Jetzt streiche ich mit meiner Hand von unten nach oben über Ihren Arm, sodass das Gefühl wieder zurückkehrt. Jeden Strich meiner Hand spüren Sie wieder deutlicher, und nun ist das volle Gefühl wieder in Ihren linken Arm zurückgekehrt. Auf die gleiche Weise werde ich jetzt die Schmerzen aus Ihrem amputierten rechten Arm herausnehmen, indem ich mit meiner Hand über den Arm und den Stumpf streiche. Mit jedem Strich meiner Hand spüren Sie, wie Arm und Stumpf angenehm kühl und frei werden. Der amputierte Teil rückt immer weiter in die Ferne, wird gleichgültig, Sie können ihn loslassen. Lassen Sie ihn einfach los. Auch nach der Hypnose wird der amputierte Arm frei bleiben, so angenehm frei, dass er mit der Zeit vollkommen gleichgültig wird.« Daneben stützende und kathartische individuelle Suggestionen.

E: AT +, GH ++, SH ++. Ggf. LH ++.

PHOBIEN/KRANKHAFTE ÄNGSTE

P: Die phobischen Reaktionen sind als Übersteigerungen des natürlichen Schutzmechanismus »Angst« anzusehen. Hier wird deutlich, wie fließend die Übergänge von dem als gesund betrachteten Zustand zu der als krankhaft empfundenen Symptomatik sind. Während es z. B. als durchaus normal angesehen wird, wenn ein Mensch in großer Höhe nicht über einen in der Mitte frei liegenden Eisenträger laufen kann, den er, wenn er auf dem Boden läge, ohne einen Fehltritt beschreiten würde, gilt es bereits als Störung, aus der gleichen Höhe nicht von einer »sicheren Brüstung« aus nach unten sehen zu können.

Der Schutzmechanismus Angst hat den Sinn, alle Körperfunktionen in höchste Alarm- und Leistungsbereitschaft zu versetzen bzw. zu bewirken, dass angstbesetzte Situationen gemieden werden. Er ist also ursprünglich eine gesunde seelisch-körperliche Funktion zur Vermeidung von Gefahren, oder zur Hilfe, diese zu bestehen. In unserer technisierten Umwelt helfen die psychologischen und physiologischen

Angstreaktionen allerdings nur noch selten, denn sie sind auf den Urzeitmenschen abgestimmt, der sich in Angstsituationen kämpfend oder fliehend bis an den Rand seiner Kraftreserven und Möglichkeiten erschöpfen musste. Heute erleben wir jedoch im normalen Tageslauf ungezählte Schlüsselreize, meist unbewusster Art, die das Angstprogramm aktivieren. Gelegenheit, uns mit archaischen Wut- oder Kampfreaktionen wieder davon zu befreien, haben wir kaum. Meist machen erst die fühlbaren körperlichen Übererregungen oder »Hemmungen« dem Betroffenen seine Lage bewusst, der zu Grunde liegende Angstfaktor verbleibt hingegen meist unbewusst.

In der Regel stellen die phobischen Verhaltensweisen konditionierte Reaktionen dar, die oft auch in der frühesten Erziehung begründet liegen. Die seinerzeit mit Angst erlebten Situationen bleiben als Engrammkomplexe eingeprägt und werden dann jeweils durch den Schlüsselreiz einer ähnlichen Situation, insbesondere in ihrem Teilaspekt der phobischen Reaktion, neu hervorgerufen. So kann z. B. das Einsperren eines Kindes zur späteren Klaustrophobie führen. Zuweilen ist das zu Grunde liegende Angsterlebnis so stark affektbeladen, dass nicht nur seine übliche Verdrängung in das Unbewusste erfolgt, sondern darüber hinaus eine Übertragung der phobischen Reaktion auf einen Ersatzgegenstand, um aus »Selbstschutzgründen« die eigentliche Angstsituation nicht mehr vorstellen oder erinnern zu müssen.

Die eigentlichen Ursprünge krankhafter Ängste können daher oft nur in der tiefenpsychologischen Hypnose aufgedeckt werden. Die tiefenpsychologische Arbeit in Hypnose zeigt immer wieder, dass die tiefste Grundlage der meisten Ängste die aus der symbiotischen Phase stammende Angst ist, abgelehnt zu werden. Diese Angst ist eine Todesangst, die mit allen Fasern der kindlichen Seele erlebt wird und von unserem rationalen Erwachsenenverstand in ihrer emotionalen Intensität kaum nachvollzogen werden kann. Deshalb ist auch jeder therapeutische Verarbeitungsversuch, der sich nur der Sprache und des normalen Vigilanzzustandes bedient, kaum in der Lage, daran Wesentliches zu verändern. Erst die Hypnose und ihre Kommunikationswege in Verbindung mit dem tiefenpsychologischen Vorgehen führen zu den tiefen Seelenschichten und Erlebnisqualitäten, die hier relevant sind.

Allerdings wäre es gefährlich, diesen Weg mit einem oder nur wenigen Schritten gehen zu wollen.

B: Bei erst kurz bestehenden und vor allem bei kindlichen Phobien bietet sich die KP an, in deren Vorstellungsbildern die Angstsituationen und -figuren erlebt und therapeutisch beeinflusst werden können. Durch die damit erzielte kathartische Wirkung (z. B. mit der Technik des Nährens und Versöhnens nach LEUNER) erfolgt eine Desensibilisierung, die meist in wenigen Sitzungen zum Erfolg führt, auch ohne exakte Analyse.

Bei Examensängsten und anderen nicht chronischen Phobien, die ein möglichst schnelles therapeutisches Eingreifen verlangen, ist die SH vorzuziehen, während die Therapie der üblichen chronischen phobischen Reaktionen wohl am besten mit der Kombination HA bzw. FH/GH erfolgt.

Allerdings ist bei Examensängsten, vor allem vor Abschlussexamen, die Persönlichkeitsstruktur genau zu eruieren, bevor eine lediglich stützende oder suggestive Therapie erfolgt. Wenn nämlich tiefe Grundängste vorliegen (die gut getarnt sein können, z. B. auch hinter sehr guten Schulleistungen), kann das Nichtbestehen des Examens die einzige (meist unbewusste) Hoffnung sein, das Eintreten in einen oft mit starken (unbewussten) Ängsten besetzten neuen Lebensabschnitt hinauszuschieben. Das Abschlussexamen kann dann der letzte mögliche Versuch sein, die zwar ersehnte, aber angstbesetzte Selbstständigkeit zu vermeiden, oder kann ein unbewusster Protest gegen die Übernahme des elterlichen Geschäftes sein usw. Ein entsprechender psychischer Druck führt Jahr für Jahr bei vielen Kindern und Jugendlichen zum Suizid, der auch über einen Unfall oder eine psychosomatische Erkrankung ablaufen kann.

Solche und andere schwere, lebensbehindernde Ängste sollten mittels LH behandelt werden. Bei jeder Therapieform ist das begleitende und nach der Therapie weitergeführte Üben des AT sinnvoll.

Ängstliche sind meist gut suggestibel, können allerdings auch Angstwiderstände gegen den hypnotischen Zustand entwickeln. Die GH mit ihrem autogenen Charakter lässt solche Widerstände weniger aufkommen und erleichtert erforderlichenfalls den Einstieg in tiefer reichende Verfahren.

Generelle Therapieschritte bei nicht zu schweren Ängsten können sein:

1. Anstreben einer allgemeinen Entspannung (AT, Leer- oder Ruhehypnose).
2. Ich-Stärkung (AT: formelhafte Vorsatzbildung, GH: wandspruchartige Leitsätze, SH: stützende Suggestionen).
3. HA bzw. FH (bei Konfrontation mit sehr affektbesetzten Erlebnissen mit Amnesiesuggestion).
4. Desensibilisierung in möglichst tiefer Entspannung.

Der Patient wird also, möglichst mit einem autogenen Verfahren, zunächst in die Lage versetzt, sich in eine seelische Ruhehaltung zu bringen und seine erwünschten und zu schwach entwickelten Wesenszüge zu stärken, um mit diesem »Rüstzeug« gewappnet die Konfrontation mit seinen Angstinhalten zu ertragen. Der nächste Schritt besteht in der analytischen Aufdeckung der Angstauslöser (bei der KP meist nicht erforderlich) und, falls mehrere angstbeladene Situationen vorliegen, in der Erarbeitung eines Fokus.

Der Patient kann auch aufgefordert werden, eine Liste aller für ihn angstbeladenen Situationen zu erstellen (selbstverständlich nur die als pathologisch anzusehenden), wobei die weniger angstauslösenden an den Anfang und die stark angstauslösenden an den Schluss der Liste gesetzt werden (nach WOLPE). Nun kann die Desensibilisierung, ähnlich wie beim Allergiker, erfolgen. Die Angstsituation wird in möglichst tiefer hypnotischer Entspannung wieder und wieder imaginiert, wobei unterstützende Suggestionen und Vorsatzbildungen die Entspannung möglichst weit gehend aufrechterhalten sollen und das positive Erleben der Situation suggestiv herbeigeführt wird. Die Angstreaktionen werden dann bei jedem neuen Imaginieren schwächer, bis ein Ausbleiben von Angst anzeigt, dass eine ausreichende Verarbeitung erfolgt ist. Beim Vorliegen einer Wertigkeitsliste wird zuerst das am wenigsten angstbeladene Geschehen imaginiert und nach und nach zum Ende der Liste hin fortgeschritten, wie bei einer homöopathischen Desensibilisierung von der hohen zur tiefen Potenz vorgegangen wird.

Bei allen Suggestionen ist unbedingt darauf zu achten, dass nur positive Inhalte verwendet werden. Bei isolierten phobischen Reaktionen, wie dem Erröten, kann die Technik der »paradoxen Intention« relativ schnell zum Erfolg führen. Da die Schilddrüse eine wichtige Station auf dem Wege zur Physiologie der Ängste darstellt, kann zuweilen auch eine unterstützende Behandlung dieses Organs hilfreich sein.

S: Allgemein: AT/GH: »Ich denke und handle ganz sicher und klar.« »Ich bin und bleibe ganz ruhig und frei (... in dieser Situation).« Alle formelhaften Vorsätze mit der Situation, die sonst angstbesetzt ist, vorstellen.
Im Einzelnen wurden folgende Phobien erfolgreich behandelt:
Agoraphobie (Platzangst).
Akrophobie (Höhenangst).
Angst vor dem Alleinsein.
Dentistophobie (Angst vor dem Zahnarzt): Hier kann der angstbeladene Ausdruck »Bohren« durch »Säubern« ersetzt werden. Die Organbezüge der einzelnen Zähne können bei einer ganzheitlichen Zahnbehandlung zusätzliche Hinweise für spezifische Ängste geben.
Dysmorphophobie (s. d.).
Erythrophobie (Erröten): S: »Das Gesicht bleibt ruhig und kühl.« Ableitung der »Erregungsblutwelle« durch besonderes Training der Bein-

wärme im AT und Vorsatzbildung: »Wenn ich erröten will, geht das Blut in die Beine statt in den Kopf.«

Essangst.

Examensangst: S: AT/GH: »Der Prüfer ist ganz gleichgültig.« »Sammlung durch Abstand.« SH: »In dieser Hypnose nimmt Ihr ganzes Nervensystem tiefe Ruhe auf. Die Ruhe speichert sich in Hirn und Nerven und führt zu einer gelösten Sicherheit und Gelassenheit. Auch während des Examens wirkt diese gespeicherte Ruhe aus Ihnen heraus, sodass Sie vollkommen sicher und gelassen sein können. Ganz gelöst werden Sie sich an all Ihr Wissen erinnern, wobei Prüfer und Prüfung vollkommen gleichgültig bleiben.« (Siehe auch Kapitel 9.) Auch der Gedanke: »Jede Frage ist ein Stichwort, das mir hilft, alles dazu Gelernte zu erinnern.« kann sehr hilfreich sein. Der Prüfer hat dann die Rolle eines Theatersouffleurs, der mit seinen Stichworten hilft, den erlernten Stoff zu erinnern.

Fotophobie (Lichtangst).

Herzangst (siehe auch Herzstörungen).

Hydrophobie (Angst vor dem Wasser).

Karzinophobie (Angst vor Krebserkrankung).

Klaustrophobie (Angst vor geschlossenen Räumen).

Koprophobie (Angst vor Exkrementen).

Lampenfieber: S: AT: »Ich bleibe ganz ruhig, die Kunst nur ist wichtig.« – »Ich halte den Vortrag ganz flüssig und frei.«

Minderwertigkeitsängste (siehe auch Minderwertigkeitsgefühle).

Nyktophobie (Pavor nocturnus, Dunkelangst).

Phobophobie (Angst vor Angstanfällen, bei Zwangsneurosen, siehe dort).

Schneckenphobie.

Schulangst.

Spinnenphobie (Arachnophobie).

Sprechangst (siehe auch Logospasmus).

Todesangst.

Zoophobie (Angst vor Tieren).

E: Bei kindlichen und nur seit kurzem bestehenden Phobien KP + bei chronischen und primären Phobien HA mit GH, eventuell SH ++, bei schweren Fällen LH ++.

POLIOMYELITIS/KINDERLÄHMUNG

(Siehe auch Apoplexie und Lähmungen.)

P: Wie bei der Apoplexie (siehe dort) kann auch nach einer Polio der Krankheitsschock zu einer Übersteigerung der tatsächlich organisch begründeten Symptomatik führen, und es können einzelne Bewegungsstörungen auch als bedingte Reaktion weiter bestehen. Eine erhebliche seelische Beteiligung bei der Entstehung dieser Erkrankung ist anzunehmen, jedoch bisher wenig erforscht. Das verstärkte Auftreten der Polio in der analen Phase (ca. 3. Lj.) und in der Vorpubertät deutet symbolisch auf einen Konflikt in der Freiheitsbildung hin.

B: Die Behandlung kann die Rehabilitation unterstützen, indem eingeschränkte Bewegungen in der Hypnose geübt und posthypnotisch konditioniert werden. Die Freude am Erfolg wird suggestiv gesteigert und dadurch der Boden für weitere Erfolge bereitet. Das AT kann helfen, seelische Spannungen zu überwinden. Inwieweit in der Hypnose versucht werden sollte, eine seelische Beteiligung zu explorieren und aufzuarbeiten, muss im Einzelfall mit dem Patienten entschieden werden. Es wäre dann aber auf jeden Fall die LH und keine fokusorientierte Technik anzuwenden.

S: Sinngemäß, wie bei Apoplexie.

E: Innerhalb der organischen Möglichkeiten SH +, LH -.

PROSTATITIS/PROSTATAENTZÜNDUNG;
PROSTATAHYPERTROPHIE/VERGRÖSSERUNG DER PROSTATA

P: Kann geschlechtliches Verhinderungsmotiv sein, Umweltsuggestionen (Alter), in Verbindung mit kultureller sexualneurotischer Erziehung. Reduktion der Geschlechtsverkehrshäufigkeit begünstigt offenbar die Prostatahypertrophie. Auch eine übertriebene Harnverhaltungstendenz begünstigt die Hypertrophie (meist bei Tendenz zur Zwanghaftigkeit).

B: AT, FH, ggf. LH.

S: AT allgemein und symptomgerichtet, beispielsweise: »Wasserlassen gut und frei.«

E: AT +, LH +.

PSEUDOGRAVIDITÄT/SCHEINSCHWANGERSCHAFT

P: Wunsch (manchmal auch unbewusst) nach einem Kind, z. B. auch, um einen Mann zu binden, um als Mutter Befriedigung zu finden, um sich vollständig zu fühlen usw.

B: Der Scheinschwangeren sollte nicht definitiv gesagt werden, dass keine Schwangerschaft vorliegt, bevor sie nicht seelisch so gestärkt ist, dass sie dies ertragen kann. Die HA oder FH sollte vorangehen und mit allgemeinen stützenden Suggestionen gekoppelt werden. Die eigentliche symptomatische Behandlung kann dann durch die Suggestion einer Menstruation erfolgen.

S: Wie bei Amenorrhö.

E: HA und SH +, LH +.

PSYCHOSEN/GEISTESKRANKHEITEN

P: Psychotische Störungen gehen vermutlich auf starke, sehr frühzeitige seelische Defizite, Verletzungen und/oder Fehlentwicklungen zurück, die vorwiegend während der ersten drei Phasen der psychischen Entwicklung (Symbiose, orale Phase, erste Reifung; siehe Kapitel 4) stattfanden bzw. geprägt wurden und alle folgenden Phasen maßgeblich stören. Das Kind, welches den äußeren Rahmen zu seiner natürlich vorgegebenen Entwicklung nicht findet, läuft Gefahr, diese Entwicklung und seine vom Außen nicht akzeptierten Wesensanteile nach innen zu verlegen und auf diese Weise sehr bald eine autonome Scheinwelt aufzubauen, in die es sich mehr und mehr flüchtet, wobei mit der Zeit das Bewusstsein der Grenzen zwischen Realität und Fantasie verloren geht bzw. nicht ausreichend entsteht.

Krankheitsfördernde Familienkonstellation, die oft schwer erkennbar sind, werden oft auf gemeinsame genetische Dispositionen zurückgeführt. So gibt es Hinweise, dass Psychosekranke oft aus Familien mit »Sonderlingen« kommen; solche Gemeinsamkeiten können aber über eine familientypische Sozialisation ebenfalls über Generationen weitergegeben werden. Relativ häufig scheinen die Herkunftsfamilien entweder sehr strenge Umgangsformen zu haben oder aber in Gegenteil sehr weich zu sein. Beide Extreme, zu starre oder zu verwaschene Grenzen, erschweren dem Kind die Ich-Erkennung und -Entwicklung wie auch die Außenweltorientierung, weil das Gegenüber weder hinter einer starren noch hinter einer zu weichen Maske erkennbar ist und damit weder seine Vorbildfunktion noch seine Spiegelungsfunktion ausreichend erfüllt.

Verlässliche und spezifische Aussagen über krankheitsbezogene, familiäre Zusammenhänge kann jedoch immer nur die individuelle tiefenpsychologische Exploration erbringen.

Faktoren, die im Einzelnen eine psychotische Entwicklung begünstigen können, sieht W. Biddle u. a. in folgenden Punkten:

- Isolierung des Kindes: insbesondere von Spielkameraden;
- Einschränkung der Erfahrungsmöglichkeit: gleichförmiges Essen, Bewegungseinschränkung (viel Ruhe oder Schlaf allein im Gitterbett), ausschließliches und ständiges Anreden in der »Babysprache«, später Füttern mit Primitivunterhaltung;
- Strafandrohungen: Liebesentzug, veränderte Behandlung, »Du landest im Erziehungsheim« usw.;
- Gelegenheitszärtlichkeiten: launische Behandlung, »Belohnung« des Kindes mit Zärtlichkeiten, Versprechungen, Süßigkeiten usw. bei erwünschtem Gehorsam;

- Herauskehrung elterlichen Allwissens und elterlicher Allmacht: Versuch der absoluten Kontrolle des kindlichen Denkens, Fühlens und Handelns, Unverständnis gegenüber den kindlichen Motiven;
- Herabsetzung: unangemessene Strafen und Beschimpfungen, Beschämung vor Kameraden;
- Aufzwingen unsinniger Verhaltensmaßregeln: Anhalten zur Befolgung strikter Richtlinien auch in unbegründeten Bereichen.

Das in seiner freien Entwicklung und Entfaltung stark behinderte Kind zieht sich dann vorwiegend auf seine Innenwelt zurück. Damit bleibt es in der symbiotisch-autistischen Ebene stecken bzw. regrediert später auf diese. Wird die Erziehungsdressur zudem mit körperlicher Gewalt durchgesetzt, verankert sich im Unbewussten des Kindes die Vorstellung, dass der Körper das Bußobjekt seelischer »Fehlhaltungen« sei. Übernimmt es diese Haltung in das Über-Ich, wird sie zur Grundlage psychosomatischer Prozesse im Sinne der Eigenbestrafung, Organsprache usw. und kann die Somatisierung von psychotischen Prozessen begünstigen (z. B. die Krebserkrankung, die STEINER als »Irresein« des Körpers bezeichnet; siehe Krebs).

In der späteren Lebensentwicklung können bei günstiger Konstellation mangelhaft vollzogene Schritte teilweise nachgeholt und bereits ausgebildete psychotische Tendenzen durch Ersatzinhalte überdeckt werden. Jedoch ist dann ein entsprechendes späteres Erlebnis, ein Verlust des Ersatzinhaltes, unter Umständen ausreichend, um als Schlüsselreiz die Regression in die frühen Phasen der Wahrnehmungsstörungen und entsprechende Verhaltensmuster auszulösen.

Vermutlich ist es aber nicht nur die Familienstruktur, die zur Psychose führt, sondern es kommt, ähnlich wie bei der Krebserkrankung, eine besondere innere Disposition des Betroffenen dazu. Diese innere Disposition scheint in erster Linie ein sehr hohes Maß an persönlicher geistiger und körperlicher Kraft (Libido) zu sein. Und diese Kraft trifft in einer Kindheitssituation mit den von BIDDLE angeführten Konditionen auf enge Grenzen. Die alte Erkenntnis, dass Genie und Wahnsinn dicht beieinander liegen, bestätigt sich aus den Forschungsergebnissen der Tiefenpsychologie. Der geniale Mensch steht einer Umwelt gegenüber, die in engen und allem Andersartigen, Freien und Überlegenen feindlichen Hierarchien, Bürokratismen und Moralismen verfangen ist. Wo viele andere diese Enge nicht spüren, weil ihre zaghaften Schritte sie ohnehin nicht bis an die vorhandenen Grenzen führen, stößt der geniale Mensch allenthalben an die Käfigstangen, welche, wie es scheint, von der Mehrheit für die Mehrheit errichtet wurden, damit alle auch immer sicher am selben Platze zusammenbleiben und auf diese Weise nie ein Zweifel darüber aufkommen kann, dass der einzig richtige Standort der ihrige ist.

Hat der Mensch dann nicht das Glück, den geistigen Massenkonfektionskäfig auf eine Weise zu durchbrechen, dass er in einer geachteten Exklave landet, z. B. in der für Künstler, erwartet ihn womöglich eine der weniger akzeptierten Enklaven, wie z. B. die »geschlossene Psychiatrie«. Wohin er aber auch kommt, selbst in seiner Ex- oder Enklave wird er noch für die Vermassung missbraucht. Als polare Identifikationsfigur zeigt er z. B. als Künstler dem Kunstkonsumenten, dass dieser nur der Betrachter ist, er liefert ihm die Objekte seiner Betrachtung und stellt sich ihm obendrein noch als unbewusste, bequeme Identifikationsfigur für dessen eigene ungelebte Anteile zur Verfügung, sodass diese weiter im Keller verbleiben können. Landet er hingegen in der Psychiatrie, dient er ebenfalls der Vermassung, indem an ihm definiert wird, was krank ist, damit die Normsüchtigen sich wieder ihrer Gesundheit sicher sein dürfen. Und landet er im Gefängnis, taugt er immerhin als abschreckendes Beispiel, um daran zu erinnern, was man vor der Gefängnismauer nicht tun darf, um nicht dahinter zu kommen.

Gerade im Bereich der geschlossenen Psychiatrie, wie sie in einigen westlichen Ländern immer noch für nötig gehalten wird, zeigt sich einiges Paradoxes in der Beurteilung von gesund und krank. So begeht der durchschnittliche Psychotiker im statistischen Mittel sehr viel weniger Straftaten als der Normalbürger, und die »Napoleons«, die in den psychiatrischen Anstalten einsitzen, sind völlig ungefährlich. Ganz anders ihre Kollegen, die in Amt und Würden ihren Machtwahn in Realität umsetzen und mit der Unterstützung der via Massensuggestion in der jeweiligen Normose Befangenen ihre Wahnsysteme ganzen Erdteilen überzustülpen versuchen.

Die Benennung der verschiedenen Psychoseformen wird nicht sehr einheitlich gebraucht:

Schizophrenie (griech.: gespaltenes Gemüt) bedeutet eigentlich Spaltungsirresein und meint ursprünglich die Persönlichkeitsspaltungen, bei denen eine meist sehr stark angepasste Hauptpersönlichkeit besteht, die eine oder mehrere (»multiple personality syndrom« MPS) völlig in das Unbewusste verdrängte Persönlichkeit/en mit sich herumträgt. Bei entsprechenden Schlüsselreizen kann die abgespaltene Persönlichkeit dominant in den Vordergrund treten und die zur angepassten Seite meist komplementäre »böse« Seite ausagieren. Danach verschwindet sie wieder im Untergrund des Unbewussten. Für die von ihr beherrschte Zeit verbleibt der Hauptpersönlichkeit lediglich eine Erinnerungslücke. Die klassische Schizophrenie, die Spaltung der »guten« von der »bösen« Seite, ist heute relativ selten, in den USA ist allerdings das MPS in Mode gekommen, bei dem bis zu fünfzehn verschiedene Spaltungspersönlichkeiten miteinander wetteifern. Die Bezeichnung »Erkrankung des schizophrenen Formenkreises« wird häufig allgemein für psychotische Erkrankungen verwendet.

Die *Paranoia* (griech.: Nebensinn, Nebenverstand) bezeichnet ursprünglich die *Wahnkrankheit*. Sie geht mit Wahnvorstellungen einher, die nicht der Realität entsprechen. Meist drücken die Wahnvorstellungen eine innere Realität bzw. auch den Weltbezug des Paranoikers auf der Symbolebene aus. Da eine allgemeinverbindliche Wirklichkeit eine mechanistische Illusion ist, sind Abweichungen von dem postulierten Modell noch nicht unbedingt pathologisch. Die Übergänge sind fließend, und die Therapiebedürftigkeit sollte sich am Leidensdruck des Patienten orientieren, oder daran, ob er tatsächlich eine Gefahr für andere ist. Die Wahnvorstellungen zeigen sich als fixe Ideen (z. B. Verfolgungswahn), können aber auch mit einem oder mehreren Sinnen als äußere Wirklichkeit erlebt werden (z. B. werden die tatsächlich nicht vorhandenen Verfolger real gesehen). Diese Erkrankungsform ist relativ häufig. Auch die Bezeichnung Paranoia wird oft allgemein für Psychose verwendet.

Die *Zyklothymie* (manisch-depressives Irresein; s. Depressionen) wird, wie bereits erwähnt, von vielen Autoren ebenfalls den Psychosen zugerechnet.

Die *Hebephrenie* (griech.: Jünglingsgemüt), das Jugendirresein, wird heute kaum noch als eigenständiges Krankheitsbild abgegrenzt. Gemeint ist der Persönlichkeitszerfall bei Jugendlichen, oft ausgelöst durch biologische (Pubertät) oder schulische Übergänge. Sie tritt heute öfter in somatisierter Form auf. Tödliche Unfälle, Herzversagen usw. bei jungen Menschen im zeitlichen Zusammenhang mit Übergängen und besonderen Anforderungen (Berufsstart usw.) können durch eine latente psychotische Dynamik verursacht worden sein (s. Unfälle).

Die *Katatonie* (griech.: abwärts bzw. aus der Tiefe gespannt), das Spannungsirresein, geht mit Krampfzuständen der Muskulatur und Wahnvorstellungen einher.

B: Die meisten europäischen Autoren (außer u. a. F. VÖLGYESIE) betrachten die Psychosen als absolute Kontraindikation für die Anwendung der Hypnose. Ihnen zufolge könnte die Manifestation einer beginnenden Schizophrenie induziert, paranoische Wahnvorstellungen könnten auf die Hypnose und den Behandler ausgedehnt sowie Depressionen und Suizidgefahr verstärkt werden. Weniger zurückhaltend sind angloamerikanische Hypnotherapeuten (u. a. BIDDLE, BOWERS, SCHAFER, MEARES), die von recht ermutigenden Erfolgen berichten.

M. BOWERS vertrat sogar die Ansicht – die ich unterstütze –, dass die Schizophrenie eine Art maligner, permanenter Autohypnose sei. Die Hypnose wäre daher im Grunde genommen die Behandlungsmethode der Wahl, da Psychopharmaka selbstverständlich nur symptomatisch wirken und die Symptomunterdrückung mit erheblichen Beeinträchtigungen von Persönlichkeit und Lebensqualität erkauft werden muss. W. BIDDLE sagt dazu: »Ein Bakteriologe fürchtet sich nicht vor dem Umgang mit Krankheitserregern. Hypnotherapeuten sollten genauso sicher mit Halluzinationen umgehen können wie Bakteriologen mit Mikroben.«

Unter Berücksichtigung der tatsächlichen Gefahr, dass in seltenen Fällen durch die Hypnose ein psychotischer Schub ausgelöst oder verstärkt werden kann, lässt sich daher der Grundsatz aufstellen, dass eine Behandlung von Psychosekranken in Hypnose nur von tiefenpsychologisch voll ausgebildeten und erfahrenen Hypnosetherapeuten durchgeführt werden sollte, und dies möglichst im stationären Rahmen mit psychiatrischem Hintergrund, um ggf. eine akute Situation entsprechend auffangen zu können.

Eine ursächliche Behandlung mit der LH sollte erwogen werden, wo immer sie prinzipiell durchführbar scheint. Selbstverständlich ist dabei ein äußerst einfühlsames und behutsames Vorgehen in kleinen Schritten unabdingbar. Der Rapport hat dabei eine zentrale Funktion, und die kleinen therapeutischen Schritte sollen am stets deutlich spürbaren »Geländer« des Rituals entlang führen.

Die zwanghafte Strukturierung insbesondere der Vorstellungswelt der psychotischen Patienten hat manchmal eine scheinbar schlechte Suggestibilität zur Folge. Tatsächlich aber befinden sich die Betroffenen in einer hoch autosuggestiven, autistisch abgekapselten Welt. Ihre oft starke Abgeschlossenheit nach außen erschwert jeden Therapieansatz und bedingt deshalb ein auf die individuellen Umstände abgestimmtes Vorgehen bereits bei der Einleitung. Auf Suggestibilitätstests sollte prinzipiell verzichtet werden. Der erreichte Hypnosezustand ist gleichgültig. Die ersten Therapiestunden können der Festigung des Rituals dienen, um daran eine Sicherheit zu etablieren.

Zur Einleitung empfiehlt sich die beschriebene Technik der »Einleitung durch den Patienten« nach ERICKSON.

Der Therapieteil wird als normale LH geführt, jedoch in sehr kleinen Schritten. Mehr noch als sonst muss auf die Übertragungssituation geachtet werden. Bei psychotischen Patienten ist die telepathische Kommunikationsebene oft stark sensibilisiert, und es wirkt sich daher bei ihnen besonders hemmend auf die therapeutische Beziehung aus, wenn verbale und emotionale Botschaft kontrovers sind.

Vor dem Beenden der Hypnose müssen alle Suggestionen besonders sorgfältig zurückgenommen werden, insbesondere Suggestionen von Sinnesempfindungen (z. B. während der Regression). Danach sollte man noch einige Minuten mit dem Patienten sprechen, um ihm das Wiederzurechtfinden im Hier und Jetzt zu erleichtern und dies zu kontrollieren.

Das AT wird entgegen früherer Empfehlungen inzwischen auch bei psychotischen Patienten häufiger eingesetzt, insbesondere in Verbindung mit Psychopharmaka.

S: Individuell.

E: AT, LH ± im stationären Rahmen; bei MPS: LH, FH +.

RHEUMATISMUS

Psychogenese und Behandlung sinngemäß wie bei Arthritis (siehe dort).

RHINITIS/SCHNUPFEN

P: Organsprache: »Er ist verschnupft.«

B: Prophylaktisch AT, therapeutisch SH und AT.

S: AT: Prophylaxe bei entsprechender Witterung: »Nasenschleimhäute angenehm warm.« Therapeutisch: »Die Nase ist trocken und frei.«

SH: Wie oben; haptische Unterstützung (insbesondere bei Rhinitis vasomotorica).

E: AT und SH +.

SALIVATIONSSTÖRUNGEN/GESTÖRTER SPEICHELFLUSS

P: Organsprache: »Mir läuft das Wasser im Munde zusammen.« Bedingte Reaktionen, Zwangshaltungen.

B: AT und SH, wobei mit allgemeiner Ruhigstellung schon viel erreicht werden kann. Neben symptomgerichteten Suggestionen sind vor allem Indifferenzsuggestionen wichtig.

S: SH: »Sie werden jetzt den Mund öffnen, und die vorbeiströmende Atemluft trocknet die übermäßige Speichelmenge aus. Dadurch wird der Speichelfluss normalisiert und bleibt auch nach der Hypnose in normalen Grenzen. Ganz normal wird der Speichelfluss in Zukunft von Ihrem Unbewussten gesteuert, sodass es völlig gleichgültig wird, daran zu denken.«

E: AT/SH +.

SCHIELEN

P: Eventuell Organsprache: »Das kann ich nicht mit ansehen.« In der tiefenpsychologischen Literatur werden auch Entscheidungsschwierigkeiten diskutiert.

B: AT.

S: AT, beispielsweise: »Die Augen blicken grad und frei.«

E: AT w.

SCHLAFSTÖRUNGEN

P: Ein von Schlaffetischisten angestrebter (und schon deswegen nie erreichter) regelmäßig zur gleichen Stunde eintretender und immer gleichlang währender Tiefschlaf wäre unnatürlich und unzweckmäßig. Der Schlaf hängt von vielen verschiedenen Faktoren ab. Als aktive Leistung des Organismus, vor allem des Gehirns, nicht nur als Erholungsphase, wird er durch das Zusammenspiel u. a. folgender Vorgänge eingeleitet:

- *Der biologische Tagesrhythmus des Menschen:* Er läuft meist im ungefähren 25-Stunden-Zyklus ab und bedarf daher einer ständigen Angleichung an den 24-stündigen Hell-Dunkel-Rhythmus, ist ihm aber doch eng verwandt. Sicher ist deshalb die Feststellung berechtigt, es sei kein Zufall, dass Glühlampe und Schlaftablette von derselben Generation erfunden wurden.
- *Der Schlafrhythmus:* Auch der Schlaf selbst hat seine Rhythmik. Der Tiefschlaf wird ungefähr alle 90 Minuten von Leichtschlafphasen, die etwa 20 Minuten dauern und in denen die Träume stattfinden, unterbrochen. Übergeht man eine Tiefphase oder wird man aus einer solchen erweckt, kann man meist erst in der folgenden Tiefphase wieder einschlafen.
- *Der Reizmangel:* Ein länger anhaltender Reizmangel oder monotoner Dauerreiz führt, wie wir auch aus der Hypnoseeinleitung wissen, zur Umschaltung in einen unterwachen Zustand (Fernsehen, Lesen eines Buches, körperlich-seelische Ruhe). Wird dieser Reizmangelschlaf unterbrochen, indem man z. B. von der Fernsehcouch ins Bett umsteigt, sind die Bedingungen für das Wiedereinschlafen ungünstig, da erstens eine Erholungsphase bereits erfolgt ist, zweitens der Schlafrhythmus gestört wurde und drittens die meist folgende Erwartung des Einschlafens hinderlich wirkt.
- *Die Auslösung durch Teilreize:* Als bedingte Reaktion ist der Schlaf mit vielen möglichen Teilreizen verknüpft. Den Schlafanstoß können geben: eine bestimmte Uhrzeit, der Anblick des Schlafzimmers, das Sich-zu-Bett-Legen, das Einnehmen der Schlaftablette, aber auch die Vorstellung, heute viel gearbeitet zu haben und daher

rechtschaffen müde zu sein, oder das nach längerer und wiederholter Konditionierung durch seinen monotonen Dauerreiz als Einschlafsignal wirkende Fernsehgerät (wie bei der Ablationshypnose), welches in diesem Falle nicht nur Aussender eines monotonen Dauerreizes, sondern gleichzeitig Anlass für die Auslösung einer konditionierten Reaktion ist. Ebenso kann der Schlaf durch Reize verhindert werden, die dann als bedingte Reaktion gegen das Einschlafen wirksam sind. Dazu zählt z. B. das Schnarchen des Bett- oder Zimmergenossen, das Kläffen von Hunden usw., wobei solche Verhinderungsreize meist darauf hinweisen, dass nicht nur die Geräusche usw., sondern ihre Auslöser selbst als störend empfunden werden. Auch das Bewusstsein, eine Tasse Kaffee getrunken oder die Schlaftablette nicht genommen zu haben, löst genauso wie die Erwartung, heute wieder nicht einschlafen zu können, die autosuggestiv bedingte Reaktion »Einschlafstörung« aus.

- *Andere suggestive Einflüsse:* Durch Erziehung und Medien werden als Idealschlafmaß für Erwachsene 8 Stunden und als Idealschlafzeit 22 bis 6 Uhr propagiert. Das nehmen viele zum Anlass, sich in ihrem Schlafverhalten unbewusst an diesen Kriterien zu orientieren und jede Abweichung ängstlich zu beobachten, wodurch die Aufmerksamkeit auf jede Störung verstärkt und damit deren Manifestation unterstützt wird.
- *Die physiologischen Erfordernisse:* Das Tiefschlafbedürfnis des Menschen ist im Allgemeinen sehr viel geringer, als angenommen wird. Es kann davon ausgegangen werden, dass sich der Körper immer sein nötiges Mindestmaß an Schlaf holt und dass die Missempfindungen und Zerschlagenheitsgefühle auf Grund von kurzem Schlaf größtenteils autosuggestive Folgen subjektiver Erwartungen sind. Versuche haben ergeben, dass ein völliger Schlafentzug von acht bis vierzehn Tagen ohne Schaden überstanden wird und in einer einzigen Nacht aufgeholt werden kann. Das Beispiel von Menschen wie TH. EDISON, A. V. HUMBOLDT und NAPOLEON, die in ihrem Wachleben durchaus nicht verschlafen waren und mit einem Nachtschlaf von zwei bis vier Stunden auskamen, beweist die Bedeutung individueller physiologischer Gegebenheiten und autosuggestiver Einflüsse auf die subjektiv richtige und angemessene Schlafdauer.

Bei älteren Menschen wird durch zerebralsklerotische Gefäßveränderungen die Schlaffähigkeit beeinflusst. Die als Einschlafhilfe benutzten barbitursäurehaltigen Präparate haben aber außer ihrer schlafinduzierenden, ihrer toxischen und ihrer suggestiven auch eine blutdrucksenkende Wirkung, was dann durch die weitere Verschlechterung der bei diesem Patientenkreis ohnehin reduzierten zerebralen Sauerstoffversorgung bis zu deliranten Zuständen führen kann. Ein zusätzlicher schlafmindernder Faktor ist bei älteren Menschen auch die meist weniger starke körperliche Auslastung während des Tages.

Die subjektive Einschätzung der tatsächlichen Schlafdauer bzw. der Dauer des Nichteinschlafens ist, wie in vielen Versuchen nachgewiesen wurde, bei Schlafgestörten meist auf Grund ihrer gesteigerten Aufmerksamkeit für diese Zeiten falsch. Aus diesem Grunde führt oft schon die Vorstellung, zu wenig geschlafen zu haben, zu autosuggestiv erzeugten Folgeerscheinungen, die keine physiologische Grundlage haben.

- *Weitere Einflüsse:* Auch Witterungseinflüsse, Gestirnsstände (insbesondere Vollmond), Ortsveränderungen, seelische Probleme, Nahrungs- und Genussmitteleinflüsse, die Beschaffenheit und Lage der Schlafstelle und seltener auch Erkrankungen wirken sich auf den Schlaf aus.

Die bei tatsächlich längerer Schlafabstinenz (wie sie experimentell erzeugt wurde und hie und da freiwillig geübt wird) auftretenden Phänomene, wie Verschiebungen von Sinneswahrnehmungen und später Halluzinationen, sind vor allem auf den Entzug der REM-Schlafphasen, in denen die Träume stattfinden, und nicht auf das Fehlen der Tiefschlafphasen zurückzuführen.

- *Zusammenfassend* kann gesagt werden, dass verschiedene Ursachen, von denen die wichtigsten vorstehend angeführt wurden, zu einer tatsächlichen oder überstark empfundenen Schlafstörung führen können, der dann vermehrte Aufmerksamkeit gewidmet wird. Das wiederum kann bewirken, dass irgendwelche Teilreize die Schlafstörung als autosuggestiv bedingte Reaktion festigen. Schlafmittelgebrauch führt in der weiteren Folge nicht nur zur autosuggestiven Vorstellung des Nicht-mehr-Einschlafenkönnens ohne Schlafmittel, sondern – ähnlich wie der Dauergebrauch von Laxantia eine Darmermüdung hervorruft – zum »Verlernen« des Schlafes als physiologische Fähigkeit und Leistung.

Die verstärkte Aufmerksamkeitshinwendung, das krampfhafte, bewusste Bemühen einzuschlafen, zusammen mit der autosuggestiv verankerten Erwartung und Vorstellung, ja doch nicht einschlafen zu können, haben dann eine tatsächliche Schlafstörung zur Folge, die subjektiv zudem noch weit ausgeprägter und dramatischer empfunden wird, als sie objektiv ist. Hirnphysiologisch wird dabei durch die Willenskonzentration die linke Großhirnhemisphäre aktiviert und dadurch die Umschaltung in den entwicklungsgeschichtlich alten Hirnstamm, der für den Tiefschlaf zuständig ist, verhindert.

In einigen Fällen bilden auch unbewusste Assoziationen zwischen Schlaf und Tod die Ursache für eine Schlaflosigkeit. Nicht umsonst heißt der Schlaf auch »der kleine Tod«. Wenn z. B. einem Kind erklärt wird, dass ein Verstorbener schlafe, kann hiermit eine autosuggestive Schlafangst verwurzelt werden.

Andere Gründe sind erlernte Verhaltensweisen (Identitätsfigur), Selbstbestrafung und mit dem Schlaf verbundene Ängste (z. B. Albträume). Auch die Organsprache bildet Anhaltspunkte: »Ein gutes Gewissen ist ein sanftes Ruhekissen.« – »Er schläft den Schlaf des Gerechten.« – »Die Sorgen bringen ihn um den Schlaf.« – »Das hat mir schon manche schlaflose Nacht bereitet.«

B: Die Behandlung von Schlafstörungen muss zumeist an mehreren Punkten ansetzen. Am wichtigsten ist anfangs die Indifferenzierung des überstark empfundenen Problems. Der Patient muss hierfür über die physiologischen Zusammenhänge informiert werden und damit zuerst lernen, sein Schlafproblem nicht überzubewerten. Kann er dazu gebracht werden, die schlaflose Zeit einer sinnvollen, angenehmen Beschäftigung zu widmen, z. B. dem Lesen eines Buches, wird er sie bald nicht mehr als qualvolles und unruhiges Warten auf den Schlaf, sondern als gewonnene Stunden des Wachseins empfinden. Gleichzeitig erreicht man damit einen wichtigen Teilerfolg auf dem Wege zur Indifferenzierung. Der Patient soll hierzu folgende Ratschläge erhalten:

- Äußere Störfaktoren weitmöglichst beseitigen;
- bei Müdigkeit sofort schlafen gehen (auch wenn das Familienleben vorübergehend, bis das Schlafen wieder erlernt ist, etwas zu kurz kommt);
- Schlafpausen durch Lesen usw. nutzen;
- die Schlafdauer nicht mehr nachrechnen, da sie nicht unbedingt das Befinden des folgenden Tages beeinflusst;
- dem Schlaf keine zu große Wichtigkeit beimessen, da sich der Körper von selbst sein Mindestschlafmaß holt;
- nach dem Erwachen sofort aufstehen und, nicht zuletzt,
- Schlaftabletten weglassen!

D. Langen formuliert klar: »Eine medikamentöse Therapie gegen Schlafstörungen gibt es eigentlich gar nicht, da Schlaftabletten lediglich das Wachliegen, nicht aber die Schlafstörung als solche beseitigen. Diese kann sich sogar durch Medikamente verstärken und zu einer zusätzlichen Abhängigkeit von Schlaftabletten führen!« (Lit.: »Schlafstörungen«) Über die angeführten Anregungen und Verhaltensregeln hinaus kann die Indifferenzierung durch gezielte heterohypnotische Suggestionen oder entsprechende Vorsatzbildung im AT unterstützt werden. Die Vermittlung des AT bewirkt oft schon durch die erzielte allgemeine Ruhigstellung und durch den monotonen Dauerreiz der allabendlich im Bett durchgeführten Übung das Hinübergleiten in den Schlaf. Wie oben schon erwähnt, kann auch die Indifferenzierung des Schlafproblems damit unterstützt werden.

In einigen Fällen, insbesondere dann, wenn es deutlich wird, dass Ängste eine wesentliche Rolle bei der Schlafhinderung spielen, ist eine Klärung über HA oder LH erforderlich. Die LH ist immer dann die Therapie der Wahl, wenn die Schlafstörungen Begleiterscheinung einer depressiven Grundhaltung sind. Die Depression ist gerade bei dieser Indikation nicht immer leicht erkennbar, da sie sich oft hinter einer manischen Überaktivität verbirgt.

Das Wiedererlernen des Schlafens kann durch direkte SH unterstützt werden, indem mittels ephypnotischer Suggestion das Schlafen an einen auslösenden Schlüsselreiz gekoppelt wird, der natürlich so gewählt sein muss, dass nicht die Gefahr eines unerwünschten Spontanschlafes besteht, also keinesfalls die Uhrzeit sein darf. Es bietet sich hier z. B. das Ausschalten der Nachttischlampe, eine bestimmte Schlafstellung oder das Anziehen des Schlafanzuges an. Sehr hilfreich kann auch die Koppelung an die Einnahme eines Homöopathikums sein, da der Patient hiermit eine materielle »Krücke« (eine Art Talisman) erhält, die ihm das Einschlafen auf diesen Schlüsselreiz hin logischer erscheinen lässt und die Annahme der Suggestion erleichtert. Zusätzliche heterohypnotische Suggestionen können die Indifferenzierung betreffen sowie natürlich die individuelle Behandlung von durch die Analyse festgestellten Konflikten.

Nur in Sonderfällen sollte der Nachtschlaf direkt über eine SH eingeleitet werden (z. B. bei organisch schwer Kranken), damit keine Abhängigkeit vom Therapeuten geschaffen wird.

Auch die Technik der paradoxen Intention kann das Symptom bessern, wenn sich der Patient z. B. vornimmt, sich krampfhaft auf das Wachbleiben zu konzentrieren, anstatt einzuschlafen.

S: AT/GH: »Ruhe wichtig – Schlaf gleichgültig.« – »Die Augen sind angenehm müde und schwer.«

SH: »In diesem vertieften Ruhezustand erholt sich das gesamte Nervensystem. Alle äußeren Einflüsse werden gleichgültig und rücken immer weiter weg, und nur noch Ihre Ruhe ist jetzt wichtig. Genauso, wie Sie jetzt angenehm gelöst und ruhig daliegen, werden Sie heute Abend nach dem Zubettgehen ebenfalls eine angenehme Ruhe und wohltuende Müdigkeit verspüren. Und sofort, nachdem Sie das Licht ausgelöscht haben, werden Ihre Augen so angenehm müde und schwer, wie sie jetzt sind. Sie wollen sie dann einfach zufallen lassen; die Augenlider fallen dann ganz von selbst zu, und Sie gleiten hinein in einen erholsamen und ruhigen Schlaf, ganz von selbst. Jedes meiner Worte ist jetzt tief in Ihrem Unbewussten verankert, und Sie haben gesehen, dass alles genau eintrifft, was ich Ihnen in der Hypnose sage [z. B. Handschlusssuggestion vorangehen lassen]. Genauso wird es eintreffen, dass heute Abend und an allen folgenden Abenden, nachdem Sie das Licht gelöscht haben, Ihre Augen so angenehm müde und schwer werden, dass sich die Lider ganz von selbst schließen und Sie in einen erholsamen Schlaf hineingleiten, aus dem Sie am nächsten Morgen erfrischt erwachen werden [usf.]. Der Schlaf wird wieder völlig normal von Ihrem Unbewussten gesteuert und ist Ihnen daher in Zukunft gleichgültig. Ganz von selbst läuft alles ab, ganz von selbst ... « usw.

E: AT/GH und SH ++, ggf. FH oder HA. Bei schweren Schlafängsten und depressivem Hintergrund LH ++.

SCHMERZZUSTÄNDE

(Siehe auch Anästhesiehypnose, Kopfschmerz/Migräne, Phantomschmerz und Trigeminusneuralgie.)

P: Psychogene Schmerzzustände sind oft unbewusstes Mittel des Protestes, der Aufmerksamkeitsweckung und Zuwendungserlangung, einer erzwungenen Ruhepause und/oder der Selbstbestrafung. Zuweilen bestehen sie als verselbstständigter bedingter Reflex fort, nachdem eine vorhandene körperliche Grundlage beseitigt wurde. Ein häufiges Kennzeichen der Psychogenie bildet das Wandern des Schmerzes nach symptomatischer Beseitigung, z. B. mittels Neural- oder Suggestionstherapie, hin zu einer Ersatzlokalisation (Symptomverschiebung).

Organisch manifeste schmerzauslösende Zustände führen durch die schmerzbedingte Aufmerksamkeitshinlenkung auf den betroffenen Körperteil und die oft erfolgende Verkrampfung (Tonussteigerung der betroffenen Muskulatur) über diese beiden psychischen Faktoren vielfach zur Verschlimmerung des Krankheitsbildes, bei rheumatischen Erkrankungen sogar zur Auslösung neuer Schübe.

Eine besondere Art des Schmerzes ist das Continuous Pain Syndrom, der ständige Schmerz, der praktisch immer vorhanden ist. Hierbei handelt es sich um eine dauernde Schmerzempfindung mit der (unbewussten) Funktion, dem Patienten zu zeigen, dass er noch lebt. In Hypnose lässt sich ein solcher Schmerz oft auf einen Unfall oder einen seelischen Schock zurückführen, in dessen direkter Folge der Schmerz erstmals fühlbar war und dem Patienten bewies, dass er noch lebt. Ein Verdacht auf Continuous Pain Syndrom sollte auf jeden Fall mit FH oder LH abgeklärt werden, da bei dieser Indikation jede andere Therapie, auch mittels starker Analgetika oder hypnosuggestivem Vorgehen, erfolglos bleiben muss.

B: Während beim rein psychogenen Schmerz die Verarbeitung der seelischen Ursache Therapieziel ist, kann beim somatogenen Schmerz neben der Therapie der auslösenden körperlichen Störung eine symptomorientierte Suggestion zur Lösung von Verspannungen und Erzielung einer Indifferenzhaltung lindernd und therapieförderlich eingreifen. Bei der heterohypnotischen Behandlung kommt die direkt gegen den Schmerz gerichtete Analgesiesuggestion hinzu, die vor allem dann zusammen mit der Indifferenzsuggestion angebracht ist, wenn es sich bei den Schmerzen um bedingte Reflexe, d. h. beispielsweise um weiter bestehende Empfindungen bereits abgeheilter organischer Störungen handelt. Bei schwersten somatogenen Schmerzzuständen kann bereits eine durch die SH erzielte, über mehrere Stunden andauernde Linderung für den Patienten eine große Hilfe bedeuten. Bei der SH ist besonders auf die posthypnotisch wirksame Konditionierung zu achten.

Die von einigen Autoren empfohlene Technik, vorübergehende stärkere Schmerzzustände durch eine posthypnotische Amnesie nicht mehr erinnerbar zu machen, halte ich für wenig sinnvoll, da auf diese Weise ein eingeklemmter Affekt erzeugt werden könnte.

Analgetika (Schmerzmittel) sollen, wo möglich, langsam »ausgeschlichen« werden.

S: AT: »Der Rücken ist strömend warm und frei.« – »Die Knie sind warm und frei.« Im Kopfbereich empfiehlt sich statt der Wärme meist eine Kühlesuggestion: »Der Kopf ist (angenehm) kühl und frei.«

SH: »Ganz deutlich spüren Sie jetzt meine Hand auf Ihrem Leib, und unter der Strahlung meiner Hand entwickeln sich eine intensive Wärme und eine gesteigerte Durchblutung. Alle Verspannungen lösen sich, und Schmerzen wandeln sich in Wärme. Ganz deutlich fühlen Sie, wie unter meiner Hand alle Missempfindungen weichen und sich in Wärme wandeln. Durch die bessere Durchblutung und die tiefe Beruhigung der Nerven werden alle Verspannungen gelöst. Bald sind alle Schmerzen aufgelöst in Wärme, und Sie fühlen sich so wohl, dass die vergangenen Schmerzen jetzt völlig gleichgültig sind. Auch nach der Hypnose wird Ihr Wohlbefinden anhalten, und wenn ich Sie dann aus der Hypnose zurückführe, werden Sie sich (Ihren Arm usw.) vollkommen frei fühlen und so wird es bleiben ... « usw.

E: AT +, SH ++ (bei organisch manifesten Störungen vorübergehend), GH +. Mittels FH oder LH Verdacht auf unbewusste Schmerzmotive oder Continuous Pain Syndrom überprüfen und ggf. aufarbeiten ++.

SCHREIBKRAMPF/CHIROSPASMUS

(Siehe auch Lähmungen.)

P: Oft unbewusstes Verhinderungsmotiv (nicht einverstanden sein mit seinen Handlungen, etwas nicht unterschreiben wollen) und Entscheidungsschwierigkeit. Bedingte Reaktion mit gesteigerter Aufmerksamkeit auf den Schreibvorgang.

B: Wichtig ist hier die Indifferenz gegenüber dem Schreiben. Aus diesem Grunde sollten bewusste Schreibübungen unterbleiben, genauso wie Sprachübungen beim Logospasmus. Es empfiehlt sich die GH und die SH in Kombination mit der HA oder FH, falls eine analytische Klärung erforderlich scheint. Bei einer durchgängigen Entscheidungsschwierigkeit ist die LH angebracht.

S: AT/GH: »Die rechte (bzw. linke) Hand ist frei gelöst.«

SH: »In diesem vertieften Ruhezustand erholt sich ihr gesamtes Nervensystem, und alle äußeren Einflüsse werden gleichgültig. Insbesondere lösen sich alle Verspannungen in Ihrer rechten Hand, und alle Finger werden wieder in jeder Situation frei beweglich [eventuell haptische Unterstützung]. Ich werde Ihnen jetzt einen Kugelschreiber in die Hand geben, und Sie werden sehen, wie locker und frei Sie damit schreiben können. Ganz gelöst und frei bleibt Ihre rechte Hand, und Sie schreiben jetzt Ihren Namen auf den Karton, den ich unter Ihre Hand halte. Genauso selbstverständlich werden Sie in Zukunft immer schreiben können, weil die Verkrampfungen in Ihrer Hand aufgelöst sind ... « usf.

E: GH +, HA und SH +, ggf. FH oder LH ++.

SENSIBILITÄTSSTÖRUNGEN/EMPFINDUNGSSTÖRUNGEN

P: Meist Begleitsymptom anderer hysterischer oder zwanghafter Störungen. Schwere Sensibilitätsstörungen (vor allem Empfindungsmangel) können Teil einer psychotischen Symptomatik sein (siehe dort) und müssen entsprechend vorsichtig behandelt werden.

B: Indifferenzierung durch SH mit haitischer Unterstützung. Bei Empfindungsarmut (Gefühlsarmut) LH mit sehr kleinen Schritten.

S: Wie bei Schmerzzuständen.

E: SH +, ggf. LH +.

SEXUALEMPFINDUNGS- UND -VERHALTENSSTÖRUNGEN; BEZIEHUNGSKONFLIKTE

P: Die Bedeutung der Sexualität – auch aus tiefenpsychologischer Sicht – wird in ihrem gesamten Umfang erst durch die Hypnoseforschung erschließbar. Wie im Teil II, Kapitel 1 angeführt ist, untersteht das Sexualverhalten in seiner biologischen Basis den Steuerungsbereichen der evolutionär ältesten Schichten des Zentralnervensystems, dem etwa 500 Millionen Jahre alten »Reptilhirn« und dem etwa 200 Millionen Jahre alten »Säugetierhirn«. Damit reicht sie in tiefste hypnotische Bewusstseinsebenen und uralte Prägungsmuster hinein.

Da die individuelle Entwicklung des einzelnen Menschen (Ontogenese) die gesamte Evolutionsentwicklung der menschlichen Art (Phylogenese) sozusagen im Schnelldurchlauf wiederholt, sind die frühesten Einflüsse, die der Mensch im Mutterleib und in den ersten Jahren der Kindheit erlebt, von erheblicher und teilweise irreversibel prägender Bedeutung für sein späteres sexuelles Empfinden und Verhalten, obwohl die spezifische Phase seiner sexuellen Entwicklung erst ab dem 4. Lebensjahr in den Vordergrund rückt. Der Schlüsselreiz für die Verbindung von aktuellem Erleben und Verhalten mit frühkindlichen und damit auch mit evolutionsgeschichtlichen Programmen wirkt meist unerkannt über eine Symbolbeziehung ein und löst eine »Übertragung«[10] aus. Wie FREUD selbst noch erkannt hat, führt jede auch unbewusste Übertragung zur Aktivierung bzw. Reaktivierung hypnotischer Bewusstseinsanteile.

Und nicht erst bei der Reaktivierung, sondern bereits bei der Ausbildung früher sexueller Prägungen kommt der unbewussten hypnosuggestiven Übertragung und damit auch der direkten hypnotischen Kommunikation (Telepathie) zwischen Eltern (vor allem Mutter) und Kind die Schlüsselrolle zu. Da ja die »nichthypnotische« rationale Gehirnebene erst im 3. Lebensjahr ihre Funktion aufzunehmen beginnt,

10 »Übertragung« wird hier als tiefenpsychologischer Begriff verwendet und bezeichnet das Einbringen von Emotionen, die aus defizitären oder unbewältigten Kindheitserlebnissen herrühren, in eine aktuelle Situation und ihre Projektion auf das aktuelle Gegenüber sowie die damit verbundenen Handlungen. Meist wird eine Übertragung durch einen symbolisch passenden, aktuellen Schlüsselreiz hervorgerufen. Übertragungsgefühle und -handlungen werden vom Übertragenden nicht als solche erkannt, sondern als echt und situationskonform erlebt, zum erheblichen Teil bleiben sie sogar unbewusst. Oft antwortet das Gegenüber mit dazu passenden eigenen Übertragungsgefühlen und/oder -handlungen, die als »Gegenübertragung« bezeichnet werden. Da jede Übertragung und jede Gegenübertragung unbewusste frühkindliche Gedächtnisprägungen reaktivieren, wird damit zugleich die damals dominante Gehirnebene und dadurch eine hypnotische Bewusstseinsstufe reaktiviert. Der Übertragende ist daher immer partiell in Hypnose und hat keine rationale Kontrolle über seine Übertragungsgefühle und das daraus hervorgehende Verhalten; die »Erklärungen«, die er sich selbst dafür gibt – meist hinterher –, erweisen sich bei genauerer Betrachtung immer als pseudorational.

werden zuvor weniger die bewussten sexuellen Einstellungen der Eltern mit dem Kind kommuniziert, sondern es werden vor allem die in ihren hypnotischen unbewussten Bewusstseinsebenen vorhandenen Vorprägungen übertragen. Diese sind oft mit seit Generationen auf dieselbe Weise psychisch »vererbten« Ängsten verbunden.

Tiefer gehende sexuelle Störungen sind deshalb auch nur mittels der tiefenpsychologischen Hypnose, die psychisch und physisch in dieselben Bewusstseinsebenen hineinreicht, in denen sie entstanden sind, in ihrem Zusammenhang erkennbar und effektiv therapierbar.

Die Sexualität steht in der tiefenpsychologischen Symbolik für die Kommunikation überhaupt. Ein reifes sexuelles Erleben fasst sozusagen alle vorangegangenen seelischen Entwicklungsphasen zusammen (Symbiose, orale Phase, Reifungsphase, anale Phase[11]), ohne dass eine dieser Phasen unter- oder überbetont oder fixiert sein sollte. Das Ziel der sexuellen Entwicklung ist, wie FREUD es ausdrückt, »die freie Objektwahl, wobei das andere Geschlecht nicht verfehlt werden soll«. Diese Formulierung bezeichnet die natürliche »Idealnorm« sehr treffend, wenn sie auch etwas funktionell vereinfacht ist.

Freie Objektwahl bedeutet hier, dass der Mensch nicht von (unbewussten) Defiziten oder Fehlprägungen aus der frühen Kindheit bestimmt wird, wenn er sich einen Partner wählt bzw. jede Partnerwahl ängstlich vermeiden muss. Außerdem bedeutet es, dass er nicht existenziell abhängig vom Partner ist, wie beim pathologischen »Liebesideal« unserer Kultur, dem »Romeo-und-Julia-Syndrom«.

Allerdings ist das FREUD'SCHE Postulat mit einigen Einschränkungen zu betrachten, denn wie soll sich beispielsweise ein biologischer Zwitter auf der Suche nach einem gegengeschlechtlichen Partner verhalten? Dieselbe Frage stellt sich für den psychologischen Zwitter oder für den Menschen, der sich seelisch nicht seinem körperlichen Geschlecht zugehörig fühlt. Ähnliches gilt sinngemäß auch für andere nicht normentsprechende sexuelle Gefühle und Verhaltensweisen. Kein Maßstab kann hier allgemeinverbindlich über gesund oder krank entscheiden. Jede Normabweichung kann z. B. als biologische oder psychologische Evolutionsvariante betrachtet werden, und natürlich hat ohnehin jeder Mensch das Recht, sein sexuelles Verhalten selbst zu bestimmen, solange er damit nicht andere zwingt oder schädigt. Dasselbe gilt für die Entschei-

---

11 Die Phasenbenennungen entsprechen der in diesem Buch beschriebenen, durch die Hypnose erweiterten Tiefenpsychologie bzw. Entwicklungspsychologie.

dung, ob bestimmte sexuelle Gefühle, Verhaltensweisen, Hemmungen usw. therapiebedürftig sind.

Doch bietet das FREUD'SCHE Postulat einen guten Ausgangspunkt, um die eigene Sexualität und die unmittelbar damit verbundenen Lebensbereiche, wie z. B. die Selbstentfaltung und die Kommunikation, besser kennen zu lernen und beurteilen zu können. Denn sofern es ein natürliches Normentwicklungsziel gibt, würde dessen Erreichen für über 90% der Menschen mit der höchstmöglichen Lust und Freude verbunden sein. Jede auch unbewusste Behinderung auf dem Weg zu diesem Ziel, jede Verdrängung oder Verschiebung, wäre hingegen verbunden mit einer Einbuße von sexueller Lust, aber auch von Lebensfreude überhaupt. Und genau solche Verdrängungen, Verschiebungen und Einbußen lassen sich in sehr vielen tiefenpsychologischen Therapien in Hypnose erkennen, indem der Betroffene selbst solche Zusammenhänge bei sich entdeckt, Zusammenhänge, an die er zuvor nie auch nur gedacht hätte.

Oft findet z. B. eine in der Entwicklung unterdrückte Sexualität in unbewusst autoaggressiven Verhaltensweisen und Erkrankungen, aber auch in der Gewalt gegen andere ihren Ausdruck. So zeigen sich während vieler Therapien, bei denen weder in der Anamnese noch als Behandlungsmotiv sexuelle Probleme genannt wurden, immer wieder unbewusste Verbindungen zwischen Krankheitssymptomen und unterdrückten oder verschobenen sexuellen Energien.

Die Ursprünge sexueller Probleme finden sich in aller Regel bereits in der frühkindlichen Entwicklung. Meist handelt es sich um Störungen, die mehr oder weniger latent schon vor ihrem ersten bewussten Auftreten vorhanden waren und durch einen »Zweitschlag« (ein Erlebnis, das die ursprüngliche Fehl- oder Falschprägung durch einen damit verbundenen Schlüsselreiz reaktiviert) wieder zum Durchbruch gelangten.

Für den Großteil dieser Störungen sind überwiegend zwei verschiedene Defizit- bzw. Fehlprägungen verantwortlich, die allerdings in den meisten Fällen mehr oder weniger ausgeprägt zusammen vorliegen und wirken (siehe auch Teil V, Kapitel 1).

Das erste Defizit rührt aus der »symbiotischen Phase« her (intrauterin und frühoral). Wenn dort ein größerer Akzeptanzmangel besteht, der selbst der Mutter unbewusst sein kann, hat der betroffene Mensch später das Bedürfnis, die mangelnd empfundene Akzeptanz in anderen Lebensbereichen nachzuholen. Dies kann zum Beispiel durch besondere Leistungen in Schule und Beruf versucht werden, insbesondere aber auch über das Bemühen, ständig entsprechende Bestätigung durch den oder die Partner zu erhalten. Aus diesem Bereich stammen viele symbiotische Störungen, wie z. B. starke Eifersucht, oder orale Störungen, wie z. B. starke Versorgungsbedürfnisse, bei denen die frühkindliche Mutterrolle auf den Partner übertragen wird, wodurch dann die Sexualität nach und nach in den Hintergrund tritt oder sozusagen als Teil der mütterlichen Versorgung eingefordert bzw. gewährt wird. Zu beachten ist, dass auch der männliche Partner die Rolle der Ersatzmutter übernehmen kann.

Wie an anderer Stelle ausgeführt, ist ein mehr oder minder beträchtliches Akzeptanzdefizit ein quasi normaler (normotischer) Bestandteil unserer Kultur und bildet als Defizit des ersten Entwicklungsschrittes einen wesentlichen Grundfaktor bei der Entstehung der allermeisten Störungen und Erkrankungen überhaupt. Da es in der intrauterinen und frühoralen Entwicklung geprägt ist, also in tiefer natürlicher Hypnose, ist es den Betroffenen meist weder in seinen Ursachen noch in seinen Auswirkungen bewusst.

Die zweite große Fehl- bzw. Defizitprägung betrifft die eigentliche sexuelle Entwicklung und entsteht durch die immer noch übliche kirchlich-puritanische, vom Staat subtil kopierte, verklemmte und angsterzeugende »Sexualpädagogik«, einhergehend mit der schamhaften Tabuisierung der Sexualität in der allgemeinen Sozialisation – innerhalb der Familie, der Schule und der Gesellschaft. Auf dem Nährboden des zuerst entstandenen Akzeptanzmangels und der damit einhergehenden Grundangst finden die auf diesem Wege eingepflanzten Sexualängste die ideale Voraussetzung zum Wuchern.

Die innerfamiliäre Verheimlichung körperlicher Zärtlichkeit und des Geschlechtlichen, seine Verbannung in das abgeschlossene Dunkel der Schlafzimmer, aus dem dann gelegentlich ein für Kinder unerklärbares und oft als Zeichen von Gewalt oder Schmerz gedeutetes Stöhnen dringt, führen zu einer obskuren, entwürdigenden und mit dem Nimbus des Ungehörigen behafteten Abseitsposition der Sexualität, wie sie ihr auch im öffentlichen Leben überhaupt zugewiesen wird, und – nicht zufälligerweise – in den meisten Therapieformen ebenfalls.

Wie die tiefenpsychologische Hypnose darüber hinaus zeigt, beginnt die sexuelle Entwicklung des Kindes nicht erst mit der »genital-ödipalen Phase« im 4. Lebensjahr oder mit seiner sexuellen Reifung in der Pubertät, sondern bereits im Mutterleib und in den ersten Jahren nach der Geburt, also in den Bewusstseinsebenen der natürlichen archaischen Hypnose. Auch wenn dort zunächst noch keine eigentlichen sexuellen Bedürfnisse vorhanden sind, wird doch die Grundlage für das eigene spätere Empfinden und Verhalten bereits am Beispiel der Eltern erfahren und erlernt.[12] Dazu gehören selbstverständlich auch alle sexuellen Neurosen, die die Eltern in ihrer eigenen Sozialisation erworben hatten und die von ihnen unbewussterweise via direkter suggestiver Übertragung (telepathische Kommunikation) oder via Vorbildverhalten an ihre in Hypnose befindlichen Kinder weitergegeben werden. Derartige sexualneurotische Prägungen können daher, wie erwähnt, auch nur in tiefenpsychologischer Hypnose wieder aufgelöst werden.

Grundlage des innerfamiliären Sexualtabus sind natürlich ebenfalls die erwähnten, seit Jahrhunderten tradierten kirchlichen und staatlichen Reglementierungsanmaßungen. Sie fördern, direkt oder indirekt, die Abseitspositionierung der Sexualität in den Bereich des Unmoralischen, Schmutzigen oder Gefährlichen. Teilweise sind sie sogar verbunden mit Bestrafungen oder Strafandrohungen, die nach den wahnhaften Wünschen ihrer Erfinder als »Todsünden« bis ins Jenseits hinein verfolgt werden sollten, z. B. für geschlechtliche Erfahrungen von Kindern und Jugendlichen untereinander, aber auch ganz generell für kirchlich nicht abgesegneten oder nicht der Zeugung gewidmeten Geschlechtsverkehr. So bilden diese Drohungen eine unterschwellige, ständig und überall gegenwärtige und in sich krankhafte und zugleich krankheitsverursachende Grundlage für die angstneurotische Besetzung der Sexualität und ihre Folgen.

Bei der institutionellen Förderung sexualneurotischer Prägungen werden, wie an anderer Stelle ausgeführt, subtile Techniken der Massensuggestion eingesetzt und vorwiegend Motive der Steuerbarkeit der Massen verfolgt.

Oft wird angenommen, dass heute eine große sexuelle Offenheit bestünde, und es wird dafür als Argument angeführt, dass sich die Werbung für jedwede Artikel ständig sexueller Motive bedient. Aber die Tatsache, dass z. B. Massenblätter mit dem täglichen Abdruck einer busenfreien Schönen ihre Verkaufszahlen fördern, ist kein Zeichen für sexuelle Offenheit, sondern vielmehr ein Beweis für die bestehende Verklemmtheit. Denn ohne diese gäbe es keine Kommerzialisierung der Sexualität und blieben derartige Verkaufspromotionen ohne besondere Wirkung.

Die rationale Einsicht des erwachsenen Menschen, dass die in seiner Kindheit erlernten abwegigen Vorstellungen von der Reglementierungsbedürftigkeit der Sexualität oder gar von ihrer »Sündhaftig-

12 Literatur zu diesem Bereich: Ernest BORNEMAN: Das Geschlechtsleben des Kindes. Beiträge zur Kinderanalyse und Sexualpädagogik. München 1988.

keit« oder »Strafwürdigkeit« nur in den Köpfen ihrer Erfinder begründet sind, erreicht lediglich die logische, nichthypnotische Ebene der Psyche. Dasselbe gilt für bloß rational begründete Psychotherapieformen und suggestive Umprogrammierungen. In den tiefen, unbewussten Ebenen des archaischen Bewusstseins können diese Prägungen ihr Schattendasein fortführen und negativ wirken.

Betrachten wir ein Beispiel für die Entstehung einer häufigen sexuellen Störung: An Stelle der Förderung ihrer natürlichen erotischen Entwicklung wird Kindern oft ein Schoßhund oder ein anderes Tier geschenkt, auf das sie dann unter anderem auch ihre körperlichen Zärtlichkeiten richten, während ihnen z. B. entsprechende Beziehungen zu anderen Kindern untersagt werden. Die Übertragung der erotischen Zuneigung auf Haustiere ist oft über Generationen im Familienverhalten verankert und beinhaltet meistens zugleich das Abziehen der erotischen Gefühle und Kontakte vom Menschen.

Das Tier dient dann – unbewussterweise – sowohl als Lückenbüßer für das fehlende erotische menschliche Gegenüber als auch für das aus der ersten Entwicklungsphase fortbestehende symbiotische Defizit. Es ist eine Art bequemer und zuverlässiger Fetisch, der – seinen natürlichen Instinkten folgend – keine andere Wahl hat, als sich gegenüber seiner als Leittier empfundenen Bezugsperson stets unterwürfig, affektiv und zugleich beschützend symbiotisch wie auch erotisch zu verhalten. Damit werden zum einen die vorhandenen Defizite hinsichtlich menschlicher Akzeptanz und menschlicher Erotik scheinbar kompensiert, zum anderen wird eine entsprechende doppelte Erwartungsprägung bezüglich des späteren Partners erzeugt.

Eine solche Konstellation bildet eine mögliche Grundlage schwerer Partnerprobleme im späteren Leben, indem die geprägte Scheinkompensation und die damit verbundene Erwartungshaltung zu einem krankhaften »Ideal«-Maßstab für die angestrebte Liebesbeziehung wird. Kommt es zunächst dennoch zu einer Nachreifung oder zumindest teilweisen Durchsetzung der natürlichen erotisch-sexuellen Lebensbedürfnisse und damit zu einem subjektiv befriedigenden Sexualleben, kann ein Enttäuschungs- oder Frustrationserlebnis zur Regression in die anerzogene Angst- und Kompensationshaltung führen und den Ausbruch einer sexuellen Störung hervorrufen. Der enttäuschte Partner regrediert dann in diesem Beispiel wieder auf den symbiotisch »zuverlässigen« Hund. Die Regression vom menschlichen Gegenüber auf das seinerzeitige tierische Ersatzobjekt, das natürlich auch ein neu angeschafftes Tier sein kann, führt zugleich auch zur Regression der sexuellen Kommunikationsebene auf die vorsexuelle anal- oder oralerotische Ersatzkommunikation mit dem Tier (relativ selten kommt es daher zum Geschlechtsverkehr mit dem Tier). Eine derartige Regression findet oft auch ohne Trennung vom Partner sozusagen schleichend statt.

Auslöser (nicht Ursachen) von Sexualstörungen sind oft Schuldgefühle, Ängste, abgelehnt zu sein, Identifizierung mit dem Partner, unbewusste Selbstbestrafungsmotive, Verhinderungsmotive, Kastrationsängste, Versagensängste und andere Hemmungen. Ebenso spielen zuweilen unterdrückte gleichgeschlechtliche Gefühle eine Rolle, die, wie andere verdrängte Konflikte, durch einen Schlüsselreiz (meist unbewusst) aktiviert werden können. Ein anderer häufiger Anlass, insbesondere bei Potenzstörungen, ist der »erlernte Reflex«. Dieser bildet sich in diesem Fall in Form einer ungewollten Autosuggestion aus, z. B. als Folge eines durch andere (oft natürliche) Umstände zu erklärenden erstmaligen »Versagens«. Die Angst vor einem neuen Versagen beim nächsten Versuch wirkt zugleich als Autosuggestion und führt dann mit immer größerer Sicherheit zu eben dem befürchteten Versagen und schließlich zum Vermeidungsverhalten.

Ein weiterer suggestiver Einfluss kommt häufig im höheren Lebensalter zum Tragen: Erziehung, Umwelt und Medien suggerieren die Unschicklichkeit der geschlechtlichen Liebe und das Nachlassen der männlichen Erektionsfähigkeit und der weiblichen sexuellen Bedürfnisse im höheren Alter, was in dieser Weise natürlich falsch ist. Sicher ist es kein Zufall, dass sehr naturverbundene Menschen auch mit achtzig und neunzig Jahren noch regelmäßig Geschlechtsverkehr haben. Sexuelle Aktivität im höheren Alter findet sich meist auch bei Menschen mit einer überdurchschnittlichen seelisch-geistigen Regsamkeit und Flexibilität, ja sie wirkt mit hoher Wahrscheinlichkeit sogar dem seelischen und körperlichen Abbau entgegen.

Oft beginnen sexuelle Probleme auch mit der Geburt von Kindern. Dadurch ergeben sich in unserer Kultur die als Ödipuskonflikt bezeichneten Rivalitäten (siehe Ödipuskonflikt). Tiefenpsychologisch gesehen hemmt dann nicht nur eine zu ausschließliche Zuwendung der Eltern auf das Kind ihre sexuelle Beziehung zueinander, sondern mehr noch der Umstand, dass sie jetzt selbst Vater und Mutter geworden sind und damit unbewusst dem gleichen Tabu unterstehen, das zwischen ihnen und ihren Eltern bestand. Das angebliche Nachlassen der sexuellen Bedürfnisse mit dem Klimakterium beruht auch insofern auf einer kulturellen Suggestion, als die übliche kirchenchristliche Beeinflussung noch immer den Geschlechtsverkehr nur mit Zeugungsabsicht toleriert.

Bei weiblichen Sexualproblemen kann zusätzlich zu den angeführten Ursachen eine unbewusste Ablehnung der weiblichen Rolle, die innerhalb unserer Techno-Zivilisation oft als der männlichen unterlegen dargestellt wird, zu Grunde liegen. Eine sexualneurotische Erziehung, die in der Kindheit bei beiden Geschlechtern die Sexualität tabuisiert, aber beim Knaben doch noch als biologische Notwendigkeit gelten lässt, suggeriert dem Mädchen oft seine geschlechtliche Rolle lediglich als Erfüllungshilfe im Dienste der »niedrigen Begierden« des Mannes. Mit dieser Rollenzuweisung wird die weibliche Sexualität in der kapitalistischen Gesellschaft zur Ware, mit deren Erwerb der Mann seine Stellung demonstriert und für deren Verkauf die Frau ihren Wert bestätigt bzw. sich an die Stellung des Mannes anhängt. Damit rückt unsere Kultur jede nicht der Mutterwerdung dienende weibliche Geschlechtlichkeit über die Symbolik des Unbewussten in die Nähe der Prostitution. Die unbewusste Ablehnung dieses Modells durch viele Frauen und damit die Ablehnung ihrer Geschlechtlichkeit wird auf diese Weise schon in der frühesten Kindheit suggestiv vorgebahnt.

Direkte Folgen dieser kulturellen Normose sind z. B. ökonomische oder emotionale Sicherheit versprechende Versorgungsverbindungen, die natürlich keine gute Voraussetzung für ein glückliches Liebesleben und ein erfülltes Leben überhaupt bieten. Auch die suggestiv erzeugten Ängste vor Menstruation und Kinderkriegen als »schmerzhaftem Fluch« sind Teil dieser kirchlich und medizinisch tradierten Rollenhypnose. Alle diese Prägungen können selbstverständlich überdeckt und nur unbewusst wirksam sein.

Ein indirekter Begleitumstand, wenn nicht sogar eine Voraussetzung dieser Normose ist, dass Frauen im Beruf immer noch für die gleiche Leistung geringer bezahlt werden und es schwerer haben, gehobene Positionen zu erreichen. Damit wird einerseits die finanzielle Abhängigkeit der Frau gewahrt und andererseits werden »typisch weibliche«, ganzheitliche Entscheidungskriterien, beispielsweise ökologischer Art, aus den mehr auf aktuellen Verdrängungswettbewerb ausgerichteten Vorstandsetagen herausgehalten. Frauen, die der beruflichen Karriere willen auf alles sonst verzichten, unterliegen zuweilen dem unbewussten Zwang, gegen diese nachteilige Geschlechtsrollensuggestion zu protestieren.

Auch viele indirekt sexuelle Störungen sind damit verbunden. Dazu gehören in erster Linie die Anorexie (s. d.), die Bulimie (s. d.) und die Fettsucht (s. d.), aber auch Migräne (s. Kopfschmerzen), wiederkehrende Infektionen der Harnwege.

Ein weiterer und in gewisser Hinsicht der wichtigste Aspekt der menschlichen Sexualität, der in unserer Kultur allerdings ein Schattendasein führt, ist ihre spirituelle Dimension. Die über Jahrtausende ausgeübten und andauernden kirchlich-staatlichen Reglementierungsbestrebungen zur Sexualität haben sie als biologische Zeugungsfunktion feudal kontrollieren wollen. Dazu wurde die Sexualität als etwas »Sündhaftes«, »Schmutziges« verteufelt, um die derart gleichsam zwangsweise Verängstigten leichter beherrschbar zu machen. In diesem Klima erfolgte die Ausübung der Sexualität vorwiegend mit dem Zweck der vorschriftsmäßigen Untertanenproduktion; als angenehme Begleiterscheinung durften mit bewussten oder unbewussten Gewissenskonflikten beladene Lustgefühle auftreten.

Das Streben nach Lustgewinn selbst blieb Abweichlern vorbehalten, wie es die Sprache mit suggestiv ausgrenzenden Begriffen wie »Lüstling« und »Unzucht« dokumentiert. Im Zuge sexueller Liberalisierungsbestrebungen kam es zwar zu einer größeren öffentlichen Akzeptanz des Themas, die jedoch weit gehend auf dem mechanistischen Niveau der Suche nach G-Punkt und Orgasmusmultiplikation verblieb. Die Reduktion auf eine Art Leistungssport trat an die Stelle der Untertanenproduktion.

Die einer wirklich menschlichen Sexualität gegenüber offenen und positiv eingestellten Strömungen aus der christlichen Mystik und anderen Religionen, wie vor allem dem hinduistischen Tantrismus, konnten hier kaum gedeihen. Lediglich die Alchemie bewahrte, während der finsteren Zeit des kirchlichen Fanatismus im späten europäischen Mittelalter, in ihrer Symbolik das Wissen um die hohe geistige Bedeutung der Sexualität.

Aus tantrischer Sicht ist jedes sexuelle Wesen, gleichgültig ob Pflanze, Tier oder Mensch, eine vollwertige Verkörperung der weiblichen bzw. der männlichen göttlichen Polarität, die ihrerseits wiederum in einer höheren Dimension aufgehoben bzw. vereint sind.

In einer spirituell erweiterten Tiefenpsychologie werden auf ähnliche Weise die biologische und die psychologische Ebene des Menschen nicht nur als Funktionsträger verstanden, sondern als leiblich-seelische Gestalt – im Sinne von Gestaltung – eines geistigen Prinzips. Damit kann in einer gesunden Sexualität die reifste Entwicklungsstufe des Menschen entstehen, die dann symbolisch in jeder tiefen Kommunikation, nicht nur in der sexuellen, einfließt. Die Sexualität eröffnet auf diese Weise über die körperlich-seelische Lust und Befriedigung hinaus die Möglichkeit höchster spiritueller Erkenntnis und Vereinigung.

B: Mehr noch als bei anderen Störungs- oder Krankheitsbildern ist es bei sexuellen Störungen selbstverständlich, dass der Patient selbst bestimmt, ob er eine sexuelle »Normabweichung« oder Störung überhaupt therapieren lassen will, welches Therapieziel er anstrebt und welchen therapeutischen Weg er wählt (ausgenommen sind Störungen, die mit Gewalt oder Gefahr für andere Menschen einhergehen). Während beispielsweise bei einer Herzrhythmusstörung als selbstverständlich angenommen werden kann, dass der Patient einen regelmäßigen Herzschlag haben will und nur der Weg dorthin offen ist – vom einfach symptomgerichteten Antiarrhythmikum bis zur lebensgeschichtlichen Hypnosetherapie –, ist das sexuelle Selbstverständnis zu individuell, um allgemeinverbindliche Ziele vorauszusetzen, die hier bereits einen suggestiven Charakter hätten.

Alle primären sexuellen Störungen, also Störungen, deren Grundlagen sich anamnestisch bereits in der Kindheit, der Pubertät oder beim Aufnehmen der ersten Sexualkontakte erkennen lassen, sollten tiefenpsychologisch behandelt werden, möglichst über die LH, um die entsprechenden Prägungen in den frühesten Entwicklungsphasen und Gehirnschichten zu erreichen. Dabei ist zu bedenken, dass auch viele als sekundär erscheinende Störungen primäre Grundlagen haben.

Zwar sind in vielen Fällen auch einfache SH-Therapien, z. B. bei Erektionsunfähigkeit, ausreichend wirksam, doch besteht die Gefahr des Rückfalls und der Symptomverschiebung.

Bei der primären Homophilie, bei der Transsexualität und ähnlichen oft immer noch sozial konfliktreichen Sexualverhalten wird es in der Regel das Ziel der Behandlung sein, den Patienten so in seinem Ich-Verständnis zu stabilisieren, dass er sich ohne Leidensdruck in seiner sozialen Umwelt behaupten kann.

Sekundäre Störungen, also Störungen, die aufgetreten sind, nachdem diesbezüglich zunächst ein befriedigendes Erleben vorhanden gewesen war, verlangen zumindest eine situative Analyse. Wenn eine bedingte Reaktion, ein Partnerschaftskonflikt usw. deutlich im Vordergrund stehen, wird hierzu oft eine Fokusbehandlung (FH) ausreichen. Wenn sich ähnliche Situationen in der Lebensgeschichte wiederholen, ist auch hier eine LH indiziert.

Die Behandlung von partnerschaftsbedingten Störungen legt die Einbeziehung des Sexualpartners nahe, da er ja der »Supporting player« ist und da der zur Behandlung Erschienene als Symptomträger vielleicht stärker leidet, vielleicht aber auch einfach nur mutig genug ist, um sich in Behandlung zu begeben. Neben der individuell gestalteten Therapie empfiehlt sich, den Partnern die Lektüre von zur Therapiebegleitung brauchbaren Büchern vorzuschlagen[13]. Hierbei sollte abwechselnd jeder Partner dem anderen einen Abschnitt vorlesen. Das Gelesene und die jedem dazu auftauchenden Ansichten und Fragen sollten dann offen miteinander (und gegebenenfalls auch in der Therapie) besprochen werden.

Für die Zeit der Behandlung kann es – insbesondere bei Störungen mit hoher Erfolgserwartung wie Erektionsproblemen oder Vaginismus – hilfreich sein zu empfehlen, dass es die Partner zunächst nicht zum Koitus kommen lassen, wohl aber auf jede andere Weise zärtlich miteinander verkehren. Dies hat den Vorteil, dass der autosuggestiv konditionierte Ablauf entfällt, vor allem sein meist konfliktbezogener Abschluss, und bereits in der Therapiezeit andere Erfahrungen stattfinden und vorbereitet werden. Zusätzlich steigt dadurch meist das sexuelle Begehren.

Neben der direkten tiefenpsychologischen und/oder symptomatischen Behandlung sollte auch die soziale Situation des Patienten einbezogen werden, indem man erforderliche Veränderungen und hierzu erwünschte Verhaltensweisen ggf. suggestiv unterstützt. Es wird also z. B. zu klären sein, welche Priorität die Liebesbeziehung in der Zeiteinteilung hat. Patienten mit sexuellen Konflikten sind meist relativ hoch suggestibel und arbeiten in der Therapie gut mit. Dennoch nimmt die Behandlung oft längere Zeit in Anspruch und erstreckt sich bei Konflikten mit tiefer reichenden Grundlagen häufig über ein Jahr und mehr (bei wöchentlich einer Sitzung). Deshalb, aber auch um die Eigenleistung und das Selbstvertrauen zu verbessern, empfiehlt sich generell die Einbeziehung einer autogenen Methode wie der GH oder des AT. Die SH kann unterstützend verwendet werden.

Für den Erfolg der Therapie bei sexuellen Störungen bei beiden Geschlechtern ist es mit entscheidend, dass sich der Therapeut stets der Übertragungen des Patienten auf ihn bewusst ist. Das therapeutische Verhalten tritt symbolisch an die Stelle des Elternverhaltens der frühen Kindheit, wobei das Geschlecht des Therapeuten – auch für die Projektion der Mutter- oder Vaterrolle – gleichgültig ist (nur in bestimmten Fällen kann der Therapieeinstieg durch ein bestimmtes Geschlecht des Therapeuten begünstigt werden). Die vom Therapeuten gegebenen Anregungen müssen seiner tatsächlichen inneren Akzeptanzhaltung entsprechen. Sie wirken dann nicht wie »Gebrauchsanweisungen« für richtiges Sexualverhalten, sondern vermitteln viel-

13 Z. B.: A. Comfort: Freude am Sex. Frankfurt 1997.

mehr dem Patienten die wohltuende Sicherheit, auch als sexuelles Wesen liebevoll respektiert zu sein (im Gegensatz zu der ursprünglichen elterlichen Tabu-Szenerie) und lassen ihn frei, seine eigene Sexualität zu finden.

Dies setzt natürlich voraus, dass der Therapeut nicht selbst im sexuellen Bereich normotische oder neurotische Prägungen hat und dass er eine eigene Lehrtherapie durchlaufen hat. Auch muss in der tiefenpsychologischen Hypnosetherapie die Akzeptanz des Patienten als sexuelles Wesen, gleich welchen Alters, Geschlechts usw., nicht nur eine therapeutisch zu beachtende Regel, sondern echt sein. Selbstverständlich heißt sexuelle Akzeptanz keinesfalls, dass zwischen Patient und Therapeut eine konkrete sexuelle Beziehung stattfinden darf, da dies die Therapie blockieren und dem Patienten die angestrebte Hilfsmöglichkeit nehmen würde.

Schließlich sollten in einer ganzheitlich orientierten Therapie nicht nur die funktionale und die emotionale Seite der Sexualität angesprochen werden, sondern auch ihre spirituelle Sinnebene. Denn der Sinnverlust bildet oft unerkannt die Grundlage vieler Störungen und Erkrankungen und zeichnet sich natürlich in den durch die Sexualität besonders symbolisierten Bereichen der menschlichen Begegnung und der Entwicklung von Bewusstsein und Freiheit am nachhaltigsten ab.

Auf dieser Grundlage sind bei den folgenden Störungsbildern spezifische und individuelle Schwerpunkte zu beachten:

Sexualempfindungs- und Verhaltensstörungen – einzelne Störungsbilder:

Im vorliegenden Abschnitt »Sexualempfindungs- und Verhaltensstörungen« sind häufige Störungsbilder angeführt, die direkt sexuelles Empfinden und Verhalten betreffen. Andere Störungsbilder, die indirekt durch sexuelle Störungen hervorgerufen oder beeinflusst werden können, wie z. B. Migräne oder Pubertätsmagersucht (Anorexia nervosa) sind unter ihrer Bezeichnung als eigene Hauptstichworte angeführt.

Algolagnie (Schmerzwollust, bei sadomasochistischen Tendenzen, siehe auch Sadomasochismus): LH und ggf. individuelle Suggestionen.
E: LH ++.

Amazonenkomplex: siehe dort.

Amenorrhö: siehe dort.

Anorgasmie: HA/LH, bei sekundärer A. ggf. FH und symptomgerichtete SH: »Jetzt wissen Sie, dass der Grund für Ihr bisheriges zurückhaltendes Empfinden des Geschlechtsverkehrs in ... zu sehen ist. Weil Sie dies jetzt erkannt haben, wird diese Begebenheit zur blassen Erinnerung und vollkommen gleichgültig. In diesem tiefen hypnotischen Ruhezustand lösen sich jetzt sämtliche Verspannungen in Ihrem Unterleib [eventuell haptische Unterstützung]. Ganz frei und gelöst wird die Muskulatur im Beckenraum und in der Scheide, und Sie können sich in Zukunft wieder völlig frei Ihren Lustgefühlen hingeben, die bei jedem Verkehr immer stärker auftreten werden. Das angenehme Gefühl, das Sie bei der Reizung des Kitzlers verspüren, wird sich auf die ganze Scheide übertragen und mehr und mehr auf den ganzen Damm und auf den ganzen Körper ausbreiten, bis Sie zu einem lustvollen Höhepunkt kommen ... « usw.

Empfehlenswert kann es sein, die Therapie mit der Lektüre eines entsprechenden Buches zusammen mit dem Partner zu unterstützen, da bei vielen Männern und auch bei einigen Frauen wenig Kenntnis über den Bau und die Funktion des weiblichen Körpers herrscht. Man darf sich dabei aber auch nicht von mechanistischen Denkschablonen leiten lassen, denn der Orgasmus findet bei beiden Geschlechtern nicht in erster Linie durch irgendeine Reibung an der richtigen Stelle, sondern sozusagen »im Kopf« statt, natürlich nicht rational, sondern auf der emotionalen Vorstellungsebene. Sonst gäbe es keinen Orgasmus im Traum, keinen vorzeitigen Samenerguss usw. Es sollte deshalb bei der Auswahl des Buches darauf geachtet werden, dass darin nicht nur die »technische« Ebene angesprochen ist. Es empfehlen sich Bücher über Tantra-Sexualität, bei der auch die seelisch-geistige Konzentration, die bei der Hinwendung zum Körper und zum anderen Menschen erfolgt, betont und eine liebevolle Akzeptanz des Gegenübers und seiner selbst gefördert wird.

Asexualität (Fehlen der sexuellen Erregbarkeit): Aus tiefenpsychologischer Sicht liegt hier eine sehr frühe Entwicklungsstörung vor, meist eine starke, oft unbewusste Grundangst, die als Schutzmaßnahme eine allgemeine Kommunikationsarmut oder eine Beschränkung auf die kontrollierbare rationale Kommunikation bedingt. Gelegentlich geht die A. mit einer allgemeinen Gefühlsarmut einher und ist dann ein Symptom, das dem psychotischen Formenkreis nahe steht. Dementsprechend ist eine Therapie in sehr kleinen Schritten zu führen und bietet sich insbesondere die LH an.
E: LH w.

Autoerotismus (Empfinden von Lustgefühlen mit dem eigenen Körper, nicht nur über die Genitalien): Die Autoerotik gehört beim Kleinkind zur natürlichen Entwicklungsphase; beim Erwachsenen wird ein Verhaften in dieser Phase mit der Tendenz, Lustempfindung nur mit sich selbst zu erleben, als Autoerotismus bezeichnet. Eine meist aus dem ersten oder zweiten Lj. stammende Entwicklungsstörung, die deshalb mit tiefenpsychologischer Hypnose (LH) am aussichtsreichsten zu behandeln ist. Suggestive Therapieformen sollten vermieden werden, um keine Symptomverschiebungen, z. B. zu psychosomatischen Störungen hin, zu provozieren.

E: LH w-+.

Bisexualität der Frau: Die Bisexualität der Frau ist wie die Homosexualität der Frau (lesbische Liebe) gewissermaßen natürlicher als die des Mannes, da in der normalen sexuellen Entwicklung der Frau sowohl die symbiotische als auch die geschlechtliche Identifikation mit der Mutter, also mit derselben Person und demselben Geschlecht stattfinden. Der Übergang ist also weniger deutlich als beim Mann, wo Person und Geschlecht wechseln. Behandlungsbedürftigkeit besteht selbstverständlich nur bei ausdrücklichem Wunsch der Patientin, der oft von ihrer Umgebung initiiert ist. AT/GH: »Ich bin selbst eine ganze Frau.« – »Männer sind reizvoll.« Wo erwünscht und möglich, sollte eine LH ins Auge gefasst werden.

E: AT/GH +, LH ++ (ggf. zur Klärung bzw. Festigung der dominanten Anlage).

Bisexualität des Mannes: Eine Therapiebedürftigkeit besteht nur auf Wunsch des Patienten. Da hier die Nähe zu einer dominant homosexuellen Anlage häufiger gegeben ist als bei der Bisexualität der Frau und die betroffenen Männer sich diesbezüglich oft unsicher fühlen, kann eine tiefenpsychologische Therapie (LH) zur Klärung sinnvoll sein. AT/GH: »Ich bin selbst ein ganzer Mann.« – »Ich bin ganz ruhig, gelassen und frei.« (zur Indifferenzierung) – »Frauen sind reizvoll.«

E: AT/GH +, LH ++ (zur Klärung bzw. Festigung der dominanten Anlage).

Dysmenorrhö: siehe dort.

Eifersucht: siehe Ödipuskonflikt.

Ejaculatio praecox (vorzeitiger Samenerguss, schon außerhalb der Scheide oder kurz nach dem Einführen): AT/GH: »Die Liebe dauert lange.« Eventuell auch die paradoxe Intention verwenden, z. B. in SH: »Die tiefe Ruhe, welche Sie in dieser Hypnose aufgenommen haben, dehnt sich auf das gesamte Nervensystem aus. Dadurch kommt es insbesondere zu einer intensiven Einwirkung auf das Geschlechtsleben, sodass es Ihnen in Zukunft immer schwerer fallen wird, überhaupt noch einen Samenerguss zu haben, da die Reizung der betreffenden Nerven immer länger dauern wird.« Da in der

Regel eine unbewusste Kastrationsangst zu Grunde liegt, empfiehlt sich immer auch die LH oder zumindest die FH.
E: AT/GH +, SH +, LH ++.

Erotomanie: Der Begriff wird in zwei Bedeutungen gebraucht. Die erste Bedeutung, »übersteigertes sexuelles Verlangen«, ist unter »Nymphomanie« (weiblich) bzw. »Satyriasis« (männlich) ausgeführt.

Die zweite Bedeutung, »wahnhafte Idee, von einer fern stehenden Person geliebt zu werden«, soll hier behandelt werden. Häufig wird diese Idee auch umgekehrt gehegt, indem der Betroffene einen fern stehenden oder zumindest als Partner unerreichbar scheinenden Menschen mit allen Sinnen begehrt, es ihm aber nicht mitteilt. Beiden Formen liegt eine starke Beziehungsangst, meist auch Selbstwertangst zu Grunde, wie sie in abgeschwächter Form oft in der Pubertät manifest wird und zum verliebten »Schwärmen« für Idole aus der Film- oder Musikszene führt. Dabei besetzt das ferne Idol alle entsprechenden emotionalen Regungen und erfüllt damit zugleich Stellvertreter- und Schutzfunktion, da der sehnsüchtig erwünschte, aber unbewusst gefürchtete Kontakt nie stattfindet und daher das Partner- und das Selbstideal nie durch die Wirklichkeit gefährdet werden. Überdies dient das Liebesidol dem Betroffenen, sich selbst und anderen (pseudologisch) zu erklären, warum er keine Beziehung mit einer erreichbaren Person eingeht, und damit zugleich seine diesbezüglichen Ängste konsequent zu verdrängen. Käme es tatsächlich zu einer Begegnung mit dem wahnhaft ersehnten Partner, könnte dies eine latente Psychose zur Manifestation bringen oder zu anderen schweren Regressionen führen.

Diese Problematik spielt – auch nach der Pubertät – in den verschiedensten Gesichtern in viele Beziehungen hinein, indem Idealisierungen von Fernseh- und Romanhelden usw. den realen Alltag und den realen Partner mehr oder weniger abwerten. Tiefenpsychologisch lässt sich die Ursache meist in einer mangelnden erotisch-sexuellen Akzeptanz durch die Eltern, in der Regel auf der Basis eines symbiotischen Akzeptanzdefizits, finden. Dementsprechend ist die LH die Therapie der Wahl. Auch eine stark ausgeprägte Erotomanie hat nicht unbedingt eine »laute«, auffällige Symptomatik, sie darf aber nicht unterschätzt werden, und die Behandlung mit tiefenpsychologischer Hypnose verlangt kleine Schritte und genügend Zeit, um die Gefahr einer Dekompensierung zu vermeiden.
E: LH +.

Exhibitionismus: In der Regel liegt eine tiefere Beziehungsangst zum anderen Geschlecht vor, mit gleichzeitig großen Sehnsüchten. Bei einer tiefen-

psychologischen Aufarbeitung (LH) verschwindet das Symptom von selbst. AT/GH: »Ich bin ein erwachsener Mann und verhalte mich auch so.« SH: »Sie wissen nun [nach analytischer Klärung durch FH, HA oder LH], was Sie bisher veranlasst hat, sich öffentlich zu entblößen. Dieses Erlebnis ist jetzt aufgelöst, und auf Grund der Steigerung Ihres Selbstbewusstseins wird Ihnen dieses Bedürfnis in Zukunft gleichgültig sein.«
E: AT/GH +, SH +, LH ++.

Fetischismus: Ein Fetisch ist ein Objekt (z. B. ein Slip oder die Schuhe) oder Körperteil bzw. -merkmal (oft der Busen), das im ursprünglichen frühkindlichen erotisch-sexuellen Erleben von besonderer Bedeutung war und als symbolischer Schlüsselreiz geprägt wurde. Er dient dann zeitlebens (falls keine Therapie erfolgt) als sexuelles Ersatzobjekt bzw. als unentbehrliches Luststimulans. AT/GH: Individuelle Indifferenzformen gegen den Fetisch. Tiefenpsychologische Klärung und Aufarbeitung durch FH oder LH.
E: AT/GH +; FH, LH ++.

Flagellantismus (siehe auch Sadomasochismus): Die Bezeichnung stammt von den mittelalterlichen Geißlermönchen (Flagellanten), die sich selbst geißelnd durch die Lande zogen, um auf diese Weise die Nichtswürdigkeit alles Körperlichen und damit auch der Sexualität zu demonstrieren. Sie wird heute im übertragenen Sinne für alle schmerzhaften Handlungen an sich selbst gebraucht, vor allem wenn sie religiös motiviert sind. Oft ist den Betroffenen eine damit verbundene Lustempfindung, die bis zur hypnotischen Ekstase führen kann, mehr oder weniger bewusst. Wie der Sadismus und Masochismus gründet diese Störung meist auf einer entsprechenden Kindheitsprägung, indem die körperliche Zuwendung seitens der Eltern statt durch Zärtlichkeit überwiegend durch Schläge oder aber gar nicht erfolgte, sodass sich das Kind (oft über das Beispiel der Eltern) durch Selbstmisshandlungen ein Körpergefühl verschaffte. Die Störung stellt eine Indikation für die LH dar.
E: LH +.

Fluor albus: siehe dort.

Frigidität: wie bei Anorgasmie.

Homosexualität, männlich: Behandlung je nach Therapieziel.
Therapieziel Indifferenzierung: AT/GH: Zunächst Herausarbeitung der spezifischen reizauslösenden Merkmale und entsprechende Leitsatzbildung. Allgemeine Formeln wie bei Bisexualität angegeben.

Therapieziel Heterosexualität: Es ist problematisch, dominant veranlagte Homosexualität suggestiv oder auf andere Weise umkehren zu wollen. Die tiefenpsychologische Behandlung, möglichst mittels LH, sollte im Vordergrund stehen. Suggestionen sind generell nicht angebracht, vor allem nicht solche, die darauf abzielen, dass der Patient nur noch Verkehr mit Frauen haben werde; diese könnten zu Angst- und Abwehrreaktionen führen.

Therapieziel soziale Behauptung: Analytisch-kathartische Therapie mittels FH oder LH. Stärkung der Selbstwertgefühle, Verarbeitung bewusster und unbewusster Schuldgefühle.

Eine latente, unbewusste Homosexualität sollte nicht direkt bewusst gemacht werden, um keinen Schock zu provozieren, der bei starker Verdrängungshaltung bis zum Suizid führen könnte. Die LH sollte in diesem Falle in kleinen Schritten geführt werden.

E: AT/GH +; FH, LH ++ (zur Klärung und Festigung der dominanten Anlage und zur sozialen Behauptung).

Homosexualität, weibliche: Behandlung je nach Therapieziel.
Therapieziel Heterosexualität: Generell sollte dieses Therapieziel, wenn es von der Patientin angestrebt wird, akzeptiert werden, aber offen bleiben, da es problematisch wäre, eine dominant veranlagte Homosexualität suggestiv oder sonst therapeutisch umzukehren. Die tiefenpsychologische Behandlung, möglichst mittels LH, sollte im Vordergrund stehen, da sie zur Klärung und Festigung der dominanten Veranlagung führt. Suggestionen sind keinesfalls angebracht, da sie Abwehrreaktionen und Symptomverschiebungen erzeugen können.

Therapieziel soziale Behauptung: Analytisch-kathartische Therapie mittels FH oder LH. Stärkung der Selbstwertgefühle, Verarbeitung bewusster und unbewusster Schuldgefühle.

E: AT/GH +; FH, LH ++ (zur Klärung und Festigung der dominanten Anlage und zur sozialen Behauptung).

Hyperemesis gravidarum: siehe dort.

Impotentia erigendi (Impotenz, Erektionsschwäche): AT: »Das Becken ist strömend warm.« Analytisch-kathartische Klärung und SH: »Nachdem Sie jetzt wissen, weshalb Sie diesen Konflikt hatten, ist dieses Erlebnis endgültig aufgelöst, und Sie werden in Zukunft völlig frei und gut mit einer Frau zusammen sein können. Durch die Hypnose steigert sich jetzt die Durchblutung Ihres Beckenraumes [eventuell haptische Unterstützung]. Völlig frei und natürlich wird Ihr Unbewusstes in Zukunft wieder die feste Erektion Ihres Gliedes herbeiführen, und ganz natürlich werden Sie jederzeit wieder mit einer Frau verkehren können ... « usf. Auch symbolische Bilder können in die Suggestionen eingebaut werden, z. B. kann die Armlevitation suggeriert werden, die dann mit dem Anheben des Gliedes bei der Erektion verglichen wird usw.

Da die Möglichkeit einer tiefen unbewussten Grundangst besteht, bei der das Eindringen des Penis in die Scheide symbolisch entweder eine Kastrationsangst hervorruft (»Vagina dentata«) oder sogar mit dem Wiederverschwinden im Uterus gleichgesetzt wird, also einer Art Rücknahme der Geburt, ist eine LH die Therapie der Wahl. Auch bei Erektionsstörungen nach Prostataoperationen können oft gute Erfolge erzielt werden. Hier ist natürlich nicht nur an die Traumatisierung der betroffenen Nerven zu denken, sondern auch an die Psychodynamik hinter der chirurgisch beseitigten Prostatahypertrophie bzw. des Prostatakrebses.
E: AT/GH +; HA/SH +; LH ++.

Klimakterium: siehe dort.

Koprophilie (Lustgewinn durch Kot): Eine regressive Verbindung der Sexualität mit einer defizitär oder überbetont erlebten analen Phase. Meist liegt eine früh gestörte Mutterbeziehung zu Grunde, die sich auch als überstarke Bindung mit entsprechenden Ablösungskonflikten und -ängsten zeigen kann. Da die K. öfter als Begleitsymptom einer Psychose auftaucht, verlangt sie prinzipiell ein entsprechend vorsichtiges, sicheres therapeutisches Vorgehen (LH) durch einen tiefenpsychologisch gut geschulten und sehr erfahrenen Therapeuten.
E: LH w - +.

Macho-Syndrom: siehe dort.

Masochismus: siehe Sadismus.

Nekrophilie (auf Leichen gerichtetes sexuelles Verlangen): Diese relativ selten in ausgeprägter und bewusster Form vorkommende Störung hat einen tiefen symbolischen Hintergrund, der in praktisch allen Kulturen zu finden ist und in vielen nicht nur sexuellen Störungen ansatzweise mitwirkt. Eine Ebene der vielschichtigen symbolischen Beziehung zwischen Sexualität und Tod wird beispielsweise im Vampirglauben deutlich. So wie sich demzufolge der Vampir durch das Blut junger Sexualpartner am »Leben« erhält, kann beim Nekrophilen die Vorstellung mitwirken, durch den Sexualakt mit einem Toten diesen quasi wiederzubeleben und damit dessen und auch

den eigenen Tod zu überwinden. Diese unbewusste Omnipotenzvorstellung hat in einigen frühen Kulturen religiöse Parallelen. Sie entstammt der magischen Phase der frühkindlichen Entwicklung (intrauterin und erste drei Lebensjahre) und verlangt dementsprechend eine vorsichtige tiefenpsychologische Aufarbeitung (LH).
E: LH - - w.

Nymphomanie (extreme Steigerung des weiblichen Sexualbegehrens): Die Frage, ab wann ihr geschlechtliches Begehren als »übersteigert« zu bezeichnen ist, muss wohl jede Frau für sich selbst beantworten. Ein Anhaltspunkt für »zu viel« ist, wenn die Sexualität Suchtcharakter annimmt, also zunehmend und durchgängig lebensbestimmend wird und alle anderen Interessen und Tätigkeiten überlagert. Ähnliches gilt für den Partnerwechsel: wenn jeder Sexualpartner anschließend uninteressant ist und ein neuer gesucht werden muss, geht es dabei offensichtlich weniger um die Sexualität, sondern eher um ein anderes unbewusstes zwanghaftes Bedürfnis. Dies bestätigt sich auch oft bereits in der Anamnese, indem viele Betroffene angeben, nie wirklich zu einer tiefen sexuellen Befriedigung zu gelangen, ein weiteres Symptom also für ein »übersteigertes sexuelles Begehren«, das wohl besser als »mangelnde sexuelle Befriedigungsfähigkeit« bezeichnet würde. Demzufolge richtet sich die Suche eigentlich auf etwas, das über die Sexualität nicht zu erreichen ist.

Dieses andere ist in der Regel die existenzielle Grundbestätigung, die, wie bei anderen Suchtverhaltensweisen und Zwängen auch, in der symbiotischen Phase zu wenig empfunden werden konnte. Jeder Geschlechtsverkehr stellt dann unbewusst einen diesbezüglichen Nachholversuch dar und soll der betroffenen Frau beweisen, dass sie akzeptiert ist (schön, begehrenswert usw.). Da das Defizit aber vorsexuell geprägt ist (meist intrauterin oder frühoral), erreichen die sexuellen Bestätigungen diese tiefe Ebene genauso wenig wie die Anerkennungen auf Grund anderer extremer Leistungen, z. B. im Beruf (Arbeitssucht) oder in der Familie. In der Regel wirkt ein ausgeprägter ödipaler Konflikt mit und ist die Vaterbeziehung aufzuarbeiten, bevor die Mutterbeziehung geklärt werden kann. Zur Behandlung ist die LH in vorsichtigen Schritten indiziert, wobei der Forderung nach erotisch-sexueller Akzeptanz seitens der/des Therapeutin/en und dem Vermeiden von Gegenübertragung besonderes Gewicht zukommt.
E: LH +.

Ödipuskomplex (die weibliche Form wird gelegentlich als Elektrakomplex bezeichnet, meist wird aber Ö. für beide Geschlechter gebraucht): Die Psychoanalyse versteht darunter die Konfliktsituation, die sich für das Kind etwa ab dem

4. Lj. ergibt, wenn es sich mit dem gleichgeschlechtlichen Elternteil (oder der entsprechenden Bezugsperson) sexuell identifiziert und via dieser Identifikation den gegengeschlechtlichen Elternteil (oder die entsprechende Bezugsperson) als eigenen Liebespartner betrachtet, und das, was für die Betroffenen daraus hervorgeht. Der Ödipuskonflikt ist sicher *der* Grundkonflikt unserer Kultur, der sich in allen Beziehungen, nicht nur in Sexualität und Partnerschaft spiegelt, und der sich gleichsam aus den Mosaiksteinen aller anderen Störungsbilder zusammensetzt.

Aus der ödipalen Dreierbeziehung erwächst in unserer Kultur in der Regel eine unlösbare, eifersüchtige Rivalität, die den konkurrierenden Elternteil veranlasst, sich zwischen die ödipale Liebe des Kindes zum anderen Elternteil (und viceversa) zu stellen, um die beiden zum Verzicht zu zwingen. Gleichgültig, wie weit und wohin die Zuneigung oder der Verzicht dann schließlich geht, das Resultat ist *in jedem Falle* ein schlechtes Gewissen für alle Beteiligten. Aus der Sicht des Kindes ein schlechtes Gewissen gegen sich selbst und gegen den geliebten oder den konkurrierenden Elternteil, aus der Sicht der beiden Elternteile jeweils ebenfalls gegen sich selbst und gegen den Partner oder das Kind.

Diese unentrinnbare »Zwickmühlensituation«, die das Kind dabei erleiden muss, ersteht in ihm als Erwachsener in jeder sexuellen Beziehung (oft auch in sonstigen nahen Beziehungen) unbewusst wieder auf.

Sie lässt ihn später auch als Elternteil genauso pathologisch handeln, wie er es als Kind selbst erfahren hat. Sie wird sogar über die Generationen fortgeführt, indem die Schwiegermutter es der Schwiegertochter (unbewussterweise) für übel nimmt, dass diese ihr den (unbewusst auch sexuell) geliebten Sohn weggenommen hat (dasselbe gilt sinngemäß für Schwiegervater und -sohn bezüglich der Tochter des ersteren), oder indem – meist bei Einzelkindern – der gleichgeschlechtliche Elternteil dem Schwiegerkind symbolisch (z. B. via Kochen) zeigt, dass er/sie eigentlich die bessere Wahl wäre.

Auch Sohn und Tochter haben nach der Partnerwahl oft unbewusste Schuldgefühle dem andersgeschlechtlichen Elternteil gegenüber, die sie dann häufig auf den entsprechenden Schwiegerelternteil »auslagern«. Indem sie diesem aggressiv begegnen, versuchen sie (unbewusst), ihre Schuldgefühle abzuwehren.

Bei all dem ist zu erinnern, dass ödipale Übertragungsgefühle immer mit einer partiellen regressiven Hypnose einhergehen und daher von den Betroffenen rational nicht erkannt werden können. Dazu gehört auch, dass bei allen in ödipalen Konstellationen Beteiligten mit jedem auf sie gerichteten Übertragungsgefühl automatisch Gegenübertragungsgefühle und -handlungen aktiviert werden. Da beides in überzeitlicher telepathischer

Kommunikation geschieht (siehe Teil II, Kapitel 2), ist nie ermittelbar, wer »damit angefangen« hat und wer »nur reagiert« hat. Vielmehr ist prinzipiell von einer psychodynamischen Wechselwirkung auszugehen, die in allen Beteiligten zugleich begründet liegt.

Abgesehen von den geschlechtsspezifischen Rivalitäten bewirkt ein ausgeprägter Ödipuskonflikt, dass in jeder Dreierbeziehung, auch zum Beispiel im Beruf, und ohne dass direkte sexuelle Interessen vorhanden sind, ein unbewusstes Rivalitätsbedürfnis zu entsprechenden Übertragungsgefühlen und -verhaltensweisen führt.

Im sexuellen Bereich ist ein Ödipuskonflikt oft daran zu erkennen, dass dem Betroffenen immer wieder Menschen, die in einer Beziehung leben, als besonders begehrenswerte Partner erscheinen und dass gegen die tatsächlichen oder vermeintlichen Rivalen eifersüchtig um sie gekämpft wird. Nach gewonnenem Kampf schwindet dann meist relativ bald das Interesse und wird ein neuer Rivale bzw. dessen Partner gesucht. Auch allgemein sehr umworbene Partner eignen sich gut für eine ödipale Eifersuchtsbeziehung, die dann für gewöhnlich in Form eines rivalisierenden »Dauertests« verläuft.

Beständigere Ödipusbeziehungen ergeben sich meist durch die deutliche Wahl eines Ersatzvaters oder einer Ersatzmutter. Finanzielle oder orale Versorgung sind hier wichtige fördernde Schlüsselreize, auch das bereits Mutter- bzw. Vatersein der/des Erwählten und ein entsprechender Altersunterschied, der für den Älteren natürlich auch Tochter- bzw. Sohnbeziehungen symbolisieren kann. Schwerer erkennbare Varianten dieses Modells bestehen in der Wahl eines »Gegenvaters« oder einer »Gegenmutter« als Partner/in. Hier soll der/die Erwählte (unbewusst) möglichst wenig an Vater oder Mutter erinnern, um dem im Über-Ich verankerten Inzesttabu zu entgehen, und stammt dann z. B. aus einer anderen Kultur oder Rasse, was jedoch tiefenpsychologisch eine ähnliche Symbolik hat wie die andere Variante, da sich der so ausgedrückte Protest genauso auf eine Abhängigkeit gründet wie die Nachahmung. Für eine unabhängige, freie Partnerwahl steht hingegen das gesamte Spektrum zur Verfügung.

Ein weiteres wichtiges Kennzeichen ödipaler Beziehungen ist, dass die Sexualität, auch wenn sie zuweilen anfangs eine sehr große Rolle spielt (und zwar vorwiegend als unbewusste Akzeptanzbestätigung), bald stark in den Hintergrund tritt. Der Grund dafür liegt in der ödipalen Übertragung, die den Partner ja unbewusst als Mutter/Vater bzw. Tochter/Sohn meint und damit – ebenfalls weit gehend unbewusst – zunehmend mit dem familiären Inzesttabu belegt, je mehr im Laufe der Partnerschaft die entsprechenden Übertragungsgefühle als solche deutlicher werden. Außerdem war für das Kind in der originalen ödipalen Situation in der Regel weder die Sexualität der Eltern untereinander erkennbar, noch erhielt es vom gegengeschlechtlichen Elternteil seine eigene sexuelle Attraktivität bestätigt. Es imitiert daher als Erwachsener das Elternvorbild, wie es von ihm erlebt wurde.

Auch die Ankunft eigener Kinder bereitet der Sexualität in der ödipalen Beziehung meist ein baldiges Ende. Denn abgesehen davon, dass damit die ödipalen Sehnsüchte der Eltern, vor allem der Mutter, stärker auf das Kind übertragen werden als auf den Partner, haben ja nun beide Eltern eine Mutter bzw. einen Vater als Partner, und damit greift erneut das unbewusst geprägte Inzesttabu.

In jeder therapeutischen Situation (nicht nur in der Psychotherapie und der Therapie in Hypnose) werden in der Regel ebenfalls ödipale Übertragungen aktiviert und dürfen natürlich nicht mit Gegenübertragung beantwortet werden.

Die tiefenpsychologische Hypnose hat zusätzlich gezeigt, dass der Ödipuskonflikt nicht erst mit der sexuellen Identifikation im 4. Lj. beginnt, sondern dass er in aller Regel seine Wurzeln schon in der symbiotischen Phase bildet. Denn bereits die ödipale Eifersucht von Eltern um den Partner und gegen das gleichgeschlechtliche Kind erweist, dass sie zu einer bedingungslos akzeptierenden Liebe nur teilweise fähig sind, weil sie sie selbst nicht ausreichend erfahren haben. Sie versuchen daher mit jeder ihnen erreichbaren Zuwendung – auch mit der sexuellen Zuwendung ihres Partners –, das Fehlende nachzuholen und das mehr oder weniger große Loch ihres eigenen symbiotischen Defizits zu stopfen. In dem Maße, wie sich ein Partner dem Kind zuwendet, empfindet dann der andere dies als Abwendung von sich, was in ihm die tiefe (meist unbewusste) existenzielle Grundangst aus der Symbiose reaktiviert und ihn versuchen lässt, das Kind aus seiner Partnersymbiose herauszuhalten bzw. hinauszudrängen.

Starke Eifersucht ist demnach immer ein Symptom der symbiotischen Grundangst, wobei gerade die stark Eifersüchtigen ihrerseits gezwungen sind, bei jeder Gelegenheit Zuwendung und Bestätigung von Dritten zu suchen, um ihr symbiotisches Defizit zu füttern. Paradoxerweise haben sie mit ihren eigenen Nebenbeziehungen keinerlei »moralische Probleme«, sondern nur mit der unbewussten Projektion ihres eigenen Verhaltens auf den Partner.

Die gesunde Mitempfindung mit der Freude von Partner und Kind über ihre Beziehung kann von den derart Eifersüchtigen nur sehr unzureichend oder gar nicht geleistet werden. Ähnlich wird vom ödipal besitzergreifend »liebenden« Elternteil das Kind zum Stopfen seines symbiotischen Lochs verwendet und bleibt dadurch der Partner außen vor.

Um Missverständnisse zu vermeiden, weise ich noch besonders darauf hin, dass ödipale, regressiv symbiotische Beziehungen keineswegs harmonisch sein müssen, so wie es etwa eine Symbiose im Pflanzenreich oder Tierreich ist. Vielmehr brauchen sie zu ihrer Stabilität oft den Widerstand und sogar die Aggression, um den bestätigenden Rivalitätskampf immer aufs Neue austragen und spüren zu können. Ausgeglichen erscheinende symbiotische Beziehungen produzieren stattdessen oft ein verdecktes Aggressionsverhalten mit Messer und Gabel, das nicht selten zur unbewussten indirekten Tötung bzw. zum Suizid, z. B. via Herzinfarkt, führt. Der verstorbene Partner wird dadurch symbolisch in einer »ewigen Symbiose« sicher vereint und ist für keinen Rivalen mehr erreichbar, und sein dann meist glorifizierend an das Idealbild angepasstes Andenken ersetzt seine Anwesenheit besser, als er selbst es könnte.

Diese sehr knappe Darstellung der ödipalen Verwicklungen, in die die Rolle von Geschwistern und anderen wichtigen Bezugspersonen und Projektionsfiguren von Eltern und Kind nicht aufgenommen ist, lässt erahnen, dass hier nur eine Therapie helfen kann, die bis in die tiefsten hypnotischen Schichten der intrauterinen und frühkindlichen Prägungen hineinreicht, und dass mit Geduld und kleinen Schritten gearbeitet werden muss. Ebenso muss der Therapeut seine eigenen ödipalen und symbiotischen Übertragungen gut aufgearbeitet haben (Lehrtherapie). Er muss eine erfüllte Sexualität nicht nur theoretisch kennen, sondern auch selbst leben, und stark genug sein, sein eigenes Leben nicht durch die kulturspezifische ödipale Normose dominieren zu lassen. Die LH ist die Therapie der Wahl bei diesem Störungsbild.

E: LH ++.

Onanie (zwanghafte geschlechtliche Selbstbefriedigung): Der »Namensgeber«, der biblische ONAN (1. Moses 38,8-10), hat kurz vor der Ejakulation sein Glied aus der Scheide gezogen und den Samen auf die Erde gespritzt, also eigentlich einen »Coitus interruptus« ausgeübt (aus tiefenpsychologischer Sicht hat er den Samen der Mutter Erde gegeben, also symbolisch ödipal gehandelt). Gleichwohl hat sich die Bezeichnung für die Selbstbefriedigung beider Geschlechter eingebürgert. Eine interessante und sicher nicht wenig verbreitete, an den Ödipuskonflikt anklingende Variante benannte SARTRE mit drastischen Worten, indem er gestand, er habe eigentlich immer nur in eine Frau hinein onaniert und nie eine wirkliche sexuelle Beziehung gehabt.

An sich ist das Onanieren ein bereits vorsexuell wichtiger und natürlicher Weg, den eigenen Körper autoerotisch zu erfahren und zu sensibilisieren. Kinder entdecken dies meist schon im 1. oder 2. Lebensjahr (Reifungsphase), wenn sie nicht durch ständige Wegwerfwindelumhüllung von ihrer gesamten Genitalregion isoliert sind – eine sehr viel subtilere erotisch-sexuelle Repression, als sie viele Kinder der wilhelminischen Zeit erleben mussten, die auf ärztliche Empfehlung durch das Anbinden von dicken Wollfäustlingen am Streicheln ihrer Genitalien gehindert wurden.

Auch in der späteren Entwicklung, so in der ödipalen Phase (~ ab 4. Lj.) und in der Individuation (~ ab 7. Lj.) ist das Onanieren zur spielerischen, lustvollen Körperselbsterfahrung wünschenswert. (Alle hier verwendeten Phasenbezeichnungen folgen der Terminologie der LH bzw. HITT (Hypno-integrative tiefenpsychologische Therapie.)

Vor allem ab der Pubertät mit der einsetzenden Geschlechtsreife (~ ab 12. Lj.) dient es zusätzlich der autosexuellen Lustbefriedigung und Spannungsabfuhr. Diese Funktion ist umso wichtiger, als der regelmäßige Geschlechtsverkehr in unserer Kultur erst relativ spät einsetzt.

Die von einigen Kirchen heute noch verkündeten seelisch-geistigen Schäden (»Sünde«, »Selbstbefleckung«) bzw. von der Medizin bis vor wenigen Jahrzehnten behaupteten gesundheitlichen Gefahren (z. B. »Rückenmarksschwindsucht«!) durch das Onanieren sind sicher nur in den Köpfen ihrer Erfinder und in Büchern über Beichtvorschriften und innere Medizin vorhanden gewesen und wurden im Dienste der sexuellen Repression und damit der sozialen Lenkbarkeit postuliert. Tatsächlich ist das Onanieren zweifelsohne nicht nur im Vergleich zu sonst üblichen Ersatzbefriedigungen sehr viel gesünder (z. B. gesünder als Ersatzessen, Rauchen usw.), sondern es hat – wie der Geschlechtsverkehr selbst – offenbar auch direkte gesundheitsfördernde Wirkungen. Darüber hinaus tut es niemand anderem Gewalt an.

Eine Therapiewürdigkeit ist auf Wunsch des Betroffenen gegeben, wenn das Onanieren seine eigentlich gewünschte Lebensführung stark beeinträchtigt, z. B. weil es Suchtcharakter annimmt, oder wenn es – weil weniger angstbesetzt und »einfacher« – die Suche eines Partners verhindert, oder auch wenn kirchlich bzw. durch die Eltern geprägte Versündigungsideen und Schuldängste oder gesundheitliche Ängste fortbestehen. Solche Ängste erhalten sich oft im Unbewussten und können von dort aus zu sexuellen und anderen Störungen führen.

Diesbezügliche Therapieziele sind meist mit FH oder HA gut zu erreichen; bei tiefer verankerten Konflikten ist die LH angezeigt. Bei der LH ist unabhängig von der Indikation generell zu beachten, dass in den entsprechenden Altersphasen die Onanie und das Erleben des eigenen Körpers immer angesprochen und ggf. vorhandene Ängste aufgearbeitet werden. Der Bogen des Schweigens, der in vielen Therapien um dieses Thema geschlagen wird, wiederholt das familiäre Tabu bzw. Negativerleben und kann insofern zum therapeutisch gesetzten Wiederholungstrauma werden.
E: FH, HA +; LH ++.

Pädophilie: Ein Pädophiler, jemand, der seine körperlich erwachsene Sexualität einem Kind überstülpen will, ist in seiner psychischen Sexualität in der frühen Entwicklung stehen geblieben und diesbezüglich nicht älter als das Kind, dem er sich nähert. Erwachsene Sexualpartner würden ihn (unbewusst) zu sehr an die strafenden dominanten Eltern und andere Angstpersonen erinnern und sind deshalb sexuell uninteressant. Die sexuelle Regression des Pädophilen erfolgt zumeist in die ödipale Phase oder in die Individuationsphase (~ 4. – 12. Lj) und bringt häufig Elemente aus den vorangegangenen Defiziten ein, vorwiegend der Symbiose und der analen Phase, die dann auch zur Reaktivierung von Gewaltmustern als erotische Ersatzhandlungen führen können.

Vieles weist darauf hin, dass der wieder zunehmende Sexualpuritanismus in der kindlichen Erziehung unter anderem das fördert, was er angeblich verhindern soll, nämlich die sexuelle Gewalt an Kindern und die Gewalt überhaupt, sowie eine falsch verstandene Kinderliebe und viele weitere seelische und körperliche Störungen und Erkrankungen. Der entwicklungsgeschichtlich frühen Grundlage der Pädophilie entsprechend, sollte eine Therapie mittels der LH durchgeführt werden.
E: LH w - +.

Priapismus (krankhafte Dauererektion): Der Priapismus ist gewissermaßen das Gegenteil der Impotentia erigendi (s. d.). Die Tiefenpsychologie zeigt die Verwandtschaft polarer Symptome auch in diesem Fall. Der P. erweist sich in der Analyse meist als Abwehr gegen die Angst vor einer Erektionsschwäche. Zur Behandlung sollten die HA, FH oder, bei tieferer Verwurzelung, die LH eingesetzt werden.
E: HA, FH +; LH ++.

Pseudogravidität: siehe dort.

Pygmalion-Syndrom[14]*:* Pygmalion, der von mir gewählte Namenspatron für diese häufige Grundhaltung bei der Partnerwahl und -beurteilung, war König von Zypern und ein berühmter Bildhauer. Er verliebte sich in die von ihm selbst geschaffene makellose Elfenbeinstatue eines jungen Mädchens so sehr, dass er die Göttin Aphrodite bat, sie zum Leben zu erwecken. Als sein Wunsch erfüllt wurde, nahm er sie zur Frau.

---

14 Dieses hier m. W. erstmals beschriebene Syndrom ist nicht zu verwechseln mit dem so genannten Pygmalioneffekt (auch: Rosenthaleffekt), der die unbewusste Beeinflussung von Versuchsergebnissen durch den Versuchsleiter bezeichnet.

Eine modernere Version dieses Themas bietet das Musical »My Fair Lady«, in dem aus dem »Rohmaterial« einer hübschen, ungebildeten Blumenverkäuferin durch entsprechende suggestive Ausbildung die erwünschte Vorzeige-Ehefrau »geschaffen« wird. Noch sehr viel näher an diese Zielvorgabe kommt allerdings die Gentechnik, die für die nahe Zukunft verspricht, schon bei der Zeugung und der Keimzellenauswahl alle unerwünschten Eigenschaften und »Fehler« eliminieren und stattdessen die erwünschten Eigenschaften einbauen zu können. Alle in der gesamten Menschheitsgeschichte immer wieder hervortretenden Ideen von der künstlichen Weiterentwicklung des Menschen hin zum »Übermenschentum«, sei es mittels Rassen-, Volks- oder Kastenauswahl oder auch individueller »Zuchtwahl« durch entsprechende Eltern- und Kind-Auslese, erscheinen heute durch die Gentechnik übertroffen und im großen Stil realisierbar. Damit einhergehend auch die gentechnische Herstellung des Massenmenschen, ob als Fabrikations- oder Konsumkuli (oder auch Sexkuli), so wie er bisher nur mittels politischer und soziologischer Massensuggestion gezüchtet werden konnte und wurde.

Pygmalions »Idealfrau« (bzw. der »Idealmann« des weiblichen Pygmalion) wirft also viele kritische Fragen auf. Wessen Idee entspricht sie, wenn doch nicht ihrer eigenen? Wenn sie aber die Fleisch gewordene Idee eines anderen ist, wie soll sich ein Ich in ihr entwickeln und woher käme der ewige und daher ungeschaffene und unsterbliche Anteil ihres Ich? Ist Pygmalions Schöpfung nicht nur eine ästhetisch maskierte Selbstbefriedigungsattrappe, die ihm nichts anderes spiegelt als das, was er als Muster seiner Erwartung an sie ohnehin schon in sich trägt?

Entwicklung, als biologisch-psychologische Zielsetzung der Sexualität, aber auch als durch die Sexualität vermittelte spirituelle Beziehungsdimension, käme auf diese Weise gewiss nicht zu Stande, ebenso wenig wie Erkenntnis und Freiheit. Und Liebe wäre das sicher auch nicht.

Die Partner, die »für einander gebacken sind«, sollten sich daher nicht derart gleichen, wie es der Künstler BURNE-JONES in seinem inspirierten Pygmalion-Bild ausdrückt, sondern sollten aus einer höheren Sicht zusammen passen, indem sich nämlich in ihrer Verschiedenheit voneinander und auch von den Idealvorstellungen des anderen etwas Neues entwickeln kann, aus dem dann Erkenntnis, Liebe, Freiheit und Spiritualität erwachsen können.

Was auf der anderen Seite der fixierten Sehnsucht nach der/dem Fleisch gewordenen Idealgeliebten wartet, wird durch den tiefenpsychologischen Blick in das Unbewusste deutlich. Es ist eine tiefe Angst vor dem Unbekannten und der Infragestellung des eigenen Ichs. Zu Grunde liegt in der Regel ein Defizit in der intrauterinen Phase, das durch eine narzisstische

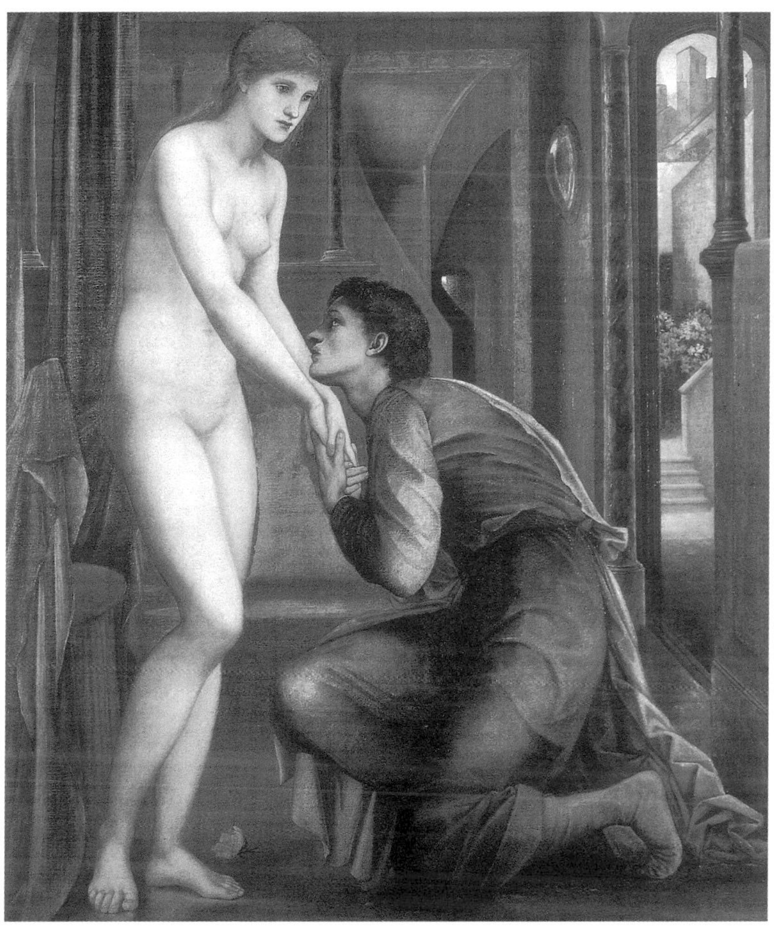

Abb. 30: Edward BURNE-JONES: Pygmalion und die Statue – Die Geliebte erhebt sich. Der spätviktorianische Meister hat in seinen traumhaften, hypnotischen Gemälden das Pygmalion-Thema in einer tiefen Symbolik aufgegriffen. Im obigen Bild, wo sich die von Aphrodite zum Leben erweckte Statue erhoben hat, wird deutlich, dass Pygmalion und sie aneinander vorbei schauen und wohl durch die Wirklichkeit hindurch nichts anderes sehen als ihre eigene auf den anderen übertragene bzw. gegenübertragene Sehnsucht. Beide Gesichter und Gestalten gleichen sich, als ob sie aus dieser selben Idee entstanden wären. Und ebenso wie für die beiden Menschen der jeweils andere nur scheinbar auch ein anderes Tor zur Welt ist, führen alle Türen und Öffnungen des Raumes, in dem sie sich imaginär begegnen, wiederum nur in rätselhafte andere geschlossene Räume. Die idealisierten Gestalten erscheinen in ihrer Ästhetik weiblich und männlich zugleich, androgyne engelhafte Wesen von diffuser Geschlechtlichkeit, die sich selbst genügen. Diese Darstellungsweise wiederholt sich in vielen Gemälden von BURNE-JONES, und seine Gestalten gleichen unübersehbar ihm selbst, sodass er als der Pygmalion unter den Malern bezeichnet werden könnte.

Sehnsucht nach der vorgeformten Ästhetik- und Harmonievorstellung überdeckt ist. Dass damit letztlich die symbolisch vollkommene Idealmutter gemeint ist, zeigt sich regelmäßig in der tiefenpsychologischen Therapie in Hypnose. Nicht zufällig berichtet die Sage nichts weiter über Pygmalions Liebe zu seiner Elfenbeinbraut, nachdem sie zum Leben erweckt wurde. Und aus demselben Grund enden die Hollywoodfilme gleich nach dem »Happy End«, das in der üblichen Darstellung doch eher ein Anfang einer Liebesbeziehung sein könnte. Der Verdacht liegt nahe, dass das tatsächliche Ende äußerst unbefriedigend wäre, wohl ähnlich dem von Romeo und Julia.

Erkennbar werden solche Pygmalion-Haltungen leicht an den entsprechenden Wünschen an den Partner. Das von den eigenen Idealvorstellungen abweichende Verhalten und Aussehen des anderen – und das ist meist sehr viel – wird bis ins Detail kritisiert und »verbessert«. Sehr häufig sind Vorwürfe wie: »Wenn du wirklich gewollt hättest, dass ... [= Warum hast du nicht gewollt, was ich gewollt habe?], hättest du es doch auch *so* machen können ..., *so* sagen können ... usw. [= dann hättest du es machen können, so wie ich es gemacht ..., gesagt hätte]« (jeweils mit entsprechenden detaillierten Empfehlungen). Im Aussehen kann den modernen Pygmalion bereits ein Muttermal oder ein Haar an der »falschen Stelle« stören.

Wie das in der Folge beschriebene *Romeo-und-Julia-Syndrom* entstammt auch das *Pygmalion-Syndrom* einer überromantisierenden Kultursuggestion und weist viele gemeinsame oder ähnliche Symptome mit diesem auf.

E: Die LH ist die Therapie der Wahl.

Romeo-und-Julia-Syndrom: Mit dieser Bezeichnung fasse ich die idealisierend-symbiotischen Beziehungstendenzen unserer Kultur zusammen, die in aller Regel zum Gegenteil von dem führen, was bewusst damit beabsichtigt wird. Liest man SHAKESPEARES Werk genauer, wird deutlich, dass es sich um eine Art Tragikkomödie handelt, in der er mit zuweilen recht derben Worten den oberflächlichen Liebeswahn der beiden, insbesondere von Romeo, beschreibt. So nennt der Klosterbruder Lorenzo, Romeos Beichtvater, ihn einen Flattergeist, da er Hals über Kopf seine schwärmende Verehrung Rosalindes auf Julia überträgt. Auch das durchaus nicht unabwendbare Ende des Paares in einem doppelten Suizid verweist auf die entsprechende unbewusste Absicht, die tiefenpsychologisch aus SHAKESPEARES Text unschwer herauszulesen ist.

Es zeugt für die entsprechende Normose unserer Kultur, dass eine derart tödliche Beziehungsgeschichte – in der die Liebe nur als Projektion (bzw. Übertragung) auf den anderen vorkommt und nie wirklich gelebt wird –

seit Jahrhunderten als Ideal *des* Liebespaares schlechthin gilt und dass Generationen von Theaterregisseuren in diesem und ähnlichen Stoffen reine Tragödien sahen und sehen.

Die von beiden angestrebte ideal-symbiotische Vereinigung entstammt den emotionalen Bedürfnissen der intrauterinen bzw. frühkindlichen Phase und entspricht einer Übertragungsregression, geht also mit einer relativ tiefen Hypnose einher. Das jeweilige Gegenüber dient dabei überwiegend als Projektionsfläche für das eigene Selbst- und Partnerideal (Mutterideal) und wird dadurch in seiner Individualität nicht wahrgenommen, ja durch den auf es übertragenen Anspruch faktisch ausgelöscht. Der Doppelsuizid von Romeo und Julia erscheint in diesem Licht als konsequente Vorwegnahme der fortschreitend einengenden Eigendynamik ihrer erhofften und unbewusst zugleich gefürchteten Symbiosebeziehung. Die ersehnte totale Vereinigung geschieht in der tödlichen Regression in die gemeinsame »große Mutter Erde«, symbolisch unwiderruflich und »sicher«. Sogar das Ideal bleibt in dieser Version gewahrt, wenn auch nur als Verheißung seiner Gewissheit. Ja es wird durch den scheinbar unglücklich zu Stande gekommenen »Opfertod« der beiden sogar auf eine höhere Stufe gehoben, von der Zeit in die Ewigkeit und von den messbaren Dimensionen der Wirklichkeit in die unermesslichen Räume unendlicher Liebesträume.

Eine andere, weniger radikale Version des Romeo-und-Julia-Syndroms ist sehr viel häufiger zu beobachten. Hier mündet die Beziehung in keinen direkten Suizid, sondern es wird zunächst versucht, die erwünschte Ideal-Symbiose tatsächlich zu leben. Dieser Versuch ist jedoch ebenfalls von Anfang an zum Scheitern verurteilt, da ja die Ursache, warum ein symbiotisches Ideal-Gegenüber gesucht wird, im Bedürfnis liegt, das eigene (oft unbewusste) Gefühl der Minderwertigkeit und Unvollständigkeit durch die Symbiose mit dem Idol auszugleichen. Da aber kaum ein Idol der Welt ein schweres symbiotisches Defizit kompensieren kann, erfolgt eine Art paradoxe Reaktion: anstatt sich selbst in der Vereinigung mit dem vermeintlich geliebten Idol auf dessen idealisierte Vollkommenheitsebene emporzuschwingen, empfindet der Betroffene dieses sehr bald als auf die eigene ungeliebte Defizit-Ebene herabgesunken. Es entsteht dann die Neigung, die ungeliebten Selbstanteile auf den anderen zu übertragen und diesen sowohl dafür zu bestrafen als auch für sein Unvermögen, das auf ihn projizierte Idealgegenüber zu sein.

Wird eine solche Beziehung beibehalten, kommt es zu einer Art Entropiezunahme zwischen den Partnern, zu einem »geschlossenen System« mit zunehmender gegenseitiger Ich-Auslöschung. Eine immer engere Regression auf den kleinsten gemeinsamen Nenner bewirkt, dass sich die Partner immer ähnlicher werden (das geschieht auch bei symbioseartigen Beziehungen mit Haustieren, wobei der Mensch in Richtung auf das Tier regrediert, da es ja umgekehrt nicht geht). Der Suizid findet in derartigen Konstellationen meist indirekt statt, entweder durch seelisch-geistige Minimalisierung, durch Messer und Gabel, durch Herzinfarkt oder ähnliches.

Die dem Romeo-und-Julia-Syndrom zu Grunde liegende Pseudo-Romantik, die unerreichbare Idealziele postuliert, ist auf einer übergeordneten Ebene auch eine wesentliche Basis der kapitalistischen Kultur. Denn auch hier werden Ideale (von Reichtum, käuflicher Gesundheit, Schönheit usw.) postuliert, die letztlich von nur sehr wenigen konkret eingelöst werden können.

Der Gegensatz des Romeo-und-Julia-Syndroms wäre die Entwicklung zur Freiheit hin, auf der Grundlage einer Beziehung, in der jeder um die notwendige Unvollkommenheit seiner selbst und des Partners weiß, die von einer akzeptierenden, nicht eifernden Liebe getragen wird und zur gegenseitigen Erweiterung führt.

Das Romeo-und-Julia-Syndrom hat viele Parallelen zum Ödipus-Konflikt.

E: Die LH ist die Therapie der Wahl und hat gute Erfolgsaussichten.

Sadismus, Masochismus und Sadomasochismus:

- Mit *Sadismus* wird eine Störung bezeichnet, bei der dem Betroffenen ein (teilweise unbewusst) erotisch-sexuelles Lustgefühl dadurch – und oft *nur* dadurch – entsteht, dass er anderen Schmerzen zufügt, sie quält oder sogar tötet.
- *Masochismus* bezeichnet eine Störung, bei der erduldete, auch selbst zugefügte Demütigungen, Schmerzen und Quälereien, bis hin zum derart inszenierten eigenen Tod, ein (teilweise unbewusst) erotisch-sexuelles Lustgefühl bereiten.
- *Sadomasochismus* bezeichnet eine Störung, bei der sowohl die passive als auch die aktive Rolle beim Erleiden/Zufügen von Schmerzen usw. als (teilweise unbewusst) erotisch-sexuell lustvoll empfunden werden.

Diese drei Störungsbilder gehen fließend ineinander über und sind – zumindest in ihren unbewussten und unterschwelligen Formen – in der westlichen Kultur gewissermaßen »normotisch«. Das heißt, die sie tragende Grundhaltung ist dermaßen weit verbreitet, dass sie der kulturellen »Norm« entspricht (die allerdings von der biologischen Norm stark abweicht). Ein Beispiel dieser Normose wurde vorn erwähnt, indem die Sprache für das Streben nach Lustgewinn suggestiv ausgrenzende Begriffe wie »Lüstling« und »Unzucht« kennt, nicht aber parallele Begriffe für übersteigertes Streben nach Schmerzen, wie »Schmerzling« oder »Leidling«. Hingegen hat sie sogar ein Wort für den »Wehleidigen«, der, normabweichend über Gebühr, Schmerzen beklagt.

Es herrscht in unserer Kultur ein (weit gehend unbewusstes) Streben nach Leid und Schmerz. Der »Schmerzensreiche« am Kreuz ist immer noch das jeden christlichen Altar dominierende Vorbild, ebenso wie die »Mater dolorosa«, seine schmerzensreiche Mutter, die ihren Sohn – gemäß der kirchlichen Darstellung – unter Vermeidung der Sexualität und etwa damit einhergehender Lustgefühle zu empfangen und schließlich dem Tode zu übergeben und zu betrauern hatte. Die Botschaft der bedingungslosen Liebe, der die Lebensgänge von Jesus und Maria gewidmet waren, tritt in dieser Leidens- und Todesbetonung und auch in den Auswirkungen kirchenchristlichen Handelns stark in den Hintergrund. Die jüngsten fundamentalistischen Kriegsargumentationen zeugen davon, wie immer noch und immer wieder aufs Neue absurde, massensuggestiv verbreitete Jenseitsvorstellungen zu sadomasochistischem »Märtyrertum« anstiften können.

So bilden diese Störungsbilder einen erheblichen, aber oft schwer erkennbaren, weil sozial integrierten, »normotischen« Anteil an vielen seelischen und psychosomatischen Erkrankungen.

An der Analyse der in diesem Bereich für beide beteiligten Seiten erkennbar wünschenswerten Praktiken kann der Blick auch für die überwiegend unbewussten Zusammenhänge bei den weniger offensichtlichen Formen von Sadismus, Masochismus und Sadomasochismus geöffnet werden. Wo eine zahlende masochistische Klientel die sadistischen Zeremonienmeister/innen aufsucht, ist es deutlich, dass beide aus zumindest scheinbar freiem Entschluss »zusammenarbeiten«, dass sie also in der Sprache der Tiefenpsychologie »supporting players« sind. Damit ist gemeint, dass die Beteiligten mit ihrer Rolle (ihrem Empfinden und Verhalten) jeweils zugleich die Rolle des anderen »Mitspielers« stützen, auch wenn sie dies überwiegend unbewussterweise und meist sogar geradezu konträr zu ihren bewussten Intentionen tun. Sie erleben dabei sowohl ihr eigenes Empfinden und Verhalten als auch das ihres Gegenübers als echt und aktuell angemessen, weil ihnen sowohl ihre eigenen Übertragungs- und Gegenübertragungsanteile als auch die ihres »Mitspielers« nicht als solche erkennbar sind.

Wo aber tiefenpsychologische Verdrängungen und Konversionen (verändernde und zu anderen Zielsetzungen hin verschiebende Prozesse) wirksam sind, bleiben die Ursprünge des entsprechenden Fühlens und Handelns völlig unter dem Verschluss der Bewusstseinszensur, ebenso wie die Tatsache, dass es sich bei den oft tragischen Ergebnissen um unbewusst selbsterzeugte sadomasochistische Reaktionsfolgen handelt, die eine erotisch-sexuelle Ersatzbefriedigung zum Ziel haben. Diese werden dann vom rationalen Erklärungsbedürfnis des Vigilanzbewusstseins (linke Großhirn-Hemisphäre) stattdessen pseudo-logisch »begründet« und als Folgen von Ansteckung, Zufall, Schicksal, Verquickung unglücklicher Umstände oder der Schuld anderer (»supporting players«) angesehen. Auf diese Weise gelingt es, die unbewussten Eigenanteile unbewusst zu halten.

In der »passiven« masochistischen Form können sich solche unbewussten sadomasochistischen Anteile hinter vielfältigen schmerzhaften oder leidvollen Symptomen verbergen, seien sie psychisch oder psychosomatisch. Sie können mitwirken bei schwersten Erkrankungen wie Krebs oder Herzinfarkt, bei wiederholten operativen Eingriffen, bei Unfällen, bei glücklosen Lebensgeschichten, bei sich wiederholenden Partnerschaftskonflikten usw.

In der »aktiven« sadistischen Form kommt es zur Verlagerung der Lust-Schmerz-Verkehrung auf andere. Mit diesen anderen erfolgt eine unbewusste Identifikation, die sie zu einer Art Stellvertreter des eigenen Selbst werden lässt. Sie werden nach eigentlich irrationalen Kriterien unbewusst ausgewählt, z. B. weil sie eigene unterdrückte und nicht bewusstseinsfähige Selbstanteile ausleben, weil sie unbewusst an mit Gefühlen von Hass-Liebe bzw. Angst-Liebe besetzte Personen der frühen Kindheit erinnern (oft an die Mutter) oder weil sie die Erfüllung eigener unerfüllter Sehnsüchte repräsentieren. Die mit ihnen durchgeführten sadistischen Aktionen können dann dem unbewussten Zweck der lustbesetzten Selbstbestrafung dienen (auf Grund der unbewussten Identifikation mit ihnen), die bis hin zur unbewussten symbiotischen Vereinigung im Tode (des anderen) gehen kann. Dies geschieht besonders häufig bei unbewussten Mutter-Identifikationen (ähnlich wie beim Suizid, siehe auch Romeo-und-Julia-Syndrom), so wie beim Mord aus Eifersucht oder auch bei Aggressionen gegen andere Rassen, Ethnien, Glaubensrichtungen usw. Bereiche, in denen sich unerkannt derartige sadistische Zielsetzungen ausleben, können z. B. vom einfachen, auf nahe stehende Personen gerichteten Kontrollzwang über durch eine entsprechende Berufswahl eröffnete Möglichkeiten (Berufe mit starken Kontrollfunktionen, mit Bestrafungskompetenzen, mit Erlaubnis zu legalen schmerzhaften Eingriffen oder sogar zum Töten) bis hin zu militärischen Aktionen führen. Im letztgenannten Falle spielen erotisch-sexuelle Elemente besonders deutlich mit, indem unterdrückte Sexualität (Kreativität) die Tendenz hat, sich in Aggressionen auszudrücken, und es oft impotente und/oder prüde, lustfeindliche Politiker sind, die in unbewusster ödipaler Konkurrenz die Jugend des Landes in den Tod schicken und zugleich im »Feind« die unbewusst wieder erkannten unterdrückten Selbstanteile projizierend bestrafen wollen.

Warum aber kommt es überhaupt dazu, dass bei so vielen Menschen Leid und Schmerz, zumindest in erheblichen Anteilen, an die Stelle von

Lust treten und dass Lust dann nur empfunden werden kann, wo sie sich aus dem eigenen Leiden oder dem anderer Lebewesen nährt?

Lange Jahrhunderte war die abendländische Welt durch einen lebensfeindlichen »Memento mori«-Kult verdunkelt, der immer noch nachwirkt. Dieses »Gedenke des Todes!« war der Schlachtruf vieler fundamentalistischer Orden, und vor allem die »Flagellanten« übten diesbezüglich einen großen massensuggestiven Einfluss aus.

Die Akzeptanz der Welt, des eigenen Selbst und des anderen Menschen (sowohl aktiv als auch passiv) ist in diesem geschichtlich gewachsenen Angst-System kaum je bedingungslos, sondern abhängig vom Grad der Annäherung an das jeweils postulierte Gut-Sein oder besser: Gute-Eigenschaften-Haben (Vermögem-Haben usw.). Und jedes Ungenügen ruft Nicht-Akzeptanz hervor und Angst. Dies beginnt, wie an anderer Stelle ausführlicher beschrieben, bereits im intrauterinen Bereich, indem die Mutter sich um die Erfüllung der Erwartungen (gesund, intelligent, hübsch usw.) durch ihr Kind sorgt, und setzt sich fort in der familiären Erziehung, vom Kleinkind bis zum Jugendlichen, ebenso in Schule und Berufsausbildung.

Die Angst des Nicht-Genügens und damit Nicht-Akzeptiertseins ist oft der überwiegende Impulsgeber dieser Entwicklung, bei der Wohlverhalten und Erwartungserfüllung mit Bedingungszärtlichkeiten belohnt werden und Abweichungen durch Missachtung oder körperliche »Züchtigung« bestraft werden.

In diesem Klima lernt das Kind schnell, dass die erwünschte und existenziell notwendige zärtliche Zuwendung und Akzeptanz durch die Eltern oder Beziehungspersonen von vielen unsicheren und ihm teilweise unbekannten und unerfüllbaren Forderungen abhängt. Oft sind die Eltern das beste Vorbild für eine destruktive Kommunikation und sind die aggressiven Formen der Zuwendung die Norm. In der Regel reicht dann ein Widerstand gegen eine Erziehungsperson oder ein Nicht-Erfüllen deren Vorstellungen, um Missachtung oder psychische, verbale oder sogar körperliche Aggressionen zu ernten.

Diese Verlässlichkeit der aggressiv-destruktiven Zuwendung ist dem Kind lieber als eine unsichere Bedingungszärtlichkeit, da es in seinen ersten Lebensphasen, noch vor der Erfahrung des liebevollen Akzeptiertseins, zunächst einmal die Sicherheit des Wahrgenommenwerdens als Bestätigung seiner Existenz braucht.

Das Unbewusste holt sich also lieber aggressive Zuwendung als keine, und es kommt dadurch zu einer Lustumkehr: der Lust zunächst am aggressiven Wahrgenommensein, später an der Verschiebung der Aggressionsaufgabe an das eigene Über-Ich.

Diese Haltung übernimmt das Kind in seine gesamte Entwicklung, und später, als Jugendlicher oder Erwachsener, ist es als Kommandogeber seines Über-Ichs selbst an der Lustumkehr und Autoaggression gegen sich maßgeblich autoaggressiv beteiligt. Die sadistischen und sadomasochistischen Prägungen sind zu Lebensbestandteilen geworden.

B: Für die Behandlung sollte von Anfang an die LH angestrebt werden und genügend Zeit dafür vorgesehen werden.
Sie sollte außer im Notfall nicht symptomorientiert sein.

E: LH ++.

Satyriasis (extreme Steigerung des männlichen Sexualbegehrens): Sinngemäß gilt das unter »Nymphomanie« Ausgeführte. In der Therapie muss zunächst die »sexuelle« Mutterbeziehung (ödipal) gut aufgearbeitet werden, bevor die »symbiotische« Mutter erreicht wird.

E: LH +.

Sterilität: siehe dort.

Vaginismus: LH und, sehr zurückhaltend, symptomgerichtete SH: »Sie wissen jetzt, warum sich bisher die Muskulatur Ihrer Scheide verkrampft hat, und dieses auslösende Erlebnis ist jetzt gleichgültig für Sie geworden. In dieser hypnotischen Ruhe steigert sich jetzt die Durchblutung in Ihrem Beckenraum, und alle Verspannungen und Verkrampfungen lösen sich. Insbesondere sind dann die Muskeln, die den Schoß umgeben, angenehm weich und frei, und Sie werden deshalb in Zukunft Ihren Freund [Mann] ganz frei und lustvoll empfangen können.«

E: AT/GH +, LH/HA ++.

Voyeurismus: AT: »Pärchen sind gleichgültig.« Die tiefenpsychologische Klärung, möglichst mittels LH, ist die Therapie der Wahl, da meist ein starker ödipaler Konflikt vorliegt, der bei nur symptomatischer Therapie zu Symptomverschiebungen führen könnte.

E: AT/GH +, gegebenenfalls FH/HA/LH ++.

SINGULTUS/SCHLUCKAUF

P: Neben dem postoperativen Singultus kann der Schluckauf auch als bedingte Reaktion anhaltend auftreten. Von der Organsprache her drückt er aus, dass »etwas aufstößt«. Er ist als Protesthaltung anzusehen. Beim postoperativen Singultus können negative Bemerkungen während der Operation (auch in Narkose) der Auslöser sein.

B: Meist reicht die Ruhehypnose aus; spezifische Suggestionen gegen das

Symptom sind zusätzlich hilfreich. Ggf. kann auch eine allgemein neutralisierende Suggestion für die Operation gegeben werden, evtl. Abklärung über FH.

S: SH: »In diesem vertieften Ruhezustand erholt sich das gesamte Nervensystem. Ich lege jetzt meine Hände auf Ihr Sonnengeflecht, und Sie spüren deutlich, wie sich unter meinen Händen eine intensive Wärme und Durchblutung entfaltet. Tiefe Ruhe strömt hinein in Ihren Bauchraum, und alle Verspannungen und Verkrampfungen lösen sich. Insbesondere das Zwerchfell beruhigt sich unter der Strahlung meiner Hände, es wird angenehm weich und ruhig ... « usw. Posthypnotische Ruhekonditionierung.

E: SH, ggf. mit FH ++.

STERILITÄT

P: Die unbewusste Abneigung gegen ein Kind kann ebenso wie ein bewusster überstarker Wunsch nach einem Kind und die Angst vor Kinderlosigkeit eine psychogene Sterilität erzeugen. Die tiefenpsychologische Therapie in Hypnose führt an den Grundkonflikt und zeigt dann oft, dass hinter einem überstarken unerfüllten Kinderwunsch eine unbewusste Angst als Verhinderung steht.

B: Bei tief verdrängten Ängsten zeigen sich unbewusste Verhinderungsmotive oft erst im Laufe der tiefenpsychologischen Therapie, deshalb sollte möglichst von Anfang an die LH erwogen werden. Allgemeine Ruhehypnosen helfen, Verspannungen zu lösen und die Übersteigerung der seelischen Erwartungshaltung zu reduzieren. Das AT kann zur Entspannung beitragen. Erfolge sind oft auch dann erreichbar, wenn eine somatisch bedingte Sterilität diagnostiziert ist.

S: AT allgemein.

SH: »In diesem vertieften Ruhezustand erholt sich das gesamte Nervensystem. Alle Verkrampfungen in Ihrem Leib lösen sich [haptische Unterstützung], auch die Eileiter werden frei, indem sich die Durchblutung verbessert und so alle Voraussetzungen für eine Empfängnis geschaffen werden. Auf diese Weise bleiben Sie auch nach der Hypnose angenehm gelöst, und es wird Ihnen gleichgültig, wann eine Schwangerschaft eintritt. Sie gehen davon aus, dass sich das Kind von selbst den richtigen Zeitpunkt aussuchen wird, auch wenn es noch länger dauert ... « usw.

E: AT, LH und SH ++, bei psychogener Sterilität.

STOMATITIS/ZAHNFLEISCHENTZÜNDUNG

P: Bei chronischer Stomatitis und rezidivierenden Aphten sollten psychogene Aspekte erwogen werden. Die Zähne sind Potenz- und Penissymbol, die Zahnhälse entsprechend Scheidensymbol, die Mundhöhle Uterussymbol. Oft liegen Partnerschaftsprobleme und sexuelle Konflikte vor.

B: Die FH zeigt zumeist bereits Zusammenhänge auf, sodass entschieden werden kann, ob eine tiefenpsychologische Therapie in Hypnose angemessen ist. Da nach meiner Erfahrung oft tiefreichende frühkindliche Prägungen beteiligt sind, sollte ggf. auch an eine LH gedacht werden. Zur Verbesserung der Abwehrsituation können auch AT und SH dienen.

E: AT/SH, ggf. FH oder LH +.

STRIDOR, INSPIRATORISCHER/PFEIFENDES EINATMEN

P: Meist bei allgemeiner Antriebsschwäche oder Symptom anderer Erkrankungen.

B: Diagnostische Abklärung. SH und Konditionierung auf Ruhe/Atmung.

S: SH: »In diesem vertieften Ruhezustand erholt sich das gesamte Nervensystem. Sie atmen tief und gelöst ein und aus und nehmen mit jedem Atemzug Ruhe und Kraft auf und geben bei jedem Ausatmen alles ab, was Sie ausscheiden wollen. Ich lege Ihnen jetzt meine Hand auf die Brust, und die Anspannung der Stimmbänder löst sich, und das Geräusch verschwindet. Ganz gelöst bleiben Ihre Stimmbänder auch nach der Hypnose, und Sie brauchen in Zukunft nur noch tief einzuatmen und dabei das Wort Ruhe zu denken, wenn sich das Geräusch wieder einstellen will.« Auch das AT sollte vermittelt werden.

E: SH +.

SUCHTKRANKHEITEN, ALLGEMEIN

P: Die spracharchäologische Verwandtschaft des Begriffes »Sucht« und des Wortes »suchen« weist bereits auf den psychischen Ursprung der suchthaften Haltung hin, die eben auch eine suchende Haltung ist und ausdrückt, dass die wirkliche persönliche Erfüllung nicht gefunden wurde. Auch »Siechtum« gehört etymologisch zu Sucht und weist in dieselbe Richtung. Das Siechtum tritt als Ersatzerfüllung in die ursprüngliche Sehnsucht ein.

Viele fixierte und manische Verhaltensweisen tragen einen gewissen Suchtcharakter in sich, so z. B. Zwangssyndrome ebenso wie unverzichtbare »ungesunde« Gewohnheiten oder ständiges Kranksein. Deshalb gilt das in der Folge für die »klassischen« Suchterkrankungen Esssucht, Alkohol-, Drogen-, Medikamenten- und Nikotinabhängigkeit Angeführte sinngemäß auch überall dort, wo ein unverzichtbares Verhalten oder Symptom Komponente des Störungsbildes ist.

Die tiefsten Wurzeln jeder Sucht reichen meist in die erste frühkindliche Entwicklungsphase. Die LH zeigt immer wieder, dass bei Suchtkranken ein erhebliches symbiotisches und/oder frühorales Akzeptanzdefizit vorliegt. Was das Suchtverhalten am deutlichsten charakterisiert, nämlich die Unverzichtbarkeit des Suchtstoffes oder -verhaltens, die Bedingung, dass er/es jederzeit verfügbar sein muss, weist klar den Weg zu symbiotischen Mutter.

Ich behaupte daher:

Der Suchtstoff oder das Suchtverhalten ist immer ein infantiler Muttersatz, ein fixiertes »Übergangsobjekt« nach WINNICOTT. Eine Heilung des Suchtkranken kann daher auch nur auf dieser Ebene erfolgen. Alles andere ist Symptomverschiebung. Die therapeutische Zielsetzung muss daher die Auffüllung des symbiotischen Defizits sein. Dass

PREISTAFEL
1/4 Heuriger 14.–
Ferkelbraten m..
An Neugeborene und Kleinkinder wird KEIN ALKOHOL verabreicht!
DE RAUSCHGIFTLA RICHTN SI EH OLLE SÖWA Z'GRUND, DE TROTTLN! – –
OWA GENAU!
Singen, Lärmen und Frechsein behördlich verboten
Zwei Herointote in Wien!

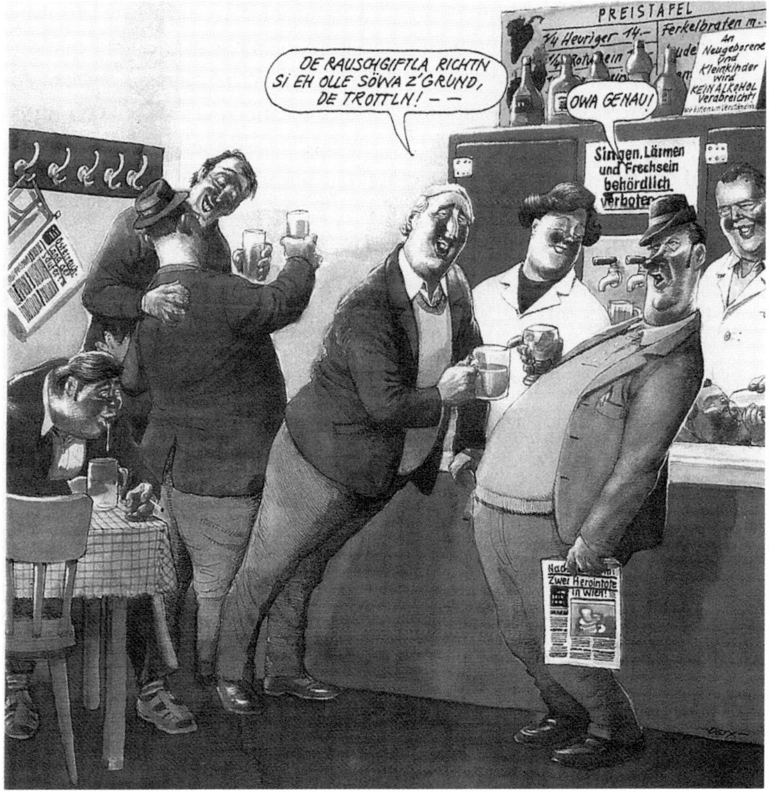

Abb. 31: DEIX 1981. Drogenkonsum und Volksmeinung. Mit beißender Satire stellt DEIX die im Allgemeinen wenig erwähnte Selbstverständlichkeit der Alkoholsucht dar, die im Gegensatz zu sanktionierten Drogen in den Medien kaum beachtet wird.

dies in der LH am wirksamsten gelingen kann, ist meine Überzeugung und macht die LH zur Therapie der Wahl bei Suchterkrankungen.

Doch gibt es neben den individuellen frühkindlichen Defiziten auch viele soziale suchtfördernde Suggestionen. Sie spielen bei der Adipositas sowie der Alkohol-, Medikamenten- und Nikotinsucht eine wichtige Rolle und sind z.T. geradezu rituell verankert. Z. B. sind die in unserer westlichen Zivilisation üblichen regelmäßigen und überzogenen Essgewohnheiten als Suchtritual anzusehen. Das Normalgewicht liegt deshalb in unserer Kultur erheblich über dem »Idealgewicht«, das eigentlich das natürliche wäre. Die Norm-Süchte haben entsprechend die kulturelle Funktion, das Suchtpotenzial gezielt auf sich zu ziehen. Auf diese Weise ist es steuerbar, kann vermarktet werden und lässt keine Unruhe aufkommen.

Der Sehnsucht nach einer individuellen Lebenserfüllung kann mit dem kulturellen Suchtangebot wirksam begegnet werden.

Es spielen daher bei der Suchtentstehung auch die intensiven, direkt suggestiven Einflüsse aus der Suchtverhaltenswerbung eine gewichtige Rolle, sodass die Gefahr, diesen zu erliegen, auch für seelisch relativ Gesunde erheblich ist. Mit den perfekt gehandhabten Techniken der Suggestion werden akzeptierte Suchtkrankheiten als Bereicherung des menschlichen Lebens dargestellt und sind schon seit Generationen so in unserer Gesellschaft verankert. So ist z. B. trotz einer gewissen Trendwende in den letzten Jahren immer noch der süchtige Raucher der Normalfall, nicht etwa der »Nichtraucher«. In der Bezeichnung drückt sich aus, dass der in dieser Hinsicht gesunde Mensch als Negation des Suchtkranken angesehen wird. Richtig wäre, den Gesunden diesbezüglich nicht zu bezeichnen, sondern nur den Raucher unter seinem Symptom zu benennen, wo dies sinnvoll ist. Die Restaurants, die Zugwagons usw. bräuchten also keine »Nichtraucher«-Abteilungen, wo das Gesunde als Negation des Normalkranken abgesondert wird, sondern es müsste nur ein Raucherabteil eingerichtet sein, die anderen würden ohne Bezeichnung bleiben.

Das Rauchen ist insofern ein auffälliger Sonderfall bei den Süchten, als der Kranke es auf Grund seiner suggerierten Normalität oft immer noch für selbstverständlich erachtet, andere ungefragt in sein destruktives Verhalten einbeziehen zu können. Die meisten anderen sozial geförderten Suchterkrankungen beteiligen die Umgebung eher als Beobachter oder freiwillig sich dazu Gesellende.

Die Drogenabhängigkeit fällt in andere Weise aus dem Rahmen. Sie ist staatlich nicht sanktioniert ist und wird nicht besteuert. Es darf auch keine öffentliche Werbung dafür betrieben werden. Ihre gesellschaftliche Verwurzelung und suggestive Wirkung auf den Einzelnen ist deshalb nicht so direkt und intensiv. Zwar macht der Drogenabhängige nichts anderes als z. B. der Schlafmittel- oder Nikotinabhängige: er schädigt sich, wobei er noch die Höflichkeit besitzt, seine Umwelt nicht zwangsweise in seinen »Genuss« einzubeziehen. Jedoch kann man davon ausgehen, dass er der Versuchung Droge bewusster erliegt als jemand, der einfach aus Denkmangel sich an die Normsüchte anhängt. Oft ist es gerade das Verbotene, was die Drogen attraktiv macht und die Abhängigen mit einem vermeintlichen Motiv versorgt, nämlich einen (Pseudo-) Protest gegen die Gesellschaft zu führen und damit wiederum einer besonderen Identifikationsgruppe anzugehören.

Auf dem Boden der genannten Grundlagen des frühkindlichen Akzeptanzdefizits und der sozialen Förderung sind viele mögliche Verstärker an der Entstehung von Süchten beteiligt. Die wichtigsten sind wahrscheinlich das frühkindliche Erlernen über eine Identitätsfigur (die ja in ihrer Gesamtheit, also einschließlich ihres vom Kind nicht durchschaubaren Fehlverhaltens, als Identitätsfigur akzeptiert wird) sowie die Initiierung durch aufgezwungene Verhaltensweisen, z. B. Adipositas durch elterliche Mästung, Medikamentensucht durch leichtfertige Verschreibung suchtgefährdender Medikamente an Kinder und Erwachsene usw.

B: Bei der Behandlung von Suchtkranken im ambulanten Rahmen ist eine Therapie nur erfolgversprechend, wenn der Kranke selbst sie wünscht. Das heißt natürlich nicht, dass ein Suchtkranker, der vielleicht mit dem Anlass einer anderen oder damit verbundenen Störung in die Sprechstunde kommt, nicht zum Nachdenken darüber angeregt werden kann, was er mit seiner Sucht bewirkt und ob seine dafür aufgewendeten Kräfte nicht auf erfüllendere Weise umgesetzt werden könnten.

Diagnostisch wird unterschieden zwischen der *Gewohnheitsbildung*, die eine rein psychische Abhängigkeit (ohne körperliches Abstinenzsyndrom bei Entzug) und bei relativ gleich bleibender Dosis kennzeichnet, und der *Sucht* mit psychisch-physischer Abhängigkeit, mit Abstinenzsyndrom und allmählicher Dosissteigerung. Die erste Form geht oft fließend in die zweite Form über, weshalb diese Unterscheidung vor allem ein prognostisches Kriterium für die zu erwartende Länge und Art der Therapie darstellt. Eine bloße Gewohnheitsbildung, z. B. bei rein psychischer Medikamentenabhängigkeit, kann oft mit relativ wenigen SH-Sitzungen abgestellt werden, wogegen die

Sucht meist eine längere Therapie mit LH unter Zuhilfenahme autogener Verfahren erfordert.

Während insbesondere bei der Nikotinabhängigkeit, z. T. auch bei der Fettsucht und der Alkohol- und Medikamentenabhängigkeit oft auf eine vollständige LH verzichtet werden kann und eine FH ausreicht, wird sie sich bei den meisten Drogenabhängigen aus den vorgenannten Gründen als erforderlich erweisen.

In jeder Suchttherapie empfiehlt sich von vornherein die Miteinschaltung eines autogenen Verfahrens. Das AT kann »Suchtersatz« sein, es fördert die Mitarbeit an der Therapie, weist dem Patienten Eigenverantwortung zu und fördert damit seine Nachreifung, es ist ein Schutz gegen Rückfälle nach der Therapie und schließlich kann es dabei helfen, die gesunden Sehnsüchte in die Wirklichkeit umzusetzen.

Insbesondere zur Behandlung kindlicher und jugendlicher Suchtkranker eignet sich die KP in Verbindung mit dem AT.

Die Behandlung sollte generell folgende Bestandteile in sich tragen, deren Priorität individuell variiert wird:

Aufklärung über die Folgen: Viele Patienten leben nach dem Grundsatz: »Alkohol und Nikotin macht die halbe Menschheit hin, aber ohne Schnaps und Rauch stirbt die andere Hälfte auch.« Und tatsächlich gibt es ja Personen, die (wie Churchill) trotz extremen Suchtmittelgebrauchs (Adipositas, Alkohol, Nikotin) bei relativ guter körperlicher Gesundheit alt werden, während andererseits manche »Gesundheitsapostel« unerwartet früh siech werden oder sterben. Abgesehen von der bekannten Weisheit, dass die Ausnahme die Regel bestätigt, dürfte der Grund hierfür vor allem darin liegen, dass eine positive Grundeinstellung selbst verhältnismäßig massive toxische Einflüsse zu verarbeiten helfen kann, während die negative Angsthaltung, welche einem falschen Gesundheitsaposteltum zu Grunde liegt, selbst geringfügige toxische Einflüsse autosuggestiv verstärkt und damit ihre Überwindung behindert. Bei aller Wichtigkeit dieser Aufklärung muss also das Ziel sein, z. B. keinen Angstnichtraucher, sondern zuerst einen Gleichgültigkeits- bzw. Verstandesnichtraucher zu erhalten, der eingesehen hat, dass Nikotinkonsum in der Mehrzahl der Fälle, also mit statistischer Wahrscheinlichkeit auch in seinem, Erkrankungen wie Raucherbein, Lungen- und anderen Krebs, Arteriosklerose, Schlaganfall, Herz-, Magen- und Darmerkrankungen usw. Vorschub leistet. Es geht also nicht nur um das So-oder-so-ohnehin-Sterben, sondern es geht um das Leben überhaupt (statt Sucht) und um den Lebenswert im etwas fortgeschrittenen Alter. Denn so schnell stirbt es sich meist nicht, und amputierte Raucherbeine, verkalkte Hirngefäße oder vom

Schlaganfall gelähmte Körperseiten usf. sind keine guten Voraussetzungen für den Betroffenen und seine Umwelt, die zweite Lebenshälfte sinnvoll und lustvoll zu gestalten.

Die Verantwortlichkeit anderen gegenüber ist vor allem dann ein wichtiges Argument, wenn es um noch ungeborene oder noch nicht mündige Kinder geht, die durch das Suchtverhalten direkt oder indirekt (durch Anregung zur Nachahmung) geschädigt werden.

Solange keine staatliche Regelung besteht, wäre es eine Hauptaufgabe der Therapeutenschaft und sämtlicher Institutionen des Gesundheits- und Rechtswesens, der Öffentlichkeit und jedem Einzelnen diese Zusammenhänge darzulegen.

Der angestrebte »Gleichgültigkeitsnichtsüchtige« soll aber vor allem auch eingesehen haben, dass er mit seiner Sucht nicht sich selbst entsprach, sondern einem fremden, einsuggerierten Verhaltensschema gefolgt war, in dem er eine ersatzweise Befriedigung seiner unerfüllten Sehnsüchte gesucht hatte.

Die tiefenpsychologische Analyse in Hypnose (LH) ist der zweite Schritt. Wie schon erwähnt, kann insbesondere dann, wenn als Ursache für die Störung überwiegend ein äußerer suggestiver Einfluss angenommen werden kann, wie meistens bei der Nikotinabhängigkeit, stattdessen die Fokalanalyse eingesetzt werden. Eine separate Analyse erübrigt sich in der Regel auch bei der Behandlung von Kindern und Jugendlichen mit der KP.

Eines der Hauptziele der Therapie, die seelische Stabilisierung und die Selbstentwicklung und Nachreifung, kann mit einem autogenen Verfahren zusätzlich gefördert werden. Je nach Weltanschauung des Patienten eignen sich z. B. die OS des AT oder auch ein Meditationsverfahren, wie z. B. das anthroposophische. Auch die GH bildet eine in der Suchttherapie äußerst wirksame Verquickung des AT mit heterohypnotischen Elementen.

Direkt gegen das Suchtverhalten richten sich erforderlichenfalls Indifferenzsuggestionen, die sich aus den Therapieinhalten logisch entwickeln sollten, wie z. B.: »Sicherheit und Selbstvertrauen machen Alkohol gleichgültig.« Die oft verwendete Technik, Aversionssuggestionen zu geben (z. B.: »Alkohol schmeckt eklig wie Abwaschwasser!«) oder suchtbezogene Stimuli mit Negativerfahrungen (wie Elektroschocks) zu besetzen, geht am Problem vorbei und macht, wenn sie gelingt, aus der positiven Affektbesetzung eine negative, aus der Sucht Zwangsabstinenz, womit das Problem erfahrungsgemäß nicht gelöst ist, denn beide Gefühle stehen, weil polar, in enger Beziehung zueinander, und schnell kann der Hass wieder in Liebe umschlagen.

Da die Sucht Ersatzbefriedigung ist, kann es, besonders wenn eine analytisch-kathartische Bearbeitung auf Grund mangelnder Mitarbeit des Patienten oder sonstiger Gründe nicht möglich ist, ratsam sein, einen »Ersatz für den Ersatz« anzubieten, der unschädlich ist, z. B. Kaugummi (zuckerfrei) bei Nikotinentwöhnung, Melissentee statt der Schlaftablette usw. oder besser noch eine kurze Ruhemeditation.

Insbesondere bei Suchtkrankheiten gilt, dass der Behandler auch nach einem Rückfall die Therapie wieder aufnehmen soll, genauso wie er es nach einem Rezidiv einer anderen Erkrankung tun würde. Solange das Suchtobjekt unverzichtbar ist, ersetzt es die frühkindliche Mutter und helfen Ermahnungen wenig.

Es folgen Hinweise für die einzelnen Störungsbilder, wobei jeweils die zuvor allgemein behandelten Gesichtspunkte mitzubeachten sind.

Adipositas/Fettsucht

(Siehe auch die allgemeinen Hinweise unter Suchtkrankheiten.)

P: Meist wurden die Ursachen für die Fettsucht, die besser Esssucht heißen sollte, schon in der frühesten Kindheit gelegt. Meist handelt es sich auch nicht um eine »ererbte Drüsenschwäche«, die »in der Familie liegt«, sondern um eine frühkindliche Mästung und Erlernung des in der Familie liegenden Essfehlverhaltens von einer Identitätsfigur. Auch die Schutzbehauptung der Dicken, dass sie so gut wie nichts äßen, stellt meist eine Verdrängung des tatsächlichen Verhaltens dar, ähnlich wie der Alkoholkranke im angetrunkenen Zustand zur Therapie erscheinen kann und in wirklicher Überzeugung behauptet, er sei vollkommen nüchtern. Die Möglichkeit, dass bei einer relativ geringen Kalorienzufuhr, z. B. infolge eines niedrigen Grundumsatzes, ein Übergewicht entsteht, kann durchaus seelisch begründet sein. Wie viel der Einzelne essen darf, ohne übergewichtig zu werden, ist individuell sehr verschieden. Doch gibt es keine Drüsen, die aus Luft Fett herstellen, und die Beobachtung dicker Menschen zeigt, dass sie oft mit der Nahrungszufuhr beschäftigt sind.

Auch hormonelle Umstellungen, die im Leben der Frau deutlicher und öfter auftreten als beim Mann, so bei der Pubertät (Verlieren des »Babyspecks«), im Gefolge einer Schwangerschaft und nach dem Klimakterium (Ansetzen des »Matronenspecks«), sind oft Auslöser größerer Gewichtsschwankungen, der Grund liegt jedoch in einer nicht vollzogenen Anpassung der Ernährungsgewohnheiten an veränderte Kalorienbedarfssituationen.

Der Griff in den Kühlschrank als unbewusste Ersatzbefriedigung für nicht erfüllte Sehnsüchte schlägt sich im so genannten »Kummerspeck« nieder. Tiefenpsychologisch gesehen drückt sich allerdings im Kummerspeck oft die unbewusste Absicht aus, die Situation herbeizuführen, die als Begründung für das Essen genannt wird. Insbesondere bei adipösen Frauen kann nämlich die Fettleibigkeit oft auch ein sexuelles Verhinderungsmotiv sein, indem die Frau sich (unbewusst) für die Männerwelt im Allgemeinen oder ihren Partner im Besonderen unattraktiv machen will. Der Fettpanzer dient dann wiederum ambivalenten Zielen: Er soll den Partner auf Abstand halten, zugleich aber eine Aufforderung darstellen, ihn zu überwinden, um auf diese Weise eine mangelnde Grundsicherheit mit einem »Trotzdem-Liebesbeweis« aufzubessern. Daraus entwickelt sich jedoch ein Teufelskreis, der irgendwann scheitern muss, da ja die infantile Muttersehnsucht vom Partner letztlich nie befriedigt werden kann.

Eine wichtige Rolle spielt bei der Fettsucht auch das Motiv der oralen Einverleibung. Das Essen wird mit Wohlgefühl gleichgesetzt. Besonders bei der Bulimie, bei der die Betroffenen so viel in sich hineinstopfen, dass sie fast das Gefühl haben zu platzen, bevor sie es wieder erbrechen, erfüllt das Essen noch deutlicher die Funktion des symbiotischen Muttersatzes: Nicht das Einverleiben steht dann im Vordergrund, sondern das Gefühl zu platzen. An Stelle der zu wenig empfundenen symbiotischen Mutter vermittelt es dann die Empfindung, überhaupt in der Welt zu sein, es wird zum symbiotischen Gegenüber, zum unverzichtbaren Teil der symbiotischen Ganzheit.

B: Chemische »Appetitzügler« sind vorwiegend suggestiv wirksam und können selbst süchtig machen. Ihr Einsatz ist kaum zu rechtfertigen. Die so genannten Schlankheitsdiätkuren führen meist nur zu einer auf die Dauer der Diät und einer kurzen Nachholperiode begrenzten Gewichtsabnahme. Am erfolgreichsten verkaufen sich die Präparate, die nach dem Motto »Iss dich schlank!« werben, was die ganze Problematik verdeutlicht.

Die Behandlung der Fettsucht muss natürlich die Gewichtsabnahme über die Reduktion der Kalorienzufuhr zum Ziele haben und diesen Weg unterstützen. Dieses direkte Vorgehen empfiehlt sich aber nur bei weniger schweren Fällen. Man wird dann zuerst eine Bestandsaufnahme machen und anhand des bisherigen Speiseplans (inklusive sämtlicher Getränke, Fernsehhappen usw.) feststellen, wie hoch die bisherige Kalorienzufuhr war (exaktes Protokoll führen), und dann auf Grund der individuellen Gegebenheiten (nervalendokrine Situation, Körpergröße, Arbeitsleistung) abschätzen, bei welcher Kalorienmenge eine Gewichtsabnahme erwartet werden kann. Die so erhaltene »magische Zahl« ist dann mit therapeutischer Unterstützung nach und nach anzustreben, wobei die Ausgewogenheit des Speiseplans erhalten bleiben bzw. wiederhergestellt werden sollte und besonders kalorienträchtige Nahrungsmittel weit gehend vermieden werden sollten.

Die Motivierung des Adipositaspatienten lässt sich beträchtlich erhöhen, wenn, so vorhanden, ein Bild aus früheren schlanken Tagen oder das eines schlanken Idols zur Unterstützung der Vorstellbarkeit der angestrebten Figur in die Suggestionen mit einbezogen wird. Das Bild wird hypnotisch verankert, und man lässt es daheim an den Spiegel stecken (unbewusst verbindet sich dieses Bild nicht nur mit der erwünschten Figur, sondern auch mit der darauf abgebildeten Zeit, also meist der Jugend, und wirkt deshalb doppelt suggestiv).

Von Anfang an sollte auch klar sein, dass es in der Therapie nicht um ein Weghypnotisieren des Übergewichts geht, sondern um ein Herausfinden und Unterstützen der richtigen Lebensweise und Ernährung, die dann nicht als kurzfristige »Diät«, sondern für immer gepflegt werden darf. Da der langzeitig esstrainierte Körper es gut versteht, sein Gewicht zu halten oder sogar aufzubauen, es aber weit gehend verlernt hat, die angelegten Reserven in Bewegung bzw. Energie umzusetzen, kann selbstverständlich nach einem kurzen Intervall einer normalen Kalorienzufuhr keine dramatische Gewichtsreduktion erwartet werden. Vielmehr wird es in hartnäckigen Fällen bis zu zwei Wochen dauern können, bis der Zeiger der Waage beginnt, sich nach unten in Bewegung zu setzen. Dass ein solcher zufuhrgewohnter Körper neben Hungergefühlen vorübergehend auch einmal Schwächegefühle entwickeln kann (die dann meist autosuggestiv übersteigert werden), bevor er den nahezu vergessenen Weg geht, die Reserven anzutasten, und dass man dann nicht sofort wieder für Nachschub sorgen darf, ist selbstverständlich. Es muss aber trotzdem meist recht ausführlich erläutert werden, um die Geduld der Patienten und ihren Mut zum Durchhalten zu unterstützen. Sie unterliegen ja auch oft noch einer Erziehungssuggestion, in der das Essen überhaupt der zentrale Lebensinhalt war. Die bekannten Nachteile des Übergewichtes für die Gesundheit detailliert darzustellen, kann die Motivation zusätzlich verbessern.

Beim Vorliegen sexueller Verhinderungsmotive wird die Analyse unumgänglich sein. Es ist dann mittels FH oder LH (nicht symptombezogen) vor allem auch darauf zu achten, dass die kreativen Lebensbereiche des Patienten gestärkt werden.

Eine schwere Adipositas ist durchaus zum Bereich der Organpsychosen zu rechnen und ihre erfolgreiche Therapie keine einfache Angelegenheit. Nur die geduldige LH ist dann auf Dauer erfolgversprechend. Es sollten dann ggf. die Ernährungsfragen ab und zu angesprochen werden, ohne in der eigentlichen Therapie einen großen Stellenwert einzunehmen.

S: AT unter Vorstellung des erwähnten Bildes: »Das bin ich.« – »Süßigkeiten gleichgültig.«

SH: »In diesem vertieften Ruhezustand werden alle äußeren Einflüsse gleichgültig. Indem ich jetzt meine Hand auf Ihre Magengrube lege, verspüren Sie, wie sich diese Ruhe besonders auf Ihre Verdauungsorgane ausdehnt. Alle äußeren Einflüsse bleiben in Zukunft für Ihre Verdauungsorgane gleichgültig, und Sie werden nur noch essen, wenn es erforderlich ist. Sie werden nur noch höchstens [z. B.] tausend Kalorien täglich zu sich nehmen, und Ihr gesamtes Verdauungssystem wird darauf hinarbeiten, dass Sie nach und nach wieder Ihre schöne Idealfigur, wie auf dem Bild ersichtlich, das wir vorhin betrachteten, erreichen werden. Dieses Bild ist jetzt fest in Ihrem Unbewussten verankert und trägt dazu bei, dass Sie nur noch tausend Kalorien täglich zu sich nehmen und Ihre Verdauungsorgane darauf hinarbeiten, dass Sie wieder Ihre frühere jugendliche, schlanke Figur erreichen. Jedes Mal, wenn Sie zu Hause dieses Bild sehen, werden Sie denken: ›Das bin ich‹, und es wird in Ihrem Unbewussten die Wirkung dieser Hypnose immer tiefer verankert.« Eventuell zusätzlich: »Jedes Mal, wenn Sie in Zukunft mehr Appetit verspüren, als für Ihr Gewicht gut ist, werden Sie sich auf Ihre Atmung konzentrieren und Ruhe aufnehmen, so wie Sie es vor der Hypnose getan haben [oder:... das AT durchführen]. Sie werden dann spüren, wie die Ruhe sich auf das Verdauungssystem überträgt und der Gedanke an Essen gleichgültig wird.«

E: AT und SH +; ggf. FH oder LH mit AT +.

Alkoholabhängigkeit

(Siehe auch die allgemeinen Hinweise unter Suchtkrankheiten.)

P: Wie auch die Adipositas und die Nikotinabhängigkeit ist der Alkoholismus, zumindest bis zu einem gewissen Stadium, eine sozial tolerierte und sogar geförderte Sucht. Eine Sonderstellung kommt dem Alkohol vor allem durch seinen enthemmenden Einfluss und seine vorübergehend erleichternde Wirkung bei psychischen Konflikten zu, wodurch er ein beliebtes Mittel zum »Mutantrinken« bzw. »Stimmungheben« oder »Sorgenertränken« ist. Auch seine rituelle Verwendung, z. B. in der Messe, aber auch bei Feierlichkeiten fördert den Konsum.

Im Gegensatz zum Abhängigkeitsobjekt Nahrung handelt es sich beim Alkohol um eine toxische Substanz. Sie kann sowohl zur Gewohnheitsbildung als auch zur Sucht oder zu einer Mischform aus beiden führen.

Man unterscheidet den *Gewohnheitstrinker*, der bei gleich bleibender Dosis psychisch vom Alkohol abhängig ist (ohne Entzugserscheinungen im Falle der Abstinenz) und den *Alkoholkranken*, der bei steigender Dosis psychisch und physisch abhängig ist (mit Entzugserscheinungen). Daneben gibt es noch den »*Quartalsäufer*«, der meist auf Grund zyklischer Stimmungstiefs »zur Flasche« greift.

Neben der Initiierung des Alkoholkonsums auf Grund der erwähnten Eigenschaften dieses Genussgiftes liegen die Ursachen in den für alle Suchtkrankheiten gültigen Bereichen mangelnde Akzeptanz, Erziehung, Identifizierung, Werbung, Ersatzhandlung usw. Insbesondere der männliche Alkoholiker sucht in seinen Schicksalsgenossen einen Ersatz für fernwehträchtige, abenteuerliche Vorstellungen von Männerbünden (auch verdrängte homoerotische Sehnsüchte), und sein Problem ist oft eine Frage der seelischen Sesshaftmachung, während bei Frauen häufig familiäre Situationen auslösend wirken.

B: Das Ziel der Behandlung muss beim Alkoholkranken die völlige Abstinenz sein, da jeder Schluck eines alkoholischen Getränkes zum Rückfall führen kann. Berichte, nach denen – auch durch die Hypnosetherapie – ein kontrolliertes Trinken erreichbar wurde, beruhen wahrscheinlich darauf, dass keine scharfe Unterscheidung zwischen Süchtigen und Gewohnheitstrinkern, bei welchen letzteren in einigen Fällen auch eine Dosisreduktion therapeutisch möglich ist, durchgeführt wurde. Da diese Unterscheidung auf Grund der fließenden Übergänge und des möglichen Nebeneinanders beider Stadien oft nur im Sinne des Vorliegens einer Sucht sicher getroffen werden kann, empfiehlt sich, von vornherein die völlige Abstinenz anzustreben.

Die Behandlung beider Störungsarten unterscheidet sich insofern, als beim behandlungswilligen Gewohnheitstrinker oft mit wenigen, seinen Entschluss unterstützenden SH-Sitzungen Abstinenz erzielt werden kann, während die Behandlung des Alkoholsuchtkranken in aller Regel nicht ohne analytische Bearbeitung auskommt und sich wegen der voraussichtlichen Behandlungsdauer und der erwünschten Persönlichkeitsfestigung die Zuhilfenahme einer autosuggestiven Methode empfiehlt. Wenn sich die Behandlung nicht, was zumindest anfangs sicher vorteilhaft ist, im stationären Rahmen vollzieht, kann es sinnvoll sein, die ersten Sitzungen schwerpunktmäßig darauf auszurichten, dass der Patient regelmäßig zur Therapie erscheint. Nur für diesen Rahmen, wenn überhaupt, empfiehlt sich vorübergehend die Bisulfiranmedikation, um den Teufel nicht mit dem Beelzebub auszutreiben und aus dem Alkoholkranken einen Antabus-Süchtigen zu machen.

Gewohnheitstrinker und Quartaltrinker werden also mit SH in ihrem Entschluss unterstützt. Selbstverständlich ist auch hier das AT zusätzlich sinnvoll.

Alkoholsuchtkranke werden ebenfalls in SH sofort in ihrem Entschluss unterstützt. Zusätzlich wird ihnen das AT gelehrt und eine analytische Bearbeitung eingeleitet, am besten über die LH. Auch hier muss der Schwerpunkt der Behandlung auf der »Auffüllung« des symbiotischen Defizits liegen, um den Mutterersatz Alkohol überflüssig zu machen.

Wohl nicht bewussterweise beruht hierauf auch die oft abstinenzfördernde Wirkung der Selbsthilfegruppen. Sie sind eine Art Mutterersatz, und obwohl (oder weil) die Gespräche dort sehr konfliktzentriert um den Alkohol kreisen und den Konsum damit auf eine abstrakte Ebene verlagern, bewirken sie meist Abstinenz, solange sich der Betroffene in der Gruppe akzeptiert und zu Hause fühlt.

Sobald die Grundübungen des AT erlernt sind, kann stattdessen mit der GH fortgeführt werden, mit deren wandspruchartigen Leitsätzen vor allem die aktuellen Therapieschwerpunkte unterstützt werden. Als Ersatz kann der Patient bei Alkoholverlangen an das Trinken eines bestimmten alkoholfreien Getränkes posthypnotisch konditioniert werden.

Vorteilhaft wirkt sich für die Hypnosetherapie aus, dass Alkoholkranke meist überdurchschnittlich suggestibel sind, allerdings deshalb auch entsprechend rückfallgefährdet.

S: AT/GH: »Sicherheit und Selbstvertrauen machen Alkohol gleichgültig.« – »Alkohol ist ganz gleichgültig.« – »Alkohol in jeder Situation gleichgültig bei Selbstvertrauen.«

SH: »Nachdem Sie jetzt wissen, dass der Alkohol keine Lösung Ihrer Probleme bringt, sondern nur Sicherheit und Selbstvertrauen weiterhelfen, wird Ihnen der Alkohol vollkommen gleichgültig. Sie werden in Zukunft vom Alkohol Abstand nehmen, da er ein schädliches Gift ist und Sie lieber frei und gesund leben. Sie werden aber Ihre Sicherheit und Ihr Selbstvertrauen stärken, indem Sie mit jedem Atemzug tiefe Ruhe und frische Energie aufnehmen. Ganz tief in Ihr Unbewusstes schreibt sich jetzt diese Vorstellung ein: Mit jedem Atemzug nehmen Sie Kraft und Ruhe auf, Sicherheit und Selbstvertrauen, und der schädliche Alkohol wird vollkommen gleichgültig ... « usw.

Aversionssuggestionen sowie ephypnotische Suggestionen z. B. der Armkatalepsie beim Anhebenwollen eines Glases mit einem alkoholischen Getränk sind aus den oben angeführten Gründen wenig ratsam. Dagegen können folgende zusätzliche Suggestionen nützlich sein: »Jedes Mal, wenn Sie in Zukunft in eine Situation kommen, in der Sie sonst Alkohol getrunken hätten, werden Sie ein starkes Verlangen nach Apfelsaft verspüren, und Sie werden dann mit großem Genuss Apfelsaft trinken, da Ihnen Alkohol gleichgültig geworden ist.« Ein Beispiel für eine Aversionssuggestion wäre: »Ich lege jetzt meine Hände auf Ihre Magengrube, und die Strahlung meiner Hände, die Sie deutlich empfinden, bewirkt jetzt, dass Ihre Magenschleimhäute in Zukunft allergisch gegen Alkohol sind und sofort einen Würgereflex auslösen, sobald sie mit Alkohol in Kontakt kommen. Jeder Schluck Alkohol würde also in Zukunft dazu führen, dass Sie sich sofort übergeben müssen. Ihre Magenschleimhäute werden von Ihrem Unbewussten gesteuert, und im Unbewussten ist fest verankert, dass die Magenschleimhäute in Zukunft beim Kontakt mit Alkohol ... « usw. Diese Suggestion ist leichter durchzusetzen als die ephypnotische Katalepsiesuggestion, da sie mit dem Brechreiz einen außerhalb der bewussten willentlichen Beeinflussung stehenden Vorgang anspricht.

E: Gewohnheitstrinker und Quartaltrinker SH und AT +; Alkoholkranke HA, FH oder LH mit SH und GH +.

Drogenabhängigkeit

(Siehe auch die allgemeinen Hinweise unter Suchtkrankheiten.)

P: Da die Drogen sozial nicht tolerierte Noxen sind, stehen Drogenabhängige, im Gegensatz zu den anderen Suchtkranken, außerhalb der Gesellschaft. Diese Tatsache, meist in Verbindung mit einer Entwicklungsstörung, mag für viele, die sich mit dieser Gesellschaft nicht identifizieren wollen, eher anziehend als abschreckend wirken. Da für Drogen nicht geworben werden darf und auch ihr Handel offiziell verboten ist, werden sie innerhalb des üblichen Rahmens nicht so selbstverständlich angeboten wie eine Zigarette, Praline, Schmerztablette oder ein Glas Alkohol und ist deshalb die soziale Konsumaufforderung weniger eindringlich. Allerdings verstehen es die Drogenhändler oft, den jungen Menschen suggestiv eine Art alternatives In-Sein mit der Droge zu verkaufen.

Meist wenden sich daher relativ orientierungslose junge Menschen den Drogen zu. Sie haben vielleicht Schwachstellen der Gesellschaft erkannt, konnten aber (noch) keine eigenen ethischen Wertvorstellungen entwickeln, um ihr Ziel für sich selbst zu bestimmen, und ordnen sich auf diese Weise der Uniformität einer scheinbaren Antigesellschaft unter. Eine führende Figur der Drogenszene wird zu der bis dahin vermissten Identitätsperson, und der einmal begonnene Kreislauf kann oft noch schlechter durchbrochen werden als bei den anderen Noxen, weil zur Abhängigkeit der soziale Abstieg infolge Straffälligkeit kommt, wodurch die Angst oder die Gleichgültigkeit oft über einen vielleicht aufkeimenden Therapiewunsch siegt.

Eine weitere Sonderstellung kommt den Drogen wegen ihrer starken halluzinogenen Wirkung zu. Anders als die übrigen Suchtmittel bieten sie nicht nur eine Ersatzhandlung oder eine vorübergehende Enthemmung, sondern einen den meisten anders nicht zugänglichen besonderen Erlebniszustand, der in der Langeweile eines Lebens ohne Selbsterkenntnis, eigene Zielsetzungen und persönliche Erfüllung Inhalte aus dem Bereich des individuellen und kollektiven Unbewussten fantasmagorisch empfinden lässt. So glauben viele, dass sie sich über den Drogenkonsum einen sonst nicht zugänglichen Erlebnisbereich verschaffen, und viele Eltern oder Erzieher wissen ihren Kindern auf diesbezügliche Fragen keine Antwort.

B: Gerade die Besonderheiten des Drogenproblems machen die Hypnosetherapie, insbesondere auch die autogenen Techniken, zum prädestinierten Behandlungs- und Vorbeugungsverfahren. Z. B. ermöglicht die Oberstufe des AT ähnliche Empfindungsinhalte mit der zusätzlichen Möglichkeit, das Unbewusste gezielt zu befragen und zu erleben. Die saloppe Formel »Autogenes Training hält, was Hasch verspricht!« enthält viel Wahrheit. Vor allem aber bieten die autogenen Suggestions- bzw. Meditationsverfahren über den »Halluzinationsersatz« hinaus Wege zur Selbsterkenntnis an und damit zur Begründung eigener ethischer Wertvorstellungen und zu deren persönlichkeitsbezogener Verwirklichung.

Selbstverständlich ist auch bei der Drogenabhängigkeit eine Behandlung nur dann sinnvoll und erfolgversprechend, wenn der Suchtkranke mitwirkt. Während Heroin, Morphium u. a. Drogen gewöhnlich zur Suchtbildung führen, kommt es bei Drogen wie Haschisch, LSD und Marihuana und einigen der neuen Chemo-Drogen meist »nur« zur Gewohnheitsbildung (wobei Langzeitschäden, wie sie sich inzwischen für LSD herausgestellt haben, erst in der Zukunft offenbar werden). Die letztgenannten Abhängigen können deshalb meist ambulant behandelt werden, wogegen sich bei den erstgenannten immer die Therapie im stationären Rahmen empfiehlt. Neben der sofortigen Unterstützung des gefassten Abstinenzentschlusses durch SH soll das AT vermittelt werden, um die Eigenleistung und Eigenverantwortung zu fördern und die Behandlung später eventuell mit der GH fortzuführen. Die meist erforderliche analytisch-kathartische Arbeit kann bei Jugendlichen mit der KP erfolgen, bei erwachsenen Patienten mit HA und vor allem LH. In einigen Fällen, besonders dann, wenn die halluzinogene Wirkung der Droge als Konsumbegründung im Vordergrund steht, kann es nützlich sein, in der SH einen Drogenrausch wiedererleben zu lassen und ihn so zu suggerieren, dass der Patient erlebt, wie die von ihm angestrebten Erlebniszustände auch ohne Drogen zugänglich sind.

Durch die Vermittlung der Oberstufe des AT und der GH wird der Patient dann selbst Versenkungszustände erreichen können, die mit Vorsatzbildungen und Leitsätzen zur Stärkung und Festigung der erwünschten Charakterinhalte gekoppelt werden. Dabei sind die Ungefährlichkeit der hypnotischen Versenkung gegenüber dem Drogentrip und das Wegfallen der körperlichen Abhängigkeit, der Illegalität sowie des Drogenkaters und der Abstinenzerscheinungen Argumente, die nicht nur den Drogenkranken überzeugen sollten, sondern auch den Therapeuten, der sich vor einer derartigen Behandlung scheut, weil er befürchtet, aus der Drogenabhängigkeit eine Hypnoseabhängigkeit zu machen. Ziel der Behandlung ist auch hier die Befreiung durch Indifferenz, wobei von Anfang an völlige Abstinenz angestrebt werden soll. Die Indifferenz ist allerdings letztlich nur auf der Basis der Auffüllung der symbiotischen Defizite (mittels LH) zu erreichen. Sonst bleibt die Droge der ambivalente Muttterersatz.

S: Allgemeine Vermittlung des AT und individuelle Vorsatzbildungen.

SH: Man lässt sich einen als angenehm erinnerten Drogentrip ausführlich schildern, bringt den Patienten in ein möglichst tiefes Hypnosestadium und suggeriert die Wiederholung dieses Trips unter Verwendung der zuvor erhaltenen Angaben. Auch während der Hypnose kann man den Patienten seine Erlebnisse schildern lassen, um sie für die nächsten Sitzungen gegebenenfalls auch analytisch zu verwerten. Daran kann sich z. B. folgende Suggestion anschließen: »... Sie konzentrieren sich jetzt wieder mehr und mehr auf Ihre Atmung, atmen tief und regelmäßig ein und aus, und die Bilder weichen wieder zurück. Mit jedem Atemzug und mit jedem Wort von mir nehmen Sie tiefe Ruhe auf. Sie haben jetzt gesehen, wie Sie in der Hypnose die gleichen Erlebnisse haben können wie nach einer Drogeneinnahme [Droge benennen]. Sie wissen auch, dass der Hypnosezustand im Gegensatz zum Drogenrausch [Droge benennen] Ihre Gesundheit fördert, und Sie werden sehen, dass die Missgefühle, wie sie nach dem Drogenkonsum auftreten, nach der hypnotischen Versenkung ausbleiben. Außerdem machen Sie sich mit der Hypnose nicht strafbar, und Sie ersparen sich viel Geld. Dies alles sind Gründe, warum Sie in Zukunft mit allem

Eifer das autogene Training erlernen wollen, und Sie werden nach und nach im autogenen Training zu sehr viel angenehmeren Versenkungszuständen gelangen als durch die Drogeneinnahme. Drogen werden Ihnen daher vollkommen gleichgültig.« Wie erwähnt, liegen die Schwerpunkte der Behandlung bei der individuellen analytisch-kathartischen und der entwicklungsfördernden Therapie.

E: KP bei Jugendlichen mit Unterstützung durch SH und AT +, sonst HL, AT und SH +. Der Erfolg ist sehr vom sozialen Hintergrund abhängig. Auffangende Gruppen wären wünschenswert.

Medikamentenabhängigkeit

(Siehe auch die allgemeinen Hinweise unter Suchtkrankheiten.)

P: Meist iatrogen oder durch Arzneimittelwerbung initiiert. Als Medikamentenabhängigkeit wird dabei nur die seelische oder seelisch-körperliche Abhängigkeit von einem Medikament bezeichnet, die keinen physiologischen Zusammenhang mit einem Störungsbild, gegen das die Arznei ursprünglich eingenommen wurde, mehr aufweist. Hierzu gehören aber auch viele, wenn nicht die meisten Dauerkonsumenten von Schlafmitteln, Schmerzmitteln, Laxantia, Antiadiposita, Psychopharmaka usw. Denn nach langer Einnahme haben die Medikamente ihre entsprechende Wirkung infolge der Gewöhnung längst verloren (falls sie eine solche überhaupt besaßen) und sind nur noch als auslösender Schlüsselreiz für den erwünschten Zustand bzw. Vorgang im Sinne eines bedingten Reflexes psychisch wirksam.

Voraussetzung dafür, dass eine Medikamenteneinnahme zur Abhängigkeit führt, ist wie auch bei den anderen Noxen das Vorhandensein einer seelischen Grundstörung, die zumeist schon bei einer genaueren psychologischen Durchleuchtung des ursprünglichen Motives der Medikamenteneinnahme deutlich wird. Als Ursachen können im Wesentlichen die schon bei den anderen Noxen angeführten sinngemäß angenommen werden.

B: Auch hier sollte wieder zwischen Sucht und Gewohnheitsbildung mit der Konsequenz unterschieden werden, dass der Süchtige anfangs möglichst im stationären Rahmen zu behandeln ist, wogegen der seelisch Abhängige ambulant therapiert werden kann. Da der Patient meist die vordergründige Medikamentenwirkung als Ursache seiner Abhängigkeit ansieht, richtet sich die Therapie vor allem auch gegen das mit dem Medikament ursprünglich behandelte Störungsbild (siehe z. B. Schlafstörungen usw.), wobei die eigentliche seelische Ursache ermittelt und der Patient über die Psychogenese seiner Störung aufgeklärt werden soll. Je nachdem, welche Wirkung des betreffenden Medikamentes die Einnahme veranlasst (z. B. eine betäubende, beruhigende, enthemmende, halluzinogene usw.), kann sich die Therapie neben der Behandlung der Grundstörung an dem bei den anderen Noxen Beschriebenen orientieren. So wird z. B. eine Arzneimittelabhängigkeit, bei der die halluzinogene Wirkung im Vordergrund steht, wie unter »Drogenabhängigkeit« behandelt, steht die euphorisierende Wirkung eines Medikamentes im Vordergrund, kann im Wesentlichen wie bei der Alkoholabhängigkeit vorgegangen werden usw.

Besonders bei der Medikamentenabhängigkeit kann es im Anfangsstadium der Behandlung wichtig und nützlich sein, dem Patienten neben der Psychotherapie, ja sogar als Teil der Psychotherapie, ein unschädliches Ersatzpräparat (z. B. ein Homöopathikum) zu verordnen, um ihm ein materielles Medium als Schlüsselreiz für die beabsichtigte Medikamentenwirkung in die Hand zu geben und dies im obigen Sinn in die Suggestionen einzubauen (wie auch unter Schlafstörungen beschrieben). Im fortgeschrittenen Behandlungsstadium sollte jedoch darauf abgezielt werden, diesen Ersatz wegzulassen, sobald der Behandlungsfortschritt dies ermöglicht. Sonst könnte die ständige Medikamenteneinnahme als Teilreiz, der immer wieder an das ehemalige Störungsbild erinnert, wirksam bleiben.

Das Behandlungsziel ist wiederum die Abstinenz durch Indifferenz und als Grundlage dafür die Stabilisierung der Grundsicherheit über die LH. Wie auch bei der Behandlung der anderen Abhängigkeiten empfiehlt sich die Einbeziehung eines autogenen Verfahrens.

S: Individuell und sinngemäß, wie bei den mit den entsprechenden Medikamenten behandelten Störungsbildern und bei den wirkungsähnlichen Suchtmitteln beschrieben.

E: AT, SH und GH +, bei Grundstörungen LH +.

Nikotinabhänigkeit

(Siehe auch die allgemeinen Hinweise unter Suchtkrankheiten.)

P: Die Nikotinabhängigkeit nimmt insofern eine Sonderstellung ein, als erstens die schwersten Gesundheitsschädigungen, die das Rauchen bewirkt, immer noch weit gehend totgeschwiegen werden und zweitens die Werbung für das Rauchen und seine Selbstverständlichkeit in unserer Gesellschaft immer noch allgemein ein Normklima schaffen. Immer noch sind sich relativ wenige Raucher darüber im Klaren, dass sie Nikotinkranke sind und was dies bedeutet. Eine Nikotinabhängigkeit setzt also nicht unbedingt eine stark gestörte Persönlichkeitsentwicklung voraus, sondern kann auch auf dem Boden einer im Normbereich liegenden Reifungsstörung vorhanden sein. Das heißt natürlich nicht, dass keine schwere Störung vorliegen kann.

Die Reifungsdefizite des Durchschnittsrauchers entsprechen den auf Grund unserer kulturellen Erziehungsprägungen allgemein verbreiteten Defiziten. Sie werden durch die Nikotinwerbung geschickt aufgegriffen und ihre imaginierte Erfüllung suggestiv an das Rauchen gekoppelt. So kann es schon ein Hinweis sein, anhand der bevorzugten Marke und ihrer Werbung den Konflikt des Rauchers einzugrenzen. Hemmungen, Ängste, innere Zwänge, Kontaktstörungen, Unsicherheit, Depressivität usw. lassen sich jeweils am durch die Werbung suggerierten Gegenteil erkennen.

Bedauerlicherweise sind auch führende Persönlichkeiten des öffentlichen Lebens auf solche Stützen angewiesen und werden bei ihrer öffentlichen Ersatzbefriedigung im Fernsehen gezeigt und dabei von manchen jungen Menschen als Vorbild betrachtet.

B: Die Unterscheidung zwischen Gewohnheitsbildung und Sucht kann verhältnismäßig leicht getroffen werden, indem der psychisch Abhängige gleich bleibend viel zu bestimmten, ihn stimulierenden Situationen raucht. Der Süchtige hingegen strebt meist schon dem Maximum zu, das zeit- und mengenmäßig möglich ist, und unterliegt auch dann dem Zwang zum Rauchen, wenn die Situation dafür ungünstig ist (wenn er z. B. andere damit belästigt) oder er sich z. B. bei einer Colitis ulcerosa, nach einem Herzinfarkt, mit Raucherbein, Kehlkopfkrebs usw., also trotz offensichtlicher Selbstschädigung nicht vom Nikotin trennen kann.

Eine Behandlung ist selbstverständlich nur dann einzuleiten und erfolgversprechend, wenn der Betroffene dies selbst wünscht. Bei einem seelisch Abhängigen kann dieser Entschluss sofort mit der SH unterstützt und mit einer oder wenigen FH-Sitzungen die Abstinenz erreicht werden.

In resistenten Fällen und beim süchtigen Raucher sollte immer das AT vermittelt werden, um dann mit der GH die Förderung der Eigenverantwortlichkeit weiterzuführen. Zur tiefenpsychologischen Aufarbeitung sollte die FH oder LH eingesetzt werden. Es empfiehlt sich auch, die kultusartige Handlung des Rauchens in ihre Einzelbestandteile zu zerlegen und festzustellen, wo die individuell stimulierenden Reize liegen. Während sich der eine freut, beim Anzünden jeder Zigarette sein kostbares Feuerzeug vorzeigen zu können, fühlt sich ein anderer mit der Zigarette im Mund männlicher, eine Frau damenhafter, freier oder was auch immer die Werbung vorgibt. Meist reicht diese Art der »Kurzanalyse« aus, um die individuell im Vordergrund stehenden Stimuli dem Betroffenen selbst lächerlich erscheinen zu lassen und damit die Voraussetzung für die angestrebte Indifferenz zu schaffen.

Aversionssuggestionen sind nicht empfehlenswert. Sie könnten zur Symptomverschiebung führen.

Natürlich ist es auch Aufgabe des Therapeuten, auf die Gesundheitsbelastungen durch den Nikotinkonsum hinzuweisen, vor allem wenn ein Patient durch seine konstitutionellen Anlagen oder bereits vorhandenen Störungen besonders gefährdet erscheint. Auf diese Weise kann eine Motivation begründet oder bestärkt werden, namentlich wenn die Aufklärung nicht mit der Zigarette im Munde erfolgt. Jeder, der Suchttherapie durchführt, sollte sich diesbezüglich gut informieren.

S: AT/GH.- »Zigaretten in jeder Situation gleichgültig.« – »Sicherheit macht Schnuller gleichgültig.« – »Ich atme gern.«

SH: Man kann in einer hypnotischen Körperreise imaginieren lassen, wie die Zellen beim Rauchen eine Art Gasvergiftung erleiden. Dann kann der Patient sich entschließen, wieder richtig gut zu atmen und sofort erleben, wie sich seine Zellen über diesen Entschluss freuen. Dann z. B.: »Sie haben erlebt, wie schädlich das Rauchen für Ihren Körper ist, wie Sie jede einzelne Zelle mit diesem Gift belasten. Sie haben auch erlebt, wie dankbar Ihre Zellen darüber sind, dass Sie in Zukunft wieder richtig atmen wollen. Ihr Entschluss, in Zukunft wieder nur noch wohltuende Luft einzuatmen, sich selbst und jeder einzelnen Körperzelle zuliebe, wird jetzt tief in Ihrem Unbewussten verankert. Sie nehmen mit jedem Atemzug gute Luft, Ruhe, Kraft und Sicherheit auf. Alle Ruhe, die Sie brauchen, liegt in der Atemluft für Sie bereit. In Zukunft werden Sie diese angenehme Ruhe über Ihre Atmung aufnehmen, und Sie und Ihre Zellen freuen sich. Sie können sich jetzt vorstellen, dass Ihnen eine Zigarette angeboten wird, und bleiben dabei völlig gleichgültig. Was andere tun, ist Ihnen gleichgültig, und Ihre Hände bleiben ruhig auf Grund Ihrer Atmung. Jedes Mal, wenn Sie sonst geraucht hätten, denken Sie an den Satz: »Ich atme gern« und atmen tief und ruhig ein und aus, und Sie werden spüren, wie Ruhe und Kraft einkehren und die Hände angenehm frei bleiben ... « usw. Gegebenenfalls (bei starker oraler Betonung) kann zusätzlich suggeriert werden: »Jedes Mal, wenn Sie sonst eine Zigarette geraucht hätten, werden Sie in Zukunft mit großem Genuss einen Kaugummi [zuckerfrei] in den Mund stecken ...« usw.

E: SH/FH in Verbindung mit AT und GH ++. Erforderlichenfalls GH ++.

SUDECK-SYNDROM/VEGETATIVE DYSTROPHIE/ SCHMERZHAFTE GEWEBSRÜCKBILDUNG

P: Zufuhr exogener Noxen, endogene Noxen, eventuell Störung des Autoimmunsystems. Neurovegetative Einflüsse, Verstärkung der Symptomatik durch Aufmerksamkeitshinlenkung. Symbolik der Symptomatik und des betroffenen Bereiches kann Hinweise auf mögliche seelische Beteiligung geben.

B: Palliative Suggestionen in SH zur Lösung der Muskelspannungen, die für die Schmerzen verantwortlich sind; suggestive Verbesserung der Beweglichkeit der erkrankten Extremität, auch AT. Ggf. FH, um mögliche seelische Beteiligung zu prüfen.

S: Siehe »Schmerzzustände« und »Lähmungen«.

E: SH/FH und AT w.

SUIZIDALITÄT / SELBSTTÖTUNGSGEFÄHRDUNG

P: Die Suizidalität stellt oft eine Art übersteigerten Sadomasochismus dar. Der Betroffene hat zwar meist keine bewusste Lustmotivation für die Selbsttötungsabsicht (außer bei ritueller Selbsttötung, auch mit Hilfe eines anderen), sondern begründet sich seine bewusste Motivation in der Regel mit einer als feindlich erlebten Umwelt (Beziehungsprobleme, Sinnverlust, Existenznöte, Krankheit) oder aus eigenen Insuffizienzängsten.

Unbewusst aber stellt er eine symbiotische Verbindung her mit jemandem, den er durch seinen Suizid bestrafen will. Die (ebenfalls unbewusste) sadomasochistische Lustempfindung bezieht sich dann auf die »ewige Bestrafung« dieses anderen. Da die unbewusste »Logik« des Suizids in diesem Falle intrauterinen und frühkindlichen Symbolbezügen und Übertragungsbeziehungen folgt, kann das zu »bestrafende Gegenüber« fast jeder sein: Mutter oder Vater, tatsächlicher oder ersehnter Partner, Kind, Rivale, Freund, Hund, Vorgesetzter, Beruf oder sogar Gott. Der allen Gegenübern gemeinsame Symbolbezug besteht darin, dass auf sie immer die intrauterine bzw. frühkindliche Mutter übertragen wird.

Der depressiv Kranke – jeder Suizidgefährdete ist offen oder latent depressiv – kann keine wichtige Beziehung eingehen, ohne Ausschließlichkeit und Abhängigkeit zu fordern und zugleich zu fürchten. Er kann sich sein Weltgegenüber nicht immer aufs Neue frei wählen, sondern ist auf das jeweils als Muttersymbol gewählte Gegenüber fixiert, auf das der Wunsch nach Nacherfüllung der frühkindlichen Akzeptanz- und Sicherheitsdefizite übertragen wird. Andererseits hat er große Angst (meist unbewusst), die ersehnte enge Nähe zuzulassen bzw. einzugehen, da er spürt, dass sein nur schwach entwickeltes Ich in der Hingabe wieder im »großen Uterus« verschwinden und in der Verschmelzung mit dem Symbiose-Gegenüber untergehen würde (siehe Romeo-und-Julia-Syndrom).

In dieser emotionalen Zwickmühle kann dann der Suizid symbolisch als »Ideallösung« erscheinen, da er alle gegensätzlichen Wünsche zugleich zu erfüllen verspricht: Er bewirkt die »ewige Bestrafung« des gehasst-geliebten Symbiose-Gegenübers und zugleich die »ewige Vereinigung« mit ihm, darüber hinaus die Regression in ein noch tieferes, ein symbolisch unbelastetes Stadium, nämlich die Rückkehr in die große Mutter Erde, in das »verlorene Paradies«, das im kollektiven Unbewussten wie eine stille Verheißung verankert ist.

Die bewusste Motivation für die Tat kennt hingegen nichts von diesen infantilen Regressionsbedürfnissen und zimmert sich eine pseudorationale Begründung. Mittels der tiefenpsychologischen Hypnose kann der Betroffene aber in der Regel solche Zusammenhänge schnell selbst aufdecken, was in vielen Fällen die Suizidneigung sofort aufhebt.

Eine aktuelle Version der Suizidalität zeigt sich bei den muslimischen Selbstmordattentätern, die sich als Märtyrer verstehen. Ähnlich wie christlich-fundamentalistische Denkrichtungen hegt man hier die Vorstellung einer sündhaften, unwerten und ohnehin tödlichen Diesseitswelt, auf deren Freuden man sich nicht einlassen sollte, wenn man sich nicht den Weg in die eigentliche, ausschließlich im Jenseits zu findende Erfüllung verwirken will. Damit ist eine kulturelle Depression als allgemeine und deshalb unauffällige Grundhaltung (Normose) vorgeprägt und rückt der Wunsch zur regressiven Wiedererlangung des Paradieses auch bewusst in die Nähe. Die im islamischen Paradies verheißenen Lüste können ein Übriges dazu beitragen, den diesseitigen Lustaufschub bald beenden zu wollen, indem der mit den entsprechenden Belohnungen verheißene Übergang ins Jenseits als Märtyrer gewählt wird. Unbewusst steht auch hier die Hoffnung auf die Rückkehr in die große Mutter Erde, in das allerfüllende und nichts verlangende Paradies im Hintergrund.

B: Mit der üblichen Hypnosetherapie, z. B. einer Stabilisierung mittels SH, sollte hier sehr vorsichtig umgegangen werden, da das Risiko besteht, dass sich der Depressive gegen derartige bewusst vielleicht sogar erbetene Interventionen unbewusst zur Wehr setzt, unter Umständen mit einem Suizid. Eine Klinikeinweisung ist für eine akute Gefährdungsperiode oft ratsamer.

Auf Grund der immer vorhandenen depressiven Grundhaltung ist von Anfang an eine LH anzustreben. Diese hat den Vorteil, dass sie keinen Druck macht und die Verarbeitung in kleinen Schritten leistet. Dabei wird nicht nur die Suizidalität überwunden, sondern auch die Depressivität.

Bei religiös offenen Menschen hat sich in Akutsituationen auch die RH bewährt. Wiederholt hat sich in unserer Praxis gezeigt, dass Suizidgefährdete, wenn sie unter Hypnose eine vermeintliche oder tatsächliche Vorinkarnation erleben, »damals« bereits mit Suizid endeten. In einem Fall berichtete der äußerst suizidale Patient sogar von drei aufeinander folgenden Vorverkörperungen, bei denen er durch Selbsttötung starb. Dabei waren die Lebensumstände von Dasein zu Dasein zunehmend schwieriger geworden, als ob sich das jeweilige Nicht-Annehmen seines Lebens karmisch zusätzlich ausgewirkt hätte. Dieser Patient war zumindest von seiner Suizidabsicht sofort geheilt, denn, wie er danach selbst als Einsicht zusammenfasste: er konnte seiner Lebensaufgabe offenbar nicht davonlaufen und wollte es auch nicht mehr.

Danach lief noch eine längere Therapie (LH) zur Überwindung seiner Depressivität, die ebenfalls sehr guten Erfolg hatte.

E: LH ++; AT erst nach Überwindung der Akutgefährdung zusätzlich.

TETANIE/MUSKELKRÄMPFE BEI KALZIUMMANGEL

P: Seelische Verspannungen können Anfälle auslösen.

B: AT, im Anfall auch SH.

S: AT allgemein und symptomgerichtet, z. B.: »Der Oberbauch ist warm und frei.« – »Das Herz schlägt ruhig und regelmäßig.« – »Kalziumspiegel normal.«

E: AT +.

TICS/UNWILLKÜRLICHE MUSKELZUCKUNGEN

P: Oft Abwehr- oder Protesthaltung, insbesondere bei Kindern und Jugendlichen gegen die Erziehungsperson, zum Teil auch von dieser erlernt. Organsprache: »Das kann ich nicht mit ansehen« usw. Immer psychogen bedingt.

B: Symptomgerichtete SH, immer nach vorangegangener tiefenpsychologischer Klärung mittels FH. Bei Kindern und Jugendlichen auch KP, allerdings empfiehlt sich hier die Einbeziehung der Erziehungsperson in die Therapie. Das AT kann unterstützend wirken und erforderlichenfalls mit der GH weitergeführt werden.

S: SH: Z. B. bei Zwinkertic: »Indem ich jetzt meine Hände über Ihre Augen halte, lösen sich alle Verkrampfungen der Gesichtsmuskulatur.

Unter meinen Händen entwickelt sich eine intensive Durchblutung, und dadurch wird die Tätigkeit aller Nerven normalisiert. Insbesondere werden die Augenlider beruhigt, und alle Zuckungen lassen nach und verlieren sich. Immer ruhiger werden die Augenlider bleiben, sodass es vollkommen gleichgültig ist, an die Augen zu denken. Ihr Unbewusstes wird ganz von selbst dafür sorgen, dass die Augenlider angenehm ruhig bleiben ... « usw.

E: SH, gegebenenfalls mit HA/FH +, AT und GH +, KP +.

TINNITUS AURIUM/OHRENKLINGEN

P: Oft eigenständiges psychogenes Symptom, aber auch Folge anderer, meist durch Fehlhaltungen hervorgerufener Störungen (Otosklerose). Organsprache: »Etwas liegt mir in den Ohren.« – »Mir klingen die Ohren.« Die Symbolik deutet auf Unerledigtes hin.

B: AT, FH, danach erforderlichenfalls symptomgerichtete SH. Ein Behandlungsversuch ist auch bei otosklerotischen, traumatischen oder sonstigen organisch manifesten Prozessen sinnvoll.

S: AT: »Die Ohren sind ganz ruhig und frei.«

SH: »Indem ich jetzt meine Hände über Ihre Ohren halte, spüren Sie deutlich, wie sich unter der Strahlung meiner Hände eine intensive Durchblutung entwickelt. Hierdurch wird der Sauerstoffmangel, der zu den Ohrgeräuschen geführt hat, beseitigt, und die Geräusche lassen nach. Ganz angenehm ruhig und frei werden Ihre Ohren, und die verbesserte Durchblutung wird auch nach der Hypnose anhalten, sodass die Ohren von Hypnose zu Hypnose immer länger ruhig und frei bleiben werden.«

E: FH/SH ++, AT +.

TORTICOLLIS SPASTICUS/SCHIEFHALS

P: Organsprache: »Sie hat ihm den Kopf verdreht.« – »Das kann ich nicht mit ansehen.« – »Er kann einem nicht in die Augen sehen.« Oft Ausdruck von Schuldgefühlen, Verhinderungsmotiv.

B: Nach FH ggf. symptomgerichtete SH. Bei extrapyramidalen Störungen kann die GH Erleichterung bringen.

S: SH nach vorangegangener Armkatalepsie und -levitation: »Sie haben nun gesehen, wie in der Hypnose Lähmungen erzeugt und auch gelöst werden können. Genauso werde ich die Verspannung Ihrer Halsmuskulatur jetzt wieder lösen, indem ich mit meiner Hand über Ihren Hals streiche und damit die Nervenversorgung wieder normalisiere. Die Halsmuskulatur beginnt sich zu lösen, wird angenehm frei und gelöst, mit jedem Strich meiner Hand immer lockerer und beweglicher. Ihr Kopf richtet sich gerade. [Sie wissen jetzt auch die Ursache des ehemaligen schiefen Halses, und diese Ursache ist jetzt geklärt und bleibt Ihnen vollkommen gleichgültig.] Auch nach der Hypnose ... « usw.

E: HA und SH +, GH +.

TOXISCHE REAKTIONEN

P: Z. B. nach Alkohol-, Nikotin-, Lebensmittelabusus usw. Autoaggressive bzw. suizidale Tendenzen bedenken.

B: Vorbeugend und lindernd kann das AT eingesetzt werden, um z. B. Gefäßspasmen im Kopf oder im Magen zu beeinflussen. Ggf. FH zur Abklärung.

S: AT z. B.: »Der Kopf bleibt kühl und frei.«

E: AT w.

TRANSPLANTATABSTOSSUNG

B: Durch die Suggestion kann offensichtlich die Immuntoleranz gegenüber einem Organtransplantat erheblich gesteigert werden. Suggestionen in AT und SH richten sich auf eine Indifferenz dem Transplantat gegenüber sowie auf dessen Integrierung und gute Arbeit.

Auch durch eine posthypnotisch wirksame Ruhigstellung (Katalepsie) betroffener Körperteile kann die Heilung beschleunigt und bei Extremitäten unter günstigen Voraussetzungen sogar auf einen Gipsverband verzichtet werden.

S: AT z. B.: »Meine Niere fühlt sich wohl und arbeitet ruhig und gut.«

SH: Z. B.: »Ihre neue Niere ist jetzt zu einem völlig normalen Bestandteil Ihres Körpers geworden. Sie fühlt sich wohl in Ihrem Körper und Sie fühlen sich wohl mit ihr. Sie arbeitet ganz ruhig, normal und zuverlässig. Auf diese Weise wird es vollkommen gleichgültig, über Ihre Niere nachzudenken. Ihr Unbewusstes sorgt jetzt ganz von selbst dafür, dass Ihre Niere ein natürlicher Bestandteil des Körpers bleibt und sich wohl fühlt und ruhig und zuverlässig arbeitet.«

E: AT und SH w.

TREMOR/ZITTERN

P: Bedingte Reaktion nach Schock, Verhinderungsmotiv.

B: Vor der symptomgerichteten Suggestion ist die analytisch-kathartische Bearbeitung erforderlich. Der Tremor als Begleiterscheinung anderer Störungen (siehe z.B. Parkinson) kann durch AT zumindest gemildert werden. Auch die GH kann weiterhelfen.

S: AT: »Die Finger bleiben ruhig.«

SH: Nachdem Sie jetzt wissen, dass das Zittern Ihrer Hände durch die Angst vor ... begründet war und diese Angst heute völlig gleichgültig ist, lässt jetzt auch das Zittern der Hände wieder nach. Ich werde Ihnen jetzt die Nerven Ihrer Hände beruhigen, indem ich mit meiner Hand darüber streiche. Sie spüren die Striche meiner Hände, ich lasse Ruhekraft einfließen [magnetopathische Unterstützung] und die Nerven werden wieder völlig normalisiert, sodass Sie Ihre Hände in Zukunft ruhig und sicher halten können. Strecken Sie jetzt die Hände aus, und die Hände bleiben völlig ruhig und sicher.«

E: HA und SH, auch GH +, zusätzlich AT.

TRIGEMINUSNEURALGIE/GESICHTSSCHMERZ

(Siehe auch Schmerzzustände.)

P: Diese starken anfallsartigen Schmerzen haben vermutlich eine Entlastungsfunktion für die Seele. Verstärkung durch Hinlenkung des Bewusstseins auf die befallene Gesichtshälfte. Bei den von mir behandelten Patienten hat sich oft ein unbewusstes Verlusterlebnis als Hintergrund gezeigt, meist ödipal (Sohn/Tochter).

B: FH, jedoch in kleinen Schritten, da zu Grunde liegende Verlusterlebnisse emotional sehr belastend sein können. Erst dann symptomgerichtete SH und unterstützend AT. Besonders wenn andere Therapiemethoden versagen, bietet die Hypnose noch gute Aussichten auf Linderung und Heilung. Suggestionen vor allem auch gegen die Schmerzangst und gegebenenfalls zur Unterstützung der Haltungskorrektur nach Alexander.

S: AT: »Das Gesicht bleibt ruhig (angenehm kühl oder warm) und frei.«

SH: »Ich lasse jetzt meine Hände auf Ihre linke Gesichtshälfte einwirken, und Sie spüren ganz deutlich, wie sich unter der Strahlung meiner Hände eine angenehme Durchblutung entwickelt. Auf diese Weise werden die Nerven der linken Gesichtshälfte wieder normal versorgt, und die Schmerzen lassen nach. Von meinen Händen strömt Ruhekraft ein in die Nerven. Das gesamte Gesicht wird wieder völlig normal mit Blut versorgt, und alle Verspannungen lösen sich, sodass Sie in Zukunft kleine Schmerzgefühle, wenn sie vielleicht noch ab und zu auftauchen, viel besser ertragen können. Ganz frei und ruhig wird das Gesicht, und Ihr Unbewusstes sorgt dafür, dass es so bleibt, und es ist daher völlig gleichgültig, darüber nachzudenken. Ganz gelöst können Sie in Zukunft essen und sprechen, und das Gesicht bleibt ruhig und frei, völlig normal und gleichgültig ... « usw.

E: FH/SH +, zusätzlich AT.

TUBERKULOSE

P: Oft Vorbereitung des Körpers durch seelisch-körperliche Fehlhaltungen, welche das Angehen und die Ausbreitung der Tuberkelbakterien erleichtern. Vermutlich starke frühkindliche seelische Belastungen.

B: Die Suggestionsbehandlung kann hier vor allem den Lebensmut und den Appetit der Patienten stützen sowie die erforderlichen langen Schlafphasen herbeiführen oder unterstützen. Auch Suggestionen zur Erhöhung der Widerstandskraft und Abwehr sind sinnvoll. Zusätzlich zur SH kann das regelmäßig durchgeführte AT sich günstig auswirken, indem die psychisch-physischen Ruhephasen die Heilung fördern. Bei Kindern und Erwachsenen kann auch an die KP gedacht werden, einmal für die o. a. Ziele, zum anderen für eine vorsichtige Symbolexploration möglicher psychischer Hintergründe.

Der Suggestionsbehandlung kommt erfahrungsgemäß die Tatsache entgegen, dass Tuberkulosekranke im Allgemeinen leicht hypnotisierbar sind.

S: SH: »In diesem vertieften Ruhezustand erholt sich das gesamte Nervensystem und sammelt frische Kräfte zur Heilung. Mit jedem Atemzug nehmen Sie Ruhe und frische Kraft auf und neuen Lebensmut. Sie werden sich daher nach der Hypnose bereits viel kräftiger fühlen und einen gesunden Appetit auf alle nahrhaften Speisen empfinden ... « usw.

E: SH und AT palliativ +, KP w.

UNFÄLLE UND POSTTRAUMATISCHE BESCHWERDEN

P: Bei allen Unfällen und anhaltenden posttraumatischen Beschwerden sollte auch an eine unbewusste seelische Beteiligung gedacht werden (siehe auch: Continuous Pain Syndrom unter Schmerzzustände). Bisher hatte jeder von den vielen Unfällen, die ich in Hypnose untersucht habe, eine solche Beteiligung, auch wenn der Patient zuvor vom Gegenteil überzeugt war und die äußeren Umstände dies nicht annehmen ließen (siehe auch Kapitel 16). Oft sind Unfälle unbewusste Suizidversuche. Dann liegt meist eine depressive Struktur zu Grunde, die gut getarnt sein kann.

B: Vorsichtige FH, da das Erkennen der Selbstverursachung eines bisher als fremdverursacht angenommenen Unfalls ein erheblicher Schock sein kann, vor allem für Patienten, die hinter einer scheinbaren Lebenslust eine Depression getarnt haben. Erforderlichenfalls LH.

S: Individuell, bei posttraumatischen Beschwerden, Schmerzen, Ängsten oder Bewegungseinschränkungen reicht oft die Aufdeckung der Zusammenhänge und die Verarbeitung des Traumas aus, um sie aufzulösen.

E: FH/LH ++.

VERBRENNUNGEN

P: Wie bei den Unfällen sollte auch hier an die Möglichkeit einer unbewussten Selbstbeteiligung bei scheinbar zufälligen traumatischen Ereignissen gedacht werden. Bei Verbrennungen kann symbolisch eine unbewusste Selbstbestrafungsabsicht mitwirken.

B: Die Unterstützung der Heilung bei Verbrennungen mit SH und AT erbringt erstaunlich gute Resultate, ebenso die Linderung von Schmerzen. Da bei ausgedehnten Verbrennungen Narkotika eine bedenkliche toxische Belastung sein können, hat die Hypnoanästhesie hier eine wichtige Aufgabe, z. B. beim Verbandswechsel und bei plastischen Operationen.

Auch bei Hauttransplantationen können Heilsuggestionen und Toleranzsuggestionen sehr hilfreich sein (siehe auch unter »Transplantatabstoßung«).

Bei einer Hauttransplantation wurde die einem jungen Mann erteilte Suggestion, seinen Unterarm in einer bestimmten Stellung an die Transplantationsstelle zu halten, ohne jeden unterstützenden Verband und ohne jede Anstrengung über 28 Tage beibehalten.

Eine tiefenpsychologische Exploration über FH ist vor allem dann angezeigt, wenn sich in der Anamnese eine Häufung von Unfällen und Operationen findet, kann aber auch sonst erwogen werden.

S: Siehe Schmerzzustände und Transplantatabstoßung.

E: SH ++ für die Schmerzlinderung, Heilung und Transplantattoleranz; ggf. FH +.

VERRUCAE/WARZEN

(Siehe auch Dermatosen.)

P: Durch Viren hervorgerufene Hautneubildungen, die wahrscheinlich psychogen begünstigt werden. Bei Pubertierenden zuweilen als unbewusstes Verhinderungsmotiv zu werten (Verunstaltung zur Verweigerung bzw. aus Angst vor der Geschlechtsrolle). Symbolik je nach Lokalisation. Z. B. Fußsohlen oft in der Vorpubertät: Angst vor Selbstständigkeit, Ablösungskonflikt; Hände: Kontaktwünsche und -ängste usw.

B: Schon seit alters her werden Warzen mit Erfolg »besprochen«, und auch heute noch stellt die Suggestion mit Abstand die wirksamste Behandlungsmethode dar, und es kann angenommen werden, dass die Erfolge anderer Methoden auf suggestiven Placebo-Wirkungen beruhen! Dies ist insofern besonders interessant, als damit die Wirksamkeit der Suggestion gegen Viren bewiesen ist. Bislang gibt es keine sehr befriedigenden medikamentösen Behandlungsmethoden gegen Viren.

Diese Tatsache sollte dazu ermutigen, auch bei anderen Störungsbildern mit Virusbeteiligung, z. B. Herpes simplex, aber auch HIV (siehe AIDS) u. a. zumindest eine unterstützende Hypnosetherapie mit einzusetzen.

B: Die Therapie erfolgt über die symptomgerichtete SH. Zur Unterstützung bzw. »Plausibelmachung« der Wirkung empfiehlt sich der Einsatz irgendeines zusätzlichen Mittels wie einer Salbe, Injektion, Tropfen usw. Es reicht dann meist, als Wachsuggestion die Versicherung zu geben, dass diese Injektion (z. B. Procain unter die Warze) den Warzenboden austrocknen werde, wodurch die Warze innerhalb weniger Tage abfalle, oder dass die mit diesem Öl zwei Mal täglich betupfte Warze spätestens nach einer Woche austrocknen und abfallen werde. Falls der Patient das AT beherrscht, kann er sich durch entsprechende Vorsatzbildung meist selbst befreien.

Grundsätzlich kann man daher sagen, dass bei der Behandlung von Warzen alles hilft, wenn es nur überzeugend angewendet wird, die komplizierteste medikamentöse Therapie genauso wie der Gang auf den Friedhof um Mitternacht bei Neumond oder ähnliche »magische« Praktiken.

S: SH: (als Wachsuggestion) »Ich streiche jetzt über die Warze [oder: Ich mache jetzt eine kleine Injektion in den Warzenboden usw.], und dadurch wird die Blutzufuhr zur Warze mehr und mehr unterbunden, sodass sie austrocknen muss und innerhalb der nächsten Tage immer kleiner und kleiner wird, bis sie ganz abfällt.«

E: SH ++.

VERTIGO/SCHWINDELZUSTÄNDE

P: Bedingte Reaktion. Organsprache: »Das ist ja schwindelerregend.« – »Mir wird ganz schwindlig, wenn ich daran denke.« Symbolisch ein Zeichen von Unsicherheit, deren Ursache meist nicht bewusst ist.

B: FH oder HA zur Klärung einer eventuellen Ursache. Ggf. zusätzlich oder auch ohne psychische Ursache symptomgerichtete Suggestion.

S: »Sie haben nun gesehen, dass alles ganz genau eintrifft, was ich Ihnen in Hypnose sage. Genauso werden Sie jetzt gleich spüren, wie sich eine Wärme und intensive Durchblutung unter der Strahlung meiner Hand von Ihrer Stirn aus in Ihrem Kopf ausbreiten. Jetzt wirke ich mit meinen Händen über das Gleichgewichtsorgan in Ihren Ohren ein [magnetopathische Unterstützung] und Sie spüren angenehm und intensiv die gute Durchblutung, die sich unter meinen Händen entfaltet. Auf Grund dieser verbesserten Durchblutung werden alle Ursachen für die Schwindelgefühle beseitigt, und Sie können wieder ganz sicher stehen und gehen. Sie werden jetzt in der Hypnose die Augen öffnen können, Sie stehen auf und gehen – vollkommen sicher! Sie sehen, wie sicher Sie jetzt wieder gehen können und dass die Ursache für Ihr Schwindelgefühl beseitigt ist. Genauso sicher wie jetzt werden Sie auch nach der Hypnose wieder stehen und sich frei und sicher bewegen können ... « usw.

E: Bei funktionellem Vertigo SH +. Palliativ bei organisch manifesten Zuständen.

ZÄHNEKNIRSCHEN, NÄCHTLICHES

P: Organsprache: »Die Zähne zusammenbeißen.« – »Wuterfüllt mit den Zähnen knirschen.« Das Zähneknirschen tritt meist als Protest und Ersatzreaktion gegen autoritative Bezugspersonen auf.

B: Während bei Kindern die Behandlung der Mutter und bei Ehepartnern eine Beziehungsbehandlung im Vordergrund stehen kann, empfiehlt sich das AT als allgemein beruhigende und die Toleranzbreite erweiternde Methode, vor allem auch dann, wenn die Miteinbeziehung des »Konfliktpartners« in die Therapie schlecht durchführbar ist (z. B. Chef). Auch die KP kann, insbesondere bei Kindern und Jugendlichen, erfolgreich eingesetzt werden. Das nächtliche Zähneknirschen sollte nicht verharmlost werden; es stellt als Ausdruck einer seelischen Konfliktsituation eine behandlungswürdige Störung dar und kann zudem zu erheblichen Schädigungen der Zähne führen. Ggf. HA oder FH.

S: Keine symptomgerichtete, sondern allgemein beruhigende Suggestionen und analytisch-kathartische individuelle Behandlung.

E: KP +, AT, erforderlichenfalls HA und Beziehungsbehandlung +.

ZWANGSSYNDROME

P: Anankastische Persönlichkeitsstörungen haben ihre Ursachen meist in der frühkindlichen Entwicklung. Häufig lassen sich in der Anamnese Symptomverschiebungen nachweisen, wenn z. B. ein Zählzwang zum Waschzwang wurde und dieser zum Putzzwang usw. Bei genauerer Betrachtung lässt sich dann oft aufzeigen, dass der Patient sein zwanghaftes Verhalten nicht als aus sich heraus entstanden ansieht, sondern damit eine Forderung seiner Umwelt zu erfüllen glaubt, sodass also Schuld- und Minderwertigkeitsideen, die zumeist sehr früh begründet wurden, maßgeblich beteiligt sind. So kommt z. B. bei der Analyse eines Waschzwanges oft zu Tage, dass der Patient sich nicht auf Grund seiner eigenen Angst vor Schmutz oder Ansteckung ständig wäscht, sondern dass er Angst hat, andere zu beschmutzen oder anzustecken.

Im Gegensatz dazu steht oft das von Überwertigkeitsideen und perfektionistischen Strebungen geprägte äußere charakterliche Erscheinungsbild.

Jede Zwangsfixierung kann Muttterersatzobjekt sein und sollte deshalb keinesfalls forciert beseitigt werden, da sonst Suizidgefahr drohen könnte.

B: Wie bei den psychotischen Patienten (siehe dort) ist jede Suggestionsbehandlung mit besonderer Einfühlung und Vorsicht einzuleiten. Der Schwerpunkt sollte auf die autogenen Verfahren AT und vor allem GH gelegt werden, deren Erlernen wegen der eher geringeren Suggestibilität dieser Patientengruppe aber meist mit SH gestützt werden muss. Bei der Anwendung der SH und vor allem der HA oder LH – ohne analytische Behandlung wird man kaum auskommen – achtet man auf eine langsame und allmähliche Vertiefung der Hypnose, um keine Gegenreaktionen auszulösen. Die unterstützende symptomgerichtete Behandlung hat wiederum die Indifferenz gegenüber den Zwangshandlungen zum Ziel, wobei es sich empfiehlt, zur Vermeidung einer Symptomverschiebung von vornherein Indifferenz gegenüber allen Zwangshandlungen anzustreben. Stattdessen sollte das AT bzw. die GH betont zwanghaft eingeübt und zum häuslichen Üben angehalten werden, um es als Ersatzzwang für die bisherigen störenden Gewohnheiten anzubieten.

S: AT/GH: »Alle Zwangshandlungen in jeder Situation gleichgültig [auf Grund von Sicherheit und Ruhe].« Zur Einführung des AT als Ersatzzwang empfehle ich: »AT ganz regelmäßig – gibt freie Ruhe täglich.«

SH vor allem zur Unterstützung der autogenen Übungen. Individuelle stärkende und kathartische Unterstützung auf Grund der analytischen Ergebnisse.

E: HA/LH mit SH, GH und AT +.

Hypnosetherapie als Therapie der Wahl

Die zunehmende Bedeutung der Hypnosetherapie verstärkt sich in den letzten Jahren, ganz allgemein durch die Hinwendung weiter Bevölkerungskreise zu ursächlichen, natürlichen Therapieverfahren bedingt, insbesondere aber auch durch die neuen Forschungsergebnisse in den Bereichen Psychoanalyse und Psychosomatik in Verbindung mit der Hypnose.

Die Hauptanwendungsgebiete sind (in alphabetischer Reihenfolge):

- *Allergien:* dazu gehört meist auch das Bronchialasthma;
- *Anästhesie* beim Zahnarzt usw.;
- *Ängste*: Brückenangst, Existenzangst, Erröten, Flugangst, Kontaktangst, Krankheitsangst, Lampenfieber, Lebensangst, Platzangst, Prüfungsangst, Spinnenangst, Sprechangst, Tunnelangst usw.;
- *Anorexia nervosa* (Magersucht) und Bulimie;
- *Autoimmunerkrankungen:* z.B. Colitis ulcerosa, Morbus Crohn, Polyarthritis, Neurodermitis, unterstützend auch bei Multiple Sklerose, Alzheimersche Erkrankung;
- *Bettnässen*;
- *Bewegungsstörungen:* z.B. Schreibkrampf, Tics;
- *Beziehungsstörungen*;
- *Depressionen:* nur unter bestimmten Bedingungen;
- *Empfindungsstörungen und Sinnesstörungen:* z.B. psychogene Sinnesstörungen;
- *Geburtshilfe*;
- *Hautkrankheiten*;
- *Herzstörungen, funktionelle*; auch Infarktrehabilitation;
- *Infektionen, wiederkehrende*;
- *Konzentrationsstörungen*;
- *Krebs:* als unterstützende, aber erforderliche Maßnahme;
- *Lähmungen:* z. B. Schiefhals; auch zur Unterstützung der Rehabilitation z.B. nach einem Schlaganfall, Polio;
- *Leistungssteigerung* im seelischen und körperlichen Bereich: z.B. Gedächtnis, Konzentration, Sport;
- *Magen- und Darmerkrankungen:* vor allem auch Magengeschwüre, Ulcus duodeni, Morbus Crohn, Colitis ulcerosa;
- *Manien*: Kleptomanie, Spielleidenschaft, Computersucht, Fernsehsucht, Arbeitssucht usw.;
- *Migräne* und andere funktionelle Kopfschmerzen;
- *Mobbing*;
- *Narkoseunterstützung*;
- *Neurosen*;
- *Psychosen,* im Gegensatz zur früheren Ansicht, jedoch nur unter bestimmten Voraussetzungen;
- *Rheuma* und andere Erkrankungen des Autoimmunsystems;
- *Schlafstörungen*;
- *Schmerzzustände:* z.B. Trigeminusneuralgie, Phantomschmerz;
- *seelische Störungen*;
- *Selbstentwicklung und Selbstverwirklichung*;

- *Sexualempfindungs- und -verhaltensstörungen*;
- *Sprachstörungen*: z.B. Stottern;
- *Suchtkrankheiten:* Fettsucht, Alkoholismus, Drogen-, Medikamenten- und Nikotinabhängigkeit;
- *Stuhlverstopfung*;
- *Unfälle:* Ursachenaufarbeitung und Rehabilitation;
- *Verbrennungen*;
- *Verhaltensstörungen*;
- *Warzen*;
- *Zwangshandlungen*.

Darüber hinaus wird die Therapie in Hypnose oft auch beim Vorliegen anderer Krankheitsbilder eingesetzt, wenn ihre Anwendung aus bestimmten Gründen ratsam scheint (weil z.B. entsprechende Medikamente nicht vertragen werden) oder andere Mittel versagt haben. Auch bei der Geburtshilfe sowie zur Narkoseunterstützung z.B. beim Hals-Nasen-Ohren-Arzt und Zahnarzt und sogar bei großen chirurgischen Eingriffen kann die Hypnose mit Erfolg eingesetzt werden.

Bei alldem sollte jedoch nicht vergessen werden, dass vor allem die lebensgeschichtliche, tiefenpsychologische Therapie in Hypnose keine zudeckende »Symptombekämpfung« zum Ziel hat. Es steht daher kein »objektives« Krankheitsbild im Mittelpunkt der Therapie, sondern der jeweilige subjektive Mensch und seine gesunde Selbsterkenntnis und Selbstentwicklung als Grundlage seiner gesunden Lebensführung.

Autohypnose für den Therapeuten

Jeder Hypnosetherapeut sollte den Hypnosezustand und die verschiedenen Möglichkeiten seiner therapeutischen Anwendung an sich selbst erfahren haben, bevor er ihn bei anderen hervorruft. Nur durch die eigene Erfahrung dieses Zustandes und seiner Anwendungen kann er ihn auch selbst angemessen vermitteln. Wer die tiefenpsychologischen Therapieformen in Hypnose einsetzt, sollte neben der entsprechenden Ausbildung zuvor eine Lehranalyse durchlaufen haben. Außerdem ist es für die tiefenpsychologische Arbeit erforderlich und auch in anderen therapeutischen Tätigkeiten empfehlenswert, in einer ständigen kollegialen Supervisionsgruppe oder Balintgruppe mitzuwirken.

Daneben empfiehlt sich die Beherrschung und ständige Übung eines autogenen Verfahrens für den Behandler, damit er die Vorteile der Meditation und Hypnosebehandlung für seine eigene Person nutzen kann.

Nach der Unter- und Oberstufe des autogenen Trainings bietet sich als therapeutische Fortführung die gestufte Aktivhypnose an. Neben ihrer Anwendung zu Heilzwecken an sich selbst kann der Behandler diese Verfahren für sich vor allem nutzen, um durch eine Förderung der Innenschau zu einer vertieften Selbsterkenntnis zu gelangen und dadurch die Basis für seine Selbstverwirklichung zu verbessern. Auch andere Meditationsverfahren und Erkenntniswege, wie der anthroposophische, sind hierfür gut geeignet.

Innere Ruhe und Ausgeglichenheit, Selbstsicherheit, Mitgefühl und geistige Kraft sind wesentliche Voraussetzungen für die Tätigkeit in einem Heilberuf, und die Förderung und Unterstützung dieser Eigenschaften durch meditative und autosuggestive Verfahren wirken sich nicht nur günstig aus, um die großen Anforderungen bewältigen zu helfen. Auch die Patienten nehmen diese Wesenseigenschaften wahr, und deren Übertragung kann ihnen auf ihrem eigenen Weg helfen.

6. Kontraindikationen, Gefahren und Ängste

Die Kenntnis der Kontraindikationen ist eine der wesentlichsten Voraussetzungen für den verantwortungsvollen Umgang mit Hypnose und Suggestion, vor allem im therapeutischen Bereich. Der hypnotische Bewusstseinszustand an sich ist nicht gefährlicher als das Wachsein oder der Schlaf. Wenn also richtig damit umgegangen wird, sind auch die entsprechenden Maßnahmen ungefährlich.

Gegenanzeigen

Man unterscheidet zwischen absoluten Gegenanzeigen, bei denen die Therapie in Hypnose keinesfalls, und relativen Gegenanzeigen, bei denen sie nur unter gewissenhafter Abwägung der Umstände des Einzelfalles zur Anwendung gelangen sollte.

Absolute Gegenanzeigen

Die verstärkte Anwendung der Therapie in Hypnose und die entsprechenden Forschungen, die weltweit laufen, haben die überlieferten Anwendungsbegrenzungen des Verfahrens wesentlich reduziert.

Es hat sich gezeigt, dass keine absolute Gegenanzeige aus Verfahrensgründen übrig blieb. Jedoch gibt es persönliche und aus der individuellen Situation hervorgehende Gründe, die hier angeführt werden sollen, die gegen eine Hypnosetherapie sprechen bzw. sie verbieten.

- *Fehlende Voraussetzungen*
  wie bei Oligophrenie (Schwachsinn) und, bedingt, auch bei massiven und floriden Psychosen; bei Psychosen kann eine Begleitbehandlung mit Psychopharmaka bis zur Stabilisierung des Patienten notwendig sein.
- *Fehlende Bereitschaft*
  wie z. B. Ablehnung aus Glaubens- oder ähnlichen Bedenken, die nicht ausgeräumt werden können.
- *Jede Art von missbräuchlicher Verwendung*
- *Gesundheitliche Risiken*
  Bei Patienten mit dekompensierter Herzinsuffizienz sollte wegen der möglichen Kohlendioxyd- und Acidoseerhöhung weder Hypnose noch

autogenes Training durchgeführt werden. Diese Ansicht ist allerdings umstritten. Wer nicht kardiologisch ausgebildet ist, sollte diese Kontraindikation beachten.

Die *Psychosen* werden von vielen Autoren zu den absoluten Kontraindikationen gerechnet. Dies gilt auf jeden Fall für den nicht psychoanalytisch und psychotherapeutisch voll ausgebildeten und erfahrenen Behandler und in der Regel für die ambulante Praxis. Bei Vorliegen eines angemessenen therapeutischen Rahmens sind hingegen die Psychosen mittels Therapie in Hypnose besser zu beeinflussen als mit anderen psychotherapeutischen Verfahren.

Kontraindiziert ist die Hypnose natürlich auch als Alleinbehandlung bei Krankheitszuständen, die nach einem schnellen Eingreifen mit medikamentösen, chirurgischen oder anderen Methoden verlangen, wie bei den meisten akuten somatischen Zuständen (z. B. Magendurchbruch, akute Appendizitis, Herzinfarkt, Frakturen). Andererseits kann sie, in Verbindung mit den erforderlichen Notfallmaßnahmen, wesentlich zur Lebensrettung beitragen.

Relative Gegenanzeigen

- *Mangelnde Voraussetzungen*
  wie z. B. schlechte persönliche Bereitschaft des Patienten. Persönliche Bindungen zwischen Behandler und Patient können für die psychoanalytische Therapie und für die Diagnostik hinderlich sein.
- *Mangelnde Bereitschaft*
  wenn der Patient trotz entsprechender Aufklärung wiederholte Zweifel daran erkennen lässt, dass die Hypnosetherapie für ihn geeignet ist, oder ihr aus anderen Gründen skeptisch gegenübersteht.
- *Gesundheitliche Risiken*
  Bei ausgeprägter Hypotonie mit einem systolischen Blutdruck unter 100 mm/Hg sollte die Hypnose entsprechend vorsichtig eingesetzt werden und eher das autogene Training zur Anwendung gelangen.
- *Sehr starke seelische Belastung*
  Wenn die Gefahr besteht, dass durch die Hypnose starke seelische Traumen, wie z. B. eine Vergewaltigung, reaktiviert werden können, sollte sie nur durch sehr erfahrene Therapeuten unter Berücksichtigung der erforderlichen Vorsichtsmaßnahmen zur Anwendung gelangen.
- *Unangenehme Nebenerscheinungen,* die nicht abgestellt werden können, sind ein Grund, die Therapie abzubrechen.
- *Unannehmlichkeiten für den Therapeuten*
  Bei Patienten mit starker hysterischer Grundstruktur kann es sinnvoll sein, die ersten Sitzungen unter Zeugen durchzuführen, um ggf. hysterische Fantasien richtig stellen zu können.

Gefahren bei fehlerhafter Durchführung

Eine richtig durchgeführte medizinische Hypnose birgt zwar keine ernsten Gefahren in sich, bei fehlerhafter Anwendung kann es aber zu Komplikationen kommen, die immerhin unannehmlich sein können. Dazu gehören:

Sauerstoffmangel

Sauerstoffmangel kann eintreten, wenn zur Einleitung die Hypoventilation (Atemhemmung) eingesetzt wird, wie sie z. B. bei der transzendentalen Meditation und bestimmten Yogatechniken vorgeschrieben wird. Diese Technik sollte daher in der medizinischen Hypnose nicht zur Anwendung gelangen.

Rapportverlust

Der Rapport kann während der Hypnose verloren gehen und mit einer autogenen Ausweitung des Hypnosezustandes, besonders bei hysterischen Persönlichkeitsstrukturen, einhergehen. Die Vorbeugungs- und Gegenmaßnahmen sind in den Kapiteln 8 und 11 beschrieben.

Unzureichende Desuggestion

Sie kann zu länger anhaltender Müdigkeit und Unpässlichkeiten sowie unbeabsichtigtem Andauern von Suggestionswirkungen führen. Auch dieser Fehler wird einem medizinischen Hypnotisator kaum unterlaufen.

Erleichterung der unbeabsichtigten Hypnotisierbarkeit

Auf Grund der Konditionierung an den Hypnosezustand kommt es zu einer Erleichterung der Hypnotisierbarkeit, da die Hypnoseeinleitung ähnlich einer bedingten Reaktion abläuft. Bei richtiger Einleitung, d. h. ohne Verwendung von Schlüsselreizen, die sonst auch vorkommen können, sind keine Gefahren in dieser Hinsicht gegeben. Bestehen dennoch diesbezügliche Ängste seitens des Patienten, kann mit der prophylaktischen Suggestion, dass er nicht gegen seinen Willen hypnotisiert werden kann, vorgebeugt werden.

Vorbehalte und Ängste

Soweit sich aus der Anwendung von Hypnose Gefahren ergeben, entstammen diese vor allem den Bereichen, wo in Schauhypnosen persönlichkeitsfremde Suggestionen erteilt werden oder wo von institutioneller Seite Hypnose und Suggestion benutzt werden, um unwissende Betroffene zu manipulieren, z. B. im Dienste von Kriegspropaganda. Das wirksamste Ge-

genmittel ist im ersten Falle, sich nicht für Schauhypnosen zur Verfügung zu stellen und im zweiten, gefährlicheren Falle, durch Kenntnis der Methoden von Massensuggestion und Massenhypnose entsprechende Manipulationsbestrebungen erkennen und sich ihnen auf diese Weise entziehen zu können.

Im einführenden Gespräch wird der Therapeut bei der Frage nach den bisherigen Erfahrungen und Vorstellungen des Patienten über die Hypnose oft mit entsprechenden Vorbehalten und Ängsten konfrontiert, die zuweilen auch nur indirekt geäußert werden. Darüber hinaus steht der Patient, der sich einer Hypnosebehandlung unterzieht, häufig noch sachfremden Beurteilungen aus seinem Verwandten- und Bekanntenkreis gegenüber, die als Negativsuggestionen Therapie und Therapieerfolg behindern können. Aus diesem Grunde empfiehlt sich von vornherein eine gründliche Aufklärung über die wichtigsten Punkte, die in meinem Taschenbuch *Psychotherapie in Hypnose* für den Patienten zusammengefasst sind. Um auch die Verwandten sachlich informieren zu können, gebe ich dieses Taschenbuch jedem Patienten mit nach Hause.

Wenn die Therapie in Hypnose nach den Regeln der Kunst durchgeführt wird und, wie ich es beschrieben habe, der Schwerpunkt dabei in der Bewusstseinserweiterung liegt, dann geht es ja um die Gesundung des Menschen im Sinne seiner Ganzwerdung, seiner Heilung. Dann geht es um die Integration aller bisher verdrängten Wesensanteile, und dann ist die Therapie in Hypnose genau genommen eine Befreiung von der alltäglichen Dauerhypnose, die als Relikt einer uniformierenden Erziehung das Dasein der meisten Menschen zeitlebens überschattet.

Diese Art von Hypnosetherapie ist eine Enthypnotisierungstherapie und eine Desuggerierungstherapie!

Die häufigsten Bedenken gegen die therapeutische Anwendung der Hypnose sind hier in Frage-Antwort-Form dargestellt:

Kann es durch Hypnose zu einer unerwünschten Charakterveränderung kommen?

Veränderungen, welche in einer analytischen Therapie in Hypnose angestrebt werden, sollten das eigentliche, ursprüngliche Wesen des Patienten entwickeln helfen und fremde, verformende Einflüsse erkennbar und überwindbar machen. Insbesondere bisher unterdrückte, kreative Persönlichkeitsanteile werden gefördert, um eine gesunde Entwicklung zu unterstützen. Es handelt sich also um eine Veränderung hin zum echten Selbst.

Dies kann und soll natürlich auch im Verhalten zu anderen deutlich werden. Es ist daher bei jeder analytischen Therapie (auch ohne Hypnose) ratsam, die Grundzüge mit den nächsten Angehörigen zu besprechen, um diesen das Verstehen des Vorganges zu erleichtern.

Bei suggestiven Techniken werden ausschließlich die vom Patienten gewünschten Inhalte unterstützt, anders als bei nur symptomatisch wirkenden Arzneimitteln, deren Einnahme oft nicht nur körperliche, sondern auch unerwünschte seelische Beeinflussungen und Nebenwirkungen mit sich bringt. Beachten Sie aber bitte die o. a. Möglichkeiten der Symptomverschiebung, die bei nur suggestiver Behandlung genauso bestehen wie bei nur medikamentöser.

Werden in der Hypnose unbeabsichtigt »Geheimnisse gebeichtet«?

Wie erläutert wurde, ist der Patient während der Hypnose nicht bewusstlos wie im Schlaf; vielmehr weiß er ständig, was er tut und sagt und kann dies auch beeinflussen. Wenn in der Hypnose zur Aufklärung einer Krankheitsursache Fragen gestellt werden, geschieht dies mit dem Einverständnis des Patienten und er kann seine Antwort abwägen. Der Unterschied zum Bewusstsein außerhalb der Hypnose liegt vor allem darin, dass die Erinnerung nach und nach auch Vergessenes und Verdrängtes freigibt.

Zusammenhänge, die im Unbewussten liegen und wirken, werden erkannt.

Ein gutes Vertrauensverhältnis zum Therapeuten ermöglicht es, offen zu antworten, was den Erfolg einer analytischen Therapie ganz wesentlich fördert. Absicht und Aufgabe des Therapeuten liegen darin, das Lebensgeschehen tiefenpsychologisch mit dem Patienten zu verarbeiten. Irgendwelche moralische Wertungen sind ausdrücklich *nicht* Aufgabe des Therapeuten und würden gegen einen der wichtigsten Therapiegrundsätze verstoßen. Vielfach erweisen sich während einer Therapie moralische Bedenken, wie z. B. Ängste oder Schuldgefühle im Zusammenhang mit sexuellen Wünschen und Ereignissen, als Teil neurotischer Fehlprägungen, die aufgelöst werden können.

Alles in der Therapie Besprochene unterliegt der gesetzlichen Schweigepflicht, die in der Psychoanalyse mit größter Strenge allen Dritten gegenüber beachtet wird.

Wacht man aus der Hypnose auch sicher wieder auf?

Selbst wenn der Therapeut verhindert wäre, den Patienten aus der Hypnose zurückzuführen, würde dieser mit Sicherheit wieder »aufwachen«. Denn die Hypnose geht, wenn die Verbindung zum Therapeuten für längere Zeit (von etwa zehn bis zwanzig Minuten) unterbrochen wird, von selbst in den natürlichen Schlaf über, aus dem der Hypnotisierte ganz natürlich von selbst erwacht, oder sie löst sich von selbst in den Wachzustand auf.

Es besteht auch die Möglichkeit, dass Sie das selbsttätige Zurücknehmen der Hypnose erlernen. Es besteht also keine Gefahr, dass jemand in eine ungewollte »Dauerhypnose« versetzt wird.

Kann es zu gesundheitlichen Schäden oder unangenehmen Nachwirkungen kommen?

Die medizinische Hypnose verursacht, richtig angewandt, keine gesundheitlichen Schäden; sie wirkt sogar meist auch auf diejenigen körperlichen und seelischen Bereiche förderlich, die nicht direkt Ziel der Behandlung sind, da die intensive hypnotische Ruhe im ganzen Organismus einen Heilreiz bewirkt.

Auch unangenehme Nachwirkungen treten normalerweise nicht auf. Bei starken Konzentrationsschwierigkeiten des Patienten oder bei erheblichen Widerständen kann es allerdings nach den ersten Hypnosen zu einer vorübergehenden Müdigkeit oder zu Spannungsgefühlen kommen.

Öfters besteht auch beim Patienten und/oder Therapeuten der Ehrgeiz, sehr schnell sehr viel zu erreichen. In der tiefenpsychologischen Arbeit ist ein zu forsches Vorgehen nicht angebracht, da es die Widerstände auf Dauer verstärken und damit dem Patienten eher schaden als nutzen würde.

Man sollte sich nicht von Schauhypnotiseuren als Versuchsperson benutzen lassen, da die dort ausgeübten »Überrumpelungshypnosen« und bei solchen Gelegenheiten oft gegebene persönlichkeitsfremde Suggestionen beträchtliche unangenehme Nachwirkungen haben können.

Verliert man in der Hypnose die Kontrolle über sich?

Nein. Die medizinische Hypnose ist ein vertiefter Ruhezustand, in dem der Patient alles hört, bewusst miterlebt und auch beeinflussen kann, wenn er es wünscht.

Kann es zu einer »Abhängigkeit« vom Hypnosetherapeuten kommen?

Auf diese Frage soll näher eingegangen werden, da alte magische Vorstellungen über die Hypnose, welche eine solche Angst beinhalten, noch recht verbreitet sind.

Jede ganzheitliche Behandlungsform, auch ohne Hypnose, bezieht die Seele des Patienten als Wesensglied mit ein. Hier entsteht daher, anders als bei einer nur symptomgerichteten Therapie, auch eine erwünschte menschliche Vertrauensbeziehung zwischen Patient und Therapeut, die natürlich nicht einer Abhängigkeit gleichzusetzen ist.

Einige chronische Erkrankungen und Leiden machen eine dauernde regelmäßige Therapie erforderlich. So wie z.B. bei einer schweren Blutzuckererhöhung eine ständige Einnahme von Medikamenten und regelmäßige ärztliche Kontrollen notwendig sind, kann auch eine regelmäßige Therapie in Hypnose zur Linderung eines Leidens angezeigt sein. Da diese frei von schädlichen Nebenwirkungen ist, bietet sie sich auch für eine Dauertherapie besonders an. Gute Hypnosetherapeuten arbeiten nach ähnlichen Richtlinien, sodass bei einer solchen Behandlung erforderlichenfalls auch ein Therapeutenwechsel vorgenommen werden kann (z.B. auf Grund eines Umzugs).

Bei analytischen Behandlungen in Hypnose sollte die Vertrauensbeziehung zwischen Behandler und Patient besonders tragfähig und einer Freundschaft ähnlich, nicht aber von Abhängigkeit geprägt sein. Als ursächliche Therapiemethode hat die lebensgeschichtliche Analyse in Hypnose u. a. sogar die Aufgabe, den Patienten von seinen Abhängigkeiten zu befreien und zur Selbstständigkeit hinzuführen. Auf diesem Wege kann der Therapeut vorübergehend die Rolle einer positiven Autorität oder eines Vorbildes übernehmen, ähnlich einem »guten Vater« bzw. einer »guten Mutter«. In der weiteren Entwicklung wird dann aber mit der Eigenständigkeit auch die Ablösung angestrebt, also auch die Ablösung von der Therapie und vom Therapeuten.

Eine Abhängigkeit ist in der Hypnosetherapie daher nicht nur unerwünscht, sondern würde dem Therapieziel entgegenstehen. Wie in jeder anderen Therapieform ist natürlich auch hier die korrekte Durchführung entscheidend. Fähige Therapeuten erkennen Sie unter anderem daran, dass sie die Hypnose ohne »magisches« Beiwerk ausüben und nicht nur simple Suggestionen erteilen.

Ist die Hypnosetherapie eine »Fremdbeeinflussung«?

Suggestive Verfahren:

»Fremdbeeinflussungen« in Hypnose wären durch die Anwendung rein suggestiver Techniken gegeben (die mit den entsprechenden Vorbehalten oben beschrieben wurden), wenn der Therapeut die Suggestionen ohne Abstimmung mit dem Patienten erteilen würde. Dies wäre ein Kunstfehler.

Ansonsten handelt es sich bei der Anwendung suggestiver Techniken in Hypnose um die therapeutische Unterstützung von Veränderungen, die der Patient selbst wünscht. Allerdings ist hier daran zu denken, dass die bewussten Wünsche des Patienten oft seinem Über-Ich entstammen und dann die Erziehungseinflüsse fortsetzen.

Andererseits ist zu bedenken, dass viele andere Therapieverfahren, wie z. B. die Einnahme persönlichkeitsverändernder Medikamente, sehr viel weitgehendere und unkontrollierbarere Beeinflussungen mit sich bringen als suggestive Techniken in Hypnose.

Analytische Verfahren:
Hier geht es nicht um die Beeinflussung des Patienten, sondern um seine Selbsterkenntnis und Entwicklung hin zur gesunden Gesamtpersönlichkeit. In diesem Verfahren erfolgen *keinerlei* suggestive Veränderungen von Persönlichkeitsanteilen, sondern es werden vielmehr die persönlichkeitsfremden Beeinflussungen aus seiner Lebensgeschichte aufgelöst. Die vorher unterdrückten Persönlichkeitsanteile werden dadurch befreit und können sich gesund entfalten. Die analytischen Verfahren in Hypnose sind also keine Fremdbeeinflussung, sondern eine Befreiung aus den unbewussten Fesseln lebensgeschichtlich geprägter, hemmender oder verformender Fremdbeeinflussung.

Gibt es religiöse Bedenken gegen die Hypnose?

Die therapeutische verwendete Hypnose ist eine Art Meditationszustand, wie er auch durch Gebete und sogar schon durch tiefes Nachdenken erreicht wird. Ignatius von Loyola führt in seinen Gebetsvorschriften Anweisungen und Ratschläge auf, die in mancher Hinsicht an die medizinische Hypnoseeinleitung erinnern. Alle Religionsstifter bewiesen durch ihr eigenes Beispiel den unschätzbaren Wert der meditativen Versenkung für die menschliche Selbsterkenntnis und Selbstverwirklichung.

Die medizinische Hypnose als Heilungsweg kann daher auch für Gläubige als eine ihrer Haltung angemessene Therapie angesehen werden. Religiöse Bedenken gegen die Hypnose richten sich gegen magisches Hypnosebeiwerk und gegen persönlichkeitsfremde Suggestionen. Beides ist nicht Bestandteil einer seriösen Therapie in Hypnose. Oft liegt diesen Bedenken auch ein antiquiertes Hypnoseverständnis zu Grunde, indem die natürlichen hypnotischen Anteile im Wachbewusstsein nicht erkannt sind und Hypnose fälschlicherweise als fremdbestimmter Sonderzustand angesehen wird.

Hypnose und Suggestion spielen bei vielen religiösen Zeremonien eine nicht unbedeutende, wenn auch weit gehend unbekannte Rolle. Der von kirchlicher Seite oft spürbare Widerstand gegen die Aufklärung über die Hypnose und ihre therapeutische Anwendung mag daher auch von dem Motiv geleitet sein, die verwendeten Techniken nicht durchschaubar zu machen. Ich vertrete hier die Überzeugung, dass eine gute Absicht auch ihre Mittel aufzeigen kann.

So wie es keinem Patienten schadet, sondern im Gegenteil seine eigenverantwortliche Mithilfe an seiner Gesundung fördert, wenn er über den therapeutischen Weg informiert ist, schadet es keinem Gläubigen, wenn er weiß, welche Mittel religiöse Erfahrungen fördern.

7. Fallbeispiele

Im 2. Kapitel wurde die Anwendung der Hypnose als Heilverfahren im Laufe der bekannten Menschheitsgeschichte angeführt. Die »Wiederentdeckung« in der Neuzeit leitete F. A. MESMER ein, der die seit frühester Kindheit wahrscheinlich hysterisch blinde Pianistin und Sängerin Maria Theresia von PARADIS mit seiner Behandlung zu ersten Gesichtseindrücken brachte, die wieder verschwanden, als die Behandlung abgebrochen wurde. In der Folge erregte Justinus KERNER durch die magnetisch-hypnotische Behandlung der »Somnambulen« Friederike HAUFFE, der »Seherin von Prevorst«, Aufsehen. Auch er selbst war als Kind von dem Heilbronner Arzt GMELIN durch eine »magnetische Einschläferung« von seinen Magenbeschwerden befreit worden.

Zu Beginn des zwanzigsten Jahrhunderts berichten bereits viele der damaligen Hypnosepioniere über erstaunliche Erfolge mit der Hypnosetherapie. Eine Indikationsliste der Ärzte H. BERNHEIM, A. FOREL, A. A. LIEBEAULT, N. RINGIER, O. WETTERSTRAND belegt die erfolgreiche Anwendung bei:

Alkoholismus, Anästhesieerzeugung, Appetitlosigkeit, Arthritis, Blepharospasmus, Blutungen, Chlorose, Chorea, Diarrhö, Enuresis diurna et nocturna, Epilepsie, Hustenanfällen, Hyperemesis gravidarum, hysterischen Störungen, Impotenz, funktionellen Lähmungen, organischen Lähmungen (palliativ), Magen-Darmstörungen, Menstruationsstörungen, Morphinismus, Nausea, Neurasthenie, Obstipation, Pavor nocturnus, Phobien, Rheumatismus, Schmerzzuständen, Schlaflosigkeit, Sehstörungen, Sexualstörungen, Stottern, Verdauungsstörungen, Warzen und Zwangsvorstellungen.

Viele der damaligen Einsatzgebiete sind auch heute noch Schwerpunkte, doch haben sich Erweiterungen ausgebildet. Nach wie vor gilt der Grundsatz, dass keine allgemein gültige Indikationsliste erstellt werden kann, sondern die individuellen Gegebenheiten des Einzelfalles die therapeutische Entscheidung, ob Hypnosetherapie oder nicht, bedingen sollen.

Einige Krankengeschichten sollen hier geschildert werden, als individuelle Schicksale, die uns helfen können, die Möglichkeiten der Therapie in Hypnose besser zu verstehen und vielleicht auch zu erfühlen, als das mit einer nur theoretischen Darstellung möglich wäre.

Einen recht spektakulären Fall schildert A. FOREL, der einen siebzigjährigen Insassen einer psychiatrischen Anstalt mit folgendem Krankheitsbild erfolgreich mit Hypnose behandelte: Der Patient, ein oft deliranter Alkoholkranker, stiftete die anderen Alkoholkranken gegen die Abstinenzbestrebungen in der Anstalt an. Er litt zudem an starkem Gelenkrheumatismus. Nachdem er nach achtjährigen Versuchen mit anderen Therapiemethoden praktisch schon aufgegeben war, wurde als Ultima Ratio die Hypnose eingesetzt. Bereits nach wenigen Sitzungen wurde er zum konsequenten und eifrigen Abstinenzler, und auch sein Rheumatismus wurde durch entsprechende Suggestionen beseitigt. Der Patient blieb bis an sein Lebensende nach über zehn Jahren abstinent und nahezu frei von seinen rheumatischen Beschwerden (zwei Rezidive nach einem und sechs Jahren wurden in drei bzw. zwei Sitzungen wieder behoben). Außerdem wurden an ihm zwei Staroperationen ohne Schmerzempfindung und nachträgliche Erinnerung in Hypnonarkose durchgeführt, ebenso eine Operation an Rektumkrebs.

Ebenfalls von A. FOREL stammt der Fall einer Frau, die schon lange Zeit an häufigen, alle zwei bis zweieinhalb Wochen wiederkehrenden Menstruationen litt. Durch hypnotische Suggestion wurde in wenigen Sitzungen die Menstruationsdauer auf drei Tage eingestellt und der Beginn für jeweils den Ersten oder Zweiten jedes Monats (unabhängig von der Zahl der Kalendertage) festgelegt. Hier bildete also das Monatsdatum den Teilreiz zur Ekphorie des Menstruationsengramms. Ohne Erneuerung der Suggestionen blieb deren Wirkung während einer sechsjährigen Nachkontrolle voll erhalten, und es stellte sich die Menstruation sogar nach einer dieser Zeit folgenden Schwangerschaft in der gewohnten Dauer und zum üblichen Zeitpunkt wieder ein.

Einige Therapieberichte aus meiner eigenen Praxis

Damals 72-jähriger Patient mit seit fünfzehn Jahren bestehenden Trigeminusneuralgien (Gesichtsschmerzen). Trotz eines chirurgischen Eingriffs und Carbamazepin-Einnahme bestanden weiterhin starke, meist witterungsbeeinflusste Schmerzanfälle. Die zunächst mit Neuraltherapie und homöopathischen Zellpräparaten vorgenommene Behandlung erbrachte Erleichterung, jedoch traten die Anfälle, wenn auch seltener und schwächer, weiterhin auf. Mit der dann zu Hilfe genommenen Hypnose, auf die der Patient von Anfang an gut ansprach, konnte nach der dritten Sitzung eine seitdem andauernde Anfallsfreiheit erzielt werden. Der Patient nimmt keine Schmerzpräparate mehr ein und gibt an, lediglich ab und zu noch ein leichtes Zucken zu verspüren und ein Gefühl, das den früheren Schmerzanfällen manchmal voranging, das aber »nicht mehr durchkomme«. In Abständen von drei bis sechs Monaten kommt er aus eigenem Wunsch, um eine »vorbeugende Auffrischung« der Hypnose zu erhalten. Gleichzeitig mit der Behandlung der Trigeminusneuralgie wurde durch die Hypnose auch seine durch Gelenkrheumatismus eingeschränkte Beweglichkeit erheblich verbessert. Die Nachbeobachtungszeit betrug vier Jahre.

Damals 63-jährige Patientin mit Hypercholesterinämie und seit acht Jahren bestehendem Tinnitus aurium (Ohrenklingen). Naturheilkundliche Therapien führten zur Besserung des Allgemeinzustandes, aber beeinflussten die Ohrgeräusche kaum. Bereits eine erste, wegen eines Kopfschmerzanfalles durchgeführte Hypnose erbrachte als »Nebenwirkung« eine fast einwöchige Befreiung von den Ohrgeräuschen. Mit der daraufhin gezielt eingesetzten Hypnosetherapie konnte in Kombination mit dem autogenen Training die Störung beseitigt werden.

Damals 36-jährige Patientin mit Essphobie, die besonders in Gesellschaft verstärkt auftrat und dann bis zum Ösophagospasmus (Speiseröhrenkrampf) führte. Die Anamnese ergab u. a. eine schon seit jeher bestehende Abneigung gegen Fleisch, ja eine Angst davor, die sich allmählich auf andere Speisen ausgeweitet hatte. Die zwanghaft strukturierte Patientin erreichte zu Beginn der von Anfang an angewandten Hypnosetherapie mit Mühe ein somnolentes Stadium, und die zunächst symptomgerichteten Suggestionen erbrachten nur vorübergehende, leichte Linderung des Beschwerdebildes. Erst nach mehreren Hypnosen konnte eine hypnoanalytische Bearbeitung eingeleitet werden. Diese ergab, dass die Patientin als dreieinhalbjähriges Kind, nachdem sie zuerst die Schlachtung eines Schweines miterlebt hatte, in den damaligen Kriegswirren auf einem Feld erschossene Menschen neben erschossenen Kühen liegen gesehen hatte. Hieraus entwickelte sich eine assoziative Verbindung zwischen der Schlachtung von Mensch und Tier, die sie seitdem das Fleisch als Nahrung ablehnen ließ. Infolge eines ebenfalls im frühen Kindesalter miterlebten Bombenangriffs stand die Patientin zudem unter einer außergewöhnlich starken unbewussten Todesangst, und das Essen von Fleisch war bei ihr wegen der vorangegangenen Begebenheit eng mit der Todessymbolik verknüpft. Unter dem Eindruck einer ihr aufgezwungenen, vorübergehenden Verbindung mit einem Mann, der hauptsächlich den kulinarischen Freuden zugetan war, hatte sich dann die ursprüngliche Angst vor dem Fleisch allmählich auch auf andere Speisen ausgeweitet und sukzessive verstärkt. Durch die analytisch-kathartische Hypnosebehandlung konnte die Patientin in 22 Sitzungen wieder Freude am Essen erlangen, wenn auch eine Abneigung gegen Fleisch bestehen blieb.

Damals 16-jähriger, sensibler und leicht zwanghafter Patient, mit seit früher Kindheit bestehendem Logospasmus (Stottern). Verschiedene Sprachschulungen waren ohne wesentlichen Erfolg geblieben. Die Anamnese ergab ein stark gestörtes Vaterverhältnis, in dem der Vater als überstrenge, autoritative Figur ohne Gefühlsbeziehungen und dennoch auch als Identitätsfigur gesehen wurde. Während der Hypnose gelang von Anfang an das Sprechen völlig fließend, konnte aber durch posthypnotische Suggestionen nicht aufrechterhalten werden. Zur analytisch-kathartischen Bearbeitung wurde dann das katathyme Bilderleben (heute: KP) eingesetzt. Neben vielen anderen symbolträchtigen, auf den Vater hinweisenden Bildern erbrachte schließlich die achte Sitzung die Imagination eines einsamen Riesen, der sich nur durch Brummen verständigen konnte und »keine Sprache hatte, weil er so einsam war«. Mit der Technik des »Nährens und Anreicherns« konnte nach mehreren KB-Sitzungen, die romanfolgenhaft aneinander anknüpften, die Voraussetzungen für das »zärtliche Umfangen« geschaffen werden, welches dann schließlich auch stattfand. Parallel dazu wurde das autogene Training zur Stärkung der erwünschten Persönlichkeitsanteile und zur Indifferenzierung der übersteigerten Aufmerksamkeit auf den Sprachvorgang eingesetzt. So erreichte der Patient über eine weit gehende Besserung seines inneren Verhältnisses zum Vater und einer Phase der relativen Gleichgültigkeit gegenüber seiner Sprachstörung ein nahezu völlig normales Sprechverhalten.

Damals 29-jähriger Patient mit Morbus Crohn. Nach drei Operationen war der junge Mann bei einer Körpergröße von 176 cm auf ein Gewicht von 49 kg abgemagert. Schlechte Heilungstendenz und andauernde Schmerzzustände, Appetitlosigkeit und Stuhlbeschwerden führten ihn zur Behandlung. Die sofort eingesetzte Hypnosetherapie erbrachte in wenigen Sitzungen eine tief greifende Besserung. Mit zunächst nur symptomgerichteten Interventionen wurden der Appetit gesteigert sowie die Stuhlbeschwerden und Schmerzen beseitigt und die Heilungstendenz wesentlich verbessert. Außerdem konnte der nikotinsuchtkranke Patient trotz schlechter Voraussetzungen, d. h. mangelndem eigenen Antrieb, für die Dauer der Behandlung von seiner Abhängigkeit befreit werden (nach der Besserung lehnte er eine weitere Behandlung seiner Nikotinabhängigkeit ab). In Verbindung mit den Grundübungen des autogenen Trainings wurde mit der Hypnosebehandlung innerhalb von vier Wochen eine weit gehende Wiederherstellung mit 11 kg Gewichtszunahme erreicht. Der Patient blieb ohne weitere Behandlung beschwerdefrei (Nachbeobachtung über drei Jahre).

Damals 21-jährige Frau mit fortgeschrittener Multipler Sklerose, bei der ersten Vorstellung bereits im Rollstuhl und mit deutlichen Symptomen emotionaler Überreaktionen und geistiger Leistungsschwäche. Sie hatte zuvor fünf Sprachen fließend beherrscht. Es wurde von Anfang an eine lebensgeschichtliche Therapie in Hypnose durchgeführt. Die in der Anamnese zunächst als sehr selbstständig erscheinende Frau berichtete eine Lebensgeschichte mit herausragenden beruflichen Erfolgen. In der Hypnose erwies sie sich jedoch als von tiefsten völlig unbewussten Ängsten überschattet, die in die früheste Kindheit zurückreichten. Es gelang, mit einer behutsamen Therapie in kleinen Schritten, eine ausreichende Grundsicherheit zu etablieren. Die Patientin erlangte ihre geistige Leistungsfähigkeit weit gehend zurück und konnte sogar den Rollstuhl wieder verlassen. Sie lernte wieder, ohne Gehhilfe zu gehen. Es blieben erhebliche Bewegungsbehinderungen an der am stärksten betroffenen Körperseite, die im Zeitraum der Nachbeobachtung (über drei Jahre) krankengymnastisch weiter behandelt wurden. Inzwischen ist die Patientin verheiratet.

Ein lebenslustiger 38-jähriger Mann litt seit einem Autounfall an schweren Ängsten beim Autofahren. Er konnte nicht mehr durch Tunnels fahren und fühlte sich als Beifahrer unwohl. Der Unfall hatte sich ohne Zeugen ereignet und der Patient hatte dabei schwerste Hirnverletzungen erlitten. Er konnte sich an die Zeit von drei Tagen vor bis etwa zehn Tage nach dem Unfall nicht erinnern. Bereits in der ersten Hypnose gelang es, die Erinnerung an die dramatischen Geschehnisse bei und nach dem Unfall wiederherzustellen. Er erlebte in der Hypnose sogar seinen klinischen Tod bei der Notoperation nach dem Unfall und sah sich beim Verlassen seines Körpers. Nach der ersten Sitzung waren die Ängste sofort weg, aber jetzt stellte er sich die Frage, wie es wohl zu dem Unfall gekommen war. In den nächsten Sitzungen konnte auch die Zeit vor dem Unfall wieder erinnert werden, und es wurde ihm klar, dass er auf Grund einer Abweisung durch eine Freundin im depressiven Zustand viel zu schnell gefahren war und der Unfall eine Art Suizidversuch dargestellt hatte. Nach dieser Sitzung war der Patient sehr betroffen, da er sich selbst immer als lebenslustig eingeschätzt hatte und nun doch deutlich erkannt hatte, welche selbstzerstörerischen Anteile in ihm wirksam waren. In einigen Folgesitzungen konnten diese unbewussten Aggressionen verarbeitet werden. Der Patient fand zu einem neuen Beruf, der ihm mehr Freude machte, und zu einem insgesamt erfüllteren Leben.

Damals 49-jährige Patientin, bei der wenige Monate nach dem Auszug ihrer Tochter von zu Hause röntgenologisch ein Brustkrebs im Frühstadium diagnostiziert worden war. Der Krebs war an einer Stelle ihrer Brust aufgetreten, an der sie, solange ihre Erinnerung zurückreichte, Schmerzen gehabt hatte, ohne dass sie einen Grund dafür wusste und ohne dass bei mehreren vorangegangenen ärztlichen Untersuchungen ein Befund erhoben werden konnte.

Bei der tiefenpsychologischen Untersuchung in Hypnose zeigten sich viele vergessene, traumatisierende Kindheitserlebnisse, die im Zusammenhang mit ihrer Brust standen. Unter anderem hatte sie als 5-Jährige das Kriegsende miterlebt. Zusammen mit ihrer Großmutter, einer Nachbarin und ihrem 3-jährigen Bruder hatten sie sich im Keller vor den russischen Soldaten versteckt, die in ihr Dorf eingerückt waren und bereits viele Bewohner erschossen hatten. Bald drangen auch zwei Soldaten in ihren Keller ein und einer davon legte auf die Frauen und Kinder an. Sie sah mit dem Erschrecken und der Angst von damals das Gewehr auf ihren vor ihr stehenden Bruder gerichtet und wollte mit ihrer Hand seinen Kopf schützen, dann dachte sie: »Wenn der jetzt schießt, geht die Kugel durch meine Hand und seinen Kopf hindurch in meine Brust.« Im selben Augenblick spürte sie einen Schmerz an der Stelle, wo die Kugel getroffen hätte. Glücklicherweise konnte jedoch der andere Soldat seinen Kameraden davon abbringen zu schießen. – Noch während der Sitzung erkannte die Frau, dass die Stelle, an der sie damals den Schmerz gefühlt hatte, dieselbe war, die ihr später zeitlebens geschmerzt hatte. Nach dieser Sitzung war der Schmerz nur noch schwach spürbar.

In einer weiteren Sitzung erlebte sie, mit etwa neun Jahren, einen schweren Streit zwischen ihren Eltern, in dessen Verlauf ihr Vater ihre Mutter zu erstechen drohte. Auch hier hatte sie, obwohl der Vater das erhobene Messer wegwarf, das Gefühl, der Stich würde sie treffen – wieder an derselben Stelle! Und auch dieses Erlebnis war vergessen gewesen, aus dem Bewusstsein verdrängt. Nach dieser Sitzung blieb der Schmerz für immer verschwunden. Ein anderes traumatisierendes Erlebnis hatte sie mit elf Jahren, als sie beim Wachsen ihrer Brüste Schmerzen verspürte und ihre Mutter, der sie die Brüste zeigen wollte, sich weigerte, diese zu betrachten.

Nach relativ wenigen Sitzungen waren nicht nur die Schmerzen verschwunden, sondern auch die darauf durchgeführte Röntgen-Kontrolluntersuchung zeigte keine Spur mehr von der Krebsgeschwulst in der Brust. Die Operation blieb ihr erspart. Zu diesem glücklichen Krankheitsverlauf will ich anmerken, dass die Hypnosetherapie bei der Krebserkrankung nicht immer einen solchen günstigen Verlauf bewirken kann, wenn sie auch nach den bisherigen Erfahrungen eine hervorragende zusätzliche Hilfe darstellt, die überdies mit anderen erforderlichen Therapieformen kombiniert werden kann. Die Nachbeobachtung betrug in diesem Fall über zwölf Jahre.

Diese wenigen Beispiele mögen genügen, um einen kleinen Einblick in die Vielgestaltigkeit der Hypnosebehandlung in der Praxis zu vermitteln.

Schlusswort

Sicher hat mancher Leser erkannt, dass etliche seiner Standpunkte und Handlungen, die er bisher in sich selbst begründet glaubte, direkt oder indirekt durch unbewusst angenommene Fremdsuggestionen beeinflusst waren.

Nach der Lektüre dieses Buches können Sie hingegen frei die enormen fruchtbaren Möglichkeiten der Hypnose *für* sich und andere nutzen.

Es wurde gezeigt, wie die Macht von Hypnose und Suggestion von vielerlei Interessengruppen ge- und missbraucht wird. Mit dem erworbenen Wissen haben Sie es nun selbst in der Hand, nur das auf sich einwirken zu lassen, was Sie für sich als gut und sinnvoll erachten.

Im medizinischen Bereich wurde verdeutlicht, wie suggestive Einflüsse – meist aus der frühesten Kindheit –, bewirken können, dass aus seelischen Ursachen gesundheitliche Störungen bis hin zu schweren Erkrankungen entstehen. Es wurde die Möglichkeit einer ganzheitlichen Behandlung aufgezeigt, bei der die Seele in ihren nur mittels Hypnose erreichbaren tiefsten Ebenen einbezogen wird. Das Ziel ist – neben der Vorbeugung – eine wahre Heilung, die nicht einfach Symptome überdeckt oder beiseite schiebt, sondern die dahinter stehenden Energien kreativ nutzbar macht.

Die Förderung der persönlichen Selbsterkenntnis als Voraussetzung einer gesunden Lebenserfüllung ist ein weiterer besonderer Weg, der Ihnen hier über die Hypnose aufgezeigt wurde. In allen Lebensbereichen können Sie viele Erlebnisebenen, Erkenntnisse und Fähigkeiten neu und vertieft erschließen.

Die hier beschriebene innovative und umfassende Art der Hypnoseanwendung ermöglicht Ihnen die Integration der so genannten rationalen, emotionalen und spirituellen Intelligenz. Wenn auch diese Dreiteilung die voll entwickelten menschlichen Seelenkräfte nicht wirklich erfasst, so weist sie doch auf den Erkenntnisweg als Aufgabe des Menschen, auf seine Einbindung in höhere Ebenen und damit auch auf den Weg, seine Grundsicherheit wiederzuerlangen.

Wenn Sie die Hypnose im therapeutischen, pädagogischen oder sozialen Rahmen einsetzen wollen, empfehle ich Ihnen eine Ausbildung.

Werner J. Meinhold

Literaturverzeichnis

ADLER, A.: Studie über Minderwertigkeit von Organen. Wien 1907.

–: Menschenkenntnis. Leipzig 1928.

AKSTEIN, D.: Un voyage à travers la transe. La Terpsichore-Transe-Thérapie. Paris 1992

ALDRICH, K.J., BERSTEIN, D.A.: The effect of time of day on hypnotizability. International Journal of Clinical and Experimental Hypnosis. 1987.

AMERICAN PSYCHIATRIC ASSOCIATION.: Diagnostisches und Statistisches Manual Psychischer Störungen. Weinheim 1989.

ANDERSON, E.L.: Effects of hypnotic inductions on the nasal congestion of 24hayfever sufferers. 1982.

ANDREAE, J.V.: Fama Fraternitatis – Confessio Fraternitatis – Chymische Hochzeit: Christiani Rosencreutz. Anno 1459. Stuttgart 1953.

–: Die chymische Hochzeit des Christian Rosenkreuz. Mit einem Geleitwort von R. Steiner. Dornach 1942.

–: Christianopolis. Stuttgart 1972.

APAGE SATANA – Rituale Romanum. Genf 1975.

ARONS, H. and BUBECK, M.F.H.: Handbook of Professional Hypnosis. So. Orange, N.J., 1971.

ASWYNN, F.: Die Blätter von Yggdrasil. Wien 1991.

ATKINSON-SCARTER, H.: Sympathie-Magie und Zaubermedizin. Berlin 1960.

ARAOZ, D. L.: Hypnosis and Sex Therapy. New York 1982.

–: Die Neue Hypnose. Paris 1993.

ARNOLD, W.; EYSENCK, H.J.; MEILI, R.: Lexikon der Psychologie. Freiburg 1987.

AVALON, A.: Die Schlangenkraft. Weilheim 1971.

BALINT, M. und E.: Psychotherapeutische Techniken in der Medizin. Bern.

BANDLER, R. und GRINDLER, J.: Neue Wege der Kurztherapie.

–: Neurologisches Programmieren. Paderborn 1981

BARABASZ, M.: Treament of bulimia with hypnosis involving awarenees and control in clients with high dissociative capacity. International Journal of Psychosomatics. 1989.

BARBER, T. X.: LSD, Marihuana, Yoga, and hypnosis. Chicago 1970.

BARBER, T.X., SPANOS, N. P., CHAVES, J.F.: Hypnosis, imagination, and human potentialities. New York 1974.

BARDON, F.: Der Weg zum wahren Adepten. Freiburg 1956.

BAROJA, J. C.: Die Hexen und ihre Welt. Stuttgart 1967.

BAROLIN, G. S.: Neuro-Rehabilitaion in Forschung und Praxis. Stuttgart 1990.

–: Kopfschmerzen – multifaktoriell. Stuttgart 1994.

–: Unser Gesundheitssystem auf dem Prüfstand. Bern o. J.

–: Das Respiratorische Feedback nach Leuner. Berlin 2001.

–: Integrierte Psychotherapie. Springer 2006.

BAUDOUIN, CH.: Das Wesen der Suggestion. Dresden 1926.

BAUMANN, F.: Hypnosis and the Adolescent Drug Abuser. American Journal of Clinical Hypnosis 13, 1970.

BENDER, H.: Parapsychologie. Darmstadt 1966.

BENNET, H. L., DAVIS, H.S. GIANNINI, J.A.: Non-verbal response to intraoperative conversation. British Journal of Anaestesia. 1985.

BERNARD, P.: Hypnose. Kommunikation m. d. Unterbewußtsein. München 1992.

BERNHEIM, H.: Hopnotisme, suggestion, psychotherapie. Paris 1973.

BERNUS, A. v.: Alchymie und Heilkunst. Nürnberg 1969.

–: Bhagavadgita. Freiburg 1954.

BERWICK, P. R., DOUGLAS, R. R.: Hypnosis, exorcism and healing. American Journal of Clinical Hypnosis. 1977.

BHARATI, A.: Die Tantra-Tradition. Freiburg 1977.

BICK H.: Hypnose in der Medizin und ihre Wellentheorie. München 1967.

BIDDL.E, W. EARL: Hypnosis in the Psychoses. Springfield/USA 1967.

BIEDERMANN, H.: Handlexikon der magischen Künste. München 1976.

BISCHOF, M.: Biophotonen. Das Licht in unseren Zellen. Frankfurt 1995.

BLISS, E. L.: Multiple personality, allied disoerders, and hypnosis. New York 1970.

BLOCH, B.: Über die Heilung von Warzen durch Suggestion. 1927

BLOOMFIELD, H.: Transzendentale Meditation. Düsseldorf 1976.

BOCK, E.: Wiederholte Erdenleben. Die Wiederverkörperungsidee in der deutschen Geistesgeschichte. Stuttgart 1975.

BOERNER, M.: Hypnose und Suggestion. Wien 1991.

BÖHME, J.: Sämtliche Schriften. 1961.

–: Christosophia. Ein christlicher Einweihungsweg. Freiburg 1979

BOIE D.: Mistel und Krebs. Stuttgart 1970.

BONGARTZ, B.: Hypnose. Wie sie wirkt und wem sie hilft. Zürich 1988.

BONGARTZ, W.: Hypnose und immunologische Funktionen. Berlin 1990.

BONGARTZ, W.; BONGARTZ, B.: Der Hypnosekurs. Ein prakt. Lehrbuch d. Psychotherapie m. Trance. Genf 1993.

BORNEMAN, E.: Das Geschlechtsleben des Kindes. München 1985.

BOWERS, K. S.: Sex and susceptability as moderator variables in the relationship of creatvity and hypnotic susceptability. Journal of Abnormal Psychology. 1971.

–: Dissociation in hypnosis and multiple personality disorder. International Journal of Clinical an Expermental Hypnosis 29(3) 1991.

BOWERS, K. S., BRECHER-MARER, S., POLATIN, A. H.: Hypnosis in the study and treatment of schizophrenia. International Journal of Clinical an Experimental Hypnosis, 9(3). 1961.

BOWERS, K. S., MEICHENBAUM, D.: The unconscious reconsidered. New York 1984.

BRAEM, H: Rede zur Oswald-Michel-Gedächtnisausstellung am 8. Juli 1984 in Wiesbaden. Hochschulinstitut für Kunst- und Werkerziehung Mainz, unveröffentl. Manuskript.

BRAID , J.: Neurohypnology, or the rationale of nervous sleep considered in relation with animal magnetism. London 1843.

BRANDENBURG, D.: Medizin und Magie. Berlin.

BRATTBERG, G.: An alternative method of treating tinnitus: Relaxtion-hypnotherapy primarily through the home use of a recorded audio cassette. International Journal of Clinical and Experimental Hypnosis. 31(2). 1983.

BRYAN, W. J.: Age regression before child. birth. Journal of the American Institute of Hypnosis, 15(1). 1974.

BROWN: Die Macht der Hypnose. Leipzig 1895.

BRUNNTHALER-TSCHERTEU, R.: Grundlagen und Aufbau des Nervensystems. Unveröffentlichtes GTH-Seminarskript, o. J.

–: Psychosomatik in der Hypnosetherapie. Unveröffentlichtes GTH-Seminarskript, o. J.

BUCHTA, H.: Hypnotherapie und Stottern. Experimentelle und klinische Hypnose. 1987

BURANELLI, V.: The Wizard from Vienna. Franz Anton Mesmer and the Origins of Hypnotism. London 1976.

BURROWS, G.D., DENNERSTEIN, L.: Handbook of Hypnosis and psychomatic medicine. Amsterdam 1980.

BUTLER, W.: Die hohe Schule der Magie. Freiburg 1976.

CAPRA, F.: Das Tao der Physik. Bern 1985.

–: Lebensnetz. Ein neues Verständnis der lebendigen Welt. München 1996.

CHARCOT, J. M.: Oeuvres complétes. Paris 1890.

CHEEK, D. B.: The unconlscious perception of meaningful sounds under surgical anaesthesia as revealed under hypnosis. American Journal of Clinical Hypnosis. 1959.

CHERTOK, L.: Hypnose. Genf 1977.

CHEVALIER, J.: GHEERBRANT, A.: Diccionario de los símbolos. Barcelona 1999.

CHIA, M.: Tao Yoga der Liebe. Interlaken 1985.

CHIGBUH, A.: Psychosomatic sterility and psychosomatic infertility and hypnotic contraception. Rivista Internazionale di Psicoligia e Ipnosi, 16(1). 1975.

CHRISTMANN, F., HOYNDORF, S.: Sexuelle Störungen. Berlin 1990.

CLARK, R. W.: Sigmund Freud. Frankfurt 1981.

CLARKE, C., JACKSON, A.: Hypnosis and behavior therapy. New York 1983.

CLAUSER, G.: Psychotherapie-Fibel. Stuttgart 1972.

COMFORT, A.: Freude am Sex. Frankfurt 1977.

CONDRAU, G., DOGS, W., MEINHOLD, W.J. (Hrsg.).: Haut, Hand, Hypnose und Sprache als Mittler des Heilmagnetismus. Die Haut, Spiegel des Lebens. Heidelberg 1997a.

CONDRAU, G., HAHN, S., MEINHOLD W.J. (Hrsg.) Herzinfarkt aus heiterem Himmel oder Suizid aus dem Unbewußten? Das Herz – Rhythmus und Kreislauf des Lebens. Zürich 1997b.

COUÉ, E.: Die Selbstbemeisterung durch bewußte Autosuggestion. Basel 1961.

DAVIES, P.: Mehrfachwelten – Entdeckungen der Quantenphysik. München 1981.

DAVIES, P.: Die Urkraft. München 1990.

DAVIES, P.: Prinzip Chaos. München 1993.

DAVIS, J.: Faszination Gehirn – Entschlüsselung letzter Geheimnisse. Heidelberg 1999.

DERBOLOWSKY, U. & R.: Atem ist Leben. Paderborn 1996.

DESCHNER, K. (Hrsg.): Das Christentum im Urteil seiner Gegner. Ismaning 1986.

DÈVI, I.: Ein neues Leben durch Yoga. Genf 1975.

DIETL-ZEINER, J.: Das kastrierte Evangelium. Kreuzlingen 1996.

DITFURTH, H. v.: Der Geist fiel nicht vom Himmel. Hamburg 1976.

–: Physik. Hamburg 1976.

DOGS, W.: Ärztliche Hypnose. Wissenschaftl. Grundlagen. therapeut. Praxis Hannover 1990.

–: Befreite Seele. Ärztl. Hypnose. Wissenschaft u. Praxis e. besond. Therapie Hannover 1980.

DORSCH, F.: Psychologisches Wörterbuch. Bern 1991.

DREESEN, H.: Rituelles Gestalten bei der Gestaltung von Ritualen.

–: Hypnose und Kognition. 4/1995

DREWERMANN, E.: Kleriker. Psychogramm eines Ideals. Olten 1990.

DIAGNOSTISCHE UND STATISTISCHES MANUAL PSYCHISCHER STÖRUNGEN. Weinheim 1984.

ECCLES, J. C.: Das Gehirn des Menschen. Weyarn 2000.

ECHTERLING, L. G.: Risiken der Bühnenhypnose. Hypnose und Kognition, 8(1). 1991.

EIBL-EIBESFELDT, I.: Grundriß der vergleichenden Verhaltensforschung. München 1999.

ELIADE, M.: Schamanismus und archaische Ekstasetechnik. Zürich 1956.

–: Yoga. Unsterblichkeit und Freiheit. Frankfurt 1988.

ELLIS, A.: Hypnotherapy with borderline schizophrenics. Journal of General Psychology. 1958.

ENOMIYA-LASSALLE, H.M.: Wohin geht der Mensch? Freiburg 1988.

Enzyklopädie anthropologischer Wissenschaften, okkulter Lehren und magischer Künste. Innsbruck 1953.

ERICKSON, M. H.: Advanced techniques of hypnosis. New York 1967.

ERICKSON, M. H., HERSHMAN, S., SECTER, I.: The practical application of medical and dental hypnosis. New York 1961

ERICKSON, M. H.; ROSSI, E. L.; ROSSI, S.: Hypnosetherapie. Aufbau, Beisp., Forschungen. München 1978.

–: Hypnose. Induktion, Psychotherapeut. Anwendung. Beispiele. München 1994.

.: The psychobiology of mind-body healing. New concepts of therapeutic hypnosis. New York 1986.

–: Mind-body communications in hypnosis. The semminars, workshops, and lectures of Milton H. Erickson. Vol. III. New York 1986.

–: Gesammelte Schriften. Hrsg. v. ROSSI, E. L. Carl Auer 1995-1998

FASS, M.L., Brown, D. (Ed..): Creative Mastery in Hypnosis and Hypnoanalysis. A Festschrift for Erika Fromm. Hillsdale 1990.

FEYERABEND, P.: Erkenntnis für freie Menschen. Frankfurt 1980.

FOREL, A.: Der Hypnotismus oder die Suggestion und die Psychotherapie. Stuttgart 1919.

FOUCAULT, M.: Wahnsinn und Gesellschaft. Frankfurt 1973.

–: Sexualität und Wahrheit I. Der Wille zum Wissen. Frankfurt 1997.

FOURIE, D.: Die Attribution von Bedeutung und das Ritual der Hypnose in der Familientherapie, Hypnose und Kognition 4/1995

FRANZKE, E.: Der Mensch und sein Gestaltungserleben. Bern 1977.

FREIE WALDORFSCHULE STUTTGART (Hrsg.): Vom Lehrplan der freien Waldorfschule. Bearbeitet von C. v. Heidebrand. Stuttgart 1962.

FREUD, S.: Studienausgabe. Frankfurt 1975.

FRIEDE, P.: Hypnose und Verbrechen. Kempten 1924.

FRIEDREICH, J.B.: Die Symbolik und Mythologie der Natur. Ndr. Wiesbaden 1972.

FROMM, E.: Gesamtausgabe. Hrsg. R. Funk. Stuttgart 1980/81.

–: Transference and countertranference in hypnoanalysis. International Journal of Clinical and Experimental Hypnosis, 16. 1968.

–: Dissoziative and integrative processes in hypnoanalysis. Springfield 1978.

GARDNER, G. G.: Teaching self-hypnosis to children. International Journal of Clinical and Experimental Hypnosis, 29(3). 1981.

Gehirn und Denken – Kosmos im Kopf. Herausgegeben vom Deutschen Hygienemuseum. Dresden 2000.

GERBER, W. D., MAYER, K., OSTENDORF, U.: Sensorische Feedbacktherapie bei Torticollis Spasticus. Hamburg 1983.

GESSMANN, G. W.: Die Geheimsymbole der Alchymie, Arzneikunde und Astrologie des Mittelalters. Ulm 1964.

GHEORGHIU, V. A.: Hypnose und Gedächtnis. München 1973.

–: Beziehungen zwischen Suggestion und Hypnose: Kritische Betrachtungen. Experimentelle und klinische Hypnose. 1(2). 1985

–: Vorbereitungs-, Intitiierungs-, Indukations- und Abschlußrituale in Entspannungs-Seminaren Hypnose und Kognition 4/1995

GHEORGHIU, V. A., KRUSE, P.: The psychology of suggetion: An intergrative perspective. New York 1981.

GIESE, H.: Die Sexualität des Menschen. Stuttgart 1955.

GILL, M.M., Brenman, M.: Hypnosis and related states. New York: International Universities Press. 1961.

GILLIGAN, S.: Therapeutische Trance. Das Prinzip Kooperation in d. Ericksonschen Hypnotherapie. Hannover 1995.

–: Hypnose und Kognition. 4/1995

GLÖCKLER, M., Schürholz, J. (Hrsg.) Krebsbehandlung in der anthroposophischen Medizin. Stuttgart 1996.

GÖRZ, K.: Rehabilitation von Schädelhirnverletzten durch Hypnose – Fallberichte. Experimentelle und klinische Hypnose, 6(2). 1990.

GOETHE, J.-W. v.: Sämtliche Werke. München.

GORDON, E.: Die geheimen Mächte der Hypnose und der Suggestion. Dresden 1919.

GOULD, S. S., TISSLER, T. M.: The use of hypnosis in the treatment of herpes simplex II. American Journal of Clinical hypnosis, 26(3), 1984.

GRABEN VON STEIN: Die monathlichen Unterredungen.

GRABER, G.H.: Pränatale Psychologie. München 1974.

GRAWE, K. (1995). Grundriß einer allgemeinen

Psychotherapie. ... Begründung der integrativen Psychotherapie. In: SENF, W.; BRODA, M. (1996, Hg.),

GREUEL, H.: Suggestion bei akutem Hörsturz, HNO, 31, 136 1984.

GRIFFIN, J.: Facilitating Wellness. Inside the Miracle of Hypnosis. North Chelmsford 1996.

GRINDER,J.; BANDLER R.: Therapie in Trance. Hypnose, Kommunikation m. d. Unbewußten. Stuttgart 1981.

GROSS, H.: Biorhythmik. Freiburg 1966.

GROSS, M.: Hypnosis in the therapy of anorexia nervosa. American Journal of Clinical Hypnosis, 26(3), 1984.

GROSS, R., und SCHÖLMERICH, P.: Lehrbuch der Inneren Medizin. Stuttgart 1973.

GRUENEWALD, D.: A psychoanalytic view of hypnosis. American Journal of Clinical Hypnosis, 24(3), 1982.

GUDERIAN, H.: Erinnerungen eines Soldaten. Stuttgart 2001.

GUTTMANN, G. u. LANGER, G. (Hrsg.): Das Bewußtsein. Multidimensionale Entwürfe. Wien 1992.

HÄBERLIN, P.: Die Suggestion. Basel 1927.

HALAMA, P.: Die Veränderung der corticalen Durchblutung vor und in Hypnose. Experimentelle und klinische Hypnose, 6(1), 1989.

–: Neurophysiologische Untersuchungen vor und in Hypnose am menschlichen Cortex mittels SPECT-Untersuchung – Pilotsudie. Experimentelle und klinische Hypnose, 6(1), 1990.

–: Erfahrungen mit der Hypnose-Therapie bei ambulanten Patienten, die unter Tinnitus leiden – vergleichende Pilotstudie. Experimentelle und klinische Hypnose 8(2). 1992.

–: Der Weg zur spirituellen Selbstfindung. Hamburg 1997.

–: Hypnose, Trance, Suggestion. Ein Leitfaden. Hamburg 2001

- u. BIELER, E.: Wie wirkt die Hypnosetherapie auf der Rezeptorenebene? CO'med 2004/2

Handkommentar BMÄ und E-GO 1. Sankt Augustin (WEZEL/LIIEBOLD).

HALL, H.R.: Hypnosis and the immune system: A Review with implications for cancer and the psychology of healing. American Journal of Clinical Hypnosis, 25(2-3). 1983.

HALSBAND, U.: Neurobiologische Grundlagen der Hypnose – neueste Erkenntnisse aus der Hirnforschung. 2005. Internetseite der DGH – Deutsche Gesellschaft für Hypnose e.V.

HAMPEJS, V.: El exstasis shamanico de la conciencia. Abya-Yala 1994.

HANQUET, E.: Las ciencias de: neuropsicología, psicología clinica, neurolingüísticas, semánticas, hipnosis clínica, rehabilitación psicosomática, sugestología, relajación y curaciones psíquicas.. Valencia 1993.

HANZL, G. S.: Das neue medizinische Paradigma. Theorie und Praxis eines neuen wissenschaftlichen Konzepts. Heidelberg 1995.

HARK, H.: Religiöse Neurosen. Stuttgart 1984.

HAU, T.F. u. SCHINDLER, S.: Pränatale und perinatale Psychosomatik. Stuttgart 1982.

HEIDE, P. v. d.: Therapie mit geistig-seelischen Mitteln. Dornach 1997.

HEIDENHAIN, R.: Der sog. thierische Magnetismus; physiologische Beobachtungen. Leipzig 1880.

HEISENBERG, W.: Die physikalischen Prinzipien der Quantentheorie. Leipzig 1930.

HELLE, T.: Hypnose für die Gesprächsführung: Suggestive Methoden in Theorie und Praxis. Tübingen 1990.

HELMKAMP, N.: Psychosomatische Krebsforschung. Bern 1984.

HERMES TRISMEGISTOS: Die XVII Bücher des Hermes Trismegistos. Ergänzt durch die Tabula Smaragdina Hermetis. Neuausg. d. dt. Fassung von 1789. Haar o. J.

HERNEGGER, R.: Wahrnehmung und Bewußtsein. Ein Diskussionsbeitrag zu den Neurowissenschaften.
Heidelberg 1995.

HEUSINGER, J., KRAUSE, W.D.: Ambulante Behandlung der Adipositas durch Hypnose. Die Heilkunst, 104(7), 1991.

HILGARD, E. R.: Hypnotic susceptability. New York 1965.

–: Devided consiciousness. Multiple controls in human thought an action. New York 1977.

–: Eine Neo-Dissoziationstherorie des geteilten Beobachters. Hypnose und Kognition, 6(2), 1989.

HILGER, W.: Die Hypnose und die Suggestion. Ihr Wesen, ihre Wirkungsweise und ihre Bedeutung und Stellung unter den Heilmitteln. Jena 1909.

HOAREAU, J.: Klinische Hypnose. Stuttgart 1994.

HOEFLE, K.-H.: Selbstübende Methoden bei primären Raynaud-Syndrom. Psychotherapie, Psychosomatik, Medizinische Psychologie, 30(4), 1980.

HOLDIVICI, I.: Hypnose bei der psychologischen Vorbereitung von Hochleistungssportlern. Experimentelle und klinische Hypnose, 6(1), 1990.

HOLL, A.: Im Keller des Heiligtums. Geschlecht und Gewalt in der Religion. Stuttgart 1991.

HOLLANDER-LOSSOW, E. v.: Der Magier von Weinsberg. Reutlingen 1950.

HOPPE, F.: Direkte und indirekte Suggestionen in der hypnotischen Beeinflussung chronischer Schmerzen. Frankfurt 1986.

HOWARD, W. L., REARDON, J. P.: Changes in the self concept an athletic performance of weigt lifters through a cognitive-hypnotic aproach: An empirical study. American Journal of Clinical Hypnosis, 28(4). 1986.

ILLICH, I.: Wider die Verschulung. In: Fortschrittsmythen. Reinbek 1980.

–: Die Nemesis der Medizin. Von den Grenzen des Gesundheitswesens. Reinbek 1984.
JACOB, W.: Von der Medizin zu Pathosophie. Heidelberg 1991.
JACOBI, J.: Die Psychologie von C. G. Jung. Zürich 1959.
JACOBSON, E.: Progressive relaxation. Chicago 1938.
JOVANOVIC, U.: Methodik und Theorie der Hypnose. Psychobiologische Grundlagen, Hypnosetechnik, Phänomenologie, Mechanismen. Stuttgart 1988.
JUNG, C. G.: Gesammelte Werke. Olten 1979.
–: Der Mensch und seine Symbole. Olten 1979.
KAELIN, W.: Krebsfrühdiagnose-Krebsvorbeugung. Frankfurt 1966.
KARDEC, A.: Das Buch der Geister. Wien 1962.
–: Das Buch der Medien. Freiburg 1964.
Katechismus der Katholischen Kirche. München 1993.
KATZ, R.: Num. Heilen in Ekstase. Interlaken 1985.
KATZENSTEIN, A.(Hg).: Suggestion und Hypnose in der psychotherpeutischen Praxis. Jena 1978.
KAUFFMANN-HALLE, M.: Die Bewusstseins-Vorgänge bei Suggestion und Hypnose. Halle 1921.
KELLY, C. R.: Psychological in myopia American Psychological Association, New York 1931.
KESSLER, H.: Das offenbare Geheimnis. Das Symbol als Wegweiser in das Unerforschliche und als angewandte Urkraft für die Lebensgestaltung. Freiburg 1977.
KEYSERLING, H.: Schöpferische Erkenntnis. Darmstadt 1922.
KINDBORG, E.: Suggestion, Hypnose und Telepathie. München 1920.
KINZEL, C.: Psychoanalyse und Hypnose. Auf den Weg zu einer Integration. München 1993.
KIRCHNER, G.: Pendel und Wünschelrute. Genf 1975.
KLEIN, K. B., SPIEGEL, D.: Modulation of gastric acid secretion by hypnosis. 1989.
KLEINSORGE, H., und KLUMBIES, G.: Technik der Hypnose für Ärzte. Jena 1962.
KLEINSORGE, H.: Hypnose. Mit Cassette. Methodik u. Indikation. Stuttgart 1986.
KLINE, M.V.: Freud and hypnosis. New York 1966.
KLÜNKER, W.-U.: Selbsterkenntnis und Selbstentwicklung. Zur psychotherapeutischen Dimension der Anthoposophie. Stuttgart 1997.
KLUSSMANN, R.: Psychoanalytische Entwicklungspsychologie, Neurosenlehre, Psychotherapie. Berlin 1988.
KLUMBIES, G.: Hypnosetherapie. Leipzig 1981.
KOBOS, R.: Hypnotische Betäubung in der ästhetischen Chirurgie. Hypnose und Psychosomatische Medizin, 1970.
KÖRFGEN, G., und ZIMMERMANN, W. – Hautkrankheiten und ihre biologische Behandlung. Heidelberg 1967.
KOSSAK, H.-Ch.: Hypnose. Ein Lehrbuch. Weinheim 1993.
–: Studium und Prüfungen bewältigen: Neue Wege, mit Lern- und Leistungsprobleme in Schule und Studium umzugehen. München 1992.
KRAFFT-EBING, R.v.: Hypnotische Experimente. Stuttgart 1893.
KRAUSE, W.-R.: Die Beeinflussung von Lernleistung durch Hypnose und Suggestion. Wiss. Z. Univ. Halle XXXI´84, M, H. 6.
- et al.: Der Einfluß des Autogenen Trainings (AT) auf Cortisol und Leukozyten. Psychiat. Neurol. med. Psychol., Leipzig 42 (1990).
- et al.: Hypnose in der Zahnmedizin. In: Jahrbuch d. Psychologie und Psychosomatik in der Zahnheilkunde, Bd. 1, 1990.
–: Hypnose Scharlatanerie oder medizinische Behandlungsmaßnahmen? Heilberufe, 1986.
KRETSCHMER, E.: Über gestufte aktive Hypnoseübungen un den Umbau der Hypnosetechnik. Deutsche Medizinische Wochenschrift, 71, 1946.
KROGER, W. S.: Hypnotherapy for intractable postsurgical hiccups. American Journal of Cllinical Hypnosis, 1969.
–: Clinical and experimental hypnosis in medicine, dentistry, and psychology. Philadelphia 1979.
KROGER, W. S., DELEE, S. T.: Use of hypnoanesthesia for cesarean section and hysterectomy. Journal of the American Medical Association, 1957.
KROENER, B., Sachse, R.: Biofeedbacktheaprie. Stuftgart 1981.
KRUSE, P.,und DRESSEN, H.: Zur psychologischen und sozialen Funktion des Rituals
–: Hypnose und Kognition, 4/1995
KRUSE, P., STADLER, M., PAVELKOVIC, B., GHEORGHIU, V. A.: Instability and cognitive order formation: Self-organization principles, psychological , experiments, and psychotherapeutic interventions. Berlin 1992
KÜHN, A.: Grundriß der Vererbungslehre. Heidelberg 1950.
LABAW, W. L.: Auto-hypnosis in hemophilia. Hematologia, 9, 1975.
LANGEN, D.: Die gestufte Aktivhypnose. Stuttgart 1972.
–: Kompendium der medizinischen Hypnose. Basel 1972.
–: Psychotherapie. Stuttgart 1971.
–: Sprechstunde: Schlafstörungen. München 1978.
LAPLANCHE, J., und PONTALIS, J.-B.: Das Vokabular der Psychoanalyse. Frankfurt 1972.
LAZARUS, R. S.: Streß und Streßbewältigung – ein Paradigma. München 1981.
LATZ, G.: Alchemie. Bonn 1869, Ndr. Wiesbaden o. J.
LAURENT, A.: Suggestion, Hypnose und ihre Phänomene. Zürich o. J.
LEBARON, S., ZELTER, L. K.: The role of psychotherapy in the treatment of children with

cancer. Psychotherapy in Private Practice, 2(3) 1984.
–: Research on hypnosis in hemophilia: Preliminary success and problems: A brief communication. International Journal of Clinical and Experimental Hypnosis, 32(3) 1984.
LE BON, G.: Psychologie der Massen. Stuttgart 1953.
LECRON, L. M.: Fremdhypnose, Selbsthypnose. Genf 1973.
–: Selbsthypnose. Genf 1964.
LEGEWIE, H., NUSSELT, H. (Hg.): Biofeedbacktherapie. München 1975.
LEUNER, H.: Katathymes Bilderleben. Stuttgart 1970.
–: und SCHROETER, E.: Indikaionen und spezifische Applikationen der Hypnosebehandlung. Bern 1975.
–: u. a.: Katathymes Bilderleben mit Kindern und Jugendlichen. München 1977.
–: Lehrbuch der Katathym-imaginativen Psychotherapie. Bern 1998.
Lexikothek. Gütersloh 1975.
LIÉBEAULT, A. A.: Le sommeil provoqúe et les etats analouges. Paris1889.
LIMA FERREIRA, C.V.: AIDS e Vida. Um estudo clínico-psicanalítico com pacientes HIV. Uberlândia, 1994.
LIPSCHÜTZ, A.: Allgemeine Physiologie des Todes. Braunschweig 1915.
LOFTUS, E. F.: Eye witness memory. Cambridge 1979.
LONDON, P: The Children´s Hypnotic Susceptability Scale. Consulting Psychologists Press. 1963.
LOPEZ D., R.: Las causas desencadenantes de enfermedad psicosomática analizadas desde la psicología profunda e hipnosis para su prescripción homeopática y terapia hipnotica. Quito 2001.
LOEWENFELD, L.: Der Hypnotismus. Wiesbaden 1901.
LOMBROSO, C.: Genio e follia. 1864.
–: Hypnotische und spiritistische Forschungen. Stuttgart 1909.
LOMMEL, A.: Schamanen und Medizinmänner. München 1980.
LUKAS, K. H.: Hypnose, Autogenes Training und Relaxation in der Geburtshilfe. Therapiewoche 18, 1968.
LULLIES, H., und TRINCKER, D.: Taschenbuch der Physiologie. Stuttgart 1974.
LURKER, M.: Lexikon der Götter und Dämonen. Stuttgart 1984.
Mächte des Schicksals. Enzyklopädie anthropologischer Wissenschaften, okkulter Lehren und magischer Künste. Innsbruck 1953.
MANDELBROT, B.B.: Die fraktale Geometrie der Natur. Basel 1991.
MAPLE, L.: Hexensabbat. Eltville.
MARGULIS, L.; SAGAN, D.: Geheimnis und Ritual – Die Evolution der menschlichen Sexualität. München 1996.
MASON, A. A.: Ichthyosis and hypnosis. British Medical Journal. 1955.
MASTERS, W. H. und JOHNSON, V. E.: Die sexuelle Reaktion. Frankfurt 1967.
MATURANA, H.R. und VARELA, F.J.: Der Baum der Erkenntnis. Die biologischen Wurzeln des menschlichen Erkennens. München 1987.
MAXWELL, W.: Drei Bücher der magnetischen Heilkunde. Hrsg.: Frank, G. Stuttgart 1855; Ndr. Freiburg 1978.
MAYER, L.: Die Technik der Hypnose. München 1976.
MEARES, A.: Eine Form intensiver, mit dem Rückgang von Krebs verbundener Meditation. Hypnose und Kognition, 1984.
MEICHENBAUM, D. H.: Kognitive Verhaltensmodifikation. München 1977.
MEIER, G.: Im Anfang war das Wort. Die Spracharchäologie als neue Disziplin der Geisteswissenschaften. Bern 1988.
MEINHOLD, R.: Informationsschrift für Patienten zur Psychotherapie und zur Hypnose. Pirmasens 1990.
MEINHOLD, W.: Die Bernsteinhexe. Schwerin 1953.
MEINHOLD, W.J.: Differentialdiagnose seelischer Erkrankungen. 1983, unveröffentl.
–: Magnetopathie und Hypnose als Urheilmittel. 1984, unveröffentl.
–: Den Streß dort packen, wo er entstanden ist. Hypnose macht frei. In: GALA special Nr.1, 1985.
–: Psychosomatik. Grundlagen, Diagnostik und Therapie, unter besonderer Berücksichtigung der Hypnoanalyse. In: Naturheilpraxis 11/1986
–: Der Wiederverkörperungsweg eines Menschen durch die Jahrtausende. Freiburg 1989/Mannheim 2002.
–: Die Placebowirkungen. In: Gesundheitspolitische Umschau. Amorbach 2/1990.
–: Symbole der Heilung. 1991, unveröffentl.
–: Therapiehindernisse aus dem seelisch-geistigen Bereich in der naturheilkundlichen Sicht. Ursachen und Wirkungen. In: Dokumentation der besonderen Therapierichtungen und Heilweisen in Europa, Band III. Forschungsinstitut Freie Berufe Universität Lüneburg (Hrsg.). Lüneburg 1992. Als Sonderdruck über den Autor erhältlich.
–: Analytische Therapie in Hypnose. Mamma CA im Frühstadium – Falldarstellung. In: Erfahrungsheilkunde, Acta medica empirica, Bd. 41, 10/1992.
–: Angst und Depression in Literatur und Malerei. 1992, unveröffentl.
–: Psychotherapie in Hypnose. Was jeder darüber wissen sollte. Fragen und Antworten nicht nur für Patienten und Angehörige. Mannheim 1993.

–: Musik, Hypnose und Depression. 1994, unveröffentl.

–: Symptomverschiebung in der Naturheilkunde? 1995, unveröffentl.

–: Krebs – eine mystifizierte Krankheit. Hintergründe und ganzheitliche Aufarbeitung. Zürich 1996.

–: Haut, Hand, Hypnose und Sprache als Mittler des Heilmagnetismus. In: CONDRAU G., DOGS W., MEINHOLD W.J. (Hrsg.) Die Haut, Spiegel des Lebens. Heidelberg 1997a.

–: Herzinfarkt aus heiterem Himmel oder Suizid aus dem Unbewußten? In: CONDRAU G., HAHN S., MEINHOLD W.J. (Hgg.) Das Herz – Rhythmus und Kreislauf des Lebens. Zürich 1997 b.

–: Schmerztherapie in Hypnose. Tagungsband, Travemünde 1997.

–: Das menschliche Bewusstsein – Annäherungen an ein Phänomen. Hrsg.: MEINHOLD, W.J., CONDRAU G.; LANGER, G. Zürich 1998.

–: Die neue Heil-Hypnose – Befreiung statt Beeinflussung. Co`med 4/1999.

–: Neurodermitis – Fallbericht. Behandlung mittels integrativer tiefenpsychologischer Therapie in Hypnose. Co`med 5/1999.

–: Hypnose und Angstbewältigung. Naturheilkunde Journal, 12/1999.

–: Tiefenpsychologie des Terrors. Naturheilkunde Journal, 10/2001.

MENG, H.: Psyche und Hormon. Grundfragen der Psychotherapie. Bern 1944.

MENNINGIER, K.: Man Against Himself. New York.

MERMET, ABBE A.: Der Pendel. Freiburg 1935.

MESMER, F. A.: Mesmerismus. Berlin 1814.

–: Abhandlung über die Entdeckung des thierischen Magnetismus. Karlsruhe 1781, Ndr. Tübingen 1985.

MOLL, A.: Der Hypnotismus. Berlin 1895.

MOOKERJEE, A./KHANNA, M.: Die Welt des Tantra. München 1987.

MORENO, J. L.: Psychodrama. New York 1946.

MÜLLER, A./KRIEGER, H.D.: Hypnosetherapie in der ärztlichen Praxis. Heidelberg 1998.

MÜLLER, K.E.: Sympathie. In: Z. f. Parapsychologie und Grenzgebiete der Psychologie, 37, Nr. 3/4, 1995.

MÜLLER-ECKHARD, H.: Die Krankheit, nicht krank sein zu können. Stuttgart 1954.

MURPHY, M.: Der Quanten Mensch. Wessobrunn 1994.

NELSON, R. A.: A complete course in stage hypnotism. Columbus, Ohio: Nelson Enterprises 1965.

NETHERTON, M., SHIFFRIN, N.: Past lives therapy. New York 1978.

ÖZELSEL, M.: Die Intergration einer kulturspezifischen Sichtweise in therapeutische Rituale: Behandlung einer türkischen Patientin. Hypnose und Kognition. 4/1995

OLUKOTUN, E.O.: Eclectic Psychotherapie and Hypnotherapy Series. Selected Readings Part 1. Matamoros, Mexico 1999.

–: Tecnicas y Guiones de Hipnoterapia. Un Enfoque Ecléctico. Matamoros 1999.

ORNE, M. T.: On the construct of hypnosis: How ist definition affects research and ist clinical application. New York 1980.

ORNE, M. T., DINGES, D. F., ORNE, E. C.: The differential diagnosis of multiple personality in the forensic court. International Journal of Clinical and Experimental Hypnosis. 1984.

OUDSHOORN, D.: Hypnoseanwendungen bei Bettnässern. Experimentell und klinische Hypnose, 4(1), 1981.

PARACELSUS (HOHENHEIM, TH.B.v.): Sämtliche Werke. St. Gallen 1944..

PASSAUER J.C.: Über den Lebensmagnetismus und das Hellsehen. Frankfurt 1821.

PAJNTAR, M., ROSKAR, E., VODOVNIK, L.: Some neuromuskular phenomena in hypnosis. New York 1982.

PATZLAFF, R.: Der gefrorene Blick. Die physiologische Wirkung des Fernsehens und die Entwicklung des Kindes. Stuttgart 2000.

PAWLOW, I. P.: Die bedingten Reflexe. München 1972.

PERLS, F.S., HEFFERLINE, R. F., GOODMAN, P.: Gestalttherapy. New York 1951.

PETER, B.: Symptomsubstitution bei einem Fall von chronischer Migräne. Hypnose und Kognition, 1990.

PEUCKERT, W.-E.: Pansophie. Berlin 1956.

PFEIFFER, D.: Karlsruher Kommentar zur Strafprozeßordnung und zum Gerichtsverfassungsgesetz mit Einführungsgesetz. München 1987.

PFÜRTNER, S.H.: Sexualfeindschaft und Macht. Eine Streitschrift für verantwortete Freiheit in der Kirche. Mainz 1992.

PLACK, A.: (Hrsg.) Der Mythos vom Aggressionstrieb. München 1973.

–: Plädoyer für die Abschaffung des Strafrechts. München 1974.

–: Ohne Lüge leben. Zur Situation des Einzelnen in der Gesellschaft. dva 1978.

–: Die Gesellschaft und das Böse. Eine Kritik der herrschenden Moral. Frankfurt 1991.

PÖPPEL, E.: Kosmos im Kopf – Wie das Gehirn funktioniert. In: Gehirn und Denken – Kosmos im Kopf. Herausgegeben vom Deutschen Hygienemuseum. Dresden 2000.

POPITZ, F.: Geist, Leben und Arzttum. Heidelberg 1967.

POPP, F.-A.: Biologie des Lichts. Grundlagen der ultraschwachen Zellstrahlung. Berlin 1984.

POST, E.: Communicating With the Beyond. New York.

PREL, C. du: Die Magie als Naturwissenschaft. Leipzig o. J.

–: Hypnotische Experimente. In: Studien aus dem Gebiete der Geheimwissenschaften, Zweiter

Theil: Experimentalpsychologie und Experimentalmetaphysik. Leipzig 1891.
–: Die Psyche und das Ewige.Pforzheim 1971.
PSCHYREMBEL, W.: Klinisches Wörterbuch. Berlin 2004.
RAMACHARAKA, YOGI: Yogi Philosophy and Oriental Occultism. Oak Park, Illinois 1904.
RAUPERT, J. G.: Die Geister des Spiritismus. Wien 1926.
RECHENBERGER, H.-G.: Konfliktlösung auf zwei Ebenen. Sexualmedizin 7/1978.
–: Was ist Kurzpsychotherapie? Monatskurse für die ärztliche Fortbildung 6/1978.
–: Kurzpsychotherapie in der Praxis. Monatskurse für die ärztliche Fortbildung 7/1978.
RECKEWEG, H. H.: Homotoxikologie. Baden-Baden 1975.
REICH, W.: Der Krebs. Die Entdeckung des Orgons. Köln 1973.
REINDERS, M. J., HANSEN, A. M. D.: Hypnosis in the treatment of writer´s cramp. Hypnos. Swedish Journal of Hypnosis, 18(1) 1991.
REITER, P.: Der Seele Grund. Meister Eckhart und die Tradition der Seelenlehre. Würzburg 1993.
REVENSTORF, D.; PETER, B. (Hrsg.) Hypnose in Psychotherapie, Psychosomatik und Medizin. Berlin 2001
–: ZEYER, R.: Hypnose – lernen. Leistungssteigerung und Streßbewältigung durch Selbsthypnose. München 1994.
RHINE, L.: Psychokinese. Genf 1976.
RING, TH.: Das Lebewesen im Rhythmus des Weltraums. Stuttgart 1939.
RINGGER, P.: Das Problem der Besessenheit. Zürich 1953.
ROBACK, A. A.: Weltgeschichte der Psychologie und Psychiatrie. Olten 1970.
ROGERS, C. R.: Die Entwicklung der Persönlichkeit. Stuttgart 1973.
–: Die klientenbezogene Gesprächspsychotherapie. München 1973.
ROMEN, A.S.: Hypnose in der Sowjetunion. Wilmington/USA
ROSA, K.-R., und ROSA-WOLFF, L.: Psychosomatische Selbstregulation. Stuttgart 1976.
ROSSBY, P.S.: Serotonin and Violence. State of Tennessee, 1998.
ROSSI, E. L.: The psychobiology of mind-body healing. New concepts of therapeutic hypnosis. New York 1986.
–: Mind-body communications in hypnosis. The semminars, workshops, and lectures of Milton H. Erickson. Vol. III. New York 1986.
–: (Hrsg.) Gesammelte Schriften von Milton Erickson. Carl Auer 1995-1998
–: The Symptom Path to Enlightenment: The New Dynamics of Self-Organization in Hypnotherapy: An Advanced Manual for Beginners. Pacific Palisades CA/USA 1996.
-, RAYN, M. O.: Life reframing in hypnosis. The seminars, workshops, and lectures of Milton H. Erickson. Vol. II. New York 1985.
-, SHARP, F. A., RAYN, M. O.: Healing in hypnosis. The seminars, workshops, and lectures of Milton H, Erickson. Vol. I. New York 1983.
ROTHE, F.K.: Kultur und Erziehung. Umrisse einer Ethnopädagogik. Köln 1984.
RUDIN, J. (Hrsg.): Neurose und Religion. Olten 1964.
RYZL, M.: ASW-Experimente, die erfolgreich verlaufen. Genf 1979.
–: ASW-Training. Genf 1978.
–: Telepathie und Hellsehen. Genf 1973.
–: Parapsychologie. Genf 1971.
SINGER, W.: Neurobiologische Anmerkungen zum Konstruktivismus-Diskurs. In: Gehirn und Denken – Kosmos im Kopf. Herausgegeben vom Deutschen Hygienemuseum. Dresden 2000.
–: Hirnentwicklung und Umwelt. In: Gehirn und Denken – Kosmos im Kopf. Herausgegeben vom Deutschen Hygienemuseum. Dresden 2000.
SACKS, O.: Der Mann, der seine Frau mit einem Hut verwechselte. Reinbeck 1990.
SALTER, A.: Fremdhypnose, Selbsthypnose. München 1954.
SARBIN, T. R., COE, W. C.: Hypnosis: A social psychological analysis of influence communication. New York 1972.
SCHAD, W.: Die Vorgeburtlichkeit des Menschen. Stuttgart 1982.
SCHAETZING, E.: Die Hypnosetechnik: Wozu autogenes Training. München .
SCHARL, H.: Moderne Hypnose-Techniken für Mediziner. Puchheim 1974.
SCHELSKY, H.: Soziologie der Sexualität. 1955.
SCHILDER, P., und KAUDERS, O.: Lehrbuch der Hypnose. Wien 1926.
–: The nature of hypnosis, and a textbook of hypnosis. New York 1956.
SCHMIDBAUER, W.; SCHEIDT, J.v.: Handbuch der Rauschdrogen. Frankfurt 1980
SCHMIDT, F. K., TIMENS, L. J.: Drawings triggered during hypnosis sessions – Improve treatment suggestions. Hypnkos, Swedish Journal of Hypnosis, 1991.
–: Herzrhthmus, archaischer Trommelrhythmus und Hypnose. Das Herz – Rhythmus und Kreislauf des Lebens. Zürich 1997 b.
–: Hauterkrankungen und Asthma, Behandlungen mit hypnotischen Rhythmustechniken. Die Haut, Spiegel des Lebens. Heidelberg 1997 a.
SCHMIERER, A.: Einführung in die zahnärztliche Hypnose. Berlin 1993.
SCHMITZ, K.: Was ist – was kann – was nützt Hypnose? München 1951.
SCHOPENHAUER, A.: Über das Geistersehen. Stuttgart 1922.
SCHRENCK-NOTZING, A. Frhr. v.: Materiallsationsphänomene. München 1923.

SCHROEDTER, W.: Präsenzwirkung. Vom Wesen der Heilung durch Kontakt. Ulm 1959.

–: Heilmagnetismus. Freiburg 1987.

SCHROETER, E.: Die klassische Hypnose in neuer Version. Berlin 1992.

SCHULTZ, J. H.: Das autogene Training. Stuttgart 1952.

–: Hypnose-Technik. Stuttgart 1965.

SEMON, R.: Die Mneme. Leipzig 1911.

SHELDRAKE R.: Die Wiedergeburt der Natur. Bern 1991.

–: Das schöpferische Universum. Die Theorie des morphogenetischen Feldes. Frankfurt 1996.

–: Das Gedächtnis der Natur. Das Geheimnis der Entstehung der Formen in der Natur. München 1996.

SNELL, B.: Der Aufbau der Sprache. Hamburg 1952.

SORGE, J. M.: Reise gegen die Zeit. Genf 1980.

STAATS, J.; KRAUSE W. R.: Hypnose in der zahnärztlichen Behandlung. Hamburg 1994.

STADLER, C. F.: Was in Hypnose möglich ist. Genf 1980.

STADLER-STRAUB, R. Die Bildersprache der Seele. Hypnose und Autosuggestion als sanfte Medizin. München 1992.

STEINER, R.: Entsprechungen zwischen Mikrokosmos und Makrokosmos. Dornach 1958.

–: Wie erlangt man Erkenntnisse der höheren Welten? Dornach 1961.

: Die Theosophie des Rosenkreuzers. Dornach 1962.

–: Die Geheimwissenschaft im Umriß. Dornach 1968.

–: Über Gesundheit und Krankheit. Dornach 1976.

–: Die Verbindung zwischen Lebenden und Toten. Dornach 1976.

–: Die Stufen der höheren Erkenntnis. Dornach 1979.

–: Zur Sinneslehre. Vorträge, ausgewählt und herausgegeben von Chr. Lindenberg. Stuttgart 1980.

–: Gesundheit und Krankheit. Vorträge, ausgewählt und herausgegeben von O. Wolff. Stuttgart 1983.

–: Spirituelle Psychologie. Vorträge, ausgewählt und herausgegeben von M. Treichler. Stuttgart 1984a.

–: Gesichtspunkte der Geisteswissenschaft. Dornach 1984b.

–: Die Erziehung des Kindes vom Gesichtspunkte der Geisteswissenschaft. Dornach 1984

–: Freie Waldorfschule Stuttgart. Zur Kritik des Schulsystems. 1984c

STÖCKER, L.: Narkose. Stuttgart 1967.

STOKVIS, B.: Hypnose in der ärztlichen Praxis. Basel 1955.

STURM, D. und VÖLKER, K.: Von denen Vampiren oder Menschensaugern. München 1968.

SURYA, G. W.: Geistiger Monismus. München 1920.

SUSEN, G. R.: Therapeutische Hypnose. Gesundheit, die v. innen kommt. München 1990.

TENHAEFF, W.: Außergewöhnliche Heilkräfte. Freiburg 1957.

TENZELIUS, A.: Medizinisch-Philosophisch- und Sympathetische Schriften, So da bestehen in desselben MEDICINA DIASTATICA, Oder in die Ferne würkenden Arzney-Kunst, Dann in besonderen Geheimnissen magnetisch- und sympathetischer Curen vieler Krankheiten. Leipzig und Hof 1753.

TEPPERWEIN, K.: Die hohe Schule der Hypnose. Genf 1978.

–: Geistheilung durch sich selbst. Genf 1973.

THEEGARTEN, W.: Der Heilmagnetismus. Die einzigartige Therapie zur Behandlung psychosomatischer Erkrankungen. MZ-Verlag, Hetzwege 1996.

TIPLER, F.J.: Über die Omegapunkt-Theorie. Sonderdruck von: Die Physik der Unsterblichkeit – Moderne Kosmologie, Gott und die Auferstehung der Toten. München 1994.

TORRENS, R.G.: The Secret Rituals of the Golden Dawn. Wellingborough 1973.

TREICHLER, M.: Sprechstunde Psychotherapie. Stuttgart 1993.

TRÖMNER, E.: Hypnotismus und Suggestion. Leipzig 1913.

TRZCIENIECKA-GREEN, A: Relaxation Programme for Cardiac Patients. O.J.

UCCUSIC, P.: Psi-Resümee – Eine Bestandsaufnahme der neuesten Forschungen jenseits von Materie, Raum und Zeit. Genf 1976.

- Naturheiler – Probleme und Erfolge am Rande der Schulmedizin. Genf 1978.

UEXKÜLL, TH. v.: Lehrbuch der psychosomatischen Medizin. München 1979.

- und GRASSI, E.: Wirklichkeit als Geheimnis und Auftrag. Freiburg 1945.

VALENTIN V.: Reader´s Digest Illustrierte Weltgeschichte. Stuttgart 1968.

VANDERLINDEN, J.; VANDEREYCKEN, W.: Hypnose bei der Behandlung von Anorexie und Bulimie. München 1995.

VAS, J.: Hypnose bei Psychosen. Eigenschaften der hypnotischen Beziehung bei der Psychotherapie schwer gestörter Patienten. München 1992.

VERBRUGH, H.S.: ...wiederkommen. Erfahrungen des Vorgeburtlichen und der Reinkarnationsgedanke. Stuttgart 1982.

VERNY, T.; KELLY, J.: Das Seelenleben des Ungeborenen. München 1981.

VILLALBA, J.: Remisión der Fobias mediante la Terápia Integrativa de Psicologia Profunda en Hipnosis. Revista Ecuatoriana de Ginecologia y Obstetrica. Vol. 8/3. 2001.

VÖLGYESIE, F.: Hypnosetherapie und psychosomatische Probleme. Stuttgart 1950.

–: Menschen- und Tierhypnose. Zürich 1938.

–: Schizophrenie, schizoide Psychopathien und deren Hypnosetherapie. Acta psychoth. 7, 1959.

–: Die Seele ist alles, Von der Dämonologie zur Heilhypnose. Zürich 1967.

VOGEL, H. H.: Die Allergie. Eckwälden 1968.

- Das rheumaische Fieber und seine Therapie mit Wala-Heilmitteln. Eckwälden 1966.

VOGEL, L.: Der dreigliedrige Mensch. Dornach 1979.

VOGT, O.: Zur Kenntnis des Wesens und der psychologischen Bedeutung des Hypnotismus. Leipzig 1895.

VROON, P.: Drei Hirne im Kopf. Warum wir nicht so können, wie wir wollen. Zürich 1993.

WADLER, A.: Der Turm von Babel. Wiesbaden, Nachdruck von 1935.

WADLER, A.: Germanische Urzeit. Quelle zur Vorgeschichte der deutschen Sprache. Basel 1936.

WALLNÖFFR, H.: Autogenes Training, Wien 1979.

WALTER, H.: Hypnose. Theorien, neurophysiolog. Korrelate u. prakt. Hinweise zur Hypnosetherapie. Stuttgart 1992.

WASSILIEW, L.: Experimentelle Untersuchungen der Mentalsuggestion. Bern 1965.

WATZLAWICK, P. (Hrsg.): Die erfundene Wirklichkeit. München 1984.

WEIL, P.: La Normosis: Las Anormalidades de la Normalidad. In: Takiwasi, Tarapota/Peru 4/1995.

WELTE, F.M.: Der Gnawa-Kult. Frankfurt 1990.

WILBER, K.: Halbzeit der Evolution. Der Mensch auf dem Weg vom animalischen zum kosmischen Bewusstsein. Eine interdisziplinäre Darstellung der Entwicklung des menschlichen Geistes. Bern 1984.

WOLINSKY, S.: Quantenbewußtsein. Freiburg 1996.

WUNDT, W.: Vorlesungen über die Menschen- und Tierseele. Leipzig 1910.

WYSS, D.: Die tiefenpsychologischen Schulen. Göttingen 1977.

YAPKO, M.: Depressionen und Hypnose. Strategien d. Veränderung von depressiven Lebensmustern München 1995.

–: Treating Depression With Hypnosis. Integrating Cognitive-Behavioral and Stratetic Approaches. Piladelphia 2001.

Personen- und Sachregister

Ständig vorkommende Begriffe wie Hypnose, Suggestion usw. sind nur in besonderen Zusammenhängen im Register aufgeführt.

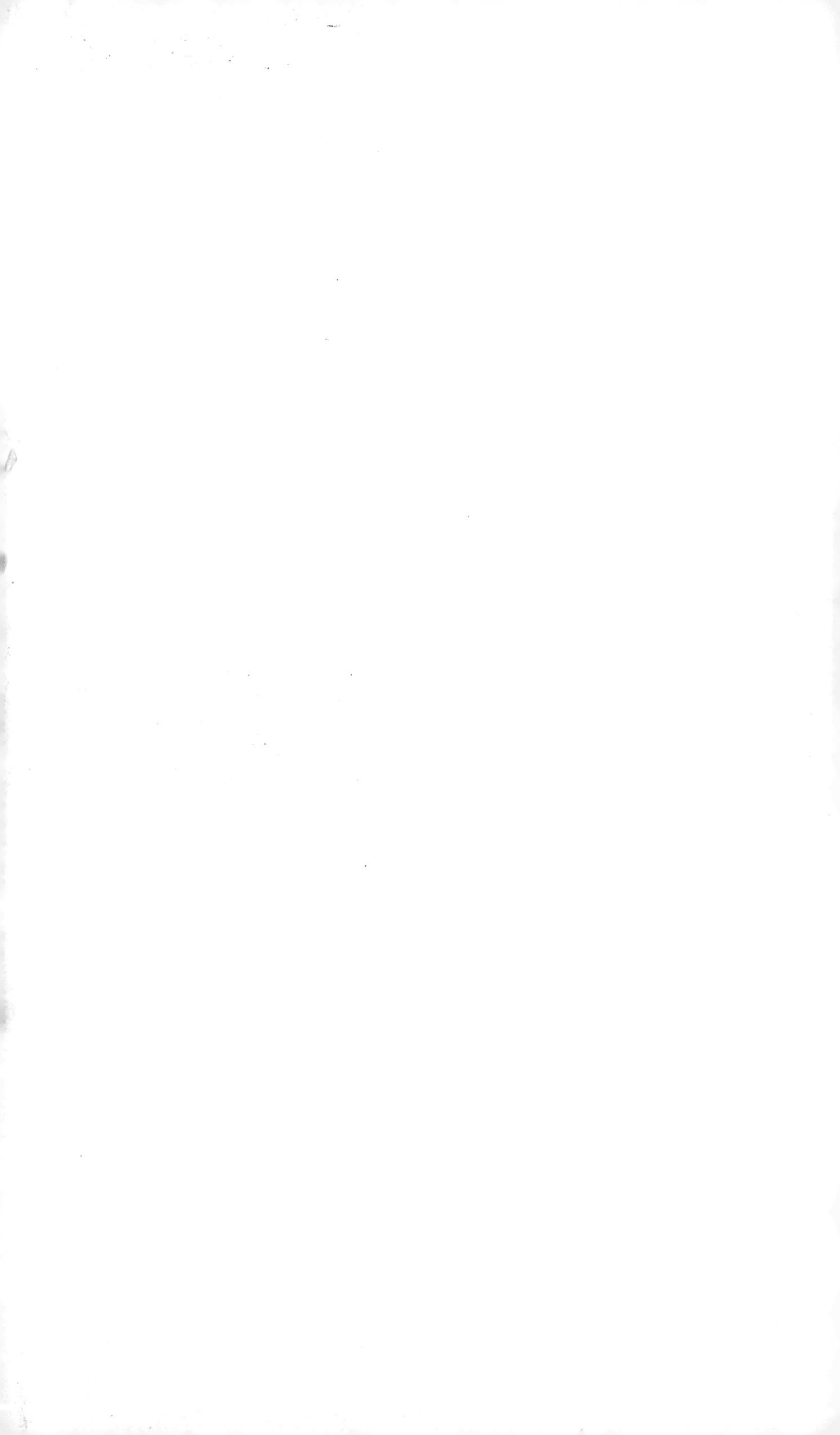